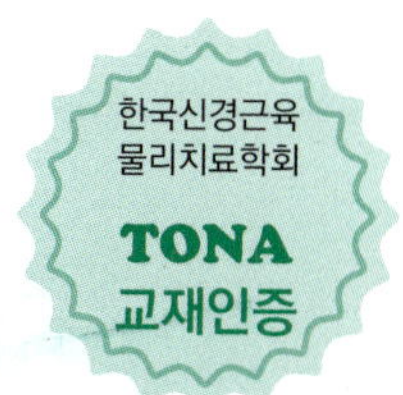

NEUROLOGICAL REHABILITATION

Optimizing Motor Performance

과제지향치료접근법 〈실기편〉

신경계 재활

지은이 Janet Carr
Honorary Associate Professor, Physiotherapy, Faculty Health Sciences,
The University of Sydney, Australia

Roberta Shepherd
Honorary Professor, Physiotherapy, Faculty Health Sciences,
The University of Sydney, Australia

옮긴이 이문규·김종만·오덕원·최경욱

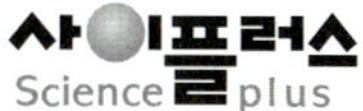

옮긴이 소개

- **이문규** 이상한움직임연구소 소장
- **김종만** 한국신경근육물리치료학회 명예회장
- **오덕원** 청주대학교 물리치료학과 교수
- **최경욱** 세브란스 재활병원 물리치료 팀장

옮긴이 머리말

우리는 학부생 시절, Marion Current 교수님(한국명: 구애련)으로부터 Janet Carr와 Roberta Shepherd가 공동 저술한 책과 논문들을 처음 접하게 되었습니다. 당시 교수님께서는 해당 저작들을 '과제지향적 치료 접근법Task-Oriented Approach' 혹은 '과제-특이적 훈련Task-Specific Training'이라는 용어로 소개해 주셨습니다. 학부 과정과 임상 현장에서 이러한 접근법은 매우 생소하게 느껴졌으며, 당시 주류를 이루던 치료 접근법들과는 뚜렷한 차이를 보였습니다. 그러나 오늘날에는 대부분의 치료사들이 "특정 과제를 다시 배우는 가장 좋은 방법은 그 과제를 다시 훈련하는 것이다"라는 원리를 당연하게 받아들이고 있습니다. Janet Carr와 Roberta Shepherd 두 교수님의 학문적 성과는 신경계 질환을 가진 아동 및 성인 환자 치료에 지대한 영향을 미쳤다고 해도 과언이 아닙니다.

'패러다임'이란 특정 집단이나 공동체가 공유하는 규칙과 법칙, 그리고 무의식적으로 받아들인 이론적 틀을 의미합니다. 모든 학문 분야는 이러한 패러다임의 전환 필요성을 인식하고 있으며, 실천적인 행동을 통해 전환을 시도하고 있습니다.

물리치료 분야 역시 이러한 변화의 흐름에서 예외일 수 없습니다. 특히 신경계 물리치료 분야에서는 관련 과학의 발전과 더불어 20세기 동안 이어져 온 많은 임상 실기와 이를 뒷받침해온 이론들이 변화하고 있는 추세입니다. 과거의 신경계 물리치료는 신경생리학, 고전물리학, 그리고 동물 실험에 기반한 행동주의 심리학적 관점에 뿌리를 두고 있었습니다. 그러나 오늘날에는 인간의 움직임과 행동 그 자체를 이해하고, 움직임을 수행하는 인간과 환경과의 상호작용을 분석하고 이해하려는 관점으로 이행되고 있습니다.

이와 같은 과학 분야의 발전은 측정 도구와 결과 평가 도구의 정교화로 이어졌으며, 더욱 높은 수준의 근거에 기반한 물리치료 중재 전략들이 빠르게 개발되고 있습니다. 또한 이와 병행하여 보다 엄격한 연구 설계를 통해 그 효과성을 검증하려는 시도도 활발히 이루어지고 있습니다. 이러한 변화의 선봉에는 호주 시드니대학교 물리치료학과의 Janet Carr 교수와 Roberta Shepherd 교수의 학문적 업적이 자리하고 있습니다. 현재 임상에서 일반적으로 받아들여지고 있는 과제지향적 치료접근법은 바로 이 두 학자의 과학적 연구와 저서에서 비롯된 것입니다.

이 책은 Janet Carr와 Roberta Shepherd 교수의 공로에 감사하는 마음을 담아, 그들의 사상과 업적에 영향을 받은 연구자들이 다양한 분야에 대한 견해를 모아 엮은 것입니다. 본서의 저자들은 공통적으로, 동시대의 관련 과학 분야 및 물리치료학 연구에 기반을 둔 임상 실기의 중요성을 강조하고 있습니다. 번역자들은 이 책이 신경계 재활 분야에서 활동하는 치료사들에게 최신 연구 경향과 과학적 근거에 기반한 중재 전략을 제시하는 데 도움이 될 것이라 판단하여 번역 작업을 시작하게 되었습니다.

번역판 출간에 앞서, 원저자들의 본래 의도를 정확히 전달했는지에 대한 우려가 앞서는 것도 사실입니다. 그러나 새로운 패러다임의 전환을 공감하고 이를 위해 끊임없이 노력하는 치료사들에게는 본서가 값진 참고자료가 될 것이라 확신합니다. 끝으로, 이 책의 번역과 출판이 이루어지기까지 물심양면으로 도움을 주신 출판사 대표님께 깊은 감사를 드립니다.

2025년 8월 20일

옮긴이 적음

초판 머리말

이 책은 전 세계적으로 널리 사용되는 촉진-억제 치료 모형들에 대한 대안이 될, 움직임 기능부전에 대한 재활 모형과 철학을 제안하고자 하는 시도다. 이 책에서는 신경근육 조절, 수행의 생체역학적 측면, 인지와 동작의 연관성, 그리고 병리와 적응에 관한 최신 연구를 통해 재활 방법에 관한 많은 통찰을 얻을 수 있다는 점을 강조한다.

이 책에서 우리는 운동과학 연구를 고려할 때, 움직임 재활은 운동 수행에 중점을 두고, 원하는 신체활동을 수행할 수 있도록 적절한 근력, 지구력, 체력을 증진할 수 있는 운동과 훈련에 집중하며, 환경과의 인지적 상호작용을 강화하는 데 초점을 맞춰야 한다고 주장한다. 장애가 있는 사람을 치료하는 임상 전문가는 동작을 훈련하는 방법과 자신만의 치료를 구성하는 방법에 능숙해야 한다. 치료사들은 종종 어린아이와 노인을 포함한 환자들이 열심히 노력하고, 주의를 기울이며, 어느 정도 스스로 통제하는 훈련법에 능동적으로 참여할 수 있는 능력을 가지고 있다는 점을 중요하게 생각하지 않는다. 일대일 치료는 여전히 많은 재활 환경에서 선호되는 방식이지만, 현재의 근거들은 장애가 있는 사람은 하루 몇 시간씩 재활에 능동적으로 참여할 필요가 점을 강조하고 있다. 이를 위해서는 그룹 연습을 위한 계획과 독립적인 연습을 위한 작업 공간이 마련되어야 한다. 치료사들은 엔지니어, 컴퓨터 과학자, 보조기 제작자, 체육 장비 개발자들과 협력하여 목표하는 동작을 독립적으로 연습할 수 있는 훈련 장비들을 설계해야 한다. 문제 해결형 과학자로서 치료사는 연구를 진행하고 관련된 기술을 적용할 줄 아는 사람이어야 한다.

이 책은 총 세 부분으로 되어 있다. 1장에서 3장까지는 신경재활에 중요한 세 가지 핵심 주제를 다룬다. 적응 시스템의 특성, 기능적 운동 수행의 최적화, 측정 방법이다. 점점 더 많은 연구가 뇌와 신경계, 근육, 기타 물렁조직이 사용과 경험의 패턴에 따라 재구성되고 적응한다는 사실을 보여준다. 우리는 개인에게 일어나는 일과 그가 무엇을 하는지가 이러한 자연스러운 재구성과 적응 과정에 긍정적 또는 부정적인 영향을 미친다고 주장한다. 따라서 2장에서는 신경재활에서 기술 학습, 신체 훈련과 운동을 중점적으로 다루며, 인지적 참여와 연습의 중요성을 강조한다. 3장에서는 신경재활에서 사용하기 적합한, 신뢰도와 타당도를 갖춘 다양한 측정 도구들을 제시한다. 이 검사도구들은 측정 수준에 따라 분류하였다. 기능에 대한 전반적인 검사들, 운동 수행의 생체역학적 측정, 근력 또는 지각 검사들, 손상, 불안, 자기효능감에 대한 검사로 분류하여 설명한다. 책 전반에 걸쳐 재활을 구성하는 중재의 효과를 측정해야한다는 점을 강조한다.

4장에서 7장까지는 독립적이고 효과적인 생활 방식에 필수적인 동작, 즉 일어서기와 앉기, 걷기, 물체에 손을 뻗거나 조작하기, 균형을 다룬다. 동작들의 수행력을 개선하기 위한 훈련과 운동들을 생체역학적 모델을 기반으로 제시한다.

8장에서 10장까지는 운동 시스템인 위운동신경원과 소뇌 병변 그리고 감각-지각 시스템 병변의 병리적 특성과 적응적 특성을 다룬다.

11장에서 14장까지는 뇌졸중, 외상성 뇌손상, 파킨슨병, 다발성 경화증과 관련된 특정 병리적 손상, 적응, 장애를 기술하며, 이와 관련된 재활의 중요한 사항들을 설명한다.

임상 실무에 이론적 정보와 데이터 기반 정보를 이용하는 과정을 보여주기 위해 참고문헌을 제시하였다. 결과 연구outcome study 자료들은 이론과 방향을 결정하는 데 큰 도움이 되며, 최선의 치료를 개발하기 위한 프로토콜 또는 지침을 개발하고 검증하는 데 중요하기 때문에, 가능하면 결과 연구들에 기반한 참고 문헌들을 제시하였다. 이 책을 집필한 목적은 임상 전문가들이 더 많은 정보를 바탕으로 효과적인 실무자가 될 수 있도록 돕고, 임상 및 실험실 연구를 자극하는 질문을 제기하여 역동적이고 효과적인 방법론 개발로 이어지게 하는 것이다. 마지막으로, 이 책이 독자들에게 현재 탐구되지 않은 움직임 재활의 가능성에 대한 새로운 통찰을 제공하기를 바란다.

Janet Carr J.H.C.

Roberta Shepherd R.B.S.

제2판 머리말

초판에서는 급성 및 만성 뇌 손상을 입은 사람들의 기능적 운동 수행력을 최적화하기 위한 과학기반 재활 방법을 어떻게 개발할 것인가를 다루었다. 그 이후로, 많은 임상 실험과 체계적 고찰에서 나온 근거들은 신경 재활에서 사용되는 방법들이 학습과 기술 습득을 일으키기에 충분히 자극을 제공해야한다는 점을 강조하고 있다. 또한 일상적인 동작을 연습하고 근력, 지구력, 유산소 체력을 증진하기 위해 충분한 시간을 할애해야 하며, 이는 전반적인 건강과 일상생활 참여를 위해 요구되는 수준에 도달하기 위해서도 중요하다는 점을 강조한다.

개정판에는 뇌 과학, 운동과학, 의과학에 대한 교육을 통해 연구와 임상 실무 역량을 갖춘 동료들이 참여해주었다. 이런 분야에 대한 교육은 재활 전문가들에게 실질적인 임상 기술을 구축하기 위한 탄탄한 지식 기반으로서 매우 중요하다. 그들과 함께 작업한 결과, 이번 개정판에 새로운 통찰을 더할 수 있었다.

이번 개정판에서도 초판에서 다룬 주제들을 다루었다. 중추적 원인으로 발생한 손상들과 신체 비활동과 비사용으로 인해 발생하는 심폐기능의 변화와 분절 간 생체역학의 변화, 그리고 그로 인해 발생하는 물렁조직의 이차적 변화의 특성을 더 깊게 이해하게 되었다. 또한, 운동 학습과 인지 과학에 대한 새로운 통찰, 운동과학의 발전, 기술 진보는 재활 팀이 잠재적으로 더 효과적인 재활 방법을 개발하고 검증할 수 있는 기회를 제공하고 확장하고 있다.

뇌 가소성과 회복에 긍정적인 영향을 미치는 요인들에 대한 인식이 점차 깊어지면서 재활 실무도 발전하고 있다. 최적의 회복은 개인에게 주어진 기회에 달려 있다. 변화는 그 사람이 무엇을 하는가에, 집중적이고 의미 있고 도전적인 연습의 기회가 얼마나 많이 제공되는가에, 그리고 재활 과정 자체에 달려 있다는 점을 이제 모두 인정하고 있다. 재활 팀은 급성 치료와 재활에서 사용되는 방법뿐만 아니라 퇴원 후 치료 제공 방식에서도 변화를 일으키고 있다. 치료사들은 이제 감독 하에 이루어지는 그룹 연습과 운동에 참여할 기회를 만들고, 운동 기구 활용을 늘리고, 상호작용적 연습을 늘려서 과제 특이적 신체활동과 정신 활동에 참여하는 시간을 늘리고 있다.

물리치료사들은 과거에 개발되었으나 명확한 근거가 없는 방법들에서 점차 벗어나, 현시대의 지식과 일치하며 고무적인 근거에 기반한 방법들을 점점 더 많이 활용하고 있다. 엄격한 임상실험은 결국 근거기반 재활 실무에 기여한다. 현재 재활 연구에 대한 높은 관심과 연구의 질적 향상으로 전망은 밝다.

Janet Carr J.H.C.

Roberta Shepherd R.B.S.

학문의 고통을 견디지 않은 자는 지식의 기쁨을 맛볼 수 없다

압드 알-라티프 Abd al-Latif

바그다드의 의학 학자

1162(?)~1231

감사의 말

이 책 집필에 기여해 주신 줄리 번하트Julie Bernhardt, 콜린 캐닝Colleen Canning, 리앤 해셋Leanne Hassett, 푸 호앙Phu Hoang, 앤 모슬리Anne Moseley에게 감사의 말씀을 전합니다. 여러분과 함께 개정판을 업데이트하는 과정은 큰 기쁨이자 영광이었습니다.

이 책의 사진 촬영에 기꺼이 응해주신 분들과 시드니 병원의 물리치료사들에게도 감사드립니다. 특히 뱅크스타운-리드콤 병원의 칼 슈어Karl Schurr, 시몬 도르쉬Simone Dorsch 와 동료들, 일라와라 건강 서비스의 피오나 매키Fiona Mackey, 웨이벌리 전쟁기념병원의 질 홀Jill Hall과 동료들, 그리고 노르웨이 트론헤임의 앤 로게Anne Løge와 동료들에게 특별한 감사를 드립니다. 또한 제11장의 부록을 검토하고 의견을 주신 지넷 블레너해셋Jeanette Blennerhassett에게도 감사드립니다. 이 책의 저자들과 출판사는 책 전반에 걸쳐 표시된 도표와 사진을 재현할 수 있도록 허가해 주신 모든 분들께 진심으로 감사의 뜻을 전합니다.

Janet Carr J.H.C.

Roberta Shepherd R.B.S.

차례

제2부_ 과제 관련 운동과 훈련

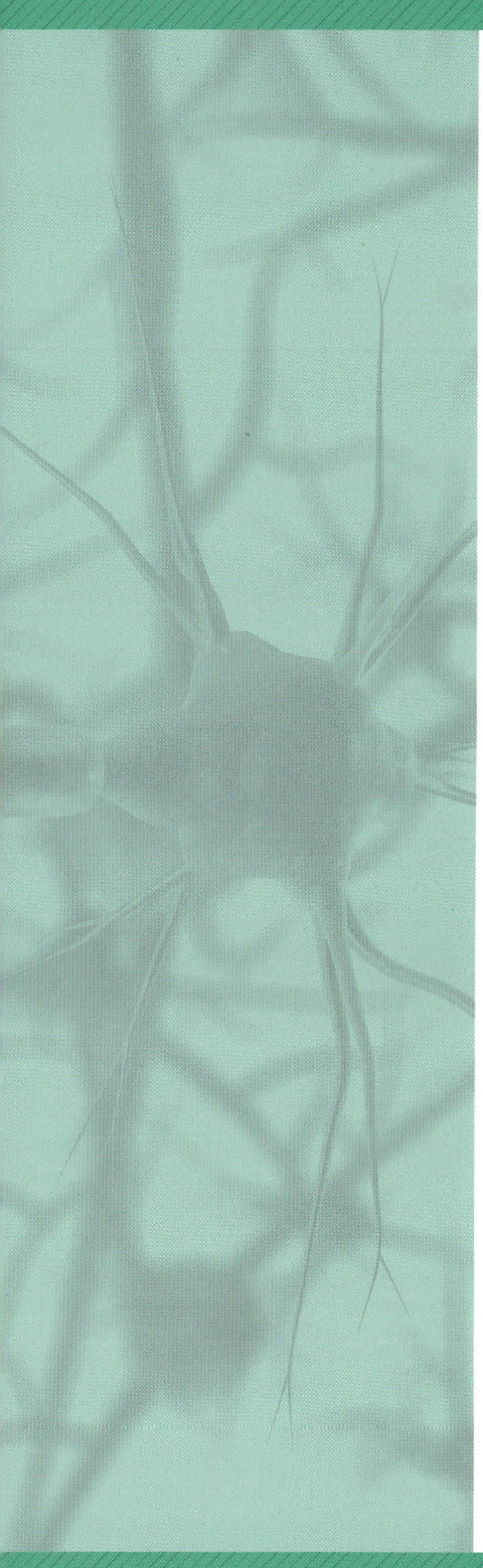

제1부

적응, 훈련, 측정

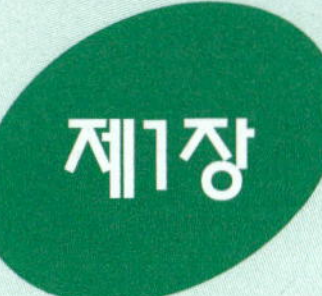

제1장 적응 시스템: 가역성과 회복

THE ADAPTIVE SYSTEM: PLASTICITY AND RECOVERY

학습내용

1 온전한 뇌의 가역성
운동학습, 훈련, 그리고 가역성

2 뇌 병변 이후 가역성
기능 회복
환경이 행동과 회복에 미치는 영향

모든 생명체는 생애 동안 자기조직화에 대한 고유의 능력이 있으며, 그 생명체의 모든 시스템에 영향을 미치는 조직화 과정organizational process에는 그 개체의 이력, 다시 말해 그 개체가 한 학습, 경험, 사용 양식이 반영되어 있다. 중추신경계(CNS) 뉴런과 신경망에서는 활동과 행동에 반응하여 특정한 분자적, 생화학적, 전기생리적, 구조적 변화가 일생 동안 일어난다(Weiller 1998; Johansson 2000; Nudo et al 2001). 정상 뇌와 손상된 뇌가 어떻게 기능하는지를 공부하면 최적의 회복을 만들기 위해 앞에서 말한 과정과 변화들을 어떻게 조작할 것인지에 대한 통찰을 얻을 수 있다. 지난 20년 동안, 기능적 활동을 하는 동안 뇌의 작용을 알아보는 뇌영상 기술의 발달로 정상 행동과 학습 시에 나타나는 뇌의 재구성 과정reorganizational process을 탐구할 수 있게 되었다. 성인의 뇌, 심지어 노인의 뇌나 병변이 있는 뇌도 재구성을 위한 가역적 잠재력을 가지고 있으며, 신경 가역성은 약물, 훈련, 재활, 환경의 영향을 받을 수 있다는 것이 더욱 분명해지고 있다(Weiller & Rijntjes 2005).

뇌 병변 후 기능적 향상은 손상되지 않은 뇌 영역이 변화하는 것에서 비롯된다. 이 변화의 기전은 병변 유형과 위치에 따라 다양한데, 개별 뉴런들 간의 연결성 증가, 겉질 투사영역cortical representation과 겉질 지도cortical maps의 변경, 비시냅스성 전달non-synaptic transmission 등이 기전으로 거론된다(Johansson 2005). 뇌졸중 후 반불완전마비는 대뇌 재구성을 연구하기 위한 좋은 모델이다. 중요한 질문은 허혈성 뇌졸중 후 병변이 어느 정도 발생해야 병변에 의한 가역성이 일어나는가 그리고 기능적 회복이 일어날 수 있는가다. 50년 전 헵Hebb(1947)은 신경 겉질 연결이 시냅스를 강화하여 일생 동안 재구성될 수 있는 능력을 가지고 있으며, 이를 통해 기능이 개선될 수 있다고 가정하였다.

뇌졸중과 같은 뇌 병변은 신경계의 해부와 생리에 영향을 미친다. 뇌 병변은 신경 세포체, 가지돌기, 축삭의 작용을 방해하며 온전한 뇌조직 내의 신경 흥분 '프로그래밍' 또는 네트워크 과정에 간접적으로 영향을 미친다. 재활이 이런 과정에 영향을 미칠 수 있는 잠재력이 있다는 점을 강조하기 위해 1장에서는 뇌졸중 후 신경 가역성과 관련된 주제를 다룬다. 뇌의 변화와 함께 근육과 다른 물렁조직soft tissue도 사용 패턴에 따라 적응하고 재구성되는데, 이 주제는 책 전반에 걸쳐 다루기로 한다. 우리는 병변 전에 쉽게 수행했던 동작과 심상 과정mental process을 재학습하는 것이 뇌졸중 후 재활에 필요한 훈련이라고 가정했다(Carr & Shepherd 1987, 1996, 2000, 2003). 훈련은 남아 있는 뇌 조직 내의 연결을 더 효과적으로 만들거나 새로운 연결을 만드는 데 중요한 자극으로 여겨진다.

물리치료를 포함하여 재활이 최적의 기능 회복에 효과적이기 위해서는 활동을 자극하는 환경을 제공하고, 반복적이고 집중적인 과제관련 운동과 부분 손상된 팔다리 손상을 개선하기위한 훈련에 더 중점을 두어야 한다는 점은 분명하다. 신경 재구성이 사용 패턴을 반영한다는 증거가 점점 더 많아지고 있다. 또한, 손상된 팔다리를 사용할 때 발생하는 감각 되먹임이 남아 있는 신경회로를 재형성하는 데 중요한 역할을 할 가능성이 높은 것으로 보인다.

뇌졸중 후 환자들은 행동 회복을 보이기 시작하며 회복의 근간이 되는 생물학적 변화가 나타나는데, 이는 시스템의 고유한 재구성 능력을 보여주는 것이다. 임상 현장에서는 뇌, 더 나아가 신체 시스템 전체가 적응이 가능하다는 개념이 점차 자리를 잡고 있으며, 동시에 발병 후 발생하는 사건, 재활 환경 및 실제 훈련 방법이 회복에 영향을 미친다는 사실을 받아들이고 있다. 어떤 방법은 회복을 촉진하지만, 다른 방법은 실제로 회복을 저해할 수도 있다. 뇌 가역성—다시 말해 해부학적, 생리학적 및 기능적 재구성—과 재활 및 회복에 사용되는 방법들 사이에는 연관성이 있다는 사실을 받아들여야 한다. 임상연구는 이제 재활 방법이 뇌의 형태와 기능에 미치는 영향을 연구하는 데 중점을 둬야 한다.

1 온전한 뇌의 가역성

'가역성plasticity'이라는 용어는 일반적으로 중추신경계가 기능적 요구에 적응하여 재구성되는 시스템의 능력을 일컫는다. 동물과 인간에 대한 실험 연구에 근거하여, 이제는 뇌의 작동 과정이 우리의 경험, 특히 우리가 시스템을 어떻게 사용하는지에 의해 재구성된다는 것을 받아들이고 있다. 가역성은 학습 과정을 나타낸다. 인간의 뇌는 일생 동안 역동적이고 유연하며 문제 해결 능력을 지닌다는 근거가 많다(Weiller 1998). 이러한 관점은 뇌의 기능이 정적이다고 보았던 과거의 견해와 대조된다(Merzenich et al 1991).

뇌 가역성 기전은 신경화학적 변화, 신경수용성neuroreceptive 변화, 신경 구조의 변화를 만드는 뇌의 역량이다. 더욱이, 병렬적이고 분산된 뇌 조직의 특성은 뇌의 유연성과 적응 능력에 중요한 역할을 하는 것으로 보인다. 광범위한 겉질 내 축삭 곁가지는 다양한 신체 부위의 투사영역에 정보를 입력하는데, 이 축삭 곁가지의 동원 패턴이 복잡한 움직임 실행을 결정한다. 각기 다른 신체 부위와 관련된 신경 네트워크는 겉질 영역에서 중첩되어 있어, 어느 정도는 신경 요소를 공유하기도 한다(Schieber 1992). 뇌내 세포 집단은 동적으로 구성되어 있으며 행동 요구에 따라 구조와 기능이 변동될 가능성이 있다(Edelman 1987). 심지어 가장 단순한 과제에도 여러 뇌 영역의 협응이 필요하다. 개별 세포와 개별 신경 시스템은 하나 이상의 기능에 관여한다. 신경 시냅스에서의 일시적 영향이나 장기간 영향은 삶 전반에 걸쳐 날마다 일어나며, 경험에 의해 결정된다. 수용체 자체도 가역성을 보이며, 사용에 따라 시냅스 전달이 강해지거나 약해진다. 뇌 가역성의 기저에 있는 특정 메커니즘에 대해서는 다른 문헌에서 자세히 설명하고 있다(Kolb 1995; Kandel 2000).

겉질 신경세포 반응의 재구성은 수억 개에 이르는 기둥 모양으로 배열되어 있으며 협력적으로 그룹을 구성하고 있는 뉴런 사이에서 일어난다. 머저니치[Merzenich]와 동료들(1991)은 신경세포들이 공통의 경계부위에서 우세성을 확보하기 위해 지속적으로 경쟁한다고 설명한다. 겉질 영역을 위한 이런 경쟁은 사용 의존적[use-dependent]이다.

겉질 지도[cortical maps]는 사용되는 방식에 따라 다르며(Merzenich et al 1983) 말초 감각 경로의 활동에 기초하여 변경되는 것으로 보인다. 예를 들면, 원숭이를 대상으로 하루에 1시간씩 과제를 수행하도록 하였다. 원숭이는 두 손가락이나 세 손가락 간혹 네 손가락을 사용하여 먹이를 먹는 과제를 반복 수행했다. 수도 없이 많은 반복을 하면서 손가락을 자극한 후 해당 손가락의 겉질 투사영역이 훈련받지 않은 원숭이에 비해 상당히 커졌다(Jenkins et al 1990)(그림 1-1). 빠르게 손가락을 움직이는 훈련을 시행한 연구의 대상자로 참여했던 사람들도 3주 간 10분에서 20분간 연습한 결과 움직임의 정확도와 속도가 증가하였다. 자기공명영상(MRI) 스캔에서는 훈련한 대상자들의 일차운동겉질 활성화 영역이 같은 손으로 무작위 손가락 움직임을 한 대조군보다 더 커진 것으로 나타났다. 이런 겉질 투사의 변화는 여러 달 동안 유지되었다. 이 두 연구 예시에서는 반복적 움직임 연습이 이전에 존재하던 연결 패턴에 영향을 주어 그 연결 패턴의 효율성을 강화한 것으로 보인다(Kandel 2000).

근육 이식 수술을 한 사람이나 선천적 시각장애인을 대상으로 한 연구에서도 뇌의 재구성 능력이 확인되었다. 예를 들어 팔이나 다리, 혹은 팔다리 일부분이 절단된 환자들에서 겉질 출력 영역이 재구성되었다고 보고 되었다. 절단 수술 후 절단 부위의 주변 신경 네트워크가 이전에 절단 부위에 할애되었던 영역으로 확장되었다(Hall et al 1990; Fuhr et al 1992). 선천적으로 팔 일부가 절단된 사람의 경우 해당 팔에 남아 있는 근육으로 가는 내림성 연결이 절단이 없는 팔의 같은 근육보다 더 많았다(Hall et al 1990). 그외 추가로 보고된 변화로는 뇌 겉질의 운동 투사영역이 더 크다는 것, 절단 부위의 몸쪽—근위부—근육들의 척수 알파운동신경웅덩이[neuron pool]가 더 높은 비율로 동원된다는 점이었다.

따라서 신경 구성요소들은 원래 유연하며 사용과 경험 그리고 개인의 기능적 필요성에 반응한다는 점은 분명하다. 건강한 사람들의 한쪽 발목을 4~6주간 고정했을 때 활동하지 않은 근육들의 겉질 투사영역은 상당히 축소하였으며 고정기간이 길어질수록 이 현상은 더욱 두드러졌다(Liepert et al 1995).

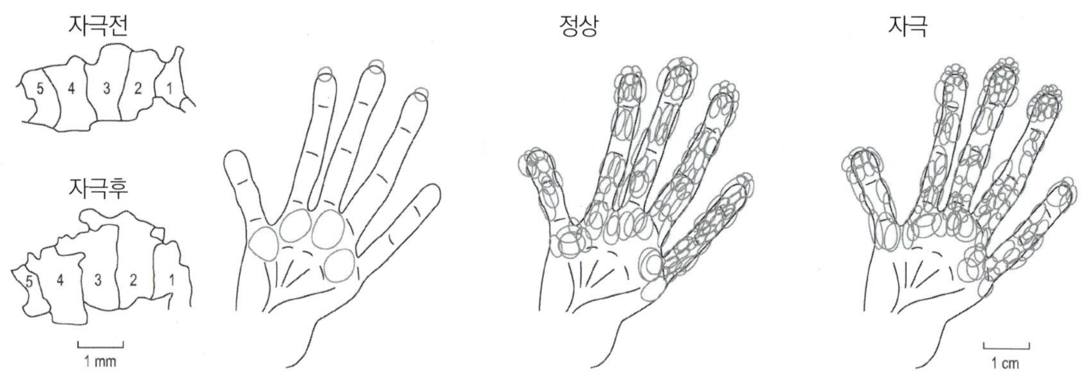

[그림 1-1] 2번, 3번, 4번 손가락의 반복적 사용으로 해당 손가락의 겉질 투사영역이 확장하였다. 왼쪽 위 아래 그림은 훈련 전후 뇌 겉질 3D 영역의 윤곽선 변화를 보여준다. 훈련 전후 겉질 3D 영역에서 기록된 정보를 통해 털이 없는 피부에 대한 지도를 작성하였다. (Jenkins et al 1990 허가를 받아 인용)

운동학습, 훈련, 그리고 가역성

다양한 환경, 학습, 훈련이 겉질 운동뉴런과 감각 뉴런의 기능적 변화를 포함하여, 뇌의 재구성에 미치는 영향이 많은 연구를 통해 입증되었다(Merzenich et al 1990; Sanes et al 1992). 예를 들면, 뇌경색 후 풍요로운 환경에서 지낸 쥐들은 일반 우리에서 지내거나 혼자 지낸 쥐에 비해 좁은 빔 걷기, 사다리 단 걷기, 앞발 뻗기 같은 운동 과제를 현저하게 더 잘 수행하였다(Held et al 1985; Ohlsson & Johansson 1995). 수행 향상을 보였던, 풍요로운 환경이란 사회적 상호작용이 결합된 신체활동의 기회가 많은 환경이었다(Johansson & Ohlsson 1996; Biernaskie & Corbett 2001; Risedal et al 2002). 앞발 뻗기 같은 특정 과제 훈련이 운동겉질과 감각 겉질의 앞발 투사영역에서 가지돌기 가지내기dendritic arborization를 선택적으로 증가하였다(Greenough et al 1985). 이러한 변화는 한발과 두발 뻗기 모두에 해당되며, 운동겉질의 한쪽 또는 양쪽 모두에서 나타났다(Kolb 1995).

인간의 기술 학습은 동물 실험에서 관찰 가능한 것과 유사한 신경계 변화와 관련이 있다(Merzenich 1986). 온전한 뇌의 기능적 변화는 훈련이나 사용 패턴과 관련이 있었으며, 특히 몸의 특정 부분을 많이 사용한 것과 해당 신체 부위에서 오는 감각 되먹임이 향상된 것과도 관련이 있었다. 이런 현상은 특히 기능 향상과 사용 증가가 함께 일어나는 경우에 두드러진다. 몸 일부분을 많이 사용하거나 그 부위에서 오는 감각 되먹임이 좋아지면 해당 신체 영역과 관련된 겉질 영역간 네트워크의 균형이 바뀔 수 있다(Gracies 1996). 예를 들면, 숙련된 점자읽기는 읽는 손가락의 겉질 감각운동 투사영역이 상대적으로 확장된 것과 관련이 있었으며(Pascual-Leone & Torres 1993), 국소적 경두개자기자극(TMS)을 이용한 뇌 지도 변화와도 관련성이 있었다. 겉질운동 출력이 유연하게 변화하는 것은 학습의 첫 번째 단계를 의미하는데, 이는 추가적인 과제 연습으로 겉질 간과 겉질 밑 네트워크에 구조적 변화가 일어난 것이다(Pascual-Leone et al 1995). 게다가 투사영역의 크기는 읽기 활동의 양에 따라 변화한다(Pascual-Leone et al 1995).

학습은 특정 과제를 학습하는 것과 관련된 감각 및 운동시스템의 상호 연결 패턴의 변화, 특히 신경 연결의 효율성 변화로 나타난다(Kandel 2000). 특정 운동 훈련은 다른 운동영역 지도의 크기를 증가시킬 수 있다. 예를 들어, 바이올린 연주자들을 대상으로 한 뇌 지도 연구에서는 정기적으로 연주하는 숙련된 오른

손잡이 연주자들의 왼쪽 손가락 근육의 겉질 투사영역이 확장되어 있지만 오른손에 해당하는 영역은 그렇지 않았다(Elbert et al 1995).

신체활동과 근력훈련, 고정immobilization으로 인해 뇌의 적응뿐아니라 신경근육에서도 적응이 발생한다는 것을 보여주는, 건강한 사람을 대상으로 한 생체역학적 연구들이 많다(Enoka 1995). 근력강화 훈련 프로그램 중 초반 몇 주 내에 근력이 증가하는 것은 근육내 전기적 활동이 증가하는 현상과 함께 일어나는데, 이런 현상은 실제 근육의 크기가 현저히 변화하는 시기보다 앞서 발생한다(Moritani & deVries 1979; Narici et al 1989). 이런 현상은 신경 적응의 역할을 의미한다. 운동과 관련하여 일어난 신경 활동의 질적, 양적 변화들은 과제 특이적인 것으로 보인다.

신체활동이 바뀌면 운동관련 신경전달로에서 관련된 기능적, 구조적 적응이 일어날 가능성이 있다는 것을 보여주는 근거들이 많다(Cracraft & Petajan 1961; Sale et al 1982; Hakkinen & Komi 1983). 근력 훈련은 근육 크기 증가나 근력보다는 어떤 움직임의 수행 능력을 향상시킨다고 알려져 있다(Rutherford & Jones 1986). 척수내 운동신경세포로 가는 내림성 신경활동은 근력 훈련 시에는 증가하고 비활동 기간에는 감소하는 것으로 보인다(McComas 1993).

운동기술을 습득할 때 학습자는 시공간적 측면에서 개별 분절의 움직임을 패턴이나 시너지로 결합해야 한다. 그래야 해당 동작을 성공적으로 수행할 수 있다. 연습을 하면 움직임이 더 자연스러워지고 조화로워지며 더 빨라진다. 이런 생체역학적 변화가 신경 수준의 변화를 보여주는 것들이다.

신체연습만 신경 회로의 조절능력을 향상하는게 아니다. 심상연습mental practice도 가능하다(2장 참조). 복잡한 손가락 운동을 학습할 때 겉질 운동 출력의 초기단계 변화를 보면 심상연습만으로도 신체연습 시에 발생하는 것과 같은 가역적 변화가 일어난다(Pascual-Leone et al 1995).

이런 변화가 나이 든 사람의 뇌에서도 일어날까? 나이가 들면 조직학적으로 신경세포가 소실된다. 하지만 근거에 따르면 어떤 나이에서건 새로운 기술을 학습하면 적응이 발생하는데, 이 적응은 신경세포의 시냅스 수가 증가하는 것이다(Buell & Coleman 1981). 뇌에 존재하는 어떤 연결의 효율은 어떤 나이에서든 연습과 학습으로 증가하는 것으로 보인다.

2 뇌 병변 이후 가역성

뇌 가역성 관련 연구들을 살펴본 뒤 몇 가지 질문이 떠오른다. 풍요로운 환경이나 사용 패턴 그리고 훈련과 경험이 손상된 뇌에서도 유사한 효과를 일으킬까, 그리고 그 효과는 기능적 회복을 향상할 수 있을까라는 질문이다(Kolb 1995). 반대로 환경적 빈곤과 무사용은 회복을 억제할까? 뇌의 처리과정을 보다 면밀하게 검사할 수 있는 기술의 발전으로 뇌병변 후 기능 회복은 뇌의 구조와 기능의 재구성으로 이루어진다는 것이 증명되었다.

예상할 수 있듯이 회복 기전은 뇌 전반에 걸쳐 발생한다. 같은쪽 운동전달로들이 운동기능 회복에서 어떤 역할을 한다(Chollet et al 1991; Fisher 1992; Weiller et al 1992; Silvestri et al 1993). 겉질 운동영역이 손상받지 않은 영역으로 확장되는 것도 입증되었다(Asanuma 1991; Weiler et al 1993). 뇌졸중 후 회복 동안에 운동단위 동기화synchronization가 다양한 수준에서 다르게 나타나며 이는 섬세한 운동조절 향상과 함께 나타난다(Farmer et al 1993). 환경적 요소와 학습은 기존 전달로의 효율성과 구조적 연결을 변경하여 특정 역량을 촉진하며(Kandel 1991), 기능 회복의 정도를 결정하는 데 중요한 역할을 한다.

인간의 뇌 손상 후 잠재적 회복 기전은 복잡하며 다요인적이다고 알려져 있다. 언급되는 회복기전은 구조적 재구성과 기능적 재구성, 신경전달물질과 대사의 변화이다. 양전자방출단층촬영(PET), 기능적자기공명영상(fMRI), 경두개자기자극 같은 영상 기술이 도입되면서 최근에서야 인간 뇌기능에 대한 직접 연구가 가능해졌다. 이런 장비를 이용한 연구 결과는 운동기능을 회복한 후에 손상 부위 부근의 온전한 뇌겉질과 좀더 떨어진 부위의 겉질에서 기능적 재구성이 있다는 것을 보여주었다(Johansson 2000; Liepert et al 2001; Nelles et al 2001; Nudo et al 2001; Kolb 2003; Nudo 2003; Nelles 2004). 몇몇 연구에서는 뇌의 활성화 패턴 변화가 물리치료나 훈련으로 인한 기능 향상과 관련이 있다고 주장하였다(Nelles et al 1999 2001; Liepert et al 2000)(그림 1-2). 재구성은 여러 가지 형태로 나타날 수 있다(Weiller & Rijntjes 2005). 투사영역이 병변 주변 부위로 확장되는 형태, 일차 병렬처리시스템parallel processing systems에서 이차 시스템으로 전환되는 형태, 손상되지 않은 쪽 뇌반구의 동일 부위를 동원하는 형태 등이다. 병변 부위와 같은 쪽 네트워크가 더 많이 관여할수록 회복도 더 큰 것으로 보인다.

뇌 재구성에 관여하는 실제 기전들과 그로 인한 회복 기전은 완전히 밝혀져 있지 않지만 새롭게 개발되고 있는 기술들을 활용하여 계속 탐구하고 있다. 현재까지의 가설에 따르면, 기능 소실은 끊김 현상disconnection hypothesis으로 보이며, 회복은 재연결reconnection 혹은 뇌 전체 영역의 재연결이 더 나아져 발생하는 것으로 보인다(Weiller & Rijntjes 2005). 개개인의 뇌졸중 환자에게 중요한 질문은 그들이 어느 정도까지 회복될 수 있는가다.

재활에서 가장 중요한 것은 경험이, 다시 말해 물리치료사와 함께 마비측 팔다리를 능동적으로 사용하는 기회가 필연적으로 발생하는 적응적 재구성을 조절한다는 점이다. 하지만 손상 후 시간이 경과함에 따라 발생하는 가역적 변화는 뇌졸중 후 개별 환자의 신체활동과 정신 활동 수준에 따라 도움이 될수도 있고 부정적 영향을 끼칠 수도 있다. 움직이지 않거나 몸 사용이 부족하면 부정적 영향이 발생한다. 예를 들어 다른 신체구조처럼 근육 구조는 사용 패턴에 영향을 받으면서 동시에 사용 패턴에 따라 달라진다. 또 뇌졸중 후 무활동inactivity은 근육뼈대계통의 적응을 일으킬 수 있다. 유산소 능력 감소, 일상생활 활동 제한, 낙상 위험과 타인에게 의존하는 경향 증가도 신체적 무활동을 지속시키는 상황이다.

회복 과정에 있으면서 능동적으로 참여하는 사람들을 대상으로 연구할 때는 어느 정도의 복잡성이 발생한다. 동물 모형을 사용하면 인간을 대상으로 연구할 때 발생하는 혼란 변수들을 엄격하게 통제할 수 있다. 재활 분야에 일하는 전문가들이 이 분야의 최신 지식을 견지하는 것이 환자에게 가장 좋은 일이다. 일차운동겉질 병변으로 인한 가역성을 검사하기 위해 누도Nudo와 동료들은 성숙한 다람쥐원숭이를 대상으로 허혈성 병변을 만들고 겉질내미세자극(ICMS) 기술을 사용하여 병변 전후에 손의 겉질투사영역 지도를 작성하였다. 원숭이의 감각운동겉질 중 한쪽 아래팔 영역을 손상시켰을 때는 손상되지 않은 쪽 다리를 선호하여 사용하였다. 뇌경색 부위와 인접했지만 직접적으로 손상을 받지 않은 손가락의 해당 투사영역에서도 소실이 발생한 것으로 나타났다(Nudo & Milliken 1996).

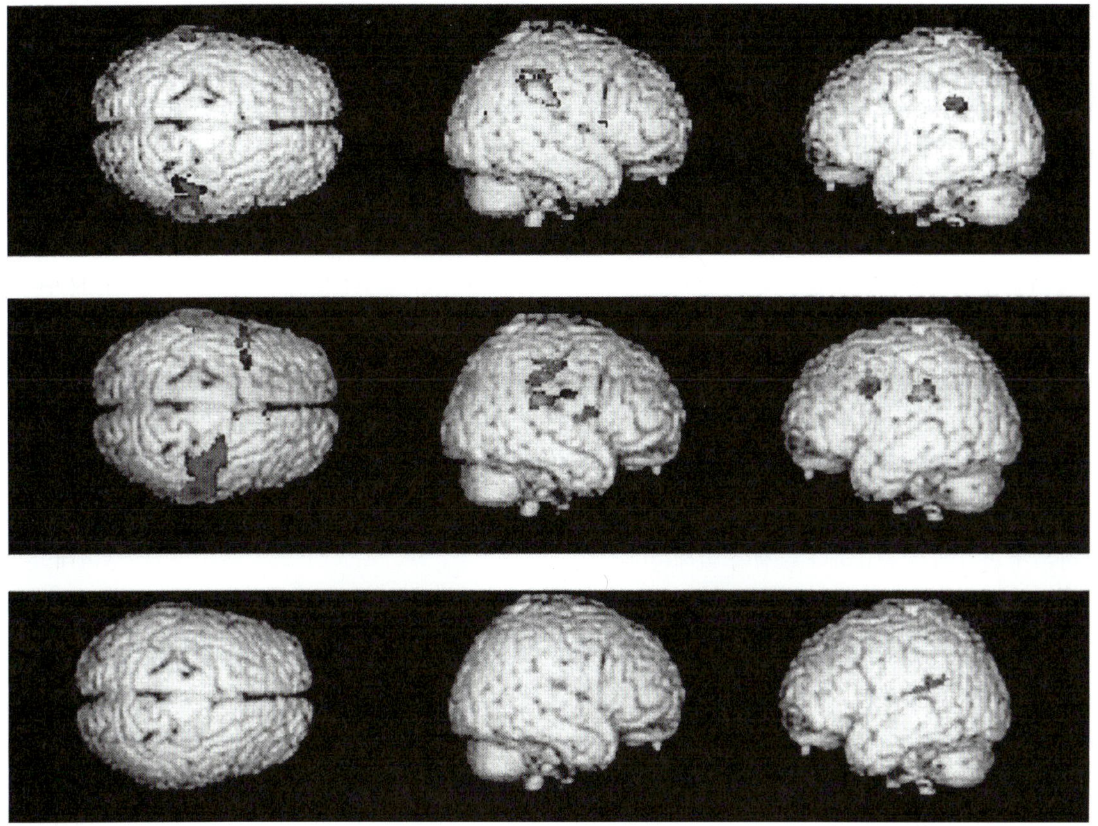

[그림 1-2] 양쪽 뇌반구의 운동시스템과 감각 시스템의 기능적 재구성. 대상자들의 마비된 팔을 수동적으로 움직였을 때 국소 혈류량 증가가 나타났다. (위) 훈련 전, (중간) 실험군의 과제지향적 훈련 후, (아래) 대조군의 뇌 활성 영역 (Nelles et al 2001의 허가하 재인용)

위에서 언급한 누도 등의 연구에서 원숭이들은 손상 후 특정한 훈련을 받지 않았기 때문에, 마비측 손의 겉질 투사영역이 감소한 것은 손 사용 감소의 직접적 결과로 보인다(Nudo & Milliken 1996). 그래서 후속 연구에서는 병변이 있는 원숭이들을 대상으로 작은 물체를 이용한 보상 과제로 훈련시켰다. 원숭이들에게 하나나 두개의 손가락을 직경이 작은 통에 넣어서 먹이를 빼 먹게 하였다. 이 과제는 손가락과 손의 섬세한 조절이 요구되는 과제였다. 이때 비마비측 팔은 제약하였다. 뇌경색 후 처음 며칠 동안에는 원숭이들의 움직임이 느렸으며 작은 구멍에 손가락 넣기를 어려워했다. 그러나 시간이 경과함에 따라 기술이 늘었으며 실수하는 횟수도 빠르게 감소하였다. 뇌경색 전후 겉질내미세자극 기술로 작성된 지도를 비교한 결과, 손상되지 않고 남아 있는 경색 주변으로 손 투사영역이 확장된 것으로 나타났다(Nudo et al 1996).

이런 연구 결과는 운동학습을 유도하는 특정 훈련이 손상되지 않은 운동겉질의 재구성을 일으킬 수 있으며 기능 회복에 중요한 역할을 한다는 것을 말해준다(Nudo et al 1996). 흥미롭게도 마비쪽 팔다리를 추가로 훈련하지 않고 손상되지 않은 팔다리를 제약한 경우 손에 대한 전체 투사영역이 감소하였다. 특히 마비쪽 팔의 손가락, 손목, 아래팔 투사영역 크기가 감소하였다. 말하자면, 마비측 팔다리의 수행 능력을 향상시킨 것은 단순히 비마비측 팔을 제약한 것이 아니라 마비측 팔로 원하는 과제를 강제로 연습하게 한 것이었다(Friel & Nudo 1998).

이후 진행된 다른 연구에서는 쉬운 과제를 사용하고 선행 연구와 동일한 신경생리학적 측정기법으로 관찰하였다. 원숭이들에게 팔을 뻗어 용기에서 음식을 취하는 과제를 하게 하였다. 이 과제에서는 큰 직경의 용기를 사용하였다. 병변이 있는 원숭이들은 훈련 초기에 먹이 꺼내기 과제를 효율적으로 수행할 수 있었는데, 수행력은 정형화된 형태로 유지되었으며 시간이 경과해도 변하지 않았다. 또한 병변 전후 겉질내미세자극 기법으로 측정한 결과를 비교했을 때 과제와 관련된 투사영역의 변화도 나타나지 않았다. 이 결과들은 단순히 팔다리만 사용하는 것으로는 겉질 지도의 가역성을 만드는데 불충분하다는 것을 의미한다. 과제가 너무 쉬웠기 때문에 운동기술 발달이나 새로운 움직임 전략에 대한 어떤 욕동을 자극하지 못했던 것으로 보인다(Plautz et al 2000). 운동기술 학습은 시간이 경과함에 따라 해당 운동 수행력이 안정적이며 측정 가능한 변화가 있을 때 학습되었다고 추론할 수 있다. 이 연구 결과는 추가적인 연습으로 어떤 이득이 생기지 않았으며 되려 부정적 효과를 만들었다는 것을 보여준다(Plautz et al 2000). 이는 물리치료에 매우 중요한 의미가 있는데 너무 쉬운 동작이나 이미 할 수 있는 동작을 연습하기보다는 어렵거나 쉽지 않은 동작을 연습하는게 환자에게 중요하다는 점을 말해준다.

요약하면 중추신경계가 온전한 상황에서 새로운 운동기술을 학습하는 것과 병변 후 기술을 재습득하는 것은 여러 측면에서 유사하다. 운동 수행 측면에서 보면, 뇌졸중후 운동기술을 재습득했을 때 생체역학적 변화들은 뇌병변이 없는 사람들이 새로운 기술을 학습할 때의 변화들과 비슷하다. 누도(2003)는 기능 회복을 조절하는 신경가역성에 대한 현재까지의 이해를 뒷받침하는 실증적 근거들을 다음과 같이 요약하였다.

- 뇌졸중과 같은 운동겉질 손상은 상해를 입지 않은 겉질 조직의 기능 변화를 일으킨다.
- 숙련된 움직임 습득은 운동겉질 내에서 예측가능한 기능 변화를 일으킨다. 움직임 습득과 겉질의 기능 변화가 서로 상호작용하며, 겉질 손상후 운동기술 습득은 손상받지 않은 겉질에서 일어나는 기능적 가역성의 유형과 성장을 좌우한다.
- 신경 구성과 운동기술 학습은 흥미롭고 도전적이며 의미 있는 과제에 집중할 때 가장 효과적이다.
- 사람이 복잡한 운동 과제를 능숙하게 하는 데에는 많은 반복이 필요하다.
- 너무 쉽거나 의미가 없는 과제를 반복하는 것은 장기간 신경 재구성을 만들기에 충분치 않다.

이런 신경생물학적 지침이 임상 실무에 적용되어야 한다.

기능 회복

기능 회복은 다음과 같이 분류할 수 있다.

- 병변 직후 진행되는 회복과정에서 신경 조직의 기능이 회복되는 자연적 회복 또는 복구
- 사용과 경험에 영향을 받는 신경기전들이 재구성되어 생기는 회복

이러한 구분이 일반적으로 받아들여지는 것은 아니다. 과거 임상의들은 모든 회복이 '자연적으로' 이루어진다고 가정하며 물리치료를 포함하여 환자가 하는 것과 회복 사이에 관계가 없다고 생각해왔다. 재활은 개인이 이 '자연스러운' 회복 과정을 활용할 수 있도록 돕는 것이다는 전제가 깔려 있었으며, 이 과정 자체

는 개인의 행동이나 경험에 영향을 받지 않는다는 암묵적 가정이 있었다. 과거에는 기능 회복에 영향을 미치는 요인에 대한 관심이 부족하여, 뇌 가역성과 행동에 대한 다양한 재활 방법의 효과를 알아보는 연구가 거의 이루어지지 않았다(Bach-y-Rita 1990, 1996). 물리치료 중재는 병변 후 남은 기능을 최대한 활용할 수 있게 하는 것으로 생각했으며 회복 즉 재구성 과정에 직접 영향을 미치거나 촉진하는 것으로 여기지 않았다. 하지만 신경과학 분야에서는 개인이 재활 중에 하는 행동과 경험, 그리고 재활환경 자체가 분명 회복 과정에 영향을 미친다는 것을 지지하는 주장이 많아지고 있다.

병변 발생 초기에는 세포 내 체액 축적, 즉 부종이 주요 손상 부위 주변의 국소기능 억제와 멀리 떨어진 구조의 원격기능 억제[diaschisis]가 초래될 수 있다. 부종 해소, 괴사조직 잔해 흡수, 병변 부위로의 순환을 위한 곁가지 경로 개방 같은 국소 요인으로 손상되지 않은 뇌 부위의 기능 회복이 가능해진다. 조직 회복은 비교적 빠르게 일어나지만, 투사영역 가역성을 통한 회복은 훨씬 더 오랜 시간이 걸려 일어나는 것으로 보인다. 그리고 뇌졸중 후 경과 시간은 제한 요인이 아니다(Calautti & Baron 2003). 집중적이고 반복적인 훈련이 운동 회복에 긍정적인 영향을 미칠 수 있으며, 환자의 자발적인 참여가 중요하다는 증거가 점점 많아지고 있다.

자연 회복을 너무 광범위하게 해석하는 것은, 초기의 즉각적 회복 단계를 지나 일어나는 다른 모든 회복이 개인의 경험, 실제 행동, 학습 내용에 의해 영향을 받는다는 사실을 이해하지 못해서인 것으로 보인다. 병변 후 뇌에서는 개인에게 어떤 일이 일어나든 재구성 혹은 적응이 일어난다. 하지만 동물과 인간을 대상으로 한 연구에서 각기 다른 상황과 맥락이 재구성에 영향을 미친다는 연구 근거들을 감안하면, 재구성의 특성은 병변 후 받는 입력과 요구되는 출력에 달려 있다는 가정이 타당하다.

지금은 초기 회복 기간 이후 어떤 사람의 경험, 활동이나 비활동, 훈련이나 특정 중재, 환경의 물리적 특성과 환경적 요구와 관련하여 그 사람의 회복 정도를 알아보는 것이 가능하다. 이런 자료를 PET, fMRI, TMS와 같은 기술을 통해 신경계통 자체에서 발생하는 변화들과 비교해볼 수도 있다. 이를 통해 재활에서 최선의 치료를 결정할 수 있고 부정적 영향을 줄 수 있는 요인들을 찾을 수도 있다. 하지만 가장 중요한 것은 치료와 훈련 방법에 대한 구체적인 사항과 훈련에 들인 시간이다.

적절한 경험과 훈련이 없으면 새로운 연결은 부적응적[maladaptive]으로 형성될 수 있다. 게다가 근육뼈대계통에 부적응적 변화가 발생하여 의도한 동작에 필요한 적절한 힘을 만들어내는 효과기관으로서의 근육의 능력에 부정적 영향이 생긴다. 이것이 시간이 지나면서 뻣뻣한 '강직성' 근육이 생기는 기전이 될 수 있다(8장 참조). 근육과 물렁조직의 적응은 비교적 빨리 일어나는데, 이와 관련된 내용은 2장에서 다루기로 한다.

여느 신체구조처럼 근육 구조도 사용 패턴에 영향을 받으며 동시에 사용 패턴을 반영하기도 한다. 급성 뇌 병변 시에는 뇌 병변 자체에 의해 생기는 근육 비활동과 그에 이어 지속되는 무사용으로 인해 근육과 물렁조직이 그에 적응될 가능성이 있다.

보상 행동이나 적응 행동은 병변 후 개인이 사용 가능한 신체 시스템을 기반으로 반응하려는 시도를 반영한다. 목표를 달성하려고 어떤 개인이 시도하는 방식은 신경계와 근육뼈대계 상태를 고려한 최선의 방법을 보여준다(Shepherd & Carr 1991). 그 동작은 병변의 영향, 근육뼈대계 연결에 내재된 동적 가능성, 그리고 동작이 수행되는 환경을 감안하여 가장 유리한 방식으로 수행된다(Carr & Shepherd 1996). 개인은 목표를 달성하기 위해 신체 부위를 움직일 수 있는 충분한 힘을 생성할 수 있는 모든 근육을 사용한다. 근육뼈대 시스템에 내재된 생체역학적 유연성 때문에 대충 비슷한 동작을 만들 수 있는데, 이는 일부 협력근들이 다른 근육보다 더 강하게 활동한다는 것을 보여주는 것이다(그림 2-11). 근육 불균형은 겉질운동영역의 신경 연결 감소로 근육 활성이 결여, 감소, 혹은 지연된 것, 그리고 뻣뻣함 증가 같은 사용하지 않는 근육들의 변화로 인해 발생한 결과다(8장 참조).

근육의 신장성과 수축성을 유지하는 조건을 마련하고, 필요한 움직임을 끌어내고, 집중적인 연습을 할 수 있게 하는 것이 재활의 중요한 부분이 되도록 해야 한다. 이를 위해서 동물 실험에서처럼 재활 환경을 환자들에게 풍요롭고 도전적인 환경이 되도록 조성해야 하며, 재활팀의 태도가 보다 적극적으로 코칭하는 역할이 되도록, 보다 도전적인 환경이 되도록 바뀌어야 한다.

마비쪽 팔다리로 적절한 경험도 하지 않고 특정 훈련도 하지 않게되면 환자는 해당 팔다리를 사용하는 것을 배우지 않으려고 할수도 있다. 동물 연구에서처럼, 환자가 참여할 수 있고 도전적이고 의미 있는 과제에 집중하는 것이 기능적 회복과 함께 일어나는 신경 가역성을 최적화하는 데 효과적인 것으로 보인다. 뇌졸중 후 과제 특이적 훈련과 관련된 뇌 변화에 대한 연구 결과는 이런 방식의 훈련이 뇌가 더 효율적인 활성화 패턴으로 작동하도록 이끌 수 있음을 보여준다(Calautti & Baron 2003).

환경이 행동과 회복에 미치는 영향

뇌졸중 후 사람들은 병변 자체로 인한 장애뿐만 아니라 감정적 영향, 우울증, 그리고 상실감과 관련된 동기 부족과도 맞서야 한다. 환자의 활동과 사회적 상호작용에 대한 태도와 접근 방식은 기능적 결과와 삶의 질에 영향을 미친다(Johansson 2005). 기대감은 모든 치료에서 중요한 역할을 한다. 실험 근거에 따르면, 허혈성 병변 후 환경은 기능적 결과를 크게 개선하고, 유전자 발현에 영향을 미치며(Johansson 2005), 기술 훈련과 상호작용할 수 있다. 이를 개인이 개인적 통제감을 느끼지 못하는, 자극적이지 않은 환경의 부정적 영향과 비교해 보라. 뇌졸중 후 개인에게 일어나는 일은 뇌 재구성을 억제할 수 있을 뿐만 아니라, 병변에 직접적으로 영향을 받지 않았지만 적응을 통해 어느 정도 기능적 향상을 끌어낼 수도 있는 시냅스 연결을 억제할 수도 있다.

동물 연구에서는 환경의 특성—물리적 구조, 사회적 상호작용을 위한 가능성, 신체활동과 운동—이 병변 후 뇌 재구성에 영향을 미친다는 것을 분명히 보여준다. 풍요로운 환경에서 지낸 병변 동물과 비병변 동물은 빈곤한 환경에서 지낸 동물들과 비교할 때 해부학적, 생리학적, 생화학적, 행동적 차이가 나타나는 것으로 알려져 있다(Rosenzweig et al 1973; Finger 1978; Rosenzweig 1980; Walsh 1981; Held et al 1985; Camel et al 1986; Isseroff & Isseroff 1987). 풍요로운 환경의 이점은 나중에 동물이 빈곤한 환경으로 옮겨지면 사라진다. 동물을 풍요로운 환경에 두면 겉질의 깊이와 무게가 증가하고, 신경 아교세포가 증식하며, 겉질 내 시냅스 수와 가지돌기 가시 수가 증가하며, 모세혈관 밀도가 증가하는 등의 뇌 변화를 끌어낼 수 있다(Kolb 1995).

운동조절 연구와 임상 관찰에서는 환경 즉, 물체 자체, 물체의 위치와 방향이 행동과 관련된 움직임 패턴을 이끌어낸다는 것을 분명히 보여준다. 예를 들어, 물체를 잡기 위해 손을 뻗는 동작은 물체의 특성—물체의 위치와 방향—과 환경 내에서의 위치에 달려 있다. 환경을 행동에 대한 강력한 촉진자 또는 억제자로 보는 관점이 증가하는 추세다.

따라서 병변이 전형적으로 만들어내는 영향이나 재활 환경이 인간의 뇌 재구성에 미치는 영향을 고려하는 것이 중요하다. 개인의 환경에는 물리적 구조와 그 안에 있는 사람들이 포함된다. 인간 대상 연구분야인 행동연구와 생태학적 연구는 행동이 특히 개인이 참여하는 신체활동의 범위와 유형이 환경과 밀접한 관계가 있다는 것을 보여준다.

현재까지 인간의 뇌 재구성에 환경 수정이 미치는 영향을 조사한 연구는 알려진 바가 없다. 그러나 몇몇 생태학적 연구는 다양한 조건에서의 사람의 행동에 대한 정보를 제공한다. 이러한 연구 결과를 통해, 사람들도 동물처럼 병변 후 자신이 처한 환경의 풍요로움이나 빈곤함에 따라 뇌 재구성이 발생할 수 있다고 추론할 수 있다. 인간 생태학 분야는 사람들을 특정 환경에서 관찰함으로써 환경이 인간 행동에 미치는 영향에 대한 많은 통찰을 제공한다. 병원이나 재활 시설에서의 이러한 관찰은 개인의 행동에 대한 통찰을 제공한다. 예를 들어, 도전적이지 않은 빈곤한 환경으로 그 환경에 있는 환자의 회복이 저조한 이유를 부분적으로 설명할 수 있다. 재활 환경은 사람들에게 다양한 방식으로 영향을 미친다. 예를 들어, 외상성 뇌손상을 입은 젊은 사람과 노인이 병원이나 재활 센터에서 새로운 환경을 어떻게 받아들일 것인가를 생각해보자.

재활 환경의 특성은 무엇일까? 여러 재활 환경에 대한 연구는 몇 가지 통찰을 제공한다. 척수 손상을 입은 환자 그룹은 치료실보다 복도와 카페테리아에서 더 '독립적'인 것으로 나타났다(Willems 1972). 또 다른 그룹은 치료사와 대면 접촉하는 시간이 16%였고, '고립된 분리' 또는 비활동 상태로 있는 시간이 40%였다. 다른 환자와의 상호작용 시간은 단지 6%에 불과했다.

다년간의 환경 연구에 따르면, 뇌졸중 재활은 계획 상 그렇게 되어 있었어도 실제로는 많은 환자 그룹에게 충분히 집중적이지 않은 환경으로 작용하는 경향이 있다. 자기 주도적 운동이 진행되었다는 것을 보여주는 근거는 거의 없으며, 의미 있는 과제관련 활동이나 운동보다는 '다른 사람을 보거나 창 밖을 바라보는' 수동적인 활동에 더 많은 시간이 소비되는 것으로 나타났다(Lincoln et al 1989; Tinson 1989; Mackay et al 1996).

급성 뇌졸중 후 처음 14일 동안의 신체활동에 대한 한 관찰 연구에 따르면, 84.5%의 환자가 침대에서 일어날 수 있었음에도 불구하고, 오직 13% 환자만이 이동성^mobility^을 개선하고 이차 합병증을 예방할 수 있는 활동에 참여한 것으로 나타났다(Bernhardt et al 2004). 환자의 시간 중 50% 이상이 실제로 침대에서 휴식하는 데 사용되었다. 다기관 종단 연구 프로젝트(CERISE)에서 네 개의 유럽 재활 센터에서 입원 환자의 치료와 회복 패턴을 비교한 결과, 영국 센터의 환자들이 침대 옆에서 아무것도 하지 않고 많은 시간을 보내는 반면, 치료사들은 법적으로 요구되는 행정 업무에 시간을 할애하고 있는 것으로 보고되었다(de Wit et al 2005, 2007). 분명히, 환자들은 재활 기간 동안 활동적이어야 할 필요가 있다. 그러나 중요한 것은 물리치료사와 함께 보내는 시간뿐만 아니라, 그 시간 동안 개인이 하는 활동이 충분히 활동적이어서 훈련의 효과를 일으킬 수 있는가의 여부다.

뇌졸중 후 2주에서 14주 사이에 물리치료 및 작업치료를 받은 환자들을 대상으로 한 종단 관찰 연구 결과, 물리치료 세션에서 평균적으로 42%의 시간이 누워서 비활동적으로 보내졌고, 11%는 누운 상태에서 활동적으로, 16%는 앉은 상태에서 활동적으로, 31%는 선자세에서 활동하는 데 쓰인 것으로 나타났다(Mackay-Lyons & Makrides 2002). 비활동적 시간 대부분은 물리치료사들이 수동적 중재, 특히 수동운동범위 운동을 수행하는 데 사용되었다. 전형적인 치료세션에서 유산소 운동은 3분도 채 되지 않았다. 작업치료에서는 앉은사세에서 퇴원과 필요 장비 및 가정 관리와 관련된 문제를 논의하는 데 상당한 비율의 시간이 비활동적으로 쓰였다.

또 다른 연구에서는 호주 멜버른과 노르웨이 트론헤임에서 뇌졸중 후 급성기 재활에 참여하는 환자의 신체활동 수준을 비교하였다. 두 도시 환자들의 기초선 특성은 비슷하였다. 멜버른 환자들은 침대에서 21% 더 많은 시간을 보내고, 중간 수준에서 높은 수준의 활동을 수행한 환자는 12%에 불과했으며, 트론헤임에서는 23%가 중간에서 높은 수준의 활동을 수행했다. 초기 신체활동이 재활 결과를 향상한다는 것이 사실이라면 이러한 결과가 의미가 있다. 초기 활동이 재활 결과에 긍정적인 영향을 미친다는 간접 근거가 있다(Indredavik et al 1999). 또한 더 높은 강도와 빈도의 치료가 결과를 개선한다는 근거도 있다(Kwakkel et al 1997).

뇌졸중 후 일부 사람들에게서 관찰되는 지적 활동 감소는 병변의 범위나 나이로 설명이 가능하다. 그러나 이러한 감소는 다른 요인들로도 설명될 수 있다. 재활 환경은 복잡하고, 갑자기 이런 상황에 처한 사람들에게는 낯설고 예측하기 어렵다. 이러한 상황은 특히 나이가 많은 사람들에게 적응적 반응을 덜 유발할 수 있으며, 특히 높은 스트레스 수준과 정보 처리와 반응 시간이 제한된 경우에 더욱 그러하다고 알려져 있다. 낯선 환경에 대처하는 것이 어려워지면 자신감이 저하될 수 있다. 수십 년 전, 보조와 보호가 지나친 환경이 '학습된 무력감learned helpless'을 만들어 개인이 자신의 역할에 대해 거의 통제할 수 없는 상황에서 수동성과 수행력 저하 증상이 유발될 수 있다는 주장이 제안되었다(Seligman 1975).

초기 생태학적 연구에서 물리적 환경, 예를 들어 방 구조 또는 가구가 행동에, 심지어 운동 수행력 자체에도 영향을 미칠 수 있음이 명확히 밝혀졌다(Sommer 1969). 생체역학 연구에서는 의자에서 일어설 수 없는 것이 발을 뒤로 놓는 데 물리적 방해물이 있거나, 치료사나 간호사가 환자 앞에 너무 가까이 서서 도와주려고 하는 것 때문일 수 있음을 분명히 보여준다. 높이 조절이 가능한 잘 설계된 의자는 개인의 건강과 독립성에 큰 도움이 된다. 높이가 높은 의자에서 일어서는 것이 낮은 의자에서 일어서는 것보다 더 쉽다. 특히 뒤로 기울어진 좌석이 있는 경우, 다리의 폄 근육 힘이 덜 요구되기 때문이다. 예를 들어, 환자가 하루 대부분을 휠체어에 앉아 있다면 근육 길이가 그에 적응하게 되고 다리 굽힘근, 특히 가자미근이 더 뻣뻣하고 짧아질 수 있다. 한 팔로 휠체어를 움직이는 사람의 경우 비마비 팔과 다리만 운동하는 셈이다. 마비된 팔다리를 대신하여 한 팔만 사용하면 손상된 팔다리를 비마비쪽 팔로 보상하는 것을 배우게 되며 이로 인해 마비된 팔다리 사용이 더욱 감소된다(Kolb 1995). 따라서 환자는 해당 팔다리의 잔존 기능을 잃을 가능성이 크다. 이 현상을 타브Taub는 '학습된 무사용learned non-use'라고 지칭하였다(Taub 1980).

그러나 재활 병동과 활동에 관해 몇 가지 희망적인 변화가 있다. 물리치료사들은 점차 일대일 개인 치료에 의존하는 방식에서 벗어나 반감독semi-supervised 그룹 및 순환훈련circuit training을 도입하고 있다. 트레드밀, 전동 보조 보행 장치, 계단 오르기 및 팔 훈련 장치(Hesse et al 2006), 운동용 자전거를 비롯하여, 동기를 강화하고 과제의 중요한 측면에 주의를 집중시키며 자동 되먹임을 제공하는 전산 시스템을 사용하려는 변화가 재활 분야에서 더욱 두드러지고 있다. 재미있는 게임과 상호작용이 가능한 기계들이 재활 결과를 끌어올리는 데 도움이 된다는 보고가 있다.

치료사들은 재활 장비와 치료 목표가 동일하지 않을 수 있음을 고려해야 한다. 예를 들어, 환자가 트레드밀이나 휠체어를 보았을 때 어떤 인상을 받을지를 비교해보라. 휠체어는 걷기가 어렵거나 불가능할 때 사용하는 대체 이동 수단을 의미한다. 반면, 트레드밀은 운동, 활동, 약간의 흥분을 상징하며, 활동과 참여가 기대되고 필요하다는 것을 시사할 수 있다.

도전적인 환경을 제공하는 방식, 다시 말해 사람들이 학습해야하며 정신기능과 신체기능을 자극할 수 있는 일상적 과제들과 관련이 있는 구조화된 방식으로 재활 환경을 구성하면, 병변 후 뇌 재구성에 직접적인 영향을 미칠 가능성이 커진다. 한편, 신경과학자들은 기능 회복을 위해 다양한 약물(Walker-Batson et al 2004), 반복적 경두개 자기자극[rTMS](Liepert et al 2007), 경두개직류자극[tDCS](Hummel et al 2005)의 효과를 연구하고 있다. 이러한 변화에 발맞추기 위해, 치료사들은 신경행동학 및 신경생물학적 정보를 반영한 재활을 임상 실무에 통합해야 한다. 더 효과적인 재활을 개발하기 위해서는 신경과학자들과 임상에서 일하는 치료사들 간의 공동 노력과 협력이 필요하다.

이 책의 초판에서 우리는 뇌졸중을 예로 들어, 근육뼈대계 통합성 유지와 과제지향적 훈련 시행이 신경 재구성을 유도하고 뇌 병변 환자의 기능적 회복을 최적화할 수 있는 기회를 제공한다고 주장했다. 만약 훈련이 효과적이라면 세포 수준의 변화와 관련될 것이라는 것이라고 가정하였다. 약 10년이 지난 후, 집중적인 과제지향적 훈련이 뇌 재구성을 유도할 수 있다는 희망적인 징후, 예를 들어 병변 반구의 활성화 패턴 변화와 함께 운동기능이 개선된다는 징후들이 나왔다. 인간의 운동 회복을 이해하는 것은 아직 완전하지 않으며, 뇌졸중 후 회복에 대한 대부분의 지식은 관찰적 정보들이다(Calautti & Baron 2003). 그러나 지난 수십 년간 신경가역성 연구는 급격히 확장되었다. 물리치료를 포함한 신경계 재활의 효과를 검증할 때는 운동 수행 측정뿐만 아니라 개인의 건강과 삶의 질, 독립성과 관련된 활동을 수행하는 능력, 사회적 통합 및 참여 기회도 측정을 고려해야 한다. 이제 뇌 병변 후 신경 활동을 시각화하는 기술, PET이나 fMRI 같은 기술을 물리치료 훈련이 뇌 재구성에 미치는 영향을 조사하는 데 사용할 수 있다. 우리는 폭발적으로 증가하고 있는 신경 재활 연구를 통해 흥미로운 과학적 미래가 올 것이라고 낙관적으로 말한 넬스[Nelles](2004)의 주장에 동의한다.

참고문헌

Asanuma C 1991 Mapping movements within a moving motor map. Trends Neurosci 14:217-218.

Bach-y-Rita P 1990 Receptor plasticity and volume transmission in the brain: emerging concepts with relevance to neurologic rehabilitation. J Neurol Rehabil 4:121-128.

Bach-y-Rita P 1996 Conservation of space and energy in the brain. Restor Neurol Neurosci 10:1-3.

Bernhardt J, Dewey H, Thrift A et al 2004 Inactive and alone - physical activity within the first 14 days of acute stroke unit care. Stroke 35:1005-1009.

Biernaskie J, Corbett D 2001 Enriched rehabilitative training promotes improved forelimb motor fiinction and enhanced dendritic growth following focal ischemic injury. J Neurosci 21:5272-5280.

Buell SJ, Coleman DP 1981 Dendritic growth in aged human brain and failure of growth in senile dementia. Science 206:854-856.

Calautti C, Baron J-C 2003 Functional neuroimaging studies of motor recovery after stroke in adults: a review. Stroke 34:1553- 1566.

Camel JE, Withers GS, Greenough WT 1986 Persistence of visual cortex dendritic alterations induced by post-weaning exposure to a superenriched' environment in rats. Behav Neurosci 100:810- 813.

Carr JH, Shepherd RB 1987 A motor relearning programme for stroke. Butterworth Heinemann, Oxford.

Carr JH, Shepherd RB 1996 'Normal' is not the issue: it is effective goal attainment that counts. Behav Brain Sci 19:72-73.

Carr JH, Shepherd RB 2000 A motor learning model for rehabilitation. In: Carr JH, Shepherd RB (eds) Movement science. Foundations for physical therapy in rehabilitation, 2nd edn. PRO Ed, Gaithersburg, MD:33-110.

Carr JH, Shepherd RB 2003 Stroke rehabilitation guidelines for exercise and training to optimize motor skill. Butterworth Heinemann, Oxford.

Chollet F, DiPiero V, Wise RJS et al 1991 The functional anatomy of motor recovery after stroke in humans: a study with positron emission tomography. Ann Neurol 29:63-71.

Cracraft JD, Petajan JH 1961 Effect of muscle training on the pattern of firing of single motor units. Am J PhysMed 56:183-194.

de Wit L, Putman K, Dejaeger E et al 2005 Use of time by stroke patients. A comparison of 4 European rehabilitation centres. Stroke 36:1977-1983.

de Wit L, Putman K, Schuback B 2007 Motor and functional recovery after stroke. A comparison of 4 European rehabilitation centres. Stroke 38:2101-2107.

Edelman GM 1987 Neuronal Darwinism: the theory of neuronal group selection. Basic Books, New York.

Elbert T, Pantev C, Wienbruch C et al 1995 Increased cortical representation of the fingers of the left hand in string layefs. Science 270:305-307.

Enoka RM 1995 Neural adaptations with chronic physical activity. Proceedings of XVth Congress of ISB. Jyvaskyla, Finland:20-21.

Farmer SF, Swash M, Ingram DA et al 1993 Changes in motor unit synchronisation following central nervous lesions in man. J Physiol 463:83-105.

Finger S 1978 Environmental attenuation of brainlesion symptoms. In: Finger S (ed.) Recovery from brain damage. Plenum Press, London:297-329.

Fisher CM 1992 Concerning the mechanism of recovery in stroke hemiplegia. Can J Neurol Sci 19:57-63.

Friel KM, Nudo RJ 1998 Restraint of the unimpaired hand is not sufficient to retain spared hand representation after focal cortical injury. Soc Neurosci Abst 24:405.

Fuhr P, Cohen LG, Dang N et al 1992 Physiological analysis of motor reorganisation following lower limb amputation. Electroencephalogr Clin Neurophysiol 85:53-60.

Gracies JM 1996 Personal communication.

Greenough WT, Larson JR, Withers GS 1985 Effects of unilateral and bilateral training in a reaching task on dendritic branching of neurons in the rat motor-sensory forelimb cortex. Behav Neural Biol 44:301- 314.

Hakkinen K, Komi PV 1983 Electromyographic changes during strength training and detraining. Med Sci Sports Exerc 15:455-460.

Hall EJ, Flament D, Fraser C et al 1990 Non-invasive brain stimulation reveals reorganised cortical outputs in amputees. Neurosci Lett 116:379-386.

Hebb DO 1947 The effect of early experience on problem-solving at maturity. Am Psych 2:737-745.

Held JM, Gordon J, Gentile AM 1985 Environmental influences on locomotor recovery following cortical lesions in rats. Behav Neurosci 99:678-690.

Hesse S, Schmidt H , Werner C 2006 Machines to support motor rehabilitation after stroke: 10 years of experience in Berlin. J Rehabil Res Dev 43:671-678.

Hummel F, Celnik P, Giraux AF et al 2005 Effects of non-invasive cortical stimulation on skilled motor function in chronic stroke. Brain 128:490-499.

Indredavik B, Bakke RPT, Slordahl SA et al 1999 Treatment in a combined acute and rehabilitation stroke unit. Which aspects are most important? Stroke 30:917-923.

Isseroff A, Isseroff R 1987 Experience aids recovery of spontaneous alternation following hippocampal damage. Physiol Behav 21:469- 472.

Jenkins WM, Merzenich MM, Ochs MT et al 1990 Functional reorganisation of primary somatosensory cortex in adult owl monkeys after behaviorally controlled tactile stimulation. J Neurophysiol 63:82-104.

Johansson BB 2000 Brain plasticity and stroke rehabilitation: the Willis lecture. Stroke 31:223-230.

Johansson BB 2005 Regenerative ability in the central nervous system. In: Barnes M, Dobkin B, Bogousslavsky J (eds) Recovery after stroke. Cambridge University Press, Cambridge:67-87.

Johansson BB, Ohlsson A-L 1996 Environment, social interaction, and physical activity as determinants of the functional outcome after cerebral infarction in the rat. Exp Neurol 139:322-327.

Kandel E 1991 Cellular mechanisms of learning and the biological basis of individuality. In: Kandel ER, Schwartz JH, Jessell TM (eds) Principles of neural science, 3rd edn. McGraw-Hill, New York: 1009-1031.

Kandel E 2000 Cellular mechanisms of learning and the biological basis of individuality. In: Kandel ER, Schwartz JH, Jessell TM (eds) Principles of Neural Science, 4th edn. McGraw-Hill, New York:1247-1279.

Kwakkel G, Wagenaar R, Partridge C 1997 Effects of intensity of stroke rehabilitation: a researach synthesis. Stroke 28:1550-1556.

Kolb B 1995 Brain, plasticity and behavior. Lawrence Erlbaum Associates, Mahwah, NJ. Kolb B 2003 Overview of cortical plasticity and recovery from brain injury. Phys Med Rehabil Clin N Am 14:S7-S25.

Liepert J, Teggenthoff M, Malin JP 1995 Changes in cortical motor area size during immobilization. Electroencephalogr Clin Neurophysiol 97:383-386.

Leipert J, Bauder H, Miltner W et al 2000 Treatment-induced cortical reorganization after stroke in humans. Stroke 31:1210-1216.

Liepert J, Uhde I , Graf S et al 2001 Motor cortex plasticity during forced-use therapy in stroke patients: a preliminary study. J Neurol 248:315-321.

Liepert J, Zittel S, Weiller C 2007 Improvement of dexterity by single session low-frequency repetitive transcranial magnetic stimulation over the contralesional motor cortex in acute stroke: a double-blind placebo-controlled crossover trial. Restor Neurol Neurosci 25:461-465.

Lincoln NB, Gamlen R, Thomason H 1989 Behavioural mapping of patients on a stroke unit. Int Dis Stud 11:149-154.

McComas AJ 1993 Human neuromuscular adaptations that accompany changes in activity. Med Sci Sports Exerc 26:1498-1509.

Mackay F, Ada L, Heard R et al 1996 Stroke rehabilitation: are highly structured units more conducive to physical activity than less structured units? Arch Phys Med Rehabil 77:1066-1070.

MacKay-Lyons MJ, Makrides L 2002 Cardiovascular stress during a contemporary stroke rehabilitation program: is the intensity adequate to induce a training effect? Arch Phys Med Rehabil 83:1378-1383.

Merzenich MM 1986 Sources of intraspecies and interspecies cortical map variability in mammals: conclusions and hypotheses. In: Cohen MJ, Strumwasser F (eds) Comparative neurobiology: modes of communication in the nervous system. John Wiley and Sons, New York.

Merzenich MM, Kaas JH, Wall JT et al 1983 Topographic reorganization of somatosensory cortical areas 3b and 2 in adult monkeys following restricted deafferentation. Neurosci 10:33-55.

Merzenich MM, Recanzone GH, Jenkins WM et al 1990 Adaptive mechanisms in cortical networks underlying cortical contributions to learning and nondeclarative memory. Cold Spring Harbor Symposium of Quantitative Biology 55:873-887.

Merzenich MM, Allard TT, Jenkins WM 1991 Neural ontogeny of higher brain function: implications of some recent neurophysiological findings. In: Franzen O, Westman J (eds) Information processing in the somatosensory system. Macmillan, London. Moritani T, deVries HA 1979 Neural factors versus hypertrophy in the time course of muscle strength gain. Am J Phys Med 58:115-130.

Narici MV, Roi GS, Landoni L et al 1989 Changes in force, crosssectional area and neural activation during strength training and detraining of the human quadriceps. Eur J Appl Physiol 59:310-319.

Nelles G 2004 Cortical reorganization-effects of intensive therapy. Restor Neurol Neurosci 22:239-244.

Nelles G, Spiekmann G, Markus J et al 1999 Reorganization of sensory and motor systems in hemiplegia stroke patients: a positron emission tomography study. Stroke 30:1510-1516.

Nelles G, Jentzen W, Jueptner M et al 2001 Arm training induced brain plasticity in stroke studied with serial positron emission tomography. Neuroimage 13:1146-1154.

Nudo RJ, 2003 Functional and structural plasticity in motor cortex: implications for stroke recovery. Phys Med Rehabil Clin N Am 14:S57-S76.

Nudo RJ, Milliken GW 1996 Reorganization of movement representation in primary motor cortex following focal ischaemic infarcts in adult squirrel monkeys. J Neurophysiol 75:2144-2149.

Nudo RJ, Wise BM, SiFuentes F et al 1996 Neural substrates for the effects of rehabilitation on motor recovery after ischaemic infarct. Science 272:1791-1794.

Nudo RJ, Plautz EJ, Frost SB 2001 Role of adaptive plasticity in recovery of function after damage to motor cortex. Muscle Nerve 8:1000-1019.

Ohlsson A-L, Johansson BB 1995 Environment influences functional outcome of cerebral infarction in rats. Stroke 26:644-649.

Pascual-Leone A, Torres F 1993 Plasticity of the sensorimotor cortex representation of the reading finger in Braille readers. Brain 116:39-52.

Pascual-Leone A, Dang N, Chen LG et al 1995 Modulation of muscle responses evoked by transcranial magnetic stimulation during the acquisition of new fine motor skills. J Neurophysiol 74:1037-1045.

Plautz EJ, Milliken GW, Nudo RJ 2000 Effects of repetitive motor training on movement representation in adult squirrel monkeys: role of use versus learning. Neurobiol Learn Mem 74:27-55.

Risedal A, Mattsson B, Dahlqvist P et al 2002 Environmental influences on functional outcome after a cortical infarct in the rat. Brain Res Bull 58:315-321.

Rosenzweig M 1980 Animal models for effects of brain lesions and for rehabilitation. In: Bach-y-Rita P (ed.) Recovery of function: theoretical considerations for brain injury rehabilitation. University Park Press, Baltimore, MD:172.

Rosenzweig MR, Bennet EL, Diamond M 1973 Effects of differential experience on dendritic spine counts in rat cerebral cortex. J Comp Physiol Psychol 82:175-181.

Rutherford OM, Jones DA 1986 The role of learning and coordination in strength training. Eur J Appl Physiol 55:100-105.

Sale DG, McComas AJ, MacDougall JD et al 1982 Neuromuscular adaptations in human thenar muscles following strength training and immobilization. J Appl Physiol 53:419-424.

Sanes JN, Wang J, Donoghue JP 1992 Immediate and delayed changes of rat motor cortical output representation with new forelimb configurations. Cereb Cortex 2:141-152.

Schieber MH 1992 Widely distributed neuron activity in primary motor cortex area during individuated finger movements. Abstr Soc Neurosci 18:504.

Seligman M 1975 Helplessness. On depression, development and death. WH Freeman, San Francisco.

Shepherd RB, Carr JH 1991 An emergent or dynamical systems view of movement dysfunction. Aust J Physiother 37:5-17.

Silvestri M, Caltagirone C, Cupini LM et al 1993 Activation of healthy hemisphere in post-stroke recovery. Stroke 24:1673-1677.

Sommer R 1969 Personal space: the behavioural basis of design. Saxon House, Englewood Cliffs, NJ.

Taub E 1980 Somatosensory deafferentation in research with monkeys: implications for rehabilitation medicine. In: Ince LP (ed.) Behavioural psychology and rehabilitation medicine. Willimas & Wilkins, Baltimore, MD:371-401.

Tinson DJ 1989 How stroke patients spend their days. Int Dis Stud 11:45-49.

Walker-Batson D, Smith P, Curtis S et al 2004 Neuromodulation paired with learning dependent practice to enhance post stroke recovery. Restor Neurol Neurosci 22:387-392.

Walsh R 1981 Sensory environments, brain damage, and drugs: a review of interactions and mediating mechanisms. Int J Neurosci 14:129-137.

Weiller C 1998 Imaging recovery from stroke. Exp Brain Res 123:13-17.

Weiller C, Rijntjes M 2005 Some personal lessons from imaging brain in recovery after stroke. In: Barnes M, Dobkin B, Bogousslavsky J (eds) Recovery after stroke. Cambridge University Press, Cambridge: 124-134.

Weiller C, Chollet F, Friston KJ et al 1992 Functional reorganisation of the brain in recovery from striatocapsular infarction in man. Ann Neurol 31:463-472.

Weiller C, Ramsay SC, Wise RJS et al 1993 Individual patterns of functional reorganisation in the human cerebral cortex after capsular infarction. Ann Neurol 33:181-189.

Willems EP 1972 The interface of the hospital environment and patient behaviour. Arch Phys Med Rehabil March] 15-122.

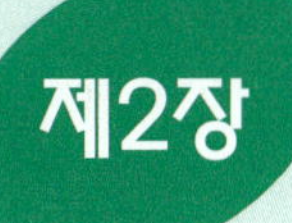

제2장 운동조절 훈련, 근력과 체력 증진, 기술 습득 촉진

TRAINING MOTOR CONTROL, INCREASING STRENGTH AND FITNESS AND PROMOTING SKILL ACQUISITION

학습내용

1 운동조절 훈련 소개
2 기능 수행 최적화를 위한 과제지향적 운동과 훈련
운동과 훈련의 특이성과 전이
신경계 재활에서 근력강화와 신체 컨디셔닝
심호흡계 체력을 위한 훈련
3 기능 수행 회복에서 운동학습과 기술 습득
학습의 과정
주의집중: 지시, 시범, 되먹임
연습과 훈련 강도
4 물리치료 제공에 관한 새로운 접근법: 연습 기회 제공
컴퓨터 보조장비, 가상현실, 로봇과 전기역학적 훈련

1 운동조절 훈련 소개

신경계 재활에서 물리치료의 목적은 급성과 만성 뇌 병변 환자가 일상생활에서 가능한 한 효율적으로 기능할 수 있도록 돕는 것이다. 그러므로 운동손상이 있는 사람은 독립생활에 중요한 일상생활에 적합한 운동 수행력을 가능한 한 효과적으로 회복하기 위해 노력해야 한다. 수행 능력을 효과적으로 회복하기 위해 필수적인 것은 전문가인 치료사의 지도 그리고 자극이고 도전적인 환경에서의 집중적인 연습과 운동 기회 제공이다.

2장의 주요 목적은 운동조절 시스템의 급성 혹은 만성 손상으로 인한 움직임 관련 장애가 있는 성인들이 일상생활 활동을 어떻게 훈련하는지를 논의하는 것이다. 사용되는 방법들은 신경과학, 생체역학, 운동

학습에 기반하여 발전된 방법들이다.

실제 생활 환경에서 원하는 목표를 달성하기 위해 일어서기, 앉기, 걷기, 다양한 물건을 잡고 조작하기 같은 활동을 효과적으로 수행하는 것은 독립적인 삶에 매우 중요하다. 대부분의 목표 지향적 운동 행동에서 직립 자세가 중요한 만큼, 독립성에 가장 중요한 두 가지 직립 자세, 즉 앉기와 서기에서 신체 분절을 조절하는 능력을 획득할 기회를 가져야 한다. 특히 급성 뇌 병변 이후 초기 단계에서는 직립 자세를 유지하는 것이 중요하다. 직립 자세를 유지하는 것은 환경을 탐색하고 상호작용하며, 다른 사람과 소통하고, 목표를 설정하고 실행하기 위해 필요한 자세 조절과 안정성 기전, 그리고 방향 탐색 행동을 다시 되찾는 데 필수다.

일상생활 동작의 생체역학, 근육과 신경의 생물학적 특성, 그리고 이러한 특성이 사용 패턴에 따라 어떻게 변하는지에 대한 이해, 이와 더불어 기술을 어떻게 습득하는가에 대한 지식은 물리치료 실무에 필수 지식이다. 또한 신체적, 정신적으로 도전이 될 만한 기회와 환경이 운동 수행력과 정신 수행력 향상에 중요한 뇌 재구성을 촉진하는 데 필수다는 것을 이해하고 있어야 한다.

움직임 조절이 잘되지 않는 사람의 운동조절 훈련은 다음과 같은 방향으로 진행한다.

- 물렁조직 유연성, 근육 수축성, 힘(근력) 발생 타이밍과 조절, 근지구력이 특정 동작에 특이적 상태가 되도록 최적화한다.
- 과제지향적 운동과 연습을 통해 신체 분절 조절 능력을 회복하고 일상생활 활동에 필요한 운동기술을 재습득하는 방향으로 진행되도록 재활 훈련 방법을 설계한다.

중력 환경에서 균형을 유지하는 능력은 재활에서 중점을 두는 사항 중 하나다. 안정성을 유지하는 능력이 없으면 움직임이 불가능하고 운동시스템이 손상된 경우 낙상이 빈번하게 발생한다.

이 장의 첫 부분은 훈련의 특이성과 훈련의 효과 전이에 대해 논의한다. 학습이 되려면, 다시 말해 향상된 수행력을 유지하는 데 연습의 특이성이 중요하다는 말은 특정한 맥락에서 최적의 수행이 나오게 하기 위해 연습 조건과 그 맥락이 일치해야 한다는 것을 의미한다(Magill 2001). 생체역학적으로 보자면, 어떤 동작의 한 구성 요소는 앞서 일어난 구성 요소들에 의존하기 때문에 그 동작을 학습하길 바란다면 가능하면 그 동작 전체를 연습해야한다. 재활에서는 동작을 연습할 때, 연습 환경에서 익힌 기술을 다른 환경이나 맥락에서도 수행할 수 있도록 전이 능력을 개발하는 것을 목표로 삼아야 한다. 가령 걷기 훈련의 목표는 재활 환경에서 향상된 걷기 수행력이 다른 맥락과 환경의 기능적 걷기로 전이되도록 하는 것이다.

근육 힘의 크기와 타이밍이 적절하지 않은 상태라면 동작을 효율적으로 수행하는 능력을 회복하기가 불가능하기 때문에 특정 동작의 운동조절 능력을 향상할 때 근력훈련의 역할은 중요하다. 근력은 신경근육성 현상으로, 근육이나 근육군이 목적 있는 동작을 실행하는 데 필요한 힘을 적절한 시간에 만들어내는 능력을 말한다. 신경계 재활에서 근육을 강화하기 위해 제안된 기법은 일반인들이 운동 수행력을 향상할 때 사용하는 방법과 동일하다. 부하 증가, 부하 이동 거리 증가, 근육 활동을 유지하는 시간 등을 증가하는 식으로 난이도를 점진적으로 올리면서 학습할 동작을 과제지향적 운동과 연습으로 반복 시행한다.

훈련 과정에서 중재 방법을 시행할 때는 운동조절 과정, 움직임의 생체역학, 근육의 특성, 환경적 맥락뿐 아니라 일차적 손상의 영향, 이차적 적응, 회복 과정도 고려해야 한다. 나이도 고려해야 할 중요한 요인이다. 나이든 사람들은 병변으로 인한 손상과는 별개로 근육뼈대계 유연성이 감소해 있고 근육 기능과 근력이 저하되어 있을 가능성이 높다. 특히 근육 긴장을 생성하는 속도가 느려져 있다고 한다(Hortobagyi et al

2001). 중재는 근육의 최적 길이와 유연성을 확보하고, 근육을 활성화하며, 특정 동작에 필요한 근육군의 근력을 강화하고, 근육 간 시너지 활동을 촉진하는 식으로 설계한다. 훈련은 과제 특이적이며 일어서기와 같은 특정 행동을 다양한 환경 맥락에서 연습하는 식으로 진행된다. 만약 운동기능이 부족하여 전체 동작을 연습할 수 없는 경우, 일어서는 데 필요한 힘을 줄이기 위해 의자 높이를 올리는 식으로 동작 수정이 필요할 수 있다.

급성 병변을 겪었든 만성 장애가 있든 간에 약화로 인한 무사용, 다시 무사용으로 인한 약화로 반복되는 악순환을 막아야한다(Grades 2005). 근수축력을 증가하고, 적절한 시점에 적당한 힘을 생성하는 능력을 향상하고, 근육 순응성을 보존하고 증가하는 운동을 시행한다. 체력은 활력과 독립적으로 움직이는 능력에 매우 중요하므로, 피트니스 훈련은 모든 신경계 재활 프로그램에서 필수다.

약 30년 전 우리는 중추신경계 병변이 있는 환자를 위한 훈련이 비장애인을 대상으로 효과적이다고 알려진 운동기술 향상 방법과 유사해야 한다고 제안하였다(Carr & Shepherd 1980, 1987). 우리는 학습 환경이 연습 시간을 최대화할 수 있는 식으로 구성되어야 한다고 제안하였으며, 개별 훈련 세션 외에도 자기 모니터링 연습, 반-감독 연습, 그룹 연습이 포함되도록 연습 방법과 절차를 재구성해야 한다고 제안하였다. 동작을 학습하거나 재학습하는 과정에 잠재적으로 영향을 주는 요인들은 이 장 두 번째 섹션에서 간략하게 살펴보고자 한다.

비장애인과 장애인 모두 기술을 습득할 때는 동기와 도전적인 상황을 만들수 있는, 의미있는 과제를 관리감독 상황에서 연습할 기회가 주어져야 한다. 학습자는 동작에 필요한 요소와 결과지식^knowledge of results^, 즉 수행이 목표 달성에 효과적인가에 대한 여부를 어느 정도 이해할 필요가 있다. 학습 과정은 신경 재구성을 포함하여 개인이 가능한 최상의 결과를 달성할 수 있도록 돕는 것으로 보인다. 학습이 이루어지려면 주의집중, 동작에 대한 구체적인 목표와 집중적인 연습이 필요하다. 급성 병변 후에는 그 동작에 관한 규칙, 즉 생체역학적 특성을 다시 학습해야 한다.

이제 급성 뇌 병변 후나 만성 신경 기능부전이 있을 때 재활에서 효과적인 수행력을 회복하는 것은 손상된 시스템의 재구성 능력에 달려 있다는 것은 분명하다. 지금까지의 연구에 따르면, 재활 과정이 운동학습을 촉진하도록 설계되었을 때, 충분히 도전적일 때, 집중적인 과제지향적 연습으로 진행될 때 결과가 성공적일 가능성이 높다. 이러한 프로그램이 뇌 재구성을 촉진하여 최상의 결과를 이끌 것으로 보인다.

2 기능 수행 최적화를 위한 과제지향적 운동과 훈련

우리는 학습하고 싶은 것을 학습하고, 또한 연습한 것을 학습한다. 운동과 훈련의 특이성에 관한 연구 분야는 근육 약화와 움직임 협응 부족을 일으키는 신경 병변이 있는 환자의 재활에 많은 관련 정보를 제공한다. 수행 능력을 향상하기 위한 훈련은 설정 목표에 맞게 특성화되어야 한다는 점은 다양한 측면—행동적, 생물학적, 생체역학적 수준—에서 점점 더 분명해지고 있다. 심지어 근육적인 측면에서도 근육 활성화 패턴은 근육 힘의 크기와 타이밍, 근 수축 속력, 근수축의 유형—원심성, 구심성, 등척성, 등속성—에 특이적이며, 최대 힘이 발휘되는 근육 길이는 동작에 그리고 그 동작이 수행되는 맥락에 특이적인 것으로 보인다. 인체를 구성하는 다분절 연결구조multisegmental linkage의 상호작용과 이 연결구조와 외부 환경 간의 복잡한 상호작용을 감안하면 당연한 일이다.

대부분의 인간 동작을 구성하는 다관절 움직임 협응에 필요한 것은 협력적으로 함께 작용하는 수 많은 근육을 동작마다 약간씩 달라지는 조합으로 조절하는 일이다. 근육은 작용근 또는 고정근으로 작용하여 신체 분절의 움직임을 가속하기 위해 또는 분절의 움직임을 감속하기 위해 수축한다. 두관절 근육은 한 분절을 가속하면서 다른 분절을 안정시킨다. 근육은 반작용력을 통해 수축하여 멀리 떨어진 분절에도 영향을 미칠 수 있다. 전반적으로, 동작에 관여하는 모든 근육의 상대적 수축 타이밍이 중요하며, 이것이 동작을 미세하게 조절하는 핵심이다. 근육은 척수상위 중추신경계에서 오는 신호에 의해, 그리고 척수를 따라 척수상위로 전달되는 감각 입력에 반응하여 활성화한다.

베른슈테인Bernstein은 복잡한 움직임에서는 근육 그룹이 운동조절 과정에 의해 하나의 단위로 작용하도록 제한된다고 지적했다(Bernstein 1967). 또 개별 신체 부위는 기능적으로 연결되어 있다(Jeannerod 1990). 동작이 부드럽고 효과적으로 실행되도록 움직이는 신체 부위를 제한하고 분절을 연결하는 능력은 연습을 통해 학습되는 것이다.

운동과 훈련의 특이성과 전이

특이성의 원리는 운동 프로그램에서 얻은 훈련 효과가 수행한 운동과 운동에 참여한 근육에 달려있다는 것을 말한다(ACSM 2006a, b). 실험실 및 임상연구에서 공통적으로 발견되는 결과는 근력 훈련과 운동에 수반되는 주요 변화가 훈련의 맥락 그 자체에서 발생한다는 점이다(Sale & MacDougall 1981; Rutherford 1988; Morrissey et al 1995; Miller et al 2006; Lee et al 2008). 운동 효과는 운동 과제와 맥락에 특이적이다. 가장 큰 변화는 훈련에 사용한 운동 그 자체에서 일어나며 일반적으로 전이 효과는 그다지 크지 않다.

한 연구에서 팔꿈치 굽힘근의 근력을 증가하기 위해 선자세에서 운동한 남성들의 경우 선자세에서 근력은 증가했지만 바로 누운 자세에서는 그 효과가 덜하다는 것을 보여주었다(Rasch & Morehouse 1957). 다시 말해 훈련 효과가 한 자세에서 다른 자세로 거의 전이되지 않았다. 연구자들은 이 결과가 근력 훈련의 학습적 측면을 보여주는 것이라고 설명하였다. 현재 우리는 힘의 상호작용이라는 개념을 통해, 선자세에서 팔꿈치 굽힘근이 강한 수축을 할 때 몸 안정화에 관여한 근육들은 누운자세에서 안정화근으로 작용한 근육들과는 다르다는 것을 잘 알고 있다. 예를 들어 누운 자세에서는 작용하지 않지만 선자세에서 작용하는 자세 근육의 활성화 패턴은 다리 근육들까지 포함한다.

다른 연구에서는 근력 훈련의 동작 특이성을 증명하였다(Rutherford & Jones 1986). 비장애인을 대상으로 무릎 폄근을 사용하여 최대 무게를 들어 올리는 훈련을 한 결과 12주 후 들어 올리는 무게가 200% 증가했지만, 최대 등척성 무릎 폄근 힘은 11%만 증가했다. 게다가, 훈련 후 등속성 자전거 훈련 동안 생성된 최대 파워 출력을 측정했을 때 느린 속도와 빠른 속도 모두에서 아무런 변화가 없었다. 다시 말해 자전거 타기에서 무릎 폄 힘을 생성하는 데 중요한 역할을 하는 넙다리네갈래근 같은 근육에 대한 근력 훈련은 자전거 타기에서 파워 출력을 올리거나 등척성 조건에서 근육 힘을 증가하는 데 효과적이지 않았다. 위와 같이 발이 공간에서 자유롭게 움직이는 상태에서 시행하는 열린운동사슬[OKC]운동에서 자전거를 탈 때처럼 발을 지지면으로 사용하는 닫힌운동사슬[CKC]로 전이되지 않은 주요 이유는 이 두 동작과 관련된 근육 협응 패턴이 다르기 때문이다. 열린운동사슬 운동에서는 무릎 폄근 수축 시 무릎관절 움직임으로 인해 발이 들린다. 반면, 자전거 타기에서는 엉덩관절폄근과 발바닥쪽굽힘근, 무릎폄근이 협력근으로 작용하여 페달을 통해 누르는 힘이 만들어진다.

유산소 운동에서도 특이성 효과가 나타난다. 초기 연구에 따르면 달리기 훈련은 VO_{2max}를 증가시키지만, 수영과 같은 다른 동작으로의 전이 효과는 제한적이었다(McArdle et al 1978). 한 임상연구 결과에서도 다양한 운동 유형의 특이성 효과가 확인되었다(Lee et al 2008). 뇌졸중 병력이 있는 52명의 참가자를 여러 운동 그룹에 배정한 결과, 유산소 자전거 훈련을 받은 그룹은 심폐 체력만 향상되었다. 반면, 점진적 저항운동[PRE]을 훈련한 그룹은 근력, 파워, 지구력, 자전거 최대 파워 출력, 계단 오르기 파워, 그리고 자기 효능감이 향상되었다. 유산소 자전거 훈련과 점진적 저항운동을 병행한 그룹은 이동성 점수와 근력 면에서 더 큰 긍정적 효과를 보였다. 하지만 걷기 능력은 개선되지 않았다. 저자들은 과제특이적 훈련, 균형 및 협응 훈련 같은 다른 운동 처방이 필요하다고 지적했다.

지난 몇 년간 다양한 근력 훈련 프로토콜이 기능적 수행에 미치는 영향을 조사한 많은 연구가 진행되었다. 이런 연구들의 결과를 해석할 때는, 동작 특이성에 관한 연구(Rutherford & Jones 1986)나 특이성에 관한 일반적인 문제들을 감안하여 신중하게 받아들여야 한다. 여러 임상연구에서 근력 훈련에 대한 부정적인 결과가 보고되었으며, 근력 증가나 기능적 수행 향상이 없다는 결과들이 있다. 만약 임상 집단에서 등척성 검사상으로는 근력 증가가 없었지만 일어나 앉기 횟수나 걷는 속도가 증가했다면, 기능적 근력이 증가했다고 가정할 수 있다. 힘 생산 크기 뿐아니라 근육 힘 타이밍과 조절 능력이 증가했다면 특정 동작의 수행력이 향상되었다고, 예를 들어 걷는 동안 푸시오프[push-off] 때 작용하는 발바닥쪽굽힘근이 만들어내는 파워가 증가했다고 가정할 수 있다. 독립적 일어서기가 가능하면 넙다리네갈래근 근력이 증가했다고 볼 수 있다. 엉덩관절과 무릎 폄근의 근력과 파워 생산을 등속성 방법으로 측정하는 것이 등척성 검사보다 더 적절하고 객관적인 검사다. 물론 스텝업[step-up] 검사 같은 간단한 임상적 검사를 이용하여 측정할 수도 있다.

등척성 근력 검사로는 기능적 근력 변화를 감지하는 데 한계가 있다는 것이 점점 분명해지고 있다. 예를 들어, 열린운동사슬로 한 관절을 가동범위 내에서 근력훈련을 시행할 수도 있고, 닫힌운동사슬로 체중부하 운동(그림 2-1)을 여러 관절에 걸쳐 시행할수도 있는데, 등척성 검사에서는 움직임 범위 중 한 지점에서만 측정한다. 여러 연구에서 '기능적 근력' 측정 방법으로 스텝업 검사나 일정한 시간 동안 일어서고 앉기 횟수를 측정하는 방법들을 사용하였다(Sherrington et al 2003 2004; Olivetti et al 2007). 등속성 동력계—다이나모미터—를 사용하여 가동범위 전체에서 시행하는 등속성 근력 검사도 등척성 검사보다 맥락 관련 정보 제공에 더 유용하다(Lomaglio & Eng 2005).

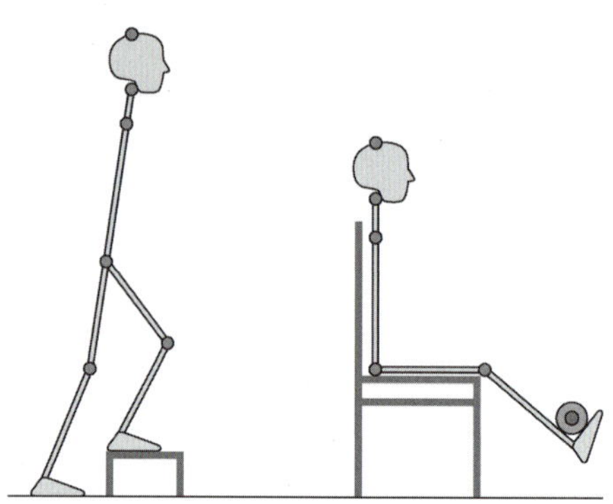

[그림 2-1] 왼쪽, 스텝업처럼 닫힌운동사슬 운동을 할 때 엉덩관절, 무릎관절, 발목관절 근육들이 함께 수축한다. 오른쪽, 열린운동사슬에서 넙다리네갈래근 운동을 하면 움직임이 무릎관절에 국한된다.

일상생활 동작에서는 전형적으로 두 가지 근수축 방식, 구심성 수축과 원심성 수축이 일어난다. 이 두 근수축 방식은 생리학적 처리과정이 다르며, 비장애인을 대상으로 한 연구 근거에 따르면 근력강화 운동은 사용한 수축 방식에 따라 그 효과가 특이적으로 나온다(Komi & Buskirk 1972; Friden et al 1983; Miller et al 2006). 등속성 운동의 원심성 방식은 구심성 방식에 비해 매우 특이적인 근력훈련 효과를 나타낸다(Duncan et al 1989; Engardt et al 1993). 예를 들어, 뇌졸중 환자에서 원심성 운동은 구심성 운동만 시행한 경우보다 일어서기 능력과 구심성 근력 면에서 더 큰 증가를 보였다(Engardt et al 1993).

근육이 힘을 생성하면서 능동적으로 신장되면 직렬탄성serial elastic 요소의 장력이 증가하고 잠재적 에너지가 저장되는데 이 저장된 탄성 에너지는 뒤이어 일어나는 구심성 수축에서 사용된다(Stanish et al 1986; Svantessen et al 1997). 즉, 구심성 일work에 비해 원심성 일에서는 더 큰 힘을 내기 위해 근육 활성화 수준이 낮아지며(Westing et al 1990), 원심성 수축은 구심성 수축보다 발화율이 낮은 운동단위들이 더 많이 동원되는 것으로 보인다(Tax et al 1990). 원심성 운동은 근육원섬유 구조에 변화를 일으킬 수 있으며(Friden 1984), 늘어나는 수축 동안 근육에 가해지는 장력이 II형 근섬유의 우선적 동원을 유발하는 것으로 보인다(Friden et al 1983; McHugh 2003). 원심성 운동은 구심성 운동보다 원심성 동작과 구심성 동작 모두에서 관절 힘을 더 크게 만들고 최대 힘에 도달하는 시간도 더 빠르게 만든다(Miller et al 2006). 원심성 운동은 근육의 뻣뻣함stiffness을 증가할 수 있다. 연구에 따르면, 원심성 근력 훈련 후 장딴지근의 뻣뻣함이 단기적으로 증가하는 것이 확인되었다. 실험 대상자들은 1시간 동안 트레드밀에서 내리막을 뒤로 걸었다. 수동적 긴장 증가는 주로 근육이 운동한 길이에서 발생했다(Hoang et al 2007). 연구자들은 근 손상을 피하기 위해 원심성 운동을 상대적으로 낮은 부하에서 시작할 것을 제안한다. '반복성 운동 효과repeated bout effect'에 따르면, 한 번의 신장성 운동으로도 근육 손상이 줄며 이후 반복되는 신장성 운동에서도 보호 효과가 지속된다고 한다(McHugh 2003).

기능적 활동에서 원심성 근육 작용의 특징 중 하나는 신장-단축 주기stretch-shortening cycle와 관련된 효과다(Komi 1986). 그 예를 수직 점프에서 볼 수 있다. 점프 할 때는 구심성 힘 생성 직전에 원심성 근수축이 일어나면서 탄성 에너지 근육에 저장되고, 그 에너지가 단축 단계에서 방출되어 구심성으로 전달되는 힘을 강화한다. 이 주기는 걷기에서도 볼 수 있다. 입각기 동안 수축된 가자미근이 신장되면, 수축성 조직과 비수축성 조직의 점탄성 특성이 에너지를 흡수하고, 이 에너지는 이후 푸시오프—말기입각기—단계에서 구심성 힘을 증가시킨다. 같은 메커니즘이 일어서기에서도 발생한다. 일어설 때 상체를 빠르게 굽히면 무릎이 약간 구부러지면서, 원심성으로 수축하는 넙다리네갈래근이 신장된다. 이후 폄근들이 작용하는 폄단계에서 넙다리네갈래근 힘이 증가한다(Shepherd & Gentile 1994).

따라서 원심성 수축이 구심성 수축보다 더 큰 힘을 만들고, 역학적 효율이 높으며, 대사 비용이 적다는 것이 일반적인 결론이다(Komi et al 1987; Chandler & Duncan 1988; Miller et al 2006). 원심성 수축은 몸이 내려가는 활동, 예를 들면 앉기나 쪼그려 앉기—스쿼트—시에 중요한 역할을 한다. 그래서 발을 딛은 상태에서 다리가 굽혀지고 펴지는 동작이 포함된 동작들의 수행력을 향상하려면, 스텝업, 스쿼트, 일어서기, 앉기, 계단 오르기처럼 몸을 올리고 내리는 동작들을 훈련 프로그램에 포함해야 한다. 훈련 프로그램은 이 동작들을 통해 다리 근육의 협응이 향상될 수 있도록, 특히 구심성과 원심성 근육활동을 전환할 수 있게 설계해야 한다.

운동의 속도 특이성은 여러 연구에서 입증되었지만(Kanehisa & Miyashita 1983; Narici et al 1989), 이를 설명하는 메커니즘은 아직 밝혀지지 않았다. 운동은 근육 자체의 힘-속도 특성에 영향을 줄 수 있으며 신경계 내의 운동신경원 동원 패턴에 영향을 줄 수도 있다(Rutherford 1988). 한 연구에서는 구심성과 등속성 훈련을 통해 어깨돌림근 근력이 크게 향상되었음에도 불구하고, 테니스 서브 속도는 구심성 훈련을 받은 참가자들에서만 증가했다고 보고했다(Ellenbecker et al 1988). 그러나 다른 연구는 수축이 구심성이냐 혹은 원심성이냐보다는 빠른 동작에 맞게 힘을 빠르게 생성하려는 의도가 더 중요하다고 제안하였다(Behm & Sale 1994).

각도 특이적 훈련 효과에 관한 연구에서는 등척성 및 등속성 훈련 모두에서 한 각도에서 다른 각도로의 전이가 거의 없다는 것을 보여준다(Pavone & Moffat 1985; Kitai & Sale 1989). 등척성으로 근육을 훈련하면 훈련을 한 그 각도에서 근력이 가장 크게 증가하는 것으로 보인다(Sale & MacDougall 1981). 여러 근전도 연구에 따르면 훈련을 한 관절 각도에서 근육 활동이 더 크게 증가하며(Thepaut-Mathieu et al 1985 1988), 이는 신경 적응 덕분에 특정 근육 길이에서 더 많은 힘이 생성된다는 것을 말해준다(Rutherford 1988; Sale 1988).

따라서 근력 훈련은 주로 특정 동작이 수행되는 맥락에 맞춘 효과적인 협응 패턴—즉, 운동 수행 기술—을 이용할 때 효과적인 것으로 보인다. 훈련 중 들어올린 무게로 측정되는 근력의 주요 변화는 훈련 초기에 나타난다고 일관되게 보고되며(Rutherford & Jones 1986), 근력 훈련 후 근력이 향상된 근육에서는 통합 근전도상 신경 활동이 증가된 것으로 나온다(Hakkinen & Komi 1983). 따라서 초기의 근력 변화는 주로 신경 요인, 다시 말해 학습으로 설명될 수 있는 요인이 작용하고, 그후 훈련이 진행됨에 따라 근육 자체의 비대가 점차적으로 더 많이 기여하는 것으로 보인다(Hakkinen & Komi 1983).

근육이 힘을 생성해야 하는 맥락은 동작마다 다르기 때문에 다리 폄근 근력 훈련으로 형성된 신경 적응이 다른 동작에 필요한 신경 적응에는 맞지 않을 수 있다(Rutherford 1988). 훈련이 신경 및 근육에 영향을 미치는 것처럼, 비활동과 무사용 혹은 비훈련에 의해 그 효과가 역전될 수도 있다.

생물학적 관점에서 보면 훈련 방법의 다양성이 근육의 기능적 능력을 증가하는 데 유리하다(Hakkinen & Komi 1983). 이 주장을 임상과 관련지어 생각해보면, 환자들은 가능한 한 실제 조건과 비슷한 상황에서 자연스러운 속도에 가까운 속도로 특정 동작을 연습해야 한다. 예를 들어, 다리 근력이 약한 사람은 재학습해야할 일상생활 동작들과 비슷한 역학을 가진 운동으로, 예컨대 발을 고정하고 다리의 굽힘과 폄을 하는 운동 또는 팔뻗기 운동으로 훈련을 해야 한다. 그렇게 해야 다양한 동작으로 전이가 될 가능성이 높아진다.

자세조절은 근육 활동과 분절 움직임을 포함하며, 우리가 움직일 때 즉 앉은자세에서나 선자세에서 찻잔에 팔을 뻗거나, 언덕을 오르거나, 의자에서 일어날 때 몸을 안정시키고 균형을 유지하게 해준다. 자세조절도 실행하려는 동작과 상황에 특이적이다. 이런 특이성은 비장애인을 대상으로 한 자세조절에 관한 생체역학적 연구에서, 서 있는 상태뿐만 아니라 앉은 상태에서도 확인되었다(7장 참조). 몸의 균형을 유지하고 안정시키는 역할을 하는 근육은 지지면의 크기, 지지면을 구성하는 분절, 운동의 속력, 운동 방향, 그리고 움직이는 지면이나 에스컬레이터처럼 지지면의 고정 또는 움직임 같은 요인에 따라 달라진다.

연구에 따르면 신체 시스템은 지지나 안정성을 확보하기 위해 적절한 근육을 사용하는 능력이 있다. 바닥이나 지지면이 안정적인 경우, 서 있는 자세에서 레버를 당기면 다리 근육들이 자세 균형을 유지한다. 수의적으로 팔을 당기기 전에 다리 근육이 활성화되어 잠재적으로 몸의 균형을 무너뜨릴 수 있는 당기는 동작이 효과적으로 수행될 수 있는 조건을 마련한다. 반면, 바닥면이 불안정할 때는 예측된 동요로 인해 균형을 잃고 넘어지지 않도록 손을 사용해 지지한다. 심지어 테이블처럼 안정된 지지면에 손가락 하나를 올려놓는 것만으로도 균형 유지에 다리가 해야하는 일을 줄여준다.

감각 훈련의 특이성

깨어 있는 상태에서 우리는 몸 내부와 환경으로부터 오는, 폭격 같은 감각 입력을 받는다. 특정 상황에서 신체 시스템은 주의를 기울일 필요가 있는 입력만 취사선택한다. 시스템은 미로, 피부, 근육, 관절, 눈, 귀 등에서 오는 다양한 감각 입력을 받지만, 우리가 수행하려는 또는 이미 수행 중인 동작과 관련된 정보를 제공하는 입력만 처리하고 나머지 입력은 무시한다. 즉, 우리는 주의를 기울여야 할 것이 무엇인지 선택한다(Wise & Desimone 1988).

수십 년 전 개발된 치료 방법들은 특정 피부절에 빠른 브러싱[brushing]을 하거나 관절 압박[approximation] 등의 방법으로 치료사가 제공하는 감각 입력이 근육 활동을 유도하고 움직임 조절 능력을 향상할 것이라는 신념에 기반을 둔다. 그러나 이러한 치료들이 기능 수행을 향상했다는 근거는 없다. 특히, 근육 수축능력에 미치는 효과는 기법 적용 이후까지 지속되지 않는 것으로 보이며(Matyas et al 1986; Bohannon 1987), 기능 향상으로도 이어지지 않은 것으로 나타났다.

임의적이거나 특이적이지 않은 감각 자극을 수동적으로 제공하는 것은 감각 감별에 문제가 있는 사람이 특정 감각을 인식하는 데에도 운동 수행에도 영향을 주지 못하는 것으로 보인다. 감각 정보는 신체 시스템의 현재 상태와 수행 중인 동작에 특이적이다. 초기 연구에서는 유각기 단계에서 막대기로 고양이 발을 접촉하면 다리 관절 굽힘이 증가했으며, 입각기 단계에서 접촉했을 때는 다리의 폄이 촉진되는 것으로 나왔다(Forssberg et al 1975). 즉, 동일한 자극이 적용되는 타이밍과 동작 요구에 따라 상반된 효과를 낸 것이다.

임상 치료에서는 일어서기, 물체 조작하기, 걷기 같은 동작 훈련 자체가 이 움직임들을 조절할 때 정상적으로 활용되는 감각 입력을 제공한다. 동작을 연습하는 것 자체가 환자가 중요한 감각 입력에 의식적으로 집중하게 하는 데 도움이 될 수 있다. 예컨대 일어서기에서 발바닥에 가해지는 압력, 물체를 조작할 때 물체의 형태나 질감 등이 중요한 감각 입력이다. 치료사가 관련 없는 감각 입력을 제공하면 혼란을 야기하거나 중복적이어서 무시될 가능성이 크다. 과제를 연습하는 동안에 수행자는 감각수용기를 통해 내적으로 발생한 되먹임과 시각을 통해 들어오는 되먹임 그리고 수행 그 자체로 외적으로 발생하는 관련 되먹임 정보를 활용할 수 있다(Proteau 1992; Abrams & Pratt 1993).

신경계 재활에서 근력강화와 신체 컨디셔닝

근력은 상대적 개념이다. 근육이나 근육군은 수행해야 할 작업이 요구하는 수준만큼 강해야 한다. 즉 의도한 동작을 수행하기에 충분한 힘을 생성할 수 있어야 한다. 생성된 힘은 적절한 타이밍에 이루어져야 하고, 근육들 간의 협력도 잘 조정되어야 한다. 또한, 근육은 비교적 오랜 시간 동안 힘을 생성할 수 있어야 한다. 긴 계단을 오르려면 힘뿐만 아니라 지구력도 필요하다. 교통 신호 안에 횡단보도 건너기 같은 환경적 요구에 적합한, 키보드를 누르거나 버튼을 누를 때처럼 과제의 요구에 적합한 힘을 빠르게 생성할 수 있어야 한다. 파워, 즉 최대 힘을 빠르게 생성하는 능력은 많은 동작에서 중요하며, 파워는 최대 힘 크기 보다 기능적 근력에 대한 더 나은 지표다.

또한 우리는 참여하는 활동 유형에 맞게 조건화되어야 한다. 그래서 계단을 오를 때는 평지를 걸을 때보다 다리 근육이 더 많은 힘을 생성해야 하며, 책을 들고 계단을 오르는 것은 그냥 계단을 오르는 것보다 더 많은 근력과 지구력이 필요하다. 정상적인 상태라면 일상적인 동작들을 수행하기에 근육은 충분히 강하고, 심폐계통도 조건화되어 있다. 그러나 더 많은 근력 또는 파워, 지구력 또는 체력을 요하는 활동을 하길 바란다면, 과제특이적 연습에 더하여 근력강화훈련, 지구력 훈련, 체력 훈련을 해야 최상의 성과를 낼 수 있다. 따라서 근력, 지구력, 체력과 기능 사이의 관련성은 직관적으로 봐도 명백하다.

건강한 사람이든 뇌졸중에서 회복 중인 사람이든 간에 어떤 운동 프로그램을 시행할 때는 그 운동에 대한 개인의 반응을 고려해야 한다. 생리적 반응과 행동적 반응은 개인과 운동 유형에 따라 다르므로, 심박수 같은 변수를 통해 모니터링하여 운동 강도, 운동 시간, 운동 유형을 각자에 맞게 조정해야 한다(ACSM 2006a, b).

근력에 영향을 주는 생물학적 요인과 역학적 요인는 다음과 같다.

- 구조적 요인: 근육의 단면적, 근섬유의 치밀도
- 생체역학적 요인: 관절을 지나는 역학적 지렛대, 분절 간 동적 상호작용 효과
- 기능적 요인: 수축 동안 동원되는 운동단위의 수, 주기, 유형 그리고 시너지로 작용할 때 근육들 간의 효율적인 협력

그러므로 근력은 근육의 특성, 신경조절 메커니즘, 맥락의 기능이라고 할 수 있다. 그래서 근력 증가는 근육 크기를 키우고, 역학적 효율성을 증가시키고, 신경 기능—학습—을 향상시키는 것이다(Buchner & de Latour 1991).

신경질환이 있는 환자들은 일반적으로 다양한 정도의 근육 약화와 협응 장애를 경험하며, 활동이 저하되어 근력 면에서는 전반적으로 적응적 감소가 추가로 일어날 가능성이 크다. 중추운동시스템에 영향을 미치는 급성 병변은 정상적으로 근육을 활성화하는 운동뉴런의 기능을 방해하여 근육 마비나 약화를 일으킨다(8장 참조). 외상성 뇌손상 후에는 골절이나 혼수 상태로 인해 장기간 활동이 제한된다. 뇌졸중 후에는 재활 중에도 하루의 대부분을 휠체어에 앉아 비활동적으로 보내기 때문에 움직임이 제한될 수 있다. 노인들은 노화 관련된 신경근육성 변화, 그리고 뇌졸중 이전의 신체활동 감소와 좌식 생활 방식으로 인해 근육 약화를 경험할 가능성이 크며, 심지어 뇌졸중 이전에 이미 디컨디셔닝[deconditioning]되었을 가능성이 있다. 만성 또는 진행성 신경 기능부전이 있는 사람은 질병 기간 동안 신체활동이 감소했을 수 있다. 심지어 비장애인

에서도 걷기나 일어서기처럼 다리가 참여하는 운동과제 수행력은 낙상과 그로 인한 결과를 포함하여 전반적인 건강상태 악화를 예측할 수 있는 예측인자로 알려져 있다(Penninx et al 2000).

이동이 제한되는 기간은 비활동으로 인한 이차적 근육 위축과 약화 같은 신경과 근육의 적응과 관련이 있다(Gracies 2005). 무사용 후 근육을 조사한 연구에서는 근육 부피와 단면적 감소가 나타났다고 보고하였다(Ingemann-Hansen & Halkjaer-Kristensen 1980; Young et al 1982). 뇌 병변으로 움직임 제한이 있으면 이차적으로 근육 약화가 발생하는데, 이 근약화가 병변 자체의 직접 영향보다 환자를 더 어렵게 만들 수 있지만 어느 정도는 예방이 가능하다. 앉고 일어서기, 계단 걷기, 원심성 무릎 폄 훈련처럼 고역치 운동단위를 활성화시키는 운동으로 무사용성 근육 약화와 위축을 방지할 수 있다(Hachisuka et al 1997).

생리학적 근거에도 불구하고 물리치료 분야에는 오래된 신념이 여전히 작동한다. 예를 들어 약화는 강직 때문에 발생하며, 근력훈련은 강직을 증가시킬 수 있으므로 신경계 재활에서 금기해야 한다는 믿음이다(Bobath 1990). 근거가 없는데도 근력 훈련에 대한 편견은 여전하며 근력 훈련이 근력 증가뿐만 아니라 기능적 수행 향상으로 이어질 수 있다는 점을 뒷받침하는 근거는 점점 더 많아지고 있다. 또한, 연구에서는 근력 훈련 후 근육 뻣뻣함, 동시수축, 과반사가 실제로 감소할 수 있다고 밝히고 있으며, 부작용은 보고된 바 없다(Miller & Light 1997; Sharp & Brouwer 1997; Brown & Kautz 1998; Hsiao & Newham 1999; Teixeira-Salmela et al 1999 2001; Weiss et al 2000; Kim et al 2001; Sterr & Freivogel 2003; Morris et al 2004). 과제지향적 운동과 훈련이 근육의 신경성 조절을 향상하고 근육의 신장성을 유지시켜줘서 '강직성' 뻣뻣함을 감소할 수 있다. 신체 움직임 조절이 향상되면 동시수축도 감소할 수 있다.

비장애인이 운동을 하면 운동단위 활성화에 유익한 효과가 있으며(Sale 1987), 근력 훈련을 포함한 운동은 중추 병변과 이차적 무사용으로 인해 척수 운동뉴런 활성화가 감소된 경우에도 유익하다. 근거에 따르면 반복적 고강도 운동을 하면 뇌 손상 후 발생하는 수의적 활성화 실패를 극복할 수 있다(Newham 2005). 따라서 운동이나 활발한 활동을 하면 근육의 구조와 기능에 유익한 영향이 있다는 사실은 명백하다.

체중이나 신체 일부분의 무게를 이용하는 과제 연습 형태로 근력강화 운동을 시행할 수 있다. 가령 점진적으로 의자 높이를 낮춰가며 반복적으로 앉고 일어서기를 한다든지, 다양한 무게의 물체에 팔을 뻗거나 손으로 조작하는 식으로 시행할 수 있다. 그런 운동은 다음과 같은 결과를 일으킬 것으로 생각된다.

- 근력이 증진된다. 즉 과제에 적합한 힘을 적절한 타이밍에 발휘하는 능력이 향상된다.
- 근육 협응이 증진되어 해당 과제 수행 기술이 향상된다.
- 과제에 필요한 근육들의 긴장력이 감소하여 움직임에 대한 저항이 줄어든다.

첫 번째와 두 번째는 운동단위 발화와 동기화, 작용근과 대항근, 근육 간 협응이 향상된 것을 말하며, 세 번째는 근육 길이 증가와 근육 역학이 향상된 것을 말한다. 과제 관련 운동, 즉 학습하려고 하는 동작과 비슷한 생체역학적 특성을 가지는 운동들은 일상생활 동작의 기능적 수행을 향상하고 움직임 조절 능력을 향상시킬 잠재력이 있다. 아마도 기능적 근력 훈련은 연결된 분절들의 조절력을 회복하는 데 중요하다.

신경계 재활에서 근력 훈련은 특정 시점에 개인의 필요에 맞춰 선택된 운동들로 구성한다. 다시 말해 특정 동작에 필요한 근력 역치에 맞는 운동들로 구성한다. 이 운동들을 반복하고, 변화를 주어, 난이도는 점진적으로 조절하여 시행한다. 다음은 그 예다(그림 2-2~2-4):

- 신경지배가 좋지 않은 약한 근육군을 반복하여 수축하기. 목적은 원심성 혹은 구심성으로 힘을 생성하고 조절하는 능력을 회복하는 것이다. 예를 들면 단일관절이나 다관절에 적용하는 웨이트리프팅 운동, 탄력밴드 운동, 등척성 운동, 동력계를 이용한 등속성 운동, 전자자전거 운동, 손가락 굽힘 폄 운동, 쥐기 운동, 기능적 전기자극
- 근력 생성을 강화하고, 분절 간 조절을 훈련하고, 근육의 길이를 유지하기 위해 고안된 기능적 근력 운동. 특정 동작과 관련된 수축 형태와 동작에 맞는 길이에서 충분히 빠르게 힘을 생성되도록 한다. 예를 들어 스텝업, 스쿼팅squatting, 레그프레스, 앉고 일어서기 운동, 트레드밀 걷기 같은 닫힌운동사슬 운동
- 근육 약화와 팔다리 조절능력 감소로 인해 비효율적으로 바뀐 기능적 동작들 연습하기. 예를 들어, 걷기 속력과 걷는 거리를 늘리기 위해 계단 오르고 내리기, 경사로 걷기, 지면 걷기와 트레드밀 걷기 시행. 쟁반 들고 반복적으로 일어서고 앉기, 머리 위나 바닥에 있는 물건에 팔을 뻗고 물체를 잡아 조작하기

첫 번째 유형의 운동은 탈신경되어 마비된 근육군의 근육 활동을 시작할 때 효과적이다. 처음에는 구심성보다 원심성으로 근육을 조절하려는 시도가 더 성공적일 수 있다. 또한, 단축 위치shortened range에서 근육을 수축할 수 없는 환자는 연장 위치lengthened range에서는 근육을 활성화할 수도 있으며, 일반적으로 이 위치에서 더 많은 토크를 생성할 수 있다(Bohannon 1986). 등속성 운동 장비를 사용하여 토크 생산에 대한 되먹임을 주면서 짧은 기간동안 넙다리네갈래근을 원심성-구심성으로 훈련하면 선자세에서 무릎관절이 무너지지 않을 정도로 충분한 수축을 유지할 수 있다. 운동 장비를 개조하여 근육 힘 생성과 타이밍 그리고 힘 조절을 연습하는 것도 좋은 방법이다.

두 번째와 세 번째 유형의 운동은 근육을 수축할 수는 있지만 충분한 힘이 부족하거나, 힘 생성 속도가 느리거나, 움직임 조절 능력이 좋지 않거나, 민첩성이 결여된 사람에게 적용하는 운동이다. 이러한 운동은 특정 동작에 맞춰져 있으며 해당 동작 연습과 결합하여 시행된다. 예를 들어, 등속성 운동 장비에서 다리 폄근을 강화한 후, 과제와 관련된 스텝업 운동과 계단 오르기를 연습한다. 근육이 충분한 수축성 힘을 생성할 수 있게 되면 점진적으로 저항을 증가하여 최대 수의적 근력(1RM*)의 80% 수준으로 고강도 훈련을 진행한다(Fiatarone et al 1990; Mazzeo et al 1998). 최대 힘에 빠르게 도달하는 능력인 근육 수축 속도는 빠르게 진행하는 운동으로 훈련을 하거나 중등도의 폭발적 운동인 낮은 점프small jumps 같은 운동으로 훈련한다. 연구에 따르면 고강도 운동과 저강도—1RM의 40~50%—운동 모두 건강한 노인의 근력과 근수축 조절 능력을 향상하는 데 효과적이다(Hortobagyi et al 2001). 아직 근력 훈련이 기능적 운동 수행 향상에 미치는 전이 효과를 조사한 연구는 많지 않다. 6~12개월 이내의 뇌졸중 환자들을 대상으로 저강도 점진적 다리 강화 프로그램을 적용한 한 예비 연구에서는 훈련 후 등척성 및 구심성 근력이 증가했고 보행 속도가 향상되었으며 이러한 향상은 프로그램 완료 후 4~6주 동안 유지되었다(Cramp et al 2006).

---

* 1RM = 한 번 들어 올릴 수 있는 최대 부하

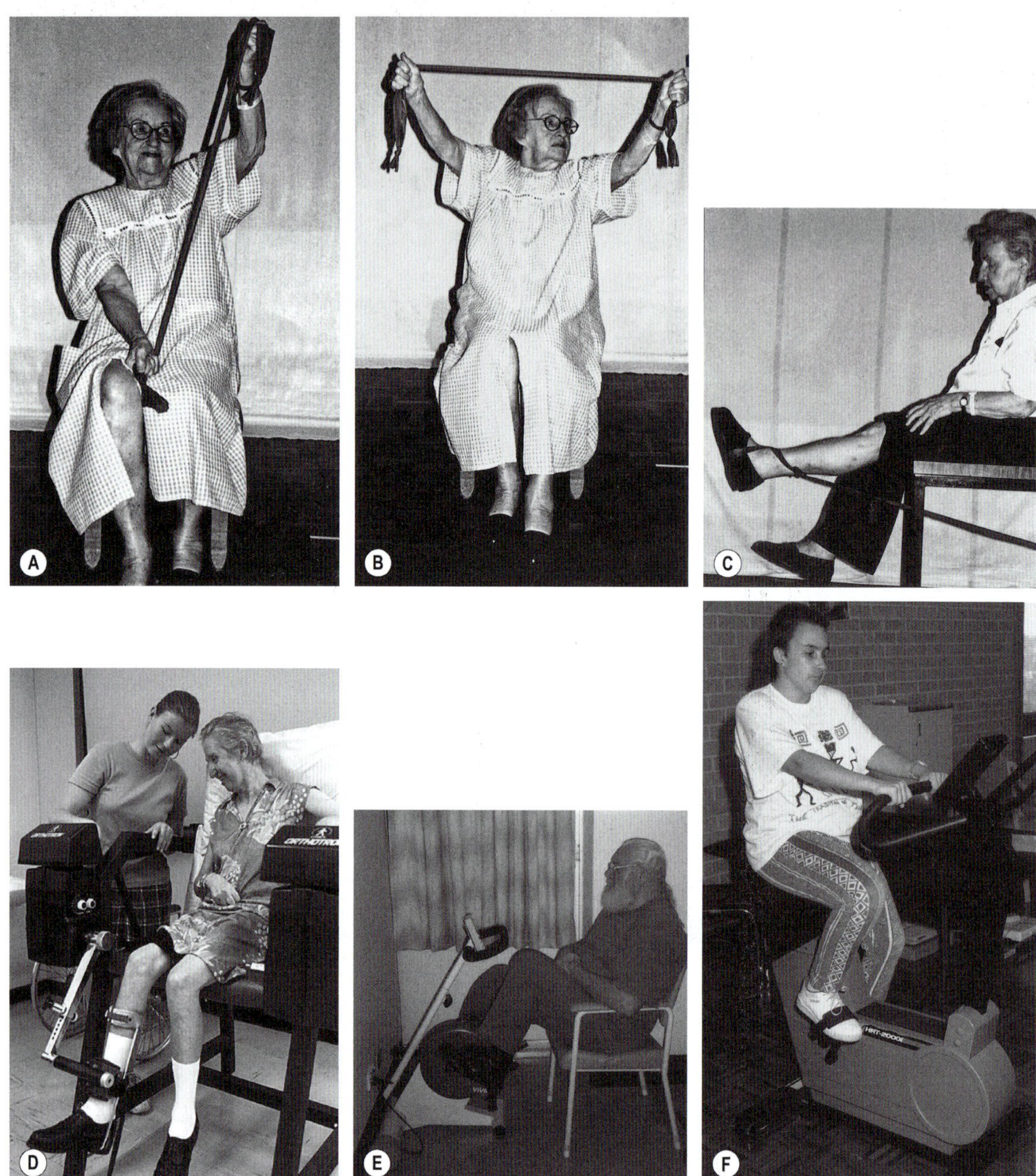

[그림 2-2] (A, B, C) 열린운동사슬 방식으로 어깨, 어깨이음대, 무릎 폄에 초점을 둔 탄력 밴드 운동. (D) 넙다리네갈래근육의 등속성 동력계 훈련. (E) Reck MOTOmed®는 환자의 수행 정도에 따라 저항이나 보조를 제공한다. (F) 고정자전거 페달 운동은 훈련 방식이나 용량에 따라 다리 근력, 유연성, 조절 능력, 지구력, 심폐 체력을 향상할 수 있다.

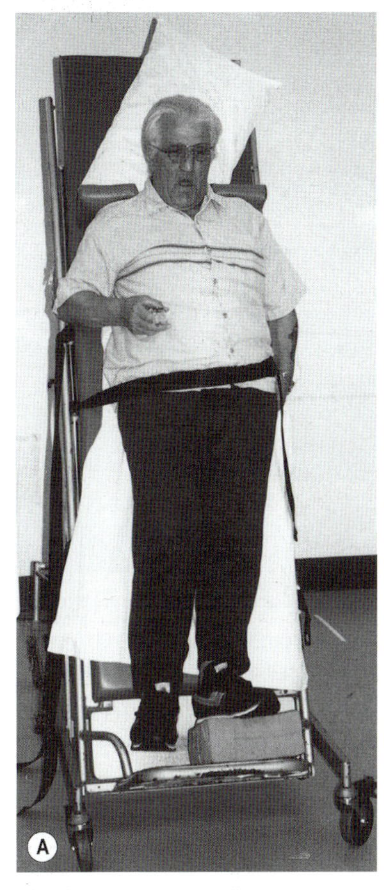
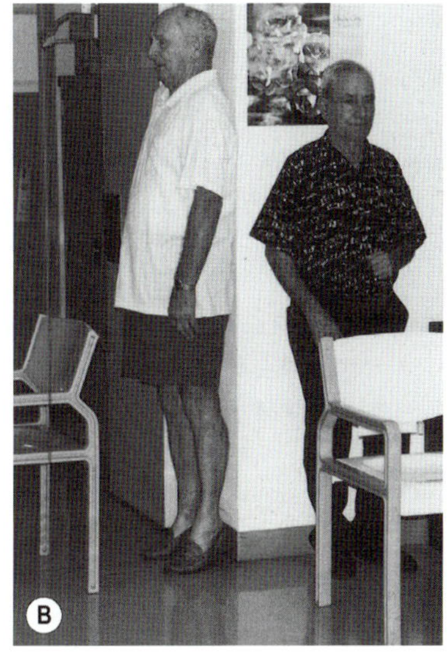

[그림 2-3] (A) 경사침대에서의 스텝업, 스텝다운 운동. 왼쪽 마비쪽 다리 폄, 굽힘을 훈련. 근육 힘 생성을 증가하기 위해 닫힌운동사슬 방식의 레그프레스 운동을 수정한 형태. (B) 두 개의 스테이션으로 이루어진 순환훈련. 왼쪽 사람은 안전을 위해 벽에 기대고 뒤꿈치를 올리고 내리고 있다. 오른쪽 사람은 벽에 기대어 수정된 스쿼트 자세를 취하고 있다. (호주 일라와라 지역 보건 서비스의 F Mackey와 동료들 제공)

유사한 동작들에서 중요한 움직임을 선택하는 능력은 운동의 일반화가능성generalizability 또는 전이가능성transferability을 높일 수 있다. 다분절 연결을 제어하여 환경과 과제의 요구 사항과 상호작용하는 것은 복잡하지만, 운동조절 시스템은 단순한 전략을 사용하여 다분절 연결을 제어하는 것으로 보인다. 예를 들어, 다리의 세 관절에서 생성되는 근력은 과제와 수행 조건에 따라 다르게 협력한다. 운동기술을 회복하려면 근력 생성 능력뿐만 아니라, 많은 근육들이 생성하는 힘을 적절히 타이밍에 맞춰 사용하는 능력이 필요하다. 이 능력은 복잡한 분절 간 관계를 제어하여 결과를 성취하는 데 필요하다. 과제지향적 운동은 신경과학과 생체역학 분야에서 진행된 인간 움직임에 대한 연구를 기반으로 개발되었다. 과제지향적 운동은 근력을 증가시키고 물렁조직의 유연성을 보존하고 기능적 운동조절을 훈련하도록 만들어졌다. 운동 프로그램은 지루하지 않고 과사용 손상을 일으키지 않도록 다양한 경험과 활동으로 구성해야 한다.

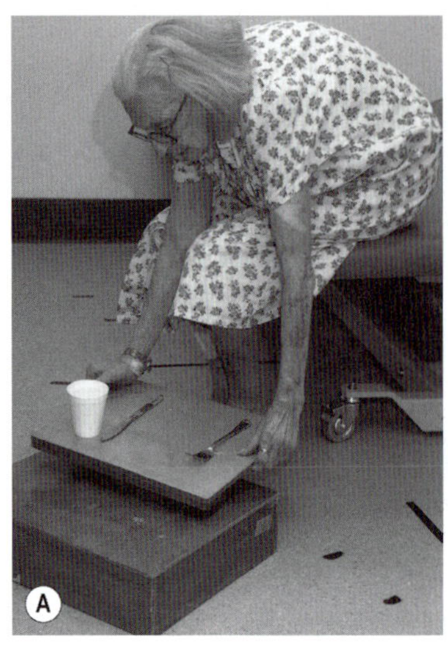
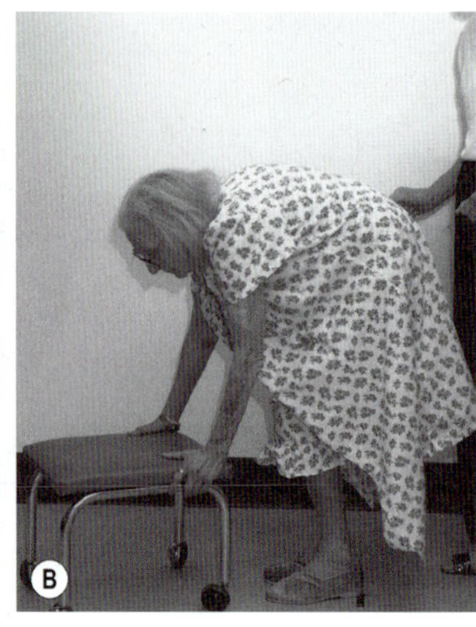
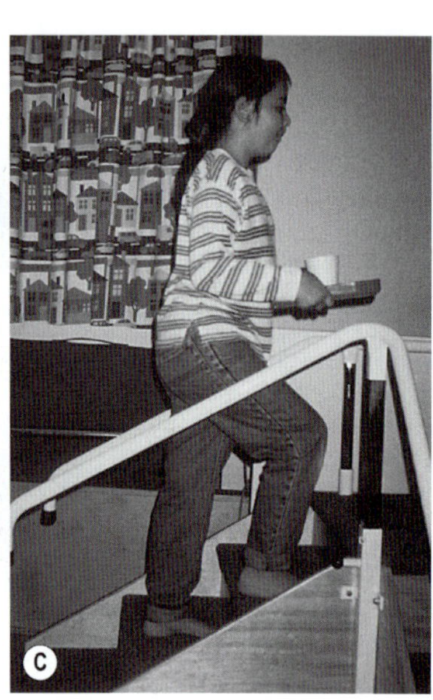

[그림 2-4] (A) 앉은자세에서 쟁반을 들어 올리기 위해 팔뻗기. 물을 쏟거나 식기류를 떨어뜨리지 않고 들어올리는 과제. (B) 불안정성을 만들어 도전적인 상황이 되도록 몸을 굽히고 쪼그려 앉아 바퀴 달린 의자를 옮기는 과제. (C) 머리 부상 후 조화운동못함증과 균형 문제를 가진 소녀가 차 쟁반을 들고 계단을 오르내리며 안정성을 연습하고 있는 모습

예를 들어, 발을 바닥에 대고 있을 때 다리는 발을 지지면 삼아 세 관절이 함께 굽혀지고 펴지는 하나의 기능적 단위가 된다(그림 2-5). 이 기본 동작은 다리 폄근들—한 관절 근육과 두 관절 근육들—의 구심성 그리고 원심성 수축을 통해 몸을 올리고 내리는 움직임이 일어난다. 이 기능적 단위는 일상에서 사용되는 많은 동작에 관여한다. 예컨대 일어서기와 앉기, 물건을 줍기 위해 쪼그려 앉기, 입각기 일부와 계단 오르기 같은 활동을 할 때 이 기능적 단위가 쓰인다. 환자들은 이 기본 동작의 역학을 회복해야 한다. 이 동작의 특성들을 약간 수정하여 유사한 동작에 적용할 수 있다. 반복적인 스텝업 운동과 수정된 스쿼트 같은 체중부하 동작을 연습하면, 걷기(Nugent et al 1994; Dean et al 2000; Sherrington et al 2003 2004; Salbach et al 2004; Olivetti et al 2007), 앉았다 일어서기(Hsiao & Newham 1999), 서 있는 상태에서의 균형(Sherrington & Lord 1997; Weiss et al 2000; Britton et al 2008), 계단 오르기(Bohannon & Walsh 1991) 같은 기본 굽힘-폄 패턴을 사용하는 다른 동작들로 일반화될 수 있다.

잘 움직일 수 있는 사람들도 넘어질 위기에 처했을 때 이를 피할 수 있는 민첩성과 반응 속도가 부족할 수 있다. 민첩성은 협응, 근력, 파워, 지구력, 반응 시간, 그리고 움직임 속도의 기능이다. 이러한 변수들이 몸이 얼마나 빨리 방향을 바꿀 수 있는지를 결정한다(ACSM 2006a, b). 옆으로, 앞으로, 뒤로 빠르게 작은 스텝을 밟는 연습, 바닥에 흐트러지게 그려진 표식 밟기, 작은 점프와 한 발 뛰기, 공놀이와 같은 연습이 민첩성을 향상시키는 데 도움이 된다.

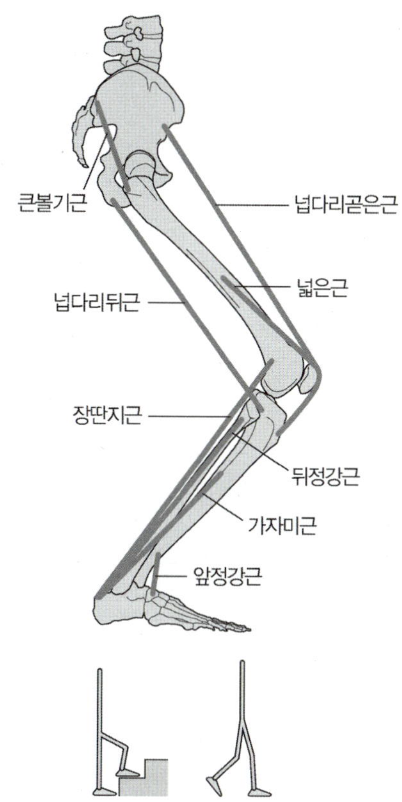

[그림 2-5] 다리 분절과 분절들의 회전에 영향을 미치는 8개 기능적 근육군을 나타낸 그림(Kuo & Zajac 1993, Elsevier Science 에서 발췌. 허가를 받아 인용)

다리를 위한 체중부하 근력강화 훈련

스텝업과 스텝다운 운동

엉덩관절, 무릎관절, 발목관절 폄근이 몸을 들어 올리고 낮추기 위해 구심성 및 원심성으로 협력하여 작동하도록 훈련한다. 앞쪽으로 스텝업과 스텝다운 운동을 할 때 힘은 세 개 다리 관절에 분산되며, 옆으로 스텝업을 할 때는 무릎관절에 더 집중된다(Agahari et al 1996). 체중이 저항으로 작용하며 스텝 높이를 높여 노력의 정도를 올릴 수 있다. 필요에 따라 안전 하네스를 착용하거나 경사테이블에서 운동할 수 있다(그림 2-6).

스텝에서 뒤꿈치 올리고 내리기 운동

발바닥쪽굽힘근은 입각기 때 추진력을 제공하고, 경사면을 오를 수 있게 하는 중요한 근육이다. 이 근육은 발목 안정성과 전방 자세 흔들림을 조절하는 데 관여한다. 이 운동은 종아리 근육을 능동적으로 신장하므로 걸을 때의 푸시오프나 많은 체중부하 동자에 중요한 근육의 길이를 유지하는 데 중요하다(그림 2-7).

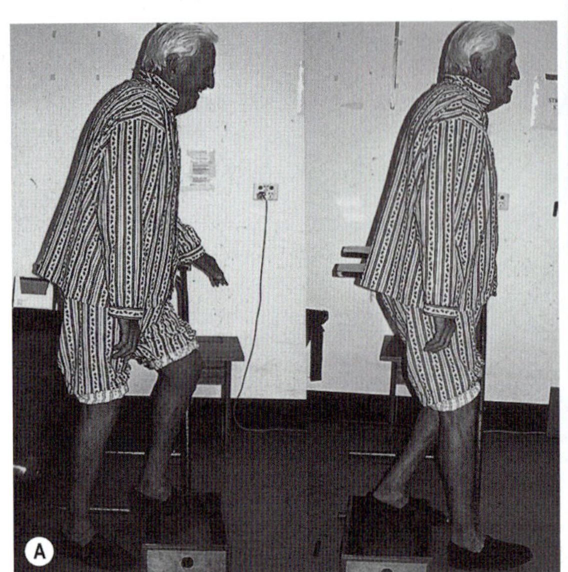

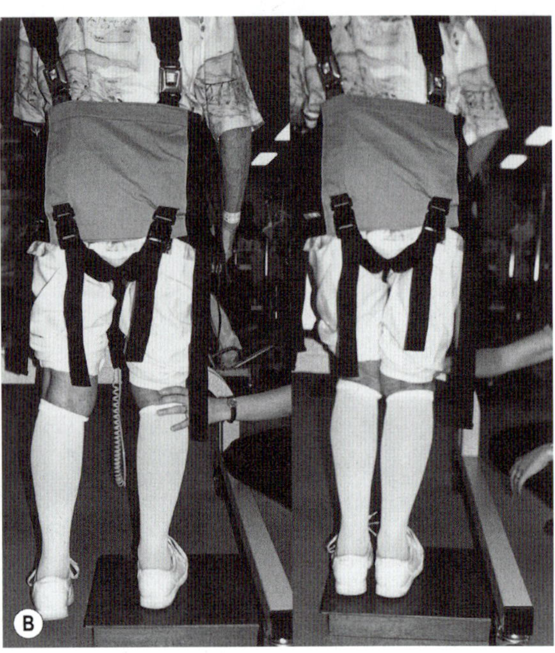

[그림 2-6] (A) 왼쪽 사진, 왼쪽 다리 폄근을 근력강화하고 다리의 구심성 조절을 훈련하기 위한 스텝업 운동. 환자는 쉬지 않고 10회를 수행할 수 있었다. 자신감을 위해 옆에 테이블을 두었으며, 꼭 필요할 때만 테이블에 지지하게 하였다. 오른쪽 사진, 원심성 조절을 훈련하고 왼쪽 다리 폄근을 강화하기 위한 스텝다운 운동. 환자는 쉬지 않고 6회를 수행할 수 있었다. (Carr JH, Shepherd RB in Mehrholz J 2008, Frühphase Schlaganfall에서 발췌. Thieme, Stuttgart의 허가를 받아 재구성). (B) 하네스를 이용한 스텝업과 스텝다운 운동. 왼쪽 사진, 환자는 오른쪽 다리 폄근이 매우 약해서 치료사가 무릎 움직임을 유도하여 과다하게 펴지지 않도록 방지한다. 오른쪽 사진, 환자는 발을 스텝에 올려두고 짧은 휴식을 하며 겨우 몇 번만 반복할 수 있었다. 점차 오른발을 스텝 가장자리에 올려두고 휴 식 없이 더 많이 반복할 수 있게 진행할 계획이다.

스쿼트 운동

반 스쿼트semi-squat는 물체를 집거나 만지기 위해 손을 아래로 뻗는 식으로 연습한다. 스쿼트 깊이는 목표 물체를 스툴 위나 바닥에 놓는 식으로 조절할 수 있다. 작은 스쿼트를 반복적으로 시행하는 식으로도 연습할 수 있다(그림 2-8).

앉고 일어서기 운동

이 운동을 할 때 주요 힘 생성은 넙다리네갈래근과 다른 다리 폄근들에서 발생한다. 근육이 약한 경우 좌석 높이를 높여 시행한다. 근육이 강해지면 좌석 높이를 낮추고 반복 횟수를 늘려 지구력을 향상시킨다. 마비된 다리가 체중을 지지할 수 있도록 움직임 시작 전에 마비된 발을 비마비쪽 발 뒤에 놓는다. 이 동작은 느린 속도가 아닌, 정상에 가까운 속력으로 시행한다(그림 2-9).

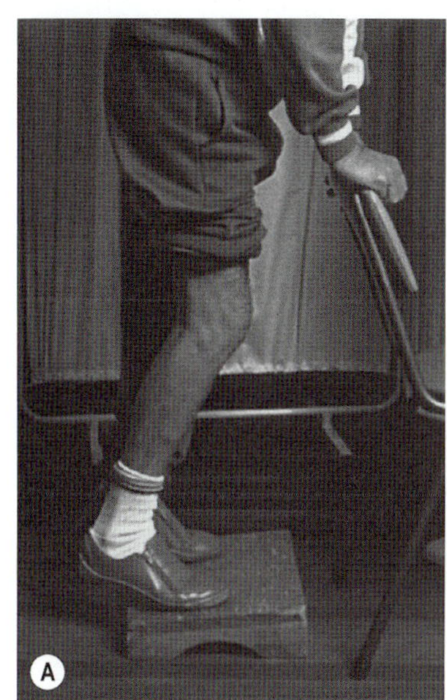
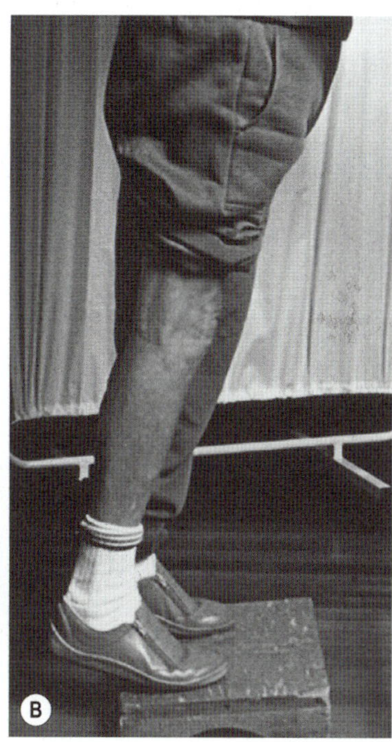
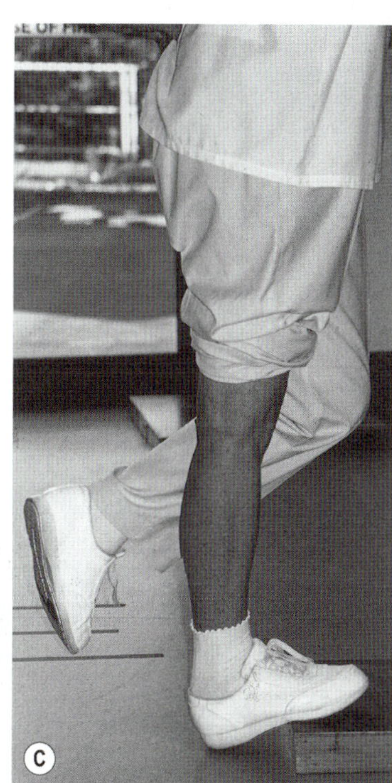

[그림 2-7] 발뒤꿈치를 올리고 내리는 운동은 다리의 세 개 관절을 조절하는 운동으로, 장딴지근육을 능동적으로 신장하고 근력을 키우기 위한 운동이다. (A) 발뒤꿈치를 올리고 내리는 동안 오른쪽 엉덩관절과 무릎관절을 조절하기 어려운 상태다. (Carr JH, Shepherd RB in Mehrholz J 2008, Frühphase Schlaganfall에서 발췌. Thieme, Stuttgart의 허가를 받아 재구성). (B) 환자는 어떻게 움직임을 조절하는지를 알아가는 중이다. 발뒤꿈치를 원심성으로 내릴 수는 있지만 장딴지근육이 약하기 때문에 구심성으로 높이 올리는 것은 아직 어렵다. (C) 한 다리로 전체 움직임을 해낼 정도로 좋아졌다. 환자는 능동적으로 장딴지 근육을 신장하고 근력을 강화하고 있다.

위 운동들을 휴식 없이 10회 반복을 최대로 하여 3세트 시행하고 세트 사이에는 짧은 휴식을 취한다. 반복 횟수를 파악하기 위해 계수기를 사용하는 것이 환자에게 유용하다. 저항을 사용하는 굽힘/폄 다리 운동은 등속성 동력계나 운동장비를 사용하여 연습할 수도 있다(그림 2-2D~F).

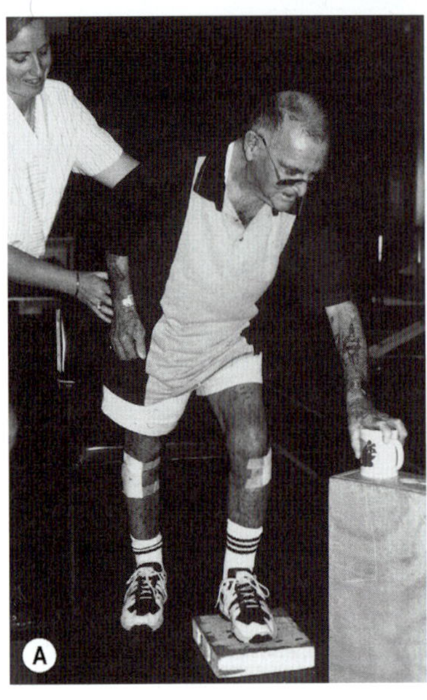
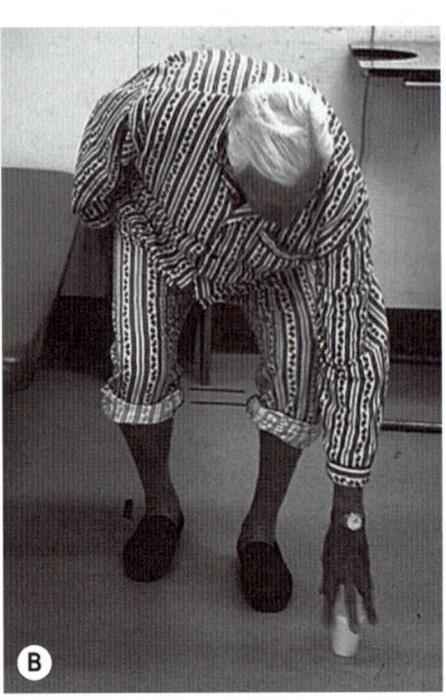
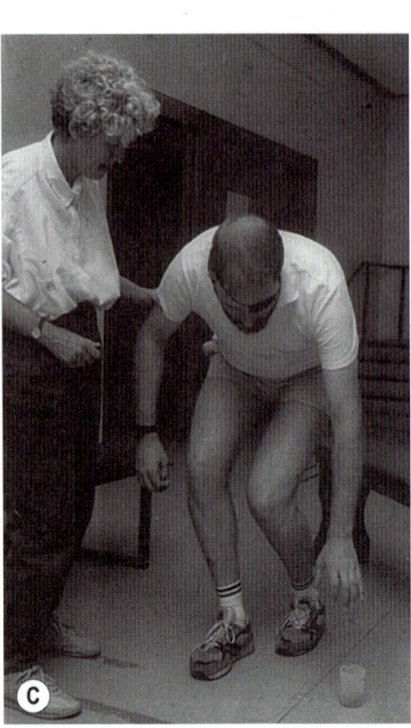

[그림 2-8] 스쿼트 운동은 환자의 능력에 따라 수정하여 시행할 수 있다. 환자가 잘하면 연습 방법을 좀 더 어렵게 만든다. (A) 약한 왼쪽 다리에 대부분의 체중을 부하한 채로 작은 스쿼트를 반복적으로 하고 있다. 오른쪽 다리도 약하기 때문에 양쪽을 교대로 시행한다. (B) 수행력이 좋아져서 바닥에 있는 컵을 잡기 위해 스쿼트 자세를 취할 수 있다. 약간 지지면이 넓은 상태다. (C) 좀 더 어려운 스쿼트. 다리를 앞뒤로 배치하고 지지면을 좁혀 스쿼트를 하고 있다.

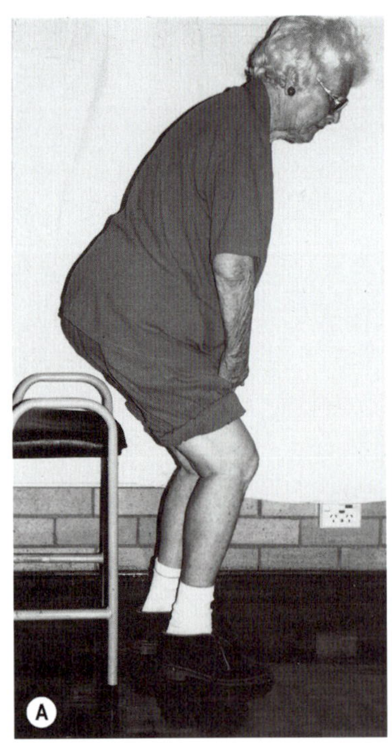
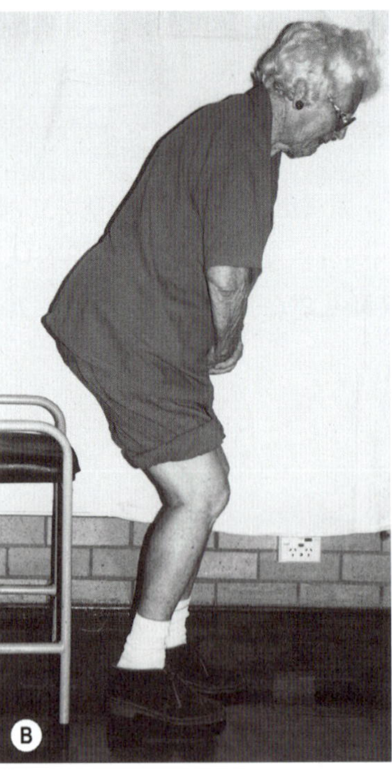

[그림 2-9] 반복적인 일어서기-앉기 운동. 이 단계에서는 엉덩관절, 무릎관절, 발목관절 폄근의 힘이 더 적게 요구되는 높은 의자에서 연습한다. 강해져서 앉고 일어서기를 잘 조절할 수 있게 되면 의자를 점점 낮춘다. (A) 강한 쪽 발이 자동으로 뒤쪽에 위치하는데 이렇게 하면 왼쪽 다리에 체중을 부하되게 한다. 이 방식으로 운동을 하면 약한 오른쪽 다리의 근력이 증가하지 않는다. (B) 치료사는 발 위치를 교정할 것을 환자에게 요구하여 약한 오른쪽 발이 뒤에 위치하게 한다. 이제 환자는 오른쪽 다리에 더 많은 체중이 부하된 상태로 최대한 많이 반복하여 연습한다. 이렇게 하면 폄근의 근력을 증가시킬 수 있다.

다리를 위한 비체중부하 근력강화 훈련

이 운동에서는 덤벨, 웨이트 머신, 동력계, 탄력 밴드가 저항으로 사용된다. 근육 또는 근육군의 힘 생성 및 조절 능력을 증가하는 것을 목표로 하는 이 운동들은 개인별로 연습할 수 있고 아니면 그룹 운동 및 순환훈련의 일환으로 연습할 수 있다. 신경 적응과 학습이 일어나기 위해서는 기능적 과제를 함께 연습해야 하지만, 근약화가 매우 심한 환자의 경우 비체중부하 운동을 통해 얻은 작은 근력 변화로도 운동 수행력에 큰 변화를 만들어낼 수 있다(Buchner et al 1996). 재활 훈련에서 원심성-구심성 운동을 강조하는 활동은 보다 정상적인 기능 회복을 유도하고 재활 과정을 촉진할 수 있다(Svantessen et al 2000). 앞서 언급한 체중부하 운동들이 여기에 부합하는 활동이지만, 체중이 실리지 않는 열린운동사슬 운동—예를 들면 레그프레스 운동—도 등속성 운동 장비를 활용하여 구심성-원심성 운동 방식으로 시행할 수 있다.

일반적인 운동 원칙에서 말하는 것처럼 근력을 증가하려면 약간의 근피로가 생길 때까지 휴식 없이 계속 반복하게 한다. 그런 다음 짧은 휴식을 취하고, 동일한 반복 횟수로 세트당 최대 반복 횟수를 세 번 반복한다. 건강한 사람들을 대상으로 팔꿈치 굽힘근의 근력을 증가하기 위한 훈련을 시행한 연구에서는 휴식을 취하지 않고 운동한 그룹이 휴식을 취한 그룹보다 근력이 단기적으로 더 크게 증가한 것으로 나타났다(Rooney et al 1994). 연구 대상자들은 각 세션에서 6RM의 부하로 6번 반복, 점진적으로 10번까지 증가하여 반복 수행했다. 휴식 그룹은 반복 사이에 30초 동안 휴식했다. 임상 현장에서는 환자들의 피로를 우려하여 근력 증가나 학습을 자극하기에 충분하게 반복하지 않는 경우가 있다. 그런 점에서 보자면 이 연구 결과들은 흥미롭다. 운동을 덜 할수록 근육은 더 쉽게 피로해진다. 환자의 의학적 상태가 양호하다면 반복 운동과 점진적인 노력이 있어야 성공적인 훈련 프로그램이 가능하다. 그리고 환자들은 운동 후에 어느 정도의 근육 피로와 경미한 근육 통증이 정상 반응이다는 것을 이해할 필요가 있다.

동작을 운동하고 훈련할 때는 환자가 가능한 한 빠르게 움직이도록 하든가, 아니면 속도를 약간 높여 움직이게 한다. 빠르게 움직이는 데 필요한 최대 힘을 적절한 타이밍에 생성하지 못하는 것이 뇌병변 후 급성 단계의 주요 문제로 알려져 있다. 파워 감소, 즉 최대 힘 생성률이 감소되면 물건 조작하기 과제나 보행 및 균형 유지 능력 등 많은 기능적 동작에 영향을 미친다. 근력과 파워 소실은 노인과 만성 신경 병변을 가진 사람들에게 현저한 기능적 문제, 예를 들어 급격히 정지하거나 출발하기, 무언가에 발이 걸렸을 때 회복하는 능력에 부정적 영향을 미친다(Cao et al 1998; Hortobagyi et al 2001).

연습이 가능하도록 방법을 수정해야 할 경우가 종종 있다. 상당한 근력이 필요한 일상생활 동작은 점진적으로 연습할 수 있도록 훈련 초기에는 수정된 형태로 시행한다. 예를 들어, 앉은자세에서 일어서기는 무릎 폄근의 강력한 근육 활동이 필요하며, 의자에서 허벅지가 떨어지는 시점에는 엉덩관절과 발목관절 폄근과의 협응도 필요하다(그림 4-5). 한쪽 다리 근육에 충분한 힘이 없는 상태에서 일어서기 동작을 연습하면 다른 다리에 더 의존하거나 수직 추진력과 균형을 위해 손을 사용하는 식의 적응적 행동이 나타난다. 의자 높이를 높이면 몸이 멀리 이동하지 않고 관절의 움직임 폭도 크게 하지 않아도 되기 때문에 허벅지가 떨어지는 시점에 몸을 들어 올리는 데 작용하는 근육 힘이 덜 필요해진다. 환자는 수정된 형태로, 즉 약한 쪽 발을 다른 발보다 더 뒤에 놓고 연습할 수 있다. 이렇게 하면 '약한 다리'를 강제로 운동시키는 방식이 된다. 근육이 강해지면 의자를 점차적으로 낮춰서 시행한다. 이런 방식으로 체중을 저항으로 사용하여 더 긴 시간 동안 그리고 더 큰 움직임 범위로 늘려가며 점진적 저항운동 형태로 진행할 수 있다. 이런 유형의 운동은 발을 축으로 그 위에서 몸이 움직이는 유사 동작들로 전이될 가능성이 있다.

통합적 운동 프로그램을 시행할 때는 강도intensity, 기간duration, 빈도frequency, 수행할 활동 유형type of activities과 같은 세부사항을 결정해야 한다. 여기서 강도는 얼마나 어려운가를, 기간은 얼마나 오랫동안 할 것인지를, 주기는 얼마나 자주 할 것인지를 의미한다. 세부사항은 재학습할 동작이 무엇인지, 동작을 방해하는 손상이 무엇인지에 대한 임상 전문가의 평가에 달려 있다. 급성 뇌 병변 환자를 위한 병원 프로그램이나 재활센터 기반 프로그램은 24시간 동안 이루어져야 한다. 이것이 이상적인 환경이지만 현재 많은 재활센터의 상황을 보면 환자를 학습자로 여기고 참여와 활동을 장려하는 환경이 아니다. 이런 식의 비활동적인 치료세션을 24시간 동안 지속하는 것은 현실이지 못한 시스템이다. 과학적으로 설계된 스포츠 및 피트니스 프로그램이 엘리트 운동선수뿐만 아니라 신체 능력이 떨어지는 노인, 심장 기능부전를 가진 사람을 위해 제공되고 있다. 미국스포츠의학회(ACSM)는 운동 모드, 강도, 기간, 빈도에 대한 최신 지침을 자주 업데이트하고 있으며, 이 지침에는 여러 임상 상황에 있는 사람들을 위한 그리고 노인 및 아동을 위한 지침도 들어 있다.

개별 환자를 위한 프로그램은 그 사람의 특정 요구를 다루는 재활 팀이 계획해야 한다. 어떤 요소들은 재활 과정 중 여러 시점에서 중요하게 다뤄지기도 한다. 가령 모든 환자들은 유연성, 기능적 근력 또는 과제특이적 근력, 지구력, 유산소 능력을 증가할 필요가 있다. 레크리에이션 활동도 포함시킬 수 있다. 개별 환자를 위한 운동 처방에는 운동 용량과 내용뿐 아니라, 학습 중인 활동에 맞춰진 운동과 운동단위 동원 패턴을 증진하기 위한 운동의 특정한 세부사항들이 포함되어야 한다. 반복적인 연습은 신경근육계통을 활성화하여 수행 능력을 향상시킬 수 있다. 기능적 근력 훈련 지침은 글상자 2.1에 요약하였다.

운동 중에는 필요에 따라 심박수를 모니터링한다. 최대 심박수(% HR max) 추정값은 220에서 나이를 뺀 값이다(글상자 3.7 참조). 더 정확한 측정 방법에 대해서는 ACSM 가이드라인을 참고하라(2006a:144~145). 집중적인 세션을 시작하기 전에 몇 분간의 준비 운동이 도움이 될 수 있다. 준비 운동은 혈류를 증가시키고, 심박수를 점진적으로 높이며, 근육의 뻣뻣함을 감소시킨다.

능동적 근육 스트레칭

약화로 인해 활동을 하지 못하면 물렁조직은 자연적으로 더 뻣뻣해지고 짧아지는 경향이 있다. 마비된 발바닥쪽굽힘근의 뻣뻣함 증가는, 동물과 비장애인을 대상으로 한 연구에서는 더 빠르게 발생할 가능성이 있다고 말하지만, 급성 뇌 병변 후 2개월 시점에 발생한다고 알려져 있다(Malouin et al 1997). 가자미근 같은 지근slow-twitch섬유는 능동적 스트레칭이나 수동적 스트레칭이 이루어지지 않을 경우 뻣뻣해질 가능성이 더 크다.

근육 길이는 우리가 하는 다양한 활동과 활동에 들이는 시간에 따라 평생에 걸쳐 바뀐다. 근육의 길이, 특히 가자미근과 엉덩관절 굽힘근 같은 근육의 기능적 길이는 일상생활 도중 자연스럽게 이뤄지는 능동적 스트레칭으로 잘 보존된다. 움직임이 제한된 환자의 경우에는 기능적 활동을 할 때와 비슷하게 근육 길이가 요구되는 기능적 운동을 연습해야한다. 가자미근의 길이를 보존하기 위한 방법으로, 뇌졸중 후 가능한 한 빨리 발을 무릎관절 뒤에 두고 반복적으로 일어서고 앉기를 연습하는게 중요하다. 환자가 비활동적 상황에 처하면 이 근육은 재빠르게 단축된다. 일단 단축되면 일어서기와 같은 많은 동작들을 수행하는 데 제한이 생긴다. 근육 길이, 뻣뻣함, 근력은 개인의 요구에 맞게 적응한다. 익숙치 않은 스포츠에 참여할 때처럼 요구가 바뀌면 우리는 당연히 유연성을 향상하기 위해 스트레칭을 하고 운동을 한다. 근거에 따르면 반복적인 운동을 하면서 능동적 스트레칭을 하면 가동범위를 늘릴 수 있다(Miller & Light 1997, Teixeira-Salmela et al 1999).

글상자 2.1 기능적 근력 훈련을 위한 지침

- 운동은 스텝업, 스쿼트, 푸시업 운동처럼 과제지향적이어야 한다. 또한 운동은 학습하고 있는 과제에 특이적이어야 하며 일어서기, 앉기, 걷기, 계단 오르기, 계단 내려가기, 목표물에 팔뻗기 같은 운동과 함께 진행해야 한다.
- 환자가 가벼운 근육피로가 느껴질 때까지 가능한 한 강도 높게 운동할 수 있게 격려한다.*
- 저항의 양과 반복 횟수는 개인의 능력에 맞게 조절한다.
- 기대하는 효과나 환자가 기존에 가지고 있는 근육조절 능력과 근력에 맞게 체중, 덤벨, 탄력 밴드, 등속성 동력계, 운동 기계, 경사 트레드밀 등을 이용한 저항을 활용한다.
- 스텝 높이, 의자 높이, 들어올리는 물체의 무게를 변경하여 체중 저항을 다양하게 변경한다.
- 일반적인 운동 원칙에서처럼, 최대 반복 횟수—10회 이하로—를 휴식 없이 3세트 반복하고 세트 사이에 짧은 휴식을 취한다.
- 점진적 저항 훈련에서는 한 번에 들어올릴 수 있는 최대 하중의 50%를 3회에서 20회를 반복한다. 과제특이적 운동에도 동일한 원칙이 적용되지만 하중 대신 체중을 사용한다.
- 지구력을 위해 고정식 자전거, 팔 자전거, 트레드밀 운동을 낮은 하중으로 횟수를 올려 반복 연습한다.
- 근육이 매우 약한 경우에는 근육 활성화와 힘 생성을 촉진하는 방법들, 즉 간단한 운동이나 바이오피드백, 심상연습, 기능적전기자극 같은 방법을 이용한다.
- 운동 중 정상적인 호흡 패턴이 유지되도록 한다.

* 고혈압 위험이 있는 사람은 고강도 저항 훈련을 피해야 한다. 운동 검사 및 처방에 대한 것은 미국스포츠의학(ACSM) 가이드라인을 참조하라.

기능적 동작을 반복적으로 연습하는 것은 기술 습득에도 필요하지만 그 동작 수행에 필요한 근육 길이를 보존하는 데도 필요하다(그림 2-10). 그러나 초기 단계에서 근육 길이 보존을 위한 수동적 방법이 필요한 환자도 있다. 일어서기 연습 시 의자 높이를 높여도 연습이 너무 어려운 경우에는 경사 침대에서 발을 쐐기형 발판에 두고 30분 동안 서 있는 것이 가자미근을 수동적으로 스트레칭하고 유지하는 방법이 될 수 있다(그림 2-10A). 그러나 기능적 길이를 보존하기 위해서는 능동적 스트레칭이 필요하다(그림 2-10C~E).

스트레칭 후 운동 범위가 증가하는 것은 생체역학적, 신경생리학적, 분자적 기전으로 인한 것이다. 근육의 긴장tension은 능동성분과 수동성분으로 구성된다. 근육 신장은 신경 활동을 바꾸어 능동성분에 영향을 줄 수 있고(Hummelsheim & Mauritz 1993), 근육의 점탄성viscoelasticity 특성을 바꾸어 수동 역학적 성분에 영향을 줄 수 있다. 근육 길이와 운동 범위를 증가하는 기전은 완전히 밝혀지지 않았지만, 결국에는 그 기전이 근섬유의 세포나 적응과 관련된 기전에서 밝혀질 수도 있다(De Deyne 2001). 조직이 신장되어 일정한 길이로 유지되는 경우 장력이 감소한다. 이것은 점탄성 조직의 특성이며 이를 응력 이완stress relaxation이라 한다. 또 신장되는 동안 물렁조직은 점진적으로 변형이 일어나는데 일정한 힘이 계속되는 경우 변형이 지속되기도 한다. 이를 크리프creep현상이라고 한다(Herbert 2005). 수동 스트레칭에 관한 연구에서는 수동 스트레칭 시 길이가 단기간 증가하지만 지속되지 않는다고 일관되게 보고하고 있다.

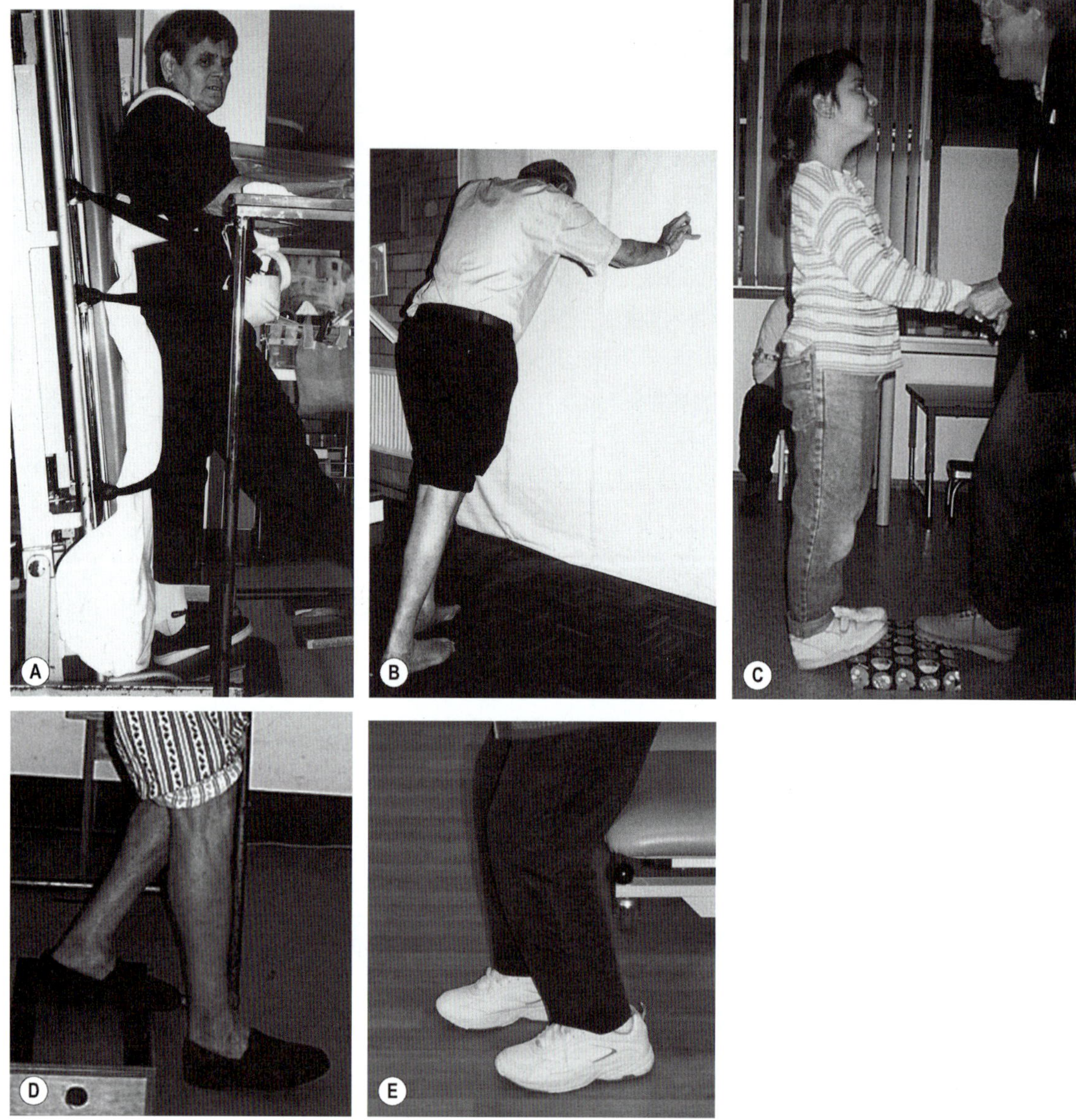

[그림 2-10] 장딴지 근육에 대한 수동적 스트레칭과 능동적 스트레칭. (A) 경사침대를 이용하여 쐐기형 발판 위에서 마비쪽 다리에 하중을 실어 장딴지 근육을 지속적으로 스트레칭한다. 다른 발을 앞에 두게 하여 마비쪽 다리에 하중이 가도록 한 것에 주목하라. 환자는 여기서 발뒤꿈치를 올리고 내리는 연습도 할 수 있다. (Carr JH, Shepherd RB in Mehrholz J (2008), 에서 인용. Thieme, Stuttgart의 허가를 받아 재구성). (B) 연습 도중 중간중간에 장딴지 근육을 짧은 시간 동안 능동 혹은 수동으로 스트레칭한다. 환자는 오른발 뒤꿈치를 바닥에 누르려고 시도하여 앞정강근을 활성화하고 있다. (C) 환자는 발뒤꿈치를 올리고 내리는 것을 반복하여 능동적으로 종아리 근육 길이를 보존한다. (D) 스텝다운 운동을 반복하면 종아리 근육을 전체 범위에 걸쳐 능동적으로 늘릴 수 있다. (E) 약한 쪽 발을 뒤에 배치하고 일어서기와 앉기 운동을 반복하면 종아리 근육 길이를 능동적으로 보존할 수 있다.

근력강화 훈련의 생리적 효과

신경 병변이 있는 사람을 대상으로 근력 훈련의 신경생리학적 효과를 알아본 연구는 그다지 많지 않다. 이 장 앞부분에서 언급한 것처럼, 근력 훈련은 건강한 사람의 신경근육성 변화를 자극할 수 있다. 변화는 근육 흥분성 증가, 운동단위 활성화, 운동뉴런 동원의 효율성, 대항근 억제, 운동단위 발화 패턴의 동기화 syncronization 향상, 척수상위의 영향력 증가 등이다(Sale et al 1983; McCartney et al 1987). 근력강화 훈련은 근육의 대사적, 기계적, 구조적 근섬유 변화를 일으켜 근력과 근육 크기를 키우고 역학적 효율성을 향상한다. 운동은 근육과 힘줄의 수동적 점탄성 특성을 바꾼다. 또한, 이차적 근육 위축은 무사용성 약화를 일으키는 중요한 요인이 되기 때문에 뇌졸중 후에 근육 크기를 키워 위축을 방지하면 여러 이득이 생길 수 있다(Hakkinen et al 1998). 노인의 경우에도 근육량이 증가하면 기능적 이점과 대사적 이점을 얻을 수 있다(Harridge et al 1999).

1980년대 이후로, 신경재활에서 근력강화 훈련의 효과를 보고하는 임상연구들이 점점 더 많아지고 있다. 소규모 연구와 무작위 대조 연구에서는 뇌 병변 환자와 노인들에서 다양한 근력 측정치와 운동 수행 및 기능적 활동 측정치 간에 유의한 관계가 발견되었다. 고강도 훈련을 포함한 근력 훈련 후 노인들의 근력 및 기능 수행이 유의미하게 증가한 것으로 나타났다(Larsson 1982; Frontera et al 1988; Sherrington & Lord 1997; ACSM 1998 참조; Fiatarone et al 1990 1994).

노인들에게는 기능적 능력 저하, 근약화, 디컨디셔닝이 흔히 발생하며, 이는 독립성 상실로 이어질 수 있다. 노인의 낙상 감소를 위한 운동 효과에 대한 고찰 연구에서는 특정 그룹에서 운동이 낙상 위험을 낮춘다고 주장하였다(Gardner et al 2000). 여러 임상연구들이 노인을 대상으로 운동 프로그램 시행 후 낙상 예방에 긍정적 효과가 있음을 보고했다(Buchner et al 1997; Lord et al 2003; Li et al 2005; Means et al 2005). 이 운동 프로그램에서 사용한 방법은 운동 장비를 사용한 근력 훈련, 유연성 및 협응 운동, 태극권이었다(Lord et al 2007).

뇌졸중 후 근약화에 관한 문헌들을 연구한 종설 연구에서는 근력이 기능과 직접적으로 관련이 있으며, 두 가지 모두 부작용 없이 집중적인 근력 훈련을 통해 개선될 수 있음을 보여주는 충분한 근거가 있다고 결론지었다(Ng & Shepherd 2000). 뇌졸중 후 첫 몇 주 동안과 6개월 후 마비된 다리의 넙다리네갈래근 근력은 일어서기와 걷기 수행과 유의한 상관관계가 있었으며, 넙다리네갈래근의 근력과 최대 움직임 속도 사이에도 유의한 상관관계가 있었다(Hsiao & Newham 1999). 점진적 저항 근력 훈련에 대한 체계적 고찰 연구는 근력 증가와 더불어 걷기, 앉았다 일어서기, 계단 오르기에 대해 약간의 긍정적인 운동 효과가 있었다고 주장하였다(Morris et al 2004). 다른 연구자들도 긍정적인 근력-기능 관계를 보고했다(Bohannon 1986; Nadeau et al 1999; Teixeira-Salmela et al 1999; Andrews & Bohannon 2001; Chae et al 2002a,b; Ada et al 2006; Olivetti et al 2007; Lee et al 2008).

여러 고찰 연구에서 다양한 유형의 근력 훈련 효과를 조사할 필요가 있다는 점을 강조하였다(van Peppen et al 2004; Ada et al 2006). 특정 근력 훈련 방법이 기능적 운동 수행력, 지구력, 일상생활에서의 효과적인 기능 수행 능력에 영향을 미친다는 것을 입증하는 실험적 근거는 아직 충분하지 않다. 이들 고찰연구에서 얻을 수 있는 것은 근력 훈련이 기능적 수행에 미치는 영향에 대한 과학적 근거가 아직은 부족하다는 점이다. 그 이유로 근력 측정 방법, 참가자에게 제공된 운동 훈련의 유형, 질, 강도 등과 관련된 문제를 들 수 있다. 대부분의 연구는 동질하지 않은 그룹을 대상으로 수행되며, 이 그룹은 다양한 정도의 힘 생성 능력—근력—을 가진 대상자들로 구성된다. 근력 훈련이 근력을 향상하는 것은 사실이지만, 근력 훈련이 기능적 과제 개선으로 이어지는지에 대해서는 더 많은 근거가 필요하다(Eng 2004). 전이 효과는 생체역학적 및 기능적 유사성이 있는 동작 간에서만 발생한다. 근력 훈련은 신경 재활에서 운동조절 및 기능적 운동 수행을 향상하기 위한 목적으로 과제지향적으로 시행될 때 효과가 있을 가능성이 가장 높다. 훈련 효과의 특이성에 대한 근거는 많으며 운동조절의 효율성 증가뿐 아니라 운동학습이 수행력 향상에 있어 중요한 인자라는 것도 분명하다. 특히 일부 노인들의 경우 근육 크기가 증가하면 근력과 운동 수행력뿐 아니라 기능적으로 중요한 결과를 얻을 수 있다.

가장 효과적인 것으로 보이는 운동 프로그램은 회복해야 할 특정 동작을 목표로 하는 프로그램들이다. 좋은 예시가 될 체계적 고찰 연구가 있다(Sherrington et al 2008a). 이 고찰 연구에서는 9,000명 이상의 노인에서 낙상률이 17% 감소했다고 보고하였다. 가장 효과적인 프로그램은 50시간 이상 또는 25주 동안 주 2회 정도로 운동 용량[dose]이 많았으며, 발을 붙이고 서 있거나 한 발 서기 같은 도전적인 균형 운동을 포함했으며, 몸을 이동하는 동안 손의 보조를 최소화하는 프로그램이었다. 달리 말하자면, 낙상을 방지하기 위해 서 있는 상태에서 균형을 개선할 필요가 있을 때는 균형 유지에 도전적인 운동을 제공한 것이었다. 이 연구에서 주목해야할 점은 운동 프로그램이 효과적이었던 이유로 걷기 운동을 프로그램에 넣지 않은 것을 언급하고 있다는 점이다. 연구자들은 걷기 운동에 시간을 할애할 경우 균형 능력을 회복하는 데 들이는 시간이 줄어든다는 점을 지적하였다.

뇌졸중 후 1년이 넘은 63명을 대상으로 팔 기능 향상을 살펴본 연구도 좋은 예다(Pang et al 2006). 이 연구에서는 주당 3시간씩 19주 동안 순환훈련[circuit-training] 프로그램을 진행한 후 WMFT(Wolf Motor Function test) 검사와 FMA(Fugl-Meyer assessment)로 측정한 팔 기능이 향상된것으로 나타났다. 순환훈련의 3개 운동 스테이션에는 어깨를 위한 탄력 밴드 저항운동, 체중부하 운동, 팔꿈치와 손목을 위한 저항운동, 손 근육 강화, 기능적 동작, 손목관절 폄 각도가 20° 이하인 사람을 위한 전기자극치료가 포함되었다.

단일관절, 열린운동사슬에서 시행하는 저항운동이 신경 지배가 좋지 않고 매우 약한 경우 근육의 수축력을 향상하는 데 가장 효과적일 수 있다. 반면 근력이 특정 수준 이상이 되면 근력 훈련은 다관절적이고 과제특이적으로 시행해야 한다. 다리의 주요 기능은 중력 환경에서 몸을 지탱하고 몸을 수직 및 수평 방향으로 이동하는 것이다. 따라서 체중과 추가 무게를 저항으로 사용하여 근력강화 훈련 지침에 따라 많은 반복과 충분한 강도로 수행하는 닫힌사슬 체중부하 근력훈련이 기능적 수행 능력을 향상하는 데 가장 효과적인 운동일 가능성이 크다. 이에 대한 근거는 점점 더 증가하고 있다(Ada et al 2006). 이러한 운동은 과제 지향적 특성을 가지며, 유사한 생체역학적 특징을 가진 여러 동작으로 전이될 가능성을 제공하기 때문에 운동학습과 분절 간 운동조절을 염두에 둔 운동들이다. 뇌졸중 환자들을 대상으로 3개월 동안 트레드밀 운동을 실시한 연구에서는 햄스트링의 수의적 구심성 및 원심성 토크가 증가했으며, 이는 TUG 검사와 걷기 검사로 측정한 이동능력 및 기능과 상관관계가 있는 것으로 나타났다(Smith et al 1999).

특정 그룹을 위한 최적의 근력강화 훈련 방법을 만들려면 더 많은 연구가 필요하다. 근력과 기능 사이의 관계에 대한 몇 가지 이론적 문제들을 염두에 두어야 하는데, 특히 효과적인 기능을 위해 필요한 근력 역치는 활동 특이적이다는 사실이다(Buchner & de Latour 1991). 이와 관련하여 한 연구에서는 노인들의 근력과 보행 속도 사이의 관계가 비선형적일 것이라는 가설을 세우고 연구를 진행했다(Buchner et al 1996). 허약한 사람들의 경우 생리적 역량이 약간만 바뀌어도 수행력이 크게 향상되는 반면, 건강한 사람들은 생리적 역량이 크게 바뀌어도 일상생활 기능에 효과가 거의 없다. 연구자들은 두 변수간 비선형적 관계가 이런 점을 설명한다고 말하였다. 이 비선형 관계가 저항 훈련 연구들의 이질적인 결과들을 이해하는 데 도움이 된다. 근력과 근력 역치의 상대성에 관한 연구에서는 매우 약한 근육도, 예를 들어 일어서기에 충분한 수준까지는 근력이 증가할 수 있다는 것을 보여주었다(Buchner et al 1996). 다른 연구에서는 발등쪽굽힘근, 발바닥쪽굽힘근, 무릎 폄근의 등속성 근력과 일어서기 수행력—자기가 선택한 빠르기에서의 움직임 시간, 빠르게 움직일 때의 속력, 체중부하의 대칭성으로 측정—사이에 유의한 상관관계가 있다는 것을 보여주었다(Lomaglio & Eng 2005). 그래서 특정 높이의 의자에서 주어진 시간 안에 일어서고 앉기를 반복하는 횟수를 측정하는 것처럼 다관절이 참여하는 목적 있는 움직임을 통해 기능적 근력을 검사하는 방법이 더 타당한 근력 측정 방법이 될 수 있다.

이 장에서 우리는 다리 근력과 지구력 훈련의 중요성을 특히 강조하였다. 앉은자세나 선자세에서 균형을 잃거나 넘어지지 않고 능동적으로 움직이는 능력은 체중을 지지하고 몸의 균형을 유지하는 다리의 역량에 달려 있다. 팔 기능도 한 손이나 두 손으로 복잡한 일상생활 동작을 수행하는 데 필요한 충분한 힘을 빠르게 생성하는 근육의 능력에 달려 있다. 반복적이고 집중적으로 수행하는 간단한 손가락 운동이 손 사용을 향상하는 데 효과적일 수 있다(Butefisch et al 1995). 근력은 수행 중인 과제와 관련이 있고 팔 훈련은 기민성에 중점을 두기 때문에, 실제 그 과제에서 사용되는 물건을 사용하여 과제 연습의 한 부분으로 근력훈련을 시행한다. 양손 연습은 특히 중요하다. 반복은 훈련에서 중요한 부분이다. 과제를 수행할 때 필요한 힘은 물잔에 물 따르기, 잔을 병으로 바꾸어 물 따르기, 크기와 무게가 다른 물체를 높은 선반에서 내리기, 무게가 다른 물체를 밀고 당기기 등과 같은 방법으로 들어 올려야할 무게를 점진적으로 조절한다. 뇌졸중 후 비마비쪽 팔다리를 제한하면 해당 팔다리를 우선적으로 사용하는 것을 방지하여 마비쪽 팔다리 사용을 강제할 수 있다. 또한 팔 움직임은 안정성, 즉 효과적인 균형 메커니즘에 달려 있다. 팔 기능 훈련에 대해서는 6장에서 자세히 다룬다.

결론적으로 기능적 과제를 직접적이고 집중적으로 훈련하는 운동 프로그램이 환자에게 유익하다는 강력한 근거가 있다(van Peppen et al 2004). 연구자들은 연구 참가 조건에 적합한 뇌졸중 환자들을 대상으로 비마비쪽 팔을 억제한 다음, 체중지지를 보조한 상태와 체중지지를 보조하지 않은 상태로 시행한 트레드밀 훈련이 추가적인 이득을 주었다고 보고하였다. 특정 과제들을 목표로 정한 순환훈련에서도 긍정적 이득이 있었으며(Dean et al 2000; Sherrington et al 2008b), 기능적 근력과 지구력을 목표로 한 근력강화 훈련 프로그램도 이득이 있었다(Duncan et al 2003; Ada et al 2006). 기능적 수행 능력 향상과 뇌 재구성은 함께 일어난다는 것을 입증하는 근거가 점점 늘고 있다(Luft et al 2004; 1장 참조).

심호흡계 체력을 위한 훈련

재활 과정에서 시간 경과에 따른 운동 능력 변화와 그 정도를 알아본 연구는 광범위하게 이루어지지 않았으며, 재활 중 유발되는 심혈관 스트레스 강도와 운동 강도에 대한 연구도 거의 시행되지 않았다(Kilbreath & Davis 2005). 그러나 몇몇 뇌졸중 연구에 따르면, 급성 뇌 병변 후 발생하는 디컨디셔닝은 어느 정도는 비교적 정적인 재활 프로그램의 특성 때문에 생기는 것으로 보인다(Kelley et al 2003; MacKay-Lyons & Howlett 2005). 이는 현재의 뇌졸중 재활 프로그램이 신체적 디컨디셔닝을 방지하기에 충분히 활기차지 않다는 것을 시사한다.

한 연구에서는 14주 동안 주 2회에 걸쳐 심박수 모니터를 사용하여 뇌졸중 환자의 물리치료와 작업치료의 유산소성 특성을 조사했다(MacKay-Lyons & Makrides 2002). 연구의 주요 결과는 두 치료 세션이 훈련 효과를 유도하기에 충분한 대사 스트레스를 제공하지 않는 저강도 운동과 활동으로 이루어져 있다는 내용이었다. 비활동적인 상태로 보내는 시간이 더 많았다. 유산소 운동이 있는 경우에도 물리치료 세션에서 그 시간은 3분을 넘지 않았다. 기능 상태가 개선됨에 따라 점진적으로 더 높은 운동 강도를 기대할 수 있음에도 불구하고, 평균 심박수HRmean와 최고 심박수HR peak는 통계적으로 유의하게 증가하지 않았다.

재활 초기 단계에서 유산소 운동 요소를 늘려 심폐 체력 향상을 위한 프로그램을 시행하면 신체활동 감소와 장애로 이어지는 퇴행적 악순환을 예방하는 데 도움이 된다. 만성 뇌졸중 환자의 심폐 체력 저하는 운동 능력 저하, 이동능력 감소, 에너지 소비 증가를 일으킨다고 알려져 있다. 유산소 능력**의 기준 측정치인 최대산소섭취량(VO_2)은 같은 연령과 같은 성별의 좌식 생활을 하는 사람의 50~70% 수준까지 떨어지기도 한다(Eng et al 2004; MacKay-Lyons & Makrides 2004).

뇌졸중 환자가 재활을 마치고 퇴원할 때 신체 지구력이 좋지 않다는 것은 잘 알려져 있으며 이 때문에 가사 활동을 수행하거나 집 밖에서 걷는 능력이 제한된다. 특히 야외에서의 독립적인 보행 능력 상실은 뇌졸중 후유증 중 가장 심각한 문제로 밝혀졌다. 뇌졸중 발생 1년 후 생존자들에서 가장 중요한 문제는, 6분 보행 검사로 측정된, 낮은 지구력이었다(Mayo et al 2005). 이 검사를 완료할 수 있었던 대상자들은 평균적으로 250m만 걸을 수 있었는데, 이는 예측된 능력의 40%에 해당하며, 정상적이고 활동적인 생활을 영위하기에 충분하지 않은 거리다. 낮은 운동 능력과 근지구력은 기능적 이동성과 피로 저항성에 부정적 영향을 주며, 이 부정적 영향은 에너지 대사가 높은 적응적 움직임으로 인해 더욱 악화될 수 있다. 퇴원 후 운동 프로그램이 제공되지 않을 경우 지구력은 더 감소할 가능성이 크다. 또한, 낮은 유산소 체력은 만성 뇌졸중 환자에서 뼈 건강 저하, 특히 골다공증과 밀접한 관련성이 있다(Pang et al 2005). 지속적인 신체활동 부족은 유산소 능력 감소를 초래하여 일상생활 활동 수행을 제한하고, 낙상 및 타인 의존의 위험을 증가시킨다.

급성 뇌 손상 이후에 체력을 검사하는 일은 어렵다. 하지만 뇌줄중 환자들을 대상으로 체중의 15%를 지지해주는 트레드밀을 사용하여 최대 운동 검사를 한 연구가 있다(Mackay-Lyons & Makrides 2002). 또한, 6분 걷기 검사 같은 최대하submaximal 운동 검사도 사용할 수 있다. 만약 적절한 의료 전문가의 스크리닝(ACSM 가이드라인 2006a,b)과 심박수 및 혈압 모니터링이 병행된다면, 뇌졸중 후 운동이 가능하며 안전하다는 주장하는 근거들이 있다(MacKay-Lyons & Howlett 2005). 훈련은 보수적인 강도로 시작한다. 운동 처방에 관한 내용은 관련 문헌을 참고하라(Kilbreath & Davis 2005). 표 2-1은 뇌졸중 후 권장되는 운동 처방량에 대한 권고다.

** 유산소 능력은 심폐계가 산소를 공급하는 능력 즉, 심박출량과 뼈대근육이 산소를 활용하는 능력의 합산이다(Pang et al 2005).

ACSM 가이드라인에는 다른 신경학적 상태를 가진 환자군에 대한 세부지침도 나와 있다(ACSM 2006a,b).

초기 문헌에 따르면 이러한 운동 프로그램을 통해 걷기 속도, 이동능력, 균형이 향상된다. 여러 연구에서 노인과 뇌졸중 이후 근력, 지구력, 유연성, 협응력 및 심폐 체력 포함이 포함된 신체 컨디셔닝 프로그램이 긍정적 효과를 낸다고 보고하였다(Fiatarone et al 1994; Lord & Castell 1994; Potempa et al 1995; Macko et al 1997 2005; Teixeira-Salmela et al 1999; Lee et al 2008). 진행성 신경질환이 있는 사람들은 근력강화 훈련 초기에 근력과 지구력이 증가하고 피로가능성이 감소하는 것으로 나타났다(Milner-Brown et al 1986; Milner-Brown & Miller 1988a,b).

적절한 훈련, 예를 들어 자전거 에르고미터(Potempa et al 1995), 점진적 트레드밀 보행(Macko et al 1997), 유산소와 근력강화 병행훈련(Teixeira-Salmela et al 1999)으로 만성 뇌졸중 환자의 유산소 능력이 향상된 여러 보고가 있다. 예상할 수 있듯이 이러한 효과는 운동에 특이적이다. 하지만 전반적인 건강과 웰빙 측면에서는 일반화가 진행되었고 주목할만하게 향상되었다. 이는 결국 환자들이 의미 있다고 여기는 활동 수행에도 긍정적 영향을 미친다. Human Activity Profile (HAP)로 대상자들의 신체활동의 전반적 수준을 조사한 연구가 있다(Teixeira-Salmela et al 1999). HAP는 94개의 활동 항목을 각 활동에 필요한 에너지 대사량에 따라 등급을 매기는 설문 조사다. 연구 결과, 근력 및 유산소 훈련 후 대상자들은 더 많은 가사와 여가 활동을 수행할 수 있었다. 이러한 삶의 질 향상은 뇌졸중 생존자의 사회 재통합에 중요한 요소로 보인다. 한 체계적 고찰 연구에서는 뇌졸중 재활에서 예비 심박수 50~80% 수준으로, 주 3~5회, 1회 20~40분 동안의 유산소 운동이 필요하다는 것을 뒷받침하는 강한 근거를 제시하였다(Pang et al 2005). 급성 병변 후 심폐 훈련의 중요성에 관한 사항은 관련 논문을 참고하라(Kilbreath & Davis 2005).

결론적으로 말하고자 하는 바는 분명하다. 임상전문가와 환자가 해야 할 일은 단순히 신체활동 시간을 늘리는 것이 아니라, 훈련 효과를 끌어내기에 충분한 강도가 되도록 운동 시간을 확보하는 것이다. 현재 치료에 할애하는 시간은 실제 운동 강도를 추정하는 데 불충분하며, 훈련 중 소모된 노력과 에너지를 추정하는 데도 적합하지 않다. 신경학적 손상이 있는 사람의 경우, 운동 능력을 올리고 병변 후 디컨디셔닝을 최소화하기 위해서는 훈련의 강도와 유산소 운동 요소를 특이적으로 그리고 조기에 마련해주어야 한다.

[표 2-1] 뇌졸중 환자를 위한 유산소 운동 용량 권고

프로그램 구성	아급성 뇌졸중		만성 뇌졸중	
	기준[1]	권고[2]	기준[1]	권고[2]
횟수	일주일에 2번	일주일에 2~3번	일주일에 2~3번	일주일에 3~4번
강도	>40% VO_{2peak}, 40% HRR[3]	>50% VO_{2peak}, >50% HRR	40~50% VO_{2peak}, 40~50% HRR	>60% VO_{2peak}, >60% HRR, RPE[4] 12~14
기간	최소 15분	최소 30분	최소 20분	30~45분
형태	인터벌 훈련	인터벌 훈련 지속운동	인터벌 훈련	지속운동
유형	등속성 자전거, PBWS[5]-트레드밀 걷기	고정식 자전거(반 눕기형, 직립형), 등속성 자전거, 트레드밀 및 지면 걷기, 입립티컬 스텝운동	트레드밀 걷기(필요 시 PBWS 사용), 등속성 자전거, 고정식 자전거(반 눕기형, 직립형), 지면 걷기, 입립티컬 스텝운동	트레드밀 및 지면 걷기, 등속성 자전거, 고정식 자전거(반 눕기형, 직립형), 그외 환자가 선호하는 다리 근육 운동
모니터링	ECG,[6] 심박수. 혈압(3~5분), 징후와 증상[7], RPE	ECG(필요 시), 심박수, 혈압. 징후와 증상, RPE	심박수, 혈압(3~5분), RPE	심박수, 혈압, RPE
비고				운동강도를 추정하기 위해 운동에 익숙한 대상자는 RPE 12~14(약간 힘든 수준)을 사용할 수 있다.

1 일반적으로, 이전에 활동이 없던 환자에서 심폐 체력 향상을 이끌어내기 위한 운동 프로그램 요소의 최소 '용량'으로 정의
2 현재 운동을 하고 있는 환자에서 심폐 체력 향상을 이끌어내기 위한 운동 프로그램 요소의 '최적 용량'으로 정의
3 예비 심박수(최대 심박수 HR_{peak} – 안정 시 심박수 HR_{rest})
4 운동자각도(Rating of perceived exertion)
5 부분 체중 지지(Partial body weight supported)
6 심전도
7 예를 들어, 운동 불내성의 임상적 증상, 호흡곤란, 흉통, 창백, 메스꺼움, 두통 또는 불안정성 고혈압과 관련된 기타 증상
(Kilbreath & Davis 2005에서 인용)

3 기능수행 회복에서 운동학습과 기술 습득

기술[skill]은 여러 방식으로 정의된다. 임상 상황에 적합한 정의는 다음과 같다(Annett 1971).

> 기술이란 연습을 통해 잘 조절된 형태로 더 효과적인 형태로 바뀐 인간의 모든 활동을 말한다.

젠타일[Gentile]은 기술을 적절한 노력으로 목표를 일관되게 성취하는 능력이라고 설명하였다(Gentile 2000). 일상적인 활동, 걷기나 일어서기, 물컵 들어 올리기도 운동기술에 해당한다. 이러한 활동은 의도를 실현하고 목표를 달성하기 위해 여러 신체 분절의 움직임이 시공간적 순서로 적절하게 연결된 복잡한 동작이다. 새로운 과제 수행을 기술 수준으로 만드는 과정은 여러 중첩된 단계를 통해 이루어진다. 먼저 학습자는 움직임의 개념을 이해하는데 이를 인지단계라고 한다. 그런 다음 다양한 환경의 요구에 맞춰 움직임 패턴을 적응하는 능력을 계발한다(Gentile 2000).

성인이 운동조절 시스템에 영향을 미치는 뇌 병변을 겪으면 수의적 근육 활성에 문제가 생기고 근육 활성을 조절할 수 없게 되어 동작 관련 기술들이 상실되거나 심각하게 손상된다. 그 결과, 이전에 쉽게 수행했던 동작들을 더 이상 수행할 수 없게 된다. 신경계에 영향을 미치는 진행성 질환의 경우 이러한 상실 과정이 시간 경과에 따라 점진적으로 발생할 수 있으며, 급성 병변인 경우에는 갑작스럽게 나타날 수도 있다. 급성 병변 후 초기 회복 기간이 지나면, 운동 수행 변화는 아마도 학습 과정을 통해 일어난다. 그러나 무엇이 학습되는지, 신경 수준에서는 이 과정에 어떻게 관여하는지, 기술 습득에 가장 효과적인 방법은 무엇인지에 대한 답은 아직 명확하지 않다. 우리는 다만 일반인들에서 기술을 향상하는 방법을 알고 있으며, 그런 방법이 신경근육성 기능부전이 있는 사람들에게도 효과적일 것이라고 가정하고 있다. 다양한 연결을 사용하는 분산 시스템에서 어느 한 부분이 손상되거나 기능에 문제가 생긴 경우, 목표를 행동으로 전환하려면 온전한 전달로나 연결의 재구성을 통한 회복 과정이 필요하다. 따라서 재학습 과정은 우리가 새로운 동작을 배울 때 일어나는 과정과 유사해야 한다. 새로운 뇌 영상 기법을 이용한 뇌 재구성의 신경 메커니즘에 대한 관심이 증가하고 있다. 이와 관련된 내용은 1장에서 다루었다.

운동학습[motor learning]이란 무엇일까? 우리는 연습과 운동을 통한 기술 습득이 운동학습을 만드는 내적 과정의 발현이라고 가정한다. 맥길[Magill]은 운동학습을 "기술을 수행할 수 있는 능력의 변화"로 정의하며, 학습 자체는 직접 관찰할 수 없으며 어떤 동작 수행 향상이 일관되게 관찰되고 시간이 지나도 유지되는 것을 통해서만 추론할 수 있다고 말하였다(Magill 2001). 우리는 운동과 연습이 포함된 일련의 과정을 통해 운동 행동이 비교적 안정되게 나타나는 것(Schmidt 1988; Magill 2001)이라는 말에 주목한다. 그래서 재활에서는 훈련 시작 시점과 훈련 중, 훈련 후의 여러 단계에서 운동 수행의 특정 특성을 측정한다. 하지만 수행 향상이 긍정적이었다 할지라도 그것이 곧 학습의 증거가 되는 것은 아니다. 학습에 대한 증거는 일정기간 경과 후 추적검사를 해봐야 확인할 수 있다.

임상 치료와 관련된 학습의 또 다른 특성은 적응성[adaptability]이다. 수행이 향상되었다면 다양한 상황에 적응이 가능해야 한다(Magill 2001). 우리가 특정 동작을 수행할 때 맥락이 같은 경우는 거의 없다. 따라서 훈련 프로그램은 다양한 맥락에서 동작을 연습할 기회를 줄 수 있어야 한다. 이 주제는 4장에서 7장에 걸쳐 설명한다.

학습의 과정

기술 습득 과정에서는 동시에 두 개의 상호의존적 학습 과정이 작동한다(Gentile 1998 2000). 이 과정에 대한 젠타일의 설명은 재활 과정에서 학습에 가장 큰 영향을 미치는 훈련 방법을 정할 때 많은 통찰을 제공한다.

명시적 학습explicit learning—또는 외재적 학습—은 앉은자세에서 일어나기 같은 특정 목표를 성취하는 것에 관한 것이다. 과제가 성공적으로 수행되면 개인의 신체 형태가 환경 조건과 어떤 관계를 가지는지에 대한 형태학적topographic 지도가 형성된다. 치료사는 몸이 선 자세를 향해 공간에서 어떻게 움직이는지를 시각적으로 보여줄 수 있다(그림 2-12). 연습을 하다보면 이 형태학적 지도가 수정되면서 성공 가능성이 높아진다. 예를 들어, 쟁반 들고 일어서기 과제처럼 어떤 과제에 약간의 변화가 추가되면(그림 4-24) 학습 시스템은 움직임에 관한 형태학적 지도를 유사한 과제나 다양한 환경에 맞게 적응하여 변경할 수 있다.

암묵적 학습implicit learning—또는 내재적 학습—은 실제 움직임의 역학에 관한 것이다. 초기 학습 단계에서는 움직임의 구조들이 과제 요구를 충족할 정도로 '충분히 좋은' 상태에 도달한다. 연습을 통해 능동적 및 수동적 분절 간 힘이 미세하게 조정되고 수행 효율성이 증가한다. 힘이 조절되는 과정은 의식적으로 일어나지 않으므로 학습이 암묵적 또는 내재적으로 일어났다고 간주한다.

임상에서는 급성으로 발생한 움직임 문제가 있는 환자가 일상적 과제 수행을 다시 배워야한다. 치료사가 기술 학습의 특성을 이해하면 훈련을 어떻게 구성할 것인가에 대한 지침을 얻을 수 있다. 환자는 근력 약화가 매우 심하고 협응이 떨어져 있기 때문에 간단한 일상생활 동작을 하는 것조차 매우 어려울 수 있다. 과제 연습 프로그램에는 근육 활동을 자극하고, 힘 생성과 사지 협응을 증가시키며, 균형 메커니즘을 훈련할 수 있는 집중적이고 반복적인 운동이 포함되어야 한다.

신경계 재활 중재의 주요 목표는 궁극적으로 운동 수행의 최적화, 즉 다시 일상생활 동작을 효과적으로 할 수 있게 하는 것이다. 물리치료사들은 점점 환자를 수동적인 치료 수혜자가 아닌 능동적인 참여자이자 학습자로 인식하는 추세다. 환자는 이전에 능숙했던 기능적 운동 행동을, 이제는 병변이 있는 상태에서 다시 배워야 한다. 재활은 힘든 노력과 지속적인 주의집중을 필요로 하며, 그 노력은 상당한 보상을 가져다준다는 사실을 인식해야 한다.

움직임의 유창성fluency은 숙련된 운동 행동의 중요한 기준이다. 학습이 진행됨에 따라 움직임은 더 효율적으로 바뀌는데, 아마도 근육 활성화의 타이밍, 조율, 협응 향상으로 인한 것으로 보인다(Rosenbaum 1991). 근육 마비나 약화가 있는 환자의 학습 또는 재학습 과정은 근육의 효율성 증가와 밀접한 관련이 있다. 다시 말해 이 경우 학습은 힘 생성 능력과 타이밍이 좋아지고 지구력과 신체 체력이 좋아져 움직임이 편해진 상태를 말한다.

적응

급성 병변 후 환자가 움직이려고 시도할 때 처음 시도하는 움직임을 보면 근력 약화 분포와 그로 인한 적응 움직임 패턴을 알 수 있다. 첫 움직임 시도에서는 적응성 움직임이 자연적으로 나타나는데, 발병 후 신경계와 뼈대근육계의 상태와 다분절 시스템의 동적 가능성을 감안하면 그런 적응성 움직임은 그 환자가 취할 수 있는 최선의 동작인 것으로 보인다(그림 2-11). 만약 환자가 매우 천천히 걷는 상황이라면 다리를 뻣뻣하게 유지하는 것이 초기에는 독립적 이동 목표를 달성하는 데 상당히 효과적인 전략이 될 수 있다. 그러나 이러한 걷기 방식은 반복되면 습관화될 수 있으며, 안전한 재활 환경 이외의 공간에서는 효율적이지 않다. 즉 이 적응 움직임은 집으로 돌아간 후에는 환자에게 불리할 수 있다.

충분한 근육힘을 만들어내려고 할 때 힘 출력을 조절하기가 쉽지 않다. 이런 힘 출력 조절 문제는 조절해야할 자유도를 제한하려고 팔이나 다리를 뻣뻣하게 만드는 근육 동시수축 때문에 나타날 수도 있고, 과도한 힘을 그 동작에 필요한 수준으로 줄이는 것이 어려워서 나타날 수도 있다(그림 6-11). 베른슈테인은 초보자의 경우 자유롭게 움직이는 관절 수를 줄여서, 다시 말해 몇몇 관절을 잠궈서 분절 연결체segmental linkage를 조절하며, 경험이 생긴 후에는 잠궜던 관절을 푼다고 설명하였다(Bernstein 1967). 베른슈테인의 이 설명은 사격 연구에서 확인되었다(Arutyunyan et al 1968). 초보자는 처음에 손목과 팔꿈치를 뻣뻣하게 고정했으며 기술이 향상되면서 그 고정을 풀었다. 비슷한 결과가 다트 던지기 연구에서도 보고되었다(McDonald et al 1989). 비장애인의 경우 기술이 향상됨에 따라 불필요하거나 역효과를 내는 움직임이 감소하는 경향이 있다(Sparrow 1983; Sparrow & Irizarry-Lopez 1987).

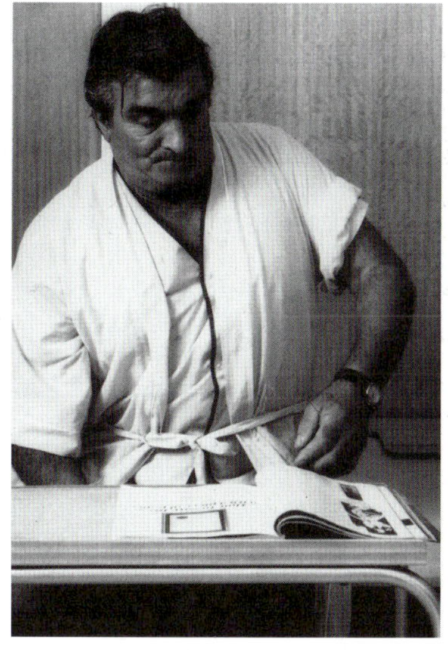

[그림 2-11] 이 뇌졸중 환자의 경우 어깨 굽힘근과 바깥돌림근 약화 또는 마비에 대한 적응으로, 신경지배가 손상되지 않은 근육들로 움직임을 만들고 있다. 그 결과로 나타나는 움직임은 어깨이듬대 올림, 척추 가쪽굽힘과 약간의 척추 회전이다. 이런 움직임을 통해 손을 앞으로 내밀어 책 위에 올려놓는다.

불필요한 근육 활동 감소

숙련된 수행자는 비숙련자보다 에너지 소비가 적다. 이는 불필요한 근육 활동 제거와 관련된 여러 요인 때문일 가능성이 높다. 따라서 훈련은 근육 출력을 제어하는 방법, 즉 과제 요구에 맞게 힘을 생산하고 근육 활성을 미세 조정하는 것을 배우는 과정으로 구성된다. 기술이 좋아짐에 따라 목표를 달성하는 데 필요한 에너지 소비는 최소한으로 이루어진다(MacConaill & Basmajian 1969). 또한 힘 생성의 효율성은 증가하고 에너지 소비는 감소한다. 건강한 사람들을 대상으로 한 여러 연구에서 기술이 좋아지면서 근전도 출력이 감소하는 것이 관찰되었으며(Mulder & Hulstijn 1985; Sale 1987), 이는 훈련 결과 근육 긴장도를 더 효과적으로 생성하고, 더 적은 운동단위를 동원하거나 운동단위의 발화율을 감소시켰다는 것을 의미한다.

환경은 운동 수행을 조절하는 데 중요한 역할을 하기 때문에 환경과 과제의 특정 측면을 이용해 운동 출력을 촉진할 수도 있다. 마찬가지로, 움직임 기능부전이 있는 사람에게 특정 동작이 너무 어려운 경우 환경의 일부 특성을 수정하여 과제를 성취하게 할 수 있다.

환경 수정

근육 활동을 이끌어낼 수 있는 조건을 만들기 위해 다음 예시처럼 환경을 수정할 수 있다.

- 어깨관절 바깥돌림을 증가시킬 수 있는 곳에 물건을 배치한다(그림 6-15).
- 의자에서 일어서는 훈련을 할 때, 정강이에 압력을 가하여 발이 바닥에 고정되게 해준다. 그렇게 하면 넙다리네갈래근 수축으로 무릎을 펴고 발을 들어 올리는 대신 고정된 정강이 위로 넙다리뼈가 회전한다(그림 4-16).
- 트레드밀에서 걷게 하면 일반 지면 걷기 때보다 자연스럽게 엉덩관절 폄이 더 크게 일어나 보폭이 더 커지게 할 수 있다. 또한 트레드밀 걷기는 엉덩관절 굽힘근과 장딴지근을 늘려 푸시오프push off 때 발목발바닥쪽굽힘과 엉덩관절 굽힘이 일어나기 전에 두 근육을 원심성으로 수축하게 할 수 있다. 그로 인해 다리가 앞으로 움직이는 유각기가 촉진된다(5장 참조).

불필요한 동작을 제한하기 위해 동작 자체도 수정될 수 있다. 과제지향적 팔 훈련을 하는 동안 마비쪽을 강제로 사용하게 하려고 비마비쪽 팔을 물리적으로 구속하는 것은 행동 수정의 좋은 예다(7장 참조). 서 있는 동안 마비쪽 다리로 체중을 싣게 하려면 마비쪽 발을 강한쪽 발 뒤에 배치한다(그림 2-9). 이 방법은 더 강한 다리를 역학적으로 불리하게 만들어 약한 다리에 부하가 실리도록 한다. 목 보호대는 고개를 쉽게 들 수 없는 사람이 똑바로 앉아 주변 환경에 주의를 기울이고 수평감각과 수직감각을 회복하는 데 도움이 되는 감각 입력을 제공해준다. 환자에게 시각 경험을 할 수 있게 해주면 각성 수준이 올라가고 주변 사건에 참여할 수 있도록 촉진할 수 있다.

지각 요인과 인지 요인

동작은 운동 요인뿐만 아니라 인지 및 지각 요인으로도 구성된다. 인지와 동작, 즉 아는 것과 하는 것은 개념적으로 연결되어 있다는 인식이 점점 분명해지고 있다(Newell 1981). 주의를 기울이고 집중하는 능력은 운동학습에 중요하기 때문에(Schmidt 1988; Magill 2001), 뇌졸중과 외상성 뇌손상처럼 급성 뇌 병변 후에 생기는 주의력 저하나 기억력 저하는 일상생활 기능 수행에 부정적 영향을 일으킨다(McDowd et al 2003). 신경계 재활에서 동작-인지 연결을 이해하고 통합할 필요가 있다는 것을 뒷받침하는 관련 연구들이 늘고 있다(Carr & Shepherd 2000 2003; Shumway-Cook & Woollacott 2005). 일상생활에서 대부분의 동작들은 의도와 연결되어 있다. 목표를 성취하기 위해 사람은 이용 가능한 관련 정보에 주의를 기울인다.

만성 신경학적 질환이나 급성 뇌 손상 후에는 주의력이 저하될 수 있어서 환자가 주의를 기울이도록 돕기 위한 추가적인 자극이 필요하다. 운동 또는 훈련 코치로서 치료사의 중요한 역할 중 하나는 이러한 과정을 촉진할 수 있는 연습 조건을 마련하는 것이다. 환자와 치료사 간의 눈맞춤 같은 작은 세부사항이 주의력을 높이고 동기를 강화하는 데 도움이 된다(Mehrabian 1969). 쉽게 산만해지거나 주의집중이 잘 되지 않을 때는 물체나 환경의 중요한 부분을 보도록 상기시키는 것이 필요하다. 급성 뇌 병변 후 장애를 최소화하려면 인지 능력과 결과 사이의 연관성을 잘 알고 있어야 하며, 인지적 어려움이 있는 사람들의 재활 프로그램에는 주의력과 기억력 훈련이 포함돼야 한다(McDowd et al 2003).

동기

우리가 배우려고 하는 것은 우리 스스로가 원하는 것이다. 동기[motivation]는 보상, 긍정적 강화, 목표의 이해와 그 목표가 개인에게 얼마나 중요한지에 대한 인식을 통해 생긴다. 구체적인 목표가 있으면 무엇을 해야하는지 그리고 목표가 달성되었는지 아닌지가 명확해진다. 반면, 추상적인 목표인 경우에는 그렇지 않다. 성공과 실패는 동기 부여의 근원이기도 하며, 학습 초기 단계에서는 환자의 포부와 도전 의지를 높이고 열심히 노력하게 만드는 요인이기도 하다. 수정된 형태의 동작을 이용해서라도 그 동작이 가능하다고 여기게 만드는 것은 어떤 운동기술 개발에 필요한 인내심을 기르는 데 중요하다.

뇌 손상 환자들의 경우 수행력 발달에 특별한 동기부여 조건이 필요할수도 있다는 가능성이 제기되기도 하지만 이점에 대해서는 많은 관심을 두지 않고 있으며(Belmont et al 1969) 지금도 마찬가지일 가능성이 크다. 급성 뇌 병변 이후 일부 환자들은 동기가 부족해보이거나, 스스로 연습해야할 상황에서는 비교적 수동적인 모습으로 보일 수 있다. 이러한 현상은 기억력 저하, 산만함, 지각-인지 기능부전, 우울증, 자극이 부족한 환경, 지루함 등 여러 이유로 발생할 수 있다. 환자들은 바쁜 환경 속에서도 다른 사람들과 고립된 상태에 놓일 수 있으며, 타인과의 상호작용 기회는 그들이 자신의 어려움과 재활 과정을 바라보는 방식에 큰 변화를 줄 수 있다. 그룹 재활 프로그램은 재활 초기 단계에서 시작되어야 하며, 환자들이 감독된 환경 속에서 여러 사람과 운동 프로그램에 함께 참여하도록 권장해야한다. 스트레스, 긴장, 불안이 항상 운동 수행에 부정적인 영향을 미치는 것은 아니지만, 특정 조건에서는 특히 복잡한 과제 수행 시에는 운동 수행력에 부정적 영향을 준다(Singer 1980). 보호시설 환경에 있는 사람은 '학습된 무기력[learned helplessness]'이 생길 수 있다(Seligman 1975). 어떤 사건을 통제하려고 반복적으로 시도하려다가 효과가 없다고 지각하게 되면 불안해지고, 무관심과 포기가 특징적으로 나타나는 우울증으로 이어질 수 있다. 그리고 이러한 상태는 삶의 다른 측면에까지 일반화된다.

그러나 겉으로 보기에 동기가 부족해 보이는 경우는 연습할 과제가 환자에게 의미가 없거나 그다지 중요하지 않다는 것을 의미할 수도 있다. 물리치료가 환자의 필요와 직접적으로 관련되지 않거나, 완전한 주의와 집중이 필요치 않을 정도로 어렵지 않다면 동기 부여 효과가 부족할 수 있다. 재활 환경이 환자를 능동적인 참여자이자 학습자로 여기지 않고 요구 수준이 낮게 제공된다면 동기를 유발하기 어려울 수 있다. 다음 섹션에서는 학습에 중요하고 효과적이고 효율적인 운동 수행력 발달에 중요한 몇 가지 요인을 다룬다.

주의집중: 지시, 시범, 되먹임

과제에 주의를 집중하고, 한 과제에서 다른 과제로, 또는 환경의 한 측면에서 다른 측면으로 주의를 전환하며, 집중을 지속적으로 유지하면서 관련 없는 입력을 무시하며, 대화하면서 걸을 때처럼 동시에 여러 가지 과제를 수행하는 능력은 일상생활 기능 수행에 필수다. 맥길[Magill]은 우리가 한 번에 의식적으로 주의를 기울일 수 있는 양이 한정되어 있다고 말한다(Magill 2001). 정보 처리 시스템의 한계를 초과하지 않는 한 우리는 복잡한 일상적 삶을 관리할 수 있다. 주의력은 학습과 수행에 영향을 미치는 가장 중요한 제약 요인 중 하나다. 주의가 분산된 상황에서 우리는 종종 동시에 여러 가지 일을 수행하는 데 어려움을 겪는다. 우리의 자원은 제한적이다. 특히, 두 가지 작업 모두 많은 주의력을 요구한다면 동시에 두 가지를 수행하는 것은 우리의 한계를 초과할 수 있다. 예를 들어, 복잡한 교통 상황에서 운전을 하면서 전화로 어려운 통화를 동시에 한다면, 사고가 발생하거나 나중에 후회할만한 말을 할 수도 있다.

일부 근거에 따르면 우리의 주의 분할 능력은 나이가 들수록 감소한다. 노화 영향에 대한 대부분의 연구는 특수하게 설계된, 때론 매우 복잡한 실험실 설계를 통해 진행되며, 기억과 같은 인지적 요소는 고려하지 않는다. 그렇지만 과제의 유형은 중요한 인자로 작용한다. 보다 자연주의적 관점의 두 연구에서는 건강한 노인과 청년들을 대상으로 주의력 과부하가 주의력에 미치는 영향을 연구하였다(Chen et al 1994, 1996). 한 연구에서는 대상자들이 걷는 동안 예상치 못한 장애물을 넘는 과제를 수행하게 하여 그들의 수행 능력을 비교했다. 결과는 연령에 따른 차이가 존재하지만, 그 차이는 비교적 미미한 것으로 나왔다(Chen et al 1994). 다른 연구에서 대상자들은 장애물을 넘어야 했을 뿐만 아니라 예상치 못한 빛에 대해 음성으로 반응하도록 요구했다. 이 연구에서 젊은이와 노인 모두 걷기 수행 능력이 크게 저하되었으나, 그 저하 정도는 노인 그룹에서 훨씬 더 컸다(Chen et al 1996). 이 연구들과 다른 연구를 통해 노화 진행에 따라 발생하는 낙상의 잠재적 원인에 대한 정보를 얻을 수 있다(Lord et al 2007).

내적 주의집중과 외적 주의집중

어려운 과제를 연습하는 동안 주의를 집중하는 일은 매우 중요하다. 과제 학습 초기 단계에서는 무엇을 배워야 하는지 파악하고 목표를 달성할 수 있는 방법을 이해하는 것이 필요하다. 운동 훈련에서 열정적으로 목표를 성취하기 위해서는 그 목표가 학습자에게 가치 있고 의미 있는 것으로 인식될 필요가 있다. 예를 들어, 현재 환경에서 물건이나 다른 사람과의 물리적 상호작용을 조절하는 것과 관련된 목표가 있는 과제가 단순히 움직임 자체에 목표를 둔 과제보다 더 의미가 있는 것으로 보인다(Wulf 2007). 건강한 사람들을 대상으로 한 연구에서는, 목표 달성 여부와 관계없이 내적집중 보다는 외적집중에, 다시 말해 움직임 자체보다는 움직임 결과에 초점을 두는 것이 수행과 기술 발달에 긍정적인 영향을 미친다는 사실이 입증되었다(Wulf et al 1999, 2000, 2002). 예를 들어, 물이 가득 담긴 잔을 들고 일어서기처럼 두 가지 과제를 동시에 할 때는, 물을 쏟지 않는 것에 주의집중해야하고, 바닥에 있는 장애물 사이를 걷는 동안에는 장애물이 어디에 있고, 얼마나 높고 넓은지에 주의집중해야 한다. 울프[Wulf]와 동료들은 결과에 주의를 집중하고 움직임에 주의를 덜 기울이는 것이 시스템의 자기조직화에 도움이 된다고 말한다(Wulf et al 1998, 2001). 학습자가 자신의 움직임에 내적 주의집중하면 정상적으로 움직임을 조절하는 자동 조절 과정이 제한되거나 방해받을 수 있다(Wulf et al 2001).

파킨슨병(PD) 환자나 뇌졸중 환자를 대상으로 한 연구에서도 유사한 결과가 나타났다. 팔을 사용하는 세 가지 일상생활 과제를 사용한 연구에서는 캔, 사과, 커피잔 같은 물체에 집중하는 것이 팔 움직임에 집중하는 것보다 파킨슨병 환자 그룹에서 더 나은 움직임 협응—더 빠른 움직임 속도와 최고 속도—을 보였다(Fasoli et al 2005). 또한, 발 아래 바닥면에 주의를 집중하는 것이 각 발에 균등한 압력을 가하는 데 집중하는 것보다 뇌졸중 환자 그룹에서 더 효과적인 균형 조절을 보였다(Landers et al 2005). 불안정한 고무 디스크 위에 서서 디스크의 움직임을 최소화하는 데 주의를 집중하는 것—외적집중—이 발 움직임을 감소하는 것에 집중—내적집중—하는 것보다 신체 흔들림이 적었다(Wulf et al 2009).

그러나 급성 뇌 병변 후 초기 재활 단계에서 환자가 근육 수축과 움직임 조절에 어려움을 겪고 있다면 동작의 중요 세부사항에 집중하도록 해야한다. 행여 주의집중이 여전히 외적 형태일지라도, 신체의 모양 topology에 주의를 두게 한다. 예를 들어 그림으로 그려진 움직임 모양에 따라 어깨를 앞쪽 위쪽으로 흔들라고 한다든지, 다리 움직임 자체가 아니라 걷는 거리와 관련하여 걸음을 크게 딛게 하여 몸의 형태에 집중하게 할 수 있다. 근육 기능, 운동조절 및 기술이 향상됨에 따라 환자의 주의집중은 바뀐다. 걸을 때는 보폭을 크게 하는 데 집중하다가 장애물의 높이에 집중하는 것으로 주의를 이동할 수 있으며, 앉았다가 일어나는 동작에서는 발을 뒤로 위치시키고 일어서는 속도를 높이는 것에서 물잔을 안정적으로 들고 일어서는 것에 집중하는 것으로 바꿀 수 있다.

신경계 재활에서 치료사와 환자 간 의사소통 방법은 임상 실무에서 일반적으로 이뤄지는 것보다 고려해야할 것이 더 많다. 목표나 동작 자체에 관한 정보를 전달할 때 주로 쓰는 방법은 시범 또는 모델링—학습할 동작을 먼저 보여주는 것—과 동작 패턴의 핵심 특성을 설명하는 언어 지시다(Gentile 1998 2000). 지시가 달라지면 운동 수행에 미치는 영향도 달라진다.

구체적 목표와 추상적 목표

근거에 따르면 동작을 구체적 과제로 제시하는 것이 추상적인 과제로 제시하는 것보다 운동 수행 면에서 좋다. 이 두 가지 유형의 과제는 요구되는 동작이 단순히 팔다리를 움직이는 것과 환경과의 신체적 상호작용이 어떻게 조절되는가의 측면에서 다르다. 한 연구에서는 구체적 과제로 드럼 치기를 하고 추상적 과제로 비슷한 동작인 팔의 엎침과 뒤침을 하게 하고 차이를 비교하였다(van der Weel et al 1991). 대상자들은 3~7세 사이의 반마비 뇌성마비(CP) 어린이 9명이었다. 추상적 과제에 비해 두 개의 드럼을 교대로 엎침과 뒤침 동작으로 치는 구체적 과제 시에 엎침과 뒤침 움직임 범위가 더 크게 증가하였다. 특히, 구체적 과제에서 뒤침의 범위는 20% 이상 증가했다.

관련 연구에서는 움직임이 동작에서 분리할 수 있는 어떤 과정이 아니라 그 동작에 통합된 것이라고 지적한다. 움직임의 크기와 질은 그 동작 수행을 얼마나 많이 연습했는가, 해당 동작에 흥미가 있는가, 그리고 이용 가능한 정보의 질에 달려 있다. 구체적 과제는 추상적 과제보다 환경에 관한 더 많은 정보를 제공한다. 앞의 연구에서 사용된 드럼은 개인과 드럼 간의 관계에 대한 시각적, 청각적, 촉각적 정보를 제공하고 목표 달성에 대한 되먹임을 제공했다. 반면, 추상적 과제는 "가능한 한 손을 멀리 뻗어라"라는 지시만 있을 뿐, 구체적 정보는 제공되지 않았다.

또 다른 연구에서는 부상으로 팔꿈치나 어깨 가동범위가 제한된 환자들을 대상으로 팔을 네 가지 다른 동작으로 들어 올리게 하였다. 이 네 가지 동작은 동작은 다음과 같았다. (1) 눈을 감고 가능한 한 높이 팔 올리기, (2) 눈을 뜨고 가능한 한 높이 팔 올리기, (3) 눈금이 표시된 스크린에서 팔 올리기, (4) 물체를 잡기 위해 팔 올리기. 연구결과, 움직임 범위는 과제 1번에서 4번으로 갈수록, 즉 보다 구체적인 과제로 갈수록 점진적으로 증가했다.

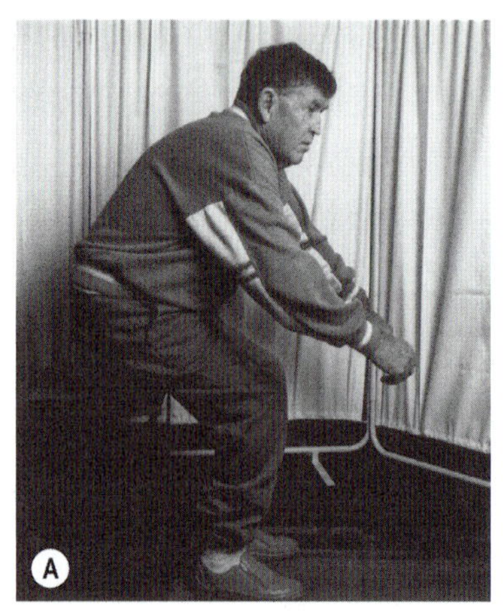

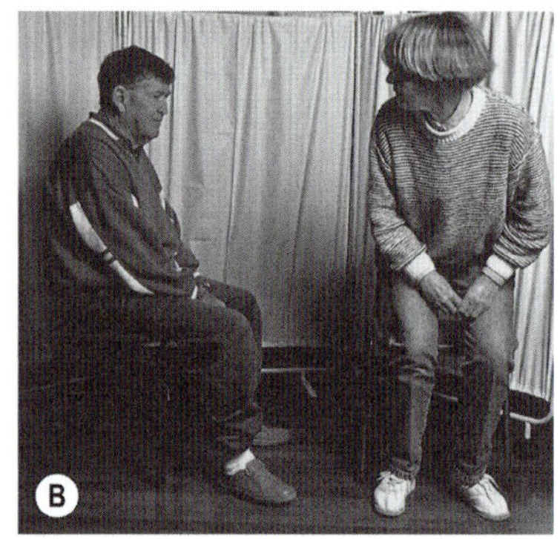

[그림 2-12] (A) 환자는 여러 시도 끝에 일어설 수 있지만 다리 위로 몸 전체를 이동하는 수평 모멘텀을 만들기 위해 팔을 앞으로 흔든다. (B) 관찰 학습의 예. 치료사가 상체를 앞으로 흔들어 어깨를 무릎보다 앞으로 나가게 하여 일어나는 방식을 보여주고, 그때 환자는 그 움직임 모양이나 형태를 관찰한다. 치료사는 환자에게 다리가 일을 해야 한다는 점을 강조한다. 환자는 가슴 앞에서 팔짱을 끼고 일어서고 앉기를 반복적으로 연습한다.

지시

지시instruction는 짧고 명확한 목표를 제시해야 한다. 맥길은 중요한 환경적 요소나 수행 특성에 관한 언어 지시가 부정적 영향을 미칠 수 있다고 하였다(Magill 2001). 지시는 학습자가 특정 요소에 지나치게 주의를 기울이게 하여 과제 자체에 대한 집중을 해칠수도 있다. 지시가 부적절하거나 지나치게 많거나, 너무 많은 정보를 포함하고 있다면 실제로 수행 능력을 저하할 수 있다. 언어 지시는 과제에 너무 많이 주의집중하게 만들어 학습자가 정보 과부하를 경험하게 할 수 있다(Wulf & Weigelt 1997).

뇌졸중이나 뇌 수술 직후 초기 단계에서, 환자가 혼란스럽거나 우울하고 체력이 약한 경우라면 주의를 어디에 집중해야 하는지를 빈번하게 지시해줘야 한다. 학습 초기 단계라면 치료사가 주는 지시가 간결해야 한다. 지시는 동작의 중요한 특징 한두 가지에 초점을 맞추어 전달한다. 예를 들어, "어깨를 앞으로 흔들어 일어서세요"라는 지시는 핵심 정보를 전달하며 동작을 가속화할 것을 제안한다. "잔을 집어 들어라"라는 지시는 환자에게 충분한 지시일 수 있지만, 다른 경우에는 "무릎을 굽혀서 잔을 집어 드세요" 같은 지시가 더 효과적일 수 있다. 이런 지시가 동작의 주요 특징에 대한 정보를 제공하기 때문이다. 일어서기 동작을 그린 그림 같은 정보도 동작의 핵심 요소를 강화하는 데 도움이 될 수 있다(그림 4-1). 이러한 세부사항들이 환자에게 내재화되면 악수하기나 다른 방으로 걸어가기 등과 같은 추가 동작 목표를 시도한다. 이런 학습 후기 단계에서는 수행의 세부사항에 집중하도록 지시하는 것이 오히려 학습에 해로울 수 있다. 치료사의 지시는 매우 중요하며, 치료사는 지시의 영향을 면밀히 관찰해야 한다(Wulf et al 2000).

언어 지시와 시범은 학습 초기 단계에서 환자가 자신의 신체 형태와 환경 사이의 정합성을 이미지로 형성하는 데 도움을 주기 위해 사용한다. 그러나 이러한 방법들이 암묵적 학습을 촉진하지 않을 수도 있다. 일단 환자가 움직임의 개념을 이해하고 그 움직임 목표 또는 그에 가까운 결과를 달성할 수 있게 되면, 치료사는 다양한 연습을 구성하여 교육한다. 교육 목표는 수행 가능한 과제를 다양화하고 선택 가능한 옵션을 확장하여 학습에 필요한 충분한 연습을 유도함으로써 힘 생성과 분절간 조절을 촉진할 수 있는 연습 기회를 제공하는 것이다(Gentile 1998).

시범

동작의 목표와 수행할 움직임을 직접 시범을 보이거나 컴퓨터나 비디오를 통해 보여줄 수 있다. 시범의 효과에 대한 실증적 연구는 드문 편이며, 그 결과도 일관적이지 않다. 이에 대해, 비디오 시범이 시간과 공간면에서 실제 연습과 차이가 있다는 것이 이유가 될 수 있다. 하지만 일반인 대상자에게 목발 보행이라는 새로운 기술을 학습하게 했던 연구에서는 시청각 매체를 활용한 자기주도 학습이 새로운 기술을 배우는 데 효과가 있었다(Gonella et al 1981). 이 연구에서는 한 번의 비디오 시청으로 운동 과제의 인지적 요소를 배울 수 있다는 것과 학습이 실제 과제 수행으로 전이된 것이 입증되었다.

비디오를 사용하든 아니면 코치나 치료사가 동작으로 보여주든 어떤 동작에 대한 모델링modelling은 학습자가 동작을 이해하는 데, 그 동작에 대한 심상 이미지나 개념적 표상(Carroll & Bandura 1982)이나 템플릿(Keele & Summers 1976)을 형성하는 데 도움이 된다. 시범은 치료사가 동작을 직접 보여주거나 수행 영상을 통해 제공할 수 있다(그림 2-12B).

학습자는 동작을 보여주는 모델과 중요한 특징에 선택적으로 집중해야하므로 인지는 이런 관찰학습에서 중요한 역할을 한다. 관찰은 동작의 시간적 및 공간적 측면을 학습하는 데 도움을 주며, 동작이 어떻게 일어나는가에 대한 개념, 즉 움직임의 모양이나 형태를 이해하는 데 도움이 된다(Magill 2001). 시범은 운동학적 특징들, 각도 변위, 신체 부위의 경로에 초점을 맞춘다. 예를 들어, 일어서는 동작을 연습할 때는 어깨가 무릎 앞으로 이동한 후 위로 올라간다는 점을 이해하도록 해준다(그림 2-12B). 그래서 치료사는 연결된 분절 역학과 학습해야 할 동작의 생체역학적 필요성을 이해하고 있어야 한다.

관찰한 동작을 어떻게 수행할지를 결정해야하는 상황에서는 시각계통이 불변invariant 정보를 감지하는 듯하다. 관찰과 신체연습을 결합하면 신체연습만으로는 얻을 수 없는 특이적 학습 기회가 제공된다(Shea et al 1999). 환자가 동작을 이해하려고 노력할 때는 치료사와 환자의 공간적 관계가 모델링의 효과에 중요하다(그림 4-14A). 예를 들어, 관찰 학습은 모델과 대상자가 동일한 공간적 방향에서, 즉 같은 손으로 나란히 동작을 수행하는 형태가 더 효과적일 수 있다. 이런 방식이 그 '동작에 대한 이미지'를 제공하기 때문이다(Whiting & den Brinker, 1982). 관찰을 통해 환자는 움직임의 범위, 동작의 타이밍과 원활함과 신체 부위 간의 관계를 확인할 수 있다. 전문가의 동적 모델을 관찰한 사람들은 그렇지 않은 사람들에 비해 더 협응적인 동작을 만들 수 있었다(Whiting et al 1987).

다른 사람이 동작을 수행하는 것을 관찰하는 것과 자신이 그 동작을 수행하는 것 사이의 상관성이 뇌 영상 연구를 통해 관찰되었다(Grezes & Decety 2001). 경두개자기자극법(TMS)을 사용한 연구에서는 다른 사람의 동작을 관찰하는 동안 뇌의 운동겉질 영역에 변화가 관찰되었다(Fadiga et al 1995; Aziz-Zadeh et al 2002). 한 종설연구는 다른 사람의 운동 수행을 모방할 의도로 관찰할 때 운동 실행 시스템—마비된 근육 포함—을 활성화할 수 있으며, 이런 식의 관찰이 뇌졸중 후 기능적 활동을 개선할 수 있을 것이라고 제안하였다.

증강 되먹임

맥길은 수행관련 되먹임performance-related feedback을 과제-내재적task-intrinsic 되먹임과 증강augmented 또는 외재적extrinsic 되먹임으로 분류한다(Magill 2001). 과제-내재적 되먹임은 움직임과 관련된 감각-지각 정보이며 다양한 감각수용기를 통해 전달된다. 외재적 되먹임은 선생님, 코치, 치료사 또는 다른 자료나 되먹임 장치를 통해 제공된다. 증강 되먹임은 결과지식knowledge of result; KR과 수행지식knowledge of performance; KP으로 나뉜다. 결과지식은 동작의 목표 달성이나 결과와 관련된, 외부에서 제공된 정보이며(Magill 2003), 학습에서 가장 강력한 변인 중 하나이다. 결과지식은 결과가 쉽게 관찰되는 구체적인 과제에서 가장 잘 제공된다. 수행지식은 움직임이 어떻게 수행되었는지에 대한 정보를 제공하며, 이는 결과로 이어지는 수행 특성에 대한 정보를 제공한다(Magill 2003). 이 지식은 학습자가 다음 시도에서 무엇을 해야 하는지 안내하며 동기를 자극한다. 단지 오류를 알아차리는 것만으로는 의미가 없으며 학습자는 그 오류에 대해 어떻게 대처해야 하는지를 알아야 한다.

비장애인을 대상으로 한 운동학습 도구로서 되먹임에 대한 연구는 상당히 많이 진행되었다. 손다이크Thorndike는 맞음/틀림 되먹임을 제공하는 연습이 단순한 연습보다 학습을 촉진하는 데 더 효과적일 수 있음을 보여주었다(Thorndike 1927). 그는 실험에서 대상자들에게 시야가 가려진 상태에서 5cm, 7cm, 13cm, 15cm 길이의 선을 그리게 하였다. 대상자가 그린 선이 허용된 길이 범위에 들어가면 실험자가 '맞다', 그렇지 않으면 '틀리다'라고 되먹임을 제공하였다. 되먹임을 제공받은 대상자들의 경우 사전 검사에서 맞게 선을 그린 비율이 13%, 최종 세션후 검사에서는 55%로 향상되었다. 반면 되먹임을 받지 않은 대상자들은 5,400개의 선을 그린 후에도 정답 비율이 거의 변하지 않았다. 다른 연구에서는 손다이크의 연구를 지지하면서도 다른 차원을 추가하였다(Trowbridge & Cason 1932). 이 연구에서는 오류의 정도에 대한 정량적 되먹임이 '맞다' 또는 '틀리다'와 같은 질적 되먹임보다 더 빠른 학습을 이끌어내었다는 것을 보여주었다.

되먹임 기능 중 하나는 외적 주의집중을 제공하는 것이다(Wulf et al 1998; Shea & Wulf 1999). 훈련 중에 과제와 그 결과에 주의를 집중하게 하면 학습자가 오류를 수정하는 데 되먹임을 자연스럽게 사용하게 되며 자신의 움직임의 영향이 목표 성취에 영향을 주는가 그렇지 않은가에 주목하게 된다. 그 되먹임에 주의를 기울이면 다음 번 시도에서 향상을 끌어낼 수 있다. 특히 과제가 도전적인 경우에는 되먹임과 그에 기반하여 행동하는 것이 집중을 촉진하여 주의집중에 도움이 된다.

되먹임은 학습자에게 정보를 제공할 뿐만 아니라 동기 부여도 줄 수 있다. 그러나 과제를 수행하는 중에 제공되는 되먹임—동시 되먹임—이나 부적절한 되먹임은 효과가 없을 수 있으며, 오히려 해야 할 과제에 대한 혼란을 가중할 수 있다. 동시 되먹임이 제공될 경우, 학습자가 그에 의존하게 되어 학습한 향상이 유지되지 않을 가능성이 있다. 되먹임이 중단되면 학습자는 다른 되먹임 메커니즘에 의존한다. 지속적으로 제공되는 되먹임 역시 학습에 해로운 영향을 미칠 수 있다(Wulf & Schmidt 1989). 환자가 스스로 오류를 감지하는 능력을 기르기보다는 치료사나 장치의 되먹임에 의존하게 될 수 있기 때문이다(McNevin et al 2000).

독립적인 연습을 위해서는 스스로 모니터링할 수 있는 능력을 기르는 것이 매우 중요하다.

되먹임은 운동조절에 문제가 있고 되먹임 메커니즘에 손상이 있는 사람들의 재활에서 중요한 역할을 한다. 결과지식(KR)과 수행지식(KP)은 치료사가 구두로 제공하거나, 시범을 통해, 시각적 또는 청각적 되먹임을 제공하는 전자 장치—비디오테이프, EMG, 힘 측정판, 컴퓨터 게임—를 통해 제공된다. 구체적인 목표, 특히 물체를 포함한 목표는 가장 의미 있는 결과지식을 제공한다. 결과지식과 수행지식이 학습에 중요한 요소임에도 불구하고, 신경 기능부전이 있는 사람들에게 다양한 유형의 되먹임이 주는 영향에 대한 연구는 거의 이루어지지 않았다. 한 종설연구에 따르면 재활에서는 치료사가 제공하는 결과지식과 수행지식보다 도구적 되먹임 장치의 효과를 연구하는 데 더 많은 관심이 있었다(van Vliet & Wulf 2006). 물리치료사의 임상 실무에 관한 연구에서는 치료사들이 치료 세션에서 많은 구두 되먹임을 제공하지만 주로 동기 부여와 강화의 목적이었고 정보를 제공하기 위한 경우는 드물었다고 보고하였다(Talvitie 2000). 지금은 되먹임이 '더 집중적이고 의도적인' 방식으로 제공되어야 할 필요가 있기 때문에, 치료사로부터 제공되는 정보성 되먹임에 대한 연구가 중요하다(van Vliet & Wulf 2006).

과제 수행이 매우 어려운 초기 재활 단계에서는 목표 달성 시에 강화[reinforcement]를 제공하는 훈련 기법으로서 구두 되먹임, 예를 들어 '그렇죠, 해냈어요'와 같은 되먹임이 유용하다. 그러나 다른 단계에서는 수행과 관련된 운동학적 또는 운동역학적 정보를 제공하는 것이 더 효과적일 수 있다. 예를 들어, 일어서기 훈련 중에 '다시 해보세요. 이번에는 왼발로 더 눌러보세요'처럼 내적 초점에 대한 되먹임 지시를 왼쪽 마비 환자에게는 '일어서기 전에 왼발을 오른발 뒤로 놓으세요'처럼 외적 초점에 대한 되먹임으로 바꾸어서 제공해야할 때도 있다. 이런 정보가 약한 다리의 운동조절을 개선하고, 폄근을 강화하며, 효과적인 일어서기 동작을 재학습하는 목표를 달성하는 데 더 효과적일 수 있다.

어떤 동작의 운동형상학적 또는 운동역학적 특징에 대한 되먹임은 학습자가 배우고자 하는 동작과 직접 관련된 정보를 제공한다. 예를 들어, 치료사가 차트나 비디오 같은 환자의 수행을 객관적으로 모니터링하기 위한 시스템을 마련한 상태라면, '오늘은 어제보다 10m 더 걸으셨습니다'와 같은 결과지식을 환자에게 제공할 수 있다. '이번에는 보폭을 더 길게 해보세요' 또는 '조금 더 빠르게 걸어보세요'는 수행지식을 제공한다.

환자가 지각적 또는 인지적 어려움을 겪고 있을 때는 구두 되먹임을 짧게 하거나, 시범으로 대체한다. 수용성 언어장애[receptive dysphasia]가 있는 경우 말을 이해하는 능력에 따라 되먹임을 수정한다. 미소나 고개 끄덕임을 통해 동작을 이전처럼 반복하라는 의도를 전달할 수 있다. 정확한 되먹임이 중요하기 때문에, '좋아요'와 같은 반복적인 긍정적 표현은 피한다. 강화 되먹임은 학습자가 해당 동작을 계속 시도하는 것을 격려한다. 동작의 결과와 되먹임 사이에 불일치가 있어서는 안 된다.

전자식 되먹임 장치의 주요 장점 중 하나는 치료사가 부분적으로 감독하는 상황에서 환자가 비교적 독립적으로 연습할 수 있게 해준다는 점과, 자신이 의도한 동작으로부터 성취감과 즐거움을 얻을 수 있다는 점이다. 이러한 장치의 잠재적 가치는 치료사가 설정한 작업 공간에서 치료사의 감독 없이 반독립적으로 과제를 연습할 수 있도록 하여, 모니터링을 통해 환자가 연습을 진행할 수 있다는 점이다. 문헌에서 언급하는 여러 가지 되먹임 장치가 있다.

걷기, 서기, 일어서기 동작에서 발 아래 힘을 감지하는, 예를 들면 힘판[force plate]과 발 패드 같은 압력감지 장치를 이용하여 청각 되먹임을 제공할 수 있다(Engardt et al 1993; Fowler & Carr 1996). 힘판을 통한 청각 되먹임을 사용하여 앉고 일어서기 동작을 관찰한 연구에서는 훈련 중 마비쪽 다리의 부하에 대한 되먹임을 받지 못한 환자들은 앉을 때 다리에 체중을 부하하는 능력이 개선되지 않았다고 보고하였다(Engardt et al 1993).

표면 근전도는 근육 활동 여부와 그 강도에 대한 정보를 시각적 또는 청각적으로 제공한다(Wolf et al 1979, 1980). 급성 병변 후 초기 단계에서 마비 근육에서 나오는 근전도 되먹임을 통해 치료사와 환자는 근육이 활성화되고 있는가 아닌가를 알 수 있다.

일부 연구에서는 되먹임 장치를 사용한 경우 훈련 종료 시점에서는 기능적 향상이 있었으나 시간 경과에 따라 항상 유지되는 것은 아니라고 보고한다(Engardt 1994). 임상 결과가 전반적으로 명확하지는 않다. 이렇게 장기적 효과를 입증하지 못한 이유는 되먹임이 목표에 맞춰 적절하게 적용되지 않았거나, 특이성 부족 다시 말해 되먹임 장치를 실제 생활에서의 동작 연습에 통합하지 못한 탓으로 보인다.

증강 시각 되먹임이나 청각 되먹임에 대한 논의에서 간과된 문제 중 하나는 근육 활동—힘 생산—시작 시점과 타이밍과 관련된 것이다. 등속성 동력계를 이용하여 근력훈련을 하면 관절이나 팔다리를 통해 생성되는 힘을 훈련을 하는 동안 즉시 모니터링하고 환자에게 즉각적으로 되먹임을 제공할 수 있다. 동작 수행 중 타이밍에 집중하게 하는 장치들이 단순히 신호나 신호 크기에 집중하게 하는 장치보다 더 효과적일 수 있다. 신호 때문에 동작 타이밍이 더 혼란스러워질 수 있으며, 이러한 장치를 이용한 동작 연습은 전이가 좋지 않다고 보고되고 있다. 되먹임 장치는 특정 과제 연습과 결합하여 사용하고 학습자가 좋아짐에 따라 되먹임을 점진적으로 줄이는 방식으로 사용할 때 더 효과적이다. 재활에서 되먹임의 효과는 더 자세히 조사될 필요가 있다. 그래도 치료사는 환자의 학습이 좋아져 더 효과적인 기능적 수행을 시도할 때가 되면 필요에 따라 되먹임과 지시를 어떻게 활용할 것인가를 신중하게 고려해야 한다. 환자가 되먹임과 지시에 어떻게 반응하는지 면밀하게 관찰하고, 도움이 되지 않을 경우 바꿔줘야 한다.

연습과 훈련 강도

연습은 어떤 운동기술을 수행하는 능력이 영구적으로 향상되는 데 있어, 즉 학습이 발생하는 데 가장 중요한 단일 요인이다(Magill 2001). 수행 기술은 연습에 의한 직접 결과로 향상된다. 다음에 다룰 내용인 특이성 원리도 운동학습의 기본 원리다.

학습의 특이성

동작의 어떤 요소는 그 동작의 다른 요소들에 영향을 받기 때문에 동작을 습득할 때는 그 동작 전체를 연습하는 것이 일반적인 원칙이다. 특히 동작의 타이밍 메커니즘이나 동작에 필수적인 신경운동 및 생체역학적 메커니즘은 동작 자체를 수행할 때만 활성화된다. 예를 들어, 입각기 마지막 단계에서 발바닥쪽굽힘근의 수축은 잇따라 일어나는 유각기 단계에 중요한 푸시오프push-off를 위한 힘을 만든다. 이 힘 생성은 보행 속도에 영향을 주며, 에너지 교환을 일으킨다(Olney et al 1986). 걷기 동작을 만드는 필수 메커니즘은 걷기 연습을 통해서만 최적화될 수 있다. 그러나 근육이 매우 약하거나 동작 자체를 수행할 만큼 충분히 강하지 않다면 동작의 주요 요소에 맞춰진 운동, 앞의 사례의 경우라면 발바닥쪽굽힘 운동을 먼저 시행할 수도 있다.

일어서기에 대한 여러 연구에서는 몸을 선자세까지 일으키려면 엉덩관절에서 일어나는 몸통 굽힘이 중요하다고 보고하였다(Schenkman et al 1990; Pai & Rogers 1991; Shepherd & Gentile 1994). 이 연구들은 허벅지 위쪽으로 흔들리는 몸통 움직임에 의해 수직 움직임이 강화되며 이 앞쪽과 위쪽을 향하는 두 움직임이 중첩되어 발생한다는 것을 보여준다. 동작의 이러한 메커니즘과 그에 대한 학습은 해당 동작의 연습을 통해서만 최적화된다.

동작 전체를 수행하는 것은 학습자에게 습득해야 할 동작에 대한 개념을 제공하는 데 중요하다. 그러나 환자가 근육을 활성화 하는 것이, 다시 말해 힘을 생성하고 타이밍을 맞추는 것이 어렵다면, 특이적인 처방 운동으로 운동단위 활성을 향상시키고 근육이 더 높은 수준의 힘을 생성하고 지속할 수 있게 훈련시킨다. 예를 들어, 의자 높이를 높여 동작을 수정해서 연습할 수 있다. 근력과 조절 능력이 향상되면 의자 높이를 점차 낮추어 연습에 다양성을 추가하고 난이도를 높인다. 그리고 점차 다리 관절들의 기능적 연결을 회복하는 방향으로 진행한다.

연습 특이성과 전이[transfer]는 운동학습의 핵심이다(Magill 2001). 걷기와 같은 과제를 연습하는 목표 중 하나는 배운 것을 다른 맥락에 전이하는 능력을 기르는 것이다. 환자가 지역사회에서 기능할 수 있도록 하기 위해서는 먼저 재활 운동센터에서 걷는 연습을 해야하지만 나중에는 새롭게 학습한 운동기술을 더 다양한 의미 있는 상황으로 전이할 수 있게 해줘야 한다. 예를 들어, 상점에 걸어가기, 언덕 오르기, 횡단보도 건너기, 가방 들고 걷기 등이 그 예다. 급성 병변 후 기술을 전이하는 능력에는 다리 근육을 강화하고 지구력을 향상하는 운동과 전반적인 체력을 향상할 수 있는 운동이 필요하다. 이 장 첫 번째 섹션에서 언급하였듯이 근력 운동은 특정 기능적 과제의 동작 패턴과 유사하게 계획되어야 한다. 그래야 운동을 통해 얻은 근력 향상과 움직임 조절 능력이 기능적 수행 향상으로 전이될 수 있다. 걷기, 일어서기, 물건 잡기와 같은 동작의 수행 능력을 향상하기 위한 훈련 방법도 배운 것을 다양한 맥락과 다양한 제약 하에서 수행하는 것으로 전이될 수 있도록 계획해야 한다.

앉은자세에서 물체를 잡기 위해 팔을 뻗을 때는 몸 전체를 움직이는 능력과 지지면—넙다리와 발—위에서 균형을 잡을 수 있어야 한다. 바닥에 있는 물체를 잡는 연습과 다양한 방향으로 팔뻗기를 연습하면 환자들이 균형 안정성 한계를 파악할 수 있고, 뻗기 거리를 늘리기 위해 이 한계를 확장하는 데 도움이 된다. 치료사는 환자들이 좀 더 자신감 있게 움직이고 가능성을 탐색할 수 있도록 과제나 물체의 위치를 다양하게 제공한다. 한쪽으로 팔을 뻗으면 그쪽에 있는 다리가 능동적으로 지지면으로 쓰이며, 다리의 이런 능동적 사용 정도는 움직이는 방향, 속도, 거리 같은 조건에 달려 있다. 이런 운동은 앉은자세에서 균형과 뻗기 능력을 향상할 뿐 아니라 두 발 또는 한 발로 체중부하를 하는 연습을 제공한다.

훈련의 전이는 기능적으로 유사한 동작 사이에서 발생한다. 예를 들어, 앉은자세에서 팔 길이 너머로 활기차게 손을 뻗는 것은 일어서기 전 단계에서 생성되는 모멘텀과 생체역학적으로 유사하기 때문에, 균형을 개선하기 위한 앉은자세 훈련을 한 후 뇌졸중 환자들의 일어서기 수행 능력이 향상되었다는 연구 결과는 놀라운 일이 아니다. 이 연구 결과는 팔뻗기 운동에서 균형 운동으로의 전이가능성과 일반화 가능성에 대한 근거가 된다(Dean & Shepherd 1997).

앞에서 언급한 연구에서 설계한 연습 세션은 과제 연습과 연습 환경을 다양한 연습 조건을 갖춘, 기능적 수행력—이 경우 균형 과제 수행—을 향상하는 방향으로 구성해야할 필요가 있다는 것을 보여준다. 운동학습 문헌에서는 구획[blocked] 연습 대 무작위[random] 연습의 상대적 이점에 관한 주제를 많이 다룬다. 구획 연습은 지속consistent 연습, 무작위 연습은 가변variable 연습이라고도 한다(Gentile 2000; Magill 2001). 구획 연습 또는 지속 연습은 동일한 환경에서 동일한 동작을 반복적으로 연습하는 것을 의미하며, 무작위 연습 또는 가변 연습은 조건을 변경하여 개인이 다양한 장소와 목표에서 동작을 수행하는 연습을 말한다. 구획 연습은 근력과 조절 능력을 향상하기 위한 운동이 필요한 경우와 학습 초기 단계에서 특히 유용하다. 반면, 다양한 관련 있는 과제를 무작위나 가변적으로 연습하는 형태 또는 다양한 환경 조건에서 한가지 과제를 연습하는 연습 형태가 기술을 정밀하게 다듬는 단계인 학습 말기에는 수행과 학습 면에서 더 유리한 것으로 보인다(Gentile 2000). 이 주제는 연습 시 반복 문제와 밀접한 관련이 있다.

반복

근력과 팔다리 조절 능력을 향상하고 환자가 동작을 최적화된 방식으로 수행할 수 있게 하려면 수많은 반복이 필요하다(Bernstein, Latash & Latash 1994). 기술을 습득한다는 것은 단순히 반복하고 고착화하는 것만을 의미하는 것이 아니라 발명하고 발전하는 것도 내포한다(Whiting 1980). 베른슈테인은 이를 반복 없는 반복repetition without repetition이라고 하였다(Bernstein 1967). 다양한 조건에서 동작을 반복하면 환경에서 발생하는 운동 문제를 해결할 수 있는 능력이 발달한다.

물리치료 분야가 운동 재활의 필수 전제 조건인 기술 습득의 반복 요소를 중요하게 다루지 않은 것은 잘못된 일이다(Rooney et al 1994; Butefisch et al 1995). 운동이나 과제를 한번만 수행하거나 각 시도 사이에 휴식을 갖는 단일 수행을 연속으로 하는 형태는 운동학습이나 움직임 조절에 영향을 미치기 어렵다. 재활 초기 단계에서 근력 약화가 동작 수행에 방해가 되어 동작이 불가능하거나 비효율적인 상황이라면, 안정된 환경에서 반복적으로 연습하는 것이 매우 중요하다. 이때의 목표는 근육이 수축하여 동작 수행에 충분한 힘을 생성하게 하는 것이다. 그러나 기능적 수행에 필요한 기술의 세밀한 조정을 위해서는 다양한 조건에서의 가변적 연습이 필요하다. 그래서 어떤 동작의 기본 형태에 근접하게 되면 유연한 수행이 가능하도록 다양한 과제와 환경 조건에서 그 동작을 연습할 기회를 제공해야 한다.

어떤 기능적 과제가 개인에게 얼마나 어려운지는 그 과제가 해당 개인의 기술 수준에 비해 얼마나 도전적인지에 달려 있다(Guadagnoli & Lee 2004). 아주 간단한 과제라도 심각한 손상을 입은 사람에게는 거의 불가능하기 때문에 이런 개념은 임상 실무에 중요하다. 그런 경우라면 연습이 가능하도록 과제 자체나 그 과제가 수행되는 환경을 수정해줘야 할 수도 있다. 예를 들어, 앞으로 또는 위로 손 뻗는 훈련을 테이블에 팔을 올려놓은 상태에서 시작할 수 있다(그림 6-13). 이 간단한 수정으로 주요 작용 근육들의 효과를 향상하고 불필요한 적응 행동을 피할 수 있다. 또한, 움직이는 분절의 수를 줄이거나 이동 거리를 줄여 동작을 보다 쉽게 제어할 수 있게 할 수도 있다. 균형이 도전적인 상황을 줄여 환자가 과제를 수행하는 동안 균형 기전을 조절할 수 있게 해준다. 예를 들어, 하네스를 착용하면 환자가 낙상에 대한 두려움 없이 서 있는 상태에서 다양한 과제를 연습할 수 있다(그림 2-6B).

환자가 좋아지면 과제를 더 어렵게 만들거나 더 어려운 환경 조건에서 연습한다. 예를 들어 장애물을 넘거나 그 주변으로 걸어가기, 반복 횟수 늘리기, 동작 범위 확장, 저항이나 부하 증가 등을 시도할 수 있다. 훈련 진행은 이동 거리를 늘리거나, 서 있는 상태에서 물이 가득 든 잔을 들고 일어서거나, 혹은 두 가지 과제를 동시에 수행하는 식으로 한다(4장).

연습을 하면 최적화optimization 원리에 따라 힘 생성 역학이 만들어진다. 이 역학은 에너지, 시간, 정보의 필요성에 대하여 비용을 최소화하는 방향으로 발달한다. 새로운 과제를 처음 시도할 때 학습자는 이미 암묵적—내재적—으로 알고 있는 운동 역학을 사용한다. 연습을 하는 동안 암묵적 학습의 자기조직화 과정을 통해 역학이 세밀하게 조정된다. 강화[reinforcement]라는 것은 '연결된 풍부한 신경망 내에서 신경 요소들 간의 연결 강도가 증가하는 것'으로 볼 수 있다(Alexander et al 1992).

연습을 반복하는 동안 생기는 수행 가변성은 오류가 아니라(Manoel & Connolly 1995), 힘 생성 패턴을 점진적으로 최적화하는 필수 단계로 간주한다. 운동기술을 발달 중인 사람은 외부 힘을 활용하는 법, 동시수축 감소를 비롯하여 근육 힘을 최소화하는 법, 움직임 흐름을 원활하게 하는 법을 배우는 중이다(Bernstein 1967). 새로운 기술을 배우는 어린이와 성인에 대한 연구에 따르면, 효율적이고 부드러운 움직임이 수행되기 전에 움직임 목표 달성이 먼저 일어난다. 젠타일[Gentile]은 뇌 손상으로 일상적인 기능적 동작 수행이 어려워지거나 불가능해진 사람들도 이와 유사한 과정을 따르는 것이 유익할 수 있다고 제안한다(Gentile 1998). 다시 말해 초기 과제 연습 단계에서는 목표 달성하는 데 집중하고 그 이후에는 다양한 환경 조건에서 더 많은 연습을 통해 동작을 세밀하게 다듬는다.

과제 또는 환경을 수정하는 것은 급성 뇌 병변 후 초기 단계에서 수행이 정확하게 일어나지 않으면 동작 연습을 시키지 않으려는 물리치료사들에게 유용한 개념을 제공한다. 이는 중요한 문제다. 우리는 시행착오 과정을 통해서만 운동 수행을 향상시킬 수 있다. 과제를 단순하게 만들면 큰 오류 없이 연습이 가능하다. 예를 들어, 트레드밀에서 부분 체중 지지를 이용해 걷게 하면 과제와 환경적 맥락을 수정하여 걷기 동작을 단순화하는 효과적인 방법이 될 수 있다.

과제 특이적 훈련의 장점 중 하나는 연습의 미래적 가치, 즉 연습을 통해 수행이 향상될 수 있다는 것을 환자가 알 수 있다는 점이다. 예를 들어, 독립적으로 일어서거나 걷는 능력은 자립을 의미하며, 초기 재활 단계에서 트레드밀이나 지면 걷기 연습은 자신의 걷기 능력이 좋아질 것이다는 기대를 갖게 해준다.

일반적으로 반복 연습과 가변 연습의 결합은 다음을 위해 필요하다.

- 학습해야 할 움직임 패턴을 학습하기 위해, 다시 말해서 신경운동 처리과정을 세밀하게 조정하는 데 필요하다.
- 근육을 강화하고 협력근 활동을 특이적으로 훈련하고 유사한 동작으로 진행하기 위해 필요하다.
- 환경적 요구와 다른 요구에 맞게 고정된 움직임 패턴을 수정하기 위해, 다시 말해 수행의 유연성을 발달하고 학습한 움직임 규칙을 다른 상황으로 전이할 수 있게 하는 데 필요하다.

심상연습

연습은 겉으로 드러나는 신체연습에서부터 겉으로 드러나지 않는 연습 즉 심상연습까지 이어지는 연속체라 할 수 있다. 심상연습은 겉으로 드러나는 신체 움직임 없이 과제를 인지적으로 리허설—연습—하는 것을 말한다(Magill 2001). 심상연습은 정상인 대상자들에게 학습에 도움이 되는 유용한 방법으로 알려져 있다. 특히, 신체적으로 과제를 연습할 수 없거나 동작을 결합하는 것이 어려운 사람들에서 수행과 학습을 향상하기 위해 사용 가능하다. 간단한 신체 동작을 마음속으로 리허설하는 것은 수행할 동작에 집중하는 데 도움이 된다(Page et al 2001). 심상 이미지는 집중을 유지하고 과제 수행을 계획하는 능력을 향상하기 때문에 신체적으로 과제를 연습할 수 없는 사람에게 특히 중요한 방법이 될 수 있다.

심상연습과 신체연습 결합은 운동선수의 운동기술 학습을 촉진한다. 특히 심상연습은 신체연습이 불가능한 경우 기술을 유지하기 위한 목적으로 오래 전부터 효과적으로 사용되고 있다(Driskell et al 1994; Deiber et al 1998). 일부 초기 연구들은 동작 수행을 상상할 때 근육에서 전기적 활동이 발생한다는 것을 발견했다. 한 연구에서는 대상자들에게 팔을 굽혀 무게를 드는 동작을 시각적으로 떠올리라고 요구했을 때 위팔두갈래근에서 근전도 활동이 관찰되었다고 보고하였다(Jacobson 1932). 이런 결과는 심상연습 중에는 적절한 운동 관련 신경성 연결이 활성화될 수 있으며, 적절한 협응 패턴을 만들고 강화하는 데 도움이 될 수 있다는 것을 말해준다(Magill 2001). 또한 관련 연구들에 따르면 과제 학습의 초기 단계에는 높은 수준의 인지적 활동이 관여한다(Kosslyn et al 2001).

예를 들어, 앉은자세에서 일어서기 움직임의 모양과 몸의 형태를 생각하게 하면 동작의 시공간적 이미지를 떠올리며 연습하는 것이 가능하다. 동작 이미지는 과제가 수행되는 환경의 변화를 통해 강화된다. 이때의 목표는 몸의 형태와 환경 간의 적합성을 보여주는 움직임의 내적 모형을 만드는 것이다. 이 내적 모형 또는 심상 이미지를 바로 심상연습의 기전이라고 볼 수 있다(Gentile 1998).

연구에 따르면, 심상연습이 신경 병변이 있는 사람들의 운동 수행을 향상시키는 데 효과적이다(Crosbie et al 2004; Liu et al 2004; Malouin et al 2004; Page 2005). 한 연구에서는 뇌졸중 후 환자들을 대상으로 심상연습이 일어서기 동작에 미치는 효과를 조사하였다(Malouin et al 2004). 연구자들은 뇌졸중 환자 12명과 일반인 14명을 대상으로 운동 이미지를 이용한 한번의 심상연습 전후에 수행력을 조사하였다. 대상자에게 건강한 다리에 가해지는 부하를 줄이고 마비 다리에 가해지는 부하를 늘리도록 요구하였다. 대상자들에게 수직 힘에 대한 정보, 즉 발 아래에서 발생하는 힘의 크기와 타이밍을 보여주었다. 연구 결과는 마비된 다리에 가해지는 부하가 증가하였으며, 추적 검사에서는 시공간, 언어, 운동감각 영역의 회상 능력 같은 작업기억 점수가 수행력 향상과 유의한 상관관계를 보였다. 두 개의 체계적 고찰 연구에서도 심상연습이 뇌졸중 후 치료의 보조 수단으로 긍정적인 효과가 있다고 주장하였다(Braun et al 2006; Zimmermann-Schlatter et al 2008). 심상연습은 개인이 동작 자체를 먼저 이해하고, 그 다음 신체적 연습과 결합하여 연습할 때 가장 효과적일 가능성이 높다.

4 물리치료 제공에 관한 새로운 접근법: 연습 기회 제공

스포츠 활동, 악기 연주, 체스 같은 활동을 능숙하게 하려면 하루 중 많은 시간을 연습에 투자해야 한다. 마찬가지로 신경 손상이 있는 사람이 일상적인 동작과 관련된 운동기술을 회복하거나 향상하려면 개인적인 조언이나 도움을 제공하는 치료사와 함께하는 훈련 세션 이외의 시간에도 집중적으로 연습해야 한다.

개별 훈련 세션 외에서도 의미 있고 집중적인 연습이 이루어지기 위해서는 다음과 같은 사항이 필요하다.

- 안전하고 독립적인 그리고 감독이 없는 상황에서 연습이 가능한 환경을 조성해야 한다.
- 물리치료를 제공하는 방식의 변화가 필요하다. 환자에게 연습할 것을 지시하는 것, 워크북을 제공하

는 것, 도전적인 환경을 구성하는 것에도 치료 시간을 배정하고 흥미로운 연습 기회를 자주 제공하는 식으로 바뀌어야 한다.

- 재활 과정이 최적의 효과를 내기 위해서는 환자의 능동적 참여는 물론 심상연습과 신체연습이 필요하다는 것을 재활 팀과 환자가 이해하고 있어야 한다.

연습에 얼마나 많은 시간을 할애하는가는 움직임 재활 훈련에 있어 매우 중요한 문제다. 물리치료에 할당된 시간을 더 효율적으로 활용하기 위해서는 방법뿐만 아니라 치료 제공 방식에서도 변화가 필요하다. 여러 임상연구에서 밝혔듯이 입원 환자가 연습과 학습에 할애할 수 있는 시간이 매우 적다는 것은 분명하다. 특히 급성기 환자들에서 그러한 경향이 두드러진다. 하지만 뇌졸중 후 기능적 회복을 위해서는 많은 양의 연습이 필요하며, 재활의 많은 부분이 특이적 훈련으로 이루어져야한다는 것을 말하는 근거들이 많다.

이제 치료사들은 점차 손을 사용한 일대일 치료에 의존하는 방식에서 벗어나 치료사와 함께 하는 개별화된 훈련 세션뿐만 아니라 특정 동작을 연습할 수 있게 마련한 개별 운동 스테이션station에서, 치료사의 감독이나 보조가 완전하지 않은 상황에서 연습하는 방식으로 치료를 제공하고 있다. 이 운동 스테이션에는 균형 과제를 위한 현수형 하네스, 되먹임 장치 및 컴퓨터 보조 장치, 트레드밀이나 등속성 동력계 같은 운동 장비가 포함된다.

관리 감독 하에 시행하는 연습은 환자들이 그룹을 형성하여 함께 운동하고 서로 도우며 연습하는 것을 말하며, 이 형태는 연습과 운동, 활동에 들이는 시간을 늘리는 또 다른 방법이다. 개별적인 지원과 훈련은 필요한 경우에만 제공한다(그림 2-13). 한두 명의 치료사가 보조자의 도움을 받아 여러 환자를 감독할 수 있으며, 가능한 경우 또는 환자가 원하는 경우 가족도 보조자로 참여할 수 있다(그림 5-15). 환자들은 순환훈련 시간에 여러 운동 스테이션을 이동하며 특이적 운동 활동들을 연습할 수 있다. 이때 환자들에게 간단한 도움이나 근력이나 운동기술을 증진할 수 있는 기술 장비 등의 도움을 제공할 수 있으며 학습할 동작에 대한 사진이나 비디오 또는 운동 지침을 설명하는 안내문이나 전자 설명 등을 제공한다. 그룹 운동에서는 유사한 장애를 가진 다른 사람들과의 상호작용을 통해 동기 부여와 성취감을 느낄 수 있고, 개인의 웰빙과 의사소통 능력도 향상시킬 수 있다. 그룹 수업을 도입하면 하루 중 사회적 상호작용에 참여하는 시간을 늘릴 수 있고 그 수준도 높일 수 있다. 한 연구에서는 수업에 참석한 환자들이 동료들과 보내는 시간이 25% 더 많았다고 보고하였다(de Weerdt et al 2001). 다른 연구에서는 그룹에 배정된 참가자들이 서로 격려하고 성공을 축하하는 분위기 속에서 동료애가 돈독해졌다고 보고했다(Barreca et al 2004).

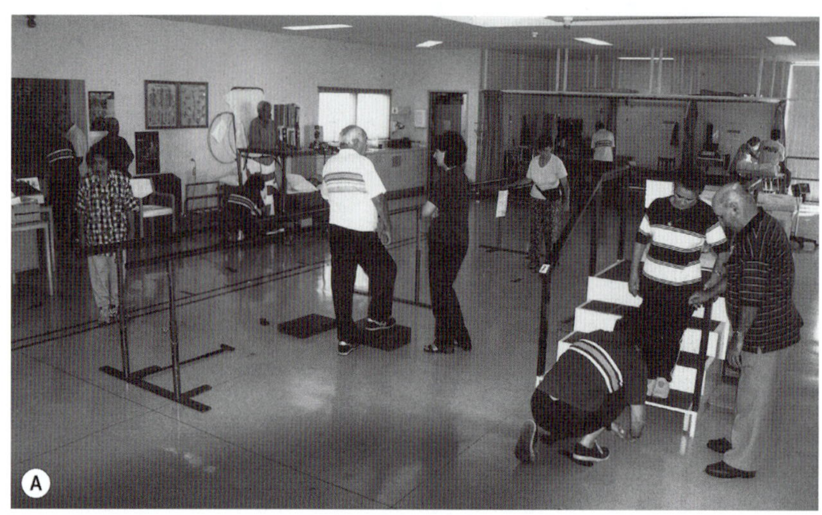

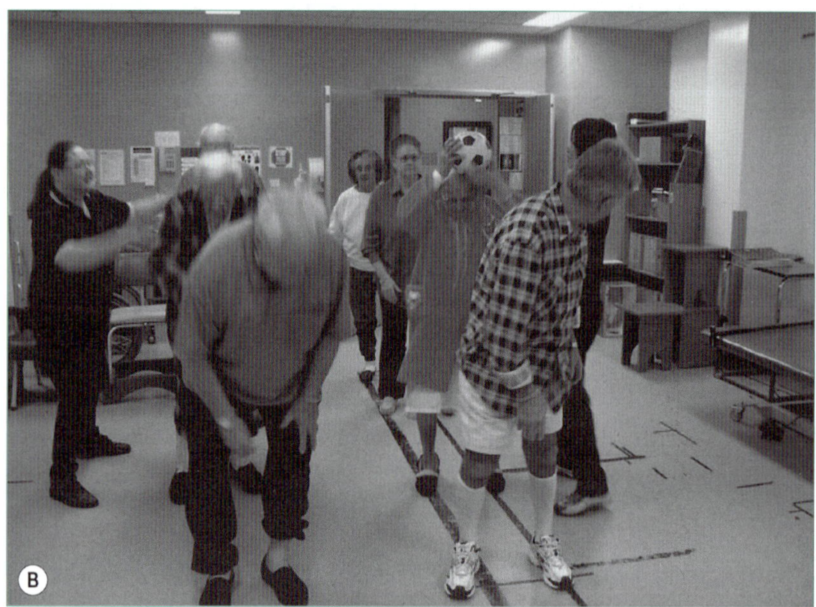

[그림 2-13] (A) 다리 순환훈련의 개요. (F Mackey, Port Kembla Hospital, Australia, 허가를 받아 인용) (B) 균형과 팔 그룹 순환훈련의 일부 (K Schurr & S Dorsch, Phsiotherapy Department, Bankstown-Lidcom be Hospital, Sydney, Australia 제공)

다른 사람과 상호작용하면서 연습하는 것은 경쟁적이고 협력적인 요소를 더해 학습자의 동기를 높인다(McNevin et al 2000). '한쌍dyad' 훈련은 두 사람이 함께 운동하며 신체연습과 관찰을 교대적으로 진행하는 훈련을 말하는데, 정상인을 대상으로 이 훈련 방식을 조사한 연구에 따르면 개인 연습보다 더 효과적인 것으로 나왔다(Shea et al 1999). 연구자들은 두 사람 간의 상호작용적 연습의 효과를 설명하였다. 이 연구 결과는 신체연습과 관찰, 그리고 상호 간에 나누는 제안이나 동기부여 대화가 효과적인 학습 프로토콜 혹은 학습 환경을 만든다는 점을 말해준다.

다른 사람과 함께 운동하는 것이 긍정적인 결과를 만드는 이유는 다른 사람의 수행을 관찰하면서 학습할 동작과 오류를 관찰할 기회가 있기 때문으로 보인다(Herbert & Landin 1994; Granados & Wulf 2007). 혼자서 신체적으로 도전적인 훈련을 하다보면 도중에 휴식을 취할 수도 있지만, 다른 사람과 함께 운동하면 파트너를 도와야 하기 때문에 집중력을 유지하고 있어야 한다. 연습 파트너 간의 상호작용은 학습 효과를 높이는 주요 요인이 될 수 있다(Shea et al 1999). 관찰 연습은 오류 인식 능력을 향상시킨다(Black & Wright 2000). 이와 관련된 임상적 시사점은 관련 연구를 참고하라(McNevin et al 2000).

컴퓨터 보조장비, 가상현실, 로봇과 전기역학적 훈련

움직임 관련 훈련에서 장비들의 잠재성은 아직 완전히 밝혀지지 않았다. 현재 개발 중이거나 연구 중인 새로운 기술 보조 장치들은 환자가 더 많은 반복을 통해 동작을 독립적으로 연습할 수 있게 하여 신체활동 및 정신 활동에 할애하는 시간을 늘리는 데 도움이 된다(Mehrholz et al 2008). 이러한 장치는 되먹임을 제공하고, 신체 참여를 유도하며, 연습 강도를 높이고, 동기 부여를 강화할 수 있다. 장비는 움직임 재활에서 새로운 차원을 제공한다(Hesse et al 2006). 재활에 접목되고 있는 기술은 다음과 같다.

- 로봇 보조 훈련(Fasoli et al 2004; Hidler et al 2005; Hesse et al 2006; Hornby et al 2008)
- 전기역학 훈련 보조 장치(Hesse et al 2006; Barker et al 2008)
- 가상현실 시스템(Sisto et al 2002; Fung et al 2006)
- 다양한 유형의 조작기로 제어하는 상호작용 컴퓨터 게임(Hermsdorfer et al 2004)

로봇 시스템

여러 연구에서 로봇 시스템이 팔의 국소적 분절 움직임에 대해 성과가 있었다는 결과를 보고하였지만, 장기적 기능 향상으로의 전이는 아직 명확하지 않다(Volpe et al 2000; Hidler et al 2005; Krebs et al 2002; Lum et al 2002; Hesse et al 2003; Gallichio & Kluding 2004; Lam et al 2006). 심한 팔 부전마비가 있는 뇌졸중 환자에게 로봇 훈련장치인 Bi-ManuTrack을 사용하여 양측성으로 앞팔과 손목의 움직임을 훈련한 결과, 기능적 향상이 있었다고 보고되었다(Hesse et al 2003). 로봇 보조 트레드밀 걷기훈련 장치인 Lokomat®에 대한 연구에서는 뇌졸중 후 독립 보행이 가능한 환자들이 트레드밀 훈련을 할 때 치료사가 마비된 다리의 유각기 동작을 돕는 형태의 훈련에 비해 추가적인 이점을 주지 못한 것으로 나타났다(Hornby et al 2008). 다른 연구에서는 독립적으로 걷지 못하는 환자를 대상으로 Lokomat을 사용한 트레드밀 훈련과 보바스Bobath 치료의 효과를 비교했다(Mayr et al 2007). 실험군은 로봇 트레드밀 훈련을 받았으며 대조군은 구르기, 무릎서기 같은 기능적 동작과 앉은자세와 선자세에서 마비쪽 팔다리를 촉진하는 기법이 포함된 물리치료를 받았다. 트레드밀 훈련군은 Rivermead Motor Assessment, 10분 걷기 검사로 측정한 기능적 측면에서 그리고 Medical Research Council 근력검사로 측정한 근력 측면에서 대조군보다 유의하게 더 큰 향상을 보였다.

전기역학 시스템

비로봇 팔 재활 장비인 SMART(Sensorimotor Active Rehabilitation Training)는 심한 팔 마비가 있는 사람이 제

한적이지만 정상적인 손 이동 경로를 따라 팔을 앞으로 펴는 동작을 하게 도와주는 전기역학 시스템 장치다(그림 6-21). 근전도로 유발된 위팔세갈래근 수축을 이용할 수도 있고 근전도 유발 수축을 이용하지 않고도 이용이 가능하다. 이 장치를 이용한 실험에서는 뇌졸중 발생 후 6개월 이상 경과한 사람들을 세 군으로 나누었다(Barker et al 2008). 근전도 유발 자극과 함께 또는 근전도 자극 없이 SMART 장치를 이용하여 훈련을 받은 군은 손상—위팔세갈래근 근력과 수동움직임에 대한 저항—수준과 활동 수준—Motor Assessment Scale—에서 유의한 기능 향상을 보였다. 이러한 변화는 훈련 종료 후 최소 2개월까지 유지되었다. 하지만 대조군에서는 변화가 없었다.

팔과 손 움직임, 걷기 훈련을 위해 설계된 여러 장치와 관련하여 참고할 만한 문헌들이 있다(Hesse et al 2006). 한 코크란 체계적 고찰에서는 전기역학 장치를 이용한 걷기 훈련과 물리치료를 함께 받은 뇌졸중 환자들이 이러한 장치 없이 걷기 훈련을 받은 환자들보다 독립적 보행을 하게 될 가능성이 더 크다는 근거를 보여주었다(Mehrholz et al 2008).

가상현실 시스템은 개인이 3차원 환경을 경험하고 상호작용할 수 있도록 모의 또는 가상으로 생성된 감각 정보를 제공한다(Holden & Dyar 2002; Sisto et al 2002; Deutsche et al 2004; Holden 2005; Lam et al 2006). 이 시스템은 환자가 도로를 건너거나 장애물을 넘고(Jaffe et al 2004), 연석을 오르는(Fung et al 2006) 등의 환경적 도전을 통해 가변적 훈련에 참여하게 하여 실제 생활환경으로 돌아가는 과정을 돕는다. 이 시스템은 운동 활동과 기능적 수행 면에서 개선이 보고되었으며, 가상 손을 사용한 훈련 프로그램 후 편측무시가 감소했다는 결과도 있다(Castiello et al 2004). 또한 대뇌겉질 재구성이 강화되었다는 보고도 있다(You et al 2005). 뇌졸중 재활에서 가상현실에 대한 고찰 연구에서는 근거 강도가 약함에서 중간 정도로 제한적이다는 것을 보여주었지만(Crosbie et al 2007), 가상현실이 재활에서 흥미로운 새로운 발전이다고 제안하였다. 가상현실은 자극과 다양한 환경을 제공하며 연습에 들이는 시간을 늘릴 수 있다(Malouin & Richards 2005).

아직 많은 근거가 있는 것은 아니지만, 이러한 훈련 보조 시스템들이 팔다리 움직임, 근력 및 기능적 운동 수행을 향상하고(Hesse et al 2006; Barker et al 2008), 운동 회복을 촉진(Hesse et al 2006)할 수 있다는 잠재적 가능성은 확인할 수 있다.

기능적 과제 수행이 향상되는지 여부는 이런 장치를 사용하여 어떤 동작을 훈련하는가에 달려 있다. 예를 들어, 수평면에서 팔을 뻗는 로봇 보조 훈련 후, 설령 개별 관절 움직임이 향상되었다하더라도, 팔 기능 향상을 보여주는 연구 근거는 없다. 전기역학 및 로봇 보조 팔 훈련에 대한 체계적 고찰에 따르면 팔 기능과 근력에는 긍정적인 효과가 있었지만, 일상생활 동작 수행에는 효과가 나타나지 않았다(Mehrholz et al 2008). 이 고찰 연구에서 일상생활활동 측정에 사용된 기능적 독립성 측정[FIM]과 바델 지수는 비교적 전반적 장애 측정 도구이지 실제 일상생활 동작의 기능적 수행을 정확하게 반영하는 측정도구가 아니다는 점도 주목해야 한다. 또한 적절한 환자 선별도 중요하다. 로봇 보조 훈련은 손상이 심한 환자들에게 적합할 수 있다(Hornby et al 2008). 사람들이 특정 동작을 수행할 수 있게 되면 도움이나 보조없이 학습이 더 빠르게 진행될 가능성이 높다. 향후 이런 시스템과 관련된 설계 및 연구에서는 (1) 훈련과 운동의 특이성 효과와 (2) 기능적 수행을 측정하는 방법의 관련성과 타당성을 고려해야 한다.

독립적 연습을 계획할 때는 환자가 연습해야 할 동작에 주의를 기울이도록 유도하는 방법도 고려한다. 한 연구에서는 뇌졸중에서 회복 중인 여성이 독립적으로 걷기 연습을 할 때 모니터링하고 그 결과를 보고했다(Canning & Adams 1985). 환자는 물리치료 센터에서는 꽤 잘 걸었지만 그외 다른 장소에서는 짧은 보폭과 넓은 기저 보행 패턴으로 돌아갔다. 환자는 관찰자들이 자신의 보폭과 걸음 길이를 몰래 모니터링하고 점수화하는 것에 동의했다. 관찰 결과는 매일 집계되었으며, 11일 후 환자의 걷기 능력이 개선된 것으로 나타났다.

순환훈련 및 그룹 운동 식으로 제공된 물리치료에 참가한 참가자들은 근력, 체력, 기능 수행이 향상되었으며, 이런 유형의 물리치료 제공이 효과가 있으며 실행이 가능하다는 것이 입증되었다(Teixeira-Salmela et al 1999 2001; Dean et al 2000; Eng et al 2003; Salbach et al 2004; Sherrington et al 2008b). 완전하지 않은 감독 상황에서 시행된 연습은 개별화된 훈련 및 재활환경과 가정에서 하는 비감독 상황에서의 연습 사이의 격차를 줄이는 데 도움이 된다. 만약 환자 자신이 연습 조건에 대해 어느 정도 통제력을 가진다고 느끼며 치료사를 필요 시 도움을 요청할 수 있는 도움 제공자로 여긴다면 이런 유형의 훈련이 문제 해결 능력을 향상시킬 수 있다. 이런 능력은 가정 생활에서도 필수다. 이미 많은 치료사들이 만약 환자가 매일 짧은 시간만 신체활동에 할애한다면 환자들의 잠재력을 최대한 끌어내는 것이 불가능하다는 점을 인정한다(Bernhardt et al 2004; Smith et al 2008). 뇌졸중 전문병동과 재활 시설에서 환자들이 보내는 대부분의 일과 시간이 허비될 수 있다. 익숙한 치료 제공 방식을 바꾸는 것은 임상 전문가들에게 어려운 일이지만 재활 병동이나 건강 관련 부서 내 문화는 변화가 필요하다.

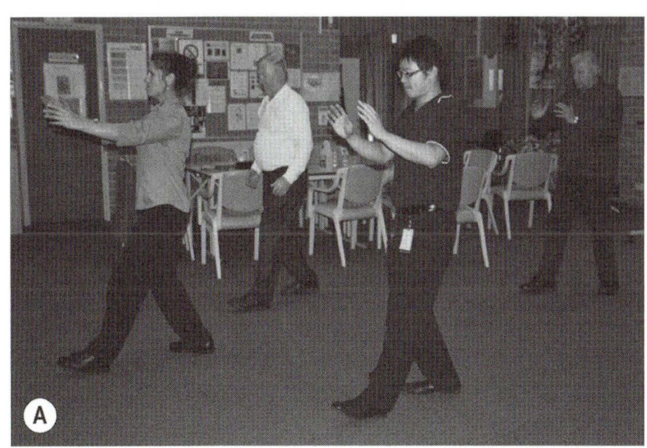

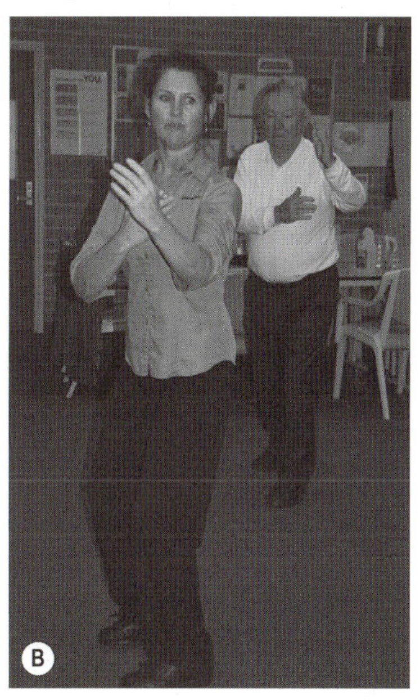

[그림 2-14] 재활센터에서의 태극권 훈련(Sydney 전쟁 기념 병원 물리치료 부서 제공)

결론적으로, 이 장의 주요 목적은 신경재활에서 운동학습과 신체훈련의 중요성을 강조하고, 효과적이고 적절한 강도의 연습을 가능하게 하는 환경적 조건과 절차를 마련하는 것의 중요성을 논의하는 것이다. 물리치료 교육의 변화가 필요하다. 임상 전문가들이 생체역학, 운동학습, 신경과학 및 운동과학에 대한 최신 지식을 습득하고, 과학에 기반한 운동 프로그램 개발에 참여하며, 훈련 방법을 적용하는 데 필요한 기술을 익힐 기회를 얻어야 한다. 분명한 것은 재활 과정이 현재보다 더 활동적이고 집중적이어야 하며, 특히 급성 뇌 병변에서 회복 중인 환자들의 경우에는 더욱 그렇다. 또한 만성 질환을 관리하는 데 어려움을 겪고 있는 환자들에게는 보다 개인별 손상에 특이적인 재활이 필요하다. 재활 부서와 물리치료실은 재활의 일환으로 그룹 운동 수업을 위한 시설을 제공해야 한다. 환자들이 지역사회로 돌아갈 때 이용할 수 있는, 물리치료나 다른 운동 프로그램을 제공하는 지역사회 운동시설들이 마련되어야 한다. 급성 뇌 병변 후 회복은 개인이 능동적인 삶을 유지하는 한 계속된다. 만성 신경계 질환 환자들에게는 정신적, 신체적으로 능동적인 삶을 유지하는 것이 가장 중요하다. 환자들이 지역사회에서 제공하는 활동 프로그램을 찾아 참가하도록 권장하는 것도 치료사의 중요한 임무 중 하나다. 체육관 운동, 수중 운동, 수영, 걷기 모임, 태극권 수업 등이 이런 프로그램에 해당된다(그림 2-14). 손상의 기전과 효과에 대한 평가와 이해는 환자 개인별로 중점을 두어야 할 부분을 명확히 하는 데 도움이 된다. 하지만 모든 사람들이 더 강해지고, 정신적·신체적으로 더 활발하며, 신체적으로 더 건강해지면 거기서 얻는 이점도 크다.

특정 과제 수행을 최적화하기 위한 운동과 훈련 프로그램은 주로 앉고 일어서기, 걷기, 물건 잡기 및 조작하기, 균형 유지하기의 재학습을 촉진하도록 설계된 운동프로그램들이며, 이에 대해서는 추후 더 자세히 다루기로 한다.

참고문헌

Abrams RA, Pratt J 1993 Rapid aimed limb movements: differential effects of practice on component submovements. J Mot Behav 25:288-298.

Ada L, Dorsch S, Canning C 2006 Strengthening interventions increase strength and improve activity after stroke: a systematic review. Aust J Physiother 52:241-248.

Agahari I, Shepherd RB, Westwood PA 1996 A comparative evaluation of lower limb forces in two variations of the step exercise in able-bodied subjects. In: Lee M, Gilleard W, Sinclair P et al (eds) Proceedings of 1st Australasian Biomechanics Conference, Sydney, Australia:94-95.

Alexander GE, DeLong MR, Crutcher MD 1992 Do cortical and basal ganglionic motor areas use motor programs , to control movement? Behav Brain Sci 16:656-665.

American College of Sports Medicine 1998 Position stand: exercise and physical activity for older adults. Med Sci Sports Exerc 30:992-1008.

American College of Sports Medicine 2006a ACSM s guidelines for exercise testing and prescription, 7th edn. Lippincott Williams & Wilkins, Baltimore, MD. American College of Sports Medicine 2006b ACSM s resource manual for guidelines for exercise testing and prescription, 5th edn. Lippincott Williams & Wilkins, Baltimore, MD.

Andrews AW, Bohannon RW 2001

Discharge function and length of stay for patients with stroke are predicted by lower extremity muscle force on admission to rehabilitation. Neurorehabil Neural Repair 15:93-97.

Annett J 1971 Acquisition of skill. Br Med Bull 27:266-271.

Arutyunyan GH, Gurfi nkel VS, Mirskii ML 1968 Investigation of aiming at a target. Biophysics 13:536-538.

Aziz-Zadeh A, Maeda F, Zaidel A et al 2002 Lateralization in motor facilitation during action

observation: a TMS study. Exp Brain Res 144:127-131.

Barker RN, Brauer SG, Carson RG 2008 Training of reaching in stroke survivors with severe and chronic upper limb paresis using a novel nonrobotic device. Stroke 39:1800-1807.

Barreca S, Sigouin CS, Lambert C et al 2004 Effects of extra training on the ability of stroke survivors to perform an independent sit-tostand: a randomized controlled trial. J Ger Phys Ther 27:59-64.

Behm DG, Sale DG 1994 Intended rather than actual movement velocity determines velocityspecific training response. J Appl Physiol 74:359-368.

Belmont I , Benjamin H, Ambrose J et al 1969 Effect of cerebral damage on motivation in rehabilitation. Arch Phys Med Rehabil 50:507.

Bernhardt J, Dewey HM, Thrift AG et al 2004 Inactive and alone: physical activity in the first 14 days of acute stroke unit care. Stroke 35:1005-1009.

Bernstein N 1967 The coordination and regulation of movements. Pergamon Press, London. Black CB, Wright DL 2000 Can observational practice facilitate error recognition and movement production? Res Q Exerc Sport 71:331-339.

Bobath B 1990 Adult hemiplegia: evaluation and treatment, 3rd edn. Butterworth Heinemann, Oxford.

Bohannon RW 1986 Strength of lower limb muscle related to gait velocity and cadence in stroke patients. Physiother Can 38:204-206.

Bohannon RW 1987 Relative decreases in knee extension torque with increased knee extension velocities in stroke patients with hemiparesis. Phys Ther 67:1218-1220.

Bohannon, RW, Walsh, S: Association of paretic lower extremity strength and balance with stair climbing ability in patients with stroke. J Stroke Cerebrovasc Dis. 1, 1991, 129-133.

Braun, SMBAJ, Borm, PJ, Schack, T, et al.: The effects of mental practice in stroke rehabilitation: a systematic review. Arch Phys Med Rehabil. 87, 2006, 842-852.

Britton, E, Harris, N, Turton, A: An exploratory randomized controlled trial of assisted practice for improving sit-to-stand in stroke patients in the hospital setting. Clin Rehabil. 22, 2008, 458-468.

Brown, DA, Kautz, SA: Increased workload enhances force output during pedalling exercise in persons with post-stroke hemiplegia. Phys Sportsmed. 26, 1998, 598-606.

Buchner, DM, de Latour, BJ: The importance of skeletal muscle strength to physical function in older adults. Ann Behav Med. 13, 1991, 91-98.

Buchner, DM, Larson, EB, Wagner, EH, et al.: Evidence for a non-linear relationship between leg strength and gait speed. Age Ageing. 25, 1996, 386-391.

Buchner, DM, Cress, ME, de Latour, BJ: The effects of strength and endurance training on gait, balance, fall risk, and health services use in community-living older adults. J Gerontol A Biol Sci Med Sci. 52, 1997, M218-224.

Butefisch, C, Hummelsheim, H, Denzler, P, et al.: Repetitive training of isolated movements improves the outcome of motor rehabilitation of the centrally paretic hand. J Neurol Sci. 130, 1995, 59-68.

Canning, C, Adams, R: Covert monitoring to promote consistency of walking performance: a case study. Aust J Physiother. 31, 1985, 152.

Cao, C, Schultz, AB, Ashton-Miller, JA, et al.: Sudden turns and stops while walking: kinematic sources of age and gender differences. Gait Posture. 7, 1998, 45-52.

Carr, JH, Shepherd, RB: Physiotherapy in disorders of the brain. 1980, Heinemann, London.

Carr, JH, Shepherd, RS: A motor relearning programme for stroke. 2nd edn, 1987, Butterworth Heinemann, Oxford.

Carr, JH, Shepherd, RB: A motor relearning model for rehabilitation. In Carr, JH, Shepherd, RB (Eds.): Movement science. Foundations for physical therapy in rehabilitation. 2nd edn, 2000, Aspen, Rockville, MD, 31-92.

Carr, JH, Shepherd, RB: Stroke rehabilitation. Guidelines for training and exercise to optimise motor skill. 2003, Butterworth Heinemann, Oxford.

Carr, JH, Shepherd, RB: Optimierung der Wiederherstellung der Funktion nach Schlaganfall. In Mehrholz, J (Ed.): Fruhphase Schlaganfall Physiotherapie und Medizinische Versorgung. 2008, Thieme, Stuttgart, 63-156.

Carroll, WR, Bandura, A: The role of visual monitoring in observational learning of action patterns: making the unobservable observable. J Mot Behav. 14, 1982, 153-167.

Castiello, U, Lusher, D, Burton, C, et al.: Improving left hemispatial neglect using virtual reality. Neurol. 62, 2004, 1958-1962.

Chae, J, Yang, G, Park, BK, et al.: Delay in initiation and termination of muscle contraction, motor impairment, and physical disability in upper limb paresis. Muscle Nerve. 25, 2002, 568-575.

Chae, J, Yang, G, Park, BK, et al.: Muscle weakness and cocontraction in upper limb hemiparesis: relationship to motor impairment and physical disability. Neurorehabil Neural Repair. 16, 2002, 241-248.

Chandler, JM, Duncan, PW: Eccentric vs concentric force velocity relationships of the quadriceps femoris muscle. Phys Ther. 68, 1988, 800.

Chen, H-C, Ashton-Miller, JA, Alexander, NB, et al.: Effects of age and available response time on ability to step over an obstacle. J Gerontol Med Sci. 49, 1994, M227-233.

Chen, H-C, Schultz, AB, Ashton-Miller, JA, et al.: Stepping over obstacles: dividing attention impairs performance of old more than young adults. J Gerontol. 51A, 1996, M116-122.

Cramp, MC, Greenwood, RJ, Gill, M, et al.: Low intensity strength training for ambulatory stroke patients. Disabil Rehabil. 28, 2006, 883-889.

Crosbie, JH, McDonough, SM, Gilmore, DH, et al.: The adjunctive role of mental practice in the rehabilitation of the upper limb after hemiplegic stroke: a pilot study. Clin Rehabil. 18, 2004, 60-68.

Crosbie, JH, Lennon, S, Basford, JR, et al.: Virtual reality in stroke rehabilitation: still more virtual than real. Disabil Rehabil. 29, 2007, 1139-1146.

Dean, CM, Shepherd, RB: Task-related training improves performance of seated reaching tasks following stroke: a randomized controlled trial. Stroke. 28, 1997, 722-728.

Dean, CM, Richards, CL, Malouin, F: Task-related circuit training improves performance of locomotor tasks in chronic stroke: a randomized, controlled pilot trial. Arch Phys Med Rehabil. 81, 2000, 409-417.

De Deyne, PG: Application of passive stretch and its implications for muscle fibres. Phys Ther. 81, 2001, 819-827.

Deiber, MP, Ibanez, V, Honda, M, et al.: Cerebral processes related to visuomotor imagery and generation of finger movements studied with positron emission tomography. Neuroimage. 7, 1998, 73-85.

Deutsche, JE, Merians, AS, Adamovich, S, et al.: Development and application of virtual reality technology to improve hand use and gait of individuals post-stroke. Restor Neurol Neurosci. 22, 2004, 371-386.

de Weerdt, W, Nuyens, G, Hilde, F, et al.: Group physiotherapy improves time-use by patients with stroke in rehabilitation. Aust J Physiother. 47, 2001, 53-61.

Driskell, JE, Copper, C, Moran, A: Does mental practice enhance performance?. J Appl Psychol. 79, 1994, 481-492.

Duncan, PW, Chandler, JM, Cavanaugh, DK, et al.: Mode and speed specificity of eccentric and concentric exercise training. J Sports Phys Ther. 11, 1989, 70-75.

Duncan, P, Studenski, S, Richards, L, et al.: Randomized clinical trial of therapeutic exercise in subacute stroke. Stroke. 34, 2003, 2173-2180.

Ellenbecker, TS, Davies, GJ, Rowinski, MJ: Concentric and eccentric isokinetic strengthening of the rotator cuff. Am J Sports Med. 16, 1988, 65-69.

Eng, JJ: Strength training in individuals with stroke. Physiother Can. 56, 2004, 189-201.

Eng, JJ, Chu, KS, Kim, CM, et al.: A community-based group exercise program for persons with chronic stroke. Med Sci Sports Exerc. 35, 2003, 1271-1278.

Eng, JJ, Dawson, AS, Chu, KS: Submaximal exercise in persons with stroke: test-retest reliability and concurrent validity with maximal oxygen consumption. Arch Phys Med Rehabil. 85, 2004, 113-118.

Engardt, M: Long term effects of auditory feedback training on relearned symmetrical body weight distribution in stroke. A follow-up study. Scand J Rehabil Med. 26, 1994, 65-69.

Engardt, M, Ribbe, T, Olsson, E: Vertical ground reaction force feedback to enhance stroke patients' symmetrical body-weight distribution while rising/sitting down. Scand J Rehabil Med. 25, 1993, 41-48.

Fadiga, L, Fogassi, L, Pavesi, G, et al.: Motor facilitation during action observation: a magnetic stimulation study. J Neurophysiol. 73, 1995, 2608-2611.

Fasoli, SE, Krebs, HI, Stein, J, et al.: Robotic therapy for chronic motor impairments after stroke: follow-up results. Arch Phys

Med Rehabil. 85, 2004, 1106-1111.

Fasoli, SE, Krebs, HI, Stein, J, et al.: Effects of robotic therapy on motor impairment and recovery in chronic stroke. Arch Phys Med Rehabil. 84, 2005, 477-482.

Fiatarone, MA, Marks, EC, Ryan, ND, et al.: High-intensity strength training in nonagenarians. J Am Med Assoc. 263, 1990, 3029-3034.

Fiatarone, MA, O'Neill, EF, Ryan, ND, et al.: Exercise training and nutritional supplementation for physical frailty in very elderly people. N Engl J Med. 330, 1994, 1769-1775.

Forssberg, H, Grillner, S, Rossignol, S: Phase dependent reflex reversal during walking in chronic spinal cats. Brain Res. 55, 1975, 247-304.

Fowler, V, Carr, J: Auditory feedback: effects on vertical force production during standing up following stroke. Int J Rehabil Res. 19, 1996, 265-269.

Friden, J: Changes in human skeletal muscle induced by long-term eccentric exercise. Cell Tissue Res. 236, 1984, 365-372.

Friden, J, Seger, J, Sjostrom, M, et al.: Adaptive responses in human skeletal muscle subjected to prolonged eccentric training. Int J Sports Med. 4, 1983, 177-183.

Frontera, WR, Meredith, CN, O'Reilly, KP, et al.: Strength conditioning in older men: skeletal muscle hypertrophy and improved function. J Appl Physiol. 64, 1988, 1038-1044.

Fung, J, Richards, CL, Malouin, F, et al.: A treadmill and motion-coupled virtual reality system for gait training post-stroke. Cyberpsychol Behav. 9, 2006, 157-162.

Gallichio, J, Kluding, P: Virtual reality in stroke rehabilitation: review of the emerging research. Phys Ther Rev. 9, 2004, 207-212.

Gardner, MM, Robertson, MC, Campbell, AJ: Exercise in preventing falls and fall related injuries in older people: a review of randomized controlled trials. Br J Sports Med. 34, 2000, 7-17.

Gentile, AM: Implicit and explicit processes during acquisition of functional skills. Scand J Occup Ther. 5, 1998, 7-16.

Gentile, AM: Skill acquisition: action, movement, and neuromotor processes. In Carr, JH, Shepherd, RB (Eds.): Movement science. Foundations for rehabilitation. 2nd edn, 2000, Aspen, Rockville, MD, 93-154.

Gonella, C, Hale, G, Ionta, M, et al.: Self-instruction in a perceptual motor skill. Phys Ther. 61, 1981, 177-184.

Gracies, JM: Pathophysiology of spastic paresis. 1. Paresis and soft tissue changes. Muscle Nerve. 31, 2005, 535-551.

Granados, C, Wulf, G: Enhancing motor learning through dyad practice: contributions of observation and dialogue. Res Q Exerc Sport. 78, 2007, 197-203.

Grezes, J, Decety, J: Functional anatomy of execution, mental stimulation, observation and verb generation of actions: a meta-analysis. Hum Brain Mapp. 12, 2001, 1-19.

Guadagnoli, MA, Lee, TD: Challenge point: a framework for conceptualizing the effects of various practice conditions in motor learning. J Motor Behav. 2, 2004, 212-224.

Hachisuka, K, Umezu, Y, Ogata, B: Disuse muscle atrophy of lower limbs in hemiplegic patients. Arch Phys Med Rehabil. 78, 1997, 13-18.

Hakkinen, K, Komi, PV: Electromyographic changes during strength training and detraining. Med Sci Sports Exerc. 15, 1983, 455-460.

Hakkinen, K, Newton, RU, Gordon, SE, et al.: Changes in muscle morphology, electromyographic activity, and force production characteristics during progressive strength training in young and older men. J Gerontol Biol Sci. 53A, 1998, B415-B423.

Harridge, SDR, Krygen, A, Stensgaard, A: Knee extensor strength, activation, and size in very elderly people following strength training. Muscle Nerve. 22, 1999, 831-839.

Herbert, R: How muscles respond to stretch. In Refshauge, K, Ada, L, Ellis, E (Eds.): Science-based rehabilitation. 2005, Butterworth Heinemann, Oxford.

Herbert, EP, Landin, D: Effects of a learning model and augmented feedback on tennis skill acquisition. Res Q Exerc Sport. 65, 1994, 250-257.

Hermsdorfer, J, Marquardt, C, Heiss, J: Evaluation of a feedback-based training of cerebral hand function deficits using kinematic analysis. Physik Med Rehabil. 14, 2004, 187-194.

Hesse, S, Schulte-Tigges, G, Konrad, M, et al.: Robot-assisted arm trainer for the passive and active practice of bilateral forearm and wrist movements in hemiparetic subjects. Arch Phys Med Rehabil. 84, 2003, 915-920.

Hesse, S, Schmidt, H, Werner, C: Machines to support motor rehabilitation after stroke: 10 years of experience in Berlin. J Rehabil Res Dev. 43, 2006, 671-678.

Hidler, J, Nichols, D, Pelliccio, M, et al.: Advances in the understanding and treatment of stroke impairment using robotic devices. Top Stroke Rehabil. 12, 2005, 22-35.

Hoang, PD, Herbert, RD, Gandevia, SC: Effects of eccentric exercise on passive mechanical properties of human gastrocnemius in vivo. Med Sci Sports Exerc. 39, 2007, 849-857.

Holden, MK: Virtual environments for motor rehabilitation: a review. Cyberpsychol Behav. 8, 2005, 187-211.

Holden, M, Dyar, T: Virtual environment training: a new tool for neurorehabilitation. Neurol Report. 26, 2002, 62-71.

Hornby, TG, Campbell, DD, Kahn, JH, et al.: Enhanced gait-related improvements after therapist- versus robotic-assisted locomotor training in subjects with chronic stroke. Stroke. 39, 2008, 1786-1792.

Hortobagyi, T, Tunnel, D, Moody, J, et al.: Low- or high-intensity strength training partially restores impaired quadriceps force accuracy and steadiness in aged adults. J Gerontol A Biol Sci Med Sci. 56, 2001, B38-47.

Hsiao, S-F, Newham, DJ: The non-paretic side of stroke

patients: extent of deficit in mechanical output. Clin Rehabil. 13, 1999, 80-81.

Hummelsheim, A, Mauritz, K-H: Chronic transformation of muscle in spasticity: a peripheral contribution to increased tone. J Neurol Neurosurg Psychiatry. 48, 1993, 676-685.

Ingemann-Hansen, T, Halkjaer-Kristensen, J: Computerised tomography determination of human thigh components. Scand J Rehabil Med. 12, 1980, 27-31.

Jacobson, E: Muscular phenomenon during imagining. Am J Psychol. 49, 1932, 677-694.

Jaffe, DL, Brown, DA, Pierson-Carey, CD, et al.: Stepping over obstacles to improve walking in individuals with post-stroke hemiplegia. J Rehabil Res Develop. 41, 2004, 283-292.

Jeannerod, M: The neural and behavioral organization of goal-directed movement. 1990, Clarendon Press, Oxford.

Kanehisa, H, Miyashita, M: Specificity of velocity in strength training. Eur J Appl Physiol Occup Physiol. 52, 1983, 104-106.

Keele, SW, Summers, JJ: The structure of motor programs. In Stelmark, GE (Ed.): Motor control: issues and trends. 1976, Academic Press, New York.

Kelley, JO, Kilbreath, SL, Davis, GM, et al.: Cardiorespiratory fitness and walking ability in subacute stroke patients. Arch Phys Med Rehabil. 84, 2003, 1780-1785.

Kilbreath, SL, Davis, GM: Cardiorespiratory fitness after stroke. In Refshauge, K, Ada, L, Ellis, E (Eds.): Science-based rehabilitation: theories into practice. 2005, Elsevier, Oxford, 131-158.

Kim, CM, Eng, JJ, MacIntyre, DL, et al.: Effects of isokinetic strength training on walking in persons with stroke: a double-blind controlled pilot study. J Stroke Cerebrovasc Dis. 10, 2001, 265-273.

Kitai, TA, Sale, DG: Specificity of joint angle in isometric training. Eur J Appl Physiol. 58, 1989, 744-748.

Komi, PV: The stretch-shortening cycle and human power output. In Jones, NL, McCartney, N, McComas, AJ (Eds.): Human muscle power. 1986, Human Kinetics, Champaign, IL, 27-39.

Komi, PV, Buskirk, ER: Effects of eccentric and concentric muscle conditioning on tension and electrical activity of human muscle. Ergonomics. 15, 1972, 417-434.

Komi, PV, Kaneko, M, Aura, O: EMG activity of the leg extensor muscles with special reference to mechanical efficiency in concentric and eccentric exercise. Intern J Sports Med Suppl. 8, 1987, 22-29.

Kosslyn, SM, Ganis, G, Thompson, WL: Neural foundations of imagery. Nat Rev Neurosci. 2, 2001, 635-642.

Krebs, HI, Volpe, BT, Ferraro, M, et al.: Robot-aided neuro-rehabilitation: from evidencebased to science-based rehabilitation. Top Stroke Rehabil. 8, 2002, 54-70.

Kuo, AD, Zajac, FE: A biomechanical analysis of muscle strength as a limiting factor in standing posture. J Biomech. 26, 1993, 137-150.

Lam, YS, Man, DWK, Tam, SF, et al.: Virtual reality training for stroke rehabilitation. Neurorehabil. 21, 2006, 245-253.

Landers, M, Wulf, G, Wallmann, H, et al.: An external focus of attention attenuates balance impairment in Parkinson's disease. Physiotherapy. 91, 2005, 152-185.

Larsson, L: Physical training effects on muscle morphology in sedentary males at different ages. Med Sci Sports Exerc. 14, 1982, 203-206.

Latash, LP, Latash, ML: A new book by NA Bernstein: 'On Dexterity and its Development'. J Mot Behav. 26, 1994, 56-62.

Lee, M-J, Kilbreath, SL, Fiatarone-Singh, M, et al.: Comparison of effect of aerobic cycle training and progressive resistance training on walking ability after stroke: a randomized sham exercise-controlled study. J Am Geriatr Soc. 56, 2008, 976-985.

Leont'ev, AN, Zaporozhets, AV: Rehabilitation of hand function. 1960, Pergamon Press, London.

Li, F, Harmer, P, Fisher, KJ, et al.: Tai Chi and fall reductions in older adults: a randomized and controlled trial. J Gerontol A Biol Sci Med Sci. 60, 2005, 187-194.

Liu, KP, Chan, CC, Lee, TM, et al.: Mental imagery for promoting relearning for people after stroke: a randomised controlled trial. Arch Phys Med Rehabil. 18, 2004, 1403-1408.

Lomaglio, MJ, Eng, JJ: Muscle strength and weight-bearing symmetry relate to sit-to-stand performance in individuals with stroke. Gait Posture. 22, 2005, 126-131.

Lord, SR, Castell, S: Physical activity program for older persons: effect on balance, strength, neuromuscular control, and reaction time. Arch Phys Med Rehabil. 75, 1994, 648-652.

Lord, SR, Castell, S, Corcoran, J, et al.: The effect of group exercise on physical functioning and falls in frail older people living in retirement villages: a randomized controlled trial. J Am Geriatr Soc. 51, 2003, 1685-1692.

Lord, S, Sherrington, C, Menz, H, et al.: Falls in older people. 2nd edn, 2007, Cambridge University Press, Cambridge.

Luft, AR, McCombe-Waller, S, Whitall, J, et al.: Repetitive bilateral arm training and motor cortex activation in chronic stroke. A randomized controlled trial. JAMA. 292, 2004, 1853-1861.

Lum, PS, Burger, CG, Shor, PC, et al.: Robot-assisted movement training compared with conventional therapy techniques for the rehabilitation of upper-limb motor function after stroke. Arch Phys Med Rehabil. 83, 2002, 952-959.

McArdle, WD, Margel, JR, Delio, DJ, et al.: Specificity of run training on $VO_{2\ max}$ and heart rate changes during running and swimming. Med Sci Sports. 10, 1978, 16-20.

McCartney, N, Moroz, D, Garner, SH, et al.: The effects of strength training in patients with selected neuromuscular disorders. Med Sci Sports Exerc. 20, 1987, 362-368.

MacConaill, MA, Basmajian, JV: Muscle and movements.

Basis for human kinesiology. 1969, Williams and Wilkins, Baltimore, MD.

McDonald, PV, van Emmerick, REA, Newell, KM: The effects of practice on limb kinematics in a throwing task. J Mot Behav. 21, 1989, 245-264.

McDowd, JM, Filion, DL, Pohl, PS, et al.: Attentional abilities and functional outcomes following stroke. J Gerontol B Psychol Sci Soc Sci. 58, 2003, P45-53.

McHugh, M: Repeated advances in the repeated bout effect: the protective effect against muscle damage from a single bout of eccentric exercise. Scand J Med Sci Sports. 13, 2003, 88-97.

MacKay-Lyons, MJ, Howlett, J: Exercise capacity and cardiovascular adaptations to aerobic training early after stroke. Top Stroke Rehabil. 12, 2005, 31-44.

MacKay-Lyons, MJ, Makrides, L: Cardiovascular stress during a contemporary stroke rehabilitation program: is the intensity adequate to induce a training effect?. Arch Phys Med Rehabil. 83, 2002, 1378-1383.

MacKay-Lyons, MJ, Makrides, L: Longitudinal changes in exercise capacity after stroke. Arch Phys Med Rehabil. 85, 2004, 1608-1612.

Macko, RF, DeSpuza, CA, Tretter, LD, et al.: Treadmill aerobic exercise training reduces the energy expenditure and cardiovascular demands of hemiparetic gait in chronic stroke patients: a preliminary report. Stroke. 28, 1997, 326-330.

Macko, RF, Ivey, FM, Forrester, LW: Task-oriented aerobic exercise in chronic hemiparetic stroke: training protocols and treatment effects. Top Stroke Rehabil. 12, 2005, 45-57.

McNevin, NH, Wulf, G, Carlson, C: Effects of attentional focus, self control, and dyad training on motor learning: implications for physical rehabilitation. Phys Ther. 80, 2000, 373-385.

Magill, RA: Motor learning concepts and applications. 6th edn, 2001, McGraw-Hill, New York.

Magill, RA: Motor learning concepts and applications. 7th edn, 2003, McGraw-Hill, New York.

Malouin, F, Richards, CL: Assessment and training of locomotion after stroke: evolving concepts. In Refshauge, K, Ada, L, Ellis, E (Eds.): Science-based rehabilitation. Theories into practice. 2005, Butterworth Heinemann, Oxford, 185-222.

Malouin, F, Bolleville, C, Richard, C, et al.: Non-reflex mediated changes in plantarflexor muscles early after stroke. Scand J Rehabil Med. 29, 1997, 147-153.

Malouin, F, Belleville, S, Richards, CL, et al.: Working memory and mental practice outcomes after stroke. Arch Phys Med Rehabil. 85, 2004, 177-183.

Manoel, E de J, Connolly, KJ: Variability and the development of skilled actions. Int J Psychophysiol. 19, 1995, 129-147.

Matyas, TA, Galea, MP, Spicer, SD: Facilitation of maximum voluntary contraction in hemiplegia by concomitant cutaneous stimulation. Am J Phys Med. 65, 1986, 125-134.

Mayo, NE, Wood-Dauphinee, S, Ahmed, S, et al.: Disablement following stroke. Disabil Rehabil. 27, 2005, 258-268.

Mayr, A, Kofler, M, Quirbach, E, et al.: Prospective, blinded, randomized crossover study of gait rehabilitation in stroke patients using the Lokomat gait orthosis. Neurorehabil Neural Repair. 21, 2007, 307-314.

Mazzeo, RS, Cavanagh, P, Evans, WJ, et al.: ACSM position stand: exercise and physical activity for older adults. Med Sci Sports Exerc. 30, 1998, 992-1008.

Means, KM, Rodell, DE, O'Sullivan, PS: Balance, mobility, and falls among communitydwelling elderly persons: effects of a rehabilitation exercise program. Am J Phys Med Rehabil. 84, 2005, 238-250.

Mehrabian, A: Significance of posture and position in the communication of attitude and status relationships. Psych Bull. 71, 1969, 359-372.

Mehrholz, J, Werner, C, Kugler, J, et al.: Electromechanical-assisted gait training with physiotherapy may improve walking after stroke. Stroke. 39, 2008, 1929-1930.

Miller, GJT, Light, KE: Strength training in spastic hemiparesis: should it be avoided?. Neurorehabil. 9, 1997, 17-28.

Miller, LE, Pierson, LM, Nickols-Richardson, SM, et al.: Knee extensor and flexor torque development with concentric and eccentric isokinetic training. Res Q Exerc Sport. 77, 2006, 58-63.

Milner-Brown, HS, Miller, RG: Muscle strengthening through high-resistance weight training in patients with neuromuscular disorders. Arch Phys Med Rehabil. 69, 1988, 14.

Milner-Brown, HS, Miller, RG: Muscle strengthening through electric stimulation combined with low-resistance weights in patients with neuromuscular disorders. Arch Phys Med Rehabil. 69, 1988, 20.

Milner-Brown, HS, Mellenthin, M, Miller, RG: Quantifying human muscle strength, endurance and fatigue. Arch Phys Med Rehabil. 67, 1986, 530.

Morris, SL, Dodd, KJ, Morris, M: Outcomes of progressive resistance strength training following stroke: a systematic review. Clin Rehabil. 18, 2004, 27-39.

Morrissey, MC, Harman, EA, Johnson, MJ: Resistance training modes: specificity and effectiveness. Med Sci Sports Exerc. 27, 1995, 648-660.

Mulder, T, Hulstijn, W: Sensory feedback in the learning of a novel task. J Mot Behav. 17, 1985, 110-128.

Nadeau, S, Arsenault, B, Gravel, D, et al.: Analysis of the clinical factors determining natural and maximal gait speeds in adults with stroke. Am J Phys Med Rehabil. 78, 1999, 123-130.

Narici, MV, Roi, GS, Landoni, L, et al.: Changes in force, cross-sectional area and neural activation during strength training and detraining of the human quadriceps. Eur J Appl Physiol Occup Physiol. 59, 1989, 310-319.

Newell, KM: Skill learning. In Holding, DH (Ed.): Human skills. 1981, John Wiley & Sons, New York, 203-226.

Newham, DJ: Muscle performance after stroke. In Refshauge,

K, Ada, L, Ellis, E (Eds.): Science-based rehabilitation. 2005, Elsevier, Oxford.

Ng, S, Shepherd, RB: Weakness in patients with stroke: implications for strength training in neurorehabilitation. Phys Ther Rev. 5, 2000, 227-238.

Nugent, JA, Schurr, KA, Adams, RD: A dose-response relationship between amount of weight-bearing exercise and walking outcome following cerebrovascular accident. Arch Phys Med Rehabil. 75, 1994, 399-402.

Olivetti, L, Sherrington, C, Wallbank, G, et al.: A novel weight-bearing strengthening program during rehabilitation of older people is feasible and improves standing up more than a non-weight-bearing strengthening program: a randomised trial. Aust J Physiother. 53, 2007, 147-153.

Olney, SJ, Monga, TN, Costigan, PA: Mechanical energy of walking of stroke patients. Arch Phys Med Rehabil. 67, 1986, 92-98.

Page, J: Effects of mental practice on affected limb use and function in chronic stroke. Arch Phys Med Rehabil. 86, 2005, 399-402.

Page, SJ, Levine, P, Sisto, SA, et al.: Mental practice combined with physical practice for upper-limb motor deficit in subacute stroke. Phys Ther. 81, 2001, 1455-1462.

Pai, Y-C, Rogers, MW: Segmental contributions to total body momentum in sit-to-stand. Med Sci Sports Exerc. 29, 1991, 225-230.

Pang, MY, Eng, JJ, Dawson, AS, et al.: A community-based fitness and mobility exercise program for older adults with chronic stroke: a randomized, controlled trial. J Am Geriatr Soc. 53, 2005, 1667-1674.

Pang, MY, Harris, JE, Eng, JJ: A community-based upper-extremity group exercise program improves motor function and performance of functional activities in chronic stroke: a randomized controlled trial. Arch Phys Med Rehabil. 87, 2006, 1-9.

Pavone, E, Moffat, M: Isometric torque of the quadriceps femoris after concentric, eccentric and isometric training. Arch Phys Med Rehabil. 66, 1985, 168-170.

Penninx, BWJH, Ferrucci, L, Leveille, SG, et al.: Lower extremity performance in nondisabled older persons as a predictor of subsequent hospitalisation. J Gerontol Med Sci. 55A, 2000, M691-697.

Pomeroy, VM, Clark, CA, Miller, SG, et al.: The potential for utilizing the 'mirror neurone system' to enhance recovery of the severely affected upper limb early after stroke: a review and hypothesis. Neurorehabil Neural Repair. 19, 2005, 4-13.

Potempa, K, Lopez, M, Braun, LT, et al.: Physiological outcomes of aerobic exercise training in hemiparetic stroke patients. Stroke. 26, 1995, 101-105.

Proteau, L: On the specificity of learning and the role of visual information for movement control. In Proteau, L, Elliott, D (Eds.): Vision and motor control. 1992, Elsevier Science, New York, 67-103.

Rasch, PT, Morehouse, LE: Effect of static and dynamic exercise on muscular strength and hypertrophy. J Appl Physiol. 11, 1957, 29-34.

Rooney, KJ, Herbert, RD, Balnave, RJ: Fatigue contributes to the strength training stimulus. Med Sci Sports Exerc. 26, 1994, 1160-1164.

Rosenbaum, DA: Human motor control. 1991, Academic Press, New York.

Rutherford, OM: Muscular coordination and strength training. Implications for injury rehabilitation. Sports Med. 5, 1988, 196-202.

Rutherford, OM, Jones, DA: The role of learning and coordination in strength training. Eur J Appl Physiol Occup Physiol. 55, 1986, 100-105.

Salbach, NM, Mayo, NE, Wood-Dauphinee, S, et al.: A task-orientated intervention enhances walking distance and speed in the first year post stroke: a randomised controlled trial. Clinic Rehabil. 18, 2004, 509-519.

Sale, DG: Influence of exercise and training on motor unit activation. Exerc Sports Sci Rev. 15, 1987, 95-151.

Sale, DG: Neural adaptation to resistance training. Med Sci Sports Exerc. 20, 1988, S135-S145.

Sale, DG, MacDougall, D: Specificity in strength training: a review for the coach and athlete. Can J Appl Sport Sci. 6, 1981, 87-92.

Sale, DG, MacDougall, JD, Upton, ARM, et al.: Effect of strength training upon motoneuron excitability in man. Med Sci Sports Exerc. 15, 1983, 57-62.

Schenkman, M, Berger, RA, O'Riley, P, et al.: Whole-body movements during rising to standing from sitting. Phys Ther. 70, 1990, 638-651.

Schmidt, RA: Motor control and learning. 2nd edn, 1988, Human Kinetics, Champaign, IL.

Seligman, M: In: Helplessness: On depression, development and death. 1975, WH Freeman, San Francisco, 21-41.

Sharp, SA, Brouwer, BJ: Isokinetic strength training of the hemiparetic knee: effects on function and spasticity. Arch Phys Med Rehabil. 78, 1997, 1231-1236.

Shea, CH, Wulf, G: Enhancing motor learning through external-focus instructions and feedback. Hum Mov Sci. 18, 1999, 553-571.

Shea, CH, Wulf, G, Whitacre, C: Enhancing training efficiency and effectiveness through the use of dyad training. J Mot Behav. 31, 1999, 119-125.

Shepherd, RB, Gentile, AM: Sit-to-stand: functional relationship between upper body and lower limb segments. Hum Mov Sci. 13, 1994, 817-840.

Sherrington, C, Lord, SR: Home exercise to improve strength and walking velocity after hip fracture: a randomized controlled trial. Arch Phys Med Rehabil. 78, 1997, 208-212.

Sherrington, C, Lord, S, Herbert, R: A randomised trial of weight-bearing versus nonweight-bearing exercise for improving physical ability in inpatients after hip fracture. Aust J Physiother. 49, 2003, 15-22.

Sherrington, C, Lord, SR, Herbert, RD: A randomized controlled trial of weight-bearing versus non-weight-bearing exercise for improving physical ability after usual care for hip fractures. Arch Phys Med Rehabil. 85, 2004, 710-716.

Sherrington, C, Whitney, JG, Lord, SR, et al.: Effective exercise for the prevention of falls: a systematic review and meta-analysis. J Am Geriatr Soc. 56, 2008, 2234-2243.

Sherrington, C, Pamphlett, PI, Jacka, JA, et al.: Group exercise can improve participants' mobility in an outpatient rehabilitation setting: a randomised controlled trial. Clin Rehabil. 22, 2008, 493-502.

Shumway-Cook, A, Woollacott, M: Motor control. Translating research into clinical practice. 3rd edn, 2005, Lippincott, Philadelphia.

Singer, RN: Motor learning and human performance. 1980, Macmillan, New York.

Sisto, SA, Forrest, GF, Gendinning, D, et al.: Virtual reality applications for motor rehabilitation after stroke. Top Stroke Rehabil. 8, 2002, 11-23.

Smith, GV, Silver, KHC, Goldberg, AP, et al.: 'Task-oriented' exercise improves hamstring strength and spastic reflexes in chronic stroke patients. Stroke. 30, 1999, 2112-2118.

Smith, P, Galea, M, Woodward, M, et al.: Physical activity by elderly patients undergoing inpatient rehabilitation is low: an observational study. Aust J Physiother. 54, 2008, 209-213.

Sparrow, WA: The efficiency of skilled performance. J Mot Behav. 15, 1983, 237-261.

Sparrow, WA, Irizarry-Lopez, VM: Mechanical efficiency and metabolic cost as measures of learning a novel gross motor task. J Mot Behav. 19, 1987, 240-264.

Stanish, WD, Rubinovich, RM, Aurwin, S: Eccentric exercise in chronic tendinitis. Clin Orthop. 208, 1986, 65-68.

Sterr, A, Freivogel, S: Motor improvement following intensive training in low-functioning chronic hemiparesis. Neurology. 61, 2003, 842-844.

Svantessen, U, Sunnerhagen, KS: Stretch-shortening cycle in patients with upper motor neuron lesion due to stroke. Eur J Appl Physiol. 75, 1997, 312-318.

Svantessen, U, Takahashi, H, Carlsson, U, et al.: Muscle and tendon stiffness in patients with upper motor neuron lesion following a stroke. Eur J Appl Physiol. 82, 2000, 275-279.

Talvitie, U: Socio-affective characteristics and properties of extrinsic feedback in physiotherapy. Physiother Res Int. 5, 2000, 173-188.

Tax, AA, Denier van der Gon, JJ, Erkelens, CJ: Differences in coordination of elbow flexor muscles in force tasks and in movement. Exper Brain Res. 81, 1990, 567-572.

Teixeira-Salmela, LF, Olney, SJ, Nadeau, S, et al.: Muscle strengthening and physical conditioning to reduce impairment and disability in chronic stroke survivors. Arch Phys Med Rehabil. 80, 1999, 1211-1218.

Teixeira-Salmela, LF, Nadeau, S, McBride, I, et al.: Effects of muscle strengthening and physical conditioning training on temporal, kinematic and kinetic variables during gait in chronic stroke survivors. J Rehabil Med. 33, 2001, 53-60.

Thepaut-Mathieu, C, Van Hoecke, J, Maton, B: Length specificity of strength and myoneural activation improvements following isometric training. In Johnson, B (Ed.): Biomechanics 1-A. 1985, Human Kinetics, Champaign, IL, 513-517.

Thepaut-Mathieu, C, Van Hoecke, J, Maton, B: Myoelectrical and mechanical changes linked to length specificity during isometric training. J Appl Physiol. 64, 1988, 1500-1505.

Thorndike, EL: The law of effect. Am J Psychol. 39, 1927, 212-222.

Trowbridge, EL, Cason, H: An experimental study of Thorndike's theory of learning. J Gen Psychol. 7, 1932, 245-258.

van der Weel, FR, van der Meer, AL, Lee, DN: Effect of task on movement control in cerebral palsy: implications for assessment and therapy. Develop Med Child Neurol. 33, 1991, 419-426.

van Peppen, RPS, Kwakkel, G, Wood-Dauphinee, S, et al.: The impact of physical therapy on functional outcomes after stroke: what's the evidence?. Clin Rehabil. 18, 2004, 833-862.

van Vliet, PM, Wulf, G: Extrinsic feedback for motor learning after stroke: what is the evidence?. Disabil Rehabil. 28, 2006, 831-840.

Volpe, BT, Krebs, HI, Hogan, N, et al.: A novel approach to stroke rehabilitation: robotaided sensorimotor stimulation. Neurology. 54, 2000, 1938-1944.

Weiss, A, Suzuki, T, Bean, J, et al.: High intensity strength training improves strength and functional performance after stroke. Am J Phys Med Rehabil. 79, 2000, 369-376.

Westing, SH, Seger, JY, Thorstensson, A: Effects of electrical stimulation on eccentric and concentric torque-velocity relationships during knee extension in man. Acta Physiol Scand. 140, 1990, 17-22.

Whiting, HTA: Dimensions of control in motor learning. In Stelmark, GE, Requin, J (Eds.): Tutorials in motor behavior. 1980, North Holland, New York, 537-550.

Whiting, HTA, den Brinker, BPLM: Image of the act. In Das, JP, Mulcahy, RF, Wall, AE (Eds.): Theory and research in learning disabilities. 1982, Plenum Press, New York.

Whiting, HTA, Bijlard, MJ, den Brinker, BPLM: The effect of the availability of a dynamic model on the acquisition of a complex cyclical action. Q J Exp Psychol. 39A, 1987, 43-59.

Wise, SP, Desimone, R: Behavioral neurophysiology: insights into seeing and grasping. Science. 242, 1988, 736-741.

Wolf, SL, Baker, MP, Kelly, JL: EMG biofeedback in stroke: effect of patient characteristics. Arch Phys Med Rehabil. 60, 1979, 96-103.

Wolf, SL, Baker, MP, Kelly, JL: EMG biofeedback in stroke: a one-year follow-up of the effect on patient characteristics. Arch Phys Med Rehabil. 61, 1980, 351-355.

Wulf, G: Attention and motor skill learning. 2007, Human Kinetics, Champaign, IL.

Wulf, G, Schmidt, RA: The learning of generalized motor programs: reducing the relative frequency of knowledge of results enhances memory. J Exp Psychol Learn Mem Cogn. 19, 1989, 748-757.

Wulf, G, Weigelt, C: Instructions about physical principles in learning a complex motor skill: to tell or not to tell… Res Q Exerc Sport. 68, 1997, 362-367.

Wulf, G, Hof, M, Prinz, W: Instructions for motor learning: differential effects of internal and external focus of attention. J Mot Behav. 30, 1998, 169-179.

Wulf, G, Lauterbach, B, Toole, T: The learning advantages of an external focus of attention. Res Q Exerc Sport. 70, 1999, 120-129.

Wulf, G, McNevin, NH, Fuchs, T, et al.: Attentional focus in complex skill learning. Res Q Exerc Sport. 71, 2000, 229-239.

Wulf, G, McNevin, N, Shea, CH: The automaticity of complex motor skill learning as a function of attentional focus. Q J Exp Psychol. 54A, 2001, 1143-1154.

Wulf, G, McNevin, N, Shea, CH: The automaticity of complex motor skill learning as a function of attentional focus. Q J Exp Psychol. 54A, 2001, 1143-1154.

Wulf, G, Landers, M, Lewthwaite, R, et al.: External focus instructions reduce postural instability in individuals with Parkinson's disease. Phys Ther. 89, 2009, 162-168.

You, SH, Jang, SH, Kim, YH, et al.: Virtual reality-induced cortical reorganization and associated locomotor recovery in chronic stroke. Stroke. 36, 2005, 1166-1171.

Young, A, Hughes, I, Round, JM, et al.: The effect of knee injury on the number of muscle fibres in the human quadriceps femoris. Clin Sci. 62, 1982, 227-234.

Zimmermann-Schlatter, A, Schuster, C, Puhan, MA, et al.: Efficacy of motor imagery in post-stroke rehabilitation: a systematic review. J Neuroeng Rehabil. 5, 2008, 8.

제3장 측정

MEASUREMENT

학습내용

1 개요
2 기능에 대한 전반적 측정
3 운동 수행력 측정
   생체역학적 측정
   전반적 임상 검사
   특정 수행력 검사
4 신체구조와 신체기능의 손상 측정
   근력
   기능적 근력
   관절가동범위
   강직
   심폐 체력과 운동 능력
   감각
   시공간 기능
   기억
5 건강 관련 삶의 질 척도
6 진단 특이적 측정
   외상성 뇌손상 또는 수술 후 혼수
   뇌졸중
   파킨슨병
7 환경 분석

1 개요

신경학적 진단을 받은 사람에 대한 임상 평가에는 관련 병력, 방사선 검사, 뇌 스캔, 전기생리 검사, 인지-행동 평가, 현재 복용 중인 약물과 같은 검사가 포함된다. 재활 팀은 환자에게 반복적으로 질문하지 않도록 협력한다. 환자가 의식이 없거나 의사소통이 불가능할 경우 가족으로부터 얻은 정보가 환자의 성격과 선호도를 이해하는 데 도움이 된다.

물리치료의 주요 역할은 개인이 일상생활, 여가, 가정 및 직업 관련 활동을 재개하거나 지속할 수 있도록 일상활동 관련 운동기능을 분석하고 훈련하는 것이다. 측정measurement의 일반적인 목적은 시간 경과에 따른 변화를 감지하는 것으로, 이는 개인의 수행력이 나아졌는지, 악화되었는지, 또는 동일한지를 판단하는 것이다. 이를 위해 동일한 표준화된 검사 조건 하에서 반복적인 측정이 필요하다. 기능에 대한 측정을 통해 얻은 객관적 자료를 수집하고, 개인이 자신의 건강 상태에 대해 어떻게 인지하고 있는지에 대한 정보를 얻기 위해 자가보고self-report 식의 자료 수집도 시행한다. 따라서 임상 실무는 개인의 일상생활에서 가장 중요한 운동 과제와 관련하여 그 사람의 수행력에 관한 정확하고 객관적인 자료를 수집하는 것을 포함한다.

객관적 사정assessment과 주관적 사정을 명확히 구분하는 것이 중요하다. 객관적 정보는 개인의 훈련 프로그램을 설계하고 지속적으로 수정하는 데 필수다. 대답해야 할 질문의 형태, 장비사용가능성 여부, 기술적 전문성에 따라 사정 시 사용되는 측정법은 기능적 검사와 실험실 검사를 포함할 수 있다. 물리치료를 시작할 때, 병원 또는 지역사회 기반 재활 동안, 퇴원 및 추적관찰 시점에 정기적으로 자료를 수집한다. 추적관찰 자료는 개인이 집에서 어떻게 기능수행하는지와 같은 실질적인 정보를 얻는 데 필요하다. 임상연구 프로젝트를 진행할 때도 중재를 시작하기 전에 기준 자료를 수집한다.

따라서 운동 수행력 측정은 물리치료의 중요한 부분으로 문제를 식별하고 훈련의 방향과 세부사항을 결정하는 데 중요한 정보를 제공한다. 측정은 또한 회복 패턴과 중재 효과와 같은 광범위한 문제에 대한 정보를 제공하여 중재 프로그램을 계속할 것인지에 대한 판단을 하거나 중재의 비용 효율성을 평가하는 데 사용할 수 있다. 신경계 재활에서 인도주의적 우려만큼이나 비용 대비 이득 관계가 중요해짐에 따라, 의료 서비스 제공자들이 제공하는 서비스에 대한 책임을 요구하는 목소리가 커지고 있다(Keith 1995). 연구자들이 이 문제를 검토하기 시작함에 따라 중재의 비용 대비 이득에 대한 더 많은 문헌들을 볼 수 있을 것으로 기대된다. 많은 체계적 고찰과 메타분석 연구에서 중재 효과를 검토하기 시작했지만, 지금은 전반적으로 관련 연구들의 연구방법론적 문제점으로 인해 연구 결과를 분명하게 해석하기 어렵다. 그럼에도 불구하고 중요한 임상적 결론은 추론할 수 있다. 중요한 것은 퇴원 시 어깨 통증의 유무와 같은 결과outcome에 대한 측정과 특정 치료효과treatment effect에 대한 측정을 구분하는 것이다(Herbert et al 2005).

신경재활의 효과를 평가할 때 생기는 세 가지 주요 문제는 사용되는 도구의 일관성 부족, 환자집단간 이질성과 중재의 이질성, 그리고 제공되는 특정 운동과 훈련에 대한 세부 정보, 즉 실제 운동 '용량'에 대한 정보 부족이다. 추후 논의와 후속 연구가 필요한 두 가지 문제는 관찰된 효과의 임상적 중요성과 수행력 변화 추정치가 실제 변화인지 아니면 측정 오차(Ferreira & Herbert 2008) 때문인지 또는 자연 회복에 의한 것인지가 분명치 않다는 점이다. 임상적으로는 중재 효과가 충분히 커서 비용과 노력을 가치 있게 만드는 중재가 좋은 중재다.

측정은 사정 과정의 일부이며, 관찰한 것을 기준에 맞춰 수량화하는 것이다. 반면, 평가evaluation는 수집된 정보의 분석과 해석을 포함하며(Wade 1992a), 적절한 운동 및 훈련 계획에 필요한 지식을 제공한다. 평가는, 보다 효과적인 중재 방법이 개발되면, 최적의 치료를 실행하고 이를 개선하는 데 중요한 역할을 한다. 재활 연구의 유용성은 중재에 대한 세부 내용, 운동과 훈련의 강도와 관련된 정보를 포함하고 있느냐에 달려 있다. 그런 정보들을 통해 치료 목표, 사용된 방법, 기능적 결과 간의 연관성을 파악할 수 있기 때문이다. 재활 센터 간에 몇 가지 유효하고 신뢰할만한 측정 도구에 대한 합의가 이루어진다면, 신경 재활의 가치와 효과를 조사하는 데 도움이 될 것이다.

일부 측정 도구는 천장효과가 있다. 천장효과는 최대 점수에 도달했지만 더 높은 수준의 기능 수행이 가능한 경우에 발생한다. MAS의 보행 항목이 그런 경우다. 일부 도구는 바닥효과가 있다. 바닥효과는 0점—할 수 없음—을 받을 가능성이 있는 심각한 장애가 있는 사람들에게 발생하며 시간 경과에 따른 변화를 구별하지 못하는 경우를 말한다.

측정에는 여러 가지 책임이 따른다. 전문용어는 전문분야 간 표준화가 이루어지면 더 잘 이해할 수 있다. 세계보건기구(WHO)의 ICIDH(International Classification of Impairments, Disabilities and Handicaps)는 'ICF(International Classification of Functioning, Disability, and Health, 국제기능장애건강분류)로 수정 및 개정되었다. '손상impairment', '장애disability', '장해handicap'라는 용어는 다음과 같은 용어로 대체되었다. 손상은 '신체기능body function과 신체구조body structure'의 손상으로, 장애는 '활동 제한activity limitation'으로, 장해는 '참여 제약participation restriction'으로 대체되었다(WHO 2001).

결과를 평가하고 중재 효과를 검증하기 위한, 신뢰할만하고 타당한 측정 도구들이 있다. 그래서 물리치료사는 자신만의 측정 척도를 개발하는 데 시간을 들이기보다는 이를 적극 사용하는 것이 바람직하다(Hill et al 2005). 시스템이 잘 구성된 재활센터나 병원이라면 임상 전문가들이 사용해야 할 측정 도구를 합의하고, 필수 자료를 정기적으로 신뢰성 있게 수집하여 그 결과에 따라 업무를 시행할 것이다.

목표에 맞는 검사 선택하기

기능적 과제의 수행력을 향상하는 것이 목표라면 그 과제를 직접 측정하는 방법을 사용한다. 예를 들어, MAS의 앉은자세에서 일어서기 항목, 10m 걷기 검사10-meter walking test, 손 기능 측정을 위한 9홀 페그 검사9-hole test가 있다. 종아리 근육 길이가 문제라면 관련된 다른 측정 방법을 사용한다. 파킨슨병 환자의 낙상 감소가 주요 관심사라면 걷기 속도나 TUG(timed up-and-go) 같은 측정과 함께 낙상 효능 척도Falls Efficacy Scale를 사용하는 것이 적절하다.

재활 팀은 임상에서 너무 많은 측정을 시행하지 않도록 한다. 너무 원칙적인 측정을 강조하는 재활 센터에서의 경험에 따르면, 일단 그런 개념이 자리 잡으면 훈련보다는 사정과 측정에 너무 많은 시간을 소요하게 된다.

측정과 관련된 문제를 논의하는 문헌이나 신경계 재활에서 사용 가능한 다수의 검사와 관련된 세부사항을 다루는 출판물은 많다(예, Wade 1992a; Finch et al 2002; Hill et al 2005; Lord et al 2007). 본 장에서는 신뢰할만하고 타당하다고 알려진 몇 가지 측정법과 자가보고 설문지를 설명하고자 한다. 여기에 포함된 검사들은 검사 시행 시에 장비를 거의 필요로 하지 않으며, 진료실에서 빠르고 쉽게 수행할 수 있는 검사들이다. 척도를 사용하는 훈련과 연습은 검사 시행에서 신뢰성을 높이는 데 도움이 된다. 어떤 검사들은 일반적으로 물리치료사가 시행하지 않지만 환자의 신체적, 사회적 및 정서적 상태에 대한 중요한 정보를 제공하여 적절한 중재 계획 수립에 도움이 되므로 포함하였다. 운동 수행에 대한 생체역학적 연구에서 사용하는 근전도EMG, 부하 셀load cells, 힘판force plate 및 동작분석 시스템 같은 장비는 일반적으로 기술 지원이 가능한 연구실에만 사용이 가능하다.

우리는 앞으로 나열할 측정 도구들의 원 개발자의 수고에 감사를 표하는 바이다. 필요한 경우 추가 참고 자료를 제공하였다. 신경계 물리치료에서 현재 사용 중인 측정 방법과 측정 도구들에 대한 더 포괄적인 자료는 호주 물리치료사 협회(www.physiotherapy.asn.au)에서 제공하는 단행본을 추천한다(Hill et al 2005). 이 단행본에는 각 측정 도구의 장점과 제한점 분석, 타당도와 신뢰도에 관한 근거가 제시되어 있으며, 검사 절차 및 점수 기록지, 성별 및 연령 관련 기준값도 제공한다. 나열된 도구들에 쉽게 접근할 수 있는 웹사이트들도 있다.

2 기능에 대한 전반적 측정

이 검사들은 주로 운동 수행력 측정에 집중하는 물리치료사보다는 의사나 간호사에 의해 실시되는 경우가 많다. 기능에 대해 전반적 측면을 측정하는 아래 두 가지 도구는 주로 환자의 의존도를 측정할 때 사용한다.

바델 지수(Barthel Index)

바델 지수(BI)는 일상에서 흔하게 수행되는 일련의 기능적 활동들에 대한 수행력을 측정한다. 가장 널리 사용되는 측정 도구로, 임상 현장과 연구에서 사용되고 있다. 도입 이후 여러 가지 변형이 개발되었으며(Shah et al 1989), 뇌졸중 환자에게 사용했을 때 높은 재검사 신뢰도를 보이며 타당한 검사로 알려져 있다. 이 검사는 여러 기능을 다루지만 중재 계획 수립에 사용할만한 구체적인 지표를 제공하지는 않고, 광범위한 영역만을 다룬다. 그럼에도 바델 지수는 어떤 사람의 전반적인 상태를 개괄적으로 파악하는 데 사용된다. 10개 범주로 구성되어 있다(글상자 3.1).

〈참고: Mahoney & Barthel 1965〉

글상자 3.1 바델 지수

- 식사하기
- 목욕하기
- 개인위생
- 옷 입기
- 배변조절
- 배뇨조절
- 용변처리
- 의자/침대 이동
- 보행(보행이 불가능한 경우 의자차)
- 계단 오르내리기

항목들은 0점(의존적)부터 5점, 10점, 15점(독립적)까지 점수를 매긴다. 서열척도지만 100점 만점으로 합산한다.

FIM® 기능적 독립성 측정

FIM®(Functional Independence Measure, 기능적 독립성 측정)은 장애의 심각도를 측정하는 데 널리 사용되며, 질병이나 손상이 일상생활 활동 수행에 미치는 영향을 평가한다. 이 도구는 장애가 있는 사람이 일상생활 활동을 수행하기 위해 요구되는 도움의 정도—돌봄 부담—를 평가하도록 설계되었다. FIM®은 신뢰도와 타당도가 입증되었다. 이 도구를 사용하는 사람은 훈련을 받아야 하며, 호주에서는 울런공Wollengong 대학교를 통해 정보와 훈련을 받을 수 있다. 이 도구는 6개의 범주와 18개의 활동으로 구성된다(글상자 3.2 참조).

〈참고: Granger et al 1986; Keith et al 1987〉

글상자 3.2 FIM®

- 자조 활동
  - 먹기
  - 꾸미기
  - 목욕하기
  - 상의입기
  - 하의입기
  - 화장실 사용하기
- 괄약근 조절하기
  - 소변 가리기
  - 대변 가리기
- 움직이기
  - 이동하기: 침상, 의자 의자차/화장실/욕조, 샤워
- 이동
  - 걷기나 의자차 이용한 이동
  - 계단
- 의사소통
  - 이해/지각력
  - 표현하기
- 사회 적응
  - 사회 생활하기
  - 문제 해결 능력
  - 기억력

각 항목은 7점 서열척도로 점수가 매겨지며, 1점은 완전 의존을, 7점은 보조 기구 없이 독립적인 상태를 나타낸다. 총점은 126점이다. 7단계의 조작적 정의는 Uniform Data System for Medical Rehabilitation (UDS-MR) 홈페이지(http://www.udsmr.org)에 제공된다.

3 운동 수행력 측정

생체역학적 측정

인간의 운동 수행을 이해하는 첫 번째 단계는 인간이 어떻게 움직이는지를 체계적으로 측정하는 것이다. 어떤 수준에서 보면 개인의 운동 행동을 관찰하는 것이 사정의 한 방법이 될 수 있지만, 관찰은 일반적으로 타당도와 신뢰도가 부족하며 그로부터 도출된 결론도 신뢰하기 어렵다(Smith 1990). 인간 운동 수행에 대한 생체역학적 연구의 용어, 도구 및 기법을 이해하면 임상전문가들이 운동 기능부전의 본질을 보다 정확하게 파악하고, 과학적 근거에 기반한 훈련을 설계하는 데 필요한 지식을 얻을 수 있다. 수집된 자료를 이해하기 위해서는 생체역학과 운동학에 대한 교육이 필요하다. 움직임 재활에 종사하는 물리치료사는 생체역학 연구 결과와 연구에 사용된 방법들을 잘 알고 있어야 한다. 장애가 없는 사람과 있는 사람 모두를 대상으로 한 기능적 동작에 대한 연구들에서 얻은 지식은 임상 실무에서 이러한 동작의 평가와 훈련 계획 수립에 기반이 되며, 훈련 방향을 결정할 때도 중요한 기반이 된다.

일어서기, 걷기, 손 뻗기 같은 기능적 동작에 대한 생체역학 자료는 장애가 없는 사람과 있는 사람 모두에 대한 관찰 분석에 중요한 정보를 제공하고 관찰의 정확성을 평가하는 지표를 제공한다. 또한 이런 정보는 그 특정 과제를 훈련할 때 기초 자료로 쓰인다. 신경계 물리치료 임상에서 관찰에만 의존할 수는 없다.

동작분석 실험실과 기술 지원을 쉽게 이용할 수 있는 재활 부서는 임상연구를 위한, 신뢰할 수 있고 의미 있는 생체역학 자료를 생성할 가능성이 크다. 이러한 실험실은 임상전문가가 운동 수행 기능부전의 본질을 보다 정확하게 파악하는 데에도 도움이 된다. 그러나 비용, 공간, 자원 제한으로 인해 모든 환자가 생체역학적 분석을 받을 수 있는 것은 아니다. 임상에서 사용할 수 있는 더 간단한 검사들이 있다. 모든 측정 도구가 그렇듯이 검사 시에는 표준화 문제에 특별한 주의를 기울여야 한다.

전반적 임상 검사

뇌졸중을 위한 Motor Assessment Scale(MAS, 운동 사정 척도)

약 20년 전, 우리는 개발하던 과제관련 중재를 신뢰성 있고 타당하게 검증할 방법을 마련하기 위해 MAS(Motor Assessment Scale)를 설계하고 검증했다. 최신 버전은 8개 항목으로 구성되어 있다(글상자 3.3 참조). 개별 물리치료사의 신뢰도는 5명의 환자와 함께 연습 세션을 가진 후, 비디오 관찰에서 기준 평가에 따라 개별 치료사가 매긴 점수를 검증하는 식으로 이뤄진다. 검사 시에는 '동작의 질'은 중요하지 않으며, 치료사는 표준화된 '검사 규칙'에 따라 검사를 진행하는 데 집중한다.

이 검사는 검사-재검사와 검사자 간 신뢰도가 있는 것으로 밝혀졌으며(Carr et al 1985; Loewen & Anderson 1988; Poole & Whitney 1988) 타당한 도구로 입증되었다(Malouin et al 1994; Lennon & Hastings 1996). 일어서기 항목의 타당도는 여러 생체역학 연구를 통해 지지되며, 척도 점수 향상이 특정 생체역학적 매개변수의 향상과 연관이 있는 것으로 밝혀졌다(Ada & Westwood 1992; Ada et al 1993).

글상자 3.3 뇌졸중을 위한 MAS

- 바로누운자세에서 비마비쪽으로 돌아눕기
- 바로누운자세에서 일어나서 침대 끝에 앉기
- 균형을 유지하며 앉아 있기
- 앉은자세에서 일어나기
- 걷기
- 팔 기능
- 손 움직임
- 고급 손 활동

MAS의 각각의 항목은 0점부터 6점까지 7점 서열척도로 점수를 매긴다. 점수 기준과 척도를 매길 때의 규칙이 제공된다.

MAS 점수와 FMA(Fugl-Meyer Assessment) 점수를 비교한 연구에서는 두 척도 간 상관관계가 있었지만, 앉은자세에서의 균형 항목은 예외였다(Malouin et al 1994). 이 결과는 당연한 결과일 수 있다. FMA는 정지한 상태에서 앉는 능력을 사정하는 반면, MAS는 움직이면서 균형을 잡는 능력, 즉 여러 방향으로 물건을 잡는 동작을 통해 해당 항목을 사정하기 때문에 균형에 대한 더 나은 지표일 수 있다.

이 검사의 장점 중 하나는 검사자가 숙련되면 10분~15분 정도의 비교적 짧은 시간 안에 검사를 완료할 수 있다는 점이다(Carr et al 1985; Malouin et al 1994). 각 항목은 별도로 측정될 수 있다. 항목들은 각각 별도의 동작들이며, 항목 간에 특별한 관련성은 없다. 따라서 필요한 정보가 무엇이냐에 따라 개별 항목, 가령 일어서기 항목을 단독으로 사용할 수 있다. 여러 임상연구에서 총점이 사용되었으나, 이 척도가 서열척도이고 기준이 위계적으로 구성되지 않았기 때문에 총점 사용에 대한 타당도는 명확하지 않다. MAS는 많은 임상연구에서 그리고 뇌졸중 재활 임상에서 일상적으로 쓰인다. 주요 장점은 급성기 신경계 환자들이 향상되길 바라는 일상생활 동작들, 예컨대 일어나기, 앉기, 걷기, 손 사용 같은 동작의 수행력과 관련된 정보를 제공한다는 점이다.

MAS는 임상 자료 수집과 실험실 연구 모두에서 기능적 능력을 측정하는 데 유용한 도구가 될 수 있다. MAS는 뇌졸중 회복을 예측할 수 있는 도구인 것으로 밝혀졌으며, 재활 관리에서 우선순위를 정하는 방법으로도 사용되고 있다(Loewen & Anderson 1990). 원래 버전에서는 근긴장도가 포함되었으나 '긴장도[tone]'라는 용어의 모호함과 근긴장도 검사법의 신뢰도가 의심된다는 이유로 제외되었다. 근긴장도에 관한 주관적인 검사로는 근육 반사성 과흥분을 구분할 수 없기 때문이다. MAS는 중국어, 노르웨이어, 덴마크어, 스웨덴어, 포르투갈어 등 여러 언어로 번역되었다.

〈참고: Carr et al 1985〉

Rivermead Motor Assessment(RMA, 리버미드 운동 사정)

RMA 척도는 뇌졸중 후 운동기능을 측정하기 위해 설계되었다. 세 가지 섹션, 대근육 기능, 다리와 몸통, 팔로 구분되어 있으며 각 섹션은 해당 부위 손상과 장애를 포함한다. 각 섹션은 10~15개의 항목으로 되어 있다. 예를 들어, 대근육 기능 섹션에는 걷기, 앉은자세에서 일어서기, 침대에서 일어나 앉기 등이 있다. 각 항목은 0 또는 1로 점수화되며, 각 섹션의 총점은 합산된다.

이 척도는 타당도와 관련하여 제기되는 몇 가지 문제가 있다. 각 섹션은 동작의 위계에 기반을 두고 있으나 생체역학적 또는 기능적 측면에서 서로 관련이 없기 때문에 향상 정도를 반영한다고 볼 수 없다. RMA는 뇌졸중 후 운동 회복이 몸쪽에서 먼쪽으로 진행된다는 잘못된 가정을 하고 있다(Poole & Whitney 2001). 척도가 길며, 신뢰도에 대해 공식적으로 검증된 적은 아직 없다(Lincoln & Leadbitter 1979; Collin et al 1990). 한 전향적 연구에서는 이 척도의 많은 부분이 시대에 뒤떨어져 있다고 하였다(Adams et al 1997). 그럼에도 불구하고 여전히 가끔 사용되며 학술지 논문 등에서 접할 수 있다.

Fugl-Meyer Assessment(FMA, 푸글마이어 사정)

FMA는 북미의 일부 의료센터에서 사용되는 사정도구다. 운동회복이 대단위[mass] 굽힘 또는 폄 움직임 패턴에서 시작하여 두 움직임 패턴이 결합한 움직임으로 진행되며 최종적으로는 각 관절의 수의적으로 분리된 움직임으로 순서대로 진행된다는 1950년대 브룬스트롬[Brunnstrom] 회복단계의 가정에 기반을 두고 있다(Poole & Whitney 2001). FMA는 운동기능, 감각기능, 균형, 관절가동범위, 관절 통증, 다섯 가지 영역으로 되어 있다. 검사 항목이 지나치게 길고 이해하기 어렵다는 비판이 있다(Wade 1992a). 중등도의 평가자 간 신뢰도가 있는 것으로 발표되었으나(Sanford et al 1993), 뇌졸중 회복 패턴에 대한 정확하지 않은 관점에 기반하고 있다는 점에서 타당도는 의문이다(Malouin et al 1994). 회복 초기 단계에서는 FMA가 분별력이 더 좋다고 보고된바 있는데, 이는 이 검사가 과제 관련 동작보다는 분리된 관절 움직임을 평가하기 때문이다. FMA의 대체 도구로 MAS가 제안되기도 한다(Poole & Whitney 1988).

〈참고: Fugl-Meyer et al 1975〉

특정 수행력 검사

걷기

MAS 중 걷기 항목

MAS의 걷기 항목을 걷기 기능 측정 도구로 사용할 수 있다. 천장 효과로 인해 최고 점수를 받은 사람들은 속력이나 지구력 같은 다른 측정 항목으로 평가할 수 있다.

6~10m 걷기 검사

속력은 대상자가 바닥에 표시된 두 지점 사이의 정해진 거리를 걷는 동안 시간을 재어 측정한다. 걷는 거리는 상황에 따라 다르게 정할 수 있지만, 약 6m에서 10m가 적절하다. 10m 걷기 검사는 타당도와 신뢰도가 입증되었다(Wade et al 1987; Maeda et al 2000; Green et al 2002; Flansbjer et al 2005). 대상자에게 자연스러운 속도로 또는 안전하게 걸을 수 있는 최대 속도로 걸으라고 요청한다(Moseley et al 2004). 걷는 거리는 바닥에 표시하고 양 끝에 추가로 2m를 표시하여 대상자가 측정이 시작되기 전에 속도를 내고, 끝점 이후에 속도를 늦출 수 있도록 한다. 대상자가 시작선을 넘는 순간부터 끝점을 지날 때까지 걸린 시간을 초시계로 측정한다. 환자가 사용한 보조도구도 기록한다. 결과는 걸린 시간(초) 또는 속력(m/s)으로 표현할 수 있다. 표준화되고 세부사항을 신중하게 기록하면 신뢰할 수 있는 검사다. 환자의 수행 능력을 그래프로 제공하면 시간 경과에 따른 되먹임을 제공할 수 있고 환자가 자신의 진행 상황을 기록할 수 있다.

단거리 걷기 속력은 뇌졸중 재활에서 흔히 사용되는 결과측정 도구로, 걷기 동작의 변화에 대한 정보를 제공한다. 하지만 이 정보를 가지고 지역사회에서의 걷기 능력을 알수는 없다. 한 연구에 따르면, 단거리 걷기 속력은 이동 능력을 과대평가할 수 있다(Dean et al 2001). '실제' 걷기 능력을 평가하려면 속력과 함께 6분 걷기 검사 같은 도구로 지구력도 측정해야 한다.

〈참고: Wolfson et al 1990〉

특정 시·공간적 변수 측정

여러 가지 방법으로 분당걸음수cadence와 온걸음stride 길이를 측정할 수 있다. 상업용 임상 측정기인 Stride Analyzer(B & L Engineering, Sante Fe, CA, USA)는 한 쌍의 발 스위치, 시작-정지 컨트롤러 그리고 자료 저장 장치로 구성되어 있다. 이 장치를 통해 대상자의 걷기 속력, 두 걸음 사이의 거리인 보폭, 걸음수 및 보행 주기 중 이중 지지기 비율에 대한 자료를 수집할 수 있다.

〈참고: Morris et al 2002〉

이런 변수를 간단하게 수량화하는 방법은 대상자의 발뒤꿈치에 세척 가능한 잉크를 사용하는 두 개의 펠트펜felt-tip pen을 부착한 후, 바닥에 테이프로 고정한 종이 위를 걷게 하는 것이다. 소요 시간은 초시계로 기록한다. 한 걸음step 길이와 온걸음 길이, 지지면 너비를 측정하고 걸음수를 계산할 수 있다.

〈참고: Cerny 1983〉

균형

균형은 우리가 수행하는 모든 동작의 필수 요소이며 자세 조정은 매우 높은 수준의 특이성을 가진다. 이러한 균형의 모든 측면을 측정할 수 있는 단일 검사는 존재하지 않는다. 균형이 향상되었다고 추론할 수 있는, 과제 수행력 향상을 측정할 수 있는 여러 검사들이 있다. 각각의 검사는 균형의 각기 다른 측면을 측정하며 일반화가능성에 대한 정보는 부족하기 때문에, 질문하고자 하는 내용이 명확해야한다.

균형은 크게 세 가지 동작으로 분류할 수 있다. 의도적으로 움직일 때, 지지면이 예상치 못하게 움직일 때, 외부 간섭에 맞서 자세를 유지할 때다. 임상에서 가장 관련성이 높은 균형 검사들은 자기 주도적으로 움직이는 동안 균형을 유지하는 능력을 평가하는 검사들이다. 예를 들어 걷기, 일어서기, 계단 오르기 및 내려가기, 앉거나 서서 물체에 손 뻗기, 또는 고개 돌려 주위 둘러보기 동안의 자세 조정은 이러한 동작들을 수행하는 데 매우 중요하다. 적절한 자세 근육 활동과 분절성 회전이 없으면, 대상자는 목표를 달성하지 못하거나 넘어질 수 있으며, 넘어질 것이라고 생각하면 움직이는 것을 주저하게 된다. 예기치 않은 지지면 움직임에 대한 반응이나 검사자가 밀었을 때의 반응을 검사하는 것이 자발적으로 움직일 때처럼 동적 상황에서의 균형과 관련이 있는지 여부는 아직 명확하지 않지만, 이런 검사들을 통해 빠르게 반응할 수 있는 능력은 알아볼 수 있다. 넘어지거나 미끄러질 때의 반응을 통해 낙상을 방지할 수 있는 능력을 평가하는 것은 안전 장비나 가상현실 장비 없이는 임상에서 평가하기 어렵다. 다음은 자발적으로 어떤 동작을 하는 동안 균형의 중요한 측면을 측정하는 타당하고 신뢰할 만한 검사이다.

MAS 중 앉은자세 균형 항목

MAS의 앉은자세 균형 항목은 환자가 지지없이 앉아 여러 방향으로 팔을 뻗으며 균형을 잃지 않는 능력을 평가한다.

기능적 팔뻗기 검사(Functional reach test)

기능적 팔뻗기 검사는 서 있는 자세에서 최대 팔뻗기 거리를 측정한다. 이 검사는 일상생활에서 자주 수행하는 동작을 측정한다는 측면에서, 그리고 팔뻗기 거리 점수는 생체역학적 변화—압력 중심 이동—와 상관관계가 있다는 점에서 신뢰할만하며 타당한 검사다. 그래서 정적 자세를 유지하는 능력을 측정하는 검사보다 더 역동적인 균형 검사다. 환자는 줄자가 부착되어 있는 벽 옆에 선다. 시작 자세는 발을 벌리고 서서 팔을 90도로 올리고 앞으로 뻗어 줄자 높이에 맞춘 자세다. 환자는 주먹을 쥐고 치료사는 세 번째 손허리뼈 위치를 기록해둔다. 그후 발을 떼지 않고 가능한 멀리 앞쪽으로 팔을 뻗게 하고 다시 손허리뼈 위치를 기록한다(글상자 3.4). 팔뻗기 결과를 성별과 나이별 기준값과 비교한다. 이 검사는 노인의 낙상을 예측하는 데 유용한 것으로 알려져 있다.

〈참고: Duncan et al 1990〉

글상자 3.4 기능적 팔뻗기 검사: 나이와 성별 기준값

나이	남자평균 cm (in)	여자평균 cm (in)
20~40	42 (16.7)	37 (14.6)
41~69	38 (15.0)	35 (13.8)
70~87	33 (13.1)	27 (10.5)

앉은자세 팔뻗기 검사

앉은자세 팔뻗기 검사Sit-and-reach test는 앉은자세에서 최대 팔뻗기 거리를 측정한다. 대상자는 엉덩관절, 무릎, 발목을 90도 굽힌 채 바닥에 발을 붙이고 앉는다. 비마비 쪽 팔을 사용하여 주먹을 쥐고 팔꿈치를 펴고 어깨관절 90도 높이로 올린다. 세 번째 손허리뼈의 위치를 측정한 뒤 최대한 멀리 앞으로 팔을 뻗도록 한다. 이때 몸통을 회전하거나 균형을 잃지 않도록 지시한다. 뻗은 거리는 처음과 마지막 위치 간의 차이로 정한다. 두 번 연습 후 세 번째를 기록한다. 이 검사는 검사-재검사 신뢰도가 입증되었다.

〈참고: Tsang & Mak 2004〉

선자세 균형 검사

선자세 균형 검사Standing balance test는 환자가 눈을 뜨고 서 있는 상태에서 시행하며 간단한 서열척도로 되어 있다. 신뢰도가 입증되었다. 타당도와 역동적인 상황에 대한 일반화 가능성은 확실하지 않으며 특히 모든 뇌 손상 환자에게 정적 자세를 유지하는 것이 적합한 목표가 아닐 수도 있다.

〈참고: Bohannon 1989; Bohannon et al 1993〉

글상자 3.5 선자세 균형 검사: 점수

0	설 수 없음
1	발을 벌려 설 수 있음. 단, 30초 미만
2	30초 동안 발을 벌려 설 수 있다. 단, 발을 모으고는 설 수 없음
3	발을 모으고 설 수 있음. 단, 30초 미만
4	30초 이상 발을 모으고 설 수 있음

스텝 검사(Step test)

스텝 검사는 한쪽 다리로 몸을 지지하고 균형을 유지하면서 다른 발을 내딛는 능력을 측정한다. 환자는 발을 7.5cm 높이의 블록 5cm 앞에 발을 나란히 두고 선다. 가능한 한 빠르게 한쪽 발을 반복해서 올렸다 내린다. 15초 동안 이루어진 스텝 수를 센다. 이 검사는 신뢰도와 타당도가 입증되었다.

〈참고: Hill et al 1996〉

Timed up-and-go test(TUG)

TUG 검사는 균형을 위협하고 노인에게 낙상을 유발할 수 있는 기능적으로 중요한 일련의 과제를 얼마나 빠르게 수행하는지를 측정한다. 게다가 속력은 노인들의 낙상의 주된 요인으로 알려져 있다. 환자가 의자에서 일어나 3m를 걸은 뒤 뒤돌아 와 다시 의자에 앉는 동작을 초시계로 측정한다. 좌석의 높이는 표준화해야 한다. 이 검사는 바델 지수로 기록된 기능적 역량과 상관관계가 높아 타당도가 입증되었다. 60세에서 89세의 건강한 노인의 성별 나이별 평균 정상값이 제시되어 있다(Steffen et al 2002).

〈참고: Podsialo & Richardson 1991〉

Berg Balance Scale(BBS, 버그 균형 척도)

BBS는 주로 노인의 균형을 평가하고 시간 경과에 따른 변화를 관찰하기 위해 고안되었다. 뇌졸중 재활에서 종종 사용된다. 이 척도는 14가지 정적 및 동적 균형 과제를 측정한다. 각 항목은 0~4점까지 5점 척도로 되어 있으며, 총점은 56점이다. 항목에는 지지 없이 앉아있기와 지지 없이 서 있기, 앉은 상태에서 일어서기, 서서 바닥에 있는 물건 집기, 서 있는 상태에서 360도 회전하기가 포함된다. 0점은 과제를 수행하지 못하는 경우, 4점은 과제를 완수하는 경우를 의미한다. 일부 저자들은 BBS가 낙상의 유용한 예측 도구라고 밝혔지만, 그렇지 않다고 주장하는 연구자들도 있다. 이 검사는 신뢰도가 있는 것으로 보고되었으며 내용 타당도가 있는 것으로 보인다. BBS 검사를 시행하는 데는 약 15분이 소요된다.

〈참고: Berg et al 1989 1992〉

발디딤 결정 반응 시간 검사

발디딤 결정 반응 시간 검사Choice stepping reaction time test는 낙상을 피하기 위한 복합적 반응을 간단하게 측정하기 위해 고안되었다. 대상자는 시각적 신호에 반응하여 목표 지점을 향해 빠르고 정확하게 발을 내디뎌야 한다. 이 검사는 노인들의 낙상 위험도를 통합적으로 측정하는 데 타당도가 있는 것으로 보인다.

〈참고: Lord et al 2007〉

선자세 흔들림

발의 압력 중심점의 움직임으로 측정하는 자세 흔들림postural sway에 대한 신뢰도와 타당도는 아직 확인되지 않았으며, 자세 흔들림을 기능적 균형에 관한 유의미한 측정으로 보는 관점에는 비판적 의견도 존재한다(Goldie et al 1989). 최근 유용한 발전 중 하나는 휴대용 흔들림 측정 장치로, 이는 몸통 아랫 부분에서 몸의 변위를 기록하여 사람이 가만히 서 있을 때나 폼foam 고무 매트 위에서 균형을 유지하는 능력 지표를 보여준다(그림 7-2 참고).

〈참고: Lord et al 2007〉

CTSIB(Clinical test of sensory interaction in balance, 균형의 감각상호작용 임상 검사)

CTSIB는 시각과 지지면 조건이 제거되거나 상충되는 6가지 감각 조건에서 서 있는 시간을—최대 30초—측정한다. 6개 조건은 단단한 지지면에서 눈을 뜬 조건, 단단한 지지면에서 눈을 감은 조건, 단단한 지지면에서 시각적 충돌 조건, 폼 위에 서서 눈을 뜬 조건, 폼 위에 서서 시각적 충돌 조건이다. 이 검사는 다양한 감각 양식의 활용 능력, 특히 안뜰계 기능부전을 식별하는 데 유용한 것으로 알려져 있다.

〈참고: Shumway-Cook & Horak 1986; Horak 1987〉

낙상 관련 측정 도구들

낙상의 정의로는 낙상에 대한 두려움과 낙상 효능감을 구분하지 못한다. 낙상 효능감은 낙상 위험 없이 일상생활을 자신 있게 수행할 수 있는 능력에 대한 자기 인식을 말한다(Lord et al 2007). 낙상에 대한 두려움과 효능감이 노인과 장애인의 삶에 미치는 영향을 규명하기 위한 연구들은 많이 진행되었다.

Falls Efficacy Scale(FES, 낙상 효능감 척도)

FES는 집안 청소와 옷 입기 등의 10가지 활동을 수행하는 동안 낙상을 피할 수 있는 자신감을 평가하는 자기 보고형 설문지다. 원래 버전은 주로 집에 거주하는 사람들에게 맞춰져 있으며, 집 밖 활동 4가지 항목이 추가된 수정된 FES(MFES)도 개발되었다(Hill et al 1996).

〈참고: Tinetti et al 1990〉

Activities-Specific Balance Confidence Scale(ABC, 활동특이적 균형 자신감 척도)

ABC 설문지는 16가지 활동 항목을 낙상하지 않고 수행할 수 있는 자신감을 평가한다. 이 척도는 집 밖 활동을 포함하고 있으며 수행력 수준이 높은 노인들에게 적합하다. 설문지를 시행하기 위해서는 대상자의 인지기능이 비교적 온전해야 한다. 이 척도는 활동을 수행하는 데 있어서 자신감을 평가하는 것이지 그 활동 수행이 얼마나 쉬운지를 평가하는 것이 아님을 대상자들이 이해한 상태에서 시행해야 한다(Hill 2005).

〈참고: Powell & Myers 1995〉

팔 기능

MAS 팔 항목

세 가지 항목, 팔 기능, 손 움직임, 고급 손 활동으로 구성된다.

Nine-hole peg test(NHPT, 9홀 페그 검사)

NHPT는 팔과 손 움직임이 필요한 과제를 할 때 기민성[dexterity]과 속력을 측정하는 검사로, 주로 비교적 수행력 수준이 높은 환자에게 유용한 검사다. MAS의 윗팔 기능과 손 움직임 항목에서 높은 점수를 받은 사람들에게 적합한 검사다.

검사 기구는 9개의 작은 나무 말뚝과 9개의 구멍이 있는 나무판이다. 환자가 모든 말뚝을 구멍에 넣는 데 걸리는 시간을 초시계로 측정하거나 일정 시간 내에 얼마나 많은 말뚝을 넣을 수 있는지를 기록한다. 이 검사는 신뢰도와 타당도가 있으며, 건강한 사람들은 이 과제를 완료하는 데 약 18초가 소요된다. 10개의 구멍이 있는 기구를 사용하기도 한다(Turton & Fraser 1986).

〈참고: Mathiowetz et al 1985; Sunderland et al 1989〉

Frenchay arm test(FAT, 프렌샤이 팔 검사)

FAT는 마비쪽 손으로 다섯 가지 과제를 수행하는 검사로 시행 시간이 비교적 짧다. 다섯 가지 과제는 자 고정하기, 실린더 잡기, 물 잔으로 마시기, 빨래 집게를 나무 막대에 걸기, 머리 빗기다. 각 작업에 대한 기준이 정해져 있으며, 절차의 표준화가 중요하다. 이 검사는 신뢰할만하며 타당한 검사로 생각된다. 간단해서 신속하게 수행할 수 있다. 검사는 두 손을 무릎에 놓고 앉은자세에서 시작하며 모든 과제는 이 자세에서 시작한다. 성공적으로 수행하면 1점을 실패하면 0점을 부여하고, 총점은 5점이다. FAT의 타당도는 제한적이다(Poole & Whitney 2001).

〈참고: DeSouza et al 1980; Heller et al 1987; Sunderland et al 1992〉

Action research arm test(ARAT, 동작 연구 팔 검사)

ARAT는 캐롤[Carroll]의 팔 기능 검사의 축약 버전이다(Carroll 1965). 검사는 네 개의 하위 섹션으로 나뉘며 항목은 난이도 순으로 배열되어 있다. 예를 들어 쥐기[grasp], 잡기[grip], 집게 잡기[pinch grip], 대근육 움직임 순이다. 각 항목은 0점(움직일 수 없음)에서 3점(정상적으로 수행)까지 4점 척도로 점수를 매긴다. 이 검사는 대뇌 손상 후 팔 기능 회복을 평가하는 데 신뢰도와 타당도가 입증되었으며(van der Lee et al 2001), 표준화된 검사 시행 절차가 출판되어 있다(Yozbatiran et al 2008).

〈참고: Lyle 1981〉

나선 그리기 검사

나선 그리기 검사[Spiral test]는 협응을 측정하기 위해 개발되었으며, 소뇌성 조화운동못함증[cerebellar ataxia] 환자와 파킨슨병 환자를 대상으로 검증된 바 있다(그림 3-1). 두 개의 나선형 그림이 종이에 인쇄되어 있으며, 선 사이의 거리는 1cm이다. 대상자는 시작 위치(화살표)에서 중앙 지점까지 선을 따라 최대한 빨리 그리되, 선을 건드리지 않도록 해야 한다. 선을 건드릴 때마다 3초가, 선을 넘을 때마다 5초가 추가된다. 이 검사는 신뢰도가 있으며 정확도와 속력 측면에서 타당한 측정이다. 또한 환자에게 질적 되먹임을 제공하기에 유용한 방법이기도 하다.

〈참고: Verkerk et al 1990〉

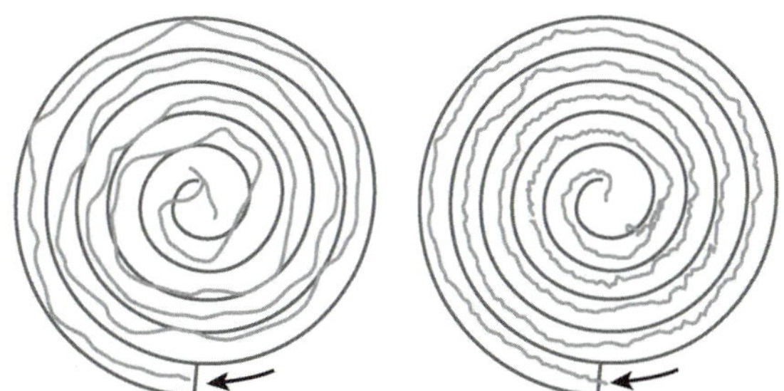

[그림 3-1] 소뇌성 조화운동못함증 환자(왼쪽)와 파킨슨병 환자(오른쪽)의 나선 그리기 검사 결과(Verkerk et al (1990) Elsevier, Amsterdam 허가를 받아 발췌)

4 신체구조와 신체기능의 손상 측정

다음은 근력, 강직, 관절가동범위 같은 움직임 관련 특정 요인들을 측정하는 도구들이다.

근력

Medical Research Council 등급 (MRC 등급)

MRC 등급은 미국 의학연구위원회에서 규정한 근력 등급 지표다(글상자 3.6). 특정 조건에서 근육을 수축하는 능력에 대한 주관적인 느낌을 제시한다. 검사를 통해 나오는 측정치는 객관적이지 않다. 검사자가 훈련을 받을 경우 신뢰도가 높은 것으로 나타났지만(Gregson et al 2000), 타당도는 여러 이유로 의문이 제기된다. 그중 하나는 협응근들이 비활성화된 경우 목표 근육의 수축 능력이 감소된다는 점이다. 4등급과 5등급은 정상쪽 근력을 기준으로 한다. 하지만 병변 이후에는 비마비측 근육도 영향을 받을 수 있기 때문에 뇌졸중 후에는 적용이 어려울 수 있다.

〈참고: Medical Research Council (MRC) 1976〉

글상자 3.6 MRC 근력 등급

0	수축 없음
1	촉진할 수 있는 수축
2	중력 제거 상황에서 움직임 가능
3	중력에 대항하여 움직임 가능
4	건강한 쪽으로 할 수 있는 저항보다 낮은 저항에 대항하여 움직임 가능
5	건강한 쪽으로 할 수 있는 최대저항과 같은 저항에 대항하여 움직임 가능

각 근육의 힘은 0점부터 5점까지 서열척도로 등급을 매긴다.

모트리시티 지수 (Motricity Index, 운동능력 지수)

모트리시티 지수*는 MRC 등급을 바탕으로 만들어졌으며 뇌졸중 환자에게 신뢰도와 타당도가 있는 것으로 알려져 있다(Collin & Wade 1990). 한쪽 사지와 한쪽 신체의 점수를 합산한다.

〈참고: Demeurisse et al 1980; Wade 1992a〉

동력계

핸드헬드hand-held 동력계 또는 등속성 동력계를 사용하여 표준화된 조건에서 최대 등척성 힘을 측정한다. 대상자는 표준화된 자세에서 최대 근육 수축을 수행한다. 주먹 쥐기 힘 또는 손가락 쥐기 힘을 측정하기 위해 그립grip 동력계가 사용된다. 기기 간 변동이 있을 수 있으므로 사전, 사후 검사 때 동일한 기기를 사용하는 것이 좋다. 기준값을 제공하면 유용성이 증가한다(Andrews et al 1996). 등속성 동력계는 동적 근력을 측정하는 데에도 사용된다. 이러한 기기들은 신뢰도 검증이 필요하다.(Tripp & Harris 1991).

〈참고: Bohannon & Andrews 1987 a, b〉

신경계 환자들의 경우에는 물렁조직 구축이나 내재적 뻣뻣함이 증가되어 있어 저항이 측정 결과에 영향을 줄 수 있기 때문에, 이런 환자군에게 MRC 척도나 동력계를 이용하여 시행된 근력 측정은 수의적 작용근 활성화에 대한 신뢰할 만한 사정이 되지 못할 수도 있다(Gracies 2005). 임상연구에서 사용되는 등척성 근력 검사는 특정 근육군이 더 많은 혹은 적은 최대 힘을 생성할 수 있다는 점 이외에, 다른 유의미한 정보를 제공하지 못할 가능성이 크다. 몇몇 연구에서는 이러한 근력 검사와 기능 사이에 양적 상관관계가 있다고 하였으나, 다른 연구에서는 관련성이 없다는 결과를 보였다(Bohannon 1995; Boissy et al 1999; Eriksrud 2003). 목적있는 다관절 움직임을 포함하는 기능적 근력 검사들, 예를 들어 정해진 시간 내에 특정 높이의 좌석에서 일어서기 횟수를 측정하는 검사가 더 타당한 근력 측정이 될 수 있다.

기능적 근력

닫힌운동사슬에서 '기능적' 근력을 측정하기 위한 두 가지 간단한 다리 근력 및 협응 측정 방법이 개발되었다. 성별 및 연령대별 기준값은 아직 조사되지 않았다.

* 모트리시티motricity는 운동을 의미하는 Motor와 능력을 뜻하는 capacity가 조합된 용어로, 운동역량, 특히 신경계 질환 후의 운동역량을 나타내는 지수로 사용된다. 이 지수는 팔, 다리, 손의 근력을 평가하여 각 부위의 운동기능을 점수화한다. 각각의 부위에 대해 0점~33점까지 점수를 부여하고, 이를 합산한다. 총점은 0에서 100점 사이의 값으로 계산된다. 예를 들어 팔, 다리, 손의 총합이 99점이면, 이를 100점 만점으로 환산해 최종 점수를 산출하는 방식이다. 주로 환자의 운동기능을 평가하고, 이를 수치화하여 치료의 효과성을 평가하거나 재활 진행 상황을 추적하는 데 활용된다.

측면 스텝 검사

측면 스텝 검사[Lateral step test]는 스텝 옆에 발을 평행하게 어깨 너비로 벌리고 선자세에서 시행한다. 측정할 다리의 발을 15cm 또는 20cm 높이의 스텝 위에 올려두고 시작한다. 체중을 스텝에 올려둔 쪽으로 이동하고 다리를 펴서 무릎관절 폄 각도가 10도 될 때까지 몸을 스텝 위로 올린다. 그런 다음 움직이는 쪽 뒤꿈치가 바닥에 닿을 때까지 엉덩관절과 무릎관절, 발목을 굽혀 몸을 내린다. 15초 검사에서는 15초 동안의 반복 횟수를 센다. 50회 반복 검사에서는 가능한 한 빨리 50번 반복 시행한 시간을 측정한다. 두 검사는 검사-재검사 신뢰도가 높다.

〈참고: Ross 1997〉

일어서기 검사

시간기반 일어서기 검사[timed-stands test]는 대상자가 가능한 한 빨리 의자에서 10번 일어서는 데 걸리는 시간을 측정한다. 수행력에 영향을 미칠수 있으므로 의자 높이는 표준화하여 시행해야 한다.

〈참고: Csuka & McCarthy 1985〉

관절가동범위

관절가동범위 기록이 중요한 경우가 많다. 예를 들어 뻣뻣하거나 구축된 종아리 근육을 스트레칭하기 전후에 수동 관절가동범위를 기록해야 할 수 있다. 관절가동범위 측정의 신뢰도는 시행 절차의 표준화에 달려 있다. 핸드헬드 동력계를 사용하여 움직임을 만드는 일정한 힘을 제공하고 표준 관절각도측정기나 전자 관절각도 측정기로 가동 범위를 측정한다(Moseley & Adams 1991). 서기나 걷기 동작 시의 체중을 표준화의 방법으로 사용할 수 있다. 관절가동범위 검사는 반드시 해부학적 지표와 힘의 적용점 같은 요소들을 표준화하여 시행해야한다. 그렇지 않으면 검사를 신뢰할 수 없다(Gajdosik & Bohannon 1987).

능동 관절가동범위는 관련 동작을 하는 동안에도 측정할 수 있다. 예를 들어 보행 단계 중 입각기나 유각기 동안에, 혹은 앉았다 일어서는 동작 중에 측정할 수 있다. 생체역학 실험실에서는 동작분석시스템을 사용하여 검사가 이루어진다. 임상에서는 표준화된 조건에서 비디오나 사진을 사용하여 특정 동작 중 가동범위를 측정할 수 있다.

수동 움직임에 대한 저항 정도를 측정하기 위해 동력계나 토크 모터[torque motor]를 이용하여 근육 뻣뻣함을 수량화할 수도 있다(Moseley & Adams 1991). 물렁조직의 역학적 특성에서 신경 성분을 구분하기 위해 근육의 근전도 활동을 동시에 수집하기도 한다. 이 방법은 스트레칭이 다양한 속도로 적용될 때 나타나는 신경 반응을 살펴보는 데 도움이 된다.

강직

임상에서 강직 측정을 위해 흔히 사용하는 두 가지 검사인 MAS(Modified Ashworth Scale, 수정된 애쉬워스 척도)와 타르디유 척도[Tardieu Scale]는 강직 측정 방법으로서 한계가 있다. 이 검사들은 움직임에 대한 저항과 관련된 역학적 원인—근육의 내재적 뻣뻣함—과 신경성 원인—신장반사 과활성—을 구분할 수 없다(Fowler et al 1997; Morris 2002; Alibiglou et al 2008). 뇌졸중 환자를 대상으로 두 척도와 실험실에서 측정한 강직을 비교한 연구에서는 타르디유 척도와 실험실 측정 사이의 일치율이 100%였지만, MAS와 실험실 측정 간의 일치율은 63%에 불과했다(Patrick & Ada 2006). MAS는 구축이 있는 모든 대상자에서 강직을 과대평가한 반면, 타르디유 척도는 이를 구분할 수 있었다. 타르디유 척도는 MAS보다 더 타당할 가능성이 있지만, 둘 다 수동 움직임으로 강직 정도를 측정한다. 생체역학 연구소에서 능동적으로 기능적 움직임을 하는 동안 신장반사 활동을 측정하고는 있지만(Crenna 1999), 이에 관한 발표된 연구는 거의 없다.

Modified Ashworth Scale(MAS, 수정된 애쉬워스 척도)

MAS는 하나의 손상—강직—을 검사하기 마련된 것이지만 하지만 실제로는 다른 요소—즉 근육의 뻣뻣함—도 검사되는 척도의 한 예다. 근긴장은 수동적 움직임에 대한 저항의 정도에 따라 검사자가 주관적으로 평가한다. MAS가 강직을 측정하는 척도로서 타당성이 부족하다는 의문이 제기되었으며, 연구들은 MAS 점수와 반사 과흥분성에 대한 실험실 검사 결과 사이에 아무런 상관관계가 없다고 밝혔다(Vattanasilp & Ada 1999; Pandyan et al 2001; Alibiglou et al 2008).

〈참고: Ashworth 1964; Bohannon & Smith 1987〉

타르디유 척도(Tardieu scale)

타르디유—또는 타디우—척도는 특정 속도로 관절을 움직일 때 근육 반응 강도를 측정하여 강직의 신경성 요소를 서열척도로 정량화하는 검사다. 수동 관절가동범위 평가를 먼저 시행하여 속도를 올리기 전에 검사할 근육이 움직임을 경험할 수 있게 하는 것이 중요하다. 속도를 올려 움직일 때 근육 반응이 발생한 관절 각도를 기록한다. 이 척도는 신뢰할 만한 검사이며, 외상성 뇌손상과 뇌졸중 환자에서 MAS보다 더 타당한 측정이다(Mehrholz et al 2005; Patrick & Ada 2006).

〈참고: Gracies et al 2000〉

심폐 체력과 운동 능력

운동 능력은 큰 근육을 사용하여 중등도에서 고강도의 운동을 오랜 시간 수행할 때 유발되는 생리적 스트레스에 반응하는 개인의 능력을 의미한다. 운동 검사에 참여하기 전에 환자는 운동 검사 적합성과 심전도[ECG] 모니터링 검사의 필요성을 알아보기 위해 먼저 선별검사에 임해야 한다. 미국 스포츠의학회[ACSM]는 다양한 인구 집단을 위한 선별 프로토콜을 개발했다(ACSM 2006). 운동 검사는 특히 외상성 뇌손상, 뇌 수술,

뇌졸중 및 파킨슨병 후 재활 중인 신경계 환자의 체력을 증진하는 과정에서 표준 도구로 사용되어야 한다.

체력fitness은 전형적으로 트레드밀이나 자전거 에르고미터 같은 체육관 기구나, 앉았다 일어서기, 20m 왕복 검사, 12분 걷기 검사 같은 필드테스트field test를 통해 검사한다. 최대하submaximal 검사 또는 최대peak 운동 검사를 시행한다. 최대하검사는 심박수 예비력의 일정 비율을 기준으로 훈련 심박수를 계산하는 방식으로 진행된다.

최대 유산소peak aerobic 검사는 최대하 또는 최대 수준에서 수행한다. 표준화된 프로토콜의 수정된 버전, 예를 들어 수정된 발케Balke 트레드밀 테스트(Palmer-McLean et al 2002)를 사용하여 최대 유산소 능력 검사를 수행할 수 있다. 최대 수준 검사는 심전도 모니터링이 동시에 필요한 경우가 많으며, 훈련을 받은 검사자가 수행한다. 체력 검사 선택은 대상자의 특성, 필요한 정보 수준, 이용 가능한 장비와 직원, 그들의 전문성, 운동 프로그램에서 사용할 운동 방식에 따라 달라져야 한다.

최대 유산소 능력(VO_{2peak}) 측정을 통해 얻은 값은 기준 자료와 비교하거나 상해 전 작업이나 여가 활동의 예상 유산소 요구량과 비교할 수 있다. VO_{2peak}는 만기 환기량expired ventilation과 만기 가스 비율expired gas fractions을 측정하는 식으로 최대 운동 검사에서 직접 측정할 수 있지만, 임상 환경에서는 일반적으로 사용할 수 없는 특수 장비가 필요하다. 대안으로, VO_{2peak}는 최대 운동 검사 또는 최대하 검사에서 심박수와 최대하 작업 부하에서 산소 섭취량 간의 회귀 방정식을 사용하여 추정하거나 프로토콜에 따른 회귀 방정식을 사용하여 추정할 수 있다.

〈참고: Ward et al 1995; American College of Sports Medicine 1998 2006; MacKay-Lyons & Howlett 2005〉

심박수 모니터링

심박수(HR) 모니터링은 운동이 체력을 향상할 정도로 충분히 강한지, 그리고 환자의 심혈관계가 운동에 적응하는지 여부를 확인하기 위한 간단한 검사다. 운동 강도의 지표가 되며, 운동의 수준을 알아볼 필요가 있을 때 일반적으로 사용한다. 뇌 병변 환자의 훈련 강도를 확인할 때도 사용할 수 있다. 심폐 체력을 향상하는 데 필요한 적정 수준으로 운동하기 위해 심박수 모니터를 사용하고 예비 심박수 계산법을 사용하여 훈련 심박수를 결정한다(글상자 3.7 참조).

〈참고: Karvonen et al 1957〉

글상자 3.7 훈련 심박수(HR) 구하는 공식

훈련 HR 범위 = [40%-85% (예측 최대 심박수 - 휴식시 심박수)] + 휴식시 심박수

- 나이 예측 최대 심박수($HR_{max-pred}$)는 220에서 환자의 나이를 뺀다.
  즉, $HR_{max-pred}$ = 220 - 나이
- 휴식시 심박수를 측정한다.

예를 들어, 50세인 사람의 심박수가 80 bpm인 경우,

$HR_{max-pred}$ = 220 - 50 = 170

따라서, 훈련 심박수 범위 = [40%-85%(170 - 80)] + 80 = 116~157 이다.

보그 운동자각도(Rating of Perceived Exertion; RPE 척도)

보그[Borg] 운동자각도(RPE 척도)는 수행자가 자각한 노력 강도를 15등급으로 나눈 척도다(글상자 3.8). 이 척도는 여러 연령 및 성별 그룹에서, 비장애인과 장애인을 대상으로 검증되었다. 먼저 수행자가 척도를 이해하고 익숙하게 한 후 운동 세션 동안 신체적 노력의 정도가 척도의 어느 수준에 해당하는지를 가능한 한 정확하고 순수하게 말하도록 한다. ACSM(2006)은 이 척도를 적용하기 위한 표준화된 지침을 제공한다. 이 지침은 운동 구역 어디서든 볼 수 있도록 포스터나 게시판에 게시한다.

〈참고: Borg 1970〉

글상자 3.8 보그 운동자각도 척도

6		14	
7	매우 매우 편하다	15	힘들다
8		16	
9	매우 편하다	17	매우 힘들다
10		18	
11	적당히 편하다	19	매우 매우 힘들다
12		20	
13	다소 힘들다		

6MWT(6-Minute walk test, 6분 걷기 검사)

6MWT는 걷기 지구력을 측정하는 검사로 6분 동안 걸은 거리를 측정한다. 걷기는 자율적으로 속도를 조절하며 익숙한 활동이기 때문에 이 검사 점수는 최대하 수준의 노력 정도로 일상생활에서 수행하는 활동을 반영한다. 최소 30m 길이의 장애물이 없는 평지 또는 복도에서 시행한다. 참가자는 시계가 계속 켜져 있는 상태로 검사 중간에 쉴 수 있으며, 6분 동안 걷는 거리를 기록한다. 트레드밀은 대상자가 속도를 조절하지 않으므로 권장하지 않는다. 이 검사는 심폐 질환이 있는 사람들을 대상으로 광범위하게 사용되었으며, 급성 신경병변 환자에게 특히 적합하다. 6MWT는 일부 기준 자료가 제공되기 때문에 유용하다(Enright & Sherill 1998). 12분으로 시간을 늘려 검사를 수행할 수 있다(McGavin et al 1976).

〈참고: Guyatt et al 1985〉

HAP(Human activity profile, 인간 활동 프로파일)

HAP는 다양한 에너지 요구 사항을 반영하는 94가지 활동을 평가한다. 항목들은 추정된 에너지 대사 등가(Metabolic Equivalent, MET)를 기반으로 활동 수준의 변화를 빠르고 의미 있게 측정할 수 있다. 응답자는 각 항목에 대해 '여전히 활동 중', '이 활동을 중단함', '이 활동을 한 적 없음' 중 하나를 선택하여 답한다.

〈참고: Fix & Daughton 1988〉

감각

의사와 치료사가 임상에서 수행하는 감각검사, 예를 들면 가벼운 촉감, 날카로운 촉감, 온감과 냉감, 수동 움직임, 위치 감각검사는 주관적이며 신뢰성이 낮은 것으로 나타났다(Garraway et al 1976; Tomasello et al 1982; Carey 1995). 검사 절차의 표준화가 필수다.

뇌졸중 환자들을 위한 노팅엄 감각 사정

노팅엄Nottingham 감각 사정의 수정판은 표준화된 측정이지만 신뢰도가 제한적인 측정이다. 이 사정의 기능관련 타당도는 분명하지 않다. 각각의 검사는 환자들이 눈가리개를 한 상태에서 시행한다. 먼저 가벼운 촉감과 온도 감각을 비마비쪽에서 검사한다. 비마비 측에서 가벼운 촉각과 온도 감각을 검사한다. 만약 비마비 측 감각이 정상이라면, 마비 측만 검사한다.

촉감

환자에게 감각을 느꼈을 때 이를 말로 표현하거나 신체 동작으로 표시하도록 요청한다. 무작위 순서로 검사도구를 피부에 댄다. 몸의 먼쪽부터 검사한다. 촉감은 여섯 가지 방식으로 검사한다. 가벼운 접촉, 압박, 핀찌르기, 온도, 촉각 위치, 양측 동시 접촉. 반응은 다음과 같이 기록한다. 0 완전결손, 1 손상, 2 정상, 9 검사 불가.

고유감각(Propriception)

움직임 이해 및 인식, 움직임 방향 및 관절 위치 감각을 동시에 검사한다. 검사자는 마비된 팔다리를 여러 방향으로 움직이고, 환자에게 다른 팔다리로 이 움직임을 따라 하거나 움직임이 발생했는지 여부를 표현하도록 요구한다. 눈을 가리기 전에 움직임을 세 번 연습한다. 반응은 다음과 같이 기록된다: 0 완전결손, 1 움직임 발생 인식 가능, 2 움직임 방향 인식 가능, 3 관절 위치 인식 가능, 9 검사 불가.

입체감각(Stereognosis)

환자 눈을 가린 상태에서 촉각만으로 일상적인 물체를 인식할 수 있는 능력을 검사한다. 손으로 물체를 최대 15초 동안 만지고, 물체의 이름을 말하거나, 묘사하거나, 동일한 물체와 짝짓기 하는 식으로 물체를 맞추게 한다. 사용되는 물체는 동전, 볼펜, 연필, 빗, 컵, 유리잔, 스펀지, 수건 등이다. 점수는 다음과 같이 기록한다: 0 완전결손, 1 손상, 2 정상, 9 검사 불가

두점식별(Two-point discrimination)

끝이 무딘 컴퍼스 각도기를 사용하여 피부에 두 점을 약 5초 동안 가져다 댄다. 환자에게 한 점 또는 두 점 중 어떤 것이 느껴졌는지 묻는다. 두 점으로 식별할 수 있는 최소 거리를 기록한다. 점수는 다음과 같다. 0 두 점을 감지하지 못함, 1 두 점의 거리가 손가락 끝에서 3mm 초과 또는 손바닥에서 8mm 초과, 2 손가락 끝에서 3mm 미만 또는 손바닥에서 8mm 미만

〈참고: Lincoln et al 1998〉

엄지 손가락 찾기 검사

공간에서 자신의 신체 부위를 찾을 수 있는 능력을 알아보기 위한 간단한 검사다. 환자의 눈을 가린 상태에서 팔을 수동으로 움직이며, 환자에게 자신의 엄지를 찾으라고 요청한다.

〈참고: Prescott et al 1982; Smith et al 1983〉

시공간 기능

한쪽 공간무시spatial neglect는 환자의 행동을 관찰하여 식별할 수 있다. 환자의 머리, 눈, 몸통의 위치를 활동 중에 또는 대화를 나눌 때 관찰한다. 간단한 검사로도 확인할 수 있다. 환자에게 병변 쪽 공간에 있는 시각적 목표를 반대쪽 공간으로 따라가도록 요청한 뒤, 5초 동안 시선을 고정하게 한다.

행동 무주의 검사(Behavioural inattention test; BIT)

BIT는 표준화된 검사로, 6가지 일반검사와 9가지 행동검사로 구성된다. 일반검사로는 선 긋기 검사Albert's test, 글자 지우기, 별 지우기, 도형 및 모양 베끼기, 선 이등분하기, 재현 그림 그리기가 있다. 9가지 행동검사는 그림 스캐닝, 전화 걸기, 메뉴 읽기, 기사 읽기, 시간 검사하기 또는 시간 맞추기(디지털 시계), 동전 분류하기, 주소 및 문장 복사하기, 지도 탐색, 카드 분류하기다. 이 검사들의 장점 중 하나는 치료사가 훈련 중에 특별히 주의를 기울여야하는 과제를 보여준다는 점이다. 개별 검사들은 단독으로 사용이 가능하다. 예를 들어, 별 지우기 검사는 무시neglect를 감별하는 데 가장 민감한 것으로 보고되었으며(Halligan et al 1989), 문자 지우기 검사는 임상 실험에서 자주 사용된다(Dean & Shepherd 1997). BIT는 만성 뇌졸중 환자에 적용하도록 표준화되었으며, 급성 뇌졸중 환자들에게도 사용할 수 있도록 수정 및 개정되었다(Stone et al 1991).

〈참고: Albert 1973; Wilson et al 1987〉

기억

간이정신상태검사(Mini-mental state examination; MMSE)

간이정신상태검사[MMSE]는 인지 손상을 확인하기 위한 임상 검사로 널리 사용된다. 30점 만점이며 20~26점 이하는 약간의 인지 손상이 있음을, 10~19점은 중등도에서 심각한 인지 손상을, 10점 미만은 심각한 인지 손상을 나타낸다. 이 검사는 신뢰도와 타당도가 확인되었다. 검사는 몇 분 내 시행이 가능하다. 검사는 다음 항목에 관한 간단한 질문과 심상 과제로 되어 있다. 시간 인식, 장소 인식, 단어 목록 반복, 계산, 언어 사용 및 이해, 그림 복사 같은 간단한 운동기술 항목이다.

〈참고: Folstein et al 1975; Beatty & Goodkin 1990〉

5 건강 관련 삶의 질 척도

환자의 주관적인 건강 상태를 측정하는 타당하고 민감한 도구가 필요하다는 인식이 더 많아지고 있다. 환자가 자신의 건강과 웰빙, 활동제한, 가정, 직장, 여가에서의 참여제약에 대한 인식을 이야기하게 하면 재활 과정에 유익하다. 삶의 질 척도는 질병 발생률과 사망률 통계와 같은 빅 데이터보다 보건 서비스 이용의 필요성을 더 잘 보여주는 예측인자가 될 수 있다(WHO 1971). 의료 서비스의 질을 평가하는 가장 중요한 기준은 제공되는 서비스의 빈도나 수준이 아니라, 의료서비스의 결과가 생명 연장, 고통 완화, 기능 회복, 그리고 장애 예방이라는 근본적인 목표에 얼마나 가까이 도달하는지에 달려 있다(Lembcke 1952).

SF-36® 건강상태 설문지(Short Form-36 health state questionnaire)

SF-36®은 건강 상태로 인한 신체적, 심리적, 사회적 측면의 영향을 환자 관점에서 측정한다. SF-36®은 약 5분 정도 소요되는 자가보고 설문지로, 기능 상태, 웰빙, 건강에 대한 전반적인 평가를 다루는 다차원 항목으로 건강을 측정한다. 검사 영역은 신체적 및 사회적 기능수행[functioning], 신체적 및 정신적 역할 제한, 정신 건강, 활력, 통증, 전반적 건강 인식이다. 각 차원의 항목 점수는 합산되어 0(가장 건강함)에서 100(가장 건강하지 않음)까지의 척도로 기록된다. 이 설문지는 사용하기 쉽고, 환자에게 적용이 용이하며 높은 신뢰도와 타당도를 갖추고 있다.

〈참고: Brazier et al 1992; McDowell & Newell 1996〉

노팅엄 건강 프로파일(Nottingham Health Profile)

노팅엄 건강 프로파일은 신체적, 사회적, 정서적 영역에서 주관적 건강 상태를 파악하는 표준화된 측정 도구다.

〈참고: Hunt et al 1981〉

자기 효능감 척도(Self-efficacy scales)

자기 효능감 척도는 재활 과정에 관한 환자의 의견을 제공하며, 재활을 진행하는 데 도움이 된다. 이러한 정보를 수집할 때는 환자가 너무 많은 설문 조사에 부담을 갖을 수 있기 때문에 다른 재활 팀원들과 협의하고 진행해야 한다.

환자 건강 설문지(Patient Health Questionnaire-9; PHQ-9)

PHQ-9와 같은 자가보고 기분 척도는 기분에 관한 지표로 유용하다. 이 척도는 임상적 우울증보다는 고통과 불행을 나타내는 지표이다(Wade 1992b). 신경학적 환자에게는 신뢰할만한 도구가 아닐 수 있지만, 이 척도는 환자의 기분 상태를 파악하여 재활 환경이나 직원 및 가족의 태도를 바꾸는 데 도움이 된다. 뇌졸중 후 첫 해에는 어느 정도의 우울증이 종종 발생한다. 뇌졸중 관련 장애가 있는 환자의 비정상적인 기분을 사정하고 진단하는 것은 복잡한 일이다(Hackett et al 2005).

6 진단 특이적 측정

외상성 뇌손상 또는 수술 후 혼수

글래스고 혼수 척도(Glasgow Coma Scale; GCS)

GCS는 각성 상태에 관한 검사로, 외상성 뇌손상 관리에서 널리 사용된다. GCS는 타당도, 신뢰도, 민감도가 높다. 세 가지 항목으로 구성되며, 각각 눈을 뜨는 반응, 운동 반응, 언어 반응을 평가한다(글상자 3.9 참고). 전반적인 각성 상태는 이 세 항목의 점수를 합산하여 나타낸다. 병원 입원 당시의 점수를 이용하여 상해를 중증(GCS ≤8), 중등도(GCS 9~12), 경증(GCS 13~15)으로 분류한다. 일반적으로 GCS 점수가 8 미만인 경우를 혼수 상태로 분류한다(Wade 1992a).

〈참고: Jennett & Bond 1975; Jennett & Teasdale 1981〉

글상자 3.9 글래스고 혼수 척도(Glasgow Coma Scale)

눈 뜨기(Eye opening)

- 자발적 반응 – E4
- 말에 반응 – E3
- 팔다리 통증에 반응 – E2
- 반응 없음 – E1

운동 반응(Motor response)

- 간단한 명령에 따름 – M6
- 눈위나 가슴 통증 유발 시 손을 가져다 댐(국소 반응) – M5
- 통증으로부터 팔을 피하고, 어깨를 벌림(회피 반응) – M4
- 어깨관절을 굽히고 모음(비정상적 굽힘) – M3
- 어깨관절을 모음, 내회전, 아랫팔 엎침(폄 반응) – M2
- 반응 없음 – M1

언어 반응(Verbal response)

- 시간, 장소, 사람에 대한 인식 있음 – V5
- 대화에 반응하지만 혼란스러워 함 – V4
- 부적절한 단어나 소리를 무작위로 냄 – V3
- 이해할 수 없는 소리를 냄 – V2
- 반응 없음 – V1

혼수 점수 (E + M + V) = 3~15

수정된 옥스포드-웨스트미드 외상후 기억상실 척도 (Modified Oxford and Westmead Post-Traumatic Amnesia; PTA)

PTA 척도는 외상후 기억상실Post-Traumatic Amnesia 지속 기간을 측정하는 데 사용된다. PTA는 손상 초기부터 사건에 대한 기억이 회복될 때까지 이어진 의식 소실 기간을 말한다(Levin et al 1982). 이 척도는 기억과 지남력orientation 항목을 모두 포함한다. PTA 상태에 있었던 기간이 손상의 중증도를 나타내는 지표다. PTA가 28일 이상 지속된 경우, 12점 만점에 한 번 12점을 기록하거나, PTA가 28일 미만인 경우에는 3일 연속으로 12점을 기록하면 PTA에서 벗어난 것으로 평가한다(Tate et al, 2006). 이 척도의 타당도는 표준화된 신경행동 검사 결과와의 비교를 통해 검증되었다. 환자가 규정된 PTA 상태를 벗어났더라도 여전히 일부 기억상실을 겪을 수 있다는 점에 유의해야 한다.

글래스고 결과 척도(Glasgow Outcome Scale; GOS)

GOS는 머리 손상 후 결과를 측정하는 데 가장 널리 사용되는 척도다. 이 척도는 머리 손상 환자의 전반적인 결과를 측정하는 유용한 척도로 알려져 있으며, 환자의 상태에 대한 종합적인 통찰을 제공한다는 점에서 가치있는 척도다(글상자 3.10). 5점 척도로 구성되어 있으며 신뢰도가 입증되었다. 8점 확장 버전도 존재한다.

〈참고: Jennett & Bond 1975; Maas et al 1983〉

글상자 3.10 글래스고 결과 척도(Glasgow Outcome Scale)

- 사망
- 식물 상태
- 중증 장애: 의식은 있으나 의존적
- 중등도 장애: 독립적이지만 장애가 있음
- 양호한 회복

갈버스턴 지남력 기억상실 검사(Galverston Orientation Amnesia Test; GOAT)

GOAT는 외상성 뇌손상 후 회복 과정에서 지남력과 기억상실을 연속적으로 측정하는 10개 항목의 평가척도다. 이 척도는 시간, 장소, 사람에 대한 지남력과 손상 전후 사건에 대한 기억을 측정한다. 이 검사를 사용하면 '혼란[stupor]'이나 '혼미[confused]' 같은 용어를 사용하지 않아도 된다. 66점 미만은 비정상 범위, 66~75점은 경계성 비정상, 75점 이상은 정상 범위로 간주한다.

〈참고: Levin et al 1979〉

고수준 이동능력 사정 도구(High Level Mobility Assessment Tool; HIMAT)

외상성 뇌손상 후 달리기 재훈련은 삶의 질을 향상에 매우 중요하다. HIMAT는 현재 사용 중인 이동능력에 대한 결과 척도들의 천장효과를 해소하기 위해 개발된 이동능력 척도다.

〈참고: Williams et al 2004〉

뇌졸중

뇌졸중 맞춤형 30개 항목 질병 영향 프로파일 (Stroke-Adapted 30-Item Sickness Impact Profile; SA-SIP30; SA-SIP30)

SIP(Sickness Impact Profile)은 타당하고 신뢰할 수 있는 136개 항목의 삶의 질 측정 도구다. SA-SIP는 뇌졸중과 관련된 문제를 다루기 위해 더 짧고, 보다 적용이 용이하게 개발된 축약 버전이다. 이 검사는 자가 보고 식으로 또는 인터뷰어와 함께 시행할 수 있다.

〈참고: van Straten et al 1997〉

파킨슨병

호엔과 야르 척도(Hoehn and Yahr Scale)

이 척도는 파킨슨병의 단계를 분류하기 위해 개발되었다(글상자 3.11).

〈참고: Hoehn & Yahr 1967〉

글상자 3.11 수정된 호엔과 야르 단계

0	질병의 징후 없음
1	편측성 질병
1.5	편측성 질병과 축성 침범(axial involvement)
2	양측성 질병, 균형 손상 없음
2.5	경증 양측성 질병, 당김 검사(pull test) 시 복구 가능
3	경증에서 중등도 양측성 질병, 약간의 자세 불안정성, 신체적으로 의존적
4	심한 장애, 여전히 보조 없이 걷거나 서 있을 수 있음
5	보조 없으면 휠체어에 의존하거나 침대에서 생활

통합 파킨슨 질병 단계 척도(United Parkinson's Disease Rating Scale; UPDRS)

UPDRS는 여러 과제를 통해 손상과 장애를 검사한다. 정보는 환자와의 인터뷰를 통해 수집한다(관련 웹사이트는 13장 참조).

7 환경 분석

행동 지도화 기법

행동 지도화 기법Behaviour mapping 은 특정 환경에서 행동의 분포를 보여준다. 이는 환경이 행동에 미치는 영향을 연구하기 위한 시간 표집time-sampling 기법이다. 이 기법은 미리 정해둔 행동 범주를 기준으로 특정 행동과 관찰된 물리적 공간과의 관계를 파악하기 위해 자료를 수집하는 기법이다. 이를 통해 환자들이 하루를 어떻게 보내는지, 그리고 환경적 요소가 그들의 행동에 어떤 영향을 미치는지를 알 수 있다. 행동 지도를 활용한 재활 환경에 대한 여러 연구가 진행되었다(Lincoln et al 1989; Tinson 1989). 이 기법은 환자의 회복에 영향을 미칠 수 있는 눈에 띄지 않는 사건들에 대한 정보를 제공한다. 일부 연구 결과는 1장에서 논의하였다.

〈참고: Keith 1980〉

행동 흐름 분석

행동 흐름Behaviour stream은 행동을 연속적으로 상세히 기록하는 방법이다. 척수 손상 환자를 대상으로 한 연구에서는 환자들이 시간을 어떻게 보내며, 어떤 환경에서 생활하는지, 누구와 상호작용하는지, 환자의 시간 배분이 치료 목표와 일치하는지를 알아보고자 이 방법을 사용하여 연구를 진행하였다(Willems 1972). 이 연구에서 관찰자는 오전 5시부터 오후 11시까지 환자를 따라다니며 활동을 비디오로 기록했다. 비디오 정보는 시간, 활동, 관련된 사람, 행동의 주도성 항목으로 분류되었다(Keith 1988). 이 정보 수집 방법은 예를 들어 마비된 팔에서 발생할 수 있는 잠재적 손상을 유발하는 사건들을 파악하는 데도 사용되었다.

〈참고: Willems 1972; Keith 1988〉

결론적으로, 치료사는 때때로 측정 결과가 부정적으로 나올 수 있다는 사실을 받아들이고, 환자의 결과가 기대만큼 긍정적이지 않을 가능성에도 직면하고 결과에 대해 숙고해야할 필요가 있다. 가령 걷기 검사에서 저조한 결과가 나왔다고 해보자. 그런 결과가 나온 이유가 병변의 영향 때문일까? 하지만 모든 환자가 최적의 기능을 회복할 수 있는 것은 아니다. 아니면 물리치료가 부적절하거나 효과적이지 못했기 때문인가? 물리치료 방법과 그 효과는 상황에 따라 크게 달라질 수도 있다. 혹은 운동 강도가 부족했기 때문일까? 하루에 30~60분 이상의 운동이 이루어지지 않았을 가능성도 있다. 시간이 지나면서 상태가 악화된 환자의 경우, 치료사, 환자, 가족들이 치료 방식을 변경해야 하는지를 결정할 때는 객관적인 결과측정 자료가 유용하다. 이런 식으로 문제를 해결하는 과정은 치료사에게 정말 보람 있는 일이다.

참고문헌

Ada, L, Westwood, P: A kinematic analysis of recovery of the ability to stand up following stroke. Aust J Physiother. 38, 1992, 135-142.

Ada, L, O'Dwyer, NJ, Neilson, PD: Improvement in kinematic characteristics and coordination following stroke quantified by linear systems analysis. Hum Mov Sci. 12, 1993, 137-153.

Adams, SA, Pickering, RM, Ashburn, A, et al.: The scalability of the Rivermead Motor Assessment in nonacute stroke patients. Clin Rehabil. 11, 1997, 52-59.

Albert, ML: A simple test of visual neglect. Neurology. 23, 1973, 658-664.

Alibiglou, L, Rymer, WZ, Harvey, RL, et al.: The relation between Ashworth scores and neuromechanical measurements of spasticity following stroke. J Neuroeng Rehabil. 5, 2008, 18.

American College of Sports Medicine: Position stand: the recommended quantity and quality of exercise for developing and maintaining cardiorespiratory and muscular fitness, and flexibility in healthy adults. Med Sci Sports Exerc. 30, 1998, 975-991.

American College of Sports Medicine: ACSM's guidelines for exercise testing and prescription. 2006, Lippincott Williams & Wilkins, New York.

Andrews, AW, Thomas, MW, Bohannon, RW: Normative values for isometric muscle force measurements obtained with hand-held dynamometers. Phys Ther. 76, 1996, 248-259.

Ashworth, B: Preliminary trial of carisoprodol in multiple sclerosis. Practitioner. 192, 1964, 540-542.

Beatty, WW, Goodkin, DE: Screening for cognitive impairment in multiple sclerosis. An evaluation of the Mini-Mental State Examination. Arch Neurol. 47, 1990, 297-301.

Berg, K, Wood-Dauphinee, S, Williams, JI, et al.: Measuring balance in the elderly: preliminary development of an instrument. Physiother Can. 41, 1989, 304-311.

Berg, KO, Maki, BE, Williams, J, et al.: Clinical and laboratory measures of postural balance in an elderly population. Arch Phys Med Rehabil. 73, 1992, 1073-1080.

Bohannon, RW: Correlation of lower limb strength and other variables with standing performance in stroke patients. Physiother Can. 41, 1989, 198-202.

Bohannon, RW: Internal consistency of dynamometer measurements in healthy subjects and stroke patients. Percept Mot Skills. 81, 1995, 113-114.

Bohannon, RW, Andrews, AW: Interrater reliability of hand-held dynanometry. Phys Ther. 67, 1987, 931-933.

Bohannon, RW, Andrews, AW: Relative strength of seven upper extremity muscle groups in hemiparetic stroke patients. J Neurol Rehabil. 1, 1987, 161-165.

Bohannon, RW, Smith, MB: Interrater reliability of a modified Ashworth scale of muscle spasticity. Phys Ther. 67, 1987, 206-207.

Bohannon, RW, Walsh, S, Joseph, MC: Ordinal and timed balance measurements: reliability and validity in patients with stroke. Clin Rehabil. 7, 1993, 9-13.

Boissy, P, Bourbonnais, D, Carlotti, MM, et al.: Maximal grip force in chronic stroke subjects and its relationship to global upper extremity function. Clin Rehabil. 13, 1999, 354-362.

Borg, G: Perceived exertion as an indicator of somatic stress. Scand J Rehabil Med. 2-3, 1970, 92-98.

Brazier, JE, Harper, R, Jones, NMB, et al.: Validating the SF-36 health survey questionnaire: new outcome measure for primary care. BMJ. 305, 1992, 158-164.

Carey, LM: Somatosensory loss after stroke. Crit Rev Phys Rehabil Med. 7, 1995, 51-91.

Carr, JH, Shepherd, RB, Nordholm, L, et al.: Investigation of a new motor assessment scale for stroke patients. Phys Ther. 65, 1985, 175-180.

Carroll, D: A quantitative test of upper extremity function. J Chronic Diseases. 18, 1965, 479-491.

Cerny, K: A clinical method of quantitative gait analysis. Phys Ther. 63, 1983, 1125-1126.

Collin, C, Wade, D: Assessing motor impairment after stroke: a pilot reliability study. J Neurol Neurosurg Psychiatry. 53, 1990, 576-579.

Collin, FM, Wade, DT, Bradshaw, CM: Mobility after stroke: reliability and measures of impairment and disability. Int Dis Stud. 12, 1990, 6-9.

Crenna, P: Pathophysiology of lengthening contractions in human spasticity: a study of the hamstring muscles during locomotion. Pathophysiology. 5, 1999, 283-297.

Csuka, M, McCarty, DJ: Simple method for measurement of lower extremity muscle strength. Am J Med. 78, 1985, 77-81.

Dean, CM, Shepherd, RB: Task-related training improves performance of seated reaching tasks following stroke: a randomised controlled trial. Stroke. 28, 1997, 1-7.

Dean, CM, Richards, CL, Malouin, F: Walking speed over 10 metres overestimates locomotor capacity after stroke. Clin Rehabil. 15, 2001, 415-421.

Demeurisse, G, Demol, O, Robaye, E: Motor evaluation in vascular hemiplegia. J Eur Neurol. 19, 1980, 381-389.

DeSouza, LH, Langton Hewer, R, Miller, S: Assessment of recovery of arm control in hemiplegic stroke patients. Arm function test. Int Rehabil Med. 2, 1980, 3-9.

Duncan, PW, Weiner, DK, Chandler, J, et al.: Functional reach: a new clinical measure of balance. J Gerontol. 45, 1990, M192-M197.

Enright, PL, Sherrill, DL: Reference equations for the six-minute walk in healthy adults. Am J Respir Crit Care Med. 158, 1998, 1384-1387.

Eriksrud, O, Bohannon, RW: Relationship of knee extensor force to independence in sit-tostand performance in patients receiving acute rehabilitation. Phys Ther. 83, 2003, 544-551.

Ferreira, ML, Herbert, RD: What does 'clinically important' really mean?. Aust J Physiother. 54, 2008, 229-230.

Finch, E, Brooks, D, Stratford, PW, et al.: Physical rehabilitation outcome measures: a guide to enhanced clinical decision making. 2nd edn, 2002, Canadian Physiotherapy Association, Toronto, Ontario.

Fix, A, Daughton, D: Human activity profile professional manual. 1988, Psychological Assessment Resources, Odessa, FL.

Flansbjer, UB, Holmback, AM, Downham, D, et al.: Reliability of gait performance tests in men and women with hemiparesis after stroke. J Rehabil Med. 37, 2005, 75-82.

Folstein, MF, Folstein, SE, McHugh, PR: 'Mini-Mental State': a practical method for grading the cognitive state of patients for the clinician. J Psychiatr Res. 12, 1975, 189-198.

Fowler, V, Canning, CG, Carr, JH, et al.: The effect of muscle length on the pendulum test. Arch Phys Med Rehabil. 79, 1997, 169-171.

Fugl-Meyer, AR, Jaasko, L, Leyman, I, et al.: The post-stroke hemiplegic patient. 1. A method of evaluation of physical performance. Scand J Rehabil Med. 1, 1975, 13-31.

Gajdosik, RL, Bohannon, RW: Clinical measurement of range of motion: review of goniometry emphasizing reliability and validity. Phys Ther. 67, 1987, 1867-1872.

Garraway, WM, Akhtar, AJ, Gore, SM, et al.: Observer variation in the clinical assessment of stroke. Age Ageing. 5, 1976, 233-239.

Goldie, PA, Bach, TM, Evans, OM: Force platform measures for evaluating postural control: reliability and validity. Arch Phys Med Rehabil. 70, 1989, 510-517.

Gracies, JM: Pathophysiology of spastic paresis. 11: Emergence of muscle overactivity. Muscle Nerve. 31, 2005, 552-571.

Gracies, JM, Marosszeky, JE, Renton, R, et al.: Short-term effects of dynamic lycra splints on upper limb in hemiplegic patients. Arch Phys Med Rehabil. 81, 2000, 1547-1555.

Granger, CV, Hamilton, BB, Sherwin, FS: Guide for the use of the Uniform Data Set for medical rehabilitation. 1986, Project Office, Buffalo General Hospital, New York.

Green, J, Forster, A, Young, J: Reliability of gait speed measured by a timed walking test in patients one year after stroke. Clin Rehabil. 16, 2002, 306-314.

Gregson, JM, Leathley, MJ, Moore, AP, et al.: Reliability of measurements of muscle tone and muscle power in stroke patients. Age Ageing. 29, 2000, 223-228.

Guyatt, GH, Sullivan, MJ, Thompson, PJ, et al.: The 6-minute walk: a new measure of exercise capacity in patients with chronic heart failure. Can Med J. 132, 1985, 919-923.

Hackett, ML, Yapa, C, Parag, V, et al.: Frequency of depression after stroke: a systematic review of observational studies. Stroke. 36, 2005, 1330-1340.

Halligan, PW, Marshall, JC, Wade, DT: Visuospatial neglect: underlying factors and test sensitivity. Lancet. ii, 1989, 908-910.

Heller, A, Wade, DT, Wood, VA, et al.: Arm function after stroke: measurement and recovery over the first three months. J Neurol Neurosurg Psychiatry. 50, 1987, 714-719.

Herbert, R, Jamtvedt, G, Mead, J, et al.: Outcome measures measure outcomes, not effects of intervention. Aust J Physiother. 51, 2005, 3-4.

Hill, K: Commentary: Activities-specific and balance confidence (ABC) scale. Aust J Physiother. 51, 2005, 197.

Hill, K, Schwarz, J, Kalogeropoulos, A, et al.: Fear of falling revisited. Arch Phys Med Rehabil. 77, 1996, 1025-1029.

Hill, K, Denisenko, S, Miller, K, et al.: Clinical outcome measurement in adult neurological physiotherapy. 3rd edn, 2005, Australian Physiotherapy Association, Camberwell, Vic.

Hoehn, MM, Yahr, MD: Parkinsonism: onset, progression, and mortality. Neurology. 17, 1967, 427-442.

Horak, FB: Clinical measurement of postural control in adults. Phys Ther. 67, 1987, 1881-1885.

Hunt, SM, McKenna, SP, McEwen, J, et al.: The Nottingham health profile: subjective health status and medical consultations. Soc Sci Med. 15A, 1981, 221-229.

Jennett, B, Bond, M: Assessment of outcome after severe brain damage. A practical scale. Lancet. i, 1975, 480-484.

Jennett, B, Teasdale, GM: Management of head injuries. 1981, FA Davis, Philadelphia.

Karvonen, M, Kentala, K, Mustala, O: The effects of training heart rate: a longitudinal study. Ann Med Exp Biol Fenn. 35, 1957, 307-315.

Keith, RA: Activity patterns in a stroke rehabilitation unit. Soc Sci Med. 14A, 1980, 575-580.

Keith, RA: Observations in the rehabilitation hospital: twenty years of research. Arch Phys Med Rehabil. 69, 1988, 625-631.

Keith, RA: Conceptual basis of outcome measures. Am J Phys Med Rehabil. 74, 1995, 73-80.

Keith, RA, Granger, CV, Hamilton, BB, et al.: The Functional Independence Measure: a new tool for rehabilitation. In Eisenberg, MG (Ed.): Advances in clinical rehabilitation. 1987, Springer-Verlag, New York, 6-18.

Kroenke, K, Spiltzer, RL, Williams, JB: The PHQ-9: validity of a brief depression severity measure. J Gen Int Med. 16, 2001, 606-613.

Lembcke, PA: Measuring the quality of medical care through vital statistics based on hospital service areas: 1. Comparative study of appendectomy rates. Am J Public Health. 42, 1952, 276.

Lennon, S, Hastings, M: Key physiotherapy indicators for quality of stroke care. Physiotherapy. 82, 1996, 655-664.

Levin, HS, O'Donnell, VM, Grossman, RG: The Glaverston orientation and amnesia test: a practical guide to assess congnition after head injury. J Nerv Mental Dis. 167, 1979, 675-684.

Levin, HS, Benton, AL, Grossman, RG: Anterograde and retrograde amnesia. In: Neurobehavioural consequences of closed head injury. 1982, Oxford University Press, New York.

Lincoln, N, Leadbitter, D: Assessment of motor function in stroke patients. Physiother. 65, 1979, 48-51.

Lincoln, NB, Gamlen, R, Thomason, H: Behavioural mapping of patients on a stroke unit. Int Dis Stud. 11, 1989, 149-154.

Lincoln, NB, Jackson, JM, Adams, SA: Reliability and revision of the Nottingham Sensory Assessment for stroke patients. Physiother. 84, 1998, 358-365.

Loewen, SC, Anderson, BA: Reliability of the Modified Motor Assessment Scale and the Barthel Index. Phys Ther. 68, 1988, 1077-1081.

Loewen, SC, Anderson, BA: Predictors of stroke outcome using objective measurement scales. Stroke. 21, 1990, 78-81.

Lord, S, Sherrington, C, Menz, H, et al.: Falls in older people. Risk factors and strategies for prevention. 2nd edn, 2007, Cambridge University Press, New York.

Lyle, R: A performance test for assessment of upper limb function in physical rehabilitation treatment and research. Int J Rehabil Res. 4, 1981, 483-492.

Maas, AIR, Braakman, R, Schouten, HJA, et al.: Agreement between physicians on assessment of outcome following severe head injury. J Neurosurg. 58, 1983, 321-325.

McDowell, I, Newell, C: Measuring health. A guide to rating scales and questionnaires. 2nd edn, 1996, Oxford University Press, New York.

McGavin, CR, Gupta, SP, McHardy, GJ: Twelve-minute walking test for assessing disability in chronic bronchitis. BMJ. 1, 1976, 822-823.

MacKay-Lyons, MJ, Howlett, J: Exercise capacity and cardiovascular adaptations to aerobic training early after stroke. Topics Stroke Rehabil. 12, 2005, 31-44.

Maeda, A, Yuasa, T, Nakamura, K, et al.: Physical performance tests after stroke: reliability and validity. Am J Phys Med Rehabil. 79, 2000, 519-525.

Mahoney, RI, Barthel, DW: Functional evaluation: the Barthel Index. Maryland Med J. 14, 1965, 61-65.

Malouin, F, Pichard, L, Bonneau, C, et al.: Evaluating motor recovery early after stroke: comparison of the Fugl-Meyer Assessment and the Motor Assessment Scale. Arch Phys Med Rehabil. 75, 1994, 1206-1212.

Mathiowetz, V, Weber, K, Kashman, N, et al.: Adult norms for the nine-hole peg test of finger dexterity. Occup Ther J Res. 5, 1985, 24-37.

Medical Research Council: Aids to the examination of the peripheral nervous system. 1976, Her Majesty's Stationery Office, London.

Mehrholz, J, Wagner, K, Meissner, D, et al.: Reliability of the Modified Tardieu Scale and the Modified Ashworth Scale in adult patients with severe brain injury: a comparison study. Clin Rehabil. 19, 2005, 751-759.

Morris, S: Ashworth and Tardieu Scales: their clinical relevance for measuring spasticity in adult and paediatric neurological populations. Phys Ther Rev. 7, 2002, 53-62.

Morris, ME, Cantwell, C, Vowels, L, et al.: Changes in gait and fatigue from morning to afternoon in people with multiple sclerosis. J Neurol Neurosurg Psychiatry. 72, 2002, 361-365.

Moseley, A, Adams, R: Measurement of passive ankle dorsiflexion: procedure and reliability. Aust J Physiother. 37, 1991, 175-181.

Moseley, A, Lanzarone, S, Bosman, J, et al.: Ecological validity of walking speed assessment after traumatic brain injury. J Head Trauma Rehabil. 19, 2004, 341-348.

Palmer-McLean, K, Harbst, K, Harbst, T: Brain injury. In Myers, J, Herbert, W, Humpheys, R (Eds.): ACSM's resources for clinical exercise physiology musculoskeletal, neuromuscular, neoplastic, immunologic and hematologic conditions. 2002, Lippincott, Williams & Wilkins, Philadelphia, 98-108.

Pandyan, AD, Price, H, Rodgers, MP, et al.: Biomechanical examination of a commonly used measure of spasticity. Clin Biomech. 16, 2001, 859-865.

Patrick, E, Ada, L: The Tardieu Scale differentiates contracture from spasticity whereas the Ashworth Scale is confounded by it. Clin Rehabil. 20, 2006, 173-182.

Podsialo, D, Richardson, S: The timed 'Up & Go': a test of basic functional mobility for frail elderly persons. J Am Geriatr Soc. 39, 1991, 142-148.

Poole, JL, Whitney, SL: Motor Assessment Scale for stroke patients: concurrent validity and interrater reliability. Arch Phys Med Rehabil. 69, 1988, 195-197.

Poole, JL, Whitney, SL: Assessments of motor function post stroke: a review. Phys Occup Ther Geriatr. 19, 2001, 1-22.

Powell, L, Myers, A: The Activities-Specific Balance Confidence (ABC) scale. J Gerontol. 50A, 1995, M28-M34.

Prescott, RJ, Garraway, WM, Akhtar, AL: Predicting functional outcome following acute stroke using a standard clinical examination. Stroke. 13, 1982, 641-647.

Ross, M: Test-retest reliability of the lateral step-up test in young adult healthy subjects. J Orthop Sports Phys Ther. 25, 1997, 128-132.

Sanford, J, Moreland, J, Swanson, LR, et al.: Reliability of the Fugl-Meyer assessment for testing motor performance in patients following stroke. Phys Ther. 73, 1993, 447-454.

Shah, S, Vanclay, F, Cooper, B: Improving the sensitivity of the Barthel Index in stroke rehabilitation. J Clin Epidemiol. 42, 1989, 703-709.

Shores, EA, Marosszeky, JE, Sandanam, J, et al.: Preliminary validation of a clinical scale for measuring the duration of post-traumatic amnesia. Med J Aust. 144, 1986, 569-572.

Shumway-Cook, A, Horak, F: Assessing the influence of sensory interaction on balance. Phys Ther. 66, 1986, 1548-1550.

Smith, A: The measurement of human performance. In Ada, L, Canning, C (Eds.): Key issues in neurological physiotherapy. 1990, Butterworth Heinemann, Oxford, 51-80.

Smith, DL, Akhtar, AJ, Garraway, WM: Proprioception and spatial neglect after stroke. Age Ageing. 12, 1983, 63-69.

Steffen, T, Hacker, T, Mollinger, L: Age- and gender-related test performance in community-dwelling elderly people: six minute walk test, Berg Balance Scale, Timed Up & Go test, and gait speeds. Phys Ther. 82, 2002, 128-137.

Stone, SP, Wilson, B, Wroot, A, et al.: The assessment of visuo-spatial neglect after acute stroke. J Neurol Neurosurg Psychiatry. 54, 1991, 345-350.

Sunderland, A, Tinson, D, Bradley, L, et al.: Arm function after stroke. An evaluation of grip strength as a measure of recovery and a prognostic indicator. J Neurol Neurosurg Psychiatry. 52, 1989, 1267-1272.

Sunderland, A, Tinson, DJ, Bradley, EL, et al.: Enhanced physical therapy improves recovery of arm function after stroke. A randomised controlled trial. J Neurol Neurosurg Psychiatry. 55, 1992, 530-535.

Tate, RL, Pfaff, A, Baguley, IJ, et al.: A multicentre randomized trial examining the effect of test procedures measuring emergence from post-traumatic amnesia. J Neurol Neurosurg Psychiatry. 77, 2006, 841-849.

Tinetti, M, Richman, D, Powell, L: Falls efficacy as a measure of fear of falling. J Gerontol. 45, 1990, 239-243.

Tinson, DJ: How stroke patients spend their days. Int Dis Stud. 11, 1989, 45-49.

Tomasello, F, Mariani, F, Fieschi, C, et al.: Assessment of interobserver differences in the Italian multicenter study on reversible cerebral ischaemia. Stroke. 13, 1982, 32-34.

Tripp, EJ, Harris, SR: Test-retest reliability of isokinetic knee extension and flexion torque measurements in persons with spastic hemiparesis. Phys Ther. 71, 1991, 390-396.

Tsang, YL, Mak, MK: Sit-and-reach test can predict mobility of patients recovering from acute stroke. Arch Phys Med Rehabil. 85, 2004, 94-98.

Turton, AJ, Fraser, CM: A test battery to measure the recovery of voluntary movement control following stroke. Int Rehabil Med. 8, 1986, 74-78.

van der Lee, JH, de Groot, V, Beckerman, H, et al.: The intra- and inter-rater reliability of the action research arm test: a practical test of upper extremity function in patients with stroke. Arch Phys Med Rehabil. 82, 2001, 14-19.

van Straten, A, De Haan, RJ, Limburg, M, et al.: A stroke-adapted 30-item version of the sickness impact profile to assess quality of life (SA-SIP30). Stroke. 28, 1997, 2155-2161.

Vattanasilp, W, Ada, L: The relationship between clinical and laboratory measures of spasticity. Aust J Physiother. 45, 1999, 135-139.

Verkerk, PH, Schouten, JP, Oosterhuis, HJGH: Measurement of the hand coordination. Clin Neurol Neurosurg. 92, 1990, 105-109.

Wade, DT: Measurement in neurological rehabilitation. 1992, Oxford University Press, Oxford.

Wade, DT: Evaluating outcome in stroke rehabilitation. Scand J Rehabil Med Suppl. 26, 1992, 97-104.

Wade, DT, Wood, VA, Heller, A, et al.: Walking after stroke. Scand J Rehabil Med. 19, 1987, 25-30.

Ward, A, Ebbeling, CB, Ahlquist, LE: Indirect methods for estimation of aerobic power. In Maud, PJ, Foster, C (Eds.): Physiological assessment of human fitness. 1995, Human Kinetics, Champaign, IL, 37-56.

Willems, EP: The interface of the hospital environment and patient behaviour. Arch Phys Med Rehabil. (March), 1972, 115-122.

Williams, GP, Morris, ME, Greenwood, KM, et al.: The high-level mobility assessment for traumatic brain injury: user manual. 2004, La Trobe University, Australia.

Wilson, B, Cockburn, J, Halligan, P: Development of a behavioral test of visuospatial neglect. Arch Phys Med Rehabil. 68, 1987, 98-102.

Wolfson, L, Whipple, R, Amerman, P, et al.: Gait assessment in the elderly: a gait abnormality rating scale and its relation to falls. J Gerontol. 45, 1990, 12-19.

World Health Organization: Statistical indicators for the planning and evaluation of public health program. Technical report series no. 4721971, WHO, Geneva.

World Health Organization: International classification of functioning, disability and health. 2001, WHO, Geneva.

Yozbatiran, N, Der-Yeghiaian, L, Cramer, SC: A standardized approach to performing the Action Research Arm test. Neurorehabil Neural Repair. 22, 2008, 78-90.

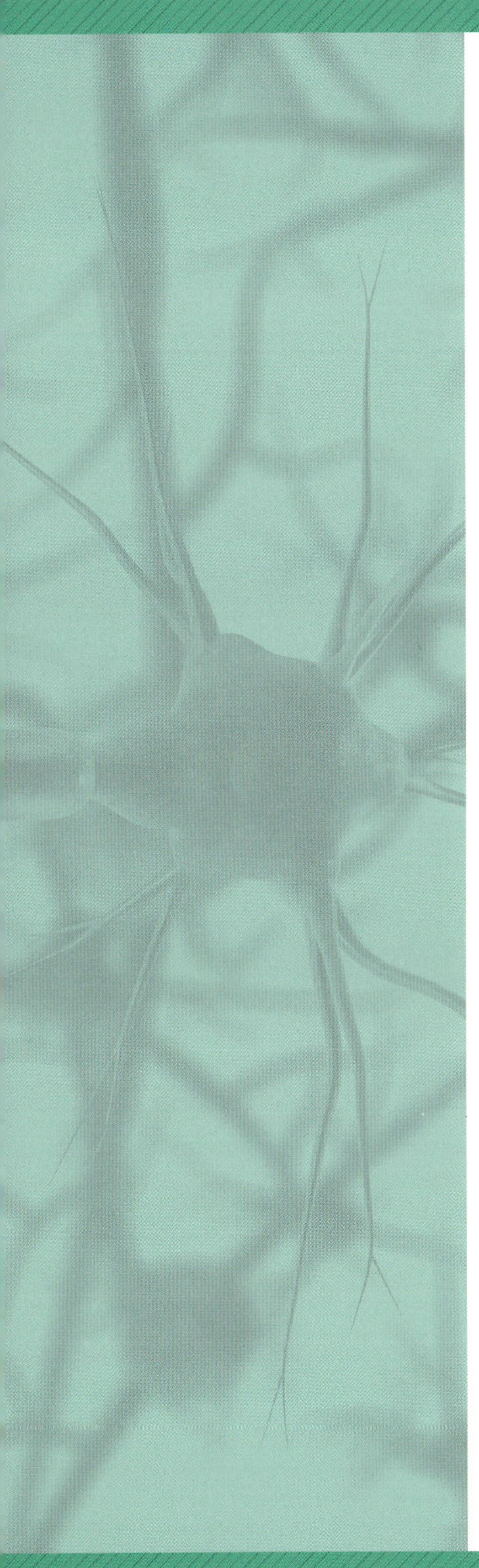

제2부

과제 관련 운동과 훈련

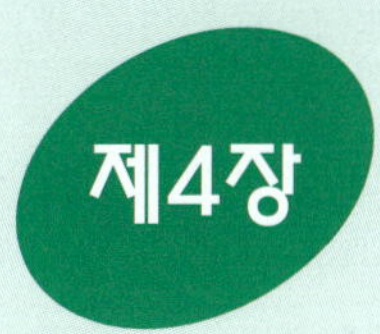

일어서기와 앉기

STANDING UP AND SITTING DOWN

학습내용

1 개요
2 생체역학적 설명
일어서기
앉기
3 나이관련 변화
4 운동 기능부전
5 과제지향적 훈련
6 기능적 근력훈련
7 측정

1 개요

의자에서 일어서기는 가장 흔하게 수행되는 기능적 활동 중 하나다. 독립적으로 생활하고 직립 보행을 하기 위해서는 효과적으로 일어서는 능력이 필수다. 일어설 때 발은 고정된 지지면으로 작용한다. 몸의 무게중심(COM)을 발 위에 두기 위해 몸이 발을 중심으로 회전하면서 위로 올라간다(그림 4-1). 앉을 때는 무릎을 굽혀 몸의 무게를 발쪽으로 낮추고 의자에 닿을 때까지 엉덩관절을 뒤로 움직이는데, 이때는 원심성으로 작용하는 다리 근육들의 섬세한 조절이 필요하다.

이 과제들은 신경학적 문제나 다리의 근육뼈대계 문제가 있는 환자들에게 특히 어렵다. 일어서기는 우리가 규칙적으로 수행하는 동작 중 힘이 가장 많이 필요하고 걷기와 계단오르기(Berger et al 1988) 동작보다 다리 근육의 힘과 관절가동범위가 더 크게 일어난다. 앉기와 일어서기를 독립적으로 하지 못하는 것은 병원 입원과 관련된 가장 가능성이 큰 요인이자(Branch & Meyers 1987), 낙상의 흔한 원인(Nyberg & Gustafson

1995; Cheng et al 1998)이다.

일어서기는 넙다리와 발이 지지면이 되어 상대적으로 안정적인 앉은자세에서 지지면이 더 좁은 발로 몸을 옮기는 능력이 필요하다. 이런 부드러운 병진 운동을 수행하기에 충분한 각모멘텀과 선모멘텀momentum을 발생하는 것은 잠재적으로 불안정한 일이다. 그러므로 의자에서 일어나 몸을 앞으로 추진하는 동안 분절 움직임과 다리 근육 활동으로 몸 균형을 유지하는 능력이 일어서기의 중요한 특징이다. 운동 손상이 있는 사람은 상당한 근력을 생성하고 조절하는 방법뿐만 아니라, 분절 회전의 상호작용 효과를 활용하여 균형을 유지하고 에너지 효율적으로 동작을 할 수 있도록 학습해야 한다.

지지, 추진력, 균형은 다리의 주요 특성이다. 일어서기STS와 앉기SIT는 발이 고정된 분절로 작용하고 다리가 굽혀지고 펴지는 것을 반복하는, 중요한 체중 지지 동작에 속한다. 체중지지가 중요한 다른 동작들은 계단 오르내리기, 쪼그려 앉기, 쪼그려 앉은자세에서 일어서기, 걷기 시의 입각기, 높이뛰기와 껑충뛰기를 할 때 준비 단계 시의 체중지지다. 움직이지 않고 고정 상태에 있는 환자의 경우 이런 다리 굽힘/폄 시너지 연습이 부족하면 하지 폄근 약화와 장딴지근 특히, 가자미근 적응적 단축이 발생하여 동작 수행이 역학적으로 더 어려워지거나 불가능해지게 된다. 다양한 과제와 다양한 상황에서 일어서기와 앉기를 반복적으로 연습하고 훈련하면 체중을 저항으로 사용하여 약한 근육을 구심성 원심성으로 강화할 수 있으며, 발을 적절한 위치에 두고 시행하면 가자미근을 능동으로 신장할 수 있다. 이러한 훈련을 통해 몸의 상체와 다리의 분절 간 조절 능력이 향상된다.

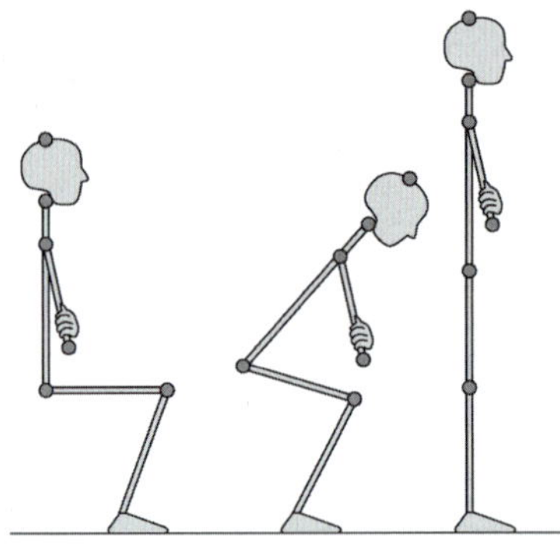

[그림 4-1] 이 그림은 일어서기 시 필수적인 운동학적 특징을 시상면에서 단순화하여 나타낸 것이다.

2 생체역학적 설명

지난 20년 동안 일어서기와 앉기의 동역학에 관한 관심이 증가하였다. 대부분의 연구는 2차원 비디오 또는 광전자 분석 시스템을 이용한 시상면 움직임 분석에 초점을 맞추었으며, 대상자가 한 개 또는 두 개의 힘 판 위에 발을 올려놓고 일어서는 방식으로 진행되었다. 건강한 사람들과 운동 손상이 있는 사람들을 대상으로 한 실험실 연구는 운동조절의 특성에 대한 통찰을 얻고 이러한 동작을 훈련하기 위한 지침을 개발하는 데 도움이 되는 생체역학적 데이터를 제공한다.

일어서기

일어서기는 폄 전단계[pre-extension phase]와 폄단계[extension phase]로 나뉘고(Carr & Gentile 1994; Shepherd & Gentile 1994), 넙다리가 의자에서 떨어지는 시점은 두 단계 사이의 전환 시점으로 허벅지 떼기[thigh off; TO]라고 한다. 일어서기 단계를 구분하는 다른 방법(Kralj et al 1990; Pai & Rogers 1990; Schenkman et al 1990)들이 있지만, 이 구분이 임상적 목적에 걸맞는 가장 단순한 구분이며 어떤 면에서는 역학적으로 타당한 방법이다. 실제로, 폄 전단계와 폄단계는 연속적 움직임으로 일어나며, 이는 사람이 앉은자세에서 일어설 때 어깨의 부드러운 곡선 경로로 확인할 수 있다(그림 4-2).

폄 전단계에서는 발이 뒤로 움직여 발목관절이 무릎관절 뒤쪽에 놓인다. 엉덩관절 굽힘과 발목관절 발등쪽굽힘이 일어나 머리, 팔, 몸통이 앞으로 회전한다. 상체의 각속도에 의해 발생하는 반작용력으로 무릎이 앞으로 이동하면서 발목 발등쪽굽힘이 일어난다(그림 4-3). 폄단계에서는 엉덩관절, 무릎관절, 발목관절을 지나는 폄근들이 몸을 수직으로 가속한다.

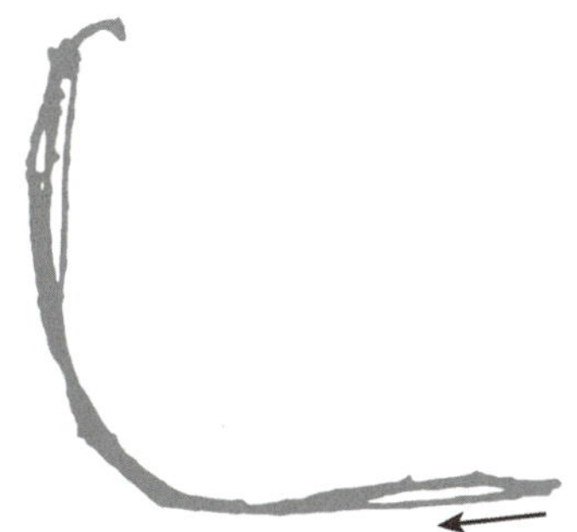

[그림 4-2] 건강한 사람이 앉은자세에서 일어날 때 기록된 어깨에 부착된 마커의 부드럽고 연속적인 곡선 경로에 주목하라.

운동형상학과 운동역학

일어서기를 적절하게 수행하기 위해서는 목표나 환경적인 맥락에 관계없이 역학적으로 효율적인 움직임 패턴과 기본적인 협응이 필요하다. 폄 전단계에서는 몸을 앞으로 이동시키기 위해 수평 선모멘텀이 필요하다. 폄단계 시작 시점에 수평 모멘텀이 수직 모멘텀으로 전환되어 몸이 수직으로 추진되어 선 자세가 이뤄진다. 수평 모멘텀은 주로 몸통 분절의 각 회전에 의해 엉덩관절에서 발생한다. 수직 모멘텀은 엉덩관절, 무릎관절, 발목관절 폄으로 발생한다(그림 4-3). 주목할 점은 몸통 부위—골반, 척추, 머리—가 하나의 '가상' 분절처럼 작용한다는 점이다. 폄 전단계에서는 척추가 직립된 상태로 거의 한 단위로 작용하여 앞쪽으로 회전하고, 폄단계에서는 엉덩관절에서 뒤쪽으로 회전한다. 생체역학적 분석에 따르면 척추 관절의 움직임은 최소한으로 일어난다.

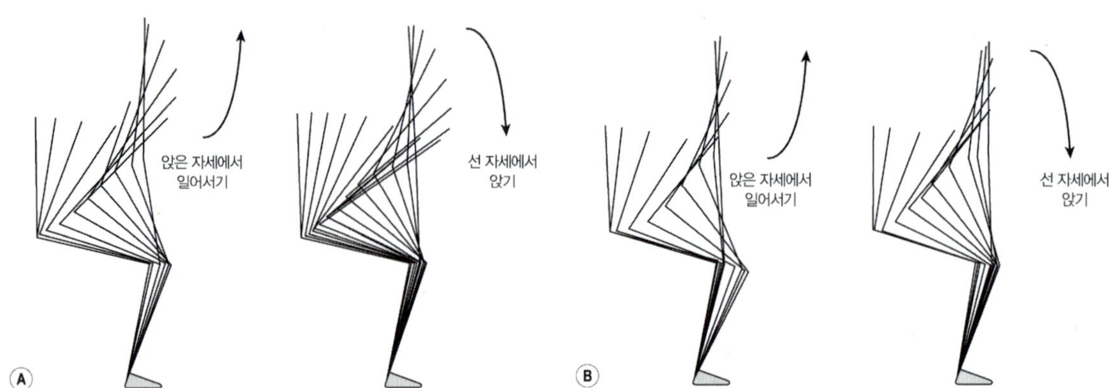

[그림 4-3] 일어서기와 앉기의 생체역학적 연구 결과를 시상면에서 나타낸 그림. (A) 일반 젊은 성인. (B) 일반 노인. 1) 일어서기와 앉기 활동 시 정강이, 즉 발목 발등쪽굽힘 움직임에 주목하고, 2) 노인에 비해 젊은 성인의 앉기 활동의 엉덩관절 굽힘이 더 크다는 것에 주목하라. (Dubost et al 2005, 허가를 받아 재인용)

엉덩관절의 각변위는 의자 높이와 형태, 팔걸이의 유무, 등받이 유무에 영향을 받는 시작 자세, 팔을 자유롭게 움직이는가의 여부, 균형과 지지를 위해 팔을 사용하는지에 따라 변한다. 이런 의자 관련 변동이 작용한다하더라도 일어서기는 엉덩관절, 무릎관절, 발목관절의 굽힘과 폄 동작에 의한 비교적 단순한 동작으로 일어난다. 반복 시에도 동일한 패턴으로 일어난다.

엉덩관절, 무릎관절, 발목관절에서 굽힘과 폄은 근육의 힘은 물론 중력, 관성력, 상반력에 의해 일어난다. 앉은자세에서 일어설 때 주요 폄근의 힘은 몸을 수직으로 가속화하기 위해 넙다리가 의자에서 떨어지는 구간 내내 발휘된다. 평균적으로 청소년 대상자들의 최대 지지힘 모멘트—엉덩관절, 무릎관절, 발목관절의 힘 모멘트의 합—는 4.00~5.50Nm/kg이다. 이는 대상자들이 원하는 속도로 일어날 때의 수치로, 체중의 4~5배가 되는 수준이다(Shepherd & Gentile 1994). 상황에 따라 건강한 사람들은 두 다리에 체중을 고르게 분산하여 일어설 수 있다. 그러나 일상생활에서는 두 다리의 체중지지 분산 방식이 환경적 요구와 상황에 따라 달라진다.

넙다리와 발이 지지 상태에 있기 때문에 지면반발력은 움직임에서 중요한 부분으로 작용한다. 앉은자세에서 일어설 때, 의자와 지면에 대항하는 힘을 만들려면 근육이 협응하여 활동해야 한다. 이러한 지면반발력(GRFs)이나 지지반발력 덕분에 일어서기 시 몸을 수평이나 수직 방향으로, 즉 의도한 방향으로 몸을 추진할 수 있으며, 앉을 때 몸의 무게를 조절할 수 있다. 발 아래에서 발생하는 최대 수직 지면반발력은 허벅지 떼기 직후 발생하여 체중의 100% 수준까지 올라간다. 이 최대 힘은 허벅지 떼기 후에 바로 감소하여 선자세에 도달하면 몸이 안정화된다(그림 4-4). 앞뒤 수평 힘은 수직 힘에 비해 상당히 작다. 뒤쪽 방향으로 발생된 힘은 몸을 앞으로 추진하며, 그 후에 비슷한 크기의 앞쪽 힘이 발생하여 몸의 전진 모멘텀을 제동한다.

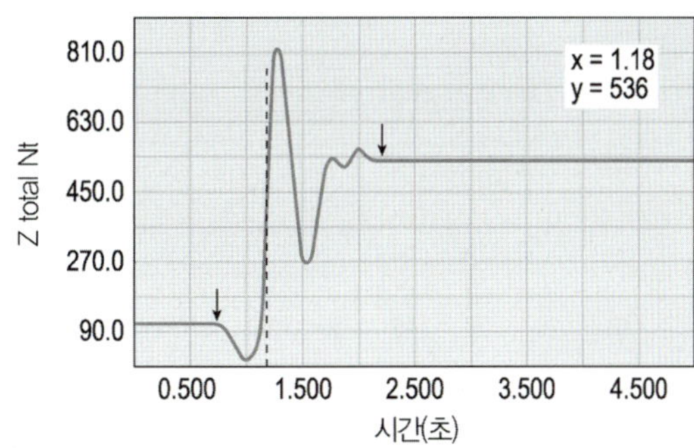

[그림 4-4] 정상 대상자들이 약 1.5s의 원하는 속도로 일어설 때 나타나는 전형적인 수직(Z) 지면반발력 프로파일. 수직 선은 허벅지 떼기 시점을 나타낸다. 화살표는 움직임 시작과 끝을 나타낸다.

근육 활동

엉덩관절, 무릎관절, 발목관절을 연결하는 단관절 근육과 두관절 근육들이 일어서기와 앉기에 관여한다. 이에 더하여 몸통근육인 배곧은근과 허리척추 주변근육들은 가상적으로 몸통을 하나의 분절로 작용하게 하여 몸통 분절을 똑바르게 안정시킨다. 폄근 근력은 일어서기와 앉기의 성공적 수행을 위한 주요 요인이다(Cameron et al 2003; Eriksrud & Bohannon 2003; Bohannon 2007).

일어서고 앉는 동안 근전도를 이용하여 배곧은근, 허리척추주변근, 등세모근, 중간볼기근, 넙다리네갈래근, 넙다리뒤근, 앞정강근, 장딴지근, 가자미근을 조사하였다(Munton et al 1984; Richards 1985; Arborelius et al 1992; Khemlani et al 1998). 앞정강근은 가장 먼저 활성화되는 근육 중 하나로, 발을 뒤로 가져가는 역할과 상체가 앞으로 움직일 때 발뒤꿈치를 지면에 안정적으로 고정하고 정강이 부분을 앞으로 움직이게 하는 역할을 한다(그림 4-5). 허리척추주변근, 엉덩관절과 무릎 폄근은 준비 단계에서 몸의 무게중심[COG]을 적절히 배치한 후, 몸을 수직으로 가속시키기 위해 허벅지 떼기[TO] 시점에 최고로 활성화된다. 안정된 자세에서 훨씬 덜 안정된 자세로 이동하는 복잡한 다중구간 동작인 일어서기[STS] 같은 활동에서는 준비성 자세조절과 실시간 자세조절이 매우 중요하다(Goulart & Valls-Sole 1999). 장딴지근과 가자미근에서 다양한 근전도 활동 패턴이 나타나는데, 이는 이 근육들이 폄 단계와 서 있는 동안 체중을 균형 있게 유지하는 추가적인 역할을 한다는 것을 의미한다. 자세성 근육 활동의 주요 목표는 중력중심을 지지면 내에 유지하는 것이다.

엉덩관절에서 골반과 몸통을 앞쪽으로 굽힐 때 작용하는 엉덩허리근이 엉덩관절 굽힘을 시작하는데(그림 4-6), 비교적 깊이 있는 이 근육을 관찰하는 것은 어렵다. 두관절 근육인 넙다리곧은근과 넙다리두갈래근 동시 활성화가 다리 움직임 조절에 기여한다. 넙다리곧은근은 엉덩관절 굽힘과 무릎 폄에 기여하고, 넙다리두갈래근은 엉덩관절, 무릎, 발목관절 폄 준비를 위한 제동력을 제공한다.

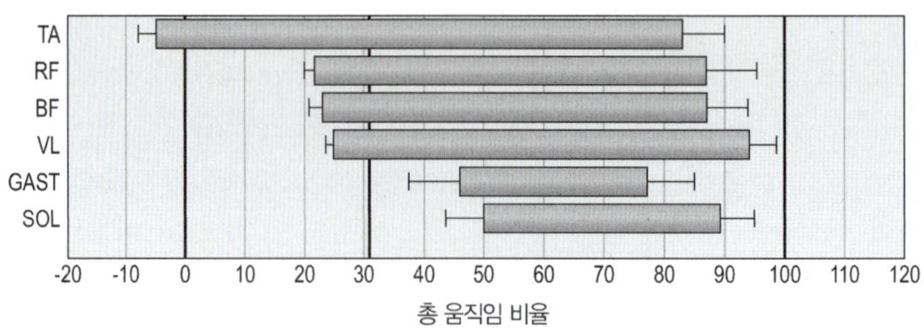

[그림 4-5] 건강한 피험자들이 선호하는 속도로 일어설 때 여섯 개의 다리 근육의 시간-정규화 활성화 시점과 지속 시간에 관한 평균과 표준오차. TA: 앞정강근; RF: 넙다리곧은근; BF: 넙다리두갈래근; VL: 가쪽넓은근; GAST: 장딴지근; SOL: 가자미근. 0%: 동작 시작, 31%: 허벅지 떼기, 100%: 동작 종료. (Khemlani et al 1998, 허가하 재인용함)

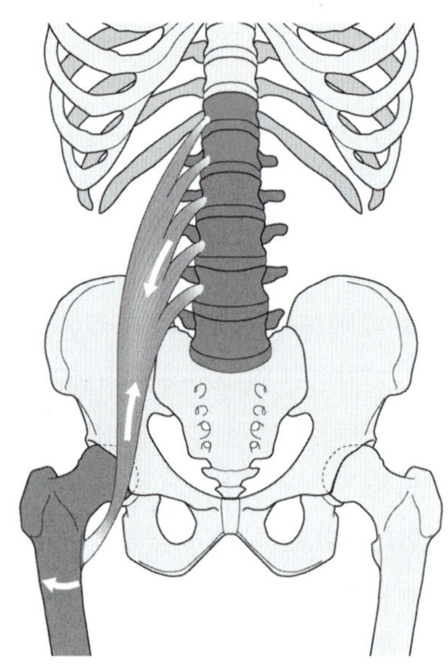

[그림 4-6] 오른쪽 큰허리근. 일어서기를 할 때 엉덩관절에서 몸통과 골반 굽힘을 일으키는 주요 근육(Reprinted from Musculino 2005, 허가하 재인용함)

수행에 영향을 주는 생체역학적 요인들

앉은자세에서 일어서기 동작은 목표나 환경에 관계없이 역학적으로 효율적인 움직임 패턴이자 기본적인 근육뼈대계의 협응이다. 그러나 일상생활의 요구를 충족하기 위해서는 유연한 수행이 필요하다. 그래서 우리는 임신 중 체중 변화 같은 내적 제약과 의자 높이 같은 외적 제약에 맞추어 동작을 조정한다. 건강한 사람들은 두 다리에 체중을 고르게 분배하여 일어서고 앉을 수 있지만, 일상생활에서는 일어서기 위해 사용하는 움직임 전략이 의도에 따라, 다리에 가해지는 상대적 하중에 따라 달라질 수 있다. 예를 들어, 일어서기가 항상 가만히 서있는 자세로 끝나는 것은 아니다. 일어서기는 종종 걷기 같은 다른 동작으로 이어지는 전환 동작이기도 하다.

걷기로 이어지는 일어서기 동작을 조사한 연구에서 정상인들은 두 가지 과제를 원활하게 수행할 수 있다(Magnan et al 1996). 다른 연구에 따르면, 실험 참가자들이 일어서라는 요청을 받았을 때 몸 무게중심의 전방 모멘텀은 서 있는 상태에서 멈췄다. 그러나 걷기 위해 일어설 때는 완전히 일어선 자세에 도달하기 전에 전방 모멘텀이 첫걸음까지 이어졌다(Malouin & Richards 2005). 많은 뇌졸중 환자들은 아마도 전방 모멘텀을 제어하는 데 어려움을 겪기 때문에 이 두 가지 작업을 통합하지 못한다. 대신, 먼저 일어난 후에야 걸음을 시작한다(Dion et al 1999; Malouin & Richards 2005). 기능적 운동 수행을 측정할 때는 기본적인 일어서기 패턴을 일어서기와 걷기 과제에 맞게 적응할 수 있는 능력을 평가하는 TUG(timed up-and-go) 검사가 기능적 경과를 나타내는 지표로 특히 유용하다.

발 위치 변화에 따른 역학적 효과

발 위치는 몸의 무게중심을 발 위로 옮기기 위해 이동해야 하는 거리를 결정한다. 발 위치는 다리 근육의 힘 생성과 필요한 노력의 양을 결정하는 중요한 요인이다. 발을 뒤로 당겨 발목관절이 무릎관절 뒤에 위치한 상태에서 일어설 때는 발이 앞으로 나와 있는 상태보다 더 수월하다. 이는 몸을 앞으로 이동해야 하는 거리를 줄여주며, 발이 더 앞에 위치한 경우에 비해 엉덩관절과 무릎관절을 가로지르는 근육들의 힘 생성이 덜 요구된다(Shepherd & Koh 1996). 발목을 약 75° 발등쪽굽힘한 상태에서 일어서면 가자미근을 능동 신장시켜 길이와 신장력을 유지하는 데 도움이 된다(그림 4-7). 이 점이 마비된 발에 체중을 실어야 하는 다른 이유이기도 하다.

한쪽 발을 다른 발 앞에 놓고 일어서면 뒤쪽 다리에 가해지는 하중이 증가하고 앞쪽 다리의 하중은 감소한다. 이에 따라 뒤쪽 다리에서는 넙다리근과 앞정강근의 근전도 활동과 지면반발력 크기가 크게 증가하고, 앞쪽 다리에서는 감소한다(Brunt et al 2002). 뇌졸중 환자들이 자발적으로 비마비쪽 발만 뒤로 움직일 수 있는 경우에 이러한 방식으로 일어선다. 이러한 적응 패턴은 주로 비마비쪽 다리로만 동작을 하는 상황을 조장한다. 환자들이 보다 강한 다리만 '편애'하고 마비가 있거나 약한 다리는 잘 사용하지 않게 되는 상황을 방지하기 위해 이러한 적응 패턴을 사용하지 않도록 하는 것이 좋다.

몸통 회전 타이밍과 속력

엉덩관절에서 몸이 크게 앞으로 흔들릴 때 생성되는 몸의 각모멘텀은 몸의 수평 모멘텀을 만드는 주요 기여요인이다. 이 모멘텀은 다리가 쉽게 펴지게 하여 몸을 일으켜 세우는데 필요한 다리 전체 근력의 양을 줄여준다(Schenkman et al 1990; Shepherd & Gentile 1994). 많은 신경계 질환 환자들이 하는 것처럼 천천히 일어서면 모멘텀이 감소하여 다리 근육이 더 많은 힘을 더 오랜 시간 동안 생성해야 한다(Carr et al 2002). 환자가 상체를 앞으로 움직인 후 잠시 멈추어 엉덩관절 굽힘 상태에서 일어설 때도 유사한 효과가 나타난다. 즉, 수평 모멘텀에 대한 촉진 효과가 없어지면 다리 근육이 더 큰 힘을 더 오랜 시간 동안 생성해야 한다. 훈련 시 환자에게 조금 더 빠르게 움직이라고 권장하는 것은 바로 이런 이유에서이다.

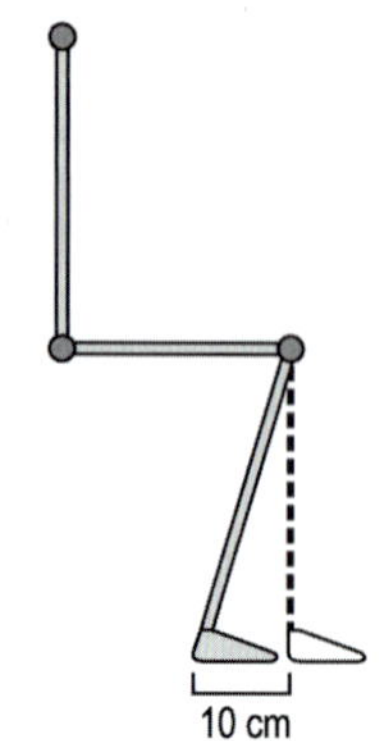

[그림 4-7] 발목관절을 약 75° 발등쪽굽힘한 자세에서 일어서면 필요한 힘을 더 적게 생성해도 된다.

앉은자세에서 일어서기에 영향을 주는 의자 높이

의자가 높으면 엉덩관절과 무릎관절에서 더 낮은 모멘트 힘이 요구되는데, 의자 높이는 엉덩관절보다 무릎관절 힘 모멘트에 더 큰 영향을 준다(그림 4-8). 의자 높이를 낮추면 일어서는 데 필요한 모멘텀, 최대 근육 힘과 근력이 증가한다(Janssen et al 2002).

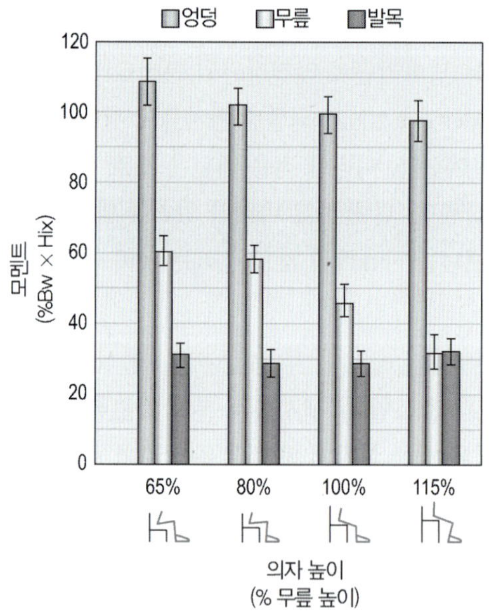

[그림 4-8] 의자 높이가 높아짐에 따라 무릎관절 힘 모멘트가 감소하는 것에 주목하라.

균형과 추진에 대한 팔의 기여도

건강한 사람들은 팔 움직임이 제한된 상태에서 일어나는 것이 어렵지 않다. 그러나 팔 움직임의 범위는 일어서기 동작의 동역학에 영향을 미칠 수 있다. 팔을 자유롭게 움직일 수 있을 때는 팔이 제한된 상태보다 폄근의 힘이 더 적게 쓰이고, 쓰이는 시간도 짧다(Carr & Gentile 1994). 흔히 임상에서 시행되는, 비마비 쪽 팔로 마비된 쪽 팔을 잡아 몸 앞에 두는 방법은 양쪽 팔의 움직임을 제한하며, 일어서기를 돕는 방법으로 효과적이지 않은 방법이며, 대칭적인 체중 지지를 촉진하지도 않는다(Seelen et al 1995).

앉기

앉는 동작은 단순히 일어서기의 반대 동작처럼 보이지만, 중요한 차이점이 있다. 각각은 서로 다른 역학적 제약 하에서 수행된다. 앉는 동작은 중력에 의해 이루어지며, 시작 움직임에 몸통이 내려가는 속도를 늦추기 위해 엉덩관절, 무릎, 발목을 가로지르는 폄근들의 원심성 수축이 필요하다. 의자에 앉기 직전, 엉덩관절에서 몸통의 전방 회전이 증가하고, 몸통이 발목 뒤쪽으로 이동하면서 무릎이 굽혀진다. 이 동작은 특히 불안정한 동작으로, 균형과 근육은 물론 역학적 제약이 도전적인 상황이 된다. 엉덩관절이 의자에 가까워질 때, 앞정강근이 강하게 수축하여 뒤로 내려가는 경로를 조절하며, 넙다리네갈래근이 무릎관절 굽힘을 제어하지 않으면 의자에 '털썩' 앉게 된다. 정강이 각도 즉 발목관절 발등쪽굽힘이 의자에 앉기 직전에 최대로 일어나며, 엉덩관절에서의 몸통 굽힘 각도가 의자에 앉을 때 최대가 된다(Dubost et al 2005).

3 나이 관련 변화

팔걸이를 사용하지 않고 일어서는 건강한 고령자들은 젊은 성인과 유사한 운동 수행을 보여주지만, 몸통-넓적다리 각도가 증가하여 허벅지 떼기[TO] 시점에 몸의 무게중심이 더 앞으로 위치하는 경향이 있다. 움직임 시간이 길어질 수는 있지만, 필요에 따라 동작 속도를 높일 수 있다(Vander Linden et al 1994). 고령자들이 앉을 때는 젊은 성인에 비해 몸통-넓적다리 각도가 감소, 다시 말해 엉덩관절 굽힘이 감소하는 경향을 보였다(Dubost et al 2005).

다리 근육 힘은 일반적으로 균형과 상관관계가 있으며, 노인 중 손상이 있는 사람들이 일어서기에서 성공할 가능성을 가장 잘 예측하는 요인이기도 하다(Schenkman et al 1996). 허약한 노인의 경우 앉는 동작 시에 움직임을 시작하는 데 어려움을 보이고, 의자에 빠르게 내려앉는 것이 특징이다. 이는 뒤로 넘어지는 것과 유사하다(Dubost et al 2005). 관절 통증, 가동 범위 감소, 근육 뻣뻣함, 근력 약화, 시력 저하 등의 요인은 수행에 부정적인 영향을 미친다. 서 있는 것이 어려운 지역사회 거주 노인 및 요양원 거주자들(64~105세)이 성공적으로 일어서기 위해 필요한 최소 의자 높이는 정강이 길이의 약 120%에 해당하는 높이이며(Weiner et al 1993), 이 높이일 때 필요한 노력이 최소가 된다.

75~90세의 지역사회 거주 노인 그룹에서 일어서는 데 걸리는 시간과 다양한 생리적 및 심리적 요인 사이에는 상관성이 있음이 밝혀졌다(Lord et al 2002). 시각 대비 민감도, 다리 고유감각, 촉각 민감도, 단순 반응 시간, 자세 흔들림, 체중, 무릎 굽힘근과 폄근, 발목 발등쪽굽힘근의 힘, 통증, 불안, 활력 등이 모두 일어서기 성과의 중요한 독립적 예측 변수로 나타났다. 그러나 넙다리네갈래근의 등척성 근력이 가장 신뢰할 만한 예측 변수였으며, 움직임 시간과 상관관계가 있었다(Lord et al 2002). 이 결과는, 등척성 근력이 노인들의 움직임 시간을 예측하는 데 있어 균형—Functional Reach Test, 정적 선자세 흔들림 검사—보다 상대적으로 더 중요하다고 보고한 연구와 같은 결과였다(Schenkman 1996). 다른 연구에서는 노인들이 일어설 때 젊은 대상자들보다 등속성 무릎 폄근 힘이 더 약했으며, 노인들은 사용 가능한 무릎 폄근 토크의 최대 87%를 사용한 반면, 젊은 사람들은 약 49%만을 사용했다(Alexander et al 1995). 뇌졸중을 겪은 사람들은 손상이 없는 노인들에 비해 근력이 더 손상되어있었으며, 신경학적 손상이 없는 노인들에 비해 일어서는 데 시간이 더 오래 걸렸다(Adams et al 1990).

4 운동 기능부전

앉고 일어서는 능력은 개인의 손상 상태와 전반적인 활동 수준에 따라 다르다. 그러나 일어서기를 시도할 때 근력 약화와 운동조절 부족으로 인한 공통적인 문제가 관찰되며, 이는 훈련의 주요 초점이 된다. 특히, 넙다리네갈래근과 발등쪽굽힘근 같은 근육의 약화와 가자미근 구축은 일어서기와 앉기 동작을 방해하는 흔한 공통 요인이다. 또한, 외상성 뇌손상으로 인한 장기간 혼수 상태 동안 발생할 수 있는 엉덩관절과 무릎관절 굽힘 구축도 중요한 방해 요인이다.

근육 약화가 있고 적절한 시점에 근육 힘을 생성하고 유지하는 데 어려움이 있는 경우, 일어서려고 시도하면 특정한 제한사항이 분명히 드러난다. 뇌졸중 환자에게서 가장 두드러지는 적응은 일어서기와 앉기 모두에서 나타나는 비대칭적 체중부하다(그림 4-9). 이러한 사람들은 근력이 약해져 있고 몸 균형을 유지하는 필수적인 자세 조절이 느리기 때문에, 이런 불안정한 동작들을 하는 동안 낙상의 위험이 특히 높다. 자세 대칭과 반복적인 앉았다 일어서기(STS-SIT) 훈련을 통해 마비된 다리에 가해지는 부하가 증가하고 체중 분배가 더 대칭적으로 이루어지면, 낙상 위험이 감소한다는 근거가 있다. 일반적인 제한점과 그로 인한 적응은 글상자 4.1에 요약하였다.

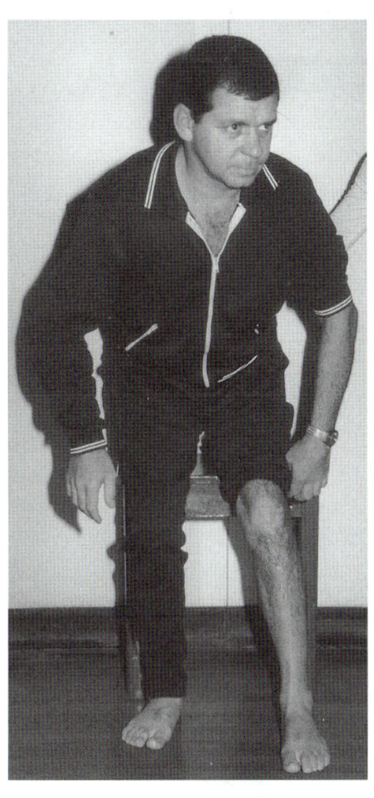

[그림 4-9] 비대칭적 체중지지. 마비쪽 왼쪽 다리를 뒤로 가져 가지 못해 비마비쪽인 오른쪽 다리에 체중을 지지하고 있는 모습. 지지면이 넓은 것에 주목하라.

글상자 4.1 일반적인 제한점과 그로 인한 적응

일어서기 동작 시

- 다리의 불안정성과 근력 약화로 약한 다리에 체중을 싣는 것을 피한다(Engardt & Olsen 1992; Hesse et al 1994; Cheng et al 1998; Lomaglio & Eng 2005):
  - 강한쪽 발은 자발적으로 뒤로 옮기지만 약한 다리는 그렇지 못한다(그림 4-9).
  - 발이 나란히 있는 경우, 체중이 강한 다리 쪽으로 이동하면서 그 다리에 체중이 실린다(그림 4-10B).
  - 허벅지 떼기 시기까지는 강한 쪽 다리로 체중이 부하되지 않을 수도 있다.
- 약한 쪽 발을 고정하지 못하고, 앞으로 넘어질 것에 대한 두려움과 힘 부족으로 인해 허벅지 떼기 시점 전에 몸을 앞으로 움직이려고 하지 않는다(그림 4-11):
  - 지지와 균형, 몸을 들어 올리는 데 손을 사용한다(그림 4-12).
  - 폄 단계가 시작되기 전에 상체를 앞으로 이동하고 멈춘다.
  - 균형을 잡기 위해 발을 넓게 벌린다.

글상자 4.1 일반적인 제한점과 그로 인한 적응 (계속)

- 움직임이 느리게 일어난다.
  - 예를 들어, 뇌졸중 환자는 건강한 성인보다 일어서는 데 시간이 25~60% 더 오래 걸린다(Engardt & Olsson 1992; Cheng et al 1998).

앉기 동작 시

- 몸이 너무 일찍 뒤로 이동하면서 발등쪽굽힘, 엉덩관절 굽힘, 무릎관절 굽힘이 감소한다(그림 4-13):
  - 손으로 의자 팔걸이를 잡고 사용하기도 한다.

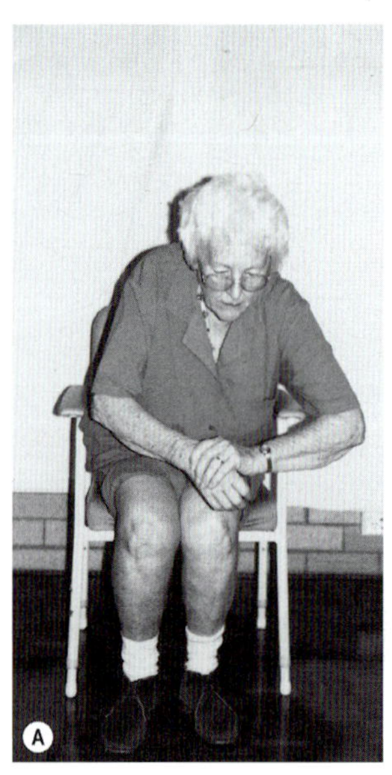

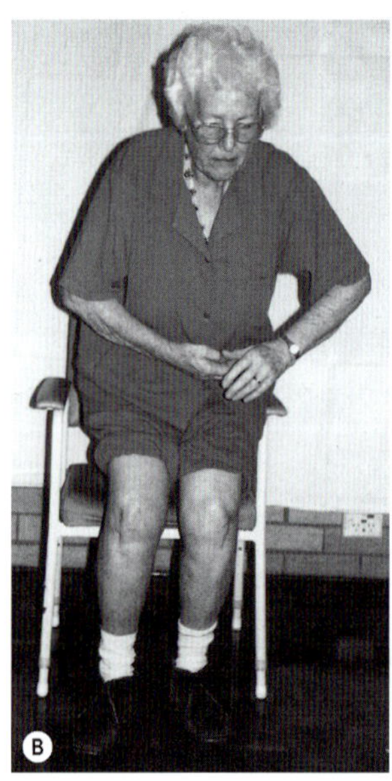

[그림 4-10] 환자는 독립적으로 일어설 수 있지만, 약한 오른쪽 다리보다는 더 뒤쪽에 있는 강한 왼쪽 다리에 더 많은 체중을 싣는 것을 주목하라. 허벅지 떼기 시점부터 이런 현상이 나타난다.

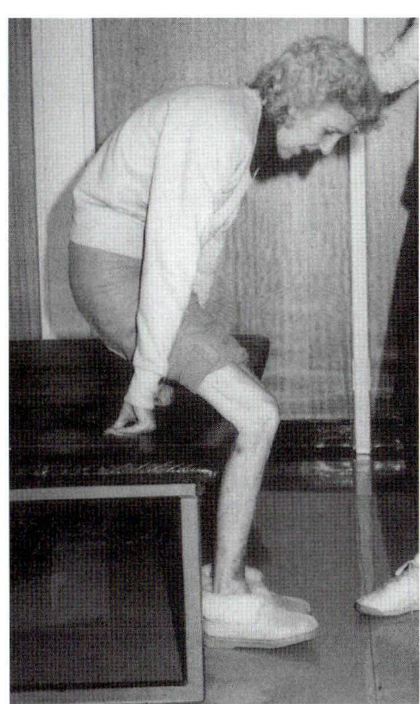

[그림 4-11] 몸을 충분히 앞쪽으로 움직이지 못함. 환자는 엉덩관절을 굽히는 대신 허리척추를 굽힌다. 팔을 사용하는 것에 주목하라. 팔 사용이 독립적 일어서기 학습을 방해한다 .팔을 사용하면 수평 모멘텀을 만드는 데 방해가 된다.

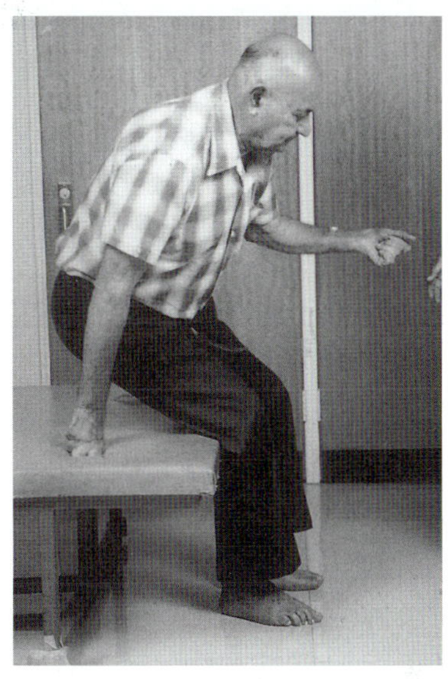

[그림 4-12] 몸 무게중심을 충분히 앞쪽으로 옮기지 못함. 엉덩관절 굽힘과 발목관절 발등쪽굽힘 각도가 감소해 있다. 일어서려고 시도할 때 오른쪽 팔을 사용하는 것에 주목하라.

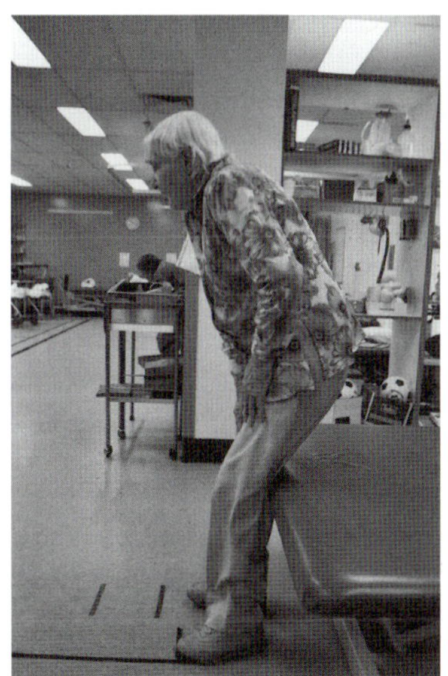

[그림 4-13] 앉기. 내려가는 동작을 제어하지 못해 의자에 등을 부딛치며 '털썩' 앉게 된다. 엉덩관절, 무릎, 발목은 굽혀져야 한다. 발목을 고정하고, 무릎을 앞쪽으로 유지하고, 뒤로 내려가는 경로를 제어하기 위해 앞정강근이 강하게 작용해야 한다.

5 과제지향적 훈련

일어서기는 일상생활에서 자주 수행하는 활동이다. 재활의 중요한 목표인 일어서기에 대한 독립성은 제대로 된 훈련에 달려 있다. 훈련은 다양한 목표를 가지고 높이와 모양이 다른 의자에서 반복적으로 일어서고 앉는 연습을 포함한다. 이런 훈련은 개인이 과제와 환경의 요구에 적응하여 움직이는 방법을 재학습할 기회를 제공한다. 균형을 훈련할 때도 다양한 방식으로 일어서고 앉는 연습이 필수다. 다리 폄근과 발목 발등쪽굽힘근의 구심성 및 원심성 근력을 증가하고, 다리의 분절 간 조절 능력을 향상하기 위해 기능적 근력 훈련도 시행한다.

성공적으로 일어서고 앉는 것은 다양한 기능적 목표를 달성하는 데 매우 중요하다. 근력 약화와 힘 부족이 제한 요소로 작용할 수 있지만, 일어서고 앉는 훈련과 반복 연습, 그리고 다른 체중부하 운동을 통해 근력과 지구력이 향상되면 대부분의 사람들이 독립적이고 효율적으로 다시 일어서는 법을 배울 수 있다. 효과적으로 일어서고 앉을 수 있게 되면, 일어설 때 다른 사람에 의해 '끌어올려져' 발생할 수 있는 상황들, 예를 들면 어깨 주변 물렁조직의 손상 가능성 등을 방지할 수 있다(Wanklyn et al 1996). 병원에서는 안전 지침에 따라 뇌졸중 후 약해진 사람을 리프트를 사용해 침대에서 의자로 옮긴다. 일단 적절한 의자에 앉을 수 있게 되면 일어서기 훈련을 시작한다.

동작 전체를 연습하게 하여 분절의 회전 순서와 타이밍을 익혀 모멘텀을 생성하고 활용할 수 있게 해주어야 한다. 손 사용은 피해야 한다. 다리 근육을 활성화하고 지속하는 데 어려움을 겪는 사람은 주요 근육군을 활성화하는 것을 이해하는 데 도움이 되는 간단한 운동을 먼저 시행할 필요가 있다. 반복 연습이 필요한 이유는 세 가지다. 반복 연습은 다리 폄근을 강화하고, 연결된 분절의 역학을 훈련함으로써 다리의 분절 간 조절 능력을 향상하며, 학습을 최적화한다. 환자는 이미 변경된 신경계통을 가지고 분절 간 연결의 특성을 어떻게 이용할 것인지를 재학습하는 것이다. 이를 통해 분절 간 파워 전달 방식을 최적화하고 에너지 요구를 최소화하는 것을 배운다.

일어서기를 성공적으로 수행하려면 일어서기에 관한 생체역학적 불변적 특성들이 중요하다. 이 특성들은 일어서기의 '규칙' 같은 것으로, 이를 통해 치료팀의 구성원들과 간호진, 환자, 보호자들이 따라야할 일종의 표준화된 지침을 만들 수 있다. 치료사는 환자에게 동작의 '형태'나 모양을 시범으로 보여준다(그림 4-14). 간호사들은 일어서기 지침에 대한 훈련을 받고 환자에게 필요한 도움과 조언을 자신 있게 제공할 수 있는 능력을 키운다. 한 연구에서는 재활팀 구성원들의 협력이 여러 문제를 가진 뇌졸중 생존자들이 효과적으로 일어서는 법을 배우는 데 도움이 되었다고 보고하였다(Barreca et al 2004). 이 연구의 실험군 대상자들은, 모든 구성원들로부터 일관된 되먹임이 제공되는 연습 환경 덕분에, 일반적인 관리만을 받았던 대조군에 비해 더 많은 환자들이 독립적으로 일어서는 법을 배울 수 있었다.

훈련 지침에 포함되어야 할 핵심 생체역학적 특성은 글상자 4.2에 정리하였다.

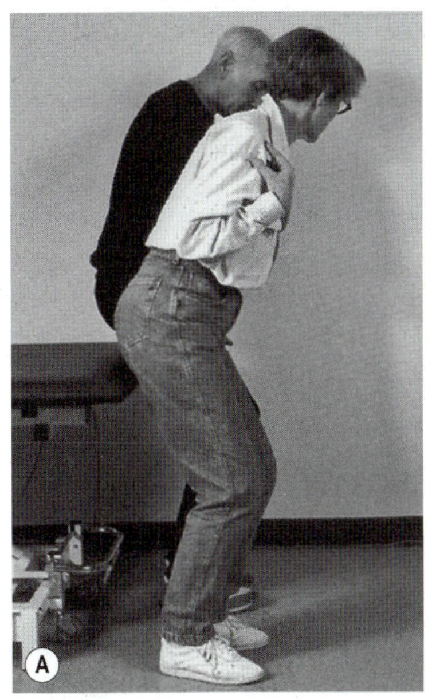

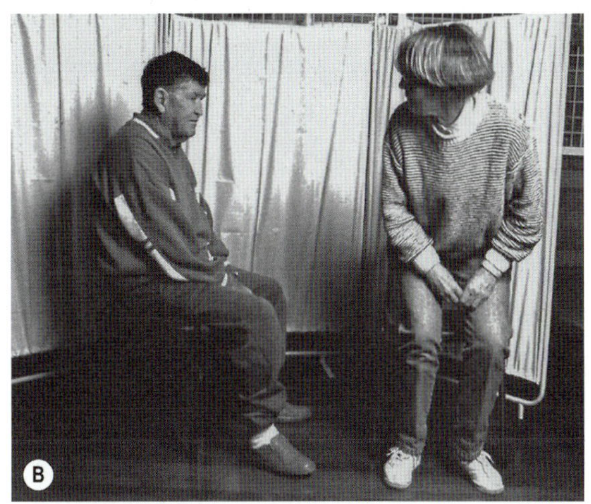

[그림 4-14] 치료사는 환자 옆에서 동작을 시범으로 보여주며 엉덩관절에서의 상체 굽힘 정도를 보여준다. (A) 이때 환자가 자신의 상체를 치료사의 상체와 일직선으로 맞출 수 있도록 한다. (B) 시상면에서의 모습을 보여주어 어깨가 얼마나 앞으로 이동하는지를 설명한다.

글상자 4.2 훈련 지침 요약

일어서기 동작

- '발을 뒤로 당기세요'라고 지시한다. 발을 무릎보다 10cm 뒤에 둔다. 마비쪽 다리로 부하를 주기 위해 비마비쪽 다리의 발을 마비쪽 발 앞에 둔다.
- 의자 높이는 다리 근력에 맞춰 조절한다.
- 팔걸이나 등받이가 없는 편평한 의자를 사용한다.
- 몸통을 수직 자세로 하고 움직임을 시작한다.
- 몸의 수평 모멘텀을 만들기 위해 '윗몸을 앞쪽으로 흔들면서 발을 아래로 누르고 일어나세요'라고 지시한다.
- 너무 느리면 '더 빠르게 하세요'라고 말한다.
- 앉은 자세에서 눈높이에 있는 물체에 시선을 고정하게 한다.
- 최대 반복 횟수를 3세트로 시행하고 가능해지면 바로 횟수를 올린다(만일 5번이 최대라 하면 5번 반복 × 3세트 시행).

앉기 동작

- 발을 뒤에 있는 의자 가까이 둔다. 마비쪽 다리 근육, 특히 넙다리네갈래근의 원심성 수축을 만들고 마비쪽 다리에 체중이 강제로 부하될 수 있게 마비쪽 발을 다른 발보다 더 뒤에 놓는다.
- 의자에 앉기 위해 몸을 뒤쪽 아래로 낮추려면 엉덩관절과 무릎관절의 굽힘, 발목관절의 발등굽힘이 일어나야 한다.
- 필요하다면, 환자가 엉덩관절을 의자 쪽으로 이동할 때 무릎을 고정하여 마지막 단계를 도와준다.

일어서기: 발 위치와 약한쪽 다리 체중부하

환자는 두 발을 모아 평평한 면에 앉는다. 마비쪽 다리에 체중을 부하하기 위해 비마비쪽 발을 마비쪽 발 앞에 둔다. 이렇게 하면, 비마비쪽 다리에 강제로 부하를 주게 된다(그림 4-15).

> 발을 약 10cm 정도 무릎관절 뒤에 위치시키면 다리 폄근의 힘 생성이 촉진되며, 보다 쉽게 일어설 수 있다. 환자가 스스로 할 수 없다면, 치료사가 마비쪽 발을 뒤로 위치시켜 최적의 시작 자세에서 일어서기를 연습할 수 있도록 한다. 정강이를 통해 발을 아랫 방향으로 눌러 발꿈치를 지면에 고정해준다(그림 4-16).

한 연구에서 뇌졸중 환자들을 대상으로 발 위치가 마비쪽 다리의 체중부하에 미치는 영향을 조사하기 위해 일어서기를 연구했다(Brunt et al 2002). 연구는 세 가지 조건에서 진행되었다. 조건 A는 정상 조건으로 발을 평행하게 두고 두 무릎을 100° 굽힘한 조건, 조건 B는 비마비쪽 발을 마비쪽 발 앞에 두고 비마비 쪽 무릎을 75° 굽힘한 조건, 조건 C는 의자 높이의 25%로 조정한 지지대에 비마비쪽 발을 올려둔 조건이었다. 연구 결과, B와 C 조건에서 환자들은 정상 조건에 비해 마비쪽 다리에 더 많은 체중을 부하했다. 마비쪽 발 아래의 최대 수직 힘이 증가했으며, 넙다리네갈래근(B, 34%; C, 41%)과 앞정강근(B, 29%; C, 51%)의 근전도 진폭이 증가했다. 환자들에게 마비쪽 다리를 더 많이 사용하라는 지시는 하지 않았다. 더 강한 쪽 다리가 생체역학적으로 불리한 위치에 있었기 때문에 자연스럽게 체중부하가 증가한 것으로 보인다.

다른 연구에서는 뇌졸중 환자들이 네 가지 조건에서 일어서고 앉는 동안 발과 허벅지 아래의 수직 지면 반발력을 측정했다(Chou et al 2003). 조건1은 자발적인 발 위치, 조건2는 대칭적인 발 위치, 조건3은 마비쪽 발을 뒤에 둔 배치, 조건4는 비마비쪽 발을 뒤로 배치한 조건이었다. 앞의 연구(Brunt et al)와 유사하게, 마비쪽 발을 비마비쪽 발 뒤에 배치했을 때는 비대칭적인 체중부하가 감소하여 건강한 사람들에게서 보고된 값과 유사한 수준에 도달했다. 반대로, 비마비쪽 발을 마비쪽 발 뒤에 배치했을 때는 체중부하 비대칭이 가장 크게 나타났다. 다시 말해, 마비쪽 발을 뒤로 배치하면 비대칭이 감소하는 반면, 비마비쪽 발을 뒤로 배치하면 비대칭이 증가했다.

두 연구 모두, 마비쪽 다리의 비사용을 방지하는 것이 훈련의 목표라면 비마비쪽 다리에 유리한 체중부하 비대칭 상황을 피해야 한다는 점을 분명히 보여준다. 흥미로운 점은, 모든 발 위치 조건—자발적 배치, 대칭적 배치, 마비쪽 발 뒤로 배치, 비마비쪽 발 뒤로 배치—에서 마비쪽 발을 뒤로 배치한 경우를 제외하고, 일어설 때 허벅지 떼기 직전과 앉을 때 허벅지가 닿는 시점에 비대칭적인 체중부하가 나타났다는 점이다(Roy et al 2006).

의자 높이

> 의자 높이는 개인의 근력에 맞게 조절한다. 다리 근육이 매우 약할 때는 더 높은 의자를 사용하여 일어설 수 있게 한다. 수행이 좋아지면 의자 높이를 점차 낮춘다.

다리 폄근을 구심성 및 원심성으로 강화하기 위해 의자 높이를 조정하여 동작을 더 쉽게 혹은 점진적으로 더 어렵게 만든다. 즉, 점차적으로 부하를 증가하여 범위 내에서 동적 근력을 증가시킨다. 의자 높이를 조정하면 선자세로 가기 위해 체중을 들어 올려야 하는 높이가 증가하거나 감소한다. 또한, 넙다리네갈래근이 최대 힘을 생성하는 길이와 관성에 저항하는 관절 각도도 변한다. 의자 높이가 낮을수록 몸무게를 들어 올려야 하는 거리가 더 증가하고, 몸을 발 위로 이동하는 데 필요한 이동 거리도 더 커진다.

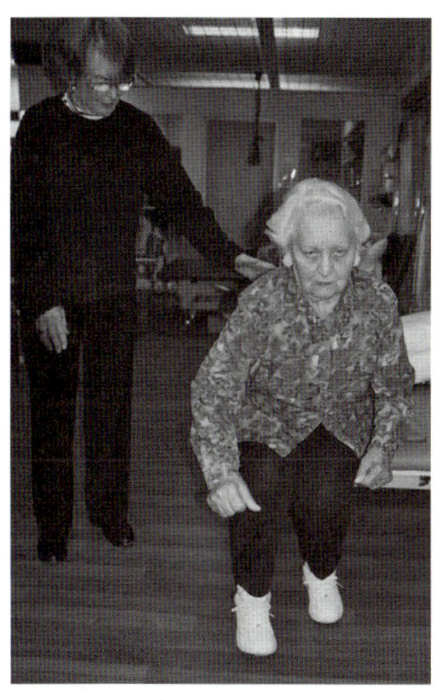

[그림 4-15] 환자는 마비쪽 다리를 좀 더 뒤에 놓고 앉고 일어서기를 연습하고 있다. 여기서 환자는 일어서는 데 필요한 모멘텀을 만들기 위해 어깨와 몸통을 앞쪽으로 빠르게 움직이는 데 집중하고 있다.

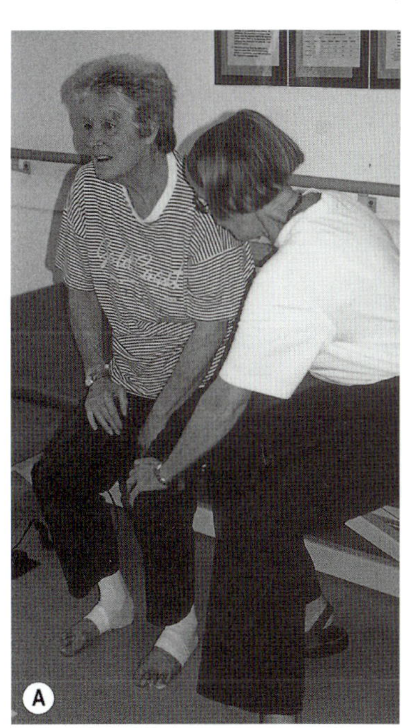

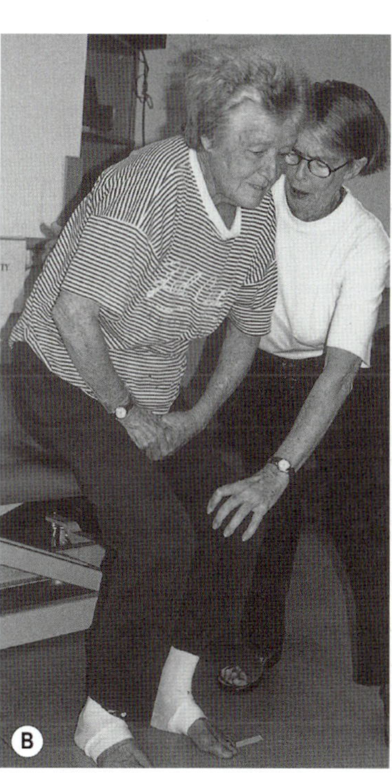

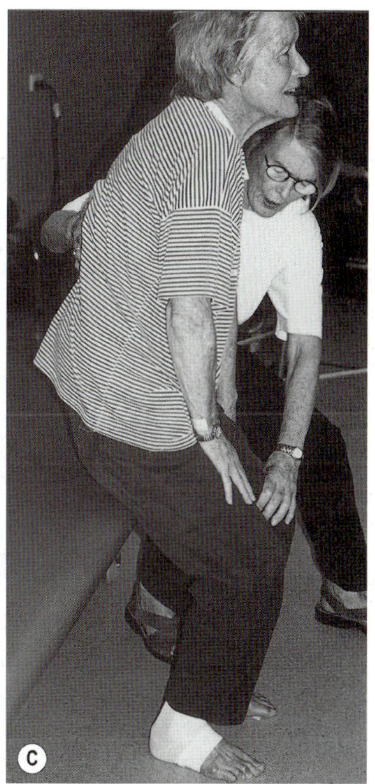

[그림 4-16] 일어서기와 앉기 연습. (A) 치료사가 정강이를 아래쪽으로 눌러줌으로써 마비쪽 발을 바닥에 고정할 수 있다. (B) 환자가 일어설 때 왼쪽 다리에 부하를 증가하기 위해 치료사가 환자의 왼쪽 다리를 옆으로 당긴다. (C) 옆에서 본 모습. 환자는 어깨를 충분하게 앞쪽으로 움직이려 하지 않는다. 더 앞쪽으로 움직여야 엉덩관절 굽힘이 많이 일어난다. 반복하는 동안 이 부분에 집중하게 한다.

몸을 앞쪽으로 움직이기

> 엉덩관절에서 상체가 앞으로 회전되는 움직임은 몸통이 수직 위치에 있을 때 시작된다. 이렇게 각 회전의 진폭을 증가하면 앞쪽 및 위쪽 모멘텀이 최적화된다. 앞쪽 모멘텀이 위쪽 모멘텀과 자연스럽게 이어져 부드럽게 전환되도록 동작을 빠르게 하라고 지시한다. 지시는 다음과 같이 할 수 있다. "어깨를 앞으로 흔들면서 발로 바닥을 눌러 일어나세요."

일어서기와 앉기를 하는 동안 시선과 주의를 목표물에 집중하게 하면 머리와 어깨가 앞으로 올라가는 경로에 영향을 주어 몸 정렬 조정에 도움이 되는 외적집중을 제공할 수 있다. 몇 미터 앞에 있는, 앉은 자세 눈높이의 목표물에 주의를 집중하도록 한다. 일어서는 속도를 빠르게 하도록 격려한다. 느리게 하면 더 많은 노력이 요구된다.

앉기 시 하강 제어하기

임상 경험에 비춰봤을 때 운동 손상이 있는 사람들이 일어설 수는 없지만 앉을 수는 있는 경우가 있다. 그러나 이 사람들의 앉기는 뒤로 넘어지는 식으로 일어난다. 따라서 일어서기와 앉기를 모두 특이적으로 훈련하는 것이 중요하다. 앉기는 일어서기보다 쉬운 동작처럼 보일 수 있다. 그러나 많은 노력이 필요하지 않더라도 하강을 제어하려면 좋은 협응력과 균형이 필요하다.

> 발은 의자 가까이 당긴다. 엉덩관절, 무릎, 발목을 굽혀 몸을 아래로, 그리고 뒤로 의자까지 내린다. 마비쪽 발은 바닥에 안정적으로 고정한다(그림 4-17).

이 동작 동안 넙다리네갈래근의 원심성 수축이 일어나도록, 약한 쪽 다리에 체중을 실어주는 것에 특별한 주의를 기울여야 한다. 앉기 훈련 동안 마비쪽 다리에 체중을 싣는 것에 대한 되먹임을 받은 뇌졸중 환자들이 되먹임을 받지 않은 환자들보다 체중부하 능력이 더 많이 향상되었다고 보고되었다(Engardt et al 1995).

반복

휴식 없이 반복할 때 근력이 더 크게 증가했다는 근거가 있다(Rooney et al 1994). 반복 횟수는 세션을 시작할 때 정할 수 있다. 환자는 자신의 최대 반복 횟수를 세 번의 세트로 나누어 수행하되, 매번 일어설 때마다 휴식하는게 아니라 세트 사이에 휴식을 취하도록 권장한다. 횟수를 셀 수 있는 카운터를 사용하면 물리치료사와 환자가 세션 동안 반복 횟수를 기록할 수 있으며(그림 4-18), 이를 통해 되먹임을 제공하고 동기 부여를 줄 수 있다. 하루 동안의 반복 횟수는 활동 모니터(ActivPal™ 단축 가속도계)를 사용하여 모니터링한다.

여러 연구에서 반복적인 일어서기와 앉기 연습이 긍정적인 효과를 나타낸다는 것이 입증되었다(Dean et al 2000; Cheng et al 2001; Monger et al 2002; Britten et al 2008). 한 파일럿 연구에서는 영국의 한 재활 병동에서 뇌졸중 환자들을 대상으로 한가지 훈련 프로토콜을 조사하였다(Britten et al 2008). 연구자들은 2주 동안 매일 30분 운동프로그램의 효과를 평가했다. 일어서기와 앉기 연습은 물리치료 보조자에 의해 제공되었다. 감독하는 사람이 대기하고 있는 상황에서 손을 사용하여 일어설 수 있지만, 10초 이내에 세 번 이상 반복적으로 일어설 수 없는 환자들이 대상자였다. 대조군은 훈련 기간 동안 팔에 대한 치료를 받았다. 일어서기와 앉기 훈련 그룹에서는 움직임 시작 시 발 위치, 몸통의 전방 이동 속도, 그리고 마비쪽 다리에 체중을 더 많이 실어 대칭적인 지면 반발력이 생성되는 것에 중점을 두었다. 균형 성능 모니터를 통해 환자들에게 지면반발력에 대한 시각적 되먹임이 제공되었다. 학습을 돕기 위해 보조자가 지시와 언어 되먹임을 제공했다. 연습은 의자 높이와 앉는 표면을 바꿔가며 다양하게 진행되었다. 각 세션의 목표는 반복 횟수를 증가시키는 것이었으며, 매일 ActivPal™ 단축 가속도계 활동 모니터를 사용하여 횟수를 기록하였다. 환자가 피로를 느낄 경우 다른 근력강화 운동을 시행하였다. 빈도 분석을 위해 훈련 시간을 기록했다.

이 흥미로운 연구의 결과에 따르면, 일어서기와 앉기 반복 횟수가 하루 평균 18회에서 50회로 증가했다. 훈련 1주 후 마비된 다리에 실리는 체중이 평균 10% 유의하게 증가한 것으로 나타났다. 반면, 대조군은 실험 기간 동안 마비쪽 다리에 실린 체중이 감소했다. 이 연구의 강점은 표준화된 프로토콜을 사용함으로써 환자들이 실제로 수행한 내용과 그 강도(용량)에 따른 효과를 명확하게 보여준다는 점이다.

이 연구는 일어서는 것은 가능하지만 불안정한 환자들이 1주일간 추가 연습을 통해 성과를 향상할 수 있음을 보여준다. 이 연구 결과에 비춰보면, 이런 프로그램에 참여할 수 있는 모든 신경학적 환자들이 이 프로그램을 즉시 시작하지 않을 이유가 없다. 이제 남은 과제는, 다양한 손상이 있는 사람들 중 도움 없이 일어설 수 없는 이들에게 이 훈련 프로토콜을 적용하고, 얼마나 많은 이들이 이 중요한 동작에서 독립성을 얻을 수 있는지를 확인하는 것이다.

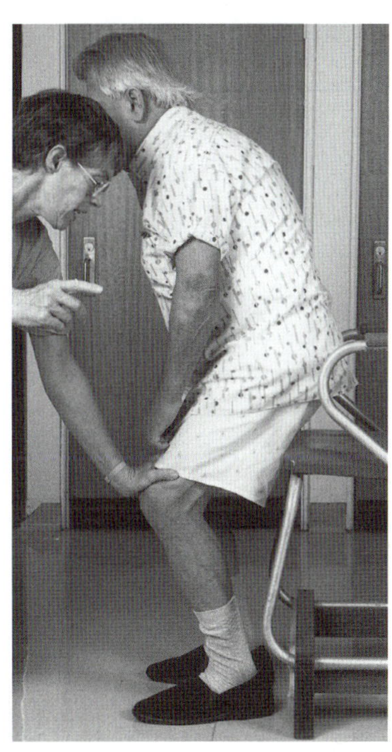

[그림 4-17] 높은 의자에 앉기. 치료사는 마비쪽 발을 바닥에 고정하여 무릎관절이 앞에 유지되도록 해준다. 이를 통해 환자는 동작에 필요한 굽힘 정도를 이해할 수 있다. 이 운동은 넙다리네갈래근의 원심성 근육 활동을 통해 몸의 하강을 제어하는 능력을 훈련한다.

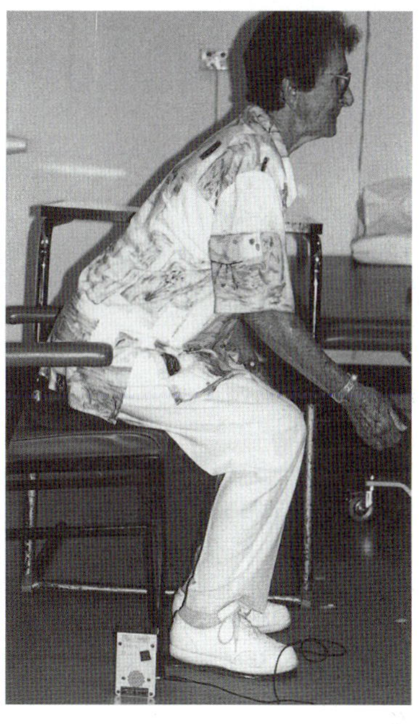

[그림 4-18] 부분 감독 상황에서의 반복적인 일어서기 및 앉기 연습. 환자는 다리 부하 모니터를 통해 다리 부하에 대한 되먹임을 받고 있으며, 휴대용 카운터로 반복 횟수를 기록하고 있다.

근육 활성과 움직임을 촉진하기 위한 간단한 운동들

마비쪽 다리의 발바닥쪽굽힘근과 햄스트링을 활성화하여 발을 무릎 뒤로 움직이는 데 어려움이 있는 경우, 특정한 훈련이 필요할 수 있다. 미끄러운 표면이나 롤러스케이트를 사용하면 저항이 줄어들어 환자가 발을 뒤로 미끄러지게 하는 데 도움이 된다. 바닥에 이동 거리를 표시한 선은 주의집중을 위한 외적자극이 된다(그림 4-19). 환자는 일어서기 준비를 위해 발 위치를 조정할 것을 인지하고 있어야 한다. 이 주의사항은 앉기 동작을 하기 전에도 중요한 사항인데, 몸이 너무 많이 뒤로 이동하는 상황을 막기 위해서다.

뇌졸중 초기에는 앞으로 넘어질 것에 대한 두려움이 몸을 앞으로 흔드는 데 큰 장애물이 될 수 있다. 손을 테이블에 놓고 앞으로 뻗거나 팔 길이보다 더 멀리 뻗는 연습을 통해 환자는 움직임의 범위를 이해하고 이를 일어서기 연습에 통합할 수 있다(그림 4-20). 테이블은 어깨가 발보다 훨씬 앞으로 움직일 수 있도록 충분한 거리에 배치한다.

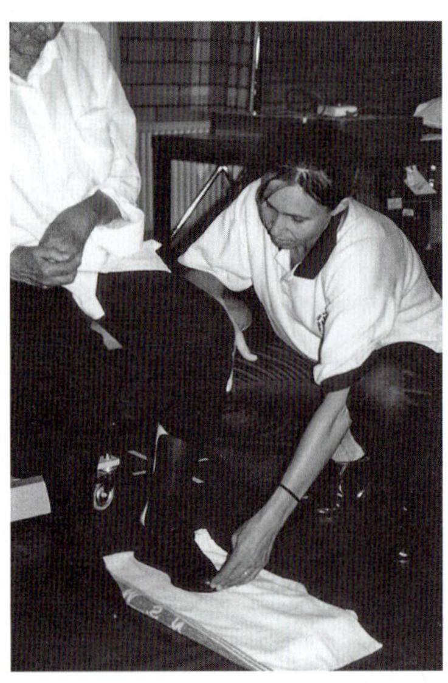

[그림 4-19] 환자가 발목을 지나는 근육들과 넙다리뒤근육을 활성화하여 발을 뒤쪽으로 움직이는 것을 연습할 때, 수건을 이용하여 신발과 바닥 사이의 마찰을 줄여준다. 환자의 목표는 바닥 그려진 선 뒤로 발을 움직이는 것이다.

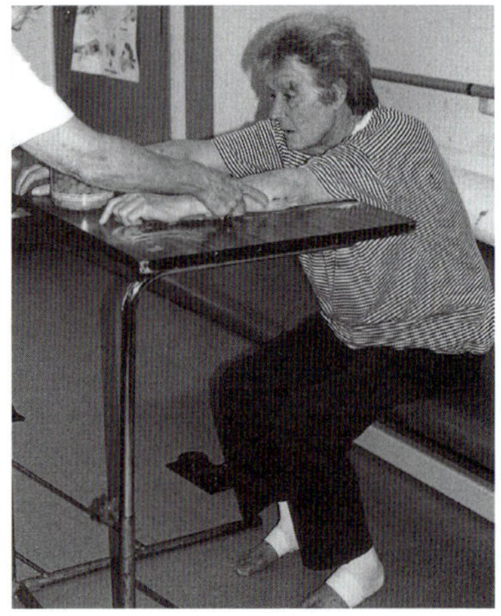

[그림 4-20] 이 여성은 몸을 발 위로 움직여 일어서는 것을 두려워했다. 팔을 올려놓을 수 있는 테이블을 이용해 어깨를 발 위와 앞으로 그리고 뒤로 움직여서, 엉덩관절 굽힘과 폄을 연습하며 자신감을 키우고 있다.

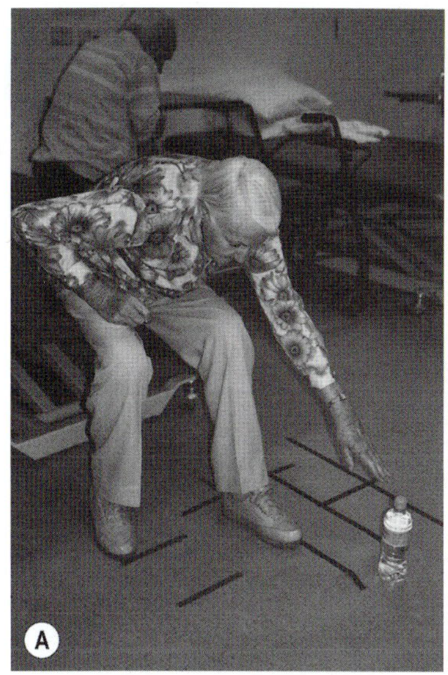

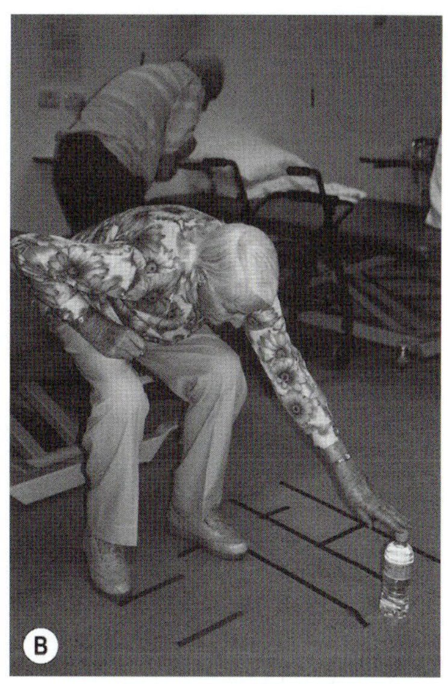

[그림 4-21] 팔 길이 너머로 팔뻗기. (A) 처음에는 발을 뒤로 움직이지 않아 병에 손이 닿지 않는다. (B) 이제 왼쪽 다리에 부하를 더 실을 수 있고 팔을 더 뻗을 수 있다. 환자의 허벅지가 의자에서 떨어지고 있는 것에 주목하라. 이러한 유형의 운동은 다리 사용에 대한 자신감을 올려준다.

마비쪽 다리의 부하와 균형 훈련

팔 길이를 넘어 앞으로 팔을 뻗을 때 발 아래 지면반발력이 증가하는데, 이는 뻗는 방향에 따라 한쪽 또는 양쪽 다리에 가해지는 부하가 증가한다는 것을 의미한다(Dean & Shepherd 1997)(그림 4-21). 다리를 번갈아 들어 올리는 동작은 체중을 실었다가 빼는 개념을 이해하는 데 도움이 된다(그림 4-22).

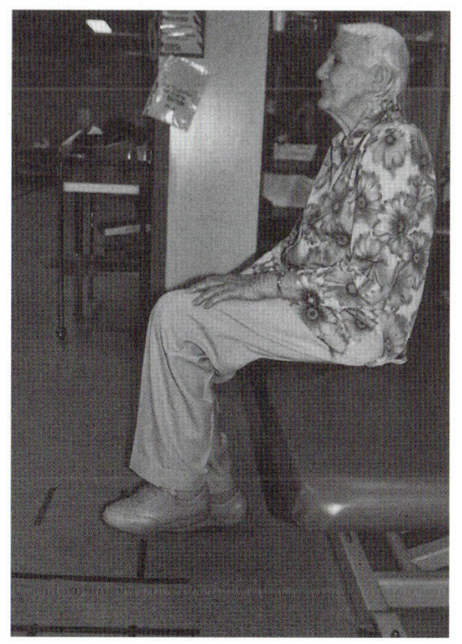

[그림 4-22] 교대로 다리 들기. 한쪽 다리를 들면 다른 쪽 다리에 체중이 실린다. 환자의 몸은 뒤로 움직이고 있다. 무릎을 굽힌 상태를 유지하려고 노력 중인데, 만약 너무 어렵다면 치료사가 발 앞에 블록을 놓을 수 있다. 또한 무릎을 더 높이 드는 연습이 필요하다.

6 기능적 근력 훈련

효과적인 일어서기는 엉덩관절, 무릎관절, 발목관절을 가로지르는 근육들의 힘과 협응에 달려 있다. 무릎 폄근의 힘이 성공적인 일어서기에 중요한 기여를 한다는 근거가 일부 있다(Cameron et al 2003; Eriksrud & Bohannon 2003; Bohannon 2007). 무릎 폄 근력은 다른 근육들과의 협력적 제어를 고려할 때에만 일어서기 능력을 예측하는 지표가 될 수 있다. 무릎 폄근의 힘 외에도, 추가로 일어서기 수행력과 관련이 있는 것으로 나온 근육은 발목 등쪽굽힘근과 발바닥쪽굽힘근이었다(Lomaglio & Eng 2005). 연구에서는 엉덩관절 중간볼기근 같은 다른 근육들도 일어서기 시 측면 안정성을 제공하기 위해 활성화되어야 한다고 주장한다. 일어서기 시작 시, 앞정강근이 발을 지면에 고정하는 역할을 수행하는데, 이 근육 작용이 일어서기 수행에 중요하며 상관관계가 있다. 빠른 속도로 일어설 때 발바닥쪽굽힘근 활성이 몸의 전방 모멘텀을 조절한다(Lomaglio & Eng 2005).

다리 관절과 근육은 기능적 단위로 함께 작용하도록 연결되어 있기 때문에 효율적인 근력 훈련 방법은 일어서기와 앉기 동작 그 자체를 반복적으로 수행하는 것이다. 훈련 시에는 더 강한 발을 약한 발 앞에 위치시키고, 점진적으로 의자의 높이를 낮추며, 팔을 접고 수행한다(그림 4-23). 무거운 벨트나 조끼를 추가할 수 있다. 추가적인 기능적 부하 운동은 2장에서 다루고 있으며, 이 운동에는 스쿼트squat, 스텝업step-up, 스텝다운step-down이 포함된다.

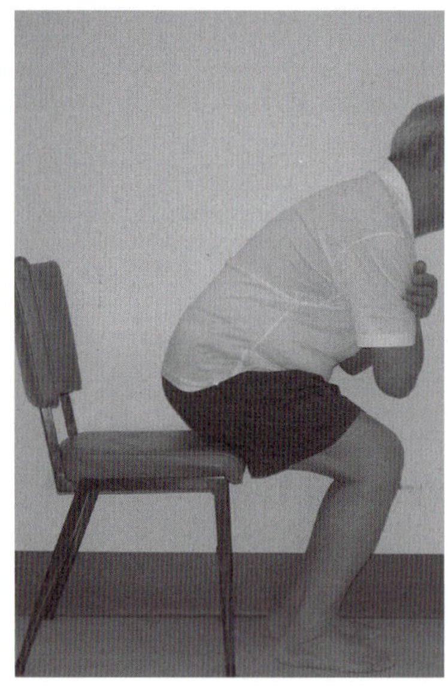

[그림 4-23] 팔을 접은 상태에서 반복적으로 연습하면 다리 폄근의 힘이 증가한다. 속도를 높이는 데 중점을 둘 수도 있다. (시드니 Bankstown-Lidcombe 병원 물리치료과, K Schurr & S Dorsch 제공)

의자 선택

적절한 의자 디자인은 특히 이동성이 제한된 사람들의 건강과 독립성에 상당한 영향을 미친다. 일어서기가 훈련의 특정 목표가 아닌 경우, 의자 높이가 환자의 키나 근력에 적합하지 않는 경우가 있으며, 환자들이 마비되지 않은 손으로 의자 팔걸이를 밀면서 일어서는 것을 권장하거나 허용하는 경우도 많다(Britton et al 2008). 임상에서 흔히 볼 수 있는 장면이다. 비슷하게, 임상에서는 환자들에게 '옮기기transfer' 기술도 관행적으로 가르친다. 그로 인해 일어서기와 앉기 훈련에 집중할 수 있는 귀중한 치료 시간을 놓칠 수 있다고 생각된다.

일어서기에 도움이 되는 의자 디자인에서 가장 중요한 요소는 개인의 키와 힘에 맞게 조절된 의자 높이와 발을 뒤에 놓는 것을 방해하는 구조적 장애물이 없어야 한다는 점이다. 노인들을 대상으로 한 설문조사에서, 의자 디자인에서 중요하다고 생각하는 다섯 가지 요소를 중요도 순서로 평가하게 한 결과, '일어서기 쉬움'이 가장 중요한 요소로 간주되어 편안함보다 높은 순위를 차지했다(Munton et al 1981). 재활 센터와 퇴원 시, 필요한 경우 높이를 조절할 수 있는 변기도 제공되어야 한다.

심상연습

재활에서 신체적 연습량을 제한하는 여러 요인이 있을 수 있는데, 신체적 허약, 균형 부족, 지구력 부족, 또는 재활 팀 구성원들의 시간 부족 등이 이에 포함된다. 연습 시간을 늘리는 수단으로서 심상연습mental practice을 조사한 연구가 있었다(Malouin et al 2004). 이 연구에서 뇌졸중 환자들은 일어서기와 앉기 시 마비쪽 다리에 부하를 증가하기 위해 심상연습으로 훈련을 받았다. 처음에는 시각적 디스플레이를 사용하고, 이후에는 기억에 의존하여 수행하였다. 30분간의 단일 훈련 세션은 7번의 신체적 반복과 35번의 심상 리허설로 이루어졌다. 세션 후 마비쪽 다리에 부하가 효과적으로 증가하였으며, 24시간 후에도 향상이 유지되어 학습이 진행되었음을 알 수 있었다. 추적 관찰에서 나타난 운동기능 개선 정도는 작업기억 능력, 특히 시공간 영역의 작업기억과 강한 연관성을 보였다.

기술 최대화

환자가 회복되어 더 강해지고 활력이 생기고 움직임에 대한 명확한 이해를 갖게 되면, 발 위치와 상체 회전 속도 면에서 유연한 수행력 훈련에 중점을 둔다. 연습은 일상생활에서 흔히 겪게될 목표들을 통합하여 다양하게 시행한다. 다양한 과제를 수행하고 다양한 환경적 맥락에 적응할 수 있는 기회를 제공한다. 예를 들어, 대화를 나누며 앉거나 일어서기, 양손으로 큰 물체 들기, 물잔이나 쟁반을 안정적으로 들기(그림 4-24), 앉기 연습 중 균형을 잃지 않고 멈추거나 방향 바꾸기(그림 4-25), 일어서기에서 걷기로 자연스럽게 연결하기 등이다.

반복적인 일어서기 연습이 신체 체력을 향상시킨다는 근거는 없다. 그러나 허약한 노인의 경우 초기에는 낮은 체력과 지구력 때문에 일어서기 능력이 제한될 수 있다. 반복 횟수를 매일 늘려가면서 심박수를 모니터링하는 것이 좋다.

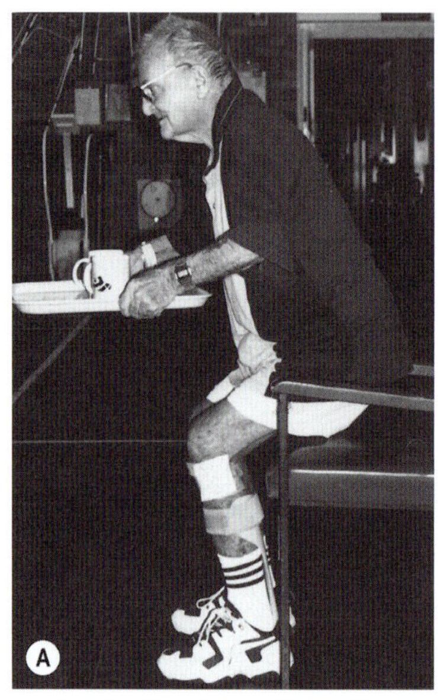

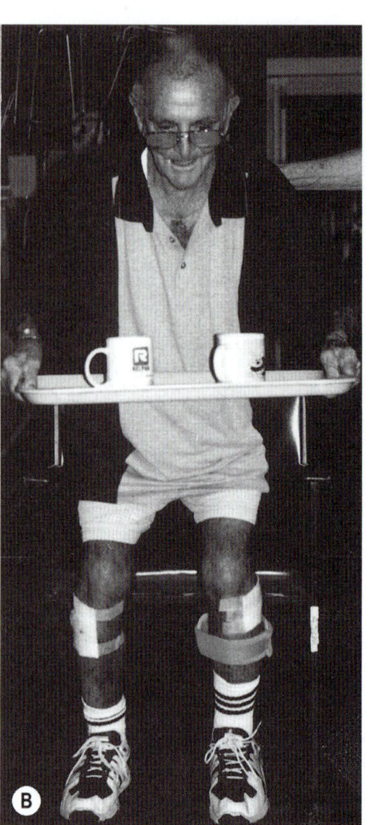

[그림 4-24] 쟁반 위 컵의 균형을 유지하게 하면 집중의 초점이 일어서는 것에서 쟁반을 안정하는 것으로 바뀐다. 이 방법은 일어설 때 몸의 무게중심을 발 위로, 앞으로 유지하도록 유도한다.

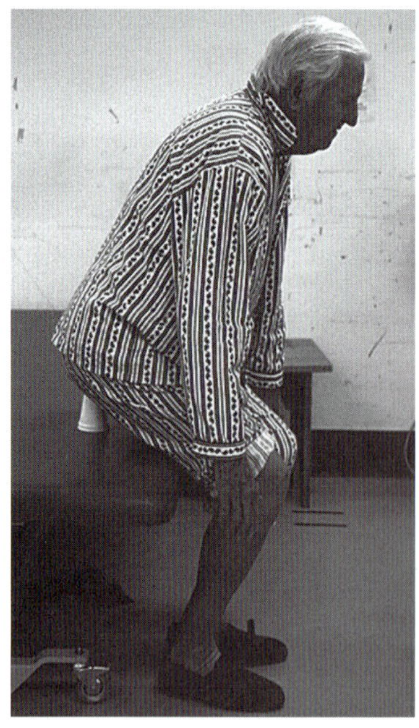

[그림 4-25] 균형을 향상시키기 위한 운동으로, 균형을 잃지 않고 멈추거나 방향을 바꾸는 동작을 포함한다.

7 측정

다음 기능 검사들은 표준화된 조건에서 수행될 때 신뢰할만 한 것으로 나타났다(3장 참조).

- MAS(Motor Assessment Scale, 운동사정척도) 중 일어서기 항목
- TUG 검사(Timed up-and-go test)
- 일어나 걷기 검사(Rise-to-walk test) (Malouin et al 2003)

넙다리네갈래근 힘은 동력계 또는 스프링 저울을 사용하여 검사할 수 있다. 일어서기 수행에는 힘이 중요하지만 현재는 기능적으로 사용되는 힘을 측정할 수 있는 쉬운 임상 검사가 없다(Buchner & de Lateur 1991). 반복 횟수를 기능적 근력의 지표로 사용할 수 있다.

MAS는 수행력을 측정할 수 있는 효율적이고 신뢰할 수 있는 지표다. 뇌졸중 후 일어서기 훈련의 효과를 검사한 생체역학적 연구에 따르면, 환자의 수행도가 척도 2에서 6으로 향상됨에 따라 엉덩관절과 무릎관절 속도 프로파일이 매끄러운 종 모양이 되어 잘 조절된 움직임의 전형적 형태를 보였다(Ada & Westwood 1992). 추가 분석 결과 MAS 척도 6점, 즉 최고 점수에서 엉덩관절과 무릎관절이 조화롭게 결합하는 것으로 나타났으며, 이는 건강한 사람의 기술 습득과 유사했다(Ada et al 1993).

결론적으로 독립적인 일어서기를 하지 못하면 사교 및 여가 활동을 포함한 일상생활 활동 참여가 제한되며, 다리 근력, 유연성, 기능이 전반적으로 저하된다. 일어서기와 앉기는 재활에서 중요한 훈련 동작으로, 개인의 독립성을 증가할 뿐만 아니라 근력강화, 다리의 운동조절 및 균형 향상, 낙상 예방에 중요한 역할을 한다. 일어서기 동안 대칭적인 체중부하가 증가하면 낙상이 감소한다는 근거들이 있다(Engardt et al 1995; Cheng et al 2001).

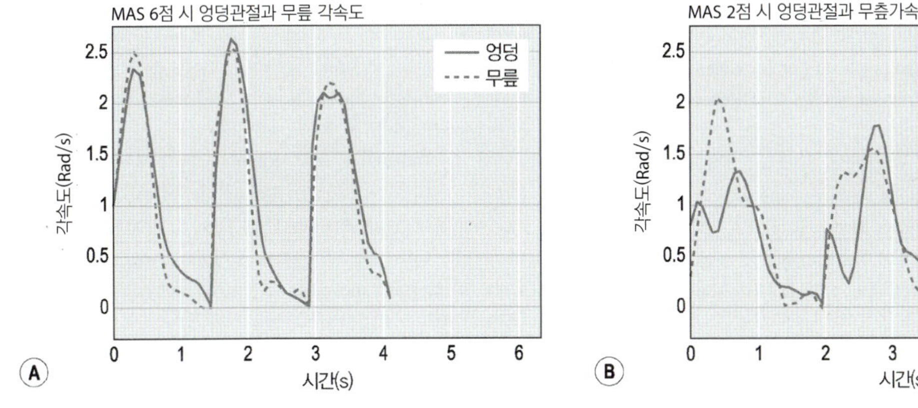

[그림 4-26] MAS 6점(A) 시에는 MAS 2점 엉덩관절(실선)과 무릎관절(점선) 속도가 거의 완벽하게 동기화되었지만, MAS 2점 시(B)에는 각기 다른 활동 양상이 나타났다(Ada L, O'Dwyer, NJ, Neilson PD(1992) Improvement in kinematic characteristics and coordination following stroke quantified by linear systems analysis. Human Move Sci, 12, 137-153, Elsevier Science. Amsterdam, The Netherlands의 허가를 받아 인용함).

참고문헌

Ada, L, Westwood, P: A kinematic analysis of recovery of the ability to stand up following stroke. Aust J Physiother. 38, 1992, 135-142.

Ada, L, O'Dwyer, N, Neilson, PD: Improvement in kinematic characteristics and coordination following stroke quantified by linear systems analysis. Hum Mov Sci. 12, 1993, 137-153.

Adams, RW, Gandevia, SC, Skuse, NF: The distribution of muscle weakness in upper motorneuron lesions affecting the lower limb. Brain. 113, 1990, 1459-1476.

Alexander, NB, Gu, MJ, Branch, M, et al.: Geriatrics: does leg torque influence rising from a chair in older adults. Rehabil R D Prog Rep. 32, 1995, 101-102.

Arborelius, UP, Wretenberg, P, Lindberg, F: The effects of armrests and high seat heights on lower-limb joint load and muscular activity during sitting and rising. Ergonomics. 35, 1992, 1377-1391.

Barreca, S, Sigouin, CS, Lambert, C, et al.: Effects of extra training on the ability of stroke survivors to perform an independent sit-to-stand: a randomized controlled trial. J Geriatr Phys Ther. 27, 2004, 59-64.

Berger RA, Riley PO, Mann RW et al 1988 Total body dynamics in ascending stairs and rising from a chair following total knee arthroplasty. In: Proceedings of the 34th Annual Meeting of the Orthopedic Research Society, Atlanta, GA.

Bohannon, RW: Knee extension strength and body weight determine sit-to-stand independence after stroke. Physiother Theory Pract. 23, 2007, 291-297.

Branch, LG, Meyers, AR: Assessing physical function in the elderly. Clin Geriatr Med. 3, 1987, 29-51.

Britton, E, Harris, N, Turton, A: An exploratory randomized controlled trial of assisted practice for improving sit-to-stand in stroke patients in the hospital setting. Clin Rehabil. 22, 2008, 458-468.

Brunt, D, Greenberg, B, Wankadia, S, et al.: The effect of foot placement on sit to stand in healthy young subjects and patients with hemiplegia. Arch Phys Med Rehabil. 83, 2002, 924-929.

Buchner, DM, de Lateur, BJ: The importance of skeletal muscle strength to physical function in older adults. Ann Behav Med. 13, 1991, 91-98.

Cameron, DM, Bohannon, RW, Garrett, GE, et al.: Physical impairments related to kinetic energy during sit-to-stand and curb-climbing following stroke. Clin Biomech. 18, 2003, 332-340.

Carr, JH, Gentile, AM: The effect of arm movement on the biomechanics of standing up. Hum Mov Sci. 13, 1994, 175-193.

Carr, JH, Ow, JE, Shepherd, RB: Some biomechanical characteristics of standing up at three different speeds: implications for functional training. Physiother Theory Pract. 18, 2002, 47-53.

Cheng, P-T, Liaw, M-Y, Wong, M-K, et al.: The sit-to-stand movement in stroke patients and its correlation with falling. Arch Phys Med Rehabil. 79, 1998, 1043-1046.

Cheng, P-T, Wu, S-H, Liaw, M-Y, et al.: Symmetrical body-weight distribution training in stroke patients and its effect on fall prevention. Arch Phys Med Rehabil. 82, 2001, 1650-1654.

Chou, SW, Wong, AMK, Leong, CP, et al.: Postural control during sit-to-stand and gait in stroke patients. Am J Phys Med Rehabil. 82, 2003, 42-47.

Dean, CM, Shepherd, RB: Task-related training improves performance of a seated reaching task after stroke: a randomized controlled trial. Stroke. 28, 1997, 722-728.

Dean, CM, Richards, CL, Malouin, F: Task-related circuit training improves performance of locomotor tasks in chronic stroke: a randomized, controlled pilot trial. Arch Phys Med Rehabil. 81, 2000, 409-417.

Dion, L, Malouin, F, McFadyen, BJ, et al.: Assessment of the sit-to-walk capacity after stroke: a validation study. Gait Posture. Suppl 1, 1999, S24.

Dubost, V, Beauchet, O, Manckoundia, P, et al.: Decreased trunk angular displacement during sitting down: an early feature of aging. Phys Ther. 85, 2005, 404-412.

Engardt, M, Olsson, E: Body weight-bearing while rising and sitting down in patients with stroke. Scand J Rehabil Med. 24, 1992, 67-74.

Engardt, M, Knutsson, E, Johnsson, M, et al.: Dynamic muscle strength training in stroke patients: effects on knee extension torque, electromyographic activity, and motor function. Arch Phys Med Rehabil. 76, 1995, 419-425.

Eriksrud, O, Bohannon, RW: Relationship of knee extension force to independence in sit-tostand performance in patients receiving acute rehabilitation. Phys Ther. 83, 2003, 544-551.

Goulart, FR, Valls-Sole, J: Patterned electromyographic activity in the sit-to-stand movement. Clin Neurophysiol. 110, 1999, 1634-1640.

Hesse, S, Schauer, M, Malezic, M, et al.: Quantitative analysis of rising from a chair in healthy and hemiparetic subjects. Scand J Rehabil Med. 26, 1994, 161-166.

Janssen, WGM, Bussmann, HBJ, Stam, HJ: Determinants of the sit-to-stand movement: a review. Phys Ther. 82, 2002, 866-879.

Khemlani, M, Carr, JH, Crosbie, WJ, et al.: Muscles synergies and joint linkages in sit-tostand under two different initial foot positions. Clin Biomech. 14, 1998, 236-246.

Kralj, A, Jaeger, RJ, Munih, M: Analysis of standing up and sitting down in humans: definitions and normative data presentation. J Biomech. 23, 1990, 1123-1138.

Lomaglio, MJ, Eng, JJ: Muscle strength and weight-bearing symmetry relate to sit-to-stand performance in individuals with stroke. Gait Posture. 22, 2005, 126-131.

Lord, SR, Murray, SM, Chapman, K, et al.: Sit-to-stand performance depends on sensation, speed, balance, and psychological status in addition to strength in older people. J Gerontol. 57A, 2002, M539-M543.

Magnan, A, McFadyen, BJ, St-Vincent, G: Modification of the sit-to-stand task with the addition of gait initiation. Gait Posture. 4, 1996, 232-241.

Malouin, F, Richards, CL: Assessment and training of locomotion after stroke: evolving concepts. In Refshauge, K, Ada, L, Ellis, E (Eds.): Science-based rehabilitation. 2005, Butterworth Heinemann, Oxford, 185-222.

Malouin, F, McFadyen, B, Dion, L, et al.: A fluidity scale for evaluating the motor strategy of the rise-to-walk task after stroke. Clin Rehabil. 17, 2003, 674-684.

Malouin, F, Belleville, S, Richards, CL, et al.: Working memory and mental practice outcomes after stroke. Arch Phys Med Rehabil. 85, 2004, 177-183.

Monger, C, Carr, JH, Fowler, V: Evaluation of a home-based exercise and training program to improve sit-to-stand in patients with chronic stroke. Clin Rehabil. 16, 2002, 361-367.

Munton, JS, Ellis, MI, Chamberlain, MA, et al.: An investigation into the problems of easy chairs used by the arthritic and the elderly. Rheumatol Rehabil. 20, 1981, 164-173.

Munton, JS, Ellis, MI, Wright, V: Use of electromyography to study leg muscle activity in patients with arthritis and in normal subjects during rising from a chair. Ann Rheumatic Dis. 43, 1984, 63-65.

Muscolino, JE: The muscular system manual: the skeletal muscles of the human body. 2nd edn, 2005, Elsevier Mosby, St Louis, MO.

Nyberg, L, Gustafson, Y: Patient falls in stroke rehabilitation. A challenge to rehabilitation strategies. Stroke. 26, 1995, 838-842.

Pai, Y, Rogers, MW: Control of body mass transfer as a function of speed of ascent in sit-tostand. Med Sci Sports Exerc. 22, 1990, 378-384.

Richards, CL: EMG activity level comparisons in quadriceps and hamstrings in five dynamic activities. In Winter, DA, Norman, RW, Wells, RP (Eds.): International series on biomechanics, IX-A. 1985, Human Kinetics, Champaign, IL, 313-317.

Rodosky, MV, Andriacchi, TP, Andersson, GBJ: The influence of chair height on lower limb mechanics during rising. J Orthoped Res. 7, 1989, 266-271.

Rooney, KJ, Herbert, RD, Balnave, RJ: Fatigue contributes to the strength training stimulus. Med Sci Sports Exerc. 26, 1994, 1160-1164.

Roy, G, Nadeau, S, Gravel, D, et al.: The effect of foot position and chair height on the asymmetry of vertical forces during sit-to-stand and stand-to-sit tasks in individuals with hemiparesis. Clin Biomech. 21, 2006, 585-593.

Schenkman, M, Berger, RA, O'Riley, P, et al.: Whole-body movements during rising to standing from sitting. Phys Ther. 70, 1990, 638-651.

Schenkman, M, Hughes, MA, Samsa, G, et al.: The relative importance of strength and balance in chair rise by functionally impaired older individuals. J Am Geriatr Soc. 44, 1996, 1441-1446.

Seelen, HAM, van Wiggen, KL, Halfens, JHG, et al.: Lower limb postural responses during sit-to-stand transfer in stroke patients during neurorehabilitation. In Hakkinen, K, Keskinen, KL, Komi, PV, et al. (Eds.): Book of abstracts of the XVth Congress of the International Society of Biomechanics. 1995, University of Jyvaskyla, Jyvaskyla, Finland, 826-827.

Shepherd, RB, Gentile, AM: Sit-to-stand: functional relationships between upper body and lower limb segments. Hum Mov Sci. 13, 1994, 817-840.

Shepherd, RB, Koh, HP: Some biomechanical consequences of varying foot placement in sit-to-stand in young women. Scand J Rehabil Med. 28, 1996, 79-88.

Vander Linden, DW, Brunt, D, McCulloch, MU: Variant and invariant characteristics of the sit-to-stand task in healthy elderly adults. Arch Phys Med Rehabil. 75, 1994, 653-660.

Vander Linden, DW, Brunt, D, McCulloch, MU: Variant and invariant characteristics of the sit-to-stand task in healthy elderly adults. Arch Phys Med Rehabil. 75, 1994, 653-660.

Weiner, DK, Long, R, Hughes, MA, et al.: When older adults face the chair-rise challenge. J Am Geriatr Soc. 41, 1993, 6-10.

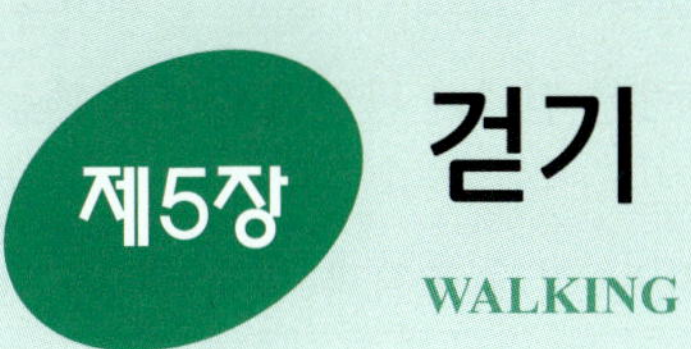

제5장 걷기

WALKING

학습내용

1 개요

걷기와 달리기의 목적은 장애물을 피하고 평탄하지 않은 지형을 탐색하면서 필요에 따라 속도과 방향을 바꾸고 미끄러지거나 걸려 넘어지는 것에 대처하면서 평지 오르막 내리막 등에서 몸을 안전하고 효율적으로 이동하는 것이다. 독립적으로 걷는다는 것은 삶을 풍요롭게 하는 활동이자 일상생활 중 한 장소에서 다른 장소로 옮겨가기 위한 가장 효율적인 방법이다. 걷는 능력 제한은 집과 지역사회에서 개인의 독립적 이동이 제약되는 명백한 장애다. 걷기에 대한 주요 보상적 대처는 휠체어 이용이다. 물론 휠체어를 사용하는 것이 아예 걷지 않는 것보다 낫기는 하나 휠체어를 사용하는 사람은 걷기와 관련된 다양한 행동과 경험의 가능성도 잃는다.

비장애인과 장애인 그리고 다양한 연령대의 사람들을 대상으로 진행된 걷기 조절과 생체역학에 관한 많은 연구문헌들이 있다(Bernstein 1967; Inman et al 1981; Winter 1987, 1989, 1991; Perry 1992; Winter & Eng 1995; Rose & Gamble 2006). 전기기반 측정 분야의 기술 발달로 인해 많은 연구 결과들이 쏟아지고 있다. 게다가 성능 좋은 컴퓨터를 이용한 수학적 모형은 정상 보행과 병적 보행의 기전에 대한 통찰력을 제공한다.

분명 걷는 방식에는 개인차가 있으며 기쁠 때의 걸음과 우울할 때의 걸음에도 차이가 있다. 우리 각자는 수많은 변수를 통합하는 법을 배웠으며, 그 결과 정상적인 걷기는 에너지 효율이 높은 활동이 되며 우리가 수행하는 가장 일관되면서도 유연한 행동 중 하나다. 사람은 한 주기에서 다음 주기로 이어지는 최적의 효율성으로 맞춰진, 동일한 움직임 패턴을 보인다(Murray et al 1964; Bernstein 1967; Inman et al 1981). 각 개인에서 보이는 관절 각변위의 크기 변동은 상대적으로 적다. 모든 사람은 시간 상 차이가 있을 뿐이지 모두 같은 패턴을 보인다(Winter 1989). 걸을 때 발생하는 분절 상호작용은 복잡한 양상을 보이지만, 움직임 조절 계통은 그 복잡성을 쉬워 보이면서 주의력을 요하지 않는 동작으로 바꾸는 간단한 전략을 사용한다. 그래서 우리는 친구와 대화를 나누면서 동시에 환경을 탐색해야 하는, 운동조절과 관련된 걱정거리에서 벗어날 수 있다. 그러나 걷는 것이 엄중한 문제가 되는 운동장애가 있는 사람들은 그러지 못한다.

2 생체역학적 설명

생체역학은 기능적 분석을 할 수 있는 도구이자, 임상에서의 추측을 과학적 틀로 대체해주는 도구다(Sutheriand 2002). 지금은 임상적으로 관련 있는 걷기에 관한 명확한 생체역학적 지식과 정보를 쉽게 접할 수 있다. 그 결과 이제는 실험실에서 얻은 정보를 임상 실기로 전환하려는 중대한 시도들이 이뤄지고 있다. 보행분석을 통해 관절 움직임과 파워에 관한 자료들을 얻을 수 있어서 중요한 근육군의 조절과 근력을 향상시키기 위한 지침과 보행을 훈련시키기 위한 지침들이 상당히 발전하였다.

효율적 걷기를 위한 생체역학적 기준과 행동적 기준

효율적 걸음에서 나와야 할 주요 기능들은 기본 이동 리듬basic locomotor rhythm, 다리를 통한 지지, 신체 전방 추진, 동적 균형, 변화하는 환경적 요구와 목표에 맞게 움직임을 적응하는 능력이다(Forssberg 1982). 다리 근력과 조절은 이러한 요구사항에서 중요한 역할을 한다(Winter 1987).

입각기stance phase는 몸통이 지지된 발을 지나 전방으로 움직이는 단계로, 입각기 시 다리의 주요 기능은 다음과 같다.

- 지지: 다리의 폄근들과 다리가 무너지지 않게 해주는 역학적 효과를 통해 한 발 혹은 두 발로 몸을 지지하는 것
- 균형: 다리의 자세 조절과 다리-몸통 분절 연결을 통해 변화하는 지지면에서 똑바른 자세를 유지하는 것
- 추진(공간에서 몸의 가속): 몸의 전방 움직임을 일으키는 역학적 에너지를 생성하는 것
- 흡수: 충격을 흡수하고 몸의 전방 모멘텀을 감소하기 위해 역학적 에너지를 활용하는 것

유각기[swing phase]는 발이 발가락떼기[toe-off]에서 뒤꿈치닿기[heel contact]까지 원활하게 움직이는 단계로, 다리는 다음 사건들에 관여한다.

- 발 떼기[toe clearance]: 발이 지면에 닿지 않도록 하는 것
- 발 궤적[foot trajectory]: 발이 지지면에 안전하게 착륙하도록 준비하는 것

보행주기

보행을 설명하는 데 사용되는 생체역학적 용어에 익숙해져야 한다. 보행주기[gait cycle]란 두 개의 연속적 사건 사이의 시간 간격을 말한다. 보행주기는 뒤꿈치닿기[heel strike]로 시작되는 입각기와 발가락떼기[toe-off]부터 다음 초기닿기[initial contact]까지 이어지는 유각기로 나뉜다. 두 다리는 발이 지지면에 닿은 상태로 몸통이 한 발에서 다른 발로 움직이는 입각기와 한 발이 공중에서 앞으로 움직이는 유각기를 차례로 거친다. 또 두 발이 지면에 모두 닿아 있는 이중지지기[double support phase]를 빠르게 거친다. 자연스러운 분당걸음수[cadence]일 때 전체 보행주기 중 입각기가 차지하는 시간은 58~61%이고 유각기 시간은 42~39%이다. 느린 걸음에서는 입각기 비율이 증가한다. 대칭적이다는 것을 가정한다면 온걸음[stride]의 8~10% 시점에서 두 번의 이중지지기가 발생한다. 체중을 한 다리에서 다른 다리로 옮길 때, 몸의 균형과 자세를 조절해야할 때는 짧은 이중지지기가 필요하다(Winter 1989). 보행 속도가 증가하면 이중지지기 시간은 점점 감소하며 달릴 때는 공중에 떠 있는 기간으로 바뀐다. 장애물을 넘어 걸을 때처럼 두 다리를 구별하여 기술할 때는 앞에 있는 다리를 앞선 다리[lead leg], 뒤에 있는 다리는 뒤따름 다리[trail leg]라고 한다.

기술[記述] 목적으로, 입각기 또는 지지기는 체중수용기[weight acceptance] 또는 부하반응기[loading response], 중간입각기[mid-stance], 말기입각기[terminal stance], 전유각기[pre-swing] 또는 푸시오프[push-off]로 나뉜다. 유각기는 초기유각기[initial swing] 또는 들어 올리기[lift-off], 중간유각기[mid-swing], 말기유각기[terminal swing/late swing]로 나뉜다. 발 위치를 설명하기 위해 사용하는 용어들은 그림 5-1에 나타내었다. 자연스러운 분당걸음수는 분당 101~122걸음으로 성별에 따라 6~11 걸음 정도 차이가 나며 남성에 비해 여성이 더 많다. 걸음 속도(거리/시간)는 몸이 전방으로 움직이는 평균속도로 일반적으로 미터/초[m/s]나 센티미터/초[cm/s]로 기록한다. 온걸음 길이는 신장과 관련이 있으며, 논란이 있는 사항이긴 하지만 걸음 속도는 신장에 따라 증가하는 경향이 있다.

몸이 전방으로 움직일 때 몸의 중력중심이 그리는 경로는 완만한 사인곡선이다(그림 7-4). 중력중심은 한 발의 뒤꿈치닿기에서 같은 발의 다음 뒤꿈치닿기까지 가는 동안 수직 방향으로 2번 그려진다. 또 수평면에서는 가쪽으로 완만한 사인곡선으로 그려지며 곡선의 정점은 지지하는 입각기 다리에 대하여 오른쪽

과 왼쪽으로 움직인다. 걷는 지지면을 좁게 유지하면 균형을 유지하는 데 필요한 가쪽 움직임도 감소한다 (Whittle 2007).

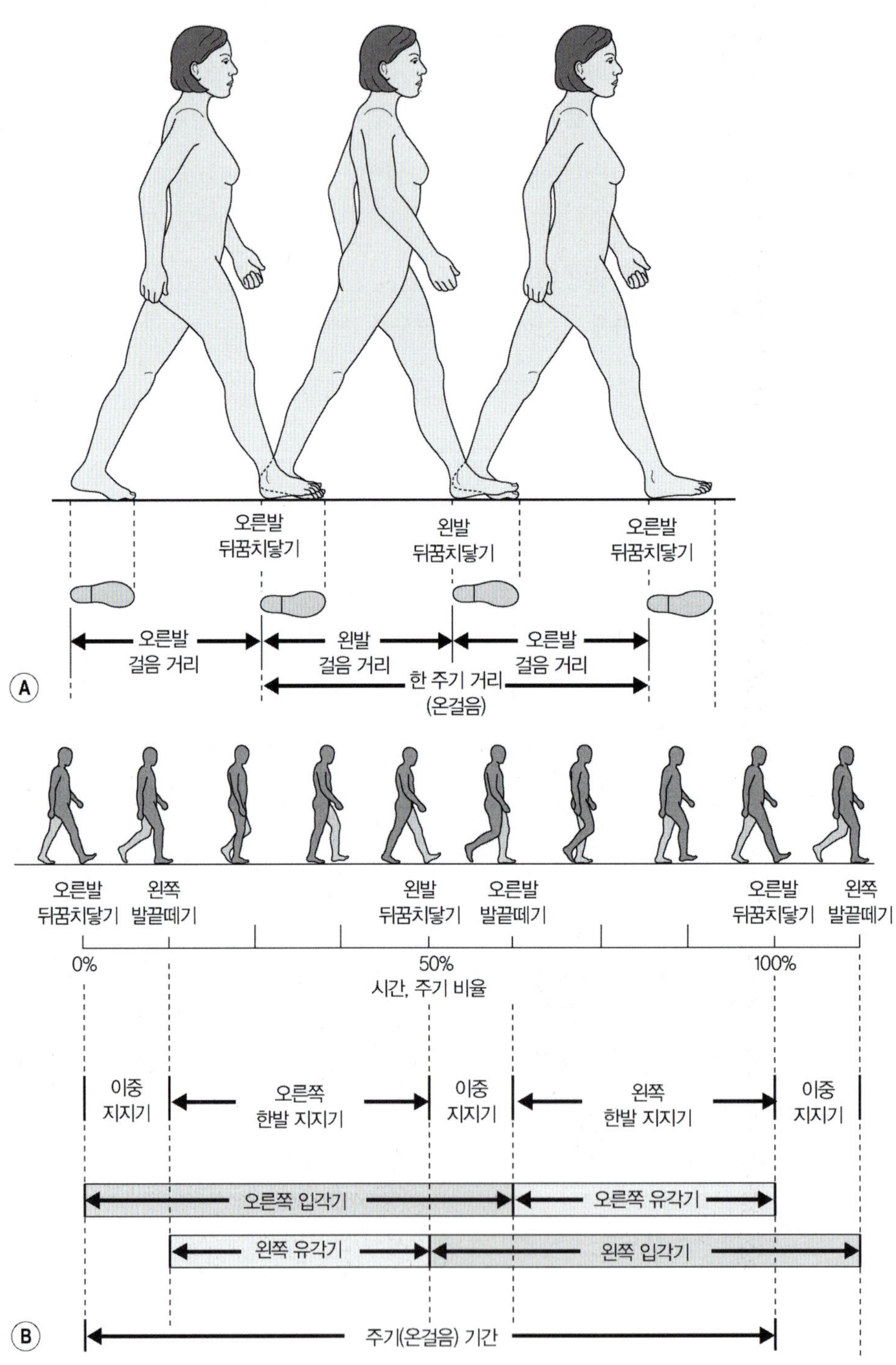

[그림 5-1] 보행주기의 시간 차원(Inman, V.T., Ralston HJ & Todd F (1981) Human Walking. Baltimore: Williams & Wilkins, 허가를 받아 인용)

시공간적 특성

속도는 능숙한 걷기를 위한 가장 중요한 변수다. 인간은 자연스럽게 에너지 보존에 가장 유리한 걷기 속도를 채택하였다. 느린 걸음은 좋지 않은 건강(Cress et al 1995), 장애(Potter et al 1995), 낙상 위험 증가(Hausdorff et al 2001; Jorgensen et al 2002)와 관련이 있다. 신경학적 손상이 있는 사람들은 느리게 걷는다. 속도가 느려지면 몸 분절간 에너지 교환이 줄어들어 미터당 전체 에너지 비용이 높은 상태로 걷게 된다(Olney 2005). 걷기 속도를 훈련 목표로 했던 연구들에서는 속도뿐 아니라 삶의 질도 유의하게 증가했다고 보고하였다(Teixeira-Salmela .et al 1999; Eng et al 2003). 빠르게 걷는 것은 에너지 전환의 효율성도 향상시킨다.

운동형상학

운동형상학은 내적 힘이나 외적 힘과 관계 없이 관절 움직임을 기술하기 위해 사용하는 용어다. 시상면, 이마면, 수평면 모두에서 현저한 움직임들이 일어나지만 주요 관절의 각도 변화는 시상면에서 발생한다. 걸을 때는 지지면의 내외측이 좁기 때문에 이마면에서의 움직임은 매우 작다. 특히 중요한 것은 분절들간의 각도—관절각도—와 보행주기 동안 일어나는 사건들과의 관계다(그림 5-2). 관절각도 변위는 관찰적 보행 분석을 위한 유용한 정보가 될 수 있지만 보행 패턴을 만드는 기전에 대한 정보는 제공하지 않는다.

입각기는 뒤꿈치닿기로 시작된다. 이때 발목은 발등쪽굽힘되어 있고 무릎은 펴져 있다. 발 앞쪽을 지면에 접촉시키기 위해 발목은 발바닥 쪽으로 굽혀진다. 엉덩관절은 펴지고 발목은 발등 쪽으로 굽혀지면서 입각기 발의 뒤쪽에 있던 몸의 중심이 발 앞쪽으로 이동한다. 입각기 초기에는 무릎이 굽혀진다. 이때 무릎은 중력중심의 경로를 완만하게 만드는 역할을 한다. 완전한 체중부하가 될 때까지 엉덩관절에서는 약간의 안쪽돌림이 일어나며 다른 발이 지면에서 막 떨어질 때는 바깥돌림 쪽으로 역전된다.

중간입각기 시 엉덩관절의 각도는 0도이고 무릎은 펴져 있다. 골반은 입각기 다리 쪽으로 치우치는데, 골반의 수평면 움직임 폭은 4~5cm 정도이다. 골반 치우침은 중간입각기 시에 최대 지점에 이르며 엉덩관절 벌림근, 특히 중간볼기근이 조절한다.

입각기가 끝날 무렵에는 엉덩관절이 펴지면서 골반과 넙다리뼈 사이의 각도가 10~15도가 되고, 무릎은 굽혀져 40~50도가 된다. 발목은 발바닥쪽굽힘으로 움직여 푸시오프와 유각기를 준비한다. 다리를 앞쪽을 옮기기 위해 엉덩관절에서 굽힘이 일어나면서 풀오프[pull-off]가 진행된다. 이때 발가락을 지면에서 떨어지게 하기 위해 무릎이 최대 63도까지 빠르게 굽혀진다. 유각기는 매우 정밀하게 일어난다. 지면과 발의 평균 높이는 약 1cm 정도다(Winter 1987). 무릎관절 굽힘으로 유각기 다리는 짧아지는데, 이 때문에 발이 지면에 닿지 않고 앞으로 옮길 수 있게 된다(Eberhart et al 1965). 유각기 종료 시점에는 무릎이 펴지는데 이 때문에 뒤꿈치닿기 전에 다리가 길어져 보다 안정된 배치로 다리를 위치시킬 수 있으며 몸이 내려가는 정도를 최소화할 수 있다. 걷기 속도는 유각기의 효율성에 달려 있다. 왜냐하면 온걸음 길이는 유각기 동안 발을 얼마나 멀리 움직일 수 있느냐에 달려 있기 때문이다.

보행 분석 관점에서 골반은 견고한 구조로 간주한다. 골반은 수평면에서 엉덩관절에 대해 약간 회전하며 뒤꿈치닿기 시 최대 회전 움직임에 도달하는데, 이 회전은 가슴척추의 반대 회전으로 상쇄된다. 골반 회전의 크기는 작다. 어떤 사람들에서는 골반회전이 일어나지 않으며 온걸음 길이와 성별에 따라 골반회전은 다양하게 나타난다(Murray et al 1964). 엉덩관절과 허리척추에서 일어나는 골반 기울림[tilting] 정도도 작다. 몸통과 팔은 걷기의 유동성과 효율성에 어느 정도 영향을 주며, 다리 움직임은 추진력과 제동력을 제공한다. 골반과 아래 몸통의 움직임은 다리의 움직임에 반응하여 발생하는 것으로 보이며, 가슴척추 움직임은 주로 팔 흔들림에 대한 반응으로 일어나는 것으로 보인다(Crosbie & Vachalathiti 1997).

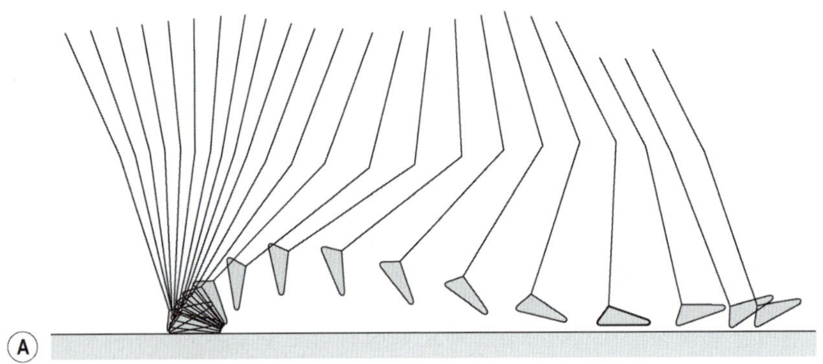

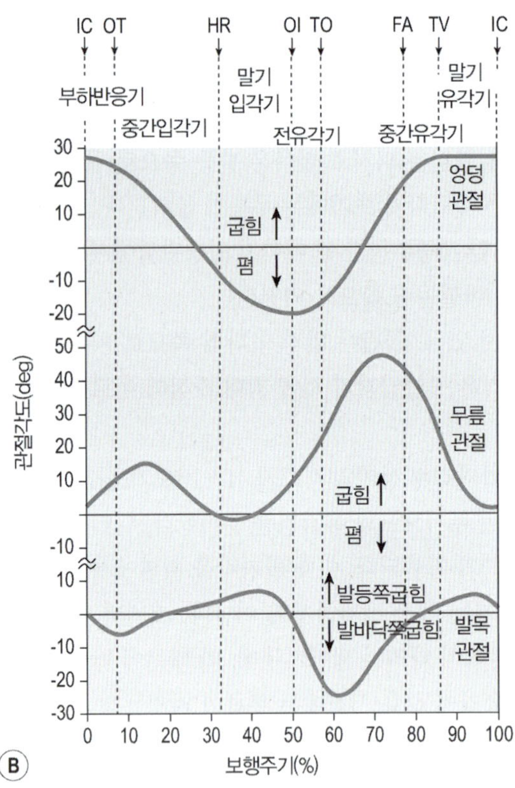

[그림 5-2] (A) 보행 한 주기 동안 40 ms 간격으로 그려진 오른쪽 다리(R)의 시상면 위치. (B) 보행 한 주기 동안 시상면의 관절 각도. IC = 초기닿기(initial contact). OT = 반대쪽의 발끝떼기(opposite toe-off), HR = 뒤꿈치 올리기(heel rise), OI = 반대쪽 초기닿기(opposite initial contact), TO = 발끝떼기(toe-off), FA = 두 발의 근접(feet adjacent), TV = 정강이의 수직(tibia vertical)(Reproduced from Whittle MW (2007) 허가를 받아 인용)

운동역학

운동역학 변인들은 힘판force plate과 운동형상학 자료들로 계산된다. 이 자료에는 수평 지면반발력ground reaction force; GRFs과 수직 지면반발력, 관절에 걸리는 힘 모멘트moments of force, 신체 분절 간에 전달되는 역학적 파워, 분절의 역학적 에너지 등이 속한다. 다리에서 움직임을 만드는 힘은 근육성 힘, 중력성 힘, 상호작용성 힘이며, 이중 상호작용성 힘은 분절 간의 동적 상호작용에 의해 만들어지는 힘이다.

몸을 앞으로 추진하는 능력은 지지면 상에 나타나는 관련된 힘 발생으로 확인할 수 있다. 바닥에 매설된 힘판으로 측정되는 지면반발력은 가장 단순한 운동역학적 변수다(그림 5-3). GRF는 체중이 부하되는 동안 신체 무게중심의 수직적 그리고 수평적 가속과 감속을 나타낸다(Winter 1987).

힘 모멘트는 어떤 관절을 지나는 모든 작용근과 대항근에서 발휘되는 힘의 합이다. 걷기와 같은 동작에서 몸이 발 위에 지지될 때, 다리의 세 관절을 가로지르는 근육들이 협력하여 몸무게를 지탱하고 그 다리가 무너지지 않게 작용한다. 소위 힘의 지지 모멘트support moment of force; SM라고 하는 전체 폄근들의 힘 모멘트가 입각기 시 다리가 무너지는 것을 방지한다(Winter 1980 1984). 엉덩관절, 무릎관절, 발목관절에서 발생하는 가변성도 있지만, SM을 생성하는 것은 폄근들이다. 실제로 엉덩관절과 무릎관절을 가로지르는 근육들 사이에는 매 걸음마다 상호교환trade-off이 유연하게 발생한다. 이러한 방식으로 두 개 이상의 관절에서 발생하는 모멘트는 공통의 목표 달성을 위해 협력한다. 이때는 하나의 기능적 단위 또는 시너지로 제어되며, 이러한 협력 작용은 개별 관절의 근육 작용과는 별도로 일어난다.

걷기의 목표는 신체를 전방으로 추진하기 위한 움직임을 하면서 중력에 대항하여 신체를 지지하는 것이기 때문에 주요 일work은 시상면에서 발생한다. 그러나 3차원 분석에 따르면 이마면 상에서도 중력 힘에 대항하여 골반과 몸통을 조절하기 위해 엉덩관절에서 상당한 양의 일이 일어난다(Eng & Winter 1995). 게다가 수학적 모형을 통해 한발 입각기 동안에 전방추진과 지지를 위해 중간볼기근이 큰 역할을 한다는 사실이 밝혀졌다(Liu et al 2006).

역학적 파워mechanical power, 즉 총 모멘트×관절의 각속도에 관한 분석을 통해, 에너지를 만드는 근육과 에너지를 흡수하는 근육들에 관한 정보를 얻을 수 있다. 이 분석은 모든 보행 변인들 중 가장 가치 있는 정보다. 이 분석이 근육으로 들어가고—파워 흡수—와 근육에서 나오는—파워 발생—파워 흐름의 방향과 크기를 설명해준다(Winter 1987). 어떤 관절의 파워—단위 와트watt—는 관절에서 발생하는 총 근육 모멘트와 각속도를 곱한 것으로, 에너지가 발생하고 흡수되는 율을 의미한다. 음성 파워는 원심성 수축 시에, 양성 파워는 구심성 수축 시에 발생한다. 건강한 대상자의 세 개 다리관절의 파워 프로파일을 그림 5-4에서 볼 수 있다. 이 프로파일에 의하면 대부분의 에너지 발생(A2>80%)은 발바닥쪽굽힘근의 작용으로 몸이 앞으로 이동되는 푸시오프 단계에서 일어난다. A2는 보행주기 중 가장 크고 중요한 에너지 분출이다. 이때 원심성으로 수축하는 무릎 폄근은 주로 입각기 동안 에너지를 흡수한다. 두 번째로 중요한 파워인 H3는 입각기 후기와 풀오프pull-off를 위한 초기 유각기에 엉덩관절 굽힘근에서 발생한다. 세 번째로 중요한 에너지 분출 단계 H1은 엉덩관절 폄이 일어나는 초기 입각기에서 두드러지는데, 이때는 몸을 입각기 다리 앞쪽으로 이동시키기 위해 엉덩관절이 펴지면서 뒤쪽에서 몸을 민다. 파워 프로파일의 크기는 속도에 따라 다양하지만 모양은 일정한 경향을 보인다. 느리게 걷는 뇌졸중 환자의 파워 프로파일은 일반인 자료와 유사하지만 파워의 크기는 작거나 알아보기 힘든 수준이다(Olney 2005). 걷기 연습 중 속도를 증가시키고 다양하게 하는 훈련은 다리 근육이 최대 힘을 더 빠르게 생성하도록 하여 결과적으로 힘과 속도를 증가시킬 수 있다.

이 세 가지 주요 파워 분출이 전방 진행에 필요한 추진력을 만든다. 파워 패턴에 대한 정보는 훈련을 위한 지침으로 사용될 수 있다. 즉, 이 정보들은 구심성과 원심성 근육 활동 그리고 두 근육 활동의 전환이 포함된 근력강화 운동을 해야할 필요가 있다는 것을 말해준다. 다른 에너지 보존 기전은 힘줄과 근육의 수동 탄성 조직에서 일어나는 에너지 저장과 회복으로, 반복적으로 앉고 일어서기를 할 때나 걷기처럼 원심성 수축 다음에 구심성 수축이 일어날 때 발생한다(Winter & Eng 1995). 하지만 느린 걷기에서는 발생하지 않는다.

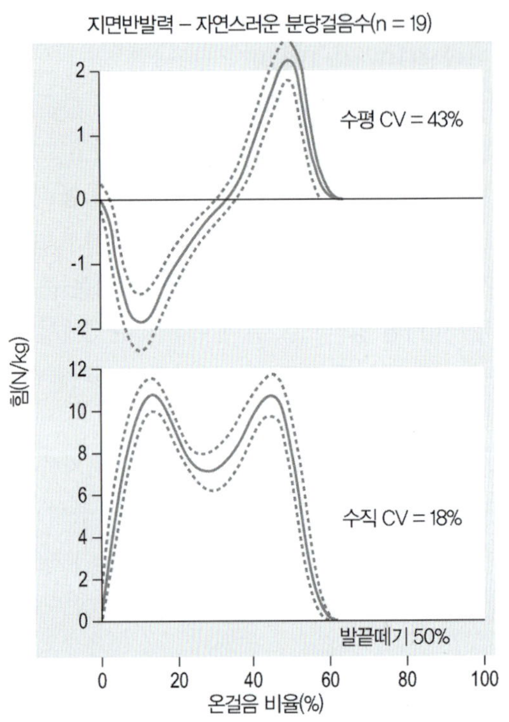

[그림 5-3] 평균 수평 지면반발력(위)과 수직 지면반발력(아래). 수평 지면반발력은 입각기의 첫 절반 동안 음적 단계를 보이는데 이는 몸이 천천히 내려가는 것을 의미한다. 양적 단계는 입각기의 나머지 절반 동안 몸이 전방으로 가속되는 것을 의미한다. 수직 지면반발력 그래프는 두 개의 언덕을 보이는데 첫 번째 언덕은 체중수용 단계와 관련이 있으며 두 번째 것은 푸시오프와 관련이 있다. CV: 변동계수(coefficient of variation). (허가를 받아 인용. Winter, D.A. (1987) The Biomechanics and Motor Control of Human Gait, Waterloo Biomechanics)

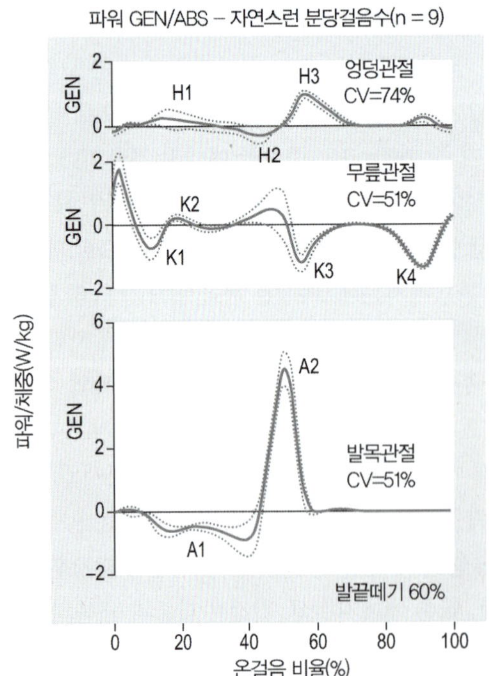

[그림 5-4] 일반인이 선호하는 분당걸음수로 걸었을 때 보행 한 주기 동안의 파워를 앙상블(전체) 평균으로 나타낸 그래프. 엉덩관절(H). 무릎관절(K), 발목관절(A)의 가장 중요한 파워 단계를 나타내었음. 60%는 유각기의 시작을 의미함. CV: 변동계수(허가를 받아 인용 Winter, D.A (1987) The Biomechanics and Motor Control of Human Gait, Waterloo Biomechanics)

근육 활동

보행의 운동학은 비교적 안정적으로 유지되지만, 흥미로운 점 중 하나는 동일한 움직임이 다양한 근육 조합으로 만들어질 수 있다는 것이다. 이러한 차이는 생물학적 차이로 일부 설명될 수 있다(Shiavi, 1985; Whittle, 2007). 실시간으로 측정이 가능한 근전도 측정 도구를 사용한다 하더라도 몇가지 기술적 어려움 때문에 정상적인 근육 사용 패턴을 규명하는 것은 어렵다(Sutherland 2001). 일반적인 걷기 전략은 근육 활성화 타이밍 면에서 매걸음마다 어느 정도 변동성을 보인다(Perry 1992).

많은 근육들이 주로 입각기에 또는 유각기에 활동한다. 근육들은 오케스트라 방식으로 정확하게 수축하고 이완한다(Boakes & Rab 2006). 보행주기가 진행됨에 따라 근육 활동은 주로 등척성 수축과 원심성 수축으로 일어나며, 두 형태의 근 수축은 중력에 대항하여 똑바른 자세를 유지하고 분절들 간 에너지를 전달하는 데 효율적인 근수축 형태다. 구심성 근 수축—양적 일—은 필요한 시점에 빠르게 다리를 가속하는 파워와 몸을 앞으로 움직이는 파워를 제공한다. 대부분의 추진성 일을 하는 근육군은 푸시오프 단계의 발목 발바닥쪽굽힘근, 뒤꿈치당기 단계의 엉덩관절 폄근, 풀오프 단계의 엉덩관절 굽힘근이다(Olney 2005). 빨리 걷거나 경사대나 계단을 오를 때에는 추가 힘이 필요하다. 걷는 동안 특정 단계를 넘어 지속되는 근수축은 뇌성마비나 뇌졸중 환자에서처럼 운동조절에 이상이 있다는 것을 말해준다(Boakes & Rab 2006).

운동시스템은 어느 정도 예비력을 가지고 있어서 어떤 근육을 사용할 수 없게 되면 다른 근육이 그 기능을 대체한다(Winter 1987; Whittle 2007). 예를 들어 입각기 동안 무릎 각도는 적어도 세 개 관절의 움직임 그리고 한관절근육과 두관절근육들의 조절에 달려 있다(Winter et al 1991). 발목관절 근육 활동은 각 시도마다, 각 개인마다 가장 일관되게 나타난다. 이는 발목관절이 지지면에서 가장 가까운 위치에 있다는 점을 반영하며, 반면 무릎과 엉덩관절 근육들은 다양한 역할을 수행하며 좀 더 가변적임을 보여준다. 한관절근육에서 나오는 신호들을 측정해보면 두관절근육들보다 덜 가변적임을 알 수 있다. 이는 파워를 만들고 전달하는 데 있어 두 형태의 근육들이 각기 다른 역할을 수행한다는 것을 보여준다.

계단 걷기

많은 문헌들에서 계단 오르내리기에 관한 생체역학을 설명하고 있다(Andriacchi et al 1980; McFadyen & Winter 1988; Nadeau et al 2003). 계단 걷기는 다리가 지지, 균형 및 추진에 관여하는 또 다른 동작이지만, 관절가동범위, 근육 활동, 관절 힘의 크기 및 힘 측면에서 평지 걷기와 역학적으로 다르다(Andriacchi et al 1980). 계단 걷기는 노인과 장애가 있는 사람들에게 매우 어려운 일이다. 계단을 오를 때의 주요 난점은 에너지 보존이며 내려갈 때의 난점은 안전성 유지다.

계단을 오르내릴 때 다리 기능은 짧은 거리를 이동하는 동안 몸을 더 많이 올리고 내려야할 필요가 있기 때문에 평지 보행 때와는 다르다. 그래서 근육 활동 기간과 강도의 요구가 증가하고 다리관절의 가동범위가 증가한다(Andriacchi et al 1980). 특히 한발 입각기 시에 더 많은 균형이 요구된다. 계단을 내려갈 때는 오를 때보다 이중지지기가 더 짧은데, 이는 역학적 요구가 다르기 때문인 것으로 보인다(Zachazewski et al 1993).

계단 걷기의 필수적인 특성 중 하나는 발이 계단에 놓인 후에 일어나는 발목관절 발등쪽굽힘이다. 몸이 전방으로 이동하는 것은 발목에서 일어나며, 이때 몸은 동일한 정렬상태를 유지한다. 뒤에 있는 다리가 대각선으로 몸을 위쪽앞쪽으로 밀어서 앞에 있는 다리로 옮긴다. 이때 앞쪽 다리는 수직 경사각을 따라 몸을 들어 올린다. 신체 무게중심점이 앞쪽 발을 넘어 충분하게 옮겨가지 못하면 뒤로 넘어질 수 있다. 대조적으로, 내려갈 때는 몸이 지지를 하고 있는 발의 뒤쪽에 위치한다. 지지되는 다리의 엉덩관절과 무릎관절, 발목관절은 몸을 내리고 발을 아래 계단에 내려놓기 위해 굽힘이 일어난다. 따라서 원활한 계단 오르내리기는 두 다리가 만들어내는 힘의 조화로 일어난다. 일반인을 대상으로 한 계단 걷기 운동학 연구에서는 시상면에서 다리의 관절 범위가 증가하는 것으로 나타났다. 예를 들어 평지 보행 때보다 무릎관절은 약 12~20도 정도 굽힘과 폄이 더 필요하다(Nadeau et al 2003).

계단을 오르는 동안 다리 폄근의 구심성 수축을 통해 몸이 수직으로 올라가며, 내려갈 때는 중력힘을 조절하는 원심성 근육활동을 통해 몸이 내려간다. 계단 걷기 시에 폄근들은 평지 보행 시보다 훨씬 큰 힘을 만들어내야 하는데 특히 무릎관절의 시상면상에서 가장 크게 증가한다(McFadyen & Winter 1988). 계단 걷기나 평지 걷기 모두 비슷한 형태의 지지 모멘트를 보인다. 그러나 계단 걷기의 지지 모멘트 크기가 더 크다. 계단을 오를 때의 지지 모멘트 크기는 평지 보행에서 발생하는 것의 약 2배이며 이는 계단 높이에 달려 있다(Bradford et al 1988). 그러므로 이 활동에는 폄근 근력이 중요하다. 왜냐하면 몸을 한 발로 올리고 내려야 하기 때문이다. 평지 걷기와는 대조적으로 대부분의 에너지를 만드는 근육은 무릎 폄근이며 발목 발바닥쪽 굽힘근과 엉덩관절 폄근의 보조를 받는다.

조명이 흐릿한 조건에서 지면 발떼기의 적응 상태를 조사한 한 연구에서는 젊은 대상자의 지면 발떼기는 증가한 반면 나이 든 대상자들은 동일하였다고 밝혔다. 이렇게 변화된 환경에 적응하는 능력의 감소가 노인들의 계단 낙상에 영향을 준다(Hamel et al 2005).

3 나이 관련 변화

나이가 증가함에 따라 효율적 걷기 능력을 유지하는 능력은 노인들의 건강을 위해 중요하다. 노인들에서 관찰되는 많은 변화들은 나이 증가로 인한 것이지만 노화에 동반되어 나타나는 수많은 활동 감소로 인한 변화들은 명확하게 밝혀지지 않았다.

나이가 들어감에 따라 보행 패턴이 변화하는 것은 공통된 관찰사항이다. 연구자들은 유산소능력과 관절 유연성, 근력, 뼈밀도가 나이와 관련하여 감소한다고 보고하고 있다. 흥미롭게도 이 감소는 오랜 기간의 침상 생활과 무활동 기간 후에 나타나는 감소와 유사하다(Bortz 1982). 또한 신체적 수행능력의 어떤 측면들은 활동 수준과 활동 유형에 밀접한 영향을 받는다. 50세에서 82세 사이의 나이든 운동선수들의 유산소능력을 조사한 한 종적 연구에서는 경기를 위해 훈련을 계속한 사람들의 경우 나이와 상관없이 유산소 능력을 유지하고 있다고 밝혔다. 반면 훈련이 감소한 사람들은 유산소능력이 현저하게 떨어져 있었다(Pollock et al 1987).

건강한 남자 노인들의 걷기 수행력 수준은 젊은 남자 걷기의 느린 버전이었으며 병적 보행과도 비슷하지 않았다(Murray et al 1969). 후속 연구에서 연구자들은 여자 대상자들을 대상으로 하여 이 관찰을 재확인하였다(Murray et al 1970). 다른 연구에서는 62~78세 범위의 활동적이고 건강한 남자와 여자의 걷기 수행력과 젊은 사람들의 것을 비교하였다(Winter et al 1990). 공통된 연구 결과는 노인들이 더 느리게 걷는다는 것이었다. 보폭이 짧고, 분당걸음수가 감소하고, 두발지지기에 걸리는 시간이 증가—한발지지기가 있는 보행주기 비율이 감소—하고, 편평족 보행처럼 푸시오프 단계의 파워가 감소하여 이런 결과가 나왔을 것이다. 이러한 적응 특성은 좀더 안전하게 걸으려고 하는 것 또는 덜 불안하게 걷는 것과 관련성이 있음을 시사하는 것이다. 하지만 노인 대상자들을 정해진 속도로 걷게 했을 때도 앞의 특성들이 그대로 나타났으며 유의한 차이도 없었다(Jansen et al 1982).

가동범위에 관한 연구들은 발목관절의 가동성 저하가 점점 증가 추세인 좌식 생활양식과 관련이 있음을, 그리고 급성 또는 만성 병변과 관련이 있음을 제안한다(Vandervoort et al 1990). 62~78세 대상자들은 푸시오프 파워가 젊은 대상자들에 비해 감소해 있으며(Winter et al 1990), 낙상경험이 있는 사람들이 낙상 경험이 없는 사람들에 비해 발목과 무릎 근육들의 최고 토크와 파워 값이 현저하게 작았다(Whipple et al 1987).

발목관절 가동성이 제한된 사람들은 특히 비틀거림과 발걸림, 낙상 등의 위험이 있다. 그러나 걸을 때의 안정성 조절은 선자세에서 균형을 유지할 때와 같은 수준의 주의력을 요하지 않는다. 노인들의 걷기에 관한 한 생체역학적 연구에서는 걷는 동안 불안정성을 보다 직접적으로 설명하는 변인들을 조사하였다. 미끄러짐(Strandberg & Lanshammar 1981)과 걸려넘어짐(Pavol et al 1999), 평탄하지 않은 길 걷기(Marigold & Patla 2008), 균형을 유지하기 위한 발디딤(Rogers et al 2003)에 관한 실험실 기반 연구들이 해당 동작들에 대한 역학적 이해와 생리학적 이해에 일조하였다. 물론 실제 삶으로의 일반화 가능성은 아직 명확하진 않지만, 노인들이 이런 어려움을 겪고 있다는 사실은 기능적 이동능력을 향상시키고 낙상 가능성을 감소하기 위한 훈련의 과학적 기초를 제공하는 셈이다. 반응 시간이 전반적으로 느려지는 것도 노화와 관련하여 일관되게 거론되는 요인이며, 낙상의 가장 강한 예측인자 중 하나다(Lord & Fitzpatrick 2001). 많은 연구들이 균형 능력을 위한 발디딤 훈련(Rogers et al 2003)과 장애물 피하기 훈련(Weerdesteyn et al 2006)을 시행한 뒤에 유의한 향상이 있었다고 보고하고 있다.

몸과 머리의 안정성을 유지하는 데 어려움이 있으면 시각계통에 영향을 미쳐 정상적인 응시 안정성[gaze stability]을 방해함으로써 자세 안정성에 영향을 미친다(Winter & Eng 1995; Lord et al 2007). 안뜰계통 기능 손상도 낙상 요인이다(Lord et al 2007).

낙상은 노인들에게는 늘 있는 위험이다. 역학연구에서는 걸음 시작의 어려움, 방향 전환하기, 발 내딛기, 장애물 피하기, 미끄러짐, 걸려 넘어짐, 평탄하지 않은 통로 걷기, 계단, 시각적 문제 등의 많은 인자들을 언급하고 있다(Gabell & Nayak 1984; Startzell et al 2000). 많은 연구들이 보행의 시공간적 변수들이 감소한 것과 낙상의 생리적 인자 간에 유의한 상관관계가 있다고 밝히고 있다. 변수들에는 다리의 근력, 느려진 반응시간, 자세 기울임 증가, 말초 감각 손상들이 포함된다. 훈련으로 이 변수들을 수정하는 가장 좋은 방법을 찾는 연구가 계속되고 있다(Load et al 2007). 낙상과 낙상의 결과에 대한 두려움도 걷기 수행에 영향을 미칠 수 있다.

4 운동 기능부전

건강한 사람들은 비교적 쉽게 걷고, 적당한 에너지를 소비하며, 생체역학적 특성이 뚜렷한 패턴을 보인다. 그러나 이동 시스템locomotor system에 병변이 생기면 보행 패턴이 명백히 비정상적으로 변한다. 일부는 관찰을 통해 식별할 수 있지만, 적절한 기구를 사용해야만 식별할 수 있는 경우도 있다.

걷기 기능부전은 신경학적 손상 환자들에게 흔하다. 병변 그 자체뿐만 아니라 무사용과 신체적 무활동의 결과로 이차적으로 발생하는 근육뼈대계 문제와 심호흡계 문제로도 걷기 관련 기능부전이 일어날 수 있다. 근육 약화와 근육의 내재적 뻣뻣함 증가, 운동조절 기능부전, 물렁조직 구축이 보행 기능부전의 주요 기여인자다. 그러나 기능적 걷기는 체력 수준에도 달려있다. 걷기 시 에너지 비용은 속도 의존성이기 때문에, 에너지 비용을 줄이기 위해 다리 근육을 조절하고 근력을 증가시키는 것이 걷기훈련의 주요 목적이다. 연구에 따르면 건강한 대상자의 편안한 보행 속도는 최소한의 대사비용과 관련이 있다. 느리든, 빠르든 걷기는 대사 비용을 증가시킨다.

걷기 역학과 운동조절을 이해하면 신경학적 병변 환자들의 수행력과 조절능력 부진을 설명하는 데 도움이 된다. 이번 섹션에서는 뇌졸중과 외상성 뇌손상 같은 급성 뇌 병변과 관련이 있는 움직임 기능부전의 주요 특성들을 알아보기로 한다. 소뇌성 조화운동못함증, 파킨슨병, 다발성 경화증에서 걷기에 영향을 미치는 손상들은 9장, 13장, 14장에서 다루었다. 하지만 걷기의 중요한 생체역학적 특성과 함께 근력, 운동조절, 체력을 훈련할 필요가 있다는 점은 모든 질환에서 동일하다.

개인적 나이와 잠재적 병리적 기전과는 별도로 걷는 능력을 방해하는 여러 가지 역학적 문제들이 있다. 근육 활성화 속도와 근육 최대수축 속도의 감소, 힘 최고점까지 도달하는 데 걸리는 속도가 느려진 것이 아마도 느린 보행과 동적 보폭 감소의 주요 원인일 가능성이 높지만, 불안정하거나 균형이 불안하다는 느낌 때문에 걷기가 느려졌을 수도 있다.

위운동신경세포upper motor neuron; UMN 병변(8장 참조) 후 걷기 문제는 주로 근육 약화와 운동조절 기능부전이 있는 경우에 발생하지만, 비활동으로 인해 시간이 지나면서 생기는 적응적 근육뼈대계 변화로도 발생하기도 한다(Gracies 2005). 근약화는 수의적 근육 활동에 대한 운동신경 조절의 손실, 즉 운동기능 저하로 발생한다. 불충분한 운동단위 활성화, 즉 운동단위 동원율과 진폭 감소가 근육 약화를 일으킨다.

연구 결과

이 책 초판 이후로, 특히 뇌졸중 후 보행의 운동형상학과 운동역학에 대한 많은 생체역학적 검사들이 진행되어, 많은 사람들의 활동을 제한하는 가장 중요한 보행 결손이 무엇인지를 좀더 명확하게 이해하게 되었다.

- 선호하는 걷기 속도와 최대 걷기 속도 감소
- 양쪽 다리의 굽힘 및 폄 가동범위 감소(Olneyet al 1991)

- 입각기 말기 시 엉덩관절 폄 감소(Olney & Richards 1996; Richards et al 1999)
- 균형 감각 소실과 관련 있는 이중지지기 비율 증가(Olney 2005)
- 발바닥쪽굽힘근이 약하다는 것을 의미하는 푸시오프 시의 수직 지면반발력 감소(Carlsoo et al 1974)
- 푸시오프 시의 발목관절과 풀오프 시의 엉덩관절의 파워 발생 감소(Olney & Richards 1996; Dean et al 2000)

임상에서 치료사는 적응적 걸음 길이와 온걸음 길이, 입각기 대 유각기 비[ratio] 차이를 관찰할 수 있다. 이런 것들은 눈에 띄지 않는 운동역학적 힘의 결과들이다.

비교적 독립적으로 걸을 수 있는 뇌졸중 환자의 경우, 같은 나이의 일반인들보다 더 느리게 걷는다는 것이 일관된 결과다(von Schroeder et al 1995; Witte & Carlsson 1997). 느린 걸음은 다리 근육들이 구심성-원심성으로 근육 힘을 만들지 못하거나 조절하지 못해서 발생할 수 있으며, 또는 근육들이 적절한 타이밍으로 수축하지 못해 느린 걸음이 나올 수 있다. 또한 느린 걸음은 노인들의 약한 체력을 혹은 손상 이전의 습관을 나타낼 수도 있다. 속도가 느린 걷기에서는 에너지 교환이 거의 일어나지 않으며 미터당 에너지 비용이 매우 높아진다(Olney 2005). 걷기 속도는 다리 근력(Bohannon & Andrews 1990), 푸시오프 파워 크기(Olney et al 1991), 입각기 말기의 엉덩관절 폄 각도—각도가 작을수록 속도가 느려짐(Olney & Richards 1996)—와 상관관계가 있는 것으로 밝혀졌다. 또한 속도는 이중지지기에 걸리는 시간 증가(Olney & Richards 1996)와 엉덩관절 벌림과 모음 파워 감소(Kim & Eng 2004)와도 상관관계가 있다.

다음 사항도 연구를 통해 공통된 문제로 밝혀진 것들이다.

- 지구력 감소. 뇌졸중 환자군은 편안한 보행 속도를 6분 동안 유지할 수 없음. 비슷한 체격 조건을 가진 건강한 사람들이 걸은 거리의 50%만 걸을 수 있었음(Dean et al 2001)
- 변화하는 환경에 대한 적응 능력 감소. 예를 들어, 발을 딛을 때 물체에 발가락이나 뒤꿈치가 걸리는 것

운동 수행력 평가

기구를 이용한 보행분석 기법이 연구에서 널리 사용되고 있지만, 모든 환자가 완전한 생체역학적 평가를 받는 것은 비실용적이며 불가능하다. 비용, 공간, 시간 문제 때문에 임상에서는 기구 사용과 기술적 노하우를 쉽게 접할 수 없다.

그러나 움직임 재활 분야에서 근무하는 물리치료사는 생체역학적 연구 결과와 연구에 사용된 방법들을 잘 알고 있어야 한다. 건강한 사람들과 장애가 있는 사람들을 대상으로 한 연구들에서 얻은 지식들을 통해 임상에서 이뤄지는 보행에 대한 평가와 훈련의 기초를 마련하고 방향을 정해야 한다.

환자가 걷는 것을 기록한 영상은 많은 이점이 있다. 물리치료사는 영상을 여러 번 살펴볼 수 있다. 영상 기록물을 가지고 있으면 관찰을 위해 환자가 여러 번 걷지 않아도 되고 환자도 자신이 어떻게 걷는가를 볼 수 있으며 시간이 경과한 후에 향상된 것을 혹은 향상되지 않은 것을 이해하는 데도 도움이 된다. 시상면 움직임은 옆에서 촬영하는 것이 좋으며 이마면 움직임은 앞이나 뒤에서 촬영하는 것이 좋다. 비디오로 걷기 수행을 촬영하는 것이 정량적 자료를 제공하지 않지만, 복잡하고 비싼 장비 없이도 몇 가지 간단한 측

정 방법이 있다(Smith 1990). 예를 들어, 정지화면을 연속으로 배열하면 보행주기의 각기 다른 시점의 분절 정렬 상태나 각 변위를 측정하는 데 유용하며, 치료사가 관찰한 것을 확증하는 것도 가능하다(van Vliet 1988). 줄자, 초시계, 뒤꿈치에 부착한 마크펜은 걸음걸이와 온걸음거리를 측정하여 분당걸음수와 속도를 계산하는 데 사용할 수 있다.

물리치료사들은 환자의 기능적 상태를 파악하기 위해, 움직임 제한을 찾기 위해, 중재를 결정하기 위해 임상에서 걷기를 일상적으로 관찰한다. 관찰은 관찰자의 능숙함에 달려 있으며 걷기에 대한 정상 생체역학과 근육 기능을 알고 있으면 치료를 결정하는 데 도움이 된다. 건강한 사람들의 걷기는 예측가능하며 일관된 위상을 보이지만, 뇌졸중으로 인해 협응이 손상된 사람에서는 두드러진 차이점을 관찰할 수 있다. 이때 관찰되는 보행 패턴은 근육 약화, 운동조절능력 결여, 자세의 불안정성이 있음에도 불구하고 환자가 걸으려고 시도한 결과다. 낙상에 대한 두려움과 불안정한 느낌에 대한 적응으로 지지면을 넓히고 팔에 의존하여 지지와 균형을 유지하는 경우가 있을 수 있다.

관찰 가능한 움직임 특성은 운동학, 즉 개인의 신체 분절이 시공간적으로 어떻게 조절되는지에 관한 것들이다. 시공간적 변수와 운동학적 변수는 근본적인 동역학에 대한 단서를 제공할 수 있다. 그러나 필요한 지식이 없으면 보행관찰 분석이 부정확할 수 있으며 잘못된 결론을 도출할 수 있다(Eastlake et al 1991; Malouin 1995).

관찰의 초점을 어디에 두는가도 중요하다. 어디를 관찰하는지와 어떻게 관찰하는지는 걷기와 손상에 관한 관찰자의 지식에 달려 있다. 예를 들어, 입각기 말에 푸시오프의 중요성을 이해하지 못하면 편평족보행[flat-footed gait]을 하는 환자를 관찰할 때 어떤 특성에 초점을 둬야 하는지를 알기 어렵다(Olney 2005). 그림 5-5에서 쉽게 관찰할 수 있는 몇 가지 흔한 문제들을 볼 수 있다. 그림 설명을 참조하여 자신이 관찰한 것과 비교해보라.

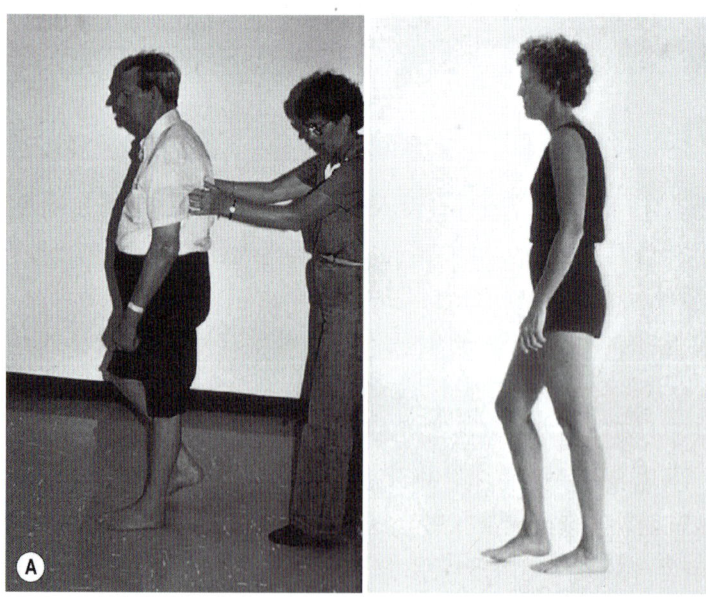

[그림 5-5] (A) 왼쪽 다리의 중간 입각기. 발목 발등쪽굽힘과 엉덩관절 폄이 감소되어 있음. 정상적으로는 COM이 입각기 다리를 넘어 전방으로 움직일 때 엉덩관절에서는 폄이 일어난다. 오른쪽 그림과 비교해보라.

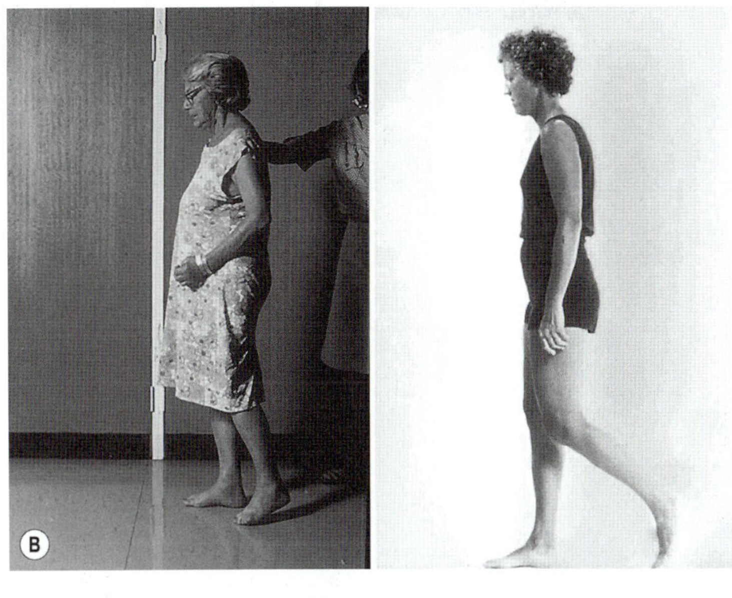

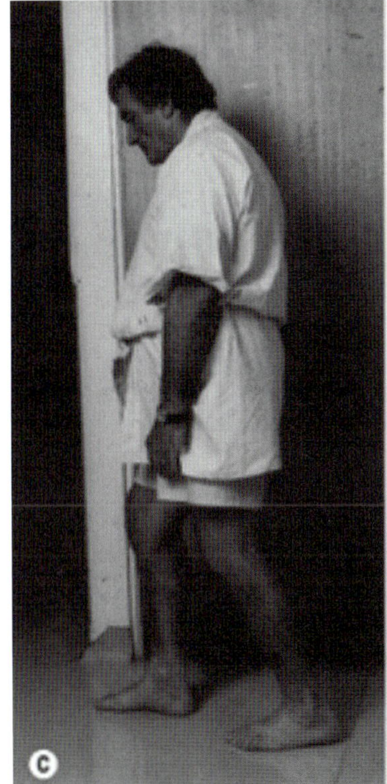

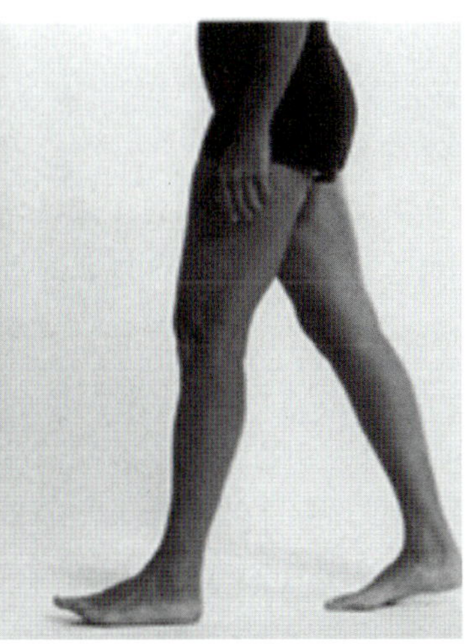

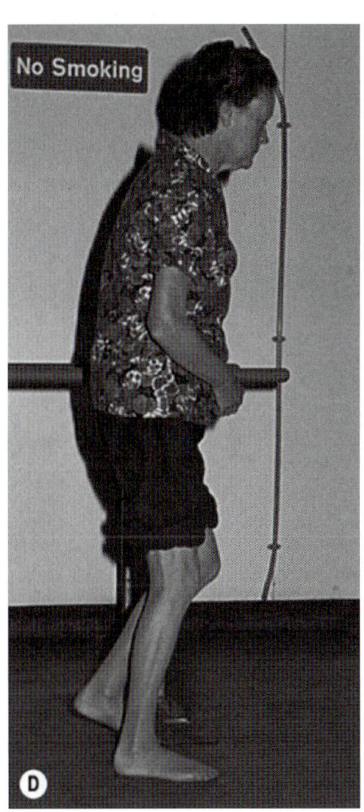

[그림 5-5](계속) (B) 왼쪽 다리의 유각기 시작. 푸시오프와 풀오프가 보이지 않음. 오른쪽 그림과 비교해보라. (C) 왼쪽 다리의 입각기 말기. 푸시오프(발목 발바닥쪽굽힘근의 구심성 수축)가 보이지 않음. 편평족보행이 일어나는 것에 주목하라. (D) 오른쪽 다리의 중간입각기. 무릎이 굽혀져 있으며 좋지 않은 다리 조절 능력을 보여줌. 입각기 시 무릎의 위치는 정상적으로 발목관절을 지나는 근육들과 정강이의 움직임을 조절하는 가자미근에 의해 조절된다.

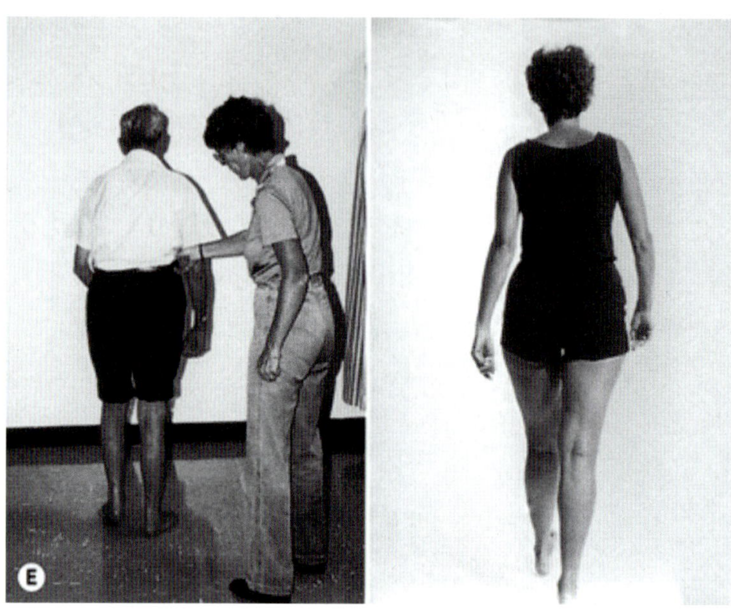

[그림 5-5](계속) (E) 오른쪽 그림에 비해 지지면이 넓은 것에 주목하라.

5 걷기 훈련

지난 수십년 동안 임상에서는 예후를 결정하고 결과를 측정하는 것이 필수가 되었다. 이제는 경험을 근거로 하기보다는 과학적 및 임상적 근거에 기반하여 임상 실무를 수행한다. 치료사들은 이제 어떤 방법이 장기간 지속되는 이점을 주는가 그리고 그렇지 않은 방법은 무엇인가에 대한 좋은 지침을 가지고 있다(Eng & Tang 2007). 물리치료사들은 변화를 알아차리고 효과에 관한 근거가 있는 것은 받아들여 사용해야 하고 효과가 없는 것은 버려야 한다(Herbert et al 2001). 타당하고, 객관적이고, 신뢰성 있는 기능적 척도와 3장에서 언급된 시간기반 걷기 측정도구들을 통해 기초선, 결과, 보유retention에 대한 자료를 얻을 수 있다.

독립적 걷기를 위한 훈련에서 강조해야 하는 것은 다리를 통한 지지와 푸시오프 단계 훈련하기, 변화하는 지지면에서 몸 균형 잡기, 유각기 동안 발과 무릎 경로 조절하기다. 선자세에서 하는 초기 활동에 중점을 둔다(그림 5-6). 동적 균형 능력과 다리를 이용한 지지 능력을 다시 갖추려면 손을 사용하는 지지는 가급적 하지 않도록 한다.

뇌졸중 직후에 걷기를 시도하면 분명 한계를 보인다. 근육 약화, 다리 조절 능력 부족, 좋지 않은 균형, 그리고 고정 기간이 지속될 경우 물렁조직 뻣뻣함이나 구축이 증가하는 것을 고려하면 보행 한계는 어느 정도 예측이 가능하다. 일반적으로 걷기 능력을 개선시키기 위한 훈련은 다음과 같다.

- 트레드밀과 지면 걷기 연습
- 다리 근육 조절과 근력 증가를 위한 운동 그리고 근육의 신장력을 보존하기 위한 능동 근육 신장

• 기술, 속도, 지구력, 체력을 최대화하기 위한 훈련

일반적으로 많은 환자가 독립적으로 서지 못하고 걷지 못하는 뇌졸중 후 1주일 이내에 물리치료를 시작한다. 초기 단계에서 나타나는 공통적인 문제점은 마비쪽 다리가 무너지는 경향, 전방 진행에 필요한 추진력 결여, 좋지 않은 균형능력이다. 보행주기 중 특정 단계에서 일어나는 몇 가지 중요한 역학적 기능들이 있으며, 이 기능들이 걷기훈련과 운동 프로그램의 중점사항이 된다.

• 입각기 후반기에 마비쪽 다리 엉덩관절 폄 10~15도. 이 각도가 엉덩관절이 굽힘될 때 역학적 이점을 제공하여 풀오프에 필요한 파워를 만드는 데 도움이 된다.
• 푸시오프를 위해 입각기 말기에 일어나는 발목의 발바닥쪽굽힘. 강한 푸시오프는 유각기 초기의 무릎관절 굽힘을 일으키는 중요한 유발 요인이다.
• 푸시오프를 위한 엉덩관절의 굽힘

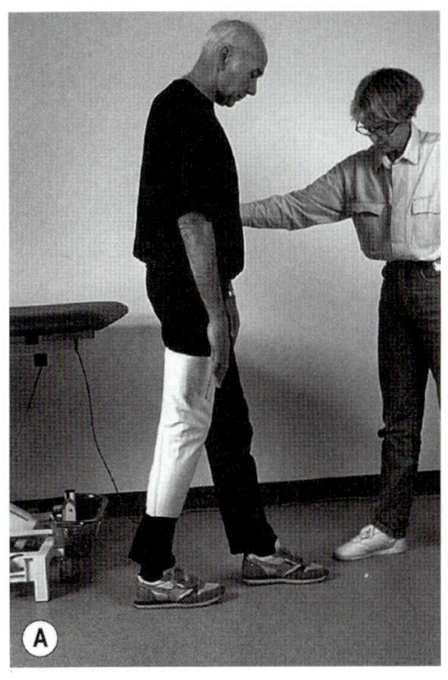

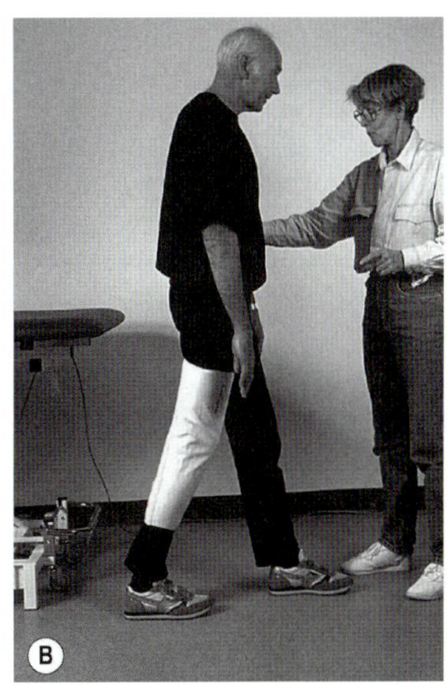

[그림 5-6] 이 스플린트는 무릎이 무너지지 않도록 일시적인 도움을 제공한다. 환자는 마비된 오른쪽 다리에 체중을 싣는 동안 왼쪽 다리로 발을 내딛는 연습을 한다. (A) 환자는 오른쪽 다리에 체중 싣기를 꺼려하며, 엉덩관절을 펴서 자신의 무게중심을 왼쪽 발 위로 이동시키려 하지 않는다. (B) 치료사가 치료사의 발 쪽으로 발을 내딛으라고 지시하면(구체적 목표 제시), 환자는 성공적으로 발을 내딛을 수 있다.

마비쪽 다리에 체중부하하기

발을 통해 체중을 부하하는 기회를 갖는 것은 다리의 근육 기능을 향상하는 데 중요하다. 한 동물 연구에서 쥐의 뒷다리를 매달아서 체중을 부하할 수 없도록 하자 그 쥐는 매단 다리를 움직이는 것을 중단하였다. 장딴지근 검사에서는 다리 근육을 수축할 수 있었음에도 다리를 매단 지 7일 이내에 근육 약화의 근거가 나타났다(Musacchia et al 1980). 다리에 체중부하를 하지 못하는 사례는 장기간의 침상 생활 후(Haines 1974)와 우주 여행 후 인간에서도 보고된 바 있다.

이 결과들은 마비쪽 다리에 체중부하하는 연습을 초기에, 우선적으로, 주의를 기울여 시행해야 한다는 것을 뒷받침한다. 반복적으로 앉고 일어서기 그리고 선자세에서 하는 균형 활동처럼 근육 힘 발생과 팔다리 조절능력을 훈련시키는 기능적 체중부하운동(그림 5-7)을 걷기 훈련과 동시에 시작한다. 이 활동들을 통해 다리에 부하를 줄 수 있으며 근력과 협응력을 향상시킬 수 있기 때문이다(2장과 7장 참조).

트레드밀 걷기와 지면 걷기

걷기 연습 자체가 걷기 수행력 향상에 왜 중요한가에 대한 여러 가지 역학적, 생리학적, 행동학적 이유가 있다. 걷기는 중력에 대항하여 몸을 지지하고 전방으로 추진하기 위해 다양한 수준의 신경 조절을 필요로 한다. 여기에는 많은 관절과 한관절근육과 두관절근육의 협응에 대한 신경근육계통의 조절이 필요하다. 동시에 신경근육계통은 움직이고 있는 몸의 균형을 유지하고 환경적 요구와 사회적 요구에 맞게 걷는 패턴을 조정하기 위한 능동적 조절을 연습해야 한다. 감각 입력은 율동적 걷기 패턴 발생에 필수적인 것이 아닌 것으로 보이지만, 말초 감각 입력이 결손되면 속도와 협응이 감소한다. 우리가 쉽게 걸을 수 있는 것은 다리의 율동적인 움직임을 생성하는 데 필요한 근육 수축의 복잡한 협응에 관여하는 척수내 회로 덕분인 것으로 보인다(Gordon 1991). 동물 연구에서는 척수 상위 구조나 감각수용기에서 오는 입력 없이 지속적인 율동적 출력을 만드는 척수 회로의 존재를 확인하였다(Brown 1914; Grillner & Shik 1973). 예를 들어, 척수 고양이는 외부 지지가 제공되는 상태로 움직이는 트레드밀 위에서 발디딤 움직임을 만들어 낼 수 있다. 인간에서는 중추유형발생기central pattern generator가 척수에 위치해 있지 않지만 인간 걷기도 같은 방식으로 구성될 것이라고 여기고 있다. 척수의 통합 네트워크는 상위 중추에서 오는 내림전달로에 의해 조절되며 말초에서 되먹임 정보를 받는다(Duysens & van de Crommert 1998). 이 네트워크들, 또는 이와 비슷한 매커니즘이 율동적 패턴을 만들고 보행 조절을 단순화한다. 반복적 걷기 훈련은 이 네트워크를 바꾸어 뇌졸중 후 걷기를 향상하는 것이 가능하다(Macko et al 2005). 이렇게 여러 신경 네트워크가 존재한다는 개념이 위운동신경세포 병변이 있는 사람들을 대상으로 보고된 트레드밀 걷기 훈련 효과에 대한 생리적 이유를 제공한다.

트레드밀은 체중지지용 하네스의 유무에 관계없이 도전적인 조건에서 걷기 연습을 할 수 있는 기회를 제공한다. 움직이는 트레드밀 벨트는 물리적으로 엉덩관절 폄과 발목관절 발등쪽굽힘을 최대로 만들어, 그 다리의 유각기에 필요한 두 가지 조건을 구성해준다. 게다가 하네스를 착용한 상태로 체중부하를 하기 때문에 다리가 무너지거나 낙상에 대한 두려움 없이 다리에 부하를 줄 수 있다. 하네스 때문에 환자는 상당한 기능부전이 있는 상태에서도 어느 정도 체중을 부하할 수 있고 걸을 수 있다.

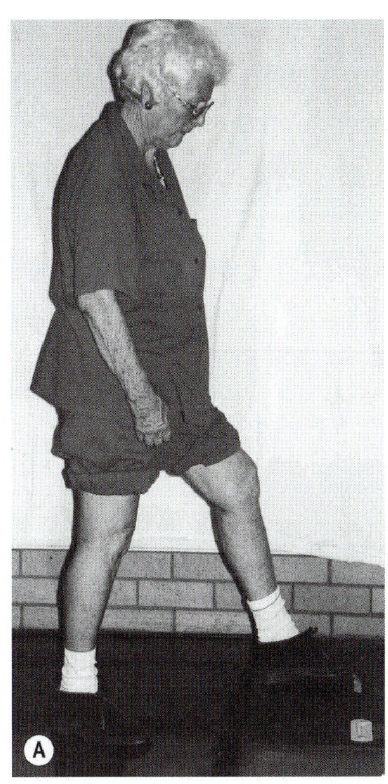

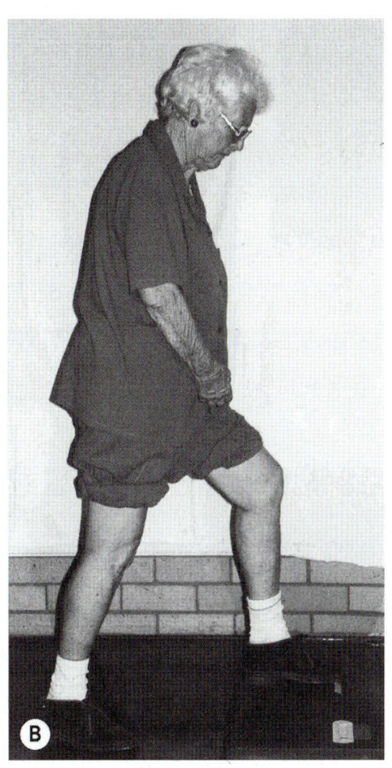

[그림 5-7] 마비쪽 다리에 체중을 부하하기 위해 비마비쪽 다리로 발디딤을 한다. 이 운동은 다리의 조절 능력, 특히 엉덩관절 폄 조절을 향상시킨다. 연습을 하면 환자는 자신감을 얻고 왼쪽 다리를 더 앞쪽으로 이동시킬 수 있다. 그 다음은 두 다리를 이용한 교대적 발디딤으로 진행한다.

지면 걷기

걷기 연습과 관련하여 임상에서는 약간의 혼란이 있다. 스펙트럼의 한편은 환자들이 부정확하게 걷기 연습을 할까 봐 환자 혼자서 걷는 연습을 하는 것을 꺼리는 치료사들이 하는 훈련이다. 다른 한편은 환자에게 네 발 지팡이, 발목 보조기, 어쩌면 다리 스프린트까지 제공한 뒤, 팔다리의 근육 활동이 거의 없는 상황에서도 치료사나 간호사가 환자를 '걷게' 하는 경우다. 스펙트럼의 중간은 걷기의 생체역학과 근육활동을 이해하고 운동 전략과 학습 전략을 제공할 수 있는 치료사가 시행하는 훈련이다. 걷기 연습을 하면 균형과 체중부하 발디딤이 자동으로 훈련된다. 아직 독립적 걷기가 안되는 사람은 체중지지 장치가 결합된 트레드밀에서 훈련할 수 있다.

보행 시작gait initiation, 즉 직립 자세에서 안정된 상태의 걷기로의 전환은 각 다리가 각기 다른 역할을 해야 하는 도전적 활동이다. 환자들에게 먼저 비마비쪽 다리로 내딛게 하여 보행을 시작하게 한다. 이렇게 하면 마비쪽 다리의 엉덩관절에서는 폄이 일어나고 발목은 발등쪽굽힘이 일어나 더 강한 푸시오프가 가능하기 때문에 더 효율적으로 발을 유각기 단계로 가져갈 수 있으며 발을 더 길게 내딛을 수 있게 된다. 처음에는 걷기 활동의 개념을 형성하는 것이 중요하다. 즉, 보행이 율동적이고 주기적으로 반복된다는 생각을 갖도록 한다. 환자가 두 발을 크게 내딛는 것에 집중하는 동안 치료사는 팔로 환자를 잡아주거나 허리벨트를 이용하여 잡아줄 수도 있다(그림 7-14).

보행 패턴을 개선하기 위해 천천히 걷는 것이 중요하다고 생각하는 사람들에게는 빠르게 걷는 것이 직관에 반하는 훈련으로 보일 것이다. 많은 운동학습 관련 연구 결과는 움직임 그 자체에 주의력을 두는 것보다 동작의 결과에, 예를 들면 가능한 한 빨리 정해진 장소로 걸어가는 것에 주의력을 두는 것이 수행력 향상에 더 효과적이라고 지적한다(2장의 '내적 주의집중 대 외적 주의집중' 참조). 적당한 속도에서 걷기 연습을 하는 것은 운동에너지와 위치에너지 사이의 교환을 촉진하는 데에도 중요하다(Olney 2005). 옆으로 걷기와 뒤로 걷기는 다양한 형태의 근육 활동을 포함하며 걷기 유연성과 균형을 훈련하는 데 유용하다. 옆으로 걷기는 몸을 한 발에서 다른 발로 옮기는 체중부하 훈련에, 그리고 안쪽-가쪽 자세 기울임 조절 훈련에 유용한 운동이다(그림 5-8). 뒤로 걷기는 엉덩관절 폄과 무릎관절 굽힘을 조절하는, 두 관절근육인 넙다리뒤근을 훈련하기 좋은 운동이다.

체중지지 트레드밀 훈련과 일반 트레드밀 훈련

트레드밀 걷기 훈련은 척수 고양이를 대상으로 한 연구 결과(Barbeau & Rossignol 1967; Rossignol et al 1986)에 기반한 역동적 걷기 훈련 방법으로 수십 년 전부터 시행되었다(Finch & Barbeau 1985; Carr & Shepherd 1987). 체중지지 트레드밀 훈련은 약한 다리에 가해지는 능동적 지지의 부담을 줄이기 위해 체중의 일부를 하네스로 지지하는 체중지지 시스템을 이용하여 트레드밀 위를 걷는 훈련이다(Finch & Barbeau 1985). 체중지지 시스템을 이용한 훈련으로 인해 발생하는 비정상적 적응은 매우 적으며, 비정상적인 보행을 유발하지도 않는다(Finch et al 1991).

체중지지 시스템을 착용하고 트레드밀에서 하는 걷기 훈련은 율동적이고 활기찬 걷기를 촉진하고 지구력을 향상시키는 데 효과적인 수단이자, 효과적인 과제지향적 훈련으로 알려져 있다(그림 5-9). 코크란 체계적 고찰 연구에 따르면 트레드밀 훈련은 걷기 훈련에 유용한 걷기 훈련 방법이다(Moseley et al 2005). 약한 환자들에게 특히 유용하고(Barbeau & Visintin 2003), 보행 속도와 지구력을 향상시키는 방법이기도 하다(Ada et al 2003). 체중 지지를 사용하는 트레드밀 훈련은 회복 초기 단계에 유용하고 효과적이다. 손상이 심해 의존적 걷기를 하는 환자에게 걷기 연습을 할 수 있는 유일한 방법이기도 하다(Barbeau & Visintin 2003). 훈련 시 걷기가 독립적이지 못한 환자들은 체중지지가 필수지만 독립적인 사람들은 체중지지가 필요치 않다.

어떤 물리치료사들은 트레드밀 보행이 지면 보행과는 다르다고 우려를 표하지만 보행 패턴 상의 역학적 차이는 크지 않다. 실질적인 차이는 개인이 받는 시각 정보와 트레드밀 벨트의 보조 동작이 마비된 팔다리에 미치는 영향이다.

요약하자면, 걷기 훈련에서 트레드밀의 긍정적 효과는 글상자 5.1과 5.2에 제시된 요인들에서 비롯된 것일 수 있다.

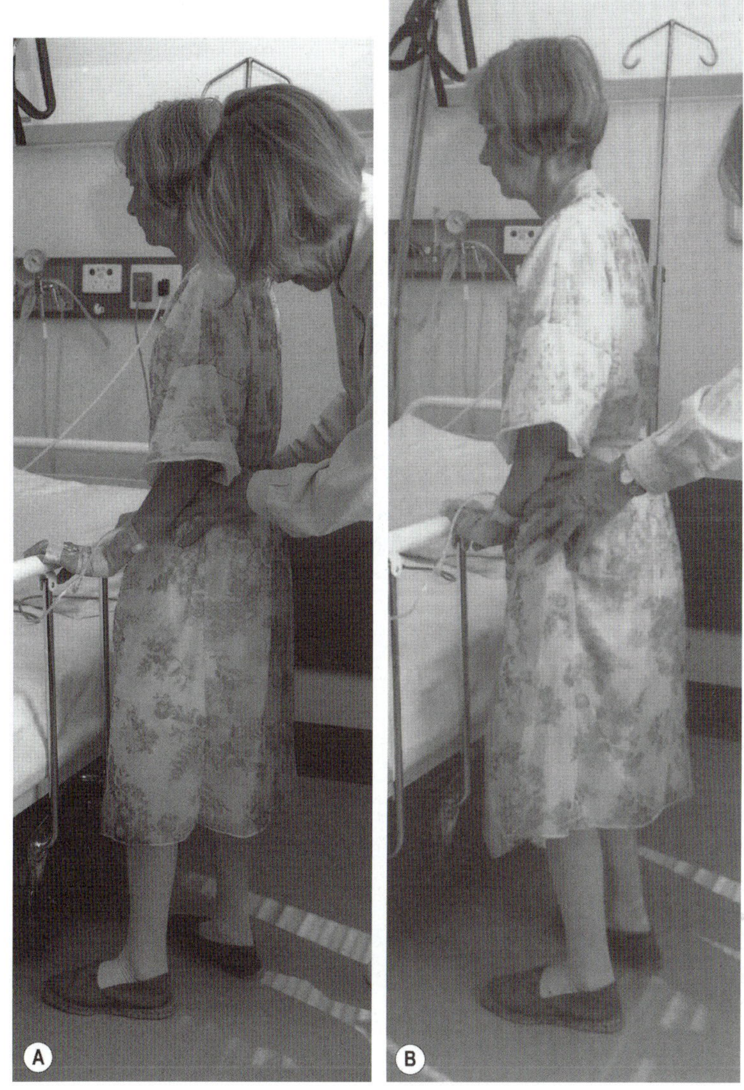

[그림 5-8] 뇌졸중 초기에 시행하는 옆으로 걷기. 한 다리에 체중을 부하하고 다른쪽 다리를 든다. 환자가 엉덩관절 벌림 동작을 하면서 엉덩관절을 펴지 않고 다리(왼쪽 다리)를 앞으로 딛는 것에 주목하라. 이 다음 시도에서 환자는 엉덩관절을 펴서 다리를 옆으로 딛는다. 바닥에 선을 그리거나 작은 물건을 놓아두면 구체적인 목표를 줄 수 있다.

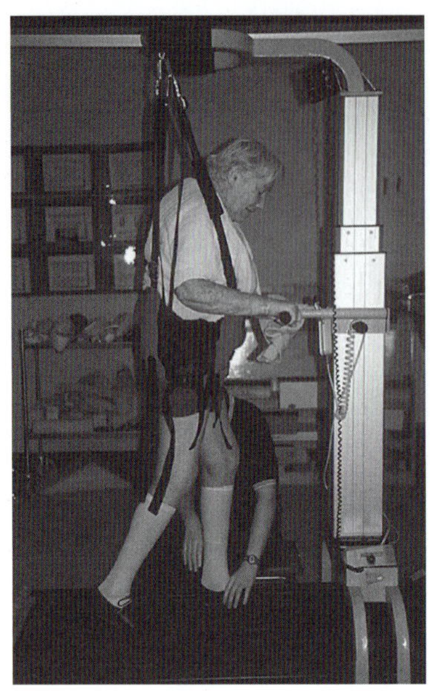

[그림 5-9] 체중지지 트레드밀 걷기. 치료사는 마비쪽 다리(왼쪽)의 유각기 동안 발의 경로와 걸음거리에 대해 도움을 준다.

글상자 5.1 트레드밀 훈련-효과

- 움직이는 트레드밀 벨트는 율동적 걷기 패턴을 자극한다. 근육 활성화 타이밍 변화와 관련이 있는 시간적 단계 변화와 대칭적 보행 패턴이 비교적 일관적으로 나오게 해준다(Hesse et al 1999; Harris-Love et al 2004).
- 트레드밀 벨트는 엉덩관절 굽힘근을 역학적으로 자극하여 풀오프를 촉진한다(Harris-Love et al 2004).
- 하네스는 완전 체중부하와 관련된 역학적 제약과 균형 제약을 없애준다.
- 트레드밀 훈련은 걷기 연습에 필요한 연습 시간을 증가시킨다.
- 경사진 트레드밀을 걸으면 근력, 지구력, 유산소 체력이 좋아진다.

속도와 체중지지 정도 그리고 치료사가 주는 보조, 운동 용량 같은 여러 인자들이 체중지지 트레드밀 훈련 또는 일반 트레드밀 훈련의 효과에 영향을 미친다. 적절한 훈련 강도를 위해 이 모든 인자들을 조정할 수 있다. 트레드밀의 경사를 올리고 훈련 동안 휴대용 심박동률 측정기를 이용하면 적당한 훈련을 실시간으로 조정할 수 있다(Moseley et al 2005). Lite-Gait®나 이와 유사한 기구를 이용하면 낙상에 대한 두려움 없이 환자를 트레드밀 걷기에서 지면 걷기 훈련으로 전환하는 데 도움이 된다.

글상자 5.2 트레드밀 훈련-세부사항

체중지지

- 엉덩관절 능동 폄과 무릎관절 능동 폄을 유지하는 데 필요한 최소한의 체중지지(체중의 30%이하)를 사용하라(Hesse et al 1997).
- 환자가 좋아지면 체중지지 정도를 줄인다.
- 환자가 손 지지를 덜 사용하도록 하라.

속도

- 적절한 발디딤 거리가 확보되도록 속도를 조정한다. 속도가 너무 느리면 이 훈련으로 얻게되는 이득도 없다.
- 트레드밀 속도와 경사도를 조정하여 난이도를 올린다.
- 속도는 점차적으로 증가한다.

주의: 마비쪽 다리의 유각기를 보조한다. 발의 궤도를 가이드하기 위해 처음에는 치료사에 의한 가이던스가 필요할 수도 있다.

체중지지 트레드밀 훈련과 일반 트레드밀 훈련에 대한 많은 연구들이 트레드밀 훈련의 효과를 증명하였으며, 보바스[Bobath] 치료 또는 신경발달치료(Richards et al 1993; Hesse et al 1995a)보다 또는 PNF와 보바스 치료를 결합한 치료(Pohl et al 2002)보다 더 나은 결과를 보였다고 보고되고 있다. 이 연구에서 트레드밀 훈련군의 걷기 속도가 크게 증가한 것은 훈련 강도의 차이 때문으로 보이는데, 대조군의 속도 증가는 제한적이었던 것에 비해 트레드밀 훈련군은 속도를 빠르게 높일 수 있어서 훈련 강도가 더 컸을 것으로 보인다.

다른 과제지향적 운동과 결합된 트레드밀 훈련 프로그램은 걷기 능력 향상에 효과적이다(Dean et al 2000; Ada et al 2003; Salbach et al 2004). 핵심은 트레드밀 훈련 이외에도 다리의 기능적 근력 훈련이 포함된 다양한 체중부하 활동들 그리고 걷기와 유사한 기능적 스트레스를 제공하는 운동들을 다양하고 집중적으로 시행하는 것이다. 다른 연구에서는 과제지향적 운동과 함께 시행한 트레드밀 훈련군의 보행 속도와 지구력이 크게 증가했으며, 일어설 때 마비쪽 발의 수직 힘이 증가하고, 스텝 테스트의 반복 횟수가 증가했으며, 이러한 결과는 2개월 후 추적 관찰에서도 유지되었다(Dean et al 2000). 치료 효과는 훈련 프로토콜의 강도에 달려 있다. 따라서 트레드밀 훈련과 과제 특이적 훈련을 결합하는 것이 최적의 방법인 것으로 보인다(Eng & Tang 2007).

한 무작위 통제 연구에서는 만성 뇌졸중 환자들을 대상으로 반복적인 트레드밀 훈련 후 겉질-겉질하 네트워크 활성도가 증가했다는 근거를 제시하였다(Luft et al 2009). 유산소 스트레스와 능동적 반복을 제공하지 않는 프로그램을 같은 기간 동안 시행한 대조군에서는 유사한 변화들이 나타나지 않았다.

전기역학 기반 걷기 훈련

전기역학 기반 걷기 훈련 장비들이 발달하는 것은 걷기 재활이 발전할 가능성을 보여주는 것이다. 독일 베를린의 한 연구팀은 마비쪽 다리의 움직임을 치료사가 보조해줘야 할 필요성을 줄여주고 연습 시간을 늘릴 수 있는 게이트 트레이너™Gait Trainer와 계단 오르기를 연습할 수 있는 햅틱 워커Haptic Walker를 소개하였다(Hesse et al 2006). 한 체계적 고찰 연구에서는 전기역학기반 걷기 훈련 장비를 물리치료와 결합하여 사용하면 독립적 보행이 회복될 가능성이 증가한다고 보고하였다(Mehrholz et al 2007). 이 고찰 연구에서 연구자들은 추후 연구에는 일상생활 활동에 대한 결과측정과 삶의 질에 대한 영향도 포함해야 한다고 제안하였다. 또한 연구진은 추후 연구에서 일상생활 활동의 결과지표와 삶의 질에 미치는 영향을 포함해야 한다고 권고하였다(Mehrholz et al 2007). 이 연구는 보행 속도에는 변화가 없었지만 더 빠른 속도로 연습하는 것이 도움이 될 수 있음을 보여준다.

기능적 근력 훈련

뇌 병변 이후 환자는 일찍 걷기를 시작해야 한다. 하지만 다리 조절능력과 근력을 증가하도록 계획된 특정 운동프로그램이 추가로 필요하다. 효과적이고 효율적인 걷기를 위해서는 신체 분절 간 회전의 타이밍이 중요한데, 이는 걷기 그 자체의 연습, 또는 그와 비슷한 생체역학 패턴이 필요한 동작들의 연습을 통해서만 학습될 수 있다.

뇌졸중 환자의 마비쪽 근육 약화는 같은 나이의 건강한 노인들에 비해 더 심하다. 어떤 근육들은 특히, 속도에 관여하는 근육들은 걷기에 더 중요하므로 근력 훈련은 그런 근육에 중점을 두어야 한다(Winter 1991). 푸시오프 시의 발목 발바닥쪽굽힘근, 풀오프 시의 엉덩관절굽힘근, 초기 입각기 시의 엉덩관절폄근이 걸을 때 대부분의 일을 한다(Olney 2005). 엉덩관절 굽힘근과 발목관절 발바닥쪽굽힘근의 근력은 보행 속도와 밀접한 관련이 있으며, 발바닥쪽굽힘근의 파워는 평지 걷기 속도 변량의 72%와 관련이 있다(Bohannon 1986; Kim & Eng 2003).

뇌졸중 후 첫 6개월 동안 근력, 근육의 수의적 활성, 대항근의 동시수축을 조사한 연구에서는 뇌졸중 환자들이 수의적 근력을 증가시킬 잠재력을 가지고 있다는 것을 보여주었으며(Newham & Hsiao 2001), 이는 재활 과정에서 다루어져야 하지만 그러지 못하는 실정이다. 근육의 수의적 활성화 실패는 근육의 적응 변화, 즉 내적 뻣뻣함 증가와 근육 길이 감소 같은 변화와 함께 걷기와 관련된 장애를 일으키는 주요 요인이다. 많은 연구에서 근력 훈련을 운동 프로그램에 포함시켰을 때 운동 수행력과 건강이 유의하게 증가하였다고 보고한다(Teixeira-Salmela et al 1999 2001; Dean et al 2000). 예를 들어, 신체 컨디셔닝 프로그램을 완료했을 때 대상자들은 발바닥쪽굽힘근, 엉덩관절굽힘근과 폄근이 수행하는 양적 일이 증가하였고, 더 높은 수준의 파워를 만들어 낼 수 있었으며 보행 속도도 유의하게 증가하였다(Teixeira-Salmela et al 1999, 2001). 많은 뇌졸중 환자가 보행 장애를 지속적으로 겪는 이유는 강직에 관한 기존의 고정관념으로 인해 재활 과정에서 근력과 지구력을 충분히 목표로 삼지 않았기 때문일 수 있다. 우리의 관점에서 보면 이것은 심각한 임상적 오류다. 평지 걷기와 계단 오르기 시 두 다리의 근육들이 만들어내는 근육 토크 사이의 관계를 조사한 한 연구에서는 비마비쪽 다리 근약화가 느린 보행 속도와 걷기 장애에 기여하고 있으며 이 문제를 훈련에서 목표로 해야한다고 주장한다(Kim & Eng 2003). 느린 보행 속도는 퇴원 후 지역사회 걷기 제한의 주된 이유이자 낙상의 주요 요인이라는 것을 재활팀 구성원들이 이해하고 있어야 한다.

엉덩관절, 무릎관절, 발목관절 폄근에서 힘을 만들어내는 능력이 바로 기본적 기능인 지지, 균형, 추진의 기초가 되기 때문에 훈련에서는 이 근육들에 중점을 둔다. 근력과 조절 능력을 증가하기 위한 효율적이고 기능적인 방법은 바로 체중부하 동작, 즉 계단 오르기, 앉고 일어서기, 뒤꿈치올리기, 반쪼그려 앉기 같은 동작을 연습하는 것이다(2장 참조). 기능적 체중부하 운동은 반복 횟수—휴식없이 10회 반복을 1세트로, 3세트 시행, 세트 사이에는 짧은 휴식—를 올리고, 점차 보조 정도를 줄이면서 계단 높이를 올리거나 의자 높이를 낮추거나 속도를 높이는 방식으로 진행한다. 근력운동으로 강직이 증가했다는 근거는 점진적 저항 운동에 관한 체계적 고찰 연구(Morris et al 2004)에서도, 노력성 근육 수축이 포함된 뇌졸중 중재에 관한 메타분석 연구(Ada et al 2006)에서도 나오지 않았다.

계단 오르내리기 운동

엉덩관절, 무릎관절, 발목관절 폄근들이 협력적으로 구심성 수축과 원심성 수축을 하도록 몸을 올리고 내리면서 훈련을 한다(그림 5-10). 발을 앞쪽으로 딛으면 힘이 다리 세 관절에 균등하게 분산되며, 옆으로 계단 오르기lateral step-ups를 하면 힘이 무릎에 더 집중된다(Agahari et al 1996). 옆으로 발을 딛을 때도 모음근과 벌림근의 근력과 조절능력이 필요하다. 저항은 체중으로 제공하며 계단 높이를 높여 난이도를 올릴 수 있다. 필요한 경우 안전 하네스를 착용하고 연습한다(그림 2-6B).

뒤꿈치 올리고 내리기 운동

발목 발바닥쪽굽힘근은 걷기 시 추진력, 계단 걷기, 경사로 걷기, 균형 유지에 필요한 파워를 제공하는 중요한 근육이다. 이 근육은 푸시오프와 에너지 발생에서 주도적 역할을 하며(Winter 1989), 걷기 속도에도 기여한다고 알려져 있다(Olney et al 1986). 또한, 발바닥쪽굽힘근은 발목관절 안정성과 전방 자세 기울림 조절에도 관여한다. 장딴지근 길이는 푸시오프와 다른 체중부하 동작 수행에 중요하다. 능동적으로 뒤꿈치를 올리고 내리기를 하면 원심성 단계 동안 장딴지근이 신장되기 때문에 근육 길이를 보존할 수 있다. 오래전 시행 된, 뇌졸중 환자들의 걷기에 대한 생체역학적 분석에서는 강한 푸시오프를 위해 장딴지근을 훈련에 포함시킬 것을 권고하였다(Marks 1953).

매 시도 때마다 푸시오프 시의 발바닥쪽굽힘근 구심성 수축이 일어나도록 운동한다. 이때 발목, 정강이, 허벅지의 각도는 몸을 전방으로 밀기에 이상적인 정렬 상태에 있도록 한다(그림 5-11). 뒤꿈치밀기 시에는 발등쪽굽힘 8~10도에서 발바닥쪽굽힘 16~19도 범위 내에서 근육들이 힘을 만들어낼 수 있어야 하는데(Winter 1983), 이 운동으로 해당 근육들을 훈련할 수 있으며 적당한 길이를 유지시킬 수 있다. 고정이나 무사용으로 인해 근육 섬유 단축과 근육의 내재적 뻣뻣함이 예상되는 환자들은 이 운동을 자주 해야 한다. 적어도 과긴장증hypertonus의 역학적 기전들은 방지할 수 있으며, 근육 길이와 탄력성을 적절하게 유지하여 환자들의 수행력을 향상시킬 수 있다.

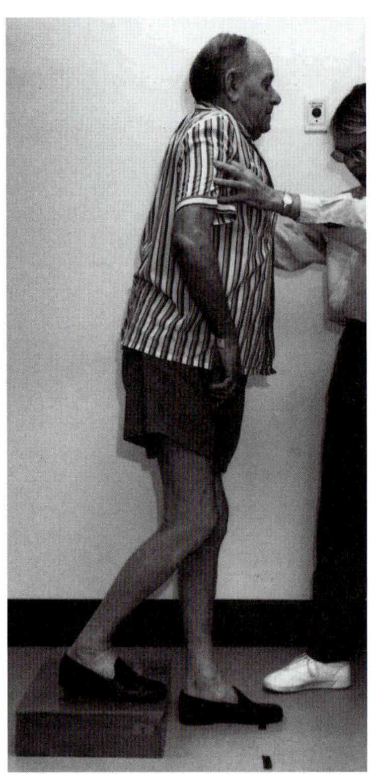

[그림 5-10] 계단을 내려갈 때는 몸을 내리기 위해 엉덩관절, 무릎관절, 발목관절 폄근들의 원심성 활동이 필요하다. 환자의 어깨가 올라가는 것은 이 동작이 얼마나 어려운가를 보여주는 것이다. 계단을 오르고 내려가는 것을 반복적으로 연습하게 하여 원심성 수축에서 구심성 수축으로 전환되게 한다.

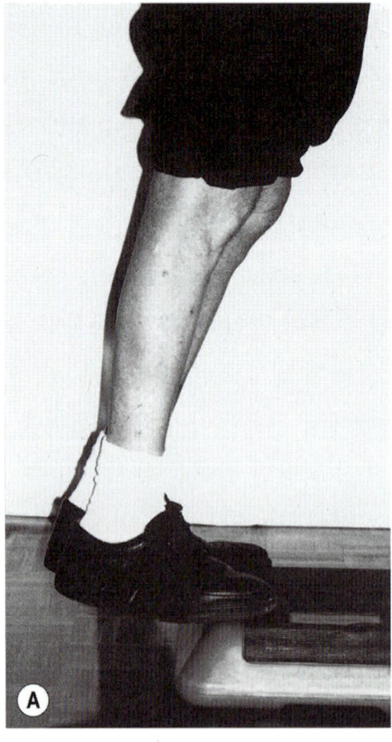

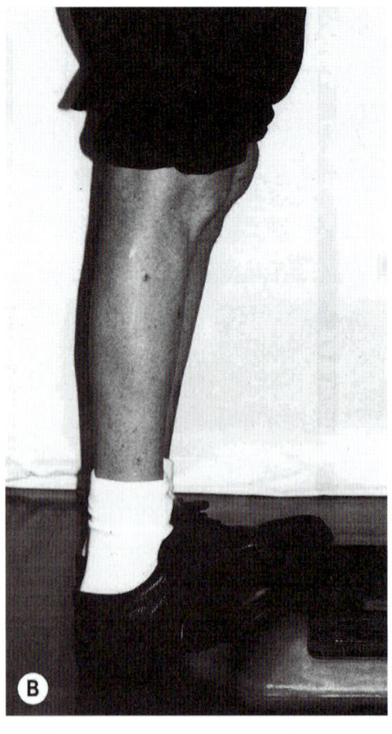

[그림 5-11] 뒤꿈치를 올리고 내리는 동작은 장딴지근의 구심성 작용과 원심성 작용으로 조절된다. 이 운동을 하면 발바닥쪽굽힘근의 길이가 적절히 유지되며, 장딴지근이 입각기 말기에 푸시오프를 위해 필요한 범위인, 8~10도 발등쪽굽힘에서 16~19도 발바닥쪽굽힘 범위에서 힘을 낼수 있도록 훈련할 수 있다 (Winter 1983).

비체중부하 운동

이 운동에서는 프리 웨이트free weight나 등속성 동력계dynamometer 같은 웨이트 장비, 탄력밴드를 저항으로 사용한다(2장 참조). 근육이 힘을 만들고 조절하는 능력을 향상하는 목적에서 이 운동을 단독으로 시행하거나 순환훈련의 일부로 시행할 수 있다. 신경 적응(Rutherford 1988; Scarborough et al 1999)과 학습이 일어나려면 과제 연습이 필요하지만, 약한 노인들의 경우 비체중부하 운동으로 다리 근력이 약간만 증가해도 운동 수행력과 걷기 속도에서 비교적 큰 변화를 만들어낼 수 있다(Buchner et al 1996).

뇌졸중 후, 단계적 근력강화 운동으로 힘을 만들어내는 능력은 향상될 수 있지만 항상 기능적 향상으로 이어지는 것은 아니다(Eng & Tang 2007). 무릎 폄근에 대한 구심성 훈련 후에 근력이 현저하게 증가했다는 연구들이 있다(Engardt et al 1995; Sharp & Brouwer 1997). 그러나 한 연구만 근력 증가와 보행 속도 증가—작지만 유의미한—의 연관성을 확인했다고 보고하였다(Sharp & Brouwer 1997). 넙다리네갈래근 근력 증가가 보행 속도에 두드러진 영향을 주지 못한 것에 대한 가능성 있는 설명은 이 근육이 보행 시 추진력을 만드는 데 상대적으로 덜 기여한다는 사실이다(Olney et al 1991; Winter 1991).

최근까지도 근력 운동 효과에 대한 연구들은 운동 강도, 용량, 유형에 대해 명확하게 정량화하지 못하고 있으며, 활동과 참여보다는 손상에 대한 근력 운동의 효과에 초점을 두고 있다. 연구들에서 시행된 운동들도 제각각이며, 대부분 운동 진행과 강도도 정상인과 장애인의 근력 운동에 대한 지침을 담고 있는 미국스포츠의학회(2002)의 권고에 따라 시행하지 않았다.

뇌졸중 후 근력강화의 역할에 대한 체계적 고찰 연구들의 결과는 결정적이지 않다(Morris et al 2004; van Peppen et al 2004; Ada et al 2006; Eng & Tang 2007). 이렇게 근거가 부족하기 때문에 많은 의문이 발생한다. 뇌졸중 후 골격근의 기능적 능력 감소와 함께 일상적인 신체 운동 수준이 감소할 가능성이 있다는 사실은 근력 훈련에 대한 기능적, 신경학적, 형태학적 효과를 검토할 필요가 있다는 점을 시사한다.

약한 근육과 마비 근육 활성화하기

서 있는 자세에서 몸을 지탱하고 한 걸음을 내딛을 수 있는 근력을 만들고 유지할 수 없는 환자들은 단일 근육 또는 근육 그룹의 수축을 유도하는 운동이 필요하다. 약하거나 활성화되지 않은 근육을 수축하고 발생된 힘을 단순한 상황에서 유지하도록 자극하기 위해 운동과 전기자극을 사용할 수 있다. 아직 구심성 수축을 하지 못할 때는 원심성 수축을 먼저 유발할 수도 있다. 근육 활동이 보이기 시작하면 단순한 과제 연습에 이를 이용하도록 한다. 중재에는 다음과 같은 것들이 포함될 수 있다.

- 간단한 운동(그림 5-12)
- 기능적 전기자극FES, 근전도EMG 되먹임과 함께 사용
- 등속성 동력계(그림 5-13)
- 근육 활성을 돕는 테이핑. 엉덩관절 테이핑

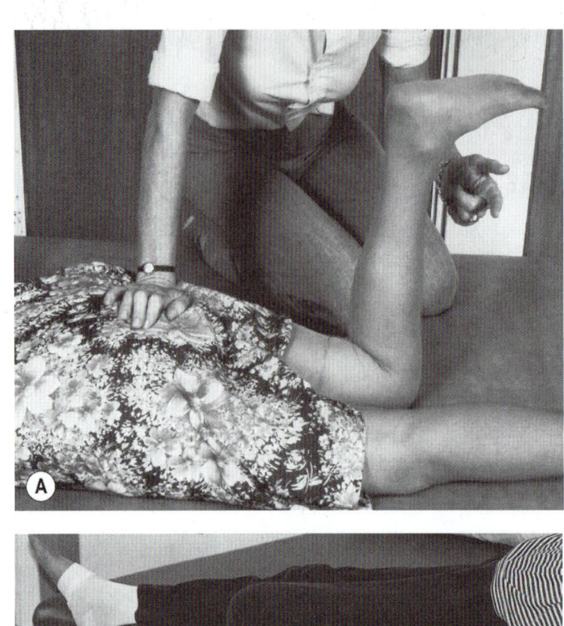

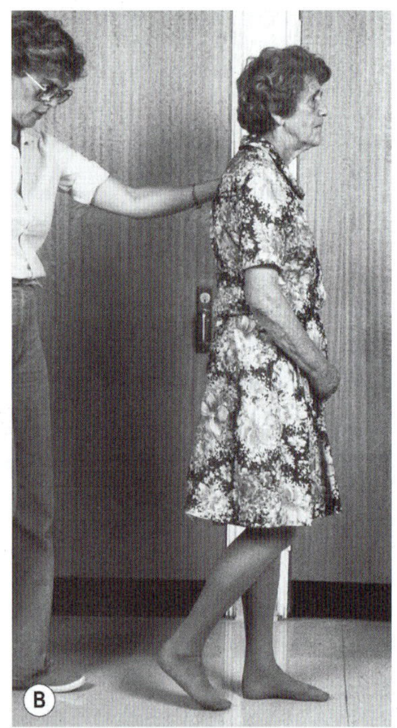

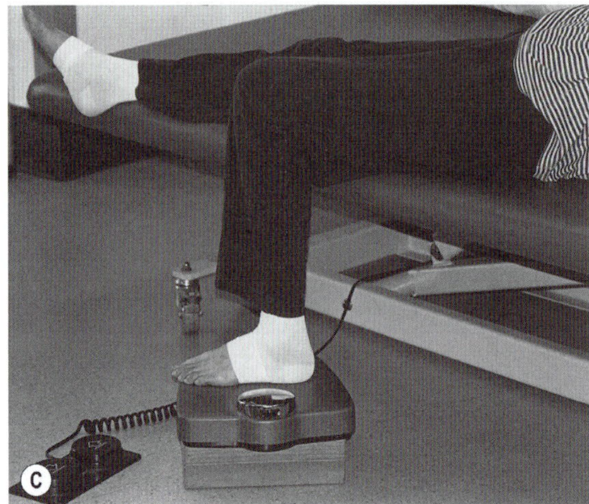

[그림 5-12] 한 관절이나 여러 관절의 움직임 동안 근육 활동의 조절 능력을 끌어내고 회복하기 위한 간단한 운동들. (A) 넙다리뒤근 조절 훈련. 무릎을 90도 굽히고 환자에게 다리를 천천히 내리게, 즉 원심성 수축을 하게 한다. 내리자마자 엉덩관절을 움직이지 말고 다시 무릎을 굽히도록 하여 구심성 수축을 유도한다. 조절 능력이 좋아지면 다양한 범위에서 멈추고 시작하게 한다. (B) 환자는 이제 뒤로 걷기를 준비한다. 엉덩관절을 펴고 무릎을 구부려 뒷걸음을 한다. (C) 이 운동은 엉덩관절, 무릎관절, 발목관절을 지나는 한관절근육들과 두관절근육들의 복잡한 작용을 포함한다. 운동의 목적은 뒤꿈치를 바닥쪽으로 눌러서 엉덩관절이 침대면에서 떨어지게 하는 것이다. 무릎 굽힘근이 작용하지 않아 넙다리네갈래근이 작용하여 발이 앞으로 미끄러지거나, 앞정강근의 반대작용이 없어서 발바닥쪽굽힘근이 작용하여 발뒤꿈치가 들리면 다리 조절 능력이 좋지 않다는 근거다.

뇌졸중 초기에 환자가 비교적 활동적이지 못하면 근육의 수축성과 기능적 통합성을 유지하기 위한 운동에 FES를 추가하여 사용할 수 있다. 그런 상태의 근육들은 신체적 무활동에 부정적으로 적응할 가능성이 있다.

이동이 불가능하고 유병기간이 평균 25주인(11주~6년) 만성 뇌졸중 환자들을 대상으로 한 연구에서는 체중지지 트레드밀 훈련에 더하여 발목 발등쪽굽힘근, 넙다리뒤근, 넙다리네갈래근, 중간볼기근, 작은볼기근에 FES를 적용하였다(Hesse et al 1995b). A-B-A 설계를 사용하였는데, A단계에는 15번의 트레드밀+FES

세션을, B단계에는 15일 동안 보바스 치료 세션을 시행하였다. 첫 번째 A단계에서는 대상자들의 온걸음 거리, 분당걸음수, 속도가 두드러지게 증가하였으나, B단계 동안에는 감소하거나 안정 상태를 유지한 것으로 나왔다. 마지막 트레드밀+FES를 다시 시행한 두번째 A단계에서는 다시 증가하였다. 연구 종료 시점에 모든 환자들은 독립적으로 걸을 수 있었다.

뇌졸중 환자의 근력과 보행을 향상하기 위한 FES 사용에 대해 연구한 두 개의 체계적 고찰 연구의 결과는 확정적이지 않았다(van Peppen et al 2004; Pomeroy et al 2006). 하지만 두 고찰 연구에서 검토한 문헌들은 적은 수의 대상자, 뇌졸중 대상자의 동질성 부족, 자극 용량 차이, 결과 측정 차이 같은 문제점들이 있었다(Pomeroy et al 2006). 결과적으로 이 고찰 연구의 결과는 의미가 없다. 뇌졸중 후 뼈대근육들의 기능적 역량이 감소하는데(Pomeroy et al 2006), 이는 마비 정도와는 관련이 없지만 일상적 신체활동의 부재와 관련이 있었다(Potempa et al 1996; Hachisuka et al 1997). 따라서 FES는 과제지향적 훈련과 결합될 때 근육의 기능적 상태를 유지하는 잠재적으로 효과적인 방법이 될 수 있다.

훈련 보조 방법으로 마비쪽 엉덩관절에 테이핑(그림 5-14)을 하면 입각기 말기에 엉덩관절 폄을 일시적으로 끌어낼 수 있으며, 비마비쪽 걸음 길이와 온걸음 길이가 전반적으로 증가한다(Kilbreath et al 2006). 이 테이핑 기법은 근육 섬유들의 위치를 변경하여 액틴과 미오신 근육잔섬유의 결합을 증가하고 나아가 근육 연결다리cross-bridge 상호작용을 증가한다고 여겨진다(McConnell 2002).

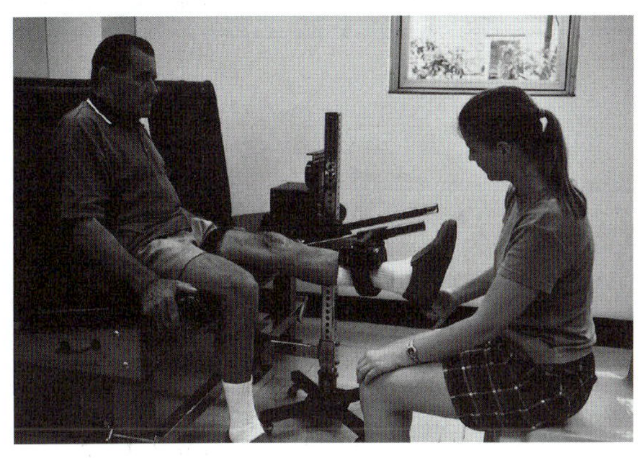

[그림 5-13] 넙다리네갈래근의 원심성 수축을 일으키고 바로 이어 구심성 수축을 일으킨다. 치료사는 무릎 폄을 보조하고 환자가 발을 내리면서 정강이의 무게를 조절하도록 시도한다. 동력계 없이도 시행할 수 있다.

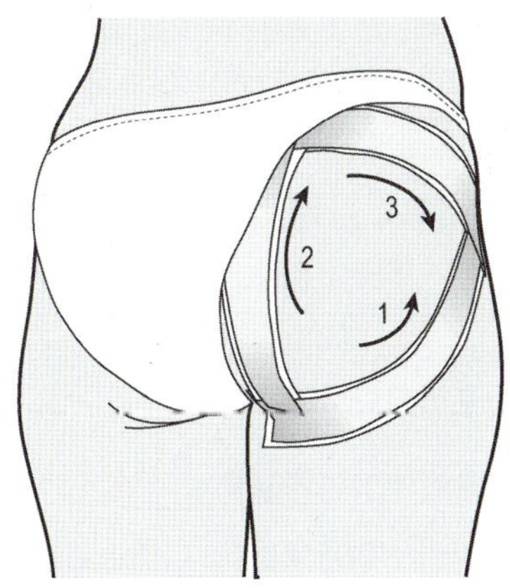

[그림 5-14] 엉덩관절 테이핑을 하면 입각기 말기 단계에서 환자가 엉덩관절을 펴야 한다는 생각을 갖게 하는 데 도움이 된다(SL Kilbreath et al 2006 허가를 받아 재생성).

물렁조직 신장력 보존

약화와 그로 인한 무활동으로 인해 물렁조직은 더 뻣뻣해지고 짧아질 수 있다. 근육 단축은 움직임을 제한하고 보행주기 전반에 걸쳐 분절들의 정렬상태를 비정상적으로 만들기 때문에 근육 유연성과 근육 길이는 유지되어야 한다. 예를 들어, 단축되었거나 뻣뻣한 가자미근은 선자세에서 발목 발등쪽굽힘과 엉덩관절 폄을 방해하며, 입각기 동안 몸의 전방 진행과 유각기 말에 뒤꿈치 접촉을 위한 발등쪽굽힘도 방해한다.

근육의 기능적 길이, 특히 가자미근과 엉덩관절 굽힘근의 길이를 보존하려면 걷기 활동이나 그와 비슷한 길이의 근육 신장을 요구하는 다른 활동을 통한 능동 신장이 필요하다. 발을 무릎관절 뒤에 위치하고 앉고 일어서기를 연습하면 일어설 때 가자미근을 능동적으로 신장할 수 있다. 급성 초기 단계라면 수동적인 방법도 필요하다(그림 2-10A). 그러나 기능적 길이를 보존할 수 있는 방법은 능동 신장이다(2장 참조). 장딴지근 구축 때문에 이미 관절 가동성이 감소했거나 제한된 사람은 연속 석고붕대serial casting을 이용하여 지속적으로 신장시키고 그 이후에 운동과 훈련을 시행할 수도 있다(Moseley 1997).

6 걷기 능력에 필요한 기술, 속도, 지구력, 체력 증진하기

평균적으로 정상 걷기 속도는 약 1.2m/s이다(Olney et al 1986). 당연히 일반인 대상자들은 장소와 의도에 따라 보행 속도가 다양하게 나타나며, 여성의 경우 걸음을 짧게 하고 분당걸음수를 올려 남성과 비슷한 속도를 만든다. 문헌에서는 평균 1.1~1.5m/s의 걷기 속도면 다양한 환경적 상황과 사회적 상황에 충분한 속도라고 언급한다. 횡단보도 보행자 신호 동안 도로를 안전하게 건너는 데 필요한 속도는 환경—시골인지 아니면 도시인지—과 맥락 같은 다양한 인자에 따라 매우 다양하다. 지역사회에서 걸으려면 무빙워커 타고 내리기, 보행자 신호 안에 혹은 신호 없이 도로 건너기, 엘리베이터 타고 내리기, 도로 연석 오르고 내리기에 걸맞는 보행 속도를 연습해야 한다. 도시에서 독립적인 삶을 영위하는 데 필요한 이동 거리는 재활현장에서 지역사회 보행 독립성을 평가하기 위해 사용하는 기준보다 훨씬 더 길다(Lerner-Frankiel et al 1986; Lord & Rochester 2005).

걷기 속도 증가는 걷기 패턴 향상과 관련이 있다고 알려져 있다. 걷기 속도 증가는 입각기 후기에 엉덩관절 폄 각도가 증가하는 것과 유각기 초기에 엉덩관절 굽힘근이 더 많이 활동하는 것과 관련이 있었다(Olney et al 1991). 후속 연구에서 입각기 후기 엉덩관절 폄 각도가 클수록 걷기 속도가 더 빨랐으며, 걷기 속도와 엉덩관절 굽힘 최대 모멘트 사이에는 강한 상관관계가 있는 것으로 나타났다(Olney et al 1994). 이러한 연구 결과는 엉덩관절 근육이 다리 위에 있는 몸통을 균형 있게 유지하는 데 중요한 역할을 한다는 주장을 뒷받침한다(Winter 1987).

지역사회 보행 능력을 위한 기준에는 다음과 같은 능력이 포함된다.

- 도로를 안전하게 건너기에 충분히 빠른 속도로 걷기 - 최소 1.1~1.5m/s
- 일상생활 과제를 수행하기에 충분히 멀리 그리고 오래 걷기 - 약 500m

- 걸으면서 머리 돌리기
- 장애물에 적응하거나 장애물을 피하기 위한 예측 전략
- 미끌림이나 걸려넘어짐에 빠르게 반응하기 그리고 발을 내딛어 낙상 방지하기
- 계단, 연석, 경사대, 무빙워커 탐색하기와 물건 나르기

걷기 속도를 증가하기 위해 구두 격려와 외부 신호를 이용한다. 한 연구에서는 뇌졸중 환자들에게 '버스를 타야 할 때처럼 가능한 한 빨리 걸으세요'라는 지시를 주었을 때 걷기 속도가 편안하게 걸을 때보다 두 배에서 세 배 수준으로 빨라졌다고 보고하였다. 빨라진 속도는 관절가동범위와 근육 활성화의 대칭적 증가와 관련이 있었으며, 걸음 길이 증가와 이중지지기 감소 같은 시공간적 변인들의 향상과도 관련이 있었다. 참가자들이 작성한 삶의 질 척도는 속도 증가가 일상의 삶에서 더 많은 행동들을 이끈 것으로 나타났다(Lamontagne & Fung 2004).

계단을 오르내리는 것을 집중적으로 연습(그림 5-15)하는 것은 근력을 증가하고, 보도 연석을 오르는 것과 비슷한 활동들을 촉진한다. 또한 이 연습은 앞의 활동과 유사한 활동들에 익숙해지는 데에도 필요하다. 평지 걷기보다는 계단 걷기 때 낙상이 더 많이 발생한다고 보고되고 있으며 이는 계단 걷기 훈련의 중요성을 말해준다. 경사대(그림 5-16)와 언덕 또는 장애물 주변 걷기, 쪼그려 앉아 물건 집기(그림 5-17), 장애물 넘기(그림 5-18), 제자리에서 큰 걸음 걷기(그림 5-19), 우편물 나르기, 멈춰서 돌기, 다양한 방향으로 빠르게 발 내딛기 같은 방법들을 도입하여 환자가 인공 환경 및 자연 환경(그림 5-20)에서 걷기의 복잡성을 잘 처리할 수 있게 준비시킨다.

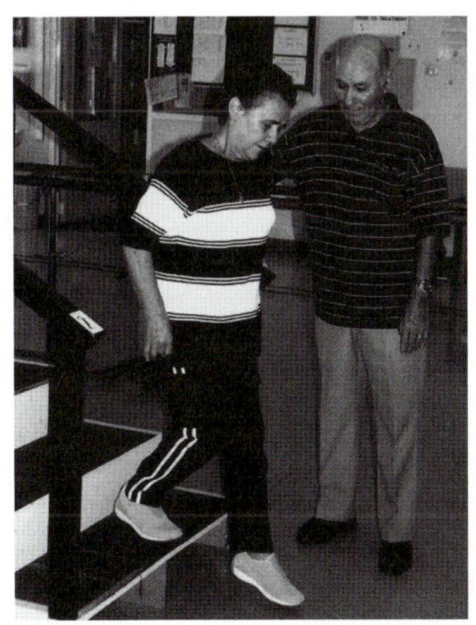

[그림 5-15] 순환훈련 교실에서 환자가 계단 걷기를 연습하는 동안 남편이 감독하고 있다(호주 Illawarra Area Health Service, F Mackey와 동료들 제공)

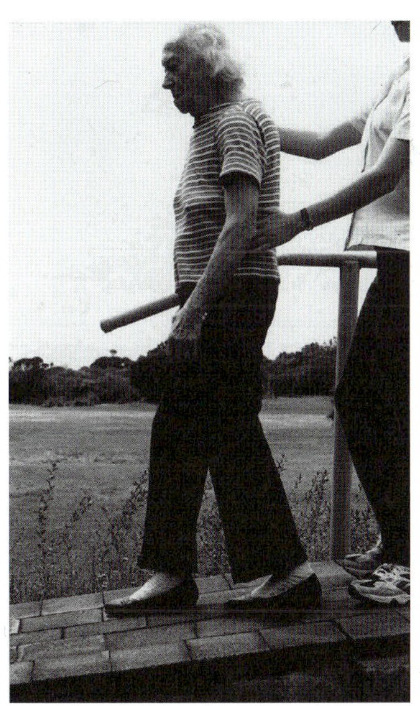

[그림 5-16] 경사대 오르고 내려가기. 환자가 경사대를 오를 때 푸시오프를 위해 종아리 근육을 사용해야 한다는 점을 상기시킨다.

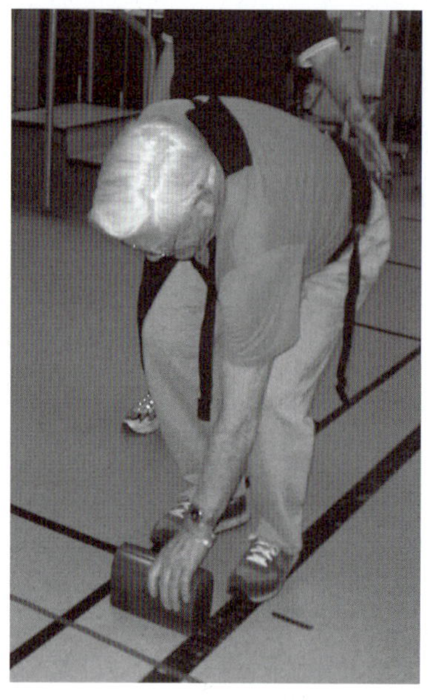

[그림 5-17] 쪼그려 앉아 바닥에 있는 물건 집어 올리기. 바닥에 그려진 선 때문에 환자는 지지면을 좁히게 된다(호주 시드니 Lidcom be-Bankstown Hospital, 물리치료사 K Schurr와 S Dorsch 제공).

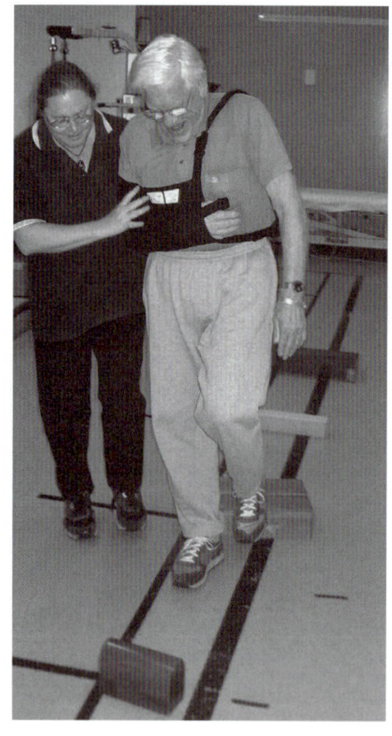

[그림 5-18] 장애물 넘기. 환자가 뒤에 있는 다리로 장애물을 넘을 때 뒤꿈치가 장애물에 걸렸다. 이 경우 더 높이 다리를 들어 올리도록 한다. 환자가 손잡이가 달린 벨트를 착용하고 있는 것과 바닥의 선 때문에 기저면이 더 좁아진 것에 주목하라(호주 시드니 Lidcombe-Bankstown Hospital, 물리치료사 K Schurr와 S Dorsch 제공).

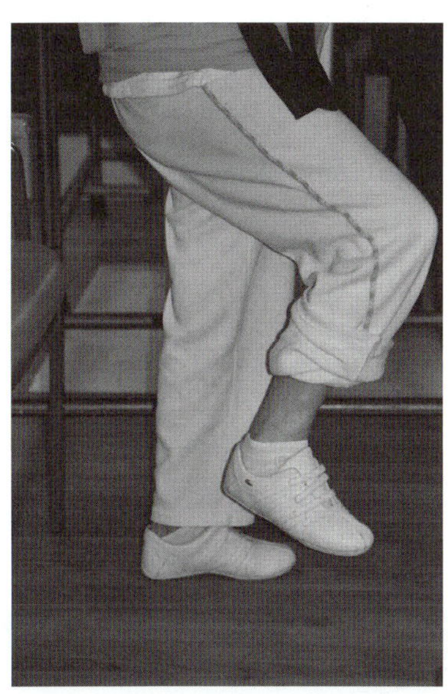

[그림 5-19] 제자리에서 큰 걸음 걷기. 한쪽 다리를 들면 다른 쪽 다리에 체중이 부하된다. 엉덩관절 굽힘근이 풀오프에 충분한 힘을 만들어 내야 한다.

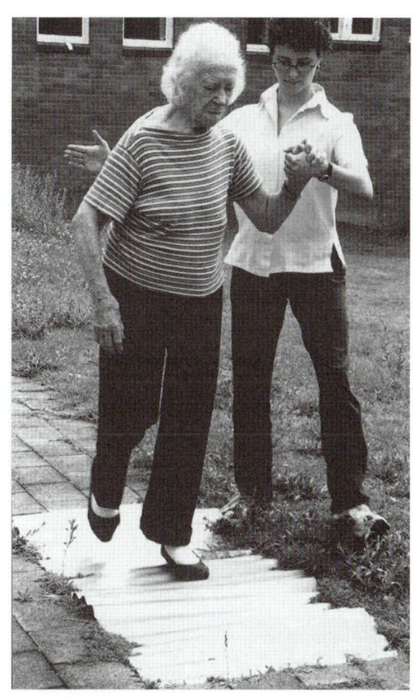

[그림 5-20] 평평하지 않은 지면 걷기. 시작 시점에는 치료사가 지지해준다.

7 환경 수정

재활 환경은 걷기의 유연성을 촉진하도록 구성한다. 걷기가 물리치료사의 지도 아래 안전한 물리치료 환경에서만 이루어지는 특별한 활동이 되어서는 안 된다. 환자의 초기 목표는 다음 약속 장소까지 걸어가거나, 최소한 그 일부라도 걷는 것이 될 수 있다. 또한, 매일 조금씩 더 먼 거리를 걷는 것을 명확한 목표로 삼아 휠체어에 의존하지 않도록 해야 한다.

환경은 훈련의 특정 결과를 촉진하거나 원치 않는 적응이 습관화되는 것을 방지하도록 구성되어야 한다. 지지면을 넓게 하여 걷는 사람은 바닥에 그려진 경계선이나 발자국 모양을 따라 걷게 할 수 있다.

환자가 어느 정도 독립성을 갖추면 바로 연습의 난이도를 높이고 다양한 연습을 제시한다. 예를 들면, 분주한 복도에서 걸으면서 움직이는 물체나 다른 사람들의 속도 판단하기, 다양한 조명 조건에서 걷기, 머리 위에 장애물이 있는 곳에서 걷기 등이다. 머리 위에 장애물이 있는 곳에서 걷게 하면 다리의 굽힘과 폄을 조절해서 쪼그려 앉아야 하고 이렇게 되면 원심성 수축을 하고 뒤이어 다시 다리를 펴야하는 상황이 생기기 때문에 난이도가 증가한다.

재활에 가상현실 기술을 적용하면 사물이나 사건을 느끼고 반응할 수 있는 가상 환경에서 걷기 연습을 할 수 있다. 가상 환경은 외부에서 걷기 연습을 하기 어렵거나 날씨 상태가 좋지 않을 때 특히 유용하다. 연습 자체가 최첨단 기술이어서 환자를 동기부여하기에 유리하다(Malouin & Richards 2005). 환경 수정의 주요 이점은 운동조절 능력을 변화시키고 도전적인 문제 해결 과제를 제공한다는 측면에 있다.

큐잉cueing 전략. 파킨슨병 환자의 걷기 훈련에서 시각적 큐잉—또는 신호주기—과 의 중요성은 13장에서 다룬다. 뇌졸중 환자가 걸을 때 리드믹한 청각 신호를 주었더니 마비쪽 다리의 입각기 시간이 증가하고 리듬감이 좋아졌다는 보고가 있다(Thaut et al 1993). 흥미롭게도, 율동적 신호는 마비쪽 다리의 가자미근 활성화 크기와 타이밍을 과제에 매우 특이적인 방식으로 조정했다. 또한 비마비쪽 다리의 근육 활동 크기가 감소하였는데, 이는 양쪽 다리가 서로 '협력'했다는 것을 의미한다. 근전도 진폭의 가변성도 감소하였는데 이는 운동단위 동원이 향상되었다는 것을 말해준다. 이렇게 향상된 수행력이 다른 환경으로도 전이되는가를 연구하는 것도 흥미로운 주제다.

8 치료 효과 측정과 보유 측정

다음과 같은 기능적 검사들을 시행한다.

- MAS의 걷기 항목
- 6~10m 걷기 검사(속도)
- 6분 걷기 검사(지구력)
- TUG 시간 측정 검사
- 스텝 검사step test
- 장애물 코스 검사(Means et al 1996)

걷기 속도는 기능적 능력에 대한 가장 중요한 임상적 측정이다. 몇 가지 중요한 생체역학적 변수들은 속도와 관련이 있다. 예를 들어, 푸시오프 파워와 마비쪽 다리의 엉덩관절 굽힘 크기가 증가하면 속도도 증가한다. 6~10m 걷기 검사는 예후 판단을 위해 급성기 단계에서 유용하다. 하지만 짧은 거리에서의 걷기 속도는 이동 능력을 과대 평가할 가능성이 있다(Dean et al 2001). 걷기 속도뿐 아니라 거리도 집 밖에서의 독립적 이동에 중요하기 때문에 속도와 지구력 모두 측정해야하고 훈련도 해야 한다.

9 보조도구와 보조기

발목-발 보조기AFO나 손으로 잡는 형태의 보조도구 사용을 지지하는 연구 근거들은 부족하다(van Peppen et al 2004). 장비를 이용한 상태에서 혹은 이용하지 않은 상태에서 환자가 선택한 걷기 속도는 그 장비의 상대적 이점을 가늠해 볼 수 있는 좋은 지침이 되기 때문에(Olney 2005), 어떤 장비를 특정 개인에게 적용해 볼 가치가 있다고 판단되면 보조기나 보조도구를 사용하는 상태에서 자연스런 걷기 속도를 측정해 볼 필요가 있다.

걷기 보조도구

최근에서야 다양한 종류의 지팡이 효과를 알아보는 연구들이 진행되고 있다. 평행봉, 4점 또는 3점 지팡이, 걷기 틀walking frame, 보조자의 팔 같은 보행 보조도구는 모두 팔을 통한 지지를 이용하며 다리의 체중 부하 구조에 부하를 주지 않는다(Winter et al 1993). 선자세 균형(Milczarek et al 1993)이나 시공간적 변수 면에서 4점 지팡이는 표준 지팡이보다 이득이 없다. 모든 보조도구가 어느 정도 역학적 제한을 만들긴 하지만, 단순 지팡이를 사용하면 균형과 걷기를 방해하지 않으면서 보조를 제공하고 자신감을 증가할 수 있다(Kuan et al 1999).

AFO(발목-발 보조기)

AFO는 걷기를 향상하려는 목적으로 가장 흔하게 처방되는 보조기다. 걷는 동안 AFO가 발목이나 발의 역학을 향상하는 지에 대한 연구들은 결과가 명확하지 않으며, 몇몇 형태의 AFO를 처방해야 하는지에 대한 문제는 아직도 논란이 되는 주제다.

사용을 결정할 때는 근육적 견해와 역학적 견해에서 생각해봐야 한다. 어떤 관절을 제한하면 같은 쪽 다리와 반대쪽 다리의 역학적 적응이 반드시 수반되며, 보행주기 동안 근육이 적절한 강도로 적절한 시간에 수축할 필요성을 감소시킨다. 견고한 AFO는 발등쪽굽힘 위치에 발을 고정하지만 푸시오프를 위한 발바닥쪽굽힘에는 역학적 방해가 된다. 목말밑관절subtalar joint의 안쪽 가쪽 안정성을 제공하는 보조기는 발바닥쪽굽힘이나 발등쪽굽힘을 과하게 제한하지 않고 가쪽번짐이나 안쪽번짐이 일어날 때 발을 균형 있는 위치에 고정해준다.

최근 보조기들은 경첩 연결부가 추가되어 발목 움직임이 자유롭고 조절이 가능하다. 추후에는 이러한 변경사항의 영향을 조사하여 같은 쪽 다리와 반대쪽 다리에 부과되는 역학적 적응과 근육적 적응을 파악하는 연구가 필요하다. AFO가 뇌졸중 환자들의 보행과 다리 근육 활성에 미치는 영향에 대한 체계적 고찰 연구에서는 연구들 사이에 가변성이 매우 컸으며 대상자들의 수가 적었다고 보고하였다. 근육 활동에 미치는 영향은 아직 불분명하나 걷기 속도에는 어느 정도 이점을 줄 수 있다고 하였다. 이 고찰 연구에서는 잘 설계된 무작위통제연구가 필요하다는 점을 강조하였다(Leung & Moseley 2003). 나중에는 특정 근육군의 활동을 위해 분절들을 적절한 위치에 정렬시키면서 걷기 연습이 가능한 '스마트한' 보조기들이 개발되어 사용될 것이다(Shepherd 1997).

한팔 휠체어

비마비쪽 팔과 다리로 휠체어를 밀고 이동하는 것은 초기 독립성을 촉진할 수 있다. 그러나 이러한 신체 동작은 비마비쪽에만 사용하여 비활동적인 마비쪽 팔다리의 학습된 무사용learned non-use을 심화시킬 수 있으므로 피해야 한다.

결론적으로 물리치료사들이 21세기에 신경계 재활의 한 축이 되려면 보다 과학적 기반의 걷기 재활로 인식을 전환할 필요가 있다. 생체역학 연구의 주요 목표 중 하나는 연구 결과를 재활 결과를 향상하기 위한 지침으로 전환하는 것이다(Olney et al 1988; Sutherland 2002; Carr & Shepherd 2003). 이러한 지침은 효과가 입증되어, 단기적으로나 장기적으로 실행된 후 그 결과를 다시 평가해야 한다는 점도 추가로 강조하고 싶다.

참고문헌

Ada, L, Dean, CM, Bampton, J, et al.: A treadmill and overground walking program improves walking in persons residing in the community after stroke: a placebo-controlled randomized trial. Arch Phys Med Rehabil. 84, 2003, 1486-1491.

Ada, L, Dorsch, S, Canning, CG: Strengthening interventions increase strength and improve activity after stroke: a systematic review. Aust J Physiother. 52, 2006, 241-248.

Agahari, I, Shepherd, RB, Westwood, P: A comparative evaluation of lower limb forces in two variations of the step exercise in able bodied subjects. In Lee, M, Gilleard, W, Sinclair, P, et al. (Eds.): Proceedings of 1st Australasian Biomechanics Conference. 1996, University of Sydney, NSW, Australia, 94-95.

American College of Sports Medicine: Progression models in resistance training for healthy adults. Med Sci Sports Exerc. 34, 2002, 364-380.

Andriacchi, TP, Andersson, GBJ, Fermier, RW, et al.: A study of lower-limb mechanics during stairclimbing. J Bone Joint Surg. 62A, 1980, 749-757.

Barbeau, H, Rossignol, S: Recovery of locomotion after chronic spinalization in the adult cat. Brain Res. 412, 1967, 84-95.

Barbeau, H, Visintin, M: Optimal outcomes obtained with body-weight support combined with treadmill training in stroke subjects. Arch Phys Med Rehabil. 84, 2003, 1458-1465.

Bernstein, N: Coordination and regulation of movement. 1967, Pergamon, New York.

Boakes, JL, Rab, GT: Muscle activity during walking. In Rose, J, Gamble, JG (Eds.): Human walking. 3rd edn, 2006, Lippincott Williams & Wilkins, Philadelphia, 103-118.

Bohannon, RW: Strength of lower limb related to gait speed and cadence in stroke patients. Physiother Can. 38, 1986, 204-206.

Bohannon, RW, Andrews, AW: Correlation of knee extensor muscle torque and spasticity with gait speed in patients with stroke. Arch Phys Med Rehabil. 71, 1990, 330-333.

Bortz, WM: Disuse and aging. J Am Med Assoc. 248, 1982, 1203-1208.

Bradford, J, McFadyen, BJ, Winter, DA: An integrated biomechanical analysis of normal stair ascent and descent. J Biomech. 21, 1988, 733-744.

Brown, TG: On the nature of the fundamental activity of the nervous centres; together with an analysis of the conditioning of rhythmic activity in progression, and a theory of the evolution of function in the nervous system. J Physiol Lond. 48, 1914, 18 46.

Buchner, DM, Larson, EB, Wagner, EH, et al.: Evidence for a non-linear relationship between leg strength and gait speed. Age Ageing. 25, 1996, 386-391.

Carlsoo, S, Dahllof, A, Holm, J: Kinetic analysis of gait in patients with hemiparesis and in patients with intermittent claudication. Scand J Rehabil Med. 6, 1974, 166-179.

Carr, JH, Shepherd, RB: A motor relearning programme for stroke. 2nd edn, 1987, Butterworth Heinemann, Oxford.

Carr, JH, Shepherd, RB: Stroke rehabilitation. Guidelines for exercise and training to optimize motor skill. 2003, Butterworth Heinemann, Oxford.

Cress, ME, Schechtman, KB, Mulrow, CD, et al.: Relationship between physical performance and self-perceived physical function. J Am Geriatr Soc. 43, 1995, 93-101.

Crosbie, J, Vachalathiti, R, Smith, R: Age, gender and speed effects on spinal kinematics during walking. Gait Posture. 5, 1997, 13-20.

Dean, CM, Richards, CL, Malouin, F: Task-related training improves performance of locomotor tasks in chronic stroke. A randomized controlled pilot trial. Arch Phys Med Rehabil. 81, 2000, 409-417.

Dean, CM, Richards, CL, Malouin, F: Walking speed over 10 metres overestimates locomotor capacity after stroke. Clin Rehabil. 15, 2001, 415-421.

Duysens, J, van de Crommert, HWAA: Neural control of locomotion. Part 1: the central pattern generator from cats to humans. Gait Posture. 7, 1998, 131-141.

Eastlake, ME, Arvidson, J, Snyder-Mackler, L, et al.: Interrater reliability of videotaped observational gait-analysis assessment. Phys Ther. 71, 1991, 465-472.

Eberhart, HD, Inman, VT, Bresler, B: The principal elements in human locomotion. In Klopstag, PF, Wilson, DP (Eds.): Human limbs and their substitutes. 1965, McGraw-Hill, New York, 437-471.

Eng, JJ, Tang, P-F: Gait training strategies to optimize walking ability in people with stroke: a synthesis of the evidence. Expert Rev Neurother. 7, 2007, 1417-1436.

Eng, JJ, Winter, DA: Kinetic analysis of the lower limbs during walking: what information can be gained from a three-dimensional model?. J Biomech. 28, 1995, 753-758.

Eng, JJ, Chu, KS, Kim, CM, et al.: A community-based group exercise program for persons with chronic stroke. Med Sci Sports Exerc. 35, 2003, 1271-1278.

Engardt, M, Knutsson, E, Jonsson, M, et al.: Dynamic muscle strength training in stroke patients: effects of knee extension torque. Arch Phys Med Rehabil. 76, 1995, 419 425.

Finch, L, Barbeau, H: Influences of partial weight-bearing on normal human gait: the development of a gait retraining strategy. Can J Neurol Sci. 12, 1985, 183.

Finch, L, Barbeau, H, Arsenault, B: Influence of body weight support on normal human gait: development of a gait retraining strategy. Phys Ther. 71, 1991, 842-856.

Forssberg, H: Spinal locomotor functions and descending control. In Sjolund, B, Bjorklund, A (Eds.): Brain stem control of spinal mechanisms. 1982, Elsevier Biomedical Press, New York.

Gabell, A, Nayak, VSC: The effect of age on variability in gait. J Gerontol. 39, 1984, 662-666.

Gordon, J: Spinal mechanisms of motor coordination. In Kandel, E, Schwartz, JH, Jessell, TM (Eds.): Principles of neural science. 3rd edn, 1991, Appleton and Lange, Norwalk, CT, 582-595.

Gracies, J-M: Pathophysiology of spastic paresis. 1: Paresis and soft tissue changes. Muscle Nerve. 31, 2005, 535-551.

Grillner, S, Shik, ML: On the descending control of the lumbosacral spinal cord from the 'mesencephalic locomotor region'. Acta Physiol Scand. 87, 1973, 320-333.

Hachisuka, K, Umezu, Y, Ogata, H: Disuse muscle atrophy of lower limb in hemiplegic patients. Arch Phys Med Rehabil. 78, 1997, 13-18.

Haines, RF: Effect of bed rest and exercise on body balance. J Appl Physiol. 36, 1974, 323-327.

Hamel, KA, Okita, N, Higginson, JS, et al.: Foot clearance during stair descent: effects of age and illumination. Gait Posture. 21, 2005, 135-140.

Harris-Love, ML, Macko, RF, Whitall, J, et al.: Improved hemiparetic muscle activation in treadmill versus overground walking. Neurorehabil Neural Repair. 18, 2004, 154-160.

Hausdorff, JM, Rios, DA, Edelberg, HK: Gait variability and fall risk in community-living older adults: a 1-year prospective study. Arch Phys Med Rehabil. 82, 2001, 1050-1056.

Herbert, RD, Sherrington, C, Maher, C, et al.: Evidence-based practice - imperfect but necessary. Physiother Theory Pract. 17, 2001, 201-211.

Hesse, S, Bertelt, C, Jahnke, MT, et al.: Treadmill training with partial body weight support compared with physiotherapy in nonambulatory hemiparetic patients. Stroke. 26, 1995, 976-981.

Hesse, S, Malezic, M, Schaffrin, A, et al.: Restoration of gait by combined treadmill training and multichannel electrical stimulation in non-ambulatory hemiparetic patients. Scand J Rehabil Med. 27, 1995, 199-204.

Hesse, S, Helm, B, Krajnik, J, et al.: Treadmill training with partial body weight support: influence of body weight release on the gait of hemiparetic patients. J Neurol Rehabil. 11, 1997, 15-26.

Hesse, S, Konrad, M, Uhlenbrock, D: Treadmill walking with bodyweight support versus floor walking in hemiplegic subjects. Arch Phys Med Rehabil. 80, 1999, 421-427.

Hesse, S, Schmidt, H, Werner, C: Machines to support motor rehabilitation after stroke: 10 years of experience in Berlin. J Rehabil Res Dev. 43, 2006, 671-678.

Inman, VT, Ralston, HJ, Todd, F: Human walking. 1981, Williams and Wilkins, Baltimore, MD.

Jansen, EC, Vittas, D, Hellberg, S, et al.: Normal gait of young and old men and women. Acta Orthopaed Scand. 53, 1982, 193-196.

Jorgensen, L, Engstad, T, Jacobsen, BK: Higher incidence of falls in long-term stroke survivors than in population controls: depressive symptoms predict falls after stroke. Stroke. 33, 2002, 542-547.

Kilbreath, S, Perkins, S, Crosbie, J, et al.: Gluteal taping improves hip extension during stance phase of walking following stroke. Aust J Physiother. 52, 2006, 53-56.

Kim, CM, Eng, JJ: The relationship of lower-extremity muscle torque to locomotor performance in people with stroke. Phys Ther. 83, 2003, 49-57.

Kim, CM, Eng, JJ: Magnitude and pattern of 3D kinematic and kinetic gait profiles in persons with stroke: relationship to walking speed. Gait Posture. 20, 2004, 140-146.

Kuan, T, Tsou, J, Fong-Chin, S: Hemiplegic gait of stroke patients: the effect of using a cane. Arch Phys Med Rehabil. 80, 1999, 777-784.

Lamontagne, A, Fung, J: Faster is better: implications for speed-intensive gait training after stroke. Stroke. 35, 2004, 2543-2548.

Lerner-Frankiel, MB, Vargas, S, Brown, M, et al.: Functional community ambulation: what are the criteria?. Clin Manag. 6, 1986, 12-15.

Leung, J, Moseley, A: Impact of ankle-foot orthoses on gait and leg muscle activity in adults with hemiplegia: systematic literature review. Physiotherapy. 89, 2003, 39-55.

Liu, MQ, Anderson, FC, Pandy, MG, et al.: Muscles that support the body also modulate forward progression during walking. J Biomech. 39, 2006, 2623-2630.

Lord, SR, Fitzpatrick, RD: Choice stepping reaction time: a composite measure of falls risk in older people. J Gerontol. 56A, 2001, M627-M632.

Lord, S, Sherrington, C, Menz, H, et al.: Falls in older people: risk factors and strategies for prevention. 2nd edn, 2007, Cambridge University Press, Cambridge.

Lord, SE, Rochester, L: Measurement of community ambulation after stroke: current status and future developments. Stroke. 36, 2005, 1457-1461.

Luft, AR, Macko, RF, Forrester, LW, et al.: Treadmill exercise activates subcortical neural networks and improves walking after stroke: a randomized controlled trial. Stroke. 39, 2009, 1-8.

McConnell, J: Recalcitrant chronic low back and leg pain - a new theory and different approach to management. Man Ther. 7, 2002, 183-192.

McFadyen, BJ, Winter, DA: An integrated biomechanical analysis of normal stair ascent and descent. J Biomech. 21, 1988, 733-744.

Macko, RF, Ivey, FM, Forrester, LW, et al.: Treadmill exercise rehabilitation improves ambulatory function and cardiovascular fitness in patients with chronic stroke: a randomized controlled trial. Stroke. 36, 2005, 2206-2211.

Malouin, F: Observational gait analysis. Theory and applications In Craik, RL, Oatis, CA (Eds.): Gait analysis. 1995, Mosby, St Louis, 112-124.

Malouin, F, Richards, CL: Assessment and training of locomotion after stroke: evolving concepts. In Refshauge, K, Ada, L, Ellis, E (Eds.): Science-based rehabilitation: theories into practice. 2005, Elsevier, Oxford, 185-222.

Marigold, DS, Patla, AE: Age-related changes in gait for multi-surface terrain. Gait Posture. 27, 2008, 689-696.

Marks, M: Gait studies of the hemiplegic patient and their clinical applications. Arch Phys Med Rehabil. 34, 1953, 9-25.

Means, KM, Rodell, DE, O'Sullivan, PS: Use of an obstacle course to assess balance and mobility in the elderly. Am J Phys Med Rehabil. 75, 1996, 88-95.

Mehrholz, J, Werner, C, Kugler, J, et al.: Electromechanical-assisted gait training for walking after stroke. Cochrane Database Syst Rev. 2007, Issue 4. Art. No.: CD006185. DOI: 10.1002/14651858.CD006185.pub2.

Milczarek, JJ, Lee Kirby, R, Harrison, ER, et al.: Standard and four-footed canes: their effect on the standing balance of patients with hemiparesis. Arch Phys Med Rehabil. 74, 1993, 281-285.

Morris, SL, Dodd, KJ, Morris, ME: Outcomes of progressive resistance strength training following stroke: a systematic review. Clin Rehabil. 18, 2004, 27-39.

Moseley, A: The effect of casting combined with stretching on passive ankle dorsiflexion in adults with traumatic head injuries. Phys Ther. 77, 1997, 240-247.

Moseley, A, Stark, A, Cameron, ID, et al.: Treadmill training and body weight support for walking after stroke. Cochrane Database Syst Rev 2005. 2005, Issue 4. Art. No.: CD002840. DOI: 10.1002/14651858.CD002840.pub2.

Murray, MP, Drought, AB, Kory, RC: Walking patterns of normal men. J Bone Joint Surg. 46A, 1964, 335-360.

Murray, MP, Kory, RC, Clarkson, BH: Walking patterns in healthy old men. J Gerontol. 24, 1969, 169-178.

Murray, MP, Kory, RC, Sepic, SB: Walking patterns of normal women. Arch Phys Med Rehabil. 51, 1970, 637-650.

Musacchia, XJ, Deavers, DR, Meininger, GA, et al.: A model for hypokinesia: effects on muscle atrophy in the rat. J Appl Physiol. 48, 1980, 479-486.

Nadeau, S, McFadyen, BJ, Malouin, F: Frontal and sagittal plane analyses of the stair climbing task in healthy adults aged over 40 years: what are the challenges compared to level walking?. Clin Biomech. 18, 2003, 950-959.

Newham, DJ, Hsiao, S-F: Knee muscle isometric strength, voluntary activation and antagonistic co-contraction in the first six months after stroke. Dis Rehabil. 23, 2001, 379-386.

Olney, SJ: Training gait after stroke: a biomehanical perspective. In Refshauge, K, Ada, L, Ellis, E (Eds.): Science-based rehabilitation: theories into practice. 2005, Elsevier, Oxford, 159-184.

Olney, SJ, Richards, C: Hemiparetic gait following stroke. Part 1: characteristics. Gait Posture. 4, 1996, 136-148.

Olney, SJ, Monga, TN, Costigan, PA: Mechanical energy of walking of stroke patients. Arch Phys Med Rehabil. 67, 1986, 92-98.

Olney, SJ, Jackson, VG, George, SR: Gait re-education guidelines for stroke patients with hemiplegia using mechanical energy and power analyses. Physiother Can. 40, 1988, 242-248.

Olney, SJ, Griffin, MP, Monga, TN, et al.: Work and power in gait of stroke patients. Arch Phys Med Rehabil. 72, 1991, 309-314.

Olney, SJ, Griffin, MP, McBride, ID: Temporal, kinematic, and kinetic variables related to gait speed in subjects with hemiplegia: a regression approach. Phys Ther. 74, 1994, 872-885.

Pavol, MJ, Owings, TM, Foley, KT, et al.: The sex and age of older adults influence the outcome of induced trips. J Gerontol. 54A, 1999, M103-M108.

Perry, J: Gait analysis. Normal and pathological function. 1992, Slack, Thorofare, NJ.

Pohl, M, Mehrholz, J, Ritschel, C, et al.: Speed-dependent treadmill training in ambulatory hemiparetic stroke patients: a randomized controlled trial. Stroke. 33, 2002, 553-558.

Pollock, M, Foster, C, Knapp, D, et al.: Effect of age and training on aerobic capacity and body composition of master athletes. J Appl Physiol. 62, 1987, 725-731.

Pomeroy, VM, King, LM, Pollock, A, et al.: Electrostimulation for promoting recovery of movement or functional ability after stroke. Cochrane Database Syst Rev. 2006, Issue 2. Art. No.: CD003241. DOI: 10.1002/14651858.CD003241.pub2.

Potempa, K, Braun, LT, Tinknell, T, et al.: Benefits of aerobic exercise after stroke. Sports Med. 21, 1996, 337-346.

Potter, JM, Evans, AL, Duncan, G: Gait speed and activities of daily living function in geriatric patients. Arch Phys Med Rehabil. 76, 1995, 997-999.

Richards, CL, Malouin, F, Wood-Dauphinee, S, et al.: Task-specific physical therapy for optimization of gait recovery in acute stroke patients. Arch Phys Med Rehabil. 74, 1993, 612-620.

Richards, CL, Malouin, F, Dean, C: Gait in stroke: assessment and rehabilitation. Clin Geriatr Med. 15, 1999, 833-855.

Rogers, MW, Johnson, ME, Martinez, KM, et al.: Step Training improves the speed of voluntary step initiation in aging. J Gerontol. 58A, 2003, 46-51.

In Rose, J, Gamble, JG (Eds.): Human walking. 3rd edn, 2006, Lippincott Williams & Wilkins, Philadelphia.

Rossignol, S, Barbeau, H, Julien, C: Locomotion of the adult chronic spinal cat and its modifications by monoaminergic agonists and antagonists. In Golberger, M, Gorio, M, Murray, M (Eds.): Development and plasticity of the mammalian spinal cord. 1986, Liviana Editrice Spat, Padua, 323-346.

Rutherford, OM: Muscular coordination and strength training: implications for injury rehabilitation. Sports Med. 5, 1988, 196-202.

Said, CM, Goldie, PA, Patla, AE, et al.: Obstacle crossing in subjects with stroke. Arch Phys Med Rehabil. 80, 1999, 1054-1059.

Salbach, NM, Mayo, NE, Wood-Dauphinee, S, et al.: A task-orientated intervention enhances walking distance and speed in the first year post stroke: a randomized controlled trial. Clin Rehabil. 18, 2004, 509-519.

Scarborough, DM, Krebs, DE, Harris, BA: Quadriceps muscle strength and dynamic stability in elderly persons. Gait Posture. 10, 1999, 10-20.

Sharp, SA, Brouwer, BJ: Isokinetic strength training of the hemiparetic knee: effects on function and spasticity. Arch Phys Med Rehabil. 78, 1997, 1231-1236.

Shepherd RB 1997 Optimising motor performance following brain lesions. In: Proceedings of the Annual Scientific Meeting of ISPO, Australia.

Shiavi, R: Electromyographic patterns in adult locomotion: a comprehensive review. J Rehabil Res Devel. 22, 1985, 85-98.

Smith, A: The measurement of human motor performance. In Ada, L, Canning, C (Eds.): Key issues in neurological physiotherapy. 1990, Butterworth Heinemann, Oxford, 51-79.

Startzell, JK, Owens, DA, Mulfinger, LM, et al.: Stair negotiation in older people: a review. J Am Geriatr Soc. 48, 2000, 567-580.

Strandberg, L, Lanshammar, H: The dynamics of slipping accidents. J Occup Accid. 3, 1981, 153-162.

Sutherland, DH: The evolution of clinical gait analysis. Part I: kinesiological EMG. Gait Posture. 14, 2001, 61-70.

Sutherland, DH: The evolution of clinical gait analysis. Part II: kinematics. Gait Posture. 16, 2002, 159-179.

Teixeira-Salmela, LF, Olney, SJ, Nadeau, S, et al.: Muscle strengthening and physical conditioning to reduce impairment and disability in chronic stroke survivors. Arch Phys Med Rehabil. 80, 1999, 1211-1218.

Teixeria-Salmela, LF, Nadeau, S, McBride, I, et al.: Effects of muscle strengthening and physical conditioning training on temporal, kinematic and kinetic variables during gait in chronic stroke survivors. J Rehabil Med. 33, 2001, 53-60.

Thaut, MH, McIntosh, GC, Prassas, SG, et al.: Effect of rhythmic auditory cuing on temporal stride parameters and EMG patterns in hemiparetic gait of stroke patients. J Neurol Rehabil. 7, 1993, 9-16.

Vandervoort, AA, Chesworth, BM, Jones, M, et al.: Passive ankle stiffness in young and elderly men. Can J Aging. 9, 1990, 204-212.

van Peppen, RPS, Kwakkel, G, Wood-Dauphine, S, et al.: The impact of physical therapy on functional outcomes after stroke: what's the evidence?. Clin Rehabil. 18, 2004, 833-862.

van Vliet, P: Kinematic analysis of videotape to measure walking following stroke: a case study. Aust J Physiother. 34, 1988, 48-51.

von Schroeder, HP, Coutts, RD, Lyden, PD, et al.: Gait parameters following stroke: a practical assessment. J Rehabil Res Dev. 32, 1995, 25-31.

Weerdesteyn, V, Rijken, H, Geurts, ACH, et al.: A five-week exercise program can reduce falls and improve obstacle avoidance in the elderly. Gerontology. 52, 2006, 131-141.

Whipple, RH, Wolfson, LI, Amerman, PM: The relationship of knee and ankle weakness to falls in nursing home residents: an isokinetic study. J Am Geriatr Soc. 35, 1987, 13-20.

Whittle, MW: Gait analysis: an introduction. 4th edn, 2007, Butterworth Heinemann, Oxford.

Winter, DA: Overall principle of lower limb support during stance phase of gait. J Biomech. 13, 1980, 923-927.

Winter, DA: Biomechanical motor patterns in normal walking. J Mot Behav. 15, 1983, 302-330.

Winter, DA: Kinematic and kinetic patterns of human gait: variability and compensating effects. Hum Mov Sci. 3, 1984, 51-76.

Winter, DA: The biomechanics and motor control of human gait. 1987, University of Waterloo Press, Waterloo, Ontario.

Winter, DA: Coordination of motor tasks in human gait. In Wallace, SA (Ed.): Perspectives on the coordination of movement. 1989, North-Holland, New York, 329-363.

Winter, DA: Biomechanics and motor control of human gait: normal, elderly and pathological. 1991, University of Waterloo Press, Waterloo, Ontario.

Winter, DA, Eng, P: Kinetics: our window into the goals and strategies of the central nervous system. Behav Brain Res. 67, 1995, 111-120.

Winter, DA, Patla, AE, Frank, JS, et al.: Biomechanical walking pattern changes in the fit and healthy elderly. Phys Ther. 70, 1990, 340-347.

Winter, DA, McFadyen, BJ, Dickey, JP: Adaptability of the CNS in human walking. In Patla, AE (Ed.): Adaptability of human gait. 1991, Elsevier Science, Amsterdam, 127-143.

Winter, DA, Deathe, AB, Halliday, S, et al.: A technique to analyse the kinetics and energetics of cane-assisted gait. Clin Biomech. 8, 1993, 37-43.

Witte, US, Carlsson, JY: Self-selected walking speed in patients with hemiparesis after stroke. Scand J Rehabil Med. 29, 1997, 161-165.

Zachazewski, JE, Riley, PO, Krebs, DE: Biomechanical analysis of body mass transfer during stair ascent and descent of healthy subjects. J Rehabil Res Dev. 30, 1993, 412-422.

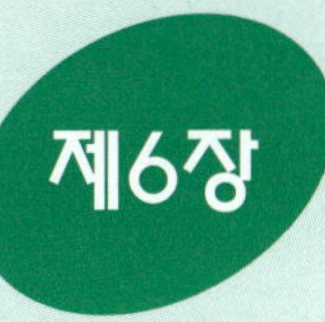

뻗기와 조작하기

REACHING AND MANIPULATION

학습내용

1 개요
2 잡기를 위한 뻗기–활동 설명
3 팔을 이용한 체중지지
4 조작하기–활동 설명
5 팔 기능 회복
6 운동 기능부전
  근육 약화, 기민성과 협응 손상
  근육 뻣뻣함, 근육 길이 변화, 구축
  운동 수행력
7 뻗기와 조작하기 훈련
  과제지향적 훈련과 연습
  단순 반복 운동
  기능적 근력 훈련
  양손 훈련과 연습
  팔 강제 사용
  부가적 방법

1 개요

수십 년간 원숭이와 인간의 팔뻗기 동작과 손 사용의 운동조절과 생체역학적 특성에 대한 과학적 연구가 광범위하게 진행되었다(Jeannerod 1990). 이러한 연구를 통해 얻어진 정보가 임상 실기 발전의 과학적 기초를 제공한다.

팔의 주요 기능은 뻗기, 잡기, 조작하기이며, 때로는 몸을 들어 올리거나 자세 불안정 시 균형을 유지하는 역할도 한다. 팔은 머리를 빗거나 문을 여는 것처럼 특정한 목표를 달성하기 위해 주변 환경과 상호작용할 수 있도록 손을 적절한 위치와 방향으로 위치시킨다. 따라서 팔의 주요 목적성 동작은 뻗기이며, 손의 주된 역할은 환경과의 상호작용이다. 우리가 도달할 수 있는 거리는 팔 길이에 의해 결정되며, 팔 길이를 초과하는 물체에 도달하려면 앉거나 서서 몸 전체를 움직여 도달 거리를 확장한다. 만약 물체가 도달 범위를 벗어났다고 판단되면 발을 내딛는다. 이러한 자세 조정은 기능적 단위의 일부이며, 과제와 상황에 따라 특이적으로 나타난다.

팔은 다양한 과제, 여러 관절의 배치와 움직임의 타이밍 및 순서가 요구되는 과제에 참여한다. 연구 결과에 따르면, 팔과 손은 뻗기와 조작하기 동작에서 하나의 단위로 작용한다는 점은 분명하다. 또한, 뻗기와 관련된 많은 활동에서 상체나 몸 전체는 조화로운 하나의 단위로 작용한다(Ada et al 1994). 사람은 환경의 요구에 반응하면서 동시에 자신의 의도를 환경에 반영한다.

팔과 손이 하나의 단위로 기능한다는 사실은 그 구성 요소의 수와 조작하기 동작의 복잡성을 고려할 때 매우 놀랍다. 이 기능 단위는 많은 관절과 근육으로 이루어져 있으며, 뻗기나 물체 조작 활동을 하려면 이러한 자유도들을 제한하거나 활용해야 한다.

손 기능에는 운동기능만큼이나 감각기능도 중요하다(Hogan & Winters 1990). 촉각과 압력 수용기는 물체를 식별하고, 질감과 밀도 같은 특성에 따라 물체를 분류하며, 미끄러질 가능성을 간파하는 데 필요한 정보를 제공한다. 피부감각 정보가 감소한 상태에서도 손을 사용할 수는 있지만, 숙련되게 물체를 조작할 때는 피부 감각 입력이 매우 중요하기 때문에 정확성이 크게 저하된다. 관련 연구에서는 손가락을 마취하여 피부감각 되먹임을 차단한 실험에서 참가자들이 더 강한 손아귀 힘을 사용했다는 결과를 보였다(Witney et al 2004). 이는 손가락에 더 큰 압력을 가해 되먹임을 얻으려는 시도로 보였지만, 손아귀와 하중 간의 힘 조정은 제대로 이루어지지 않았고, 적절한 힘 수준을 유지하는 데도 어려움을 겪었다.

또한, 시각도 물체에 팔을 뻗거나 조작하는 데 중요한 정보를 제공하는 역할을 한다. 그래서 눈과 머리 움직임이 조화로운 동작을 가능하게 하는 데 중요한 역할을 한다(Biguer et al 1982; Jeannerod 1990). 눈과 손 움직임 간의 협응을 가리키기^pointing^ 동작이나 다른 동작과 관련하여 설명한 문헌들이 있다(Biguer et al 1982; Beaubaton & Hay 1986). 시각은 물체 위치를 설정하거나 물체와 관련된 정보를 수집하는 데, 특히 몸과의 거리나 방향 같은 관련 정보를 수집하는 데 필수다. 시각 정보를 통해 수행의 정확도가 올라간다. 어두운 환경에서도 우리는 촉감으로 물체를 성공적으로 조작할 수 있지만, 뻗기와 잡기 움직임은 이 상황에서 더 느리고 부정확해진다.

팔은 자세조절 시스템과도 관련이 있다(Gentile 1987). 균형이 흔들리면 팔은 안정화와 지지 역할을 하며, 균형을 잃으면 손이 새로운 지지면을 만드는 데 사용된다. 실제로 주변 환경에서는 팔 길이보다 멀리 있는 물체에 도달하려 할 때 몸을 물체 쪽으로 움직여 도달 범위를 확장하는 식으로 접근 가능한 범위를 넓힐 수 있다. 앉은자세나 선자세에서 팔을 뻗는 상황처럼 몸이 완전히 지지된 상태가 아니라면, 팔을 뻗는 동작은 항상 자세 조정과 함께 수행된다. 이런 식으로 팔 움직임으로 발생하는 동요를 최소화하면서 안정성을 유지하기 위해 신체 분절 정렬이 적절히 조정된다.

팔 움직임 이전과 움직임 동안 발생하는 자세 조절은 근육 활성으로 일어나며, 일반적으로 분절들의 정렬 변화로 이어진다(Bouisset & Zattara 1981). 서 있는 상태에서 이루어진 많은 연구뿐만 아니라, 앉은자세에서 빠르게 물체를 가리키거나(Crosbie et al 1995), 스스로 속도를 조절하며 물체를 집는 동작(Dean & Shepherd 1997), 그리고 서 있는 자세(Cordo & Nashner 1982; Wing et al 1997)에서도 이러한 자세조절 활동이 보고되었다.

대부분의 동작은 한 손이 아니라 두 손으로 수행된다. 양손 동작에서는 두 팔이 조화를 이루어야 하며, 잡고 조작하는 물체가 두 팔을 연결하는 매개체가 되기 때문에 그 상호작용은 매우 복잡하다. 특히 반마비 환자의 재활에서는 두 팔 협응을 고려해야 하며, 양손 동작 연습뿐만 아니라 영향을 받은 팔의 근육 활동을 회복하기 위한 훈련을 반드시 포함해야 한다.

재활 중인 환자에게는 독립적인 삶으로 돌아가기 위해 수많은 동작을 다시 배워야 한다는 점이 큰 도전으로 다가온다. 환자는 움직임 시스템이 손상된 상태에서 다양한 목표의 기능적 동작을 하며 여러 신체 분절을 조화롭게 움직이는 능력을 회복해야 한다. 임상 치료에서 해결해야 할 특정한 과제가 하나 있다. 바로 일상생활의 목표를 달성하는 데 더 자연스럽게 느껴지는 강한 팔 대신, 영향을 받은 팔을 사용하도록 환자를 어떻게 유도할 것인가 하는 문제다.

2 잡기를 위한 뻗기—활동 설명

초기 연구들은 수평면에서 이루어지는 1~2개의 관절 움직임에 초점이 맞춰져 있었으며, 매우 제한적인 조건에서 수행되었다(Karst & Hasan 1990; Flanagan et al 1993). 그러나 최근에는 일상적인 물체와 상호작용하는 더 자연스러운 뻗기와 가리키기 움직임에 대한 연구가 증가하고 있다. 이러한 연구는 분석과 중재 계획 및 실행을 위한 필수적인 정보를 제공하기 때문에 임상 치료와 특히 관련이 깊다.

물체를 잡기 위한 뻗기는 두 가지 구성 요소로 나뉜다. 첫 번째는 손이 목표물 근처로 빠르게 이동하는 운송transportation 요소, 두 번째는 물체를 잡기 직전에 잡기 손모양을 세밀하게 조정하는 조작manipulation 요소다(Jeannerod 1984). 이 두 구성 요소 간의 관계도 여러 연구에서 조사되었다(Jeannerod 1981 1984; Marteniuk et al 1990; Hoff & Arbib 1993).

팔과 손이 하나의 단위로 기능한다는 것을 뒷받침하는 근거는 팔뻗기 동작이 시작될 때 손이 열리기 시작한다는 것을 관찰한 연구를 통해 제시되었다(Jeannerod 1981; Marteniuk et al 1990; Hoff & Arbib 1993). 테이블에 다양한 크기의 물체를 놓고 뻗기와 관련된 사진을 촬영한 연구에서는 잡기 공간—엄지와 검지 손가락 사이의 공간—이 운송 기간 동안 증가하기 시작하여, 이동 움직임이 감속되기 시작할 때 최대가 되었다고 밝혔다(Jeannerod 1981). 잡기 공간의 크기는 손이 물체에 접근하였을 때 감소하기 시작하였다(그림 6-1). 시각적 조절 하에서는 두 개의 잡기 구성요소의 거리, 즉 엄지와 검지 손가락 사이의 거리는 물체 크기보다 약간 크게 형성되긴 하지만 물체의 크기를 반영하였다. 시각적 조절 없이 수행할 경우 잡기 공간의 크기는 더욱 커졌다. 손이 물체에 닿으면 촉각 수용기와 압력 수용기로부터 정보를 받는다.

한 단일 사례 연구에 따르면, 엄지는 뻗기의 운송 요소를 안내하는 역할을 하는 것으로 보인다(Wing & Fraser 1983)(그림 6-2). 연구자들은 뻗기 과제에서 최종 근접 단계 동안, 최대 벌림 상태에서 손이 닫히는 동작이 주로 검지손가락 움직임에 의해 이루어지고 엄지는 거의 움직이지 않는다는 점을 관찰했다. 이들은 물체에 접근하는 경로에서 엄지의 상대적 위치가 변하지 않았기 때문에, 이런 엄지 안정성이 손의 벌림 간격과 물체 크기 간 관계를 시각적으로 모니터링하는 기준점 역할을 한다고 설명하였다. 재활에서는 엄지와 검지가 잡기 동작의 주요 구성 요소인 만큼, 손의 노쪽radial side을 이용한 잡기와 놓기 훈련에 시간을 할애하는 것이 중요하다.

팔과 손이 하나의 단위로 제어되지만, 세부적인 동작은 과제와 수행 맥락에 따라 다르다. 예를 들어, 과제의 복잡성은 협응의 시간적 특성에 영향을 준다. 스위치를 누르기 위해 손을 뻗는 단순한 동작에서는 뻗기 동작이 물 컵을 잡는 것처럼 복잡한 동작 때보다 빠르게 이루어진다(Dean et al 1999). 과제의 유형에 따라 가속 및 감속 단계의 상대적 기간도 달라진다(Marteniuk et al 1987).

또한 손 전체를 사용해 물체를 잡는지, 아니면 정밀한 그립을 사용하는지에 따라 운송 요소와 조작 요소의 구성 방식이 달라진다(Castiello et al 1992). 물체와 그 사용 목적도 손의 형태를 결정짓는 데 영향을 미친다. 예를 들어, 머그컵을 잡으려 할 때, 손은 컵의 손잡이 잡기에 적합한 형태로 미리 모양이 만들어진다.

잡기와 손의 움직임이 물체와 개인의 목표에 따라 달라진다는 증거는 연구에서도 확인된다. 이 연구에서는 물체를 잡은 후 수행할 작업에 따라 손의 방향이 달라지는 것으로 나타났다(Iberall et al 1986). 예를 들어, 원통형 물체의 끝부분을 테이블 위에 두드리라는 지시를 받았을 때 물체에 접근하고 잡는 방식은 원통을 위아래로 흔들라는 지시를 받았을 때와 달랐다(그림 6-3). 물체를 향해 손을 움직이는 운송 단계 동안 만들어지는 손의 형태와 방향은 최종적으로 물체를 원하는 위치에 배치하려는 목표에 따라 달라졌다(Rosenbaum 1991; van Vliet 1993; van Vliet et al 1995). 예를 들어, 컵을 입으로 가져가려는 경우와 테이블에서 바닥으로 옮기려는 경우 손 움직임은 다르다. 또한, 잡으려는 물체의 속성—예를 들면 깨지기 쉬운 정도—에 대한 정보는 운송 단계, 즉 손을 뻗는 동작에도 영향을 준다. 물체가 깨지기 쉬운 것으로 인식되면 그렇지 않을 때보다 감속 단계의 길이가 길어진다(Marteniuk et al 1987). 즉, 깨지기 쉬운 물체에 접근할 때 우리는 더 천천히, 신중하게 손을 뻗는 경향이 있다.

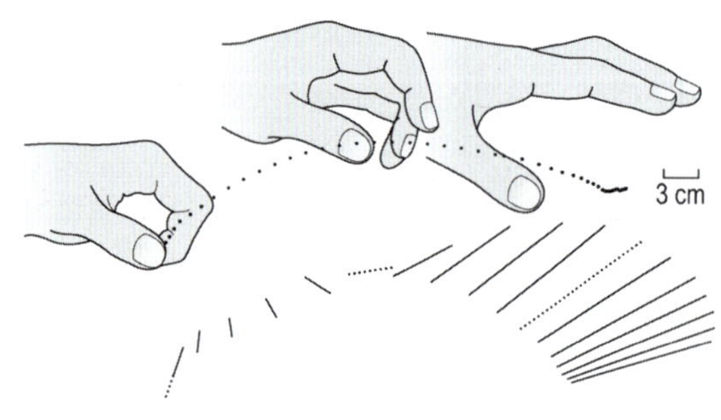

[그림 6-1] 물체를 향해 손을 뻗는 동작을 관찰한 연구(Jeannerod 1981)의 영상 그래픽. 점은 손의 위치를 20ms 간격으로 나타낸 것으로 물체를 향해 빠르게 이동하다가 근접 시 속도가 느려지는 것을 보여준다. 선은 엄지와 검지 끝 사이의 잡기 간격을 40ms 간격으로 나타낸 것이다. 동작이 시작되면서 간격이 만들어지기 시작하며, 최대 3cm에 도달한 후 물체를 잡는 데 필요한 크기로 줄어든다. (Long and Baddeley 1981, International Association for the Study d Attention and Performance 허가를 받아 재구성)

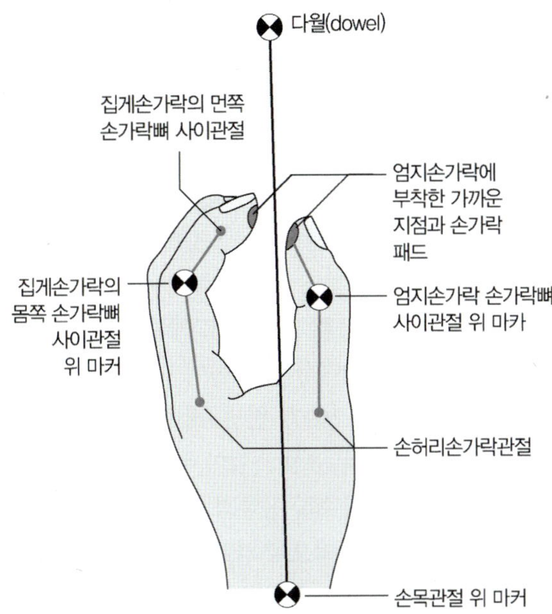

[그림 6-2] 물체를 향해 뻗기를 할 때의 운송과 잡기 구성 요소를 디지털화하기 위해 사용된 마커의 위치를 설명하는 그림. (Wing AM, Fraser C (1983) The contribution of the thumb to reaching movements. Quart J Exper Psychol 35A, 297-309. Taylor and Francis Ltd., http://www.informaworld.com)

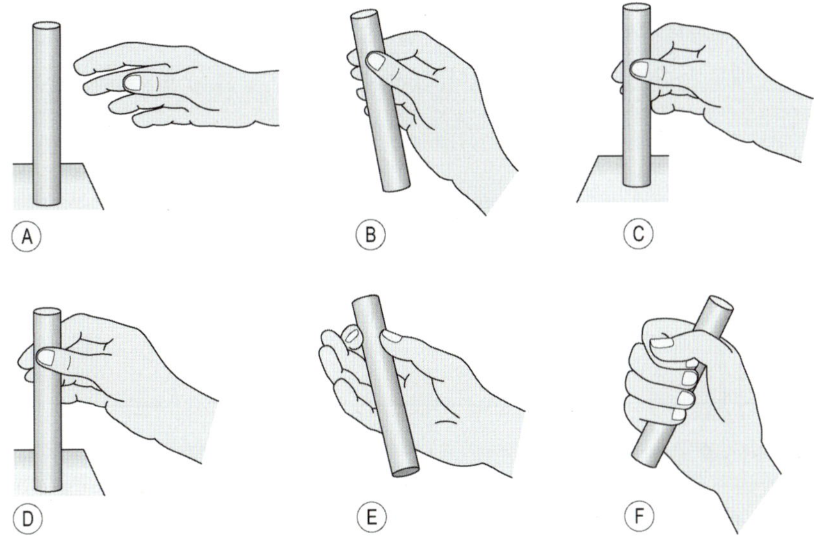

[그림 6-3] 두 가지 잡기 과제를 보여주는 그림. A~C는 '실린더 배치' 과제 시 접근, 잡기, 배치 요소를 나타낸 것이고, D~F는 '실린더 흔들기' 과제의 잡기, 들어 올리기, 초기 잡기에서 더 견고한 잡기로 전환, 흔들기 요소를 나타낸 것이다. (Iberall et al 1986. Opposition space as a stricturing a concept for the analysis of skilled hand movements. Exper Brain I5, 158-173. Springer Science & Business Media의 허가를 받아 인용)

몸통, 다리, 팔 움직임 사이의 공간적 및 시간적 관계는 사용 가능한 자유도의 수, 과제, 환경적 맥락에 따라 복잡하게 나타난다(Seidler & Stelmark 2000; Kuzoffsky et al 2001). 서 있는 자세에서 물체를 향해 손을 뻗는 동작은 준비성 자세 조정과 다리와 팔 근육 간의 적절한 시간적 협응이 필요하다. 한 연구에서는 소규모 뇌졸중 환자들을 대상으로 어깨 높이에서 선반 위에 있는 우유 상자를 집어 가까운 곳에 놓는 동작을 수행할 때 힘판과 장딴지근 근전도를 통해 관찰하였다(Kuzoffsky et al 2001). 실험 결과, 환자들은 준비성 자세 조정을 보였는데, 가장 큰 어려움은 마비된 팔이 공간에서 움직일 때 손의 궤적을 타이밍에 맞게 조정하는 것이었다.

작업 공간의 다양한 위치로 손을 뻗는 동작은 다양한 움직임 조합을 통해 가능하다. 예를 들어, 팔 길이 내에 있는 물체로 뻗는 동작은 주로 어깨, 팔꿈치, 손목, 팔, 손 관절이 관여하지만, 몸이 지지되지 않은 상황이라면 엉덩관절에서 약간의 움직임이 동반될 수 있다(Dean & Shepherd 1997). 반면, 팔 길이를 넘어선 물체에 뻗을 때는 이러한 관절 모두가 움직이게 되며, 이론적으로는 수많은 구성 조합이 존재한다(그림 6-4). 앉은자세에서의 뻗기를 관찰한 연구에 따르면, 손을 뻗는 거리가 증가할수록 몸통과 어깨 움직임 크기는 커지고 팔꿈치 움직임은 감소하는 경향이 나타났다(Dean et al 1999). 전반적으로 상체는 일반적인 운송 역할을 수행하며, 팔은 목표물에 접근할 때 발생하는 움직임의 변동성을 보완하는 더 세밀한 역할을 하는 것으로 보인다(Seidler & Stelmark 2000).

그러나 실제로는 가장 비용 효율적인 선택지가 사용되는 경우가 많다(Kelso et al 1994). 엉덩관절, 어깨관절, 어깨지지대 관절들이 다분절 연결체multisegmental linkage로 작동하는 것도 이에 해당한다(Kaminski et al 1995). 두 연구에서 앉은자세에서 팔 길이를 넘어선 물체를 향해 손을 뻗을 때 개인과 그룹 모두에서 움직임 패턴의 일관성이 매우 높다는 것이 확인되었다(Kaminski et al 1995; Dean & Shepherd 1997).

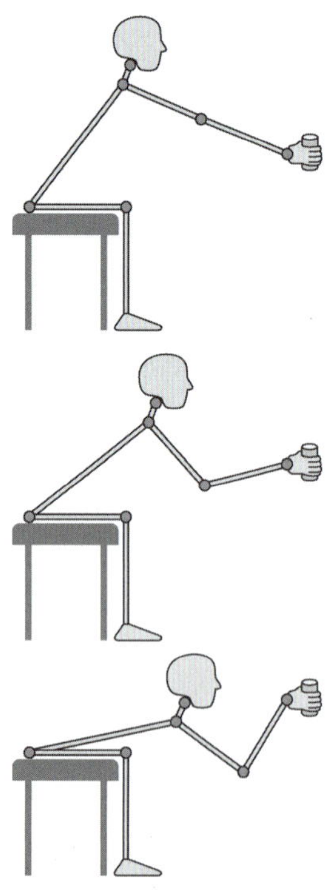

[그림 6-4] 작업 공간의 동일한 위치에 있는 목표물을 향해 수행된 뻗기 동작의 다양한 패턴을 3개의 자유도를 가진 막대 그림으로 나타낸다. (Rosenbaum et al 1993, 허가를 받아 재현)

보통, 신경계는 복잡한 다분절 움직임을 제어하기 위해 가장 효율적인 방법이나 '단순화 전략'을 학습한다. 이런 단순화 전략들은 연결된 분절들의 해부학적 구조, 신경 연결성, 역학적 특성 덕분에 가능하다(Zatsiorsky et al 1998 2000; Zong-Ming et al 1998a,b). 이러한 단순화 개념은 물리치료 실무에서 상당히 중요한 의미를 가진다. 이를 통해 다양한—하지만 유사한—과제들로 전이될 가능성이 높은 운동을 개발할 수 있기 때문이다.

팔은 던지기[throwing]와 때리기[striking] 동작에도 관여한다. 이 동작들은 각각 수행자의 의도, 대상 물체의 유형, 필요한 상호작용의 차이를 반영하는 고유한 협응 패턴을 가진다. 이러한 동작 대부분은 연결된 신체 분절들이 순차적으로 움직이는, 보통 몸쪽 부위가 먼 부위보다 먼저 움직이는 특징을 보인다(Zajak & Winters 1990; Putnam 1993). 이러한 순차적 움직임은 공을 던지거나 배트를 휘두를 때 먼쪽 분절의 속도를 최대화한다.

팔 움직임은 자세 지지 메커니즘과 연결되어 있기 때문에 자세 조정은 과제와 환경에 따라 달라지며, 안정성 요구는 팔 움직임 속도와 정확성에 영향을 준다. 앉은자세와 선자세에서 상체의 안정성은 일상생활 동작들을 수행하는 데 매우 중요하며, 다리는 생체역학적 연구에서 볼 수 있듯이 몸의 무게를 지탱하고 균형을 유지하는 데 중요한 역할을 한다(Dean et al 1999). 그러므로 앉은자세와 선자세에서 도전적인 손 뻗기 동작을 초기 단계부터 훈련하는 것이 팔 움직임이 포함된 동작의 자세 안정성과 기능적 수행력을 증진하는 데 중요하다는 것은 분명하다.

양손 뻗기 동작

팔다리 움직임의 시공간적 구성은 한 손만 사용하는 경우와 양손을 함께 사용하는 경우에 따라 달라진다(Castiello et al 1992). 이 시공간적 구성은 물체의 물리적 특성, 예를 들어 모양과 깨지기 쉬운 정도, 그리고 해당 물체로 수행하려는 작업에 달려 있다(van Vliet 1993; Smeets & Brenner 1999). 두 손이 목표를 달성하기 위해 협력적으로 물체와 상호작용하는 방식을 보여주는 양손 동작에 대한 연구들이 많이 이루어졌다(Marteniuk et al 1984; Castiello et al 1993). 한 손으로는 컵을 잡고 다른 손으로는 공을 컵에 떨어뜨리는 실험에서, 두 손 사이의 협력과 일부 과제의 예측적 특성이 밝혀졌다. 컵을 잡고 있는 손은 공이 닿기 전에 미리 공의 충격을 예상하고 힘을 증가시켰다(Johansson & Westling 1988). 또한, 이와 유사한 양손을 사용하는 부하-비부하 과제 시에는 소뇌가 예측적 조절에 중요한 역할을 한다는 점이 관찰되었다(Diedrichsen et al 2005).

양손을 사용할 때는 손 움직임의 속도도 영향을 받는다. 한쪽 손이 더 복잡한 동작을 수행해야 하거나 시간이 더 오래 걸리는 동작을 해야할 때는 다른 손도 속도를 늦춰 두 손이 목표 지점에 동시에 도달하도록 조정된다(Kelso et al 1979). 많은 양손 뻗기-잡기 과제에서 두 손은 서로 다른 동작을 수행해 목표를 달성하지만, 여전히 손은 하나의 단위로 제약되는 경향이 있다. 예를 들어 캔을 여는 동작에서는 한 손은 캔을 고정하는 동안 다른 손의 손가락이 고리를 잡아 당긴다. 캔을 고정하는 손은 손 전체로 물체를 잡지만, 고리를 잡는 손은 손가락과 엄지 끝만 사용된다.

이 동작에 대한 운동학적 연구는 한 손으로 수행하는 뻗기 동작과 양손으로 수행하는 뻗기-잡기 동작, 그리고 손 전체를 사용하는 잡기와 정교한 정밀 잡기 간의 차이를 명확히 보여준다(Castiello et al 1993). 연구 결과에 따르면, 한 손으로 뻗는 경우, 더 복잡한 정밀 과제인 고리를 잡는 동작은 손 전체로 캔을 잡는 동작보다 더 천천히 수행된다. 그러나 한 손으로 캔을 잡고 다른 손으로 고리를 당겨 캔을 여는 양손 뻗기-잡기 과제에서는 운동학적 세부사항이 과제에 따라 달라지긴 해도 두 손의 움직임 소요 시간에는 차이가 없었다(그림 6-5). 속도-정확도 교환speed-accuracy trade-off 원칙은 정밀한 과제의 정확도 요구가 속도 감소를 초래한다는 것을 말해준다. 이 양손 과제에서는 한 손의 정확도가 필요하기 때문에 동시에 목표물에 도달할 수 있도록 두 손 모두의 속도가 늦춰진다. 비슷한 결과는 한 손으로 서랍을 열고 다른 손으로 서랍에서 막대를 꺼내는 과제에서도 관찰되었다(Wiesendanger et al 1996).

양손 과제의 복잡성을 고려하여 팔 기능부전이 있는 사람은 이러한 과제를 훈련하고 연습할 기회가 필요하다. 양손 동작을 특별히 연습하지 않고서는 해당 기능을 회복하기 어렵다. 뻗기 동작의 특성에 관한 정보와 어떻게 뻗기 동작이 변화하고 왜 변하는지에 대한 정보는 왜 운동조절 기전에 장애가 있는 사람들에게 과제지향적 뻗기 훈련이 왜 필요한지 그 이유를 말해준다. 뻗기 연습은 다양한 종류의 물체나 작업 공간의 여러 위치에 있는 목표물을 활용해야 하며, 목표도 다양하게 설정한다. 훈련에서는 뻗기 동작의 속도와 팔다리의 조절력을 동시에 향상시키는 것을 목표로 한다. 재활의 주요 목표 중 하나는 팔과 손의 사용 유연성을 최대한 회복하는 것이다.

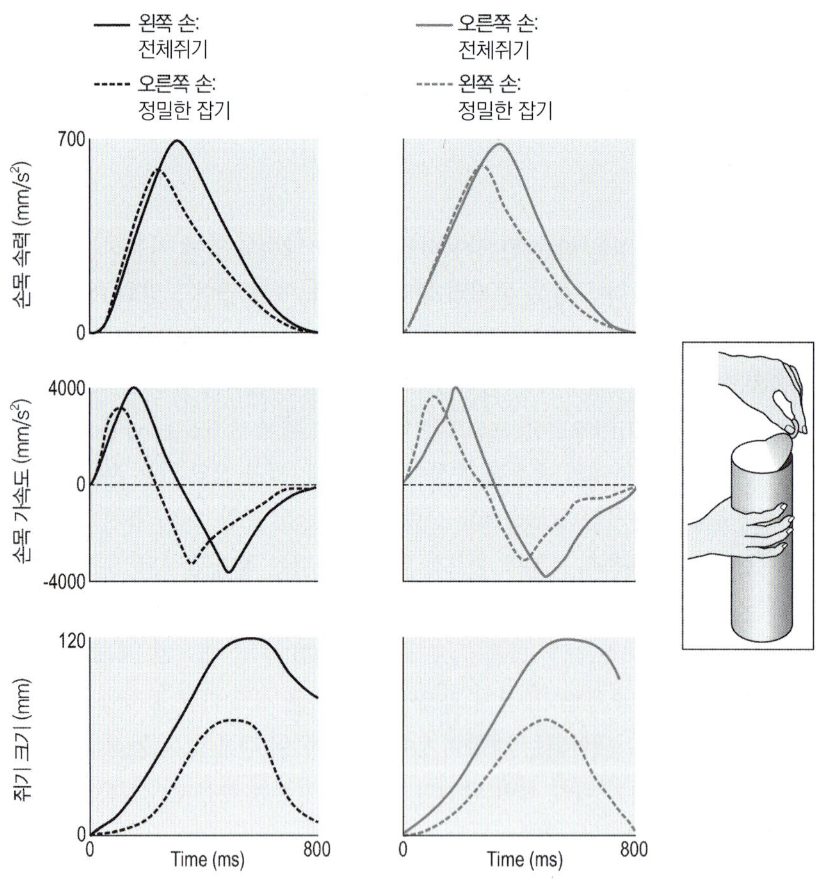

[그림 6-5] 양손 과제의 단일 시도. 오른쪽 세 개의 그래프는 손목 속도(위 그래프), 손목 가속도(가운데), 잡기 크기(아래 그래프)를 나타낸 것으로, 오른손은 손을 뻗어 물체를 잡고 왼손은 뚜껑을 당기는 작업을 수행하는 동안 기록된 것이다. 왼쪽의 그래프는 각 손의 작업을 반대로 시행한 시도를 보여준다. 두 경우 모두 정밀 잡기를 수행하는 손 최고 속도, 가속도, 감속이 더 일찍 발생하였다. '캔' 그림은 추가로 삽입한 것이다. (Castiello et al (1993), Elsevier Science, Amsterdam, The Netherlands. 허가를 받아 게재)

3 팔을 이용한 체중지지

우리는 서랍을 닫거나 낮은 의자에서 일어서거나 바닥에서 몸을 일으킬 때 한쪽 또는 양쪽 팔로 체중을 지탱한다. 이러한 움직임은 주로 어깨 복합 관절과 팔꿈치 관절에서 이루어진다. 어깨와 팔꿈치의 폄근, 특히 위팔세갈래근은 체중의 일부를 들어 올리거나 서랍의 저항을 이길 수 있을 만큼 충분한 힘을 생성해야 한다. 손바닥을 통해 밀어내는 힘이 전달되도록 손목은 필요한 만큼의 폄 동작이 가능할 정도로 유연해야 한다.

4 조작하기-활동 설명

손은 외부 환경에서 다른 사람이나 물체와 상호작용하는 주요 수단이다. 손의 해부학적 구조와 손 근육의 겉질운동신경 연결(Landsmeer 1976; Smith 1981; Muir 1985; Lemon et al 1990 1991)의 특성 덕분에 다양한 관절 회전과 움직임의 결합이 가능하다. 비교적 단순한 과제에서도 다양한 손 분절 구성이 나올 수 있다. 동작 의도뿐 아니라 물체 자체, 물체의 물리적 특성, 그 물체로 하려는 것이 무엇인지에 따라 접근 방식, 잡기, 조작이 달라진다고 알려져 있다(Iberall et al 1986; Rosenbaum et al 1992; van Vliet 1993; Smeets & Brenner 1999)(그림 6-3). 겉질운동신경 입력의 구성은 손 근육으로 가는 운동신경을 직접 활성화하는 축삭을 포함한다. 이 축삭들은 척수 내에서 분지하여 겉질운동신경 세포의 '근육 영역[muscle field]'을 구성하는 소수의 다양한 표적 근육들과 기능적으로 연결된다(Lemon et al 1991).

자연스러운 조작 과제나 쥐기 과제 중에는 다양한 근육이 활성화된다(Lemon et al 1991). 물체를 조작하기 위해 손가락을 움직이는 동작은 개별화[fractionation]된 근육 활동이 우세한 패턴이다. 하지만 쥐기 동작에 너무 많은 힘이 요구되면 여러 근육이 동시에 수축하는 협력수축[co-contraction] 패턴이 나타나며, 동원되는 근육의 수는 요구되는 힘의 크기에 따라 달라진다.

쥐기[grip]는 일반적으로 정밀쥐기[precision grip]와 움켜쥐기[power grip]로 구분된다(Napier 1956). 정밀 쥐기는 손가락 패드[pad]로, 때로는 엄지와 검지로만 이루어지며, 움켜쥐기는 손 전체를 사용한다. 물론 쥐기 형태가 과제와 물체의 특성에 따라 달라진다는 사실은 연구를 통해 밝혀졌지만(Iberall & Lyons 1984; Castiello et al 1993)(그림 6-6), 정밀성과 힘이라는 일반적인 구분은 여전히 유효하다.

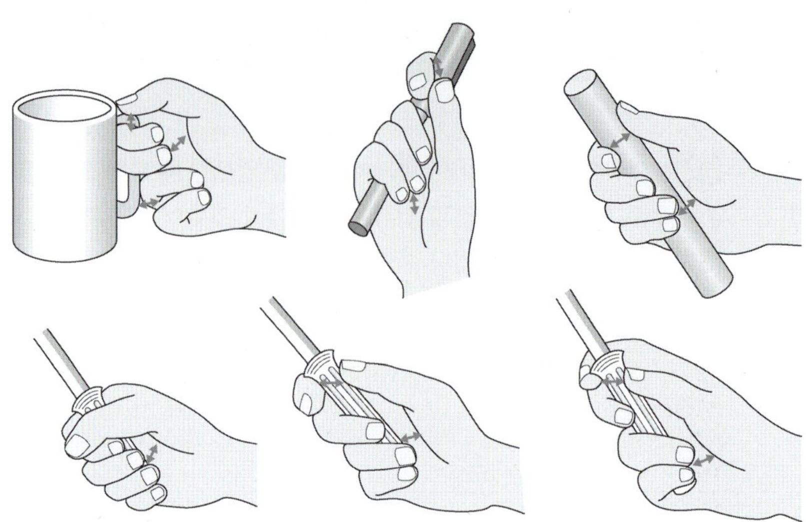

[그림 6-6] 다양한 맞섬oppositions 동작 사용을 보여주는, 여러 과제 관련 잡기 동작 (Iberall et al 1986. Opposition space as a structuring concept for the analysis of skilled hand movements. Experimental Brain Research, 15, 158-173. Springer Science & Business Media의 허가를 받아 인용)

손은 잡기나 조작 과제를 수행하기 위해 다양한 구성을 취한다. 손을 구성하는 여러 작은 뼈들이 손과 팔 근육의 수동적·능동적 특성의 상호작용에 의해 필요한 형태로 구성된다. 각 구성요소는 손의 해부학적 구조로 인해 상호작용하는 경향이 있지만, 다양한 과제 요구에 따라 각 구성요소는 비교적 독립적으로 기능할 수도 있다. 예를 들어, 악기 연주, 키보드 타이핑, 버튼 누르기와 같은 과제에서는 개별 손가락이나 엄지손가락이 보다 세분화된 움직임을 만들 수 있다.

여러 과제를 하는 동안 물체를 잡고 조작하는 과정에서 물체와 엄지손가락, 검지 사이의 상호작용이 일어난다. 이런 동작이 일어날 때는 엄지에서 벌림과 돌림 움직임이 일어나며 검지에서는 굽힘이 일어나 두 손가락의 손바닥 면이 물체에 접촉한다. 물체에 가해지는 힘은 주로 엄지와 검지의 긴 굽힘근에 의해 효과적으로 생성되며, 각 뼈의 안정성은 관절의 기하학적 구조와 내재근intrinsic musculature의 결합으로 유지된다(Spoor 1983; Lemon et al 1991). 예를 들어 엄지가 검지에 가하는 힘은 첫째 등쪽뼈사이근에 의해 상쇄된다. 마찬가지로, 엄지에서 움직임이 일어나는 손허리손목관절에 가해지는 힘은 모든 엄지두덩근 활동에 의해 제어된다(Chao et al 1989).

몸 분절 연결체의 다른 부분에서처럼, 한 분절에 가해진 힘은 원래의 힘이 발생한 지점에서 멀리 떨어진 분절에도 영향을 미친다. 그래서 운동조절 메커니즘과 관련해서는 이러한 분절 간 상호작용을 고려해야한다. 손의 경우에는 이런 상호작용 힘이 크지 않지만, 작고 가동성이 큰 분절들과 다양한 근육 배열이 결합하여 상당한 복잡성을 띤다. 예를 들어, 벌레근과 뼈사이근에 의해 축 회전력이 만들어지고, 이 회전력은 다시 다른 관련 근육들에 의해 상쇄된다(Lemon et al 1991). 당연히 특정 과제에서 유사한 근육군이 활성화되더라도 근육 활동 강도와 상대적 기여도는 과제에 따라 달라진다. 또한 대뇌겉질 수준에서도 신경 세포의 기여도가 달라진다. 정밀 쥐기 동안 활성화되는 대뇌겉질의 일부 신경 세포들은 움켜쥐기 때는 비활성화된다(Muir & Lemon 1983).

다섯번째 손허리뼈와 새끼손가락은 네번째 손허리뼈와 손가락과 함께 특정 잡기 과제에서 중요한 역할을 한다. 예를 들어, 나이프와 포크를 사용해 식사하거나 쟁반이나 접시를 드는 과제에서는 손의 측면 분절이 필요하다. 포크와 나이프를 잡을 때는 손의 측면이 도구를 손바닥에 고정시켜 조작할 수 있게 해주고, 쟁반과 접시를 들 때는 지지면을 제공한다. 이런 두 유형의 잡기를 각각 잠금locking 쥐기와 지지supporting 쥐기라고 한다(Bends 1993)(그림 6-7). 두 쥐기에 대해 문헌에 나와 있는 자세한 설명은 다음과 같다(Bendz 1993). 지지 쥐기에서 다섯번째 손허리뼈 굽힘은 새끼손가락이 접시를 지탱하고 수평을 유지할 수 있게 한다. 손허리뼈는 손목손허리관절에서 굽혀지는데, 다섯번째 손허리뼈는 능동적으로 굽혀지며, 네번째 손허리뼈는 사이머리인대의 부착점 때문에 수동적으로 굽혀진다. 잠금 쥐기에서는 네 번째와 다섯 번째 손가락이 도구를 손바닥에 고정시키는데, 이때는 손허리손가락관절MCP이 굽혀지고 회전되어 이 동작이 가능해진다. 다섯번째 손허리뼈는 새끼손가락두덩근에 의해 MCP 관절에서 굽혀진다. 새끼손가락모음근은 다섯째 손허리뼈에 직접 작용하며, 새끼손가락벌림근과 짧은굽힘근은 새끼손가락의 첫째 마디뼈에 공통으로 부착되어 굽힘을 간접적으로 일으킨다(Forrest & Basmajian 1965). 또한, 짧은굽힘근과 새끼손가락벌림근은 MCP 관절에서 새끼손가락을 굽히며, 새끼손가락벌림근은 이 관절에서 손가락을 회전시키는 역할도 한다. 넷째 뼈사이근과 긴손가락굽힘근도 넷째 손가락에서 유사한 작용을 한다(Eyler & Markee 1954).

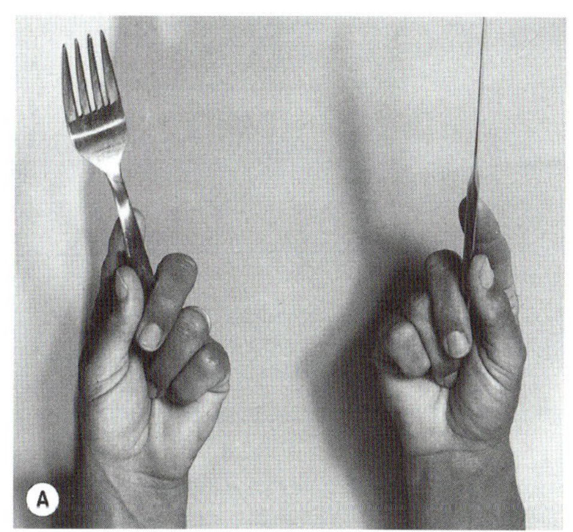

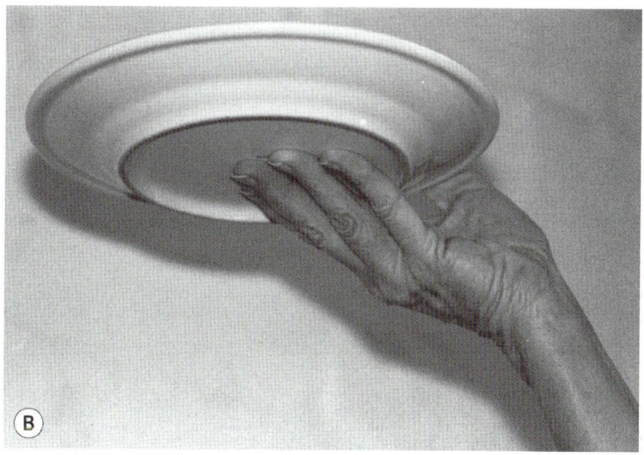

[그림 6-7] 자뼈쪽 잡기. (A) 잠금 쥐기, 네 번째와 다섯 번째 손가락이 힘을 가해 식기를 손바닥에 고정시킴 (B) 지지 쥐기, 네 번째와 다섯 번째 손가락이 접시를 지지하고 수평을 유지함 (Carr & Shepherd 1987 2003에서 발췌, 허가하에 재인용)

새끼손가락벌림근의 주요 기능은 MCP 관절에서 다섯번째 손가락의 첫째 마디뼈에 굽힘과 회전력을 만드는 것이다(Bendz 1993). 이 근육이 제공하는 힘은 콩알뼈에 공통으로 부착된 자쪽손목굽힘근flexor carpi ulnaris, FCU 작용에 의해 강화된다. 전기각도계와 근전도를 사용해 칼을 잡거나 접시를 드는 두 가지 과제를 관찰한 연구에서는 하중이 가해진 조건—칼을 강하게 잡거나 접시를 드는 경우—과 하중이 가해지지 않은 조건의 새끼손가락두덩근과 FCU의 작용을 비교했다(Bendz 1993). 하중이 가해진 조건에서만 FCU가 강하게 활성화되었다는 결과는 이 근육이 새끼손가락두덩근의 활동을 강화하는 역할을 한다는 것을 말해준다.

이 연구(Bendz 1993)는 손에 대한 기능해부학 지식이 물리치료사에게 중요하다는 점을 상기시켜 준다는 점에서 흥미롭다. 또한 이러한 잡기 동작들은 다양한 물건을 잡고, 조작하고, 운반하는 연습을 하는 식의 특정 훈련이 필요하다는 점도 분명히 알수 있다.

사람들이 식기류를 사용하여 음식을 다룰 때 사용하는 잡기나 쥐기에는 여러 변형 형태가 있다. 대부분의 동작은 네 번째와 다섯 번째 손가락이 도구와 상호작용하는 것이 필요하다. 예를 들어, 그림 6-7A의 쥐기를 보면 손목이 굽혀지고 자뼈쪽으로 기울어진다. 이 자세에서 긴손가락폄근은 완전히 늘어나 있으며, 이 위치에서 칼과 포크의 손잡이를 손바닥에 단단히 잡고 있는 네 번째와 다섯 번째 손가락을 굽히는 근육이 일부 폄힘을 상쇄하기 위해 작용할 가능성이 크다. 이 자세에서 자쪽손목굽힘근도 새끼손가락벌림근의 작용을 강화할 뿐만 아니라 손목을 굽히고 손을 자뼈쪽으로 기울이는 역할을 한다.

손을 물체에 맞게 모양을 만드는 것은 물체를 조작하는 데 매우 중요하다. 손목뼈와 손허리뼈는 엄지두덩근, 새끼두덩근, 뼈사이근의 협력을 통해 오목한 형태를 갖춘다. 이런 손 모양이 정밀한 움직임을 촉진하기 위한 '자세 설정postural set'을 구성한다는 주장이 있다(Lemon et al 1991). 유사한 개념인 '가상 손가락virtual finger' 개념(Arbib et al 1985; Li et al 1998a,b)도 여러 손가락이 하나의 기능적 단위로 작용한다는 것을 설명하는 개념이다. 예를 들어, 손가락과 엄지손가락 사이에 물체를 강하게 잡을 때는 네 손가락이 기능적 단위로 작용하여 협력적으로 힘을 분담한다(Li et al 1998a). 머그잔을 들 때를 예로 들면, 서로 다른 방향으로 힘을 생성하는 세 개의 기능적 단위가 협력하여 안정적인 쥐기를 만든다(그림 6-6). 따라서 물체를 조작할 수 있게 손의 모양을 형성하는 것은 손의 해부학적 구조와 밀접한 관련이 있다. 또 손 안에서 물체를 조작하는 동작은 각 손가락의 움직임을 적절히 분리하기 위해 손가락들 간의 복잡한 상호작용이 필요하다(Hagar-Ross & Schreiber 1995).

여러 조작 과제의 수행력을 평가하고 관련 중재를 계획할 때는 이런 개념들이 유용하다. 그러나 뇌졸중 같은 급성 손상의 경우에는 초기부터 관절 유연성, 물렁조직의 길이, 가능한 근육 수축력을 보존하여 손 뼈 구조의 자연스러운 상태를 보존하는 것이 중요하다.

물체에 손을 뻗는 동작은 주로 시각적 통제 하에 이루어지는 것처럼 보이지만, 손이 물체와 접촉한 후에는 촉각과 압력 입력이 움직임 조절에 주요한 역할을 한다는 것이 밝혀졌다. 털이 없는 손바닥 부위에 있는 촉각 수용기의 역할을 상세히 관찰한 연구가 있다. 손바닥 피부의 촉각 입력은 자극의 위치를 파악하고 세밀한 특징을 인지하는 데 필요한 필수 정보를 제공한다. 운동 명령이 물체의 물리적 특성에 맞춰 조정된다는 것은 분명하다. 예를 들어, 촉각 신호는 물체의 무게—수직으로 들어올리는 힘—와 미끄러짐에 대한 물체의 마찰 특성—미끄러짐으로 유발되는 쥐는 힘—을 모니터링하는 데 사용되며, 이를 통해 근육의 힘이 적절히 조정된다(Johansson & Westling 1984). 손에 물건을 쥔 채 움직이면 관성력이 생기는데 이 관성력은 동시에 변화하는 쥐는 힘에 의해 상쇄된다(Westling & Johansson 1984; Johansson & Westling 1984 1990; Johansson et al 1992a,b,c).

물체의 취약성—깨지기 쉬운 성질—과 관련된 인식은 뻗기-잡기 동작의 뻗기 단계에 영향을 미치는 반면, 물체의 무게는 손이 물체에 닿은 이후 단계에만 영향을 준다. 물체의 무게가 무거울수록 물체를 들어올리기 전 손이 물체와 접촉한 상태에 머무는 시간이 길어진다(Weir et al 1991). 들어 올리기 전에 잠시 멈추는 이유는 효과적인 힘을 생성하는 데 필요한 시간을 반영하려는 의도로 보인다. 또한 물체가 제공하는 마찰이 감소할수록 쥐는 힘은 감소한다. 미끄러운 물체를 잡으려고 할 때(Flanagan & Wing 1993) 동작 시간이 더 느려지는 결과를 보인다(Fikes et al 1994). 모든 뻗기-잡기 과제의 일차 기능은 물체가 가볍든지 혹은 무겁든지, 미끄럽든지 그렇지 않든지 간에, 잡으면 물체를 떨어뜨리지 않게 하는 것이다.

손바닥 피부의 촉각 수용기와 압력 수용기에서 오는 감각 입력은 움직임 조절에 중요한 역할을 한다. 이 감각들은 물체의 질감, 모양, 무게, 미끄러질 가능성 등 여러 특성을 인식하고 분류하는 데 도움을 주며, 필요한 경우 근육 힘—운동 출력—을 조정하는 데 도움이 된다. 물체를 움직이는 동안 발생하는 관성력에 따라 쥐는 힘도 변하게 된다. 그러나 많은 신경학적 질환에서는 이러한 적응성 힘 조절 능력이 부족하여 팔다리를 움직이는 동안 물체를 안정적으로 잡는 데 어려움을 겪는 경우가 흔하다. 따라서 이러한 능력을 강조하고 반복적으로 훈련하는 것이 필요하다.

손 기능에 대한 세부적인 지식을 이해하면 집중적인 운동 프로그램을 설계하는 데 유용하다. 특히 손목, 손가락, 엄지손가락을 움직일 수 있는 근육 활동은 있지만 손을 효과적으로 또는 자발적으로 사용할 수 없는 경우에 더욱 그렇다. 물체 자체와 과제를 수행하는 사람의 목표가 손의 조절을 결정짓기 때문에 실제 물체를 사용하는 실제 과제를 연습하는 것이 중요하다. 물체를 '느끼는' 것을 강조하며 실제 과제를 연습하는 것이 감각 손상이 있는 개인에게도 도움이 된다. 또한, 일부 뇌졸중 환자는 보다 특이적 감각 인식 과제 연습을 통해서도 이점을 얻을 수 있다.

5 팔 기능 회복

급성 뇌 병변 이후, 특히 뇌졸중 이후 가장 심각한 결과 중 하나는 팔 부전마비일 것이다. 팔의 기능적 회복을 위한 재활의 효과는 대체로 미비하다고 알려져 있다. 그렇지만 움직임 훈련에 대한 과학적 지식과 전문기술을 갖춘 치료사가 보다 과제지향적이고 집중적인 훈련을 제공하면 효과가 있다는 것을 말해주는 연구가 점점 더 많아지고 있다.

뇌졸중 이후 첫 몇 주 동안 마비가 심각하게 지속되는 경우 회복이 미미하다는 근거가 있다(Nakayama et al 1994a; Coote & Stokes 2001; Kwakkel et al 2003). 이러한 환자들은 병변의 위치와 범위, 동반 질환으로 인해 마비된 팔다리를 기능적으로 사용할 수 있는 능력을 효과적으로 회복하지 못할 가능성이 있다. 한 연구에서는 뇌졸중 발생 후 48시간 이내에 손 근육의 마비와 함께 운동유발전위가 나타나지 않은 경우 손 기능의 예후가 좋지 않을 가능성이 크다고 주장하였다(Pennisi et al 1999). 또한, 뇌졸중 후 1개월 내에 측정이 가능한 수준의 쥐기 힘이 없는 경우에도 기능 회복 가능성이 낮다는 점이 관찰되었다(Sunderland et al 1989). 중증 환자들의 잠재력에 대해서는 아직 명확히 밝혀진 바 없다.

팔 기능 회복에 대한 연구 결과들이 항상 유용한 것은 아니다. 현재 팔 재활에 대한 접근 방식과 치료 방법은 상당한 변화가 있지만, 결과측정 자료가 있는 근거들은 수십 년 전에 수행된 연구에 기반하고 있으며 당시 치료는 지금의 치료와 비교하여 보다 수동적이고 덜집중적인 형태였다. 최신 시설과 잘 훈련된 전문팀이 있는 현대적 재활 환경에서는 더 나은 결과를 기대할 수 있다. 회복 가능성을 정확하게 알기 위해서는, 특히 중증 손상을 가진 사람들에게서 중재가 미치는 잠재적 효과에 대한 구체적인 정보를 얻기 위해서는 여전히 더 많은 연구가 필요하다. 지금까지의 임상 결과와 치료 효과에 대한 연구는 환자들이 손상의 정도에 따라 집단을 형성하지 않았기 때문에 집단간 이질성을 보인다. 측정 도구는 측정 대상에 따라 크게 다르며, 실제 팔 사용 여부를 평가하는 지표, 즉 실질적인 기능 능력에 관한 척도가 나온지도 오래되지 않았다(Liepert et al 1998; Kunkel et al 1999; Kwakkel et al 2003). 연구들에서는 치료 방법에 대한 상세한 설명이 부족한 경우가 많았으나, 이 또한 점차 개선되고 있다. 치료 효과가 시간이 지나도 지속되는지를 확인하기 위한 연구도 점점 더 활발히 이루어지고 있다.

운동과 훈련의 종류와 강도 같은 세부사항이 중요하다. 뇌 재구성에 영향을 미치고 기능적 운동 수행을 향상시키는 요소를 이해하기 위해서는 재활 과정에 관한 구체적인 정보, 즉 사용된 방법에 대해 구체적으로 아는 것이 필수이기 때문이다(Liepert et al 2001).

여러 근육과 분절들 간의 협응이 요구되는 손 사용의 복잡한 특성과 병변 자체의 특성이 회복에 중요한 영향을 미친다. 그러나 다른 요인들도 뇌졸중 후 결과에 부정적인 영향을 미친다. 그중 하나가 팔 기능 회복이 전적으로 내재적 특성을 가진다고 보는 부정적인 관점이다(Wade et al 1983; Heller et al 1987). 이 관점은 급성 병변 이후의 재활 치료를 포함해 환자가 무엇을 하든 회복 과정에 큰 영향을 미치지 않는다는 생각을 담고 있다(자세한 내용은 1장을 참고). 초기 연구들은 팔 기능 회복 대부분이 발병 후 3개월 이내에 이루어진다고 제안했다(Wade et al 1983; Nakayama et al 1994b). 그러나 연구들은 발병 후 6개월이 지난 시점에서 시작한 과제지향적 훈련과 손상된 팔을 강제로 사용하는 적극적인 연습이 3개월을 훨씬 넘어서도 상당한 회복 가능성을 보여준다고 보고했다(예, Ostendorf & Wolf 1981; Whitall et al 2000; Byl et al 2003; McCombe Waller & Whitall 2004). 물론 가장 빠른 회복은 초기에 뇌의 자발적 회복 과정에 의해 이루어지지만, 팔을 어느 정도 능동적으로 움직일 수 있는 환자에서는 기능적 향상이 훨씬 더 오랜 기간 동안 계속된다.

현재 우리는 뇌의 재구성이 학습에 반응하여 그리고 신경계통에 가해지는 요구에 반응하여 평생 지속된다는 사실을 받아들이고 있다. 뇌졸중 발생 몇 년이 지난 사람들을 대상으로 한 연구는 손상 받은 뇌 반구의 손 근육 영역이 인접한 뇌 영역으로 확장된 것을 보여주었다(Liepert et al 1998). 이러한 변화는 6개월 후에도 유지되는 것으로 확인되었다(Liepert et al 2000). 단순하고 반복적인 엄지손가락 움직임에 대한 과제지향적 훈련이 연습 동작의 운동학적 세부사항을 인코딩하는 엄지손가락의 겉질 대응영역의 재구성을 유도한다는 것이 입증되었다. 이러한 결과는 적극적인 훈련과 운동, 영향을 받은 팔다리의 강제적 사용, 뇌 재구성, 그리고 기능적 수행력 개선 간에 상관성이 있다는 것을 말해준다. 과제지향적인 방식으로 마비된 팔을 더 많이 사용하고 반복적인 운동을 통해 감각 되먹임을 강화한 훈련 프로그램 후, 반대쪽 감각운동겉질의 활성화가 증가되었다(Nelles et al 2001).

뇌영상연구들을 통해 뇌 재구성 또는 운동학습은 시냅스—신경연접—가역성으로 인해 발생한다는 가정과 그에 기반한 치료적 아이디어가 대두되기 시작하였다(Turton 1998). 시냅스는 반복적인 들신경 자극으로 강화된다. 수동적 감각 자극보다 근육의 자발적 활성화가 겉질척수로 입력에 더 큰 영향을 미친다는 사실이 밝혀졌다(Hummelsheim et al 1995). 이러한 발견들은 특히 병변 초기부터 일부 근육 활성화와 팔다리 기능적 사용이 가능한 환자들에게는 훨씬 더 적극적인 운동과 훈련 프로그램이 필요하다는 점을 시사한다. 심지어 근육 활성화가 거의 없는 사람들에게도 간단한 동작을 반복적으로 연습하는 것이 궁극적인 회복에 긍정적인 영향을 미친다.

집중력이 더 많이 요구되거나 특정한 협응 패턴을 학습해야 하거나 높은 정확도가 필요한 과제들은 특히 신경 재구성를 촉진한다. 일부 연구는 이러한 과제들이 대뇌겉질에서 감각 또는 운동 신체투사영역의 확장과 연관되어 있다는 것을 보여주었다(Pascuol-Leone et al 1995). 특정 재활 방법이 운동겉질 내에서 지속적인 변화를 유도한다는 것을 입증하는 증거가 있으며(Liepert et al 2000 2001; Nelles et al 2001), 이러한 변화는 아마도 뇌의 다른 영역에서도 일어날 수 있다. 이러한 변화는 긍정적인 결과와 연관될 수도 있으며, 또는 부정적인 결과와 연관될 수도 있다. 급성 병변 이후 환자에게 어떤 일이 일어나는지는 재활의 세부사항과 관련이 있으며 이 세부사항이 중요한 영향을 미칠 것이다.

재활 과정은 회복 과정에 긍정적인 영향을 미칠 수 있지만, 그런 영향을 전혀 주지 못할 수도 있다. 이는 전적으로 재활 방법의 효과에 달려 있다. 뻗기와 조작 활동에 대한 훈련 지침은 생체역학, 운동조절, 운동학습 분야의 과학적 발전과 손상 기전 연구를 바탕으로 한 것으로, 이미 문헌에서 오래전부터 제시되어 왔다(Carr & Shepherd 1987a,b 1998 2003; Ada et al 1990; Shumway-Cook & Woollacott 2005). 특히 손상 정도가 경증에서 중등도 범위에 있는 환자들에서 이러한 접근법이 긍정적인 효과를 나타낸다는 증거가 점점 증가하고 있다.

팔 재활방법의 효과에 관한 임상연구 중 가장 긍정적인 결과를 보여준 연구들은 모두 환자들이 재활에 적극적으로 참여하고 과제와 관련된 재활에 참여하는 경우였다(Dean & Mackey 1992; Butefisch et al 1995; Mudie & Matyas 1996; Byl et al 2003; Pang et al 2006). 한 연구에서는 퇴원 시 팔 기능 회복 정도를 MAS(Carr et al 1985)의 팔 항목 척도로 평가했다(Dean & Mackey 1992). 연구 결과에 따르면, 1년 동안 관찰된 뇌졸중 환자들 중 52%가 퇴원 시점에 손상된 쪽 손으로 숟가락을 이용하여 액체를 떠서 입으로 가져가 마시고, 펜을 사용했으며, 뒷머리를 빗을 수 있었다.

가장 효과적이라고 생각할 수 있는 훈련과 운동을 적용했을 때 덜 손상된 팔을 가진 환자들이 얼마나 회복될 수 있는지, 적극적인 훈련과 운동이 신경 재구성과 회복에 어떤 영향을 미치는지는 아직 명확하지 않다. 그러나 뇌졸중 후 일부 환자들은 근육을 활성화할 수 있고 어느 정도 운동조절 능력을 가지고 있음에도 불구하고 팔 기능 수준이 예상보다 좋지 않은 경우를 흔히 볼 수 있다. 점점 더 많은 근거들이 초기에 집중적이고 과제지향적인 훈련을 통해 기능적 동작을 반복적으로 연습하고, 학습 환경이 풍부한 상황에서 필요할 경우 마비된 팔을 강제로 사용하도록 유도하는 훈련 프로그램이 긍정적인 효과를 낸다는 것을 입증하고 있다(van Vliet 1993; Platz et al 2001b; van Vliet & Turton 2001; van Peppen et al 2004; Winstein et al 2004; Davis 2006; Wolf et al 2006). 이 훈련 프로그램은 그룹 활동 및 순환훈련(Blennerhassett & Dite 2004; Pang et al 2006)을 포함하며, 지역사회 환경에서도 수행될 수 있다. 이러한 프로그램은 특히 능동적 팔 사용이 가능한 참가자들에게 가장 효과적인 것으로 보인다.

신체활동이 지속적으로 필요한 사람들에게 이러한 운동 및 훈련 프로그램을 제공하려는 노력이 점점 더 활발히 이루어지고 있다. 한 연구에서는 지역사회 강당에서 그룹 형태의 순환훈련 모델을 활용한 운동 프로그램을 시행했다. 이 프로그램은 다양한 강도의 탄력 밴드를 사용한 팔 강화운동, 팔 체중부하 운동, 중량운동, 기능적 활동 연습을 포함했다. 참가자들은 WMFT(Wolf motor function test) 점수상 팔 기능수행 능력이 향상되었으며, 일상생활 활동수행 향상에 대한 만족감을 진술하였다(Pang et al 2006). 이 연구의 저자들은 참가자들을 경도, 중등도 및 중증 손상으로 나누어 프로그램의 차별적 효과를 확인하였다.

대체로 경증에서 중등도 기능 손상이 있는 환자들이 운동 프로그램에서 가장 큰 이점을 얻는 것으로 보인다. 당연한 것일 수도 있지만, 임상연구 진행 시에 환자들을 장애 정도에 따라 분류하는 것이 얼마나 중요한지를 보여준다. 만약 연구 대상을 다양한 수준의 손상을 가진 이질적 그룹으로 구성한다면, 경증 환자들에게 나타나는 뚜렷한 이점이 희석되어 효과적인 치료법이 아닌 것으로 나올 수 있다. 이제 연구자들은 임상연구를 진행할 때 참가자를 분류하려고 노력하고 있다. 다른 연구에서는 대상자들을 경도와 중증 그룹으로 나누었고, 팔 과제에 대한 과제특이적 훈련이나 점진적 저항 훈련을 받은 환자들이 전통적인 신경발달치료를 받은 그룹보다 기능적 수행 능력이 더 크게 개선되었다는 사실을 보고했다(Winstein et al 2004). 특히, 과제특이적 훈련 그룹은 효과가 더 장기간 유지되었다. 치료 효과는 주로 손상 정도가 덜한 사람들에게서 두드러지게 나타났다.

따라서, 팔 회복이 저조한 것은 병변 자체의 직접적 영향뿐 아니라, 팔에 대한 부적절하고 불충분한 치료 중재, 병원과 재활센터에서 환자들이 한 손으로 제한된 일상생활 활동을 해결하는 데 익숙해지는 것, 그리고 비활동과 무사용이 물렁조직 적응성에 미치는 부정적인 영향 때문인 것으로 보인다. 치료 방법은 분명 치료 결과에 중요한 역할을 한다. 그래서 더 많은 환자가 새로운 효과적인 방법에 접근할 수 있게 되면 더 많은 사람들의 치료 결과가 개선될 가능성이 크다.

6 운동 기능부전

이번 섹션에서는 뇌혈관 손상 및 외상성 뇌손상과 관련된 주요 손상과 운동 기능부전을 다룬다(8장 참조). 소뇌성 조화운동못함증과 파킨슨병에서 나타나는 팔 기능부전에 관한 세부 내용은 9장과 13장에서 논의한다.

운동 출력 저하, 신경 활성화 속도 감소, 팔다리 분절의 협응과 타이밍 문제, 감각 결핍은 기능적 수행에 심각한 영향을 미친다. 여러 연구에서 근력 약화와 좋지 않은 기능 수행력 간의 유의한 상관관계를 보고한 바 있다(Boissy et al 1999; Mercier & Bourbonnais 2004). 물렁조직 변화, 관절 통증, 반마비가 있는 경우라면 비마비쪽 팔로 일상생활 활동을 수행하려는 경향으로 인해 근력 약화와 손의 기민성 상실이 더욱 악화된다. 등척성 팔 근력—쥐기 힘 포함—과 기능적 팔 사용에 관한 측정치 사이에 유의한 상관관계가 있는 것으로 나타났다(Harris & Eng 2007).

근육 약화, 기민성과 협응 손상

급성 대뇌겉질 병변 이후 팔 기능부전에 대한 기전으로 작용하는 주요 손상들은 근육 활성 저하, 운동단위 동원 감소로 인한 근육 마비와 또는 근약화, 분절 간 협응 능력 상실이다(Burke 1988). 이에 대한 신경생리학적 근거(Colebatch & Gandevia 1989)는 임상연구(Bourbonnais et al 1989; Gowland et al 1992)와 생체역학 및 근전도 연구를 통해 뒷받침되고 있다.

근력 약화와 운동조절 손상은 부전마비의 범위와 분포에 따라 운동 수행에 영향을 미친다. 한 연구는 뇌졸중으로 인해 반마비 환자 그룹의 근력을 조사했다(Colebatch & Gandevia 1989). 이 연구는 어깨와 팔꿈치 근육, 특히 어깨 모음근의 기능이 일부 보존되어 있으며 어깨 벌림근 비활성화가 일반적으로 관찰되었다고 보고했다. 또 다른 연구에서는 어깨 삼각근과 큰가슴근에 영향을 미치는 겉질척수 신경 흐름이 양쪽 뇌 반구에서 어깨 모음근으로 전달된다는 사실을 확인했다(Colebatch et al 1990). 전체적으로 손목과 손가락 근육 특히 굽힘근이 가장 큰 영향을 받았으며, 대상 환자들에서 폄근이 굽힘근보다 더 약하다는 증거는 없었다. 다른 연구에서는 특정 근육, 위팔두갈래근에서 근전도 활동 감소가 더 뚜렷하게 나타났으며 위팔세갈래근에서는 감소가 덜 뚜렷했다고 보고하였다(Colebatch et al 1986; Bourbonnais et al 1989).

초기에는 단일 스냅스인 겉질척수로의 직접 연결이 손 근육에만 존재하고 몸쪽 근육에는 존재하지 않는다고 생각하였으며, 이런 생각에 기반하여 먼쪽 움직임이 몸쪽 움직임보다 상대적으로 회복이 더딘 이유를 설명하곤 했다. 그러나 앞서 살펴본 연구들은 몸쪽 근육에도 직접적인 겉질척수 경로가 존재한다는 근거를 제시한다. 또한 이 연구 근거들은 이런 신경로 투사가 근육 특이적으로 되어 있다는 점을 시사하며, 뇌졸중 이후 어깨 세모근이 심하게 영향을 받는 이유와 어깨 모임근 활성화를 비교적 쉽게 훈련할 수 있는 이유를 설명하는 데에도 도움이 된다.

근력 약화는 근육이 수축하는 길이에 따라서도 달라진다. 한 연구에서는 팔꿈치 굽힘근과 폄근이 단축 범위에서 수축할 때 근력 약화가 가장 크다고 보고하였다(Ada et al 2003). 물체를 쥐거나 들어 올릴 때 쥐는 힘을 제대로 조절하지 못하는 문제가 흔히 나타나며, 이런 문제는 대뇌와 소뇌 손상, 그리고 파킨슨병과 관련이 있다고 보고되었다(Jeannerod 1984; Wing 1988; Muller & Dichgans 1994; Hermsdorfer & Mai 1996; Fellows et al 1998). 이러한 문제는 감각 손실 때문에도 일어날 수 있다.

물체를 쥘 때 생성되는 힘은 느리게 형성되고, 특정 과제를 수행하기 위해 필요한 수준으로 힘을 안정적으로 유지하기 어려우며, 힘 변화가 불규칙하다는 것이 특징이다(Hermsdorfer & Mai 1996). 물체를 쥐고 들어 올릴 때 쥐는 힘을 유지하고 조절하지 못하는 문제는 팔다리 사용을 방해하는 흔한 요인이다. 긴노쪽손목굽힘근, 위팔두갈래근, 위팔세갈래근의 수축 속도가 느리고 수축을 지속하는 데 어려움이 있다는 보고도 있다(Sahrmann & Norton 1977). 이러한 결과는 느린 움직임이 자주 관찰되는 이유를 설명하는 데 도움이 된다.

근력 약화 외에도 운동단위 활성화 패턴 이상도 보고되었다(Tang & Rymer 1981). 그러나 이것이 병변 자체로 인한 것인지, 아니면 부적응적 운동 패턴 발달로 인한 것인지는 명확하지 않다. 근육의 동시 활성화도 임상적으로 흔히 관찰되며 여러 연구에서도 보고되었다(Chae et al 2002). 이는 시너지성 근육 활동을 조절하지 못하는 것과 조절 능력 부족을 보상하기 위해 팔다리를 뻣뻣하게 만드려는 경향 때문인 것으로 보인다.

주목할 점은 반마비 환자에서 마비쪽은 물론 비마비쪽 팔에서도 일부 손상이 나타난다는 것을 말해주는 근거가 많다(Colebatch & Gandevia, 1989; Newham & Hsiao, 2001). 이 경우, 같은 연령대의 건강한 사람들보다 힘을 덜 생성하는 경향이 있다. 이러한 결과는 가쪽 겉질척수로의 섬유 중 약 10~30%는 반대쪽으로 교차하지 않고 동측에 남아 있다는 사실로 설명될 수 있다(Haaland et al, 2004).

팔다리 분절 간 협응 부족 문제는 여러 연구에서 조사되었다. 예를 들어, 앞으로 뻗는 동작에서는 어깨 굽힘근과 팔꿈치 폄근을 조화롭게 움직이는 데 어려움을 겪는 경우가 흔하다. 두 관절에 걸쳐 있는 위팔두갈래근은 어깨와 팔꿈치를 모두 굽히는 역할을 한다. 이 두 관절 움직임에서 협력근으로 작용하는 위팔두갈래근과 위팔세갈래근의 협응이 부족하면 앞으로 팔을 뻗으려고 할 때 어깨와 팔꿈치 관절이 동시에 굽혀지는 움직임이 나온다(그림 6-8A).

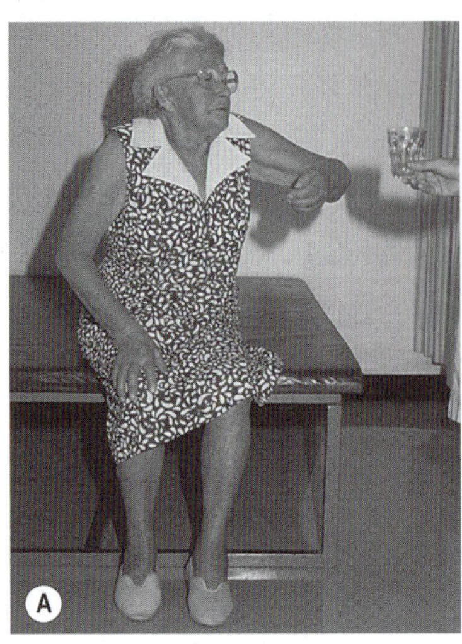

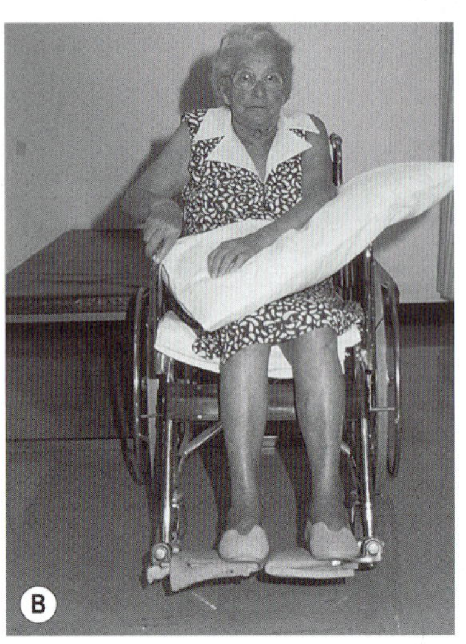

[그림 6-8] 뇌졸중 환자. (A) 물잔을 잡으려는 시도. 두관절 근육인 위팔두갈래근이 어깨를 굽히지만, 위팔세갈래근 활성화가 일어나지 않으면 팔꿈치도 함께 굽혀진다. (B) 마비된 팔을 베개 위에 놓은 일반적인 휴식 자세. 이 자세에서는 어깨가 안쪽으로 돌아가고 모아지며, 팔꿈치가 굽혀지고, 아래팔이 엎침 상태에 있으며 손목이 굽혀진다. 움직임이 없으면, 짧아진 상태로 유지된 근육은 구축을 포함한 여러 적응적 변화를 겪게 된다. 이러한 자세는 반드시 피해야 한다.

근육 뻣뻣함, 근육 길이 변화, 구축

손상 이후 발생하는 이차적 적응은 주로 움직임 제한과 사용 부족으로 인해 나타나며, 근육과 다른 물렁조직의 길이 변화 같은 변화를 포함한다. 오랜 기간 동안 짧아진 상태로 고정된 근육은 단축되고 뻣뻣해지며(그림 6-8B), 활성화될 때 더 짧은 길이에서 긴장이 만들어진다. 마비된 팔은 자연스럽게 어깨관절에서의 안쪽돌림과 모음, 팔꿈치 굽힘, 아래팔 엎침, 엄지 모음, 손가락과 손목 굽힘 상태를 취하는데, 이러한 근육들은 빠르게 뻣뻣해지고 구축이 발생한다.

적응성 움직임 패턴은 마비, 관절에 작용하는 근육들 간 불균형, 물렁조직의 유연성 부족으로 발생한다(Carr & Shepherd 1996). 이러한 적응성 움직임은, 손상과 다분절 시스템의 생체역학적 가능성 측면에서 봤을 때, 환자가 시도하는 최선의 움직임 시도로 보인다. 예를 들어, 어깨를 굽히고 팔꿈치를 펴서 물체를 향해 팔을 뻗기가 어려운 경우, 엉덩관절을 앞쪽으로 움직이며 상체를 앞으로 기울이는 방식으로 뻗는 거리를 증가시키려고 시도하는 경우가 흔하다. 어깨세모근과 가시위근 같은 어깨 굽힘근이 마비된 경우, 물체에 팔을 뻗으려고 시도하면 척추 옆굽힘과 어깨지지대가 올라가는 움직임이 동반된다(그림 2-11).

강직—신장반사 과활성—과 팔 기능부전 사이의 관계는 최근까지 밀접한 관련성이 있는 것으로 간주되었으나, 강직이 기능적 움직임에 미치는 영향은 명확하지 않다. 강직은 특히 뇌졸중 이후에는 기능에 영향을 미치지 않는다는 근거들이 존재한다(O'Dwyer et al 1996). 뇌졸중 환자군과 다른 중추신경계 병변 환자들에서, 임상전문가들이 강직으로 인식할 수 있는 수동적 움직임에 대한 저항은 반사 과활성 때문이 아니라 부분적으로는 근육 뻣뻣함과 근육 구축으로 인한 것일 수 있다. 이런 사실은 매우 중요하다. 강직이 주요 손상이라는 믿음에서 임상에서는 이 강직 근육 수축을 억제하는 비교적 수동적인 중재들이 사용되었기 때문이다. 반면 약화와 협응 부족이 기능을 방해하는 주요 손상이라면 치료는 보다 능동적인 운동과 훈련으로 전환될 것이다. 예를 들어, 강직성 근육 활동을 억제하는 대신에 능동 운동과 훈련을 시행하여 일상적인 간단한 과제를 수행하는 과정에서 근육 활동의 효율성을 높이는 데 초점을 맞춘다.

구축이 자주 발생하는 근육은 어깨 모음근과 안쪽 돌림근, 팔꿈치 굽힘근, 아래팔 엎침근, 손목 및 손가락 굽힘근, 엄지손가락 모음근이다(그림 6-8B 참고). 근육이 짧아지고 뻣뻣해지면 신장수용기의 과민성이 발달한다(8장 참고). 이러한 마비와 비사용에 따른 적응적 변화는 집중적인 능동 운동과 적절한 자세 유지를 통해 예방되거나 최소화된다. 마비 상태의 근육이라도 하루 중 올바르게 자세를 유지하는 것이 중요하다.

근육 활성화와 팔다리를 어느 정도 능동적으로 사용하는 것이 매우 중요하며, 병변 초기 단계부터 강조되어야 한다. 효과적인 팔다리 사용 능력을 회복하지 못한 경우, 근육 구축이 발생할 가능성이 높다. 그래서 구축을 최소화하고 팔다리가 뻣뻣하고 움직이지 않으며 고통스러운 상태로 되는 것을 방지하기 위한 방법들이 추가로 개발될 필요가 있다. 팔다리를 사용할 수 없는 상태는 우울증과 사회적 위축으로 이어진다(Balliet et al 1986). 한쪽 팔다리가 마비된 경우, 대개 양손을 사용해야 하는 수많은 과제를 시도하기가 어렵거나 불가능해진다.

운동 수행력

뇌 손상 환자의 뻗기와 조작하기 대한 연구가 많아지고 있다. 뻗기 과제에 대한 운동학적 분석과 손 분절들과 조작 중인 물체 간의 힘 생성에 대한 분석은 기능수행 문제를 이해하는 데 중요한 기초를 제공한다. 또한 침습적 뇌 기능 검사 방법의 사용이 임상에서 제기된 손상 특성에 대한 문제들을 명확히 하는 데 도움이 되었다.

뻗기

급성 병변 이후, 뻗기와 가리키기[pointing] 동작은 속도가 느리고, 정확도가 떨어지며, 움직임이 단절적이고 조화롭지 못하다(Levin 1996; Cirstea et al 2003). 어깨와 팔꿈치 간의 협응이 깨지고, 건강한 사람과 비교했을 때 관절 움직임의 범위가 감소한다(Cirstea & Levin 2000). 그 결과, 이용 가능한 자유도를 활용하기 위해 몸통이 움직임에 더 많이 관여한다. 많은 뻗기 동작에서 관절 간 협응 부족이 관찰되며, 부드럽고 연속적인 움직임을 만드는 데 어려움을 겪는다(Trombly 1992 1993; Cirstea & Levin 2000). 어깨관절과 팔꿈치 관절의 협응 부족으로 조화롭지 못한 움직임이 나타난다(Levin 1996). 연결된 분절들 간에 과도하거나 의도하지 않은 움직임이 발생한다. 예를 들어 어깨를 굽히면서 동시에 팔꿈치를 펴는 데 어려움을 겪는 경우가 있다(Lang & Schieber 2004; Zachowski et al 2004; McCrea et al 2005)(그림 6-8A 참고).

물체에 손을 뻗는 동작에서 관찰되는 문제로는 손의 경로가 치우치거나, 물체를 잡기 전에 미리 손 모양을 갖추지 못하는 등의 문제가 있다. 손이 물체에 도달하기 전까지 열리지 않거나, 그 물체 형태와 특성, 용도에 맞게 잡을 준비가 되어 있지 않다. 손 경로의 치우침은 어깨관절 굽힘과 바깥돌림을 결합하거나, 팔의 뒤침을 적절히 수행하지 못하는 데서 비롯된다. 손이 물체에 닿는 타이밍이 맞지 않으면 손이 물체에 부딪히거나 물체에 도달하기 전에 닫혀버리는 문제가 발생한다.

양손 뻗기 동작에서는 한 손으로 과제를 수행할 때보다 동작이 더 느리게 이루어지는 경향이 있으며, 뇌졸중 환자를 대상으로 한 연구에서도 이러한 결과가 보고되었다(Platz et al 2001a). 이 연구에서는 양손 과제에서 두 팔의 비동기화가 관찰되었다. 뇌졸중 후 뻗기 동작에 대한 많은 연구는 기능적이지 않은 과제를 통해 이루어졌지만, 한 생체역학 연구에서는 양손이 협력하여 목표를 성취하는 기능적 뻗기 과제를 조사했다(Kilbreath et al 2006). 과제는 앞으로 뻗어 손잡이를 잡아 물체를 옮긴 뒤 내려놓는 것이었으며, 큰 쟁반 하나나 작은 쟁반 두 개를 손으로 다루는 방식으로 수행되었다. 뇌졸중 환자는 대체로 건강한 사람보다 수행 시간이 더 길었고, 시간적으로 동기화되지 못한 모습을 보였다. 특히 두 개의 작은 쟁반을 다룰 때 이러한 차이가 두드러졌다. 두 개의 쟁반을 다루는 것은 하나의 쟁반을 다루는 것보다 더 복잡한 과제다. 연구자들은 움직임 속도가 느려진 이유가 운반 단계에 비해 이 과정의 복잡성이 더 크기 때문이라고 설명하였다. 참가자들이 쟁반을 잡기 위해 두 손을 협응하는 데 어려움을 겪었을 가능성이 있으며, 단일 과제를 이중 과제로 바꾸어 각각의 팔을 별도로 제어했을 가능성도 있다. 이러한 결과와 연구진의 흥미로운 해석은, 침범된 팔의 기능 회복이 중간 정도인 환자에게도 양손 훈련을 포함시키는 것이 중요하다는 점을 말해준다.

소뇌성 조화운동못함증에서는 특히 움직이는 물체를 향해 손을 뻗는 경우 움직임 시간이 지연되고 반응시간도 느려진다. 움직임 궤적은 목표를 지나치거나 도달하지 못하는 거리측정이상과 분리된 움직임이 특징이었다(Bastian et al 1996 2000).

또한 파킨슨병에서는 여러 관절 간의 협응이 저하되거나 손목과 손가락 움직임의 협응 능력이 감소한다(Bertram et al 2005). 이 경우 약물 치료로 뻗기 속도를 개선할 수 있지만, 움직임 조절에는 효과가 없을 수 있다.

잡기와 조작하기

일부 환자는 물체를 조작하거나 물건을 놓을 때 쥐는 힘을 조절하는 데 어려움을 보인다(Quancy et al 2005). 뇌졸중 후에는 자연적으로 발생하는 손가락들 간의 역학적 결합성coupling을 극복하기 어려워서, 손가락을 개별적으로 움직이는 능력이 저하된다(Raghaven et al 2006). 파킨슨병에서는 물체를 놓는 동작이 느리거나 물체를 제대로 놓지 못하는 어려움이 발생한다(Gordon et al 1997).

손 사용 어려움은 손가락과 손목을 굽히는 능력이—손가락 굽힘근이 대체로 더 약함에도 불구하고—펴는 능력보다 상대적으로 더 우세한 경우에도 발생한다. 또한 손가락을 굽힐 때 손목을 펴기보다는 굽히는 경향이 있으며, 이는 손목 폄근의 협응이 부족하다는 것을 말해준다. 물체를 놓을 때 엄지를 벌리지 않고 폄하는 경향을 보이기도 하고, 엄지와 새끼손가락을 안쪽으로 돌려 손을 오목하게 만드는 동작을 수행하지 못하는 경우도 있다. 근육 구축도 손 사용을 더욱 방해한다. 예를 들어, 엄지 모음근이 구축되어 물체를 잡을 때 필요한 검지손가락과의 사이 공간이 감소하면 물체 잡기가 더 어려워진다(그림 6-9).

손가락을 미세하게 조절하는 능력이 서툴어진다는 보고도 많다. 어느 정도 손 근육을 활성화할 수 있는 사람도 손가락을 독립적으로 움직이는 데 상당한 어려움을 겪는다. 예를 들어, 손가락 두드리기tapping 같은 동작에서 그러한 어려움이 두드러진다(Prigatano & Wong 1997; McCombe Waller & Whitall 2004). 이와 같은 미세 운동조절 문제는 비마비 손에서도 관찰된 바 있다(McCombe Waller & Whitall 2004).

뇌졸중 후 일정 시간이 지난 일부 사람들에게서 비정상적인 손 자세가 관찰되며(그림 6-10), 이는 근긴장이상 움직임이나 후천적으로 습득된 운동 패턴을 나타낸다. 손바닥으로 물체를 잡는 동작에 관한 연구에서는 손끝으로 물체를 잡는 대신 손바닥 전체로 잡는 모습을 보인다고 설명하였다. 연구자는 시각 정보와 고유감각 입력 간의 불일치로 인해 이런 현상을 보인다고 설명하였다(Jeannerod 1986).

반마비 환자는 팔다리를 능동적으로 사용할 수 있음에도 불구하고, 다른 손이 고정되지 않는 한 마비된 손을 사용하지 않을 가능성이 크다(Taub et al 1993). 원숭이 실험과 반마비가 있는 성인과 어린이를 대상으로 한 연구는, 더 잘 사용하는 손을 제한하고 마비된 팔다리를 강제로 능동적으로 사용하게 하면 마비쪽 팔 사용이 증가한다는 근거를 보여주었다. 근력이 약한 반마비 환자를 대상으로 강제 사용Forced Use을 훈련 전략으로 사용하는 방법은 아래에서 설명한다.

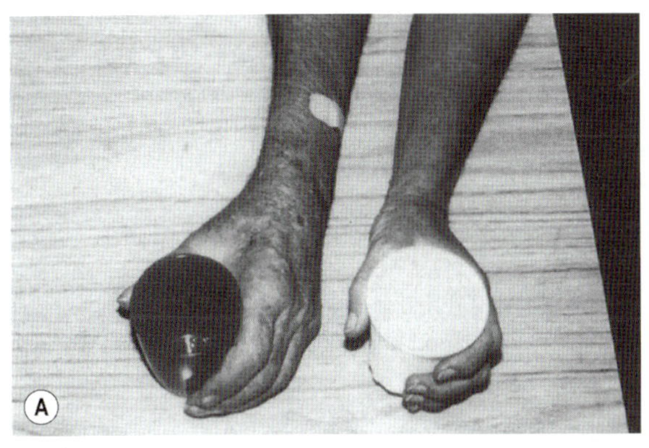

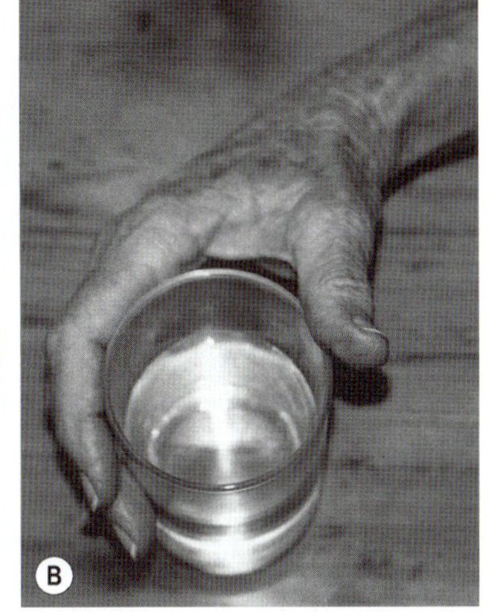

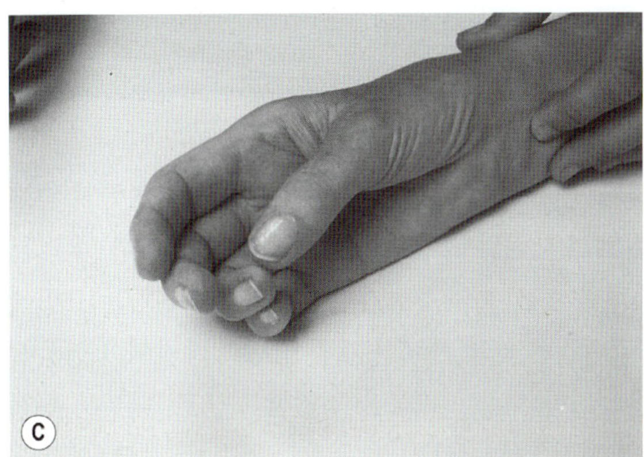

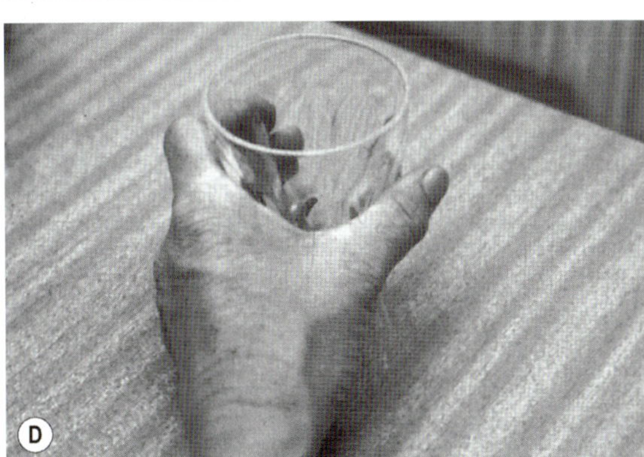

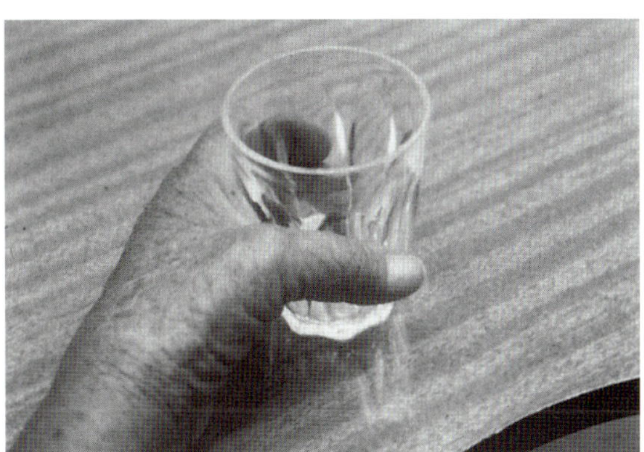

[그림 6-9] (A) 손목 폄과 아래팔 뒤침이 부족한 경우, 물체를 잡고 조작하기가 어려워진다. 긴손가락굽힘근과 엎침근 약화가 있는 팔(왼쪽)과 정상적인 팔(오른쪽) 사이의 손과 아래팔 정렬 차이에 주목하라. (B) 짧은엄지벌림근 약화로 인해 유리컵을 놓을 때 엄지 벌림 대신 엄지 폄이 나타난다. (C) 손 근육 약화로 인해 손바닥과 손가락을 오목하게 만드는 자세를 취할 수 없으며, 엄지와 4번째 및 5번째 손가락을 서로 대는 동작이 불가능하다. (D) 엄지와 검지 손허리뼈 사이의 공간web space이 유리컵 쥐는 동작을 가능하게 한다(왼쪽). 그러나 엄지모음근을 포함하여 이 공간의 물렁조직이 짧아지면 손허리손가락관절에서 비정상적인 자세가 유발된다(오른쪽).

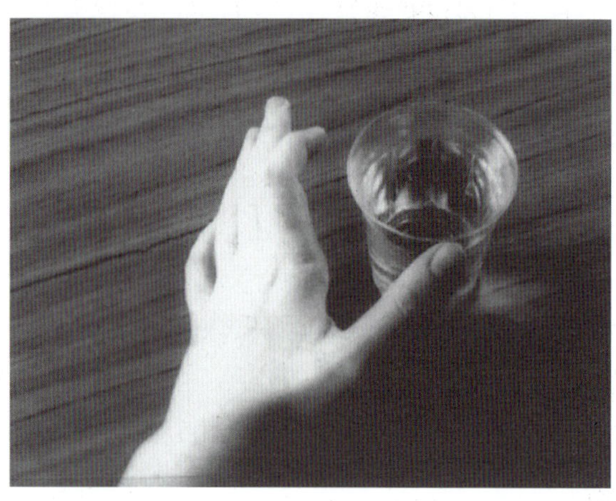

[그림 6-10] 뇌졸중 이후 손에서 나타나는 근긴장이상 움직임. 유리잔을 잡을려 할 때 두드러지게 나타나는 것을 볼 수 있다. 엄지와 검지 측면으로 쥐기 공간이 만들어지는 것에 주목하라.

7 뻗기와 조작하기 훈련

팔 운동장애 재활은 환자와 치료사 모두에게 힘든 과제다. 그러나 지난 수십 년간 여러 생체역학적 연구와 생리학적 연구를 통해 다양한 뻗기 동작, 물건을 쥐고 조작하는 과정에 대한 이해가 깊어졌다. 우리는 이제 팔 조절의 복잡성과 운동시스템을 손상시키는 뇌 병변 후 신경 재구성과 운동학습을 촉진하는 요인에 대해 더 많이 이해하게 되었다. 이러한 과학적 이해가 깊어짐에 따라 새로운 재활 방법이 개발되어 임상에서 활용되고 있다. 다음은 현재의 과학적 이해를 기반으로 한 재활 전략들을 정리한 것으로, 대부분 특정 수준에서 효과적이거나 특정 개인에게 효과가 있다고 밝혀진 것들이다.

팔을 효과적이고 기능적으로 사용하는 데는 손의 쥐기와 놓기 기능에 전적으로 달려 있다. 팔 움직임은 손과 주변 환경이나 작업 공간에서의 손 위치에 의해 조정된다. 따라서 뻗기 연습은 항상 목표물이나 손으로 다룰 수 있는 물체를 포함해야 하며, 집중적이고 반복적인 손가락 운동과 손목 운동 그리고 간단한 과제 연습은 치료 시작 단계부터 시행해야 한다.

팔과 손의 능동 움직임 훈련은 과제에 중점을 둔 연습을 기반으로 하되, 필요한 경우 분리된 관절 운동도 포함하며, 환자가 테이블에 앉은 상태에서 조기에 시작한다. 근력 약화가 심한 경우, 주요 근육 활동을 유도하고 단순한 움직임을 반복적으로 연습하는 데 초점을 맞춘다. 쥐기와 놓기 활동과 관련된 뻗기와 손가락 움직임을 강조한다. 여러 과제를 하면서 팔 활동을 촉진하고, 단축 위험이 있는 근육의 구축을 예방하며, 근육의 수축성을 자극하고 유지하는 것을 목표로 한다.

운동학습에 관한 연구 결과와 훈련에 관한 실질적인 기법이 얼마나 중요한지는 2장에서 다루었다. 예를 들어, 언어적 지시가 훈련에서 중요한 요소임에도 불구하고, 임상 실무에서는 이러한 지시를 전달하는 방식에 크게 주목하지 않는 경우가 많다. 뇌졸중 이후 환자의 뻗기 과제를 훈련하는 연구에서는 치료사의 지시 방식이 운동 수행 결과에 상당한 영향을 미친다는 점을 발견했다(Fasoli et al 2002). 연구에서 작업치료사들은 과제에 대한 외부초점 지시나 움직임에 대한 내부초점 지시를 제공했다. 참가자들은 다음 세 가지 과제, 캔을 선반에서 테이블로 옮기기, 사과를 선반에서 바구니로 옮기기, 머그잔을 테이블에서 받침대로 옮기기를 수행하였다.

과제를 수행하는 동안 참가자들은 물체의 특성에 주의를 기울이거나 팔과 팔꿈치, 손목, 손가락 움직임에 주의를 기울이라는 지시를 받았다. 뇌졸중 환자들은 물체에 주의를 기울일 때 최대 속도가 증가하고 움직임 시간이 감소했다. 캔 옮기기 과제에서는 움직임 단위 수가 줄어들어 보다 부드럽게 움직였다. 비슷한 효과는 건강한 참가자들에게서도 나타났다. 외부초점 지시는 물체의 어포던스[affordance], 즉 물체가 제공하는 상호작용 가능성에 시각적 주의를 집중시키며, 내부초점 지시는 고유감각 되먹임을 강조한다. 사람들은 고유감각 되먹임보다 시각적 되먹임에 자연스럽게 더 주의를 기울이는 경향이 있다는 것은 명확하다(Weiss & Jeannerod 1998).

운동 손상 외에도 감각 손상과 시공간 손상 역시 회복에 영향을 미친다. 두 손상 모두 특정한 재훈련으로 효과를 볼 수 있다는 연구 결과가 있다(Yekutiel & Guttman 1993; Carey et al 2002; Byl et al 2003; Sullivan & Hedman 2004). 그러나 과제지향적 훈련은 다양한 목적을 위해 모양, 크기 질감 같은 다양한 특성의 물체를 다루는 것이 포함한다. 집중적인 과제지향적 훈련은 과제와 관련된 몸감각 정보와 시각 정보 간의 상호작용을 촉진하는 동시에, 주의집중 시간을 늘리는 데도 도움이 될 가능성이 크다. 과제지향적 훈련은 대상자가 적절한 감각 입력을 선택하고, 이에 주의를 기울이며, 반응하는 능력을 향상시키고, 이를 통해 근력 조절과 팔다리 분절 간의 협응을 개선할 기회를 제공한다.

되먹임은 훈련 과정에서 증강되며, 학습에 도움이 된다. 간단한 능동 움직임이나 운동 과제를 연습하면, 운동조절 메커니즘의 한 부분인 그 움직임에서 생성되는 내적 되먹임은 물론, 다음과 같은 외적 되먹임도 함께 제공된다. 1) 수행 결과를 보고 '목표 달성 여부' 확인하기(그림 6-8A), 2) 쥐는 힘의 효과를 통해 '물체가 찌그러지거나, 미끄럽거나, 단단한가'를 판단하기(그림 6-11), 3) 손 움직임 경로나 형태를 보고 '이 물체를 집을 수 있는가'를 판단하기와 같은 외적 되먹임들이다. 치료사는 대상자가 걷는 동안 환경에서 중요한 요소에 주의집중하도록 돕거나, 서 있을 때 발에 실리는 하중과 같은 특정 감각에 집중하도록 하여 시각적 되먹임을 강화한다.

치료사의 언어적 되먹임은 동기를 부여할 수 있는 장점이 있지만, 오해를 일으키거나 명확하지 않을 수 있으며, 수행과 동시에 제공될 경우 오히려 역효과를 낼 가능성이 있다(Winstein et al 1996; Schmidt & Wulf 1997). 지시와 되먹임은 수행 전에 제공하고 신체 내부보다는 외부 대상에 초점을 맞추어 제공할 때 가장 효과적인 것으로 보인다.

시각 입력은 뻗기와 조작하기에 중요하다. 뇌졸중 환자를 대상으로 한 연구에서는 움직이는 물체를 향해 뻗을 때가 고정된 물체를 향해 뻗는 동작보다 더 매끄럽고 빠른 움직임을 보였으며 타이밍 측면에서도 더 나았다고 보고하였다(Lee et al 1984). 연구자들은 이렇게 시각적으로 움직임 시스템을 활성화하도록 설계된 운동이 회복을 촉진한다고 제안하였다. 다른 연구 결과들은 촉각보다 시각이 우세하다는 점을 여러 차례 지적해 왔다. 가상 환경을 활용한 연구에서는 시각과 수행력 간의 관계를 간접적으로 탐구하고 있다.

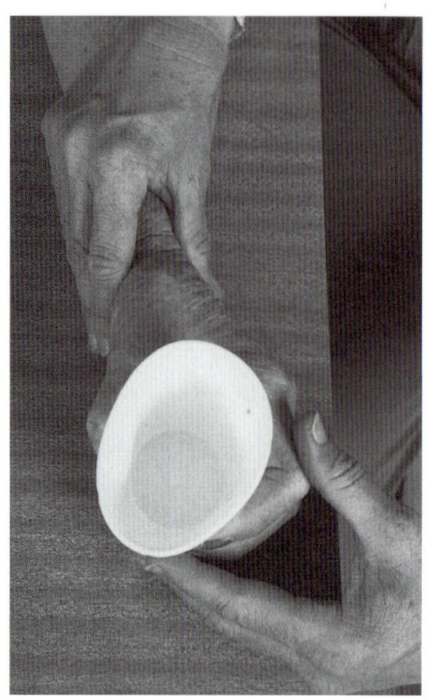

[그림 6-11] 플라스틱 컵을 쥐고 들어 올리기 동작을 연습하면서 과도한 힘 생성에 대한 되먹임을 얻는 장면. 치료사가 환자의 손목이 컵을 쥘 때 굽어지는 경향을 억제하기 위해 손목을 약간 폄 상태로 지지하고 있다. 환자는 컵의 형태를 유지하는 데 집중한다.

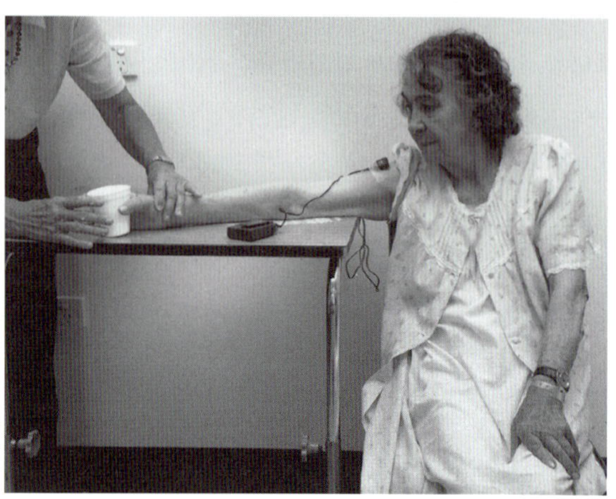

[그림 6-12] 테이블 위로 팔을 뻗는 것을 시도하는 도중 어깨세모근 활동을 근전도장치를 사용해 모니터링하는 장면

초기 연구 결과에 따르면 근전도 되먹임이 뇌졸중 환자의 팔에서 어느 정도 능동적인 기능을 회복하는 데 도움이 된다. 예를 들어, 위팔세갈래근에 대한 특정 운동을 포함한 초기 연구에서는 근전도 되먹임을 받은 그룹에서 위팔세갈래근 활동이 유의미하게 증가한 것으로 나타났다(Wolf et al 1994). 그러나 근전도 되먹임을 훈련 프로그램에 포함했을 때 실제로 근전도가 수행력 향상이나 팔다리 사용 증가로 이어졌는지에 대한 정보는 부족하다. 근전도는 환자와 치료사에게 수의적 근육 활동과 관련된 정보를 제공하는 데 유용하다(그림 6-12 참고). 전기 훈련 장비나 되먹임 장치의 장점은 환자가 단순한 과제 연습을 할 때 훈련의 일부로 이를 사용해 장시간 운동에 참여할 수 있게 격려할 수 있다는 점이다. 단순한 근육 활동 되먹임보다 더 흥미롭고 효과적일 가능성이 높다. 근전도로 유발되는 전기자극의 사용은 본 장 후반부에서 다룬다.

과제 수정

조기에 팔과 관련된 훈련을 할 때 중요한 요소는 환자의 운동 손상에 맞추어 연습 과제를 수정하는 일이다. 예를 들어, 팔에 마비가 있는 사람이 팔을 들어 올리라는 요청을 받았을 때 만약 그 팔이 테이블 위에 지지된 상태라면 팔을 어느 정도 움직였을 수도 있다(그림 6-13). 활성화할 수 있는 근육을 활용한 간단한 동작을 연습하게 하면, 초기 단계에서 손상이 심한 환자에게 긍정적 동기부여를 줄 수 있다.

분절들 간의 조절 능력을 향상시키는 훈련 방법으로 몸의 특정 부위를 제약하는 방법을 사용할 수 있다. 팔 길이 내에 있는 물건을 잡으려고 할 때는 상체가 비교적 고정되어 있지만, 팔 길이를 넘어서는 물체에 손을 뻗으려면 엉덩관절에서 시작되는 몸통 굽힘이 중요한 역할을 한다. 그러나 어깨와 팔꿈치의 움직임 사이 협응이 원활하지 않은 사람은 목표를 달성하기 위해 팔꿈치나 어깨 움직임을 보상하기 위해 엉덩관절에서 시작하는 몸통 굽힘을 과도하게 사용한다(Levin et al 2002). 이러한 적응 또는 보상 동작이 지속되면 회복 가능성이 제한된다(Ada et al 1994). 몸통 움직임을 제한하는 조건에서 뻗기 훈련을 연구한 결과, 훈련 후 팔꿈치 움직임이 증가하고 몸통 움직임이 감소한 사례가 보고되었다(Michaelsen et al 2001; Michaelsen & Levin 2004; Michaelsen et al 2006). 이러한 연구는 관절 간 관계를 재구성하도록 유도하는 간단한 전략이 다관절 협응과 기능적 향상을 이끌어 낼 수 있다는 것을 보여준다.

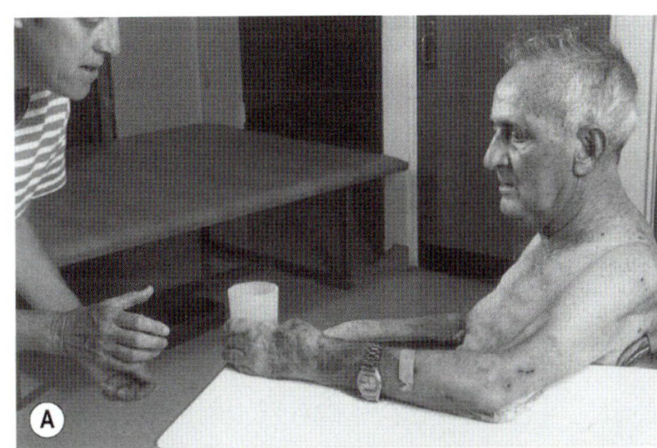

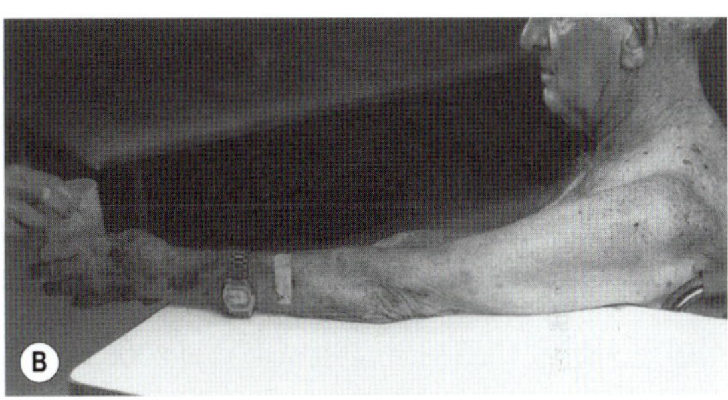

[그림 6-13] 환자가 테이블 위로 팔을 밀며 유리컵을 앞으로 전달하는 모습. 테이블의 마찰에 대응해 삼각근이 약하게 활성화되는 것이 보인다. 반복 연습을 통해 팔을 테이블 위로 들어 올릴 수 있게 될 것이며, 이후에는 테이블을 사용하지 않고 연습을 진행한다.

글상자 6.1 과제지향적 훈련 방법

- 간단한 반복적 운동
- 효과적인 기능 수행력을 만들고, 수행 속도를 올리고, 손의 기민성을 향상하기 위해, 물체를 이용하여 뻗기와 조작 과제를 반복 연습하는 과제 특이적 훈련과 연습
- 기능적 근력과 지구력을 증가시키는 훈련
- 양손 사용 훈련 및 연습
- 제약 조건에서 시행하는 과제 훈련과 연습

보조적 방법

- 전기자극
- 심상 연습
- 로봇 및 비로봇 장비를 사용한 훈련
- 컴퓨터 기반 훈련
- 가상 환경

앉은자세 균형이 아직 충분치 않다고 해서 팔 기능훈련을 조기에 시행하는 것을 늦춰서는 안된다. 앉거나 선자세에서 물체에 손을 뻗거나 가리키는 동작을 연습하는 것은 이러한 자세들의 균형을 향상하는 방법이기도 하다. 마찬가지로, 손을 뻗는 데 필요한 어깨 기능이 아직 충분치 않거나 조절능력이 부족하다고 해서 손 기능 훈련을 조기에 시행하는 것을 미뤄서는 안된다. 테이블에 앉아 팔을 지지한 상태에서 손 과제와 뻗기 연습을 하면 손 뻗기나 균형 조절이 부족한 경우에도 연습이 가능하다(그림 6-14). 누운 자세나 앉은자세에서 팔을 지지한 상태로도 뻗기와 가리키기 연습이 가능하며, 이런 연습은 환자가 팔을 수평으로 들어 올릴 수 있기 전에 수행한다.

과학에 기반한 그리고 특정 조건에서 효과가 입증된 재활 방법들을 글상자 6.1에 요약하였다. 보조적 재활 방법들은 과거의 치료법을 새롭게 재구성한 방법과 가상 환경 및 로봇 또는 비로봇 훈련 장치와 같은 최신 기술 발전을 활용한 방법을 포함한다. 초기 뇌졸중 후 심각한 손상을 입은 환자의 손 기능을 자극하기 위한 새로운 방법으로는 약물 치료와 병변 반대측 운동겉질에 저주파 반복적 경두개자기자극[rTMS](Liepert et al 2007) 또는 경두개직류자극[tDCS](Hummel et al 2005)이 있다. 단일 사례 연구에서는 rTMS가 단기적으로 손의 섬세한 운동 능력을 향상시킨 것으로 나타났다. 작은 손가락 근육 여러 부위를 작은 진폭으로 진동하고, 운동유발전위 및 TMS를 이용하여 검사한 결과, 뇌졸중으로 영향을 받은 손을 조절하는 운동 경로의 흥분성이 변화된 것으로 나타났다(Wang et al 2006). 연구진은 개별화된 근육 진동이 수의적 움직임이 일어나는 동안 작용근을 조절하는 운동 경로의 흥분성을 증가시키는 데 사용될 가능성이 있다고 가정하였다. 다음 단계는 집중적인 과제 특이적 손 사용 훈련 프로그램을 시행할 때 이런 자극이 기능적 수행에 미치는 영향을 조사하는 것이다.

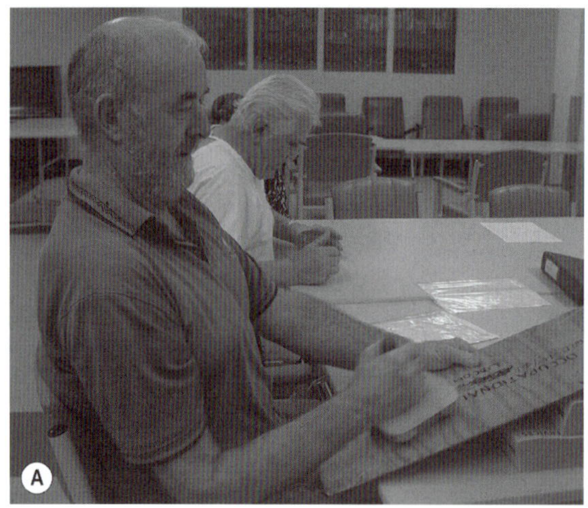

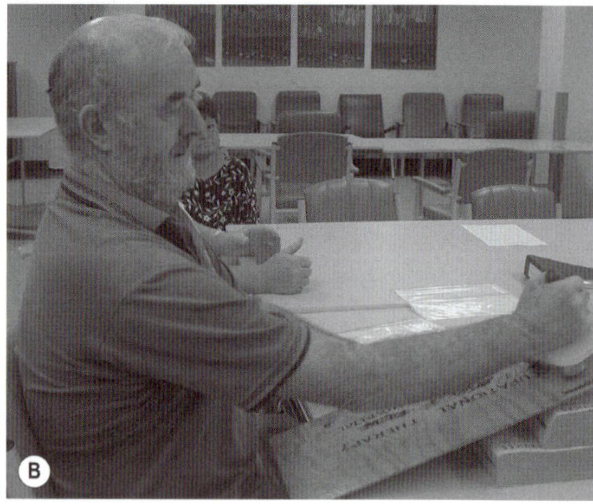

[그림 6-14] 손 훈련 교실. 관절 간 협응을 훈련하기 위해 시상면에서 반복적인 어깨 굽힘과 팔꿈치 폄 동작을 수행하고 있다. 환자는 위-아래, 위-아래 식으로 율동적이고 부드럽게 연속 동작으로 움직인다. 메트로놈을 사용하여 움직임 자체보다는 타이밍에 집중할 수 있게 한다. (S. Dorsch & K. Schurr, Bankstown-Lidcombe 병원, 물리치료실, 자료 제공)

과제지향적 훈련과 연습

운동 손상이 있는 사람이 팔의 분절들을 조절하는 능력을 발달하려면, 자신의 운동 수행력을 동작이 수행되는 환경, 목표, 물체의 특성에 맞추어 적응하는 능력을 회복해야 한다. 이 과정에서 손을 물체에 맞게 어떻게 배치해야 할지, 물체를 다루기 위해 어떤 동작을 해야 할지 판단하는 법을 다시 배운다. 또한, 물체를 쥐기 위해 모든 손가락이 필요한지 일부만 필요한지, 얼마나 많은 힘을 가해야 할지도 다시 학습해야 한다. 환자들은 자신이 성공적으로 뻗을 수 있는 거리를 판단하는 능력을 다시 회복해야 한다. 즉 자신의 팔 길이를 파악하고, 다른 신체 부위가 뻗기를 통해 얼마나 더 거리를 늘릴 수 있는지를 알아야 한다. 그래서 환자는 앉거나 서 있는 자세처럼 똑바른 자세에서 뻗기와 물체 조작을 위해 필요한 자세 조절도 학습해야 한다.

모든 과제지향적 훈련에서처럼, 팔 기능을 위한 과제지향적 훈련에서도 목표를 제공하고, 가능하면 의미가 있는 과제와 물체를 제공하며, 주의집중을 유도하며, 촉각, 시각, 결과 인식에 대한 되먹임을 제공해야 한다. 물체의 존재는 정상인과 뇌졸중 환자 모두에서 뻗기 동작 수행을 향상시킨다. 생체역학 연구에서는 동전 쓸어 담기 같은 목적 있는 과제를 수행하며 물체를 향해 뻗는 경우가, 아무런 기능적 목적 없이 단순히 탁자를 쓸어 담으려는 동작보다 더 부드럽고 협응이 잘 이루어진다는 것을 보여주었다(Wu et al 2000 2004). 또 다른 연구에서는 컵을 쥐고 들어올려 다른 장소로 옮기는 간단한 과제 연습을 통해, 팔의 협응과 최대 쥐기 힘이 유의미하게 향상되었다(Woldag & Hummelsheim 2002).

기능 손실이 약간 또는 중간 정도인 경우라면 즉 집중적이고 반복적인 과제 연습으로 진행한다. 특히 수행이 어려운 동작의 특정 측면에 중점을 둔다. 예를 들어, 숙련도와 기민성을 극대화하기 위해 수행 속도를 높이는 연습이 필요하다면, 과제의 난이도를 조정하여 더 높은 정확성을 요구하는 도전적인 과제를 시행하게 한다. 또한, 팔 근력과 지구력을 향상시키기 위해 들어 올리거나 다루는 물건의 무게를 증가시킬 수도 있다.

훈련은 각 개인의 기능적 한계를 고려하고, 훈련 시에는 특정 부분에 초점을 둔 되먹임과 지시를 제공한다. 근육의 특정 길이에서 수축력을 효과적으로 발휘하도록 다양한 과제를 시행한다. MAS 같은 기능 척도나 9HPT(9홀 핀 꽂기 검사)의 점수를 주간 차트로 시각화하여 진행 상황에 대한 구체적인 지식을 제공하면 환자의 동기가 올라가고 학습에 도움이 된다. 한편, 근육 마비나 심각한 근육 활성화 결핍이 있는 환자의 경우, 우선 근육을 활성화하는 능력을 회복해야 한다. 뇌졸중이나 외상성 뇌손상과 같은 급성 병변 이후에는 단순한 단일관절 운동조차 자발적으로 수행하기 어려운 경우가 많다. 이런 상황에 필요한 중재의 첫 단계는 근육 활성화와 힘을 생성하여 팔이나 팔의 일부를 움직일 수 있는 능력을 촉진하는 단순한 운동에 참여토록 하는 것이다. 초기에는 심각한 근육 약화를 보이는 사람도 어느 정도의 기능적 회복 가능성을 가지고 있을 수 있다. 따라서 이들도 초기부터 집중적이고 능동적인 훈련 과정을 시작하도록 해야 한다.

본격적인 집중 운동과 훈련에 앞서 준비 운동을 하면, 특히 초기 치료 단계에서는 환자가 긴장을 풀고 움직이게 하는 데 그리고 유연성을 높이는 데 도움이 된다. 준비 운동에는 한쪽 또는 양쪽 어깨 으쓱이기, 어깨 돌리기, 앉은자세에서 가슴허리 부위 척추의 몸통 회전 및 몸통 옆으로 굽히기가 포함된다.

무작위 대조 연구를 포함한 여러 연구에서는 다양한 의미 있고 흥미로운 과제를 구체적으로 연습하는 과제지향적 훈련 프로그램이 효과가 있다는 것을 보여준다. 특히 자발적인 근육 활성화가 어느 정도 가능하지만 상대적으로 근력이 약하고, 협응이 부족하며, 동작이 느리고 서투른 사람들에게서 효과가 가장 컸다(Platz et al 2001b; Winstein et al 2004; Pang et al 2006).

단순 반복 운동

손 움직임이 복잡한 이유 중 하나는 손이 다중 분절 구조를 가지고 있어 활용할 수 있는 움직임의 자유도가 많고, 의도와 물체 간의 물리적 상호작용에서 다양한 가능성이 존재하기 때문이다. 그러나 특정 근육을 활성화하거나 필요한 힘을 조절할 수 없으면, 특정 기능적 과제를 연습하는 것이 불가능할 수 있다. 이런 경우에는 단순 반복 운동이 필요하다. 특정 근육군을 목표로 한 훈련(글상자 6.2), 근전도 유발 전기자극, 혹은 비로봇 및 로봇 훈련 장비를 활용한 연습이 근육을 활성화하고 간단한 동작을 수행할 수 있게 하는 데 도움이 된다(그림 6-21). 복잡한 동작을 단순화하여 시행하는 이러한 방법은 다양한 크기와 형태의 물체를 쥐고 놓는 과제 등을 통해 근육 활성화를 촉진하는 것이 목적이다. 이후에는 손과 물체 간의 더 복잡한 상호작용이 되도록 진행한다. 단순한 동작을 반복적으로 연습하는 것이 뇌졸중 후 만성 단계에서도 기능적 수행 능력을 향상시키는 데 효과적이다(Butefisch et al 1995; Hummelsheim et al 1996; Mudie & Matyas 1996; Carey et al 2002).

글상자 6.2 단순 반복 운동

- 앞으로 뻗기(어깨관절 굽힘, 팔꿈치관절 폄)
- 아래팔 뒤침하고 팔꿈치를 굽힌 상태로 어깨관절 바깥돌림
- 손 벌리고 닫기(엄지와 모든 손가락 폄과 굽힘)
- 아래팔 돌림 범위 중간 위치에서 손목 굽힘과 폄
- 손가락 굽힘과 폄
- 여러 다양환 물체 잡기, 놓기와 위치 바꾸기

이 간단한 동작들은 다양한 과제를 할 때, 어느 정도의 차이는 있지만, 어느 단계에서든 필수적으로 필요하다. 우리가 손으로 수행하는 일상적인 과제는 무궁무진하지만, 실제로는 특정 쥐기나 조작에 사용되는 몇 가지 기본적인 손 모양과 동작 조합으로 이뤄지는 경우가 대부분이다(그림 6-6과 6-7의 다양한 쥐기 방식 및 Kapandji 1992의 엄지 손가락 대립 동작 참조).

단순 운동들은 복잡한 과제들, 예를 들어, 나이프로 자르거나 포크로 음식을 집는 동작을 훈련할 때 유용하게 쓰이기도 한다. 검지손가락은 도구를 눌러 힘을 아래로 가한다. 손목이 굽혀진 상태에서 손바닥 쪽으로 쥐는 자세를 살펴보면, 검지손가락으로 나이프와 포크를 눌러내리는 데 있어 중요한 것이 도구를 손바닥에 단단히 고정할 수 있는 능력임을 알 수 있다. 손가락들은 기능적 그룹화를 이뤄 협력하는데, 여러 그룹화 간 협력을 통해 상반되는 힘을 적절한 수준으로 생성한다. 이 쥐기를 효과적으로 사용하려면 긴손가락굽힘근이 단축 길이에서도 힘을 발휘할 수 있어야 한다. 하지만 이 상태에서는 근육의 구조적 한계와 늘어난 손가락 폄근이 만들어내는 폄 힘을 상쇄해야 하는 조건 때문에 힘을 내기가 어렵다. 쥐기의 주요 특징을 이해하고 연습하면 이러한 쥐기 구성 요소와 하려는 과제를 효과적으로 조절할 수 있게 된다. 다만, 초

기에는 검지로 도구를 누르거나 손목을 굽힌 상태에서 도구를 손바닥에 단단히 밀착시키는 동작을 반복적으로 연습하는 데 치중해야할 수도 있다. 이후에 실제로 나이프로 음식을 자르거나 포크로 음식을 집는 과제를 연습할 때는 과제 자체와 목표에 초점을 맞춘다. 물론, 젓가락을 사용할 때는 또 다른 형태의 쥐기와 손가락 구성이 필요하다.

손으로 하는 작업 시의 운동 수행은 대상 물체와 그에 관련된 어포던스에 전적으로 달려 있다(Gibson 1977). 즉 물체가 상호작용의 가능성을 제공한다. 우리가 물체를 잡으려고 손을 뻗을 때, 움직임 패턴은 몸과 물체 간의 위치 관계, 물체의 방향성, 그리고 그것으로 무엇을 하려는지에 따라 달라진다(Iberall et al 1986; Rosenbaum et al 1990). 연습에 사용하는 물체는 단순히 흥미롭거나 사용하기 쉬운 특성뿐만 아니라 손의 방향 조절을 연습할 수 있는 옵션을 제공하는지 여부를 기준으로 선택해야 한다. 예를 들어, 그림 6-15에서처럼 어깨가 안쪽돌림된 상태로 팔을 뻗거나 팔꿈치가 엎침된 상태로 반복적으로 팔을 뻗는 사람은 팔의 바깥돌림과 뒤침된 자세를 필요로 하는 물체를 선택해야 한다. 마찬가지로, 대상자는 어려움을 겪는 동작을 유도하는 물체를 선택하거나 컴퓨터나 다른 게임을 활용하여 동작을 연습 할 수 있다(그림 6-16). 연습 과정에서 선택한 물체는 지나치게 어렵지 않아야 하며, 과제는 도전적일지언정 불가능한 수준은 아니어야 한다.

특정 과제지향적 훈련과 단순 동작을 결합한 프로그램을 연구한 한 임상연구에서는 뇌졸중 발병 후 평균 5년이 지난 참여자들을 대상으로 반복적이고 집중적인 손가락 추적 운동 프로그램을 가지고 연구하였다. 연구 결과, 과제 수행 능력이 유의미하게 향상되었고, 나무 블록을 옮기는 것을 검사하는 BBS 검사 점수상 전이가 관찰되었다(Carey et al 2002). 연구자들은 급성 뇌 병변 이후 주요 기능적 문제로 손꼽히는 손가락 움직임 소실에 초점을 맞췄다. 모든 대상자는 손허리손가락관절[MCP]을 20° 이상 펼 수 있었지만 주먹을 펼 때 손이 느리게 열리는 특징이 있었다. 의미 있는 운동 수행 변화가 기능적 자기공명영상을 통해 관찰된 뇌 재구성과 동반되어 나타났다. 사전 검사에서는 훈련한 손과 같은 쪽 대뇌겉질이 활성화되었지만, 손가락 추적 훈련 후 활성화가 반대쪽 대뇌겉질로 이동했다. 훈련을 받지 않은 대조군에서는 이러한 변화가 나타나지 않았다. 훈련은 컴퓨터 화면의 목표물을 추적하며 집게손가락을 구부렸다 펴는 움직임을 반복하는 방식으로 진행되었다. 훈련 방법은 다양한 목표물 파형[waveforms]을 제공하여 문제 해결을 요구하고 유연한 수행력을 촉진하는 등 운동학습 원칙에 기반하여 이루어졌다. 손 자세는 뒤침, 엎침, 중간 위치로 다양하게 조정하였다. 참가자들은 18~20회 세션 동안 매주 여러 차례 총 60회의 추적 훈련을 수행했다.

이 연구는 훈련이 의미 있고 도전적인 과제여야 하며, 반복적이고 집중적으로 이루어져야 한다는 점을 보여줬다는 점에서 중요하다. 또한, 훈련의 효과를 이해하려면 프로그램 세부사항—사용된 훈련 방법과 강도—이 상세히 기록되어야 한다는 사실도 보여준다. 반복적인 손가락 움직임에 대해서는 다른 연구에서도 진행되었으며(Butefisch et al 1995), 아래에서 설명한다. 두 연구의 결과는 손가락과 엄지손가락을 움직이는 것의 중요성과, 손의 주요 움직임을 이루는 다양한 형태의 굽힘과 폄 동작에 중점을 둔 운동의 필요성을 강조한다(그림 6-17).

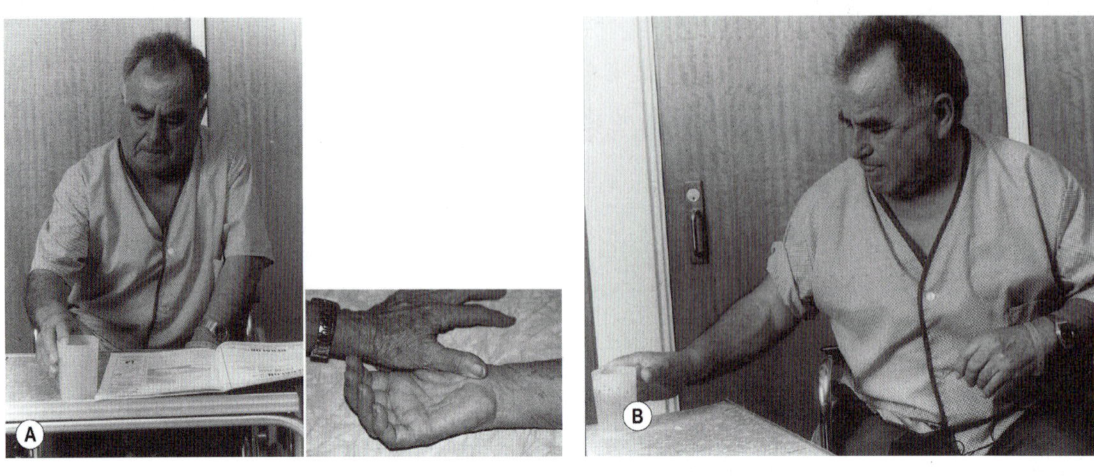

[그림 6-15] (A) 환자가 컵을 잡으려고 손을 뻗는다. 그러나 앞팔을 충분히 뒤침할 수 없어 일반적인 방식으로 잡지 못하고 손을 유리컵 위쪽에 올려두고 들어올리려고 한다. 어깨관절 바깥돌림 감소 때문에 문제는 더 복잡해진다. (B) 간단한 동작인 엎침/뒤침, 바깥돌림을 반복적으로 연습하고 뻣뻣해진 엎침근을 간단히 수동 신장해준 후 환자는 근육의 뻣뻣함을 극복하고 유리컵이 옆쪽에 놓여 있어도 적절히 손 모양을 만들어 유리컵을 잡을 수 있게 되었다.

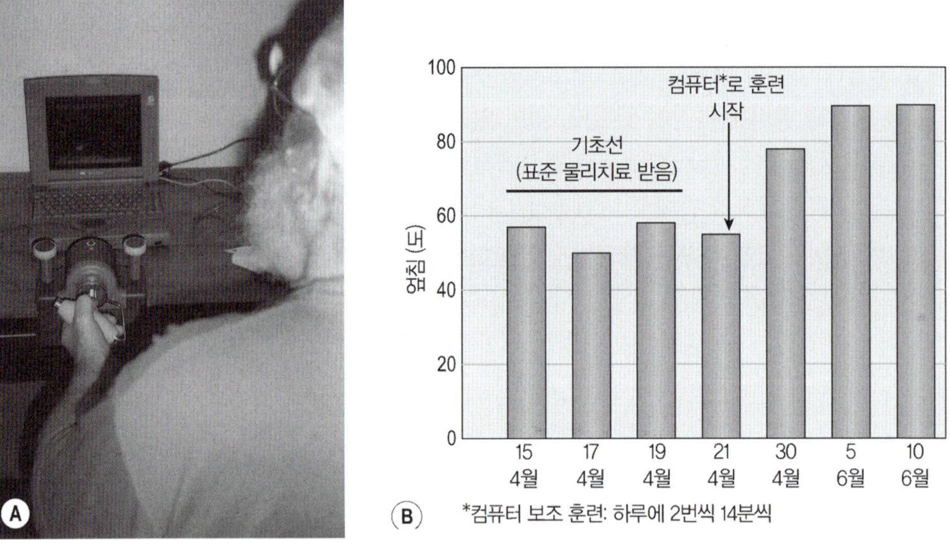

[그림 6-16] (A) 팔 운동기구인 Upper Limb Exerciser를 이용하여 아래팔의 뒤침/엎침을 독립적으로 연습하는 모습. 조작 장치와 연동된 컴퓨터 게임이 동기를 부여하고 정량적 되먹임을 제공한다(미국 버지니아주 Ladysmith Biometrics Ltd 제공). (B) 6주간의 훈련 결과(S. Kilbreath 박사의 미발표 자료 제공)

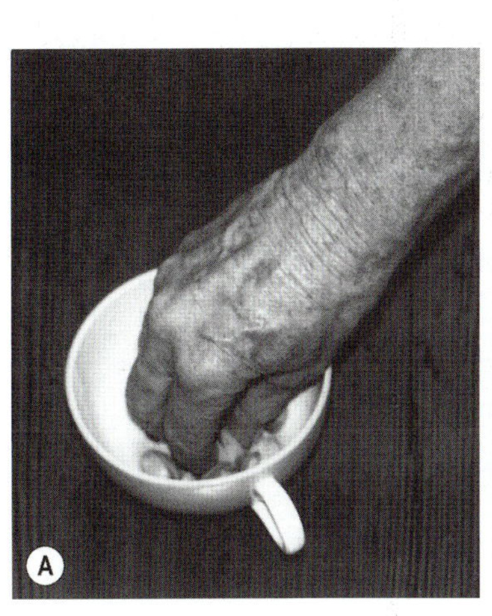

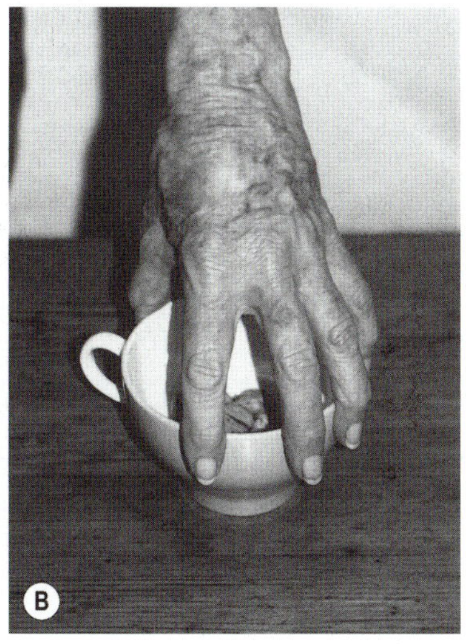

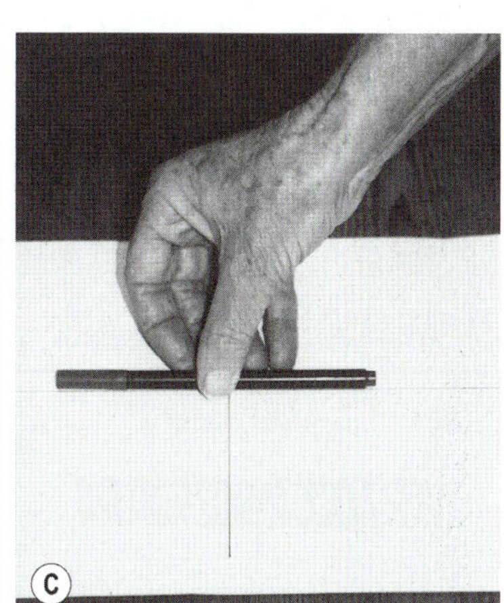

[그림 6-17] 다양한 손가락 그룹화가 요구되는 동작들

기능적 근력 훈련

과제특이적 근력강화 운동을 반복 시행하는 것과 이를 보다 기능적인 활동으로 일반화하는 방식의 훈련을 지지하는 임상연구가 많아지고 있다. 근력강화 훈련 연구들은 이제 훈련의 특이성에 중점을 두고 있다. 예를 들어, 축구공을 차거나 테니스공을 치는 등 특정 스포츠 활동에 맞춘 훈련이 필요하다는 점이 강조되고 있다. 신경계 재활에서도 근력 훈련 시 관절 간 협응 부족을 고려해야한다는 점과 효과적인 과제 수행을 위한 특정 동작 패턴을 재학습할 필요성이 있다는 점을 일반적으로 받아들이고 있다.

급성 병변 후 근력을 생성할 수 있는 모든 환자는 특히 어깨 높이 이상에서 수행되는 과제, 밀고 당기는 과제, 물체를 쥐고 잡고 들어 올리는 데 사용되는 근육을 대상으로 한 근력강화 훈련에서 효과를 얻을 가능성이 높다. 연구에 따르면, 비교적 손상이 덜한 그룹의 환자들이 근력강화 훈련 프로그램 후 기능 수행력과 등척성 근력 측면 모두에서 유의한 향상을 보였다(Winstein et al 2004). 그러나 이 대상자들은 과제 특이적 훈련 프로그램 후 효과가 더 오래 지속되는 결과를 보였다.

뇌졸중 후 1년 이상 경과한 환자들에서는 손 쥐기 힘과 팔 기능 검사 간 유의한 상관관계가 있는 것으로 나타났다(Boissy et al 1999). 쥐기 힘은 병뚜껑을 열거나 냄비를 드는 등 일상적인 과제를 수행하는 데 매우 중요하다. 연구에 따르면 손 쥐기 힘과 냄비를 다루는 과제 간에 유의한 관련성이 있는 것으로 나타났다(Turner & Ebrahim 1992). 팔과 손을 위한 근력강화 훈련을 다룬 임상연구는 많지 않다.

뇌졸중 후 환자 27명을 대상으로 한 무작위 통제 연구에서는 손 운동에 대한 특정 훈련 효과를 설명하였다. 이 훈련에는 두 개의 금속 막대를 함께 쥐어짜기, 그리고 구심성과 등척성으로 시행하는 빠른 저항성 손목 폄 운동이 포함되었다(Butefisch 외, 1995). 훈련 후 환자들은 쥐기 힘, 등척성 손 폄의 최대 힘, 최대 가속도에서 유의한 증가를 보였다. 특히 주목할 점은 리버미드 운동 사정으로 측정한 기능 수행 향상으로 전이된 것으로 나왔다는 점이다. 생체역학적 지표가 기능적 향상과 함께 개선되었으며 연구 대상자들은 강직이나 연합 움직임 증가를 보이지 않았다. 오히려 훈련기간 동안 수동 움직임에 대한 저항을 측정하는 MAS

점수가 감소하고 연합 움직임이 감소하였다. 연구 설계에 비춰보면 치료 효과가 단순히 시간이 지나면서 자연스럽게 이루어진 회복이 아니라, 실제로 훈련을 통해 얻어진 결과라는 점을 알 수 있다. 가장 큰 향상을 보인 환자들은 훈련 전에 약간의 근육 활동이 있었던 사람들이었다.

근력강화 훈련은 과제 연습에 통합될 때 기능적 수행을 향상시키는 데 가장 효과적일 가능성이 크다. 통합은 부하를 점진적으로 증가시켜 힘 생성 능력과 최대 힘 도달 시간을 올리는 방식으로 진행된다. 과제 연습 시에 들어 올리는 물체의 무게를 늘려 부하를 증가시킨다. 몇 가지 운동 예시는 글상자 6.3과 그림 6-18에 제시하였다.

글상자 6.3 근력강화 운동

- 쥐기 동력계dynamometer, 스프링 저항 쥐기 기구 또는 플라스틱 퍼티putty를 이용한 쥐기 운동. 물을 한 용기에서 다른 용기로 따르기, 즉 한쪽 용기의 무게를 점차 늘리고 다른 쪽의 무게를 줄임. 다양한 물체를 이용하여 여러 종류의 쥐기 동작 연습
- 점진적으로 무거운 물체를 사용하는 뻗기, 들기, 조작하기 과제 연습
- 저항 밴드를 이용한 운동. 점차 더 강한 저항 밴드를 사용
- 밀기와 당기기 운동. 체중이나 저항 밴드를 활용
- 팔 자전거 운동. 양팔 또는 한팔을 사용하여 수행

훈련 지침은 최대 10회 반복, 3세트로 수행하는 것이 권장된다. 점진적 저항 밴드 운동이 효과적일 수 있으며 기능적 수행 향상으로도 이어진다(Thielman et al 2004). 위에서 언급된 많은 운동들, 예를 들어 팔 자전거 운동 등은 독립적으로 연습할 수도 있다.

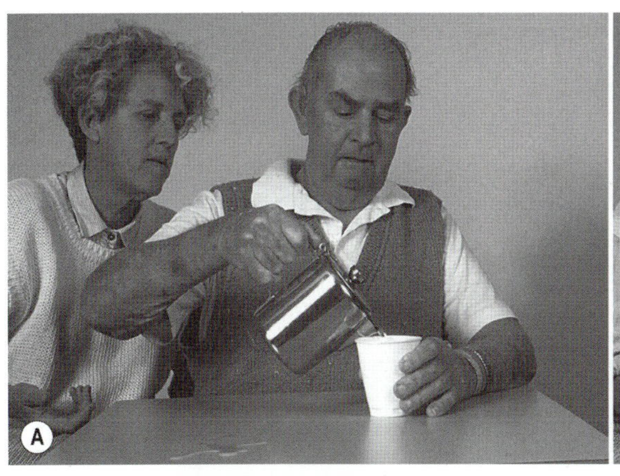
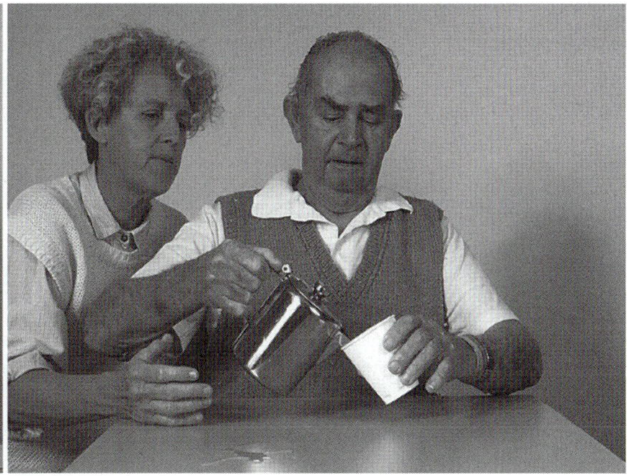
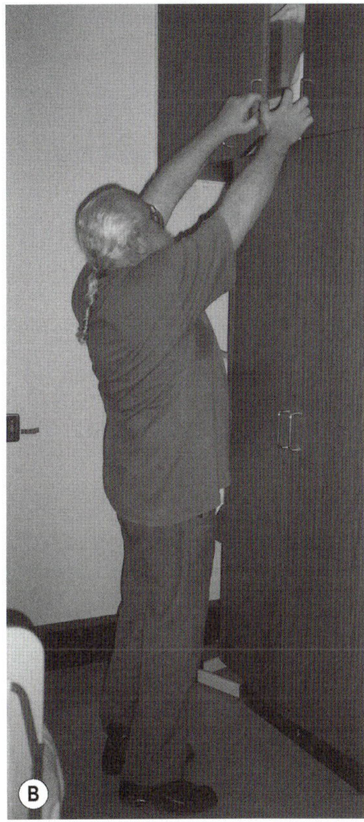
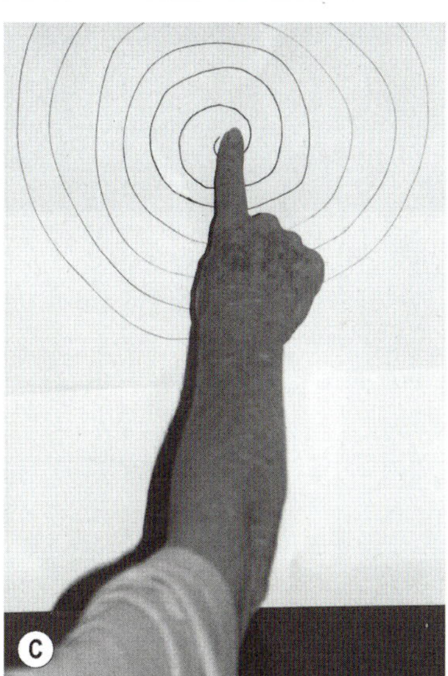

[그림 6-18] 팔을 들어 올린 상태에서 수행하는 운동 예시. (A) 물을 한 용기에서 다른 용기로 따르기. 환자는 집에서 주방 기구를 사용할 때 서툼을 줄이고 기민성을 향상하고자 한다. (B) 팔을 머리 위로 뻗어 수행하는 동작을 연습하는 것이 중요하다. 팔을 들어 올리는 동작이 가능하더라도, 근육이 이를 오랜 시간 동안 유지할 수 있는 지구력이 부족한 경우가 많다. (C) 원 따라 그리기는 부드럽고 통제된 동작을 요구한다. 팔을 들어 올린 상태로 연습하면 근육의 지구력을 향상시킨다.

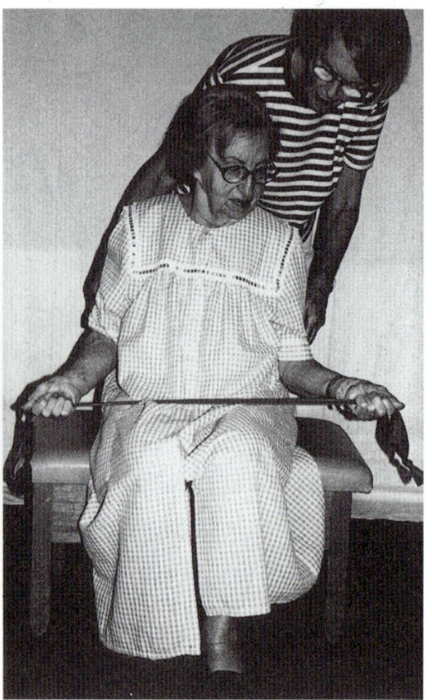

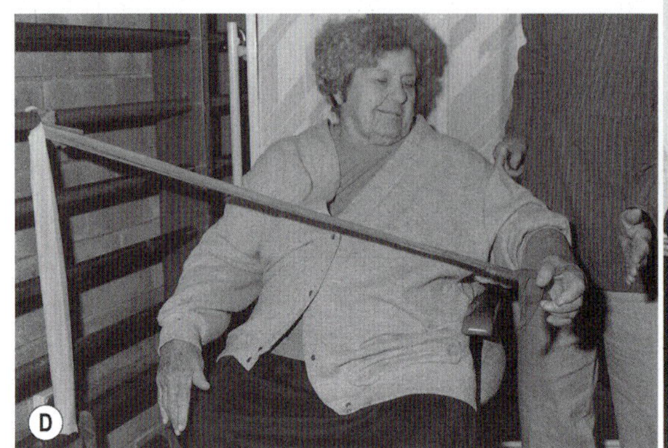

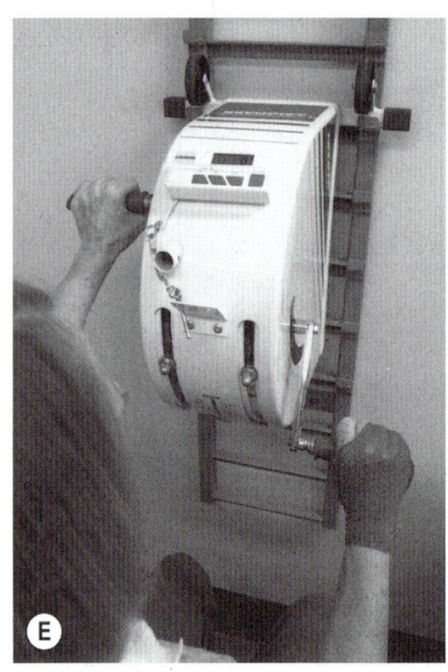

[그림 6-18] (계속) (D) 탄력 밴드를 이용한 운동 예시. 어깨 바깥돌림근을 강화하기 위한 이 운동은 특히 중요하며, 재활 초기 단계에서도 가장 쉬운 밴드부터 시작할 수 있다. (E) 팔 자전거 운동은 독립적으로 연습하기에 유용하다.

양손 훈련과 연습

두 손은 일상생활 활동에서 협력적으로 작용하기 때문에 양손 동작을 특이적으로 훈련하는 것이 중요하다. 예를 들어, 병뚜껑을 여는 동작은 두 손이 협력하여 병과 뚜껑 사이에서 서로 반대 방향으로의 힘을 조정하는 과정이 필요하다. 비우세 손은 병을 단단히 잡기 위해 손 전체로 병을 쥐고 고정하며, 우세 손은 병뚜껑을 잡고 돌리기 위해 미리 손 모양을 만들어 뚜껑에 가져간다.

일상생활에서 양손을 사용하는 동작은 한 손만 사용하는 경우보다 훨씬 흔하다(Kilbreath & Heard 2005). 몸 한쪽에만 기능부전이 있는 환자의 경우, 초기에는 영향을 받은 팔의 근육 활성화와 과제 연습에 중점을 두어야 한다. 덜 영향을 받은 팔을 제약하여 영향을 받은 팔을 '강제로' 사용하는 방법은 해당 팔의 근육 활성화와 어느 정도 팔 사용이 가능한 사람의 기능 회복을 극대화하는 데 중요한 방법이다. 그러나 해당 팔에서 유용한 회복이 이루어진다고 하더라도, 기능적으로 효과적인 양손 사용은 양손 훈련 없이는 자동으로 습득되지 않는다는 점을 염두에 둬야한다(그림 6-19).

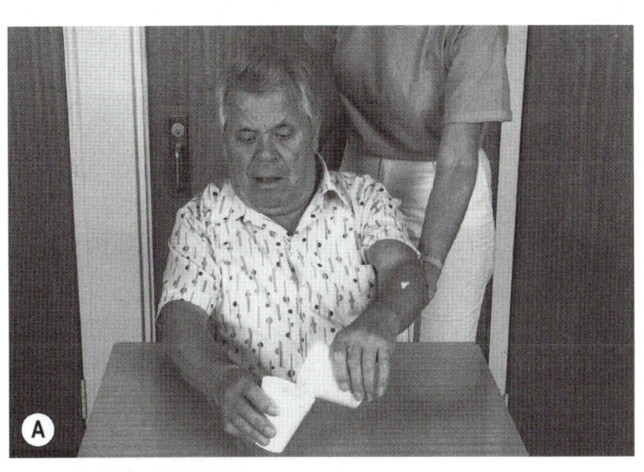

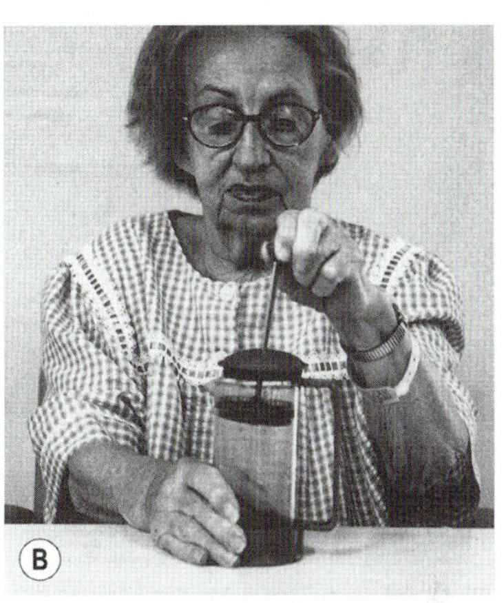

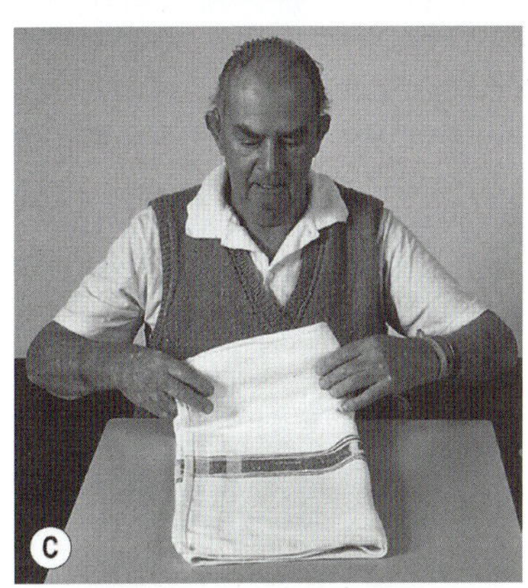

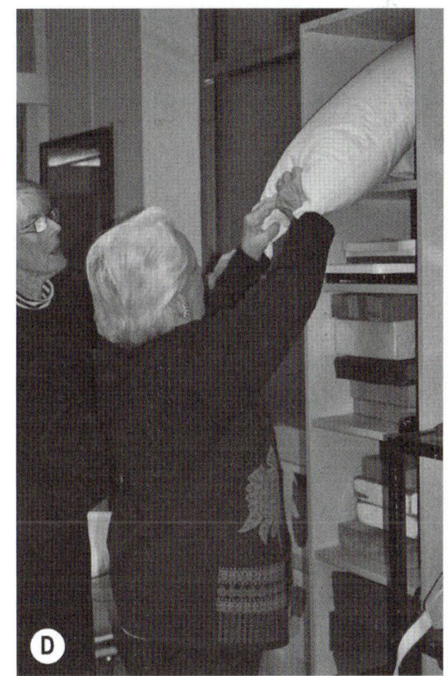

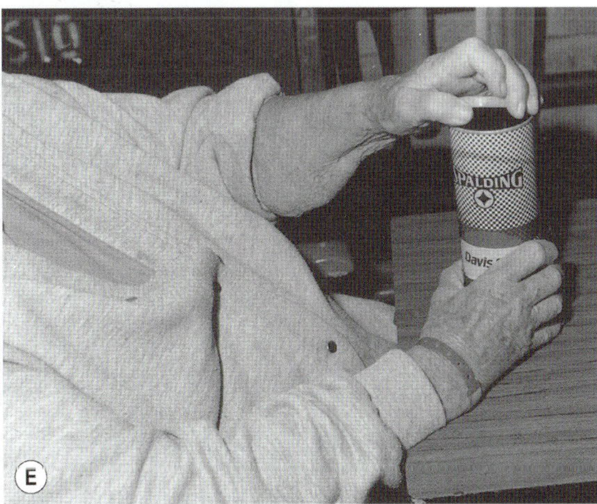

[그림 6-19] 양손 동작 연습은 두 팔 움직임 타이밍과 동작들을 협응하는 능력을 회복하는 기회를 제공한다. (A) 어깨 높이에서 팔을 들고 정확하게 물을 따르려는 노력. (B) 적절한 힘을 가하는 연습. (C) 두 손이 협력하여 수건 접기. (D) 머리 위로 손 뻗기. (E) 뚜껑 들어 올리기

따라서 양손 훈련은 환자가 영향을 받은 팔로 간단한 동작을 조절할 수 있는 능력이 생기는 즉시, 초기부터 시작해야 한다. 양손 훈련은 팔 사용을 위한 대뇌반구 간 상호작용을 촉진할 수 있는 것으로 생각된다(Parlow & Dewey 1991). 초기 단계부터 환자는 양손이 협력하여 물체를 잡거나 다루는 간단한 과제를 연습한다. 예를 들어, 각각의 손이 서로 다른 동작을 수행해야하는 캔 열기나 전화 걸기 같은 과제, 밀대를 사용하는 동작이나 수건 말기처럼 양손을 같은 방향으로 움직이는 과제, 원예용 가위처럼 두 팔이 서로 반대 방향으로 움직이는 과제, 또는 팔 자전거 운동처럼 율동적이고 순차적인 동작들을 시행한다. 양팔을 능동적으로 사용할 수 있도록 자극하는 다른 운동으로는 벽을 밀면서 푸시업하기, 수건 접기, 테이블 위의 동전을 한 손으로 쓸어 담아 다른 손으로 옮기기, 병이나 캔의 뚜껑 열기, 스티로폼 컵이 찌그러지지 않게 물 따르기, 물주전자로 컵에 물 따르기, 찬장에 손 뻗기, 스크류 드라이버 사용하기 등이 있다.

환자들은 공을 잡을 때처럼 두 팔이 외부 사건에 맞춰 움직임 시간을 조율해야 하거나 환경적 요구에 민감하게 반응해야 하는 과제를 집중적으로 연습해야 한다(그림 6-20).

양손 사용을 뇌졸중 후 손상된 팔 움직임을 향상시키는 방법으로 활용할 수 있을 지에 대한 가능성을 알아본 연구들이 있다. 두 개의 소규모 연구에서는, 중등도 이상의 기능손상이 있는 두 팔을 동시에 연습하는 방식이 한쪽 팔의 운동능력을 개선한다는 것을 보여주었다(Mudie & Matyas 1996). 이 연구에서는 세 가지 과제, 블록 배치하기, 음료 마시기 시뮬레이션, 핀 꽂기를 연습하였으며 과제 수행 능력은 과제 수행 시 끝지점 위치의 정확성에 중점을 두고 평가하였다. 이와 함께 관절 각도와 움직임의 시간적 특성 같은 운동학적 매개변수도 측정하였다. 연구자들은 양손이 동일한 동작을 수행하는 연습이 한쪽 팔 움직임을 활성화하는 정상적인 과정을 영구적으로 재구성할 가능성이 있다고 제안하였다. 또한 양손 동작뿐만 아니라 손상된 팔의 동작 수행 능력도 향상한다고 주장하였다. 환자들의 자가보고에 따르면, 이러한 훈련 효과가 다른 동작으로 전이되었으며, 훈련을 중단한 6개월까지도 향상된 능력이 유지되었다.

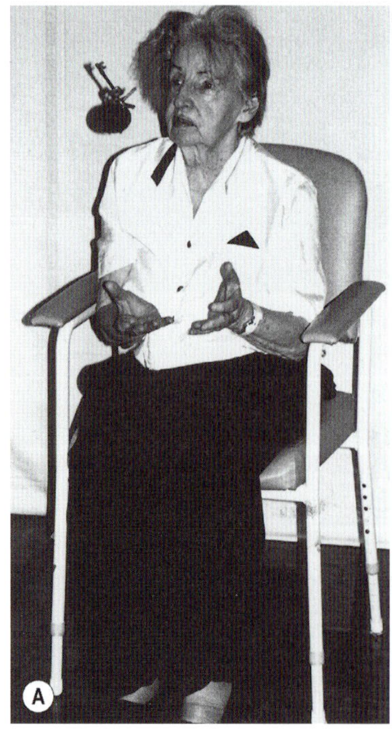

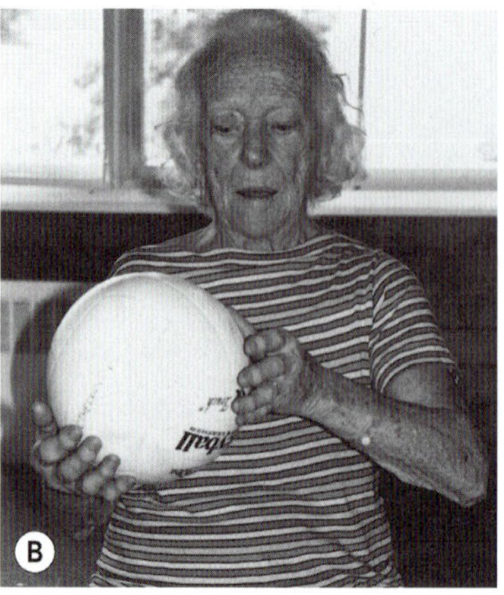

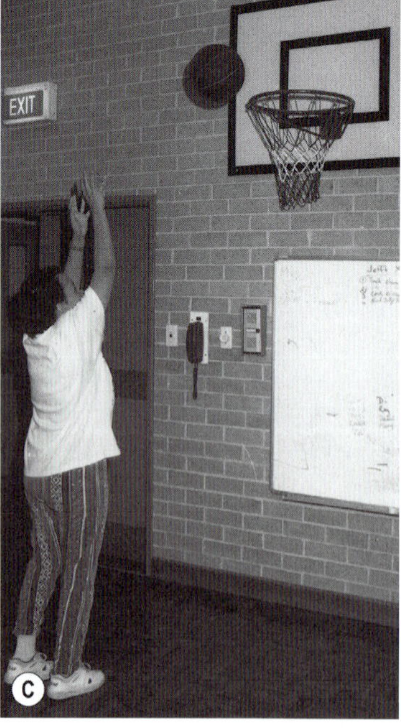

[그림 6-20] 외적 타이밍 조절이나 정밀성이 필요한 과제도 팔 훈련교실에서 연습한다. (A) 열쇠 잡기. (B) 손 사이에서 공 굴리기. (C) 농구

연구자들은 양손 사용 훈련 후에 영향을 받은 손만 사용하는 동작도 향상된 이유를, 기존에 존재하지만 평소에는 잘 사용되지 않던 신경 연결, 특히 교차하지 않은 같은쪽 신경 연결이 활성화된 결과일 수 있다고 설명한다(Mudie & Matyas 1996). 이 연구에서 보고한 긍정적 효과는 특별히 필요한 경우에는 같은쪽 대뇌겉질의 역할이 더 강해진다는 주장(Tanji et al 1988)을 뒷받침하는 것이다. 후속 연구에서는 영향을 받은 팔의 기능적 사용이 개선되었는데, 연구자들은 양쪽 팔을 동시에 움직이는 훈련이 뇌의 좌우 반구 간 탈억제[disinhibition]를 일으켜 과제 수행에 필요한 새로운 신경 네트워크를 형성하도록 재구성을 촉진한다고 설명하였다(Mudie & Matyas 2000).

다른 임상연구에서도 체계적인 양손 훈련의 긍정적 효과를 보고하였다. 한 연구에서는 강제 사용 원리와 과제 특이성 원리에 기반하여 율동적인 청각 신호를 주는 장치(BATRAC)를 사용하여 양손 반복 팔 훈련을 시행하였다(Whitall et al 2000). 참가자들은 뇌졸중 후 6개월 이상 지난 사람들이었으며, 상체를 고정한 상태로 두 개의 손잡이를 잡고 두 팔로 밀고 당기는 동작을 수행했다. 동작은 동시 혹은 교대 방식으로 진행되었으며, 메트로놈 신호에 따라 참가자들이 선호하는 속도로 움직였다. 연구 결과, 기능적 수행, 등척성 근력, 실제 생활에서의 팔 사용 면에서 유의한 향상이 나타났으며, 이러한 효과는 연구 완료 후 8주간 유지되었다.

BATRAC 장치를 훈련에 사용한 또다른 연구에서는 비슷한 대상자와 방법론으로 대상자들에게 반복적인 손가락 두드리기 과제를 시행하도록 하였다(McCombe Waller & Whitall 2004). 참가자들은 양손 검지손가락을 같은 방향으로[in-phase] 또는 반대 방향으로[antiphase] 두드리는 연습을 했다. 정밀한 손 동작 조절 능력의 부족이 마비된 손과 비마비 손 모두에서 확인되었다. 일부 참가자들에서는 반복적인 뻗기 훈련을 통해 반복적인 손가락 움직임 개선으로 어느정도 전이가 나타나기도 했다. BATRAC 훈련과 신경발달 원리에 기반한 표준화된 프로그램을 비교한 연구에서는(Luft et al 2004), 기능적 자기공명영상 분석에서 BATRAC 훈련을 받은 9명 중 6명에서 반대쪽 감각운동영역과 병변 쪽 소뇌에서 뇌 활성화가 크게 변화했다는 것을 확인할 수 있었다. 또한, 이 6명은 신경발달치료군에 비해 기능적 결과에서도 더 큰 개선을 보였다.

그러나 뇌 손상 환자를 대상으로 복잡한 양손 과제를 적용한 연구들 중 일부에서는 손상된 팔이 덜 손상된 팔의 움직임을 제약하여, 덜 손상된 팔의 움직임 패턴이 손상된 팔의 성능에 맞춰 저하되는 경향이 있었다고 보고하였다(Lewis & Byblow 2004). 뇌 손상 환자들의 양쪽 팔 훈련이 미치는 영향을 보다 분명하게 이해하려면 추가 연구가 필요하다. 그러나 사지 간 협응 조절에 대한 연구와 그에 기반한 이해를 바탕으로 말하자면, 다양한 형태의 양손 과제지향적 훈련을 더욱 적극적으로 활용해야 한다는 점과 반복적인 연습이 필수다는 점은 분명하다.

팔 강제 사용

1980년대에 타브[Taub]는 감각 신경을 차단한 원숭이와 반마비 원숭이를 대상으로 한 실험에서, 한쪽 팔이 마비되거나 감각이 없을 경우 건강한 팔이 있는 상태에서는 마비된 팔을 사용하지 않고 옆에 늘어뜨린 채로 방치한다는 사실을 발견했다(Taub 1980). 그는 이를 '학습된 무사용'이라고 명명하고, 이는 원숭이가 마비된 팔다리를 사용하지 않게 학습된 상태이며 무사용은 조건화된 움직임 억제라고 설명하였다. 그러나 건강한 팔다리를 제약하고 마비된 팔다리를 사용하는 훈련과 보상 체계를 도입하자 마비된 팔다리를 기능적으로 사용하는 것이 가능해졌다.

인간을 대상으로 한 연구에서도 긍정적인 결과가 보고되었다. 특히 뇌졸중 성인 환자들을 대상으로 한 연구에서 이 방법이 효과가 있음이 입증되었다(Taub et al 1993; Morris et al 1997; Miltner et al 1999; Wolf et al 2002; Alberts et al 2004; Page et al 2004). 긍정적 결과를 보고한 일부 과제지향적 훈련 연구들은 비마비쪽 팔을 제약하는 방법을 훈련프로그램으로 추가하여 사용하였다. 의미 있고 집중적인 과제 훈련, 마비된 팔을 사용하는 연습, 강제로 해당 팔을 사용하도록 하는 전략을 결합한 이 방법은 최소한 손목과 손가락을 능동적으로 폄할 수 있는 환자들에게 효과적이다. 비마비측 팔다리를 제약하면 해당 팔다리가 주도적으로 사용되는 것을 막을 수 있으며, 마비된 팔다리를 사용해야 하는 실제 필요성을 만들어냄으로써 학습된 무사용 반응을 극복할 수 있다. 이는 병원이나 재활 환경에서 환자에게 제한적인 요구만 하는 상황과 대비된다. 이러한 환경에서는 마비된 팔다리 사용에 대한 동기를 거의 제공하지 않는다. 더 나아가 치료사들은 어깨관절 탈구를 방지하거나 환자의 편의를 위해 팔걸이를 제공하기도 한다. 그러나 초기 원숭이 실험 결과에 따르면, 마비된 팔다리를 팔걸이로 고정하는 것은 재활팀의 의도와 달리 오히려 학습된 무사용을 강화할 수 있다.

반마비 환자 중 일부는 능동적으로 마비쪽 팔다리 사용이 가능해진 후에도 비마비쪽 팔다리를 사용을 더 선호하는 경우가 있다. 마비쪽 손이 기능적으로 사용이 가능하더라도 움직임이 너무 느리거나, 너무 많은 힘이 필요하거나, 감각이 손상된 경우에는 마비된 손을 사용하지 않는다. 비마비쪽 손을 선호하는 경향은 비우세손에 병변 영향이 있는 환자에서 더 강하게 나타날 가능성이 있으나, 이는 아직 충분히 검증되지 않았다. 타브와 연구진이 원숭이를 대상으로 한 실험을 기반으로 개발된 강제유도 움직임 치료Constraint-induced movement therapy; CIMT는 이러한 환자들에게 특히 효과적이다. 집중적이고 과제지향적인 훈련과 함께 CIMT를 일정 기간 시행하면 큰 이점을 얻을 수 있다. CIMT에서는 비마비쪽 팔을 슬링이나 장갑으로 하루 몇 시간 동안 제약하고, 모든 일상생활 과제를 마비쪽 팔만 이용하여 수행하도록 요구한다. 여기에 더해 별도로 특정 과제를 연습하는 시간이 추가된다. 대부분의 CIMT 연구는 팔 기능이 미미하거나 낮은 수준의 환자를 대상으로 진행되었다(Miltner et al 1999; Bonifer et al 2005; Dettmers et al 2005; Uswatte et al 2006).

치료 효과는 최대 24개월 동안 지속된다고 보고되었으며(Miltner et al 1999; Wolf et al 2008), 일부 연구에서는 실제 일상생활에서 마비쪽 팔 사용 빈도가 크게 증가했다는 결과를 보여주었다(Taub et al 1993; Kunkel et al 1999). 뇌 재구성과 관련된 연구에서도 마비된 팔다리 사용 증가, 운동 수행능력 향상, 뇌 재구성 간의 연관성이 확인되었다(Liepert et al 1998 2000 2001). 또한, 환자들은 비마비쪽 팔을 제약하는 치료를 비교적 잘 받아들이는 것으로 나타났다(Dromerick et al 2000).

2006년에 발표된 EXCITE 다기관 임상연구의 첫 번째 결과에서는 마비된 팔 사용과 기능적 수행 능력 면에서 대조군보다 유의한 개선을 보였다(Wolf et al 2006, 2007, 2008). 이 연구에서는 뇌졸중 발생 후 3~9개월 사이의 환자들을 대상으로 중재 효과를 조사했다. 참가자들은 비마비쪽 손에 장갑을 착용하고, 매주 5일 동안 하루 최대 6시간, 기능적 활동에 대한 과제를 반복 연습하는 식으로 마비쪽 팔 훈련을 진행했다. 깨어 있는 시간의 90% 동안 비마비쪽 손 제약을 유지했다. 변화는 WMFT, 실제 팔다리 사용을 측정하는 Motor Activity Log, Stroke Impact Scale로 평가하였다. 연구 결과, 집중적이고 반복적이며 의미 있는 과제 훈련과 연습, 그리고 마비된 팔다리를 움직이도록 하는 전략이 손목과 손가락을 능동적으로 폄할 수 있는 환자에게 효과적인 것으로 나타났다. 비마비측 팔다리가 주도적으로 사용되는 것을 제약하면 학습된 무사용 반응을 극복할 수 있다.

임상 적용 지침은 기존 연구들에서 확인할 수 있다. 타브 등이 진행한 무작위 대조연구에서는 뇌졸중 후 4년—중앙값—이 지난 환자들을 대상으로 깨어 있는 시간 동안 비마비 팔다리를 제약했다(Taub et al 1993). 단, 배변 활동 같은 특정 활동이나 균형이 위협받을 가능성이 있는 활동, 수면 중에는 제약을 해제했다. 제약은 손목 스프린트와 슬링을 사용해 이루어졌다. 환자들은 매주 평일 7시간을 재활센터에서 보냈고, 그중 6시간 동안 비마비 팔다리를 제약한 상태에서 다양한 과제를 수행했다. 이 제약군은 초기 심각한 운동 장애에서 시작해 훈련 후 운동기능과 생활방식이 현저히 개선되었으며, 이러한 개선은 2년간 유지되었다. 다만, 이 연구의 연구 참가 대상자 조건은 최소 10° 정도의 손가락—MCP와 IP관절—폄과 최소 20° 정도의 손목관절 폄이 가능한 사람들이었다.

목표물에 손을 뻗고 손을 입으로 가져가는 동작을 연구한 생체역학적 연구에서는 CIMT 훈련과 관련된 운동 회복의 운동학적 효과를 보여주었다(Caimmi et al 2008). 연구 결과에 따르면 팔 사용 증가는 움직임 속도가 개선된 것과 어깨와 팔꿈치 간의 협응 능력 향상에서 비롯된 것이었다. CIMT 후 근육 힘 생산을 관찰한 연구에 따르면, CIMT 훈련 이후 근력 생성의 변동성이 감소한 것으로 나타났다. 이는 근육 힘 조절 능력이 향상되고 과제 수행 속도가 빨라진 것이 손의 기민성 향상을 설명하는 주된 이유다는 것을 말해준다(Alberts et al 2004).

글상자 6.4에 제시된 프로토콜은 타브Taub와 울프Wolf가 개발한 CIMT 결과를 평가하기 위한 방법론과 유사한 방법론을 요약한 것이다. 이 프로토콜은 초기 2주 동안 시행할 수 있으며, 제약 훈련 프로그램 완료 전후에 객관적 평가가 가능하다. 과제 연습은 필요할 경우 더 오랜 기간 동안 연장하여 시행한다.

CIMT를 성공적으로 수행하려면, 제약에 대한 대상자의 이해와 동참을 끌어내는 것이 중요하다. 이를 위해 다음과 같은 사항을 권장한다.

- 제약 장비 착용과 제거 방법을 스스로 익히도록 교육한다.
- 행동 계약을 체결한다. 대상자의 일상생활을 기반으로 제약 상태에서 수행할 활동과 양손 사용이 필요한 활동을 정한다.
- 치료 시간 외 활동을 모니터링할 수 있도록 일지를 작성하게 한다.

글상자 6.4 과제 특이적 훈련과 제약 프로토콜

포함 기준

- 울프의 최소 움직임 기준: 최소 20° 이상 손목관절 폄, 손가락 중간마디(IP)관절과 손허리손가락(MCP) 관절의 최소 10° 이상 폄
- 초기 2주 동안, 주 5회 훈련 프로그램에 참석하겠다는 의지

글상자 6.4 과제 특이적 훈련과 제약 프로토콜 (계속)

제약

- 비마비측 팔 사용을 억제하는 손 스플린트, 팔걸이나 장갑, 또는 표시 등
- 2주 동안, 매일 정해진 시간 동안 스플린트 착용

행동 계약

- 제약을 제거할 활동에 대한 합의, 목욕, 옷 입기 중 특정 활동, 균형 유지가 필요한 활동 등. 제약 상태에서 수행할 활동 합의, 식사, 개인 위생, 화장실 사용, 일부 가사 활동 등
- 운동 프로그램
- 정해진 시간 동안 마비쪽 팔로 과제지향적 훈련과 연습. 그에 더하여 집에서 연습 수행

측정

- 2주 프로그램 이전과 이후에 측정. 몇 주 후에도 보유retention 검사로 시행

부가적 방법

심상연습

심상연습mental practice 또는 정신 연습은 오랫동안 스포츠 훈련의 한 방법으로 사용되어 왔으며, 현재는 재활분야에서 관심을 받는 방법이다(2장 참조). 심상연습은 간단한 신체 동작을 마음속에서 리허설하는 과정으로, 수행할 동작에 집중하는 데 도움이 되며 일부 환자에게 유용하다(Page et al 2001). 특히, 실제로 손을 뻗거나 조작 동작을 연습할 수 없는 사람에게 유용하며, 동작 수행을 명확히 시각화할 수 있다면 독립적으로도 시행이 가능하다. 몇몇 연구는 심상연습이 뇌졸중 후 과제 수행 향상에 기여할 수 있음을 시사한다(Page 2000; Page et al 2001; Crosbie et al 2004; Dijkerman et al 2004; Liu 2004). 한 체계적 고찰 연구에서는 팔 기능부전 환자에게 정신 이미지 훈련이 유익하다는 것을 뒷받침하는 근거가 있다고 제안하였다(Zimmerman-Schlatter et al 2008).

이 책 초판에서 우리는 심상연습과 뇌 재구성 간의 관련성을 언급한 바 있다. 초기 연구에서는 운동 동작들을 정신적으로 시뮬레이션하거나 이미지화할 때 동원되는 신경 네트워크가 신체적 수행에 관여하는 네트워크의 일부임을 보여주었다(Salford et al 1995). 심상연습은 복잡한 손가락 운동을 배우는 초기 단계에서 신경 회로의 조절을 촉진할 수 있으며, 반복적인 신체연습과 동일한 방식으로 운동시스템에 가역성 변화를 유도할 수 있음이 운동겉질 출력 지도를 통해 확인되었다(Pascuol-Leone et al 1995). 이후의 뇌 영상 연구들도 이러한 결과를 뒷받침하고 있다(Gerardin et al 2000; Hanakawa et al 2003).

전기자극

팔 기능 재활의 성공은 환자가 근육을 활성화하고 기능적 동작에 필요한 분절 움직임을 조절하는 능력을 회복하는 데 달려 있다. 또한, 움직이지 못해 이차적으로 발생하는 사용 감소로 인한 변화를 최소화하는 것도 매우 중요하다. 새로운 전기자극 기법들이 운동학습을 촉진하는 가능성에 대한 관심이 다시 높아지고 있다(Chae & Yu 1999).

과학적으로 분석해보면 전기자극이 근육과 신경에 미치는 영향은 아직 명확하지 않다. 물리치료에서 수십 년간 사용되어 왔지만, 전기자극이 자발적인 근육 활성을 회복하는 데 얼마나 효과적인지는 아직 알려지지 않았다.

기능적전기자극[FES]을 비롯하여 다양한 형태의 신경근육 전기자극, 그리고 여러 근육 수축 부위를 전기자극하여 특정한 근육 활동 패턴을 유도하는 방법이 긍정적인 효과가 있는 것으로 나타났다. 이러한 효과는 손목과 손가락의 능동 폄 동작을 수행하는 능력을 향상하는 것으로 나타났다(Dimitrijevic et al 1996; Glanz et al 1996; Pandyan et al 1996; Hummelsheim et al 1997; Chae et al 1998; Powell et al 1999). 예를 들어, 메시-글러브를 통해 손에 감각 자극을 주는 전기자극법은 손목 폄근 근전도 활동을 증가시키고 손목 폄을 증가하였다(Dimitrijevic et al 1996). 이 연구의 대상자들은 전기자극을 받기 전에 이미 손목 폄을 어느 정도 수의적으로 통제할 수 있는 상태였다. 일부 연구에서는 기능적 수행 향상으로 이어지는 전이 효과를 보고하였다. 뇌졸중 후 집에서 시행한 FES 프로그램 연구에서는 젭슨-타일러[Jebsen-Taylor] 검사, 박스앤블록 검사, 9홀 페그 검사 같은 기민성 검사 점수상 움직임이 빨라졌다는 결과를 보고하였다(Alon et al 2003). 팔 기능이 단기적으로 개선되더라도 장기적 보유효과는 없을 수도 있다(Sonde et al 2000). 전기자극의 이점은 기능적으로 팔을 어느 정도 사용할 수 있는 환자들에서만 나타날 가능성이 높다(Yu et al 2001).

일부 연구에서는 특정 근육을 대상으로 한 자발적인 운동과 전기자극을 결합하는, 즉 의도와 전기자극을 결합했을 때의 효과를 조사했다. 연구 결과는 긍정적인 기능적 결과를 동반했다(Kraft et al 1992; Hummelsheim et al 1996; Francisco et al 1998; Sullivan & Hedman 2004).

한 연구에서는 환자의 수의적 근육 수축을 전기자극으로 보조하는 방식인 근전도 기반 전기자극이 뇌졸중 발생 1년 이후에도 기능적 운동 수행에 긍정적인 효과를 줄 수 있음을 보여주었다(Cauraugh et al 2000). 이 연구에서는 손목과 손가락 폄 동작을 훈련 목표로 정하였다. 왜냐하면 손목과 손가락 폄 조절이 되지 않는 것이 손 사용 장애의 주요 원인으로 알려져 있으며, 손 활동에서 손가락을 사용하려면 폄 동작을 유지하는 능력이 중요하기 때문이다. 훈련 과정에서 환자들은 동작을 최대 360회 반복 수행했다. 전기자극의 도움을 받아 간단하지만 중요한 움직임들을 능동적으로 연습한 결과, 나무 블록을 잡아 옮기는 검사인 박스앤블록 검사에서 수행 능력이 향상된 것으로 나타났다.

임상 진료 지침에서는 근육 수축력이 손상된 환자와 어깨 부분탈구가 있는 환자에게 기능적전기자극 사용을 권고한다(Duncan et al 2005). 체계적 고찰에서는 어깨 부분탈구 개선에 대한 일부 근거가 제시되었다(Chae & Yu 2000; Price & Pandyan 2001). 그러나 어깨 부분탈구 대한 기능적전기자극 효과를 알아본 메타분석에서는 기능적전기자극 치료가 뇌졸중 초기 단계에서는 아래로 처지는 어깨관절 변위를 최소화할 수 있지만, 부분탈구 발생 자체를 예방하지는 못한다고 밝혔다(Ada & Fongchomcheay 2002). 코크란 체계적 고찰에서는 근육 기능의 일부 측면과 기능적 능력 면에서 유의한 개선이 있었다고 보고하였다(Pomeroy et al 2006). 특정 과제와 관련된 근육에 전기자극을 적용하고 이를 과제지향적 훈련 프로그램과 결합하여 시행한 경우, 단순히 전기자극만 적용했을 때보다 더 좋은 결과를 얻을 가능성이 있다.

전기자극이 마비된 근육을 복원시킬 가능성에 대해서는 아직 밝혀지지 않았다. 오래 전 발표된 한 문헌에서는 반복적 움직임과 함께 시행한 고유감각 자극과 피부 감각 자극이 운동겉질에서 장기강화 효과를 유도할 수 있다는 가설을 주장하였다(Asanuma & Keller 1991). 일부 연구에서는 자발적 근육 활성화가 어느 정도 가능한 환자들을 대상으로 근전도 유발 전기자극를 적용하고 손목과 손가락 폄근을 반복 훈련한 결과 긍정적인 결과가 있었다고 밝혔다. 그러나 이러한 접근 방식이 반복적이고 수의적인 과제지향적 훈련이나 새로운 전자기기나 로봇 장치를 활용한 훈련보다 더 나은 이점을 제공하는지는 아직 분명치 않다.

컴퓨터 기반 훈련 장치, 로봇 및 비로봇 기계 훈련 도구, 가상현실 기술

많은 새로운 기술 개발은 치료사가 진행하는 훈련을 보완하고 강화할 잠재력을 지닌다. 이러한 기술들은 팔 움직임 활동의 연습 시간을 늘리고, 반복 횟수를 증가시키고, 연습 강도를 높이는 데 도움이 되어 운동학습을 자극할 수 있다. 이런 기술들은 실제로 팔다리 사용을 늘리는 데 도움된다. 이러한 방법들은 훈련의 핵심 측면에 집중하는 데 도움이 되고, 동기를 높이고, 효과적인 되먹임을 제공할 수 있다(Platz 2004). 많은 장치들이 참여자의 흥미를 유발하며, 정신적·신체적 능력을 재미있게 훈련할 수 있는 새로운 방법을 제시한다. 효과를 내기 위해서는 반복 연습과 흥미를 동시에 제공해야 하며, 수행하는 과제는 도전적이면서도 몰입감을 줄 수 있는 활동이어야 한다(Plautz et al 2000). 또한, 개인에게 의미 있는 활동으로 구성되는 것도 중요하다.

컴퓨터 게임

컴퓨터 기반 훈련에 관한 초기 연구에서는 흥미롭고 상호작용적인 컴퓨터 게임이 효과가 있다고 말한다(Krichevets et al 1995). 이 연구의 대상자는 팔에 마비—Erb마비—가 있는 13세 소년으로, 팔에 거의 자발적인 움직임이 없었다. 그는 커서를 움직여 게임에 참여했으며, 특별히 고안된 조절 가능한 장치를 통해 요구되는 움직임을 조정할 수 있었다. 이 게임은 움직임을 공간적 및 시간적으로 정확하게 제어하는 것이 필요한 게임이었다. 훈련이 끝난 후, 그는 이전에 활성화되지 않았던 어깨 바깥돌림근을 활성화할 수 있게 되었고, 적응성 움직임 없이 팔을 거의 어깨 높이까지 들어 올릴 수 있었다. 이 연구결과는 효과적인 운동은 환자가 스스로 능동적으로 참여하고, 과제 자체와 성공하려는 의지를 통해 동기를 얻을 수 있는 운동이라는 사실을 재확인하는 것이었다.

로봇 장치와 비로봇 장치

근육 활동이 거의 없는 사람들도 간단한 동작을 반복적으로 수행할 수 있도록 돕는 장치들이 개발되고 있다. MIT-Manus 로봇 장치는 도움을 단계적으로 제공하며, 사용자가 팔 조절 능력을 회복하면 도움 정도가 줄어든다(Hogan & Krebs 2004). 또한 저항을 추가하여 난이도를 점진적으로 높이는 기능도 제공된다. Bi-Manu-Track라는 로봇기반 훈련 장치는 아랫팔의 뒤침과 엎침, 손목 굽힘과 폄 동작을 양손으로 수동 또는 능동적으로 연습할 수 있도록 설계된 장치다(Hesse et al 2003).

다양한 형태의 로봇기반 훈련이 팔 기능에 긍정적인 효과를 준다는 증거가 점차 증가하고 있다(Volpe et al

2000; Lum et al 2002a,b; Coote & Stokes 2005; Colombo et al 2008). 예를 들어, 로봇 훈련은 손을 뻗는 동안의 근육 활동을 향상시킬 수 있다. 자동화된 팔 움직임 훈련(Platz et al 2005)과 로봇기반 치료(Fasoli et al 2004; Hesse et al 2006; Wu et al 2006)는 손상 감소와 근육 활동 및 기능 개선에 긍정적인 영향을 미친 것으로 보고되었다. 그러나 로봇기반 훈련이 실제 기능 수행 향상으로 이어지는 효과는 아직 명확하지 않다(Krebs et al 2002; Gallichio & Kluding 2004; Hesse et al 2006; Lam et al 2006). 로봇기반 훈련이 집중적이고 과제지향적 운동 및 훈련 프로그램과 함께 이루어진다면, 더 나은 결과를 기대할 수 있을 것으로 보인다.

비로봇 훈련 장치

심한 팔 마비를 겪는 사람들을 위한 비로봇 훈련 장치가 있다(Barker et al 2008). 이 장치는 심한 마비가 있는 팔을 운동하도록 설계된 장치로, 환자가 집중적이고 반복적인 과제지향적 훈련에 적극적으로 참여할 수 있게 한다. SMART Arm(Sensorimotor Active Rehabilitation Training, 감각운동 능동 재활 훈련 팔)은 근전도 기반 전기자극과 함께 사용할 수 있는 장치다(그림 6-21). 이 장치는 동원되는 운동 자유도를 줄이고 저항을 감소시켜 손을 뻗는 동작을 단순화하도록 설계되었다. 저항 부하를 증가시켜 요구되는 힘을 점진적으로 높일 수도 있다. 뇌졸중 발병 후 최소 6개월이 지난 두 그룹의 참가자들이 주 3회, 60분씩, 4주 동안 집에서 훈련을 받았다. 처음 세 번의 세션에서는 한 세트에 10회씩 총 6세트를 수행하여 총 60회를 반복하도록 훈련 강도를 설정했고, 이후 아홉 번의 세션 동안에는 한 세트에 80회로 훈련량을 늘렸다. 참가자들은 목표물에 손을 뻗는 훈련을 했으며, 10회를 반복적으로 성공하면 저항 부하를 증가하였다. 한 그룹은 위팔세갈래근에 근전도기반 전기자극도 추가로 받았다. 모든 참가자들은 실험 시작 시 MAS(Motor Assessment Scale) 팔 기능 항목에서 3점 이하를 기록했으며, 이 수준은 팔을 수평으로 유지할 수 없는 상태이다. SMART 훈련 장치를 사용한 두 그룹 모두 손을 더 멀리 뻗을 수 있었고, 근력이 증가했으며, 팔 기능적 움직임과 팔꿈치 관절 수동 움직임으로 측정된 MAS(Modified Ashworth Scale) 점수에서도 향상된 것으로 나타났다. 이러한 향상은 2개월 동안 유지되었다. 대조군으로 설정된 세 번째 그룹은 변화를 보이지 않았다.

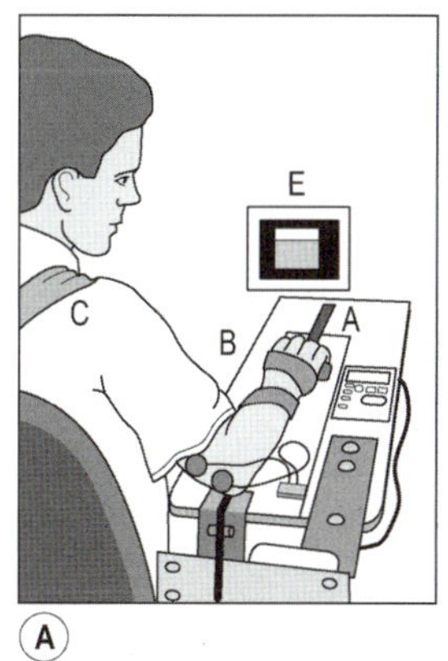

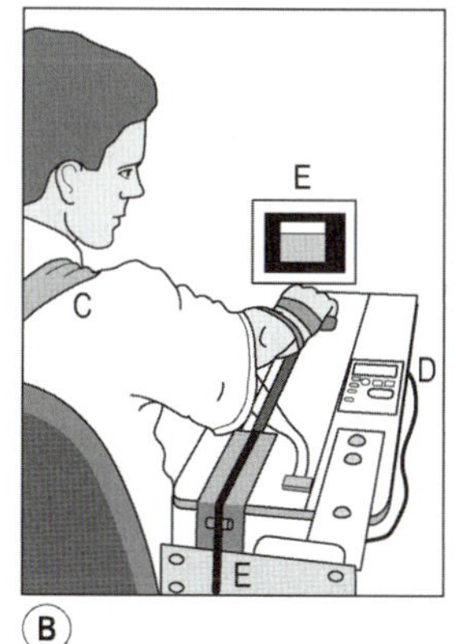

[그림 6-21] 비로봇 훈련 장치인 SMART Arm(NeuroTrac 5, Verity Medical Ltd). 팔을 뻗는 동작을 할 때 어깨관절이 앞으로 굽혀지는 동안 바깥돌림 움직임이 나오게 자세를 조정할 수 있다. 또한, 장치를 올려 서 있는 자세에서도 어깨 움직임을 연습할 수 있다. (호주 Townsville, James Cook University의 Dr. Ruth Barker 제공).

가상현실

가상 환경도 운동학습에 도움이 된다. 기술을 습득하기 위해 문제 해결이 필요한 과제를 제공하는 풍부한 가상 환경이 개발되어 임상에서 연구되고 있다(Deutsche et al 2004). 이 새로운 기술을 이용한 연구에서는 운동 활동 개선이 있었다고 보고하였다. 예를 들어, 가상 손을 활용한 훈련 프로그램 후에 편측무시neglect가 감소했다는 연구 결과가 있다(Castiello et al 2004). 외상성 뇌손상을 입은 젊은 대상자 4명을 대상으로 한 초기 연구에서는 가상 환경에서 물 따르기 작업을 훈련한 후 팔다리 조절 능력이 향상되었다고 보고하였다(Holden & Dyar 2002). 또한, 가상 환경 훈련과 햅틱haptic 장치를 함께 사용한 결과, 손의 섬세한 조작 능력, 쥐기 힘 그리고 운동조절 능력이 개선되었다고 밝힌 연구도 있다(Broeren et al 2004).

이러한 새로운 기술 장치의 개발은 아직 실험 단계에 있으며 대부분 비용이 많이 든다. 더 저렴하고 효과적인 훈련 장치가 앞으로 개발될 가능성은 많다.

보조기와 수동 신장

슬링slings 또는 팔걸이, 그리고 보조기는 흔히 물렁조직의 구축을 예방하고 이미 짧아진 근육을 늘리기 위해 팔다리를 '최적' 위치로 간주되는 자세로 유지하는 수단으로 사용된다. 하지만 스프린트spliting 사용은 생각한만큼의 긍정적 효과를 가져오지 않을 수도 있다. 무작위 대조 연구에서, 뇌졸중 발병 후 6개월 이내의 환자들이 손목 폄 10~30° 각도로 유지하는 손 스프린트를 야간에 최대 12시간 동안 4주간 착용했으나 유의한 효과는 발견되지 않았다(Lannin et al 2003). 또한 체계적 고찰에서는 뇌졸중 이후 손 스프린트의 효과를 지지하거나 반박할 충분한 근거가 없다는 결론을 발표하였다(Lannin & Herbert 2003). 이후 다른 연구에서는 뇌졸중 발병 후 2개월 이내의 환자들이 손목과 손가락을 중립 위치로 유지하거나 완전 폄 상태로 스프린트를 착용하도록 했다(Lannin et al 2007). 이전 연구와 유사한 프로토콜로 진행되었지만, 두 스프린트 모두 손목과 긴손가락굽힘근의 유연성을 유의미하게 증가시키지 못했으며, 환자들은 기초선보다 폄이 약 22° 감소되었다. 결과적으로 밤 동안 착용하는 손 스프린트의 효과를 뒷받침하는 근거가 아직 없다.

외상성 뇌손상 후 근육 길이 변화가 예상되는 경우 환자가 무의식 상태에 있는 경우라면 석고고정casting이 효과적일 수 있다. 또한 짧아진 근육을 늘리기 위해서는 연속 석고고정serial casting이 필요할 수도 있다. 대부분의 연속 석고고정 연구는 다리에 적용한 경우였다. 하지만 석고고정은 팔 근육을 늘리거나 이상근긴장 경련dystonic spasm을 줄이는 데에도 사용할 수 있다(Kitson 1991)(석고고정에 대한 설명은 12장을 참고하라).

손 근육 활성화와 조절에 어려움이 있는 환자의 경우, 엄지는 일반적으로 모음 자세를 취한다. 그래서 엄지와 검지 사이 물렁조직이 빠르게 짧아진다. 훈련 시에는 엄지손가락이 약간 벌림과 맞섬 자세로 유지될 수 있도록 작은 보조기로 지지하는 것이 도움이 될 수 있다. 이러한 스프린트는 엄지와 검지의 첫 번째 손허리뼈 사이 물렁조직이 짧아지는 것을 방지하며, 능동적 엄지 벌림이 없는 경우에도 쥐기 모양을 수동적으로 유지하는 역할을 한다. 작은 스프린트를 사용하면 손 사용이 가능하고 물체에 손을 뻗거나 쥐는 과제에서 엄지를 참여시킬 수도 있다.

뇌졸중 환자의 마비된 팔을 지지하기 위한 팔걸이 사용은 논란의 여지가 있으며, 팔걸이가 마비쪽 팔의 학습된 무사용과 적응적 근육 단축을 유발하는 주요 요인이 될 수 있다는 문제가 제기된다. 특히 어깨관절을 안쪽돌림과 모음 상태로 고정하는 팔걸이는 사용을 중단해야 한다. 어깨 지지대의 사용과 관련된 내용은 11장의 부록에서 다루었다.

마비된 팔의 근육 길이를 보존하고 구축을 예방하기 위해 주로 팔다리를 특정 자세로 유지하는 식으로 시행하는 수동 신장은 팔을 능동적으로 움직일 수 없는 사람들에게 유용하다. 동물 연구에 따르면 하루 30분 간헐적인 신장은 비활동성으로 인해 발생하는 물렁조직 적응 변화를 예방할 수 있다고 한다(Williams 1990). 어깨관절을 바깥돌림 상태로 30분 동안 유지하면 뇌졸중 환자의 어깨 안쪽돌림근 구축 발생을 감소시킬 수 있다(Ada et al 2005). 마비쪽 팔이 휴식 자세로 오랫동안 고정될 경우 이러한 근육의 구축이 쉽게 발생할 수 있으므로, 팔에 심한 근약화가 있는 환자들에게는 이런 자세 프로그램을 시행해야 한다(그림 6-22).

신장은 환자에게 일시적인 완화를 줄 수 있지만, 능동 움직임이 없는 상태에서 근육 길이를 유지하는 것은 어려우며 현재까지의 연구 결과도 이를 뒷받침한다. 뇌졸중 후 손목을 능동적으로 펴하지 못하는 환자에게 손목과 손가락 굽힘근을 하루 30분씩, 4주 동안 신장한 결과, 유의한 효과가 없었다(Horsley et al 2007). 실망스러운 비슷한 결과가 다른 연구에서도 확인되었다(Turton & Britton 2005). 다만, 수동 신장은 뇌졸중 초기 단계에서 약하지만 활동 가능한 근육을 가진 사람들에게서 시행될 경우, 특히 어깨와 손목 근육에서 빠르게 발생하는 단축과 뻣뻣함을 예방하는 데 긍정적인 영향을 줄 수 있다. 그렇지만 근육 길이를 효과적으로 유지하는 유일한 방법은 근육을 기능적 범위 내에서 신장하는 능동적 움직임이다.

연구에서 제안하는, 팔 기능 훈련에서 중요한 요소는 다음과 같다.

- 초기 단계에서부터 능동적이고 도전적인 운동과 과제 연습 시작
- 약한 근육 활성화와 조절을 향상하기 위한 단순한 반복 운동
- 기능적 근력, 파워, 지구력, 운동조절과 운동기술 향상을 위한 과제지향적 훈련
- 양손 및 한손 과제를 하루 동안 집중적으로 연습할 수 있는 기회 제공(감독 하, 그룹 활동, 독립적 연습 포함)
- 물렁조직 적응 예방. 특히 근육 단축, 신장성 소실, 뻣뻣함 방지
- 비손상 측 팔을 제약한 상태로 손상된 팔의 강제적 사용 그리고 집중적인 훈련과 연습
- 팔 움직임을 제한하는 한팔 휠체어나 팔걸이 사용하지 않기

동기를 부여하고 흥미를 유발할 수 있는 활동, 즉 의미 있고 도전적이며 구체적인 과제를 통해 연습의 효율성이 올라갈 수 있다. 또한 게임, 운동 기구, 로봇, 전기기계 장치, 가상 및 컴퓨터 제어 기기 등을 활용해 능동적인 연습이 가능하며 심상연습도 사용할 수 있다.

결론적으로, 급성 뇌 병변 후 팔 기능에 영향을 미치는 주요 손상 요인은 근육으로 가는 운동 출력 감소로 인한 근약화, 감각 입력의 감소, 비사용 및 움직임 부족으로 인한 이차적 손상이다. 급성 뇌 병변 후 팔 기능 회복은 초기의 손상 정도뿐만 아니라, 환자가 받을 수 있는 신체 훈련과 연습의 양과 종류, 해당 팔을 사용할 수밖에 없는 상황이 조성되었는지 여부에 따라 달라질 수 있다.

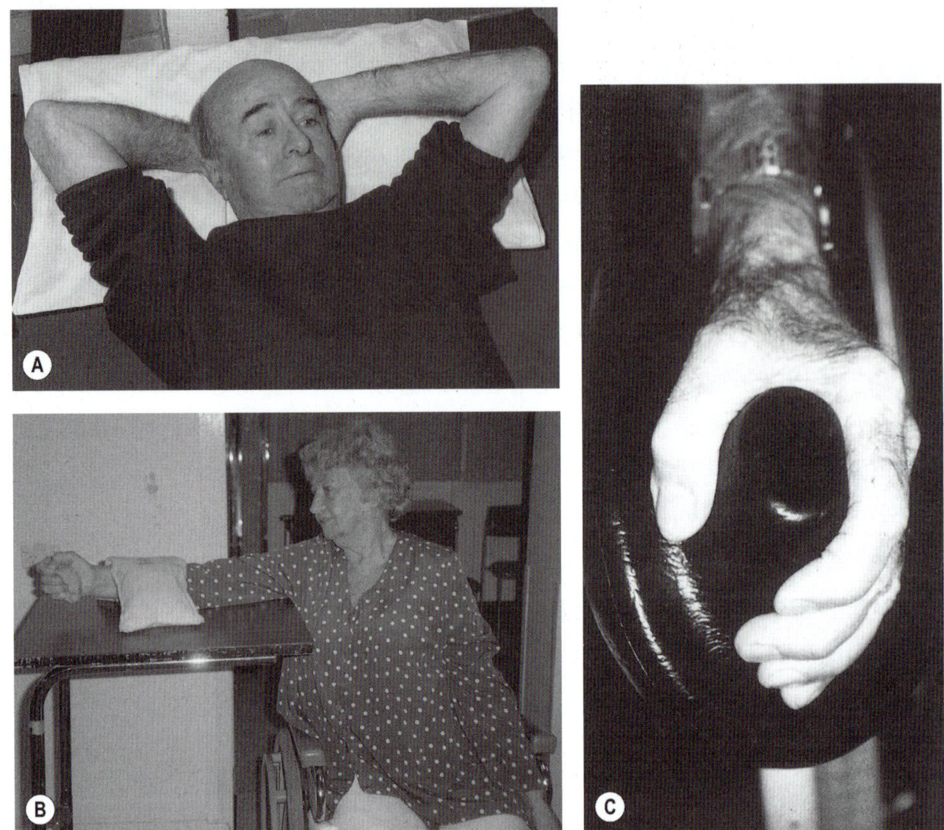

[그림 6-22] 능동적 연습을 하지 않는 시간 동안, 하루 약 30분 동안 팔을 특정 위치에 고정하면 취약한 근육에 뻣뻣함과 구축이 발생하는 것을 예방할 수 있다. (A), (B) 어깨관절 안쪽돌림근과 모음근을 신장하기 위한 자세. (C) 아래팔 엎침근과 엄지 모음근 단축을 방지하기 위한 엄지 지지대가 있는 홈형gutter 손잡이

회복이 부진한 주요 원인으로는 능동적 훈련에 소요되는 시간이 부족하다는 점—하루 10분(Goldie et al 1992; Bernhardt et al 2004; Ada et al 2006)—과 여전히 소극적이고 수동적인 방식에 의존하는 오래된 치료법 사용이 꼽힌다. 하지만 팔 기능 재활에 관한 임상 문헌들은 현재 임상 실무에 변화가 일어나고 있음을 보여준다. 능동적이고 도전적인 방법, 즉 과제지향적 훈련과 반복적 운동을 포함하는 구체적이고 과학에 기반한 치료법에 대한 관심이 점점 더 증가하고 있다. 이러한 치료법은 신경과학, 생체역학, 운동과학 등 운동과학 분야의 연구 결과를 기반으로 하고 있다. 특히 집중적인 과제지향적 훈련이 효과적이라는 유망한 근거들이 나오고 있으며, 체계적 고찰 연구들이 이를 뒷받침하는 근거들을 제공하고 있다.

재활 병동에서 환자들이 과제 수행에 할애하는 시간을 늘리는 방법을 마련해야 한다는 점이 점점 분명해지고 있다. 예를 들어, 뇌졸중 후 재활 병동의 경우, 환자들이 독립적으로 걸음걸이를 익히고 균형을 회복하는 것뿐만 아니라, 일상생활에서 양쪽 팔을 활용하는 방법을 배우는 데 집중할 수 있도록 하루 일과를 조정한 재활 프로그램을 제공할 필요가 있다. 그룹 순환훈련을 통해 팔 훈련 운동 공간을 마련하면 많은 치료사들이 선호하는 일대일 치료 방식보다 더 많은 연습 시간을 제공할 수 있다. 이 과정에서 보조자와 치료사가 연습을 감독하고 필요할 때 치료사가 개별적으로 훈련을 진행할 수 있다. 심각한 손상을 입은 환자가 운동과 훈련을 통해 어느 정도까지 성과를 낼 수 있는지는 아직 명확하지 않으며, 이러한 훈련이 얼마나 오랜 기간 지속되어야 하는지도 알려지지 않았다. 하지만 이 질문에 대한 답을 찾는 방법은 이미 존재한다. 초기 뇌졸중 후 손 근육이 마비된 환자 중 일부는 기능적인 사용을 거의 또는 전혀 회복하지 못할 수도 있다. 그러나 손목과 손의 일부 근육 활동이 가능한 환자의 경우에는 초기부터 적극적이고 강도 높은 빈번한 훈련을 통해 좋은 결과를 얻을 가능성이 있다. 이때 훈련은 반복적인 운동, 의미 있는 과제지향적 훈련, 영향을 받은 팔의 강제 사용, 양손 운동 등을 강조해야 한다.

치료 과정 자체, 즉 사용되는 방법과 재활 환경이 운동조절 시스템 재구성에 중요한 역할을 할 수 있다. 과거의 일부 치료법은 비교적 수동적이어서 환자의 능동적인 참여가 부족했으며, 손이 아닌 어깨지지대와 몸통 같은 몸의 근위부에 초점이 맞춰져 있었다(Butefisch et al 1995). 또한, 치료에 소요된 전체 시간을 분석해보면, 영향을 받은 팔과 관련된 활동에 할애되는 시간이 하루 중 매우 적다는 점도 분명하다. 치료사들은 영향을 받은 팔을 대상으로 중재를 한다고 생각할 수 있지만, 실제로 환자들은 치료 중이나 이후에도 비마비 측 팔로 많은 기능적 활동을 수행하며 결과적으로 대부분의 동작이 비마비 측 팔에 의해 이루어진다. 여전히 슬링과 보조기, 한 팔로 추진하는 휠체어에 지나치게 의존하는 경우가 많은데, 이는 영향을 받은 팔 사용을 제약하고 잠재적인 회복 가능성을 저해할 수 있다. 뇌졸중 재활에서는 특히 적극적인 팔 사용을 촉진하는 데 필요한 중요한 과제와 운동을 집중적으로 훈련하는 시간이 충분히 확보되지 않고 있다.

현재의 물리치료 교재들을 보면, 초기부터 적극적이고 강도 높은 팔 기능 훈련이 여전히 재활 과정에서 간과되고 있음을 알 수 있다(Turton 1998). 중재는 여전히 몸통과 어깨지지대를 중심으로 한 수동적 움직임이나 보조적 움직임, 그리고 어깨 및 손 스프린트 사용 같은 수동적인 접근법에 그치는 경우가 많다. 손 기능, 특히 팔과 손 근육의 수의적 활성화가 일반적으로 사용되는 물리치료 접근법에서는 다뤄지지 않는다(Butefisch et al 1995). 이제는 변화가 필요하며, 재활 과정을 더욱 능동적이고 강도 높고 도전적인 과정으로 전환할 시점이다.

참고문헌

Ada, L, Fongchomcheay, A: Efficacy of electrical stimulation in preventing or reducing subluxation of the shoulder after stroke: a meta-analysis. Aust J Physiother. 48, 2002, 257-267.

Ada, L, Canning, C, Paratz, J: Care of the unconscious head-injured patient. In Ada, L, Canning, C (Eds.): Key issues in neurological physiotherapy. 1990, Butterworth Heinemann, Oxford, 249-288.

Ada, L, Canning, C, Kilbreath, SL, et al.: Task-specific training of reaching and manipulation. In Bennett, KMB, Castiello, U (Eds.): Insights into the reach to grasp movement. 1994, Elsevier, Amsterdam, 239-268.

Ada, L, Canning, CG, Low, S-L: Stroke patients have selective weakness in shortened range. Brain. 126, 2003, 724-731.

Ada, L, Goddard, E, McCully, J, et al.: Thirty minutes of positioning reduces the development of shoulder external rotation contractures after stroke: a randomized controlled trial. Arch Phys Med Rehabil. 86, 2005, 230-234.

Ada, L, O'Dwyer, N, O'Neill, E: Relation between spasticity, weakness and contracture of the elbow flexors and upper activity after stroke: an observational study. Disabil Rehabil. 28, 2006, 891-897.

Alberts, J, Butler, A, Wolf, SL: The effects of constraint-induced movement therapy on precision grip: a preliminary study. Neurorehabil Neural Repair. 18, 2004, 250-258.

Alon, G, Sunnerhagen, KS, Geurts, AC, et al.: A home-based self-administered stimulation program to improve selected hand functions in chronic stroke. Neurorehabilitation. 18, 2003, 215-225.

Arbib, MA, Iberall, T, Lyons, D: Coordinated control programs for control of the hands. Exp Brain Res Suppl 10 In Goodwin, AW, Darian-Smith, I (Eds.): Hand function and the neocortex. 1985, Springer-Verlag, Berlin, 111-129.

Asanuma, H, Keller, A: Neuronal mechanisms of motor learning in mammals. Neuroreport. 2, 1991, 217-224.

Balliet, R, Levy, B, Blood, KMT: Upper extremity sensory feedback therapy in chronic cerebrovascular accident patients with impaired expressive aphasia and auditory comprehension. Arch Phys Med Rehabil. 67, 1986, 304-310.

Barker, RN, Brauer, SG, Carson, R: Training of reaching in stroke survivors with severe and chronic upper limb paresis using a novel nonrobotic device: a randomized clinical trial. Stroke. 39, 2008, 1800-1807.

Bastian, AJ, Martin, TA, Keating, JG, et al.: Cerebellar ataxia: abnormal control of interaction torques across multiple joints. J Neurophysiol. 76, 1996, 492-509.

Bastian, AJ, Zachowski, AM, Thach, WT, et al.: Cerebellar ataxia: torque deficiency or torque mismatch between joints. J Neurophysiol. 83, 2000, 3019-3030.

Beaubaton, D, Hay, L: Contribution of visual information to feedforward and feedback processes in rapid pointing movements. Hum Mov Sci. 5, 1986, 19-34.

Bendz, P: The functional significance of the fifth metacarpus and hypothenar in two useful grips of the hand. Amer J Phys Med Rehabil. 72, 1993, 210-213.

Bernhardt, J, Dewey, HM, Thrift, AG, et al.: Inactive and alone: physical activity in the first 14 days of acute stroke unit care. Stroke. 35, 2004, 1005-1009.

Bertram, CP, Lemay, M, Stelmach, GE: The effect of Parkinson's disease on the control of multisegmental coordination. Brain Cogn. 57, 2005, 16-20.

Biguer, B, Jeannerod, M, Prablanc, C: The coordination of eye, head and hand movements during reaching at a single visual target. Exp Brain Res. 46, 1982, 301-304.

Blennerhassett, J, Dite, W: Additional task-related practice improves mobility and upper limb function early after stroke: a randomized controlled trial. Aust J Physiother. 50, 2004, 219-224.

Boissy, P, Bourbonnais, D, Carlotti, MM, et al.: Maximal grip force in chronic stroke subjects and its relationship to global upper extremity function. Clin Rehabil. 13, 1999, 354-362.

Bonifer, NM, Anderson, KM, Arciniagas, DB: Constraint-induced movement therapy after stroke: efficacy for patients with minimal upper-extremity motor ability. Arch Phys Med Rehabil. 86, 2005, 1867-1873.

Bouisset, S, Zattara, M: A sequence of postural movements precedes voluntary movement. Neurosci Lett. 22, 1981, 263-270.

Bourbonnais, D, Vanden-Noven, S, Carey, KM, et al.: Abnormal spatial patterns of elbow muscle activation in hemiparetic human subjects. Brain. 112, 1989, 85-102.

Broeren, J, Rydmark, M, Sunnerhagen, KS, et al.: Virtual reality and haptics as a training device for movement rehabilitation after stroke: a single case study. Arch Phys Med Rehabil. 85, 2004, 1247-1250.

Burke, D: Spasticity as an adaptation to pyramidal tract injury. Adv Neurol. 47, 1988, 401-423.

Butefisch, C, Hummelsheim, H, Mauritz, K-H: Repetitive training of isolated movements improves the outcome of motor rehabilitation of the centrally paretic hand. J Neurol Sci. 130, 1995, 59-68.

Byl, N, Roderick, J, Mohamed, O, et al.: Effectiveness of sensory and motor rehabilitation of the upper limb following the principles of neuroplasticity: patients stable poststroke. Neurorehabil Neural Repair. 17, 2003, 176-191.

Caimmi, M, Carda, S, Giovanzana, C, et al.: Using kinematic analysis to evaluate constraint-induced movement therapy in chronic stroke patients. Neurorehabil Neural Repair. 2, 2008, 31-39.

Carey, JR, Kimberley, TJ, Lewis, SM, et al.: Analysis of fMRI and finger tracking in subjects with chronic stroke. Brain. 125, 2002, 773-788.

Carr, JH, Shepherd, RB: A motor relearning programme for stroke. 1987, Butterworth Heinemann, Oxford.

Carr, JH, Shepherd, RB: Movement science. Foundations for physical therapy in rehabilitation. 1987, Aspen, Rockville, MD.

Carr, JH, Shepherd, RB: 'Normal' is not the issue: it is 'effective' goal attainment that counts. Behav Brain Sci. 19, 1996, 72-73.

Carr, JH, Shepherd, RB: Neurological rehabilitation. Optimising motor performance. 1998, Butterworth Heinemann, Oxford.

Carr, JH, Shepherd, RB: Stroke rehabilitation. Guidelines for exercise and training to optimize motor skill. 2003, Butterworth Heinemann, Oxford.

Carr, JH, Shepherd, RB, Nordholm, L, et al.: A motor assessment scale for stroke. Phys Ther. 65, 1985, 175-180.

Castiello, U, Bennett, KMB, Paulignan, Y: Does the type of prehension influence the kinematics of reaching?. Behav Brain Res. 50, 1992, 7-15.

Castiello, U, Bennett, KMB, Stelmach, GE: The bilateral reach to grasp movement. Behav Brain Res. 56, 1993, 43-57.

Castiello, U, Lusher, D, Burton, C, et al.: Improving left hemispatial neglect using virtual reality. Neurol. 62, 2004, 1958-1962.

Cauraugh, J, Light, K, Dangbum, K, et al.: Chronic motor dysfunction after stroke: recovering wrist and finger extension by electromyography-triggered neuromuscular stimulation. Stroke. 31, 2000, 1360-1364.

Chae, J, Yu, D: Neuromuscular stimulation for motor relearning in hemiplegia. Crit Rev Phys Rehabil Med. 11, 1999, 279-297.

Chae, J, Yu, D: A critical review of neuromuscular electrical stimulation for treatment of motor dysfunction in hemiplegia. Assist Technol. 12, 2000, 33-49.

Chae, J, Bethoux, F, Bohinc, T, et al.: Neuromuscular stimulation for upper extremity motor and functional recovery in acute hemiplegia. Stroke. 29, 1998, 975-979.

Chae, J, Yang, G, Park, BK, et al.: Muscle weakness and cocontraction in upper limb hemiparesis: relationship to motor impairment and physical disability. Neurorehabil NeuralRepair. 16, 2002, 241-248.

Chao, EYS, An, K-N, Cooney, WP, et al.: Biomechanics of the hand. 1989, World Scientific Publishing, Singapore.

Cirstea, MC, Levin, MF: Compensatory strategies for reaching in stroke. Brain. 123, 2000, 940-953.

Cirstea, MC, Mitnitski, AB, Feldman, AG, et al.: Interjoint coordination dynamics during reaching in stroke. Exp Brain Res. 151, 2003, 289-300.

Colebatch, JG, Gandevia, SC: The distribution of muscular weakness in upper motor neuron lesions affecting the arm. Brain. 112, 1989, 749-763.

Colebatch, JG, Gandevia, SC, Spira, PJ: Voluntary muscle strength in hemiparesis: distribution of weakness at the elbow. J Neurol Neurosurg Psychiatry. 49, 1986, 1019-1024.

Colebatch, JG, Rothwell, JC, Day, BL, et al.: Cortical outflow to proximal arm muscles in man. Brain. 113, 1990, 1843-1856.

Colombo, R, Pisano, F, Micera, S, et al.: Assessing mechanisms of recovery during robotassisted neurorehabilitation of the upper limb. Neurorehabil Neural Repair. 22, 2008, 50-63.

Coote, S, Stokes, EK: Physiotherapy for upper extremity dysfunction following stroke. Phys Ther Rev. 6, 2001, 63-69.

Coote, S, Stokes, EK: Effect of robot-mediated therapy on upper extremity dysfunction post-stroke - a single case study. Physiotherapy. 91, 2005, 250-256.

Cordo, PJ, Nashner, LM: Properties of postural adjustments associated with rapid arm movements. J Neurophysiol. 47, 1982, 287-302.

Crosbie, J, Shepherd, RB, Squires, TJ: Postural and voluntary movement during reaching in sitting: the role of the lower limbs. J Hum Mov Studies. 28, 1995, 103-126.

Crosbie, JH, McDonough, SM, Gilmore, DH, et al.: The adjunctive role of mental practice in the rehabilitation of the upper limb after hemiplegic stroke: a pilot study. Clin Rehabil. 18, 2004, 60-68.

Davis, JZ: Task selection and enriched environments: a functional upper extremity training program for stroke survivors. Top Stroke Rehabil. 13, 2006, 1-11.

Dean, C, Mackey, F: Motor assessment scale scores as a measure of rehabilitation outcome following stroke. Aust J Physiother. 38, 1992, 31-35.

Dean, C, Shepherd, RB: Task-related training improves performance of seated reaching tasks following stroke: a randomised controlled trial. Stroke. 28, 1997, 1-7.

Dean, C, Shepherd, R, Adams, R: Sitting balance 1: trunk-arm and the contribution of the lower limbs during self-paced reaching in sitting. Gait Posture. 10, 1999, 135-144.

Dettmers, C, Teske, U, Hamzei, F, et al.: Distributed form of constraint-induced movement therapy improves functional outcome and quality of life after stroke. Arch Phys Med Rehabil. 86, 2005, 204-209.

Deutsche, JE, Merians, AS, Adamovich, S, et al.: Development and application of virtual reality technology to improve hand use and gait of individuals post-stroke. Restor Neurol Neurosci. 22, 2004, 371-386.

Diedrichsen, J, Verstynen, T, Lehman, SL, et al.: Cerebellar involvement in anticipating the consequences of self-produced actions during bimanual movements. J Neurophysiol. 93, 2005, 801-812.

Dijkerman, HC, Ietswaart, M, Johnston, M, et al.: Does motor imagery training improve hand recovery in chronic stroke patients? A pilot study. Clin Rehabil. 18, 2004, 538-549.

Dimitrijevic, MM, Stokic, DS, Wawro, AW, et al.: Modification of motor control of wrist extension by mesh-glove electrical afferent stimulation in stroke patients. Arch Phys Med Rehabil. 77, 1996, 252-258.

Dromerick, AW, Edwards, D, Hahn, M, et al.: Does the application of constraint-induced movement therapy during acute rehabilitation reduce arm impairment after ischaemic stroke. Stroke. 31, 2000, 2984-2988.

Duncan, PW, Zorowitz, R, Bates, B, et al.: Management of adult stroke rehabilitation care. A clinical practice guideline. Stroke. 36, 2005, e100-e143.

Eyler, D, Markee, J: The anatomy and function of the intrinsic musculature of the fingers. J Bone J Surg. 36A, 1954, 1-10.

Fasoli, SE, Trombly, CA, Tickle-Degnen, L, et al.: Effect of instructions on functional reach in persons with and without cerebraovascular accident. Am J Occup Ther. 56, 2002, 380-390.

Fasoli, SE, Krebs, HI, Stein, J, et al.: Robotic therapy for chronic motor impairments after stroke: follow-up results. Arch Phys Med Rehabil. 85, 2004, 1106-1111.

Fellows, SJ, Noth, J, Schwarz, M, et al.: Precision grip and Parkinson's disease. Brain. 121, 1998, 1171-1184.

Fikes, TG, Klatzky, RL, Lederman, SJ: Effects of object texture on precontact movement time in human prehension. J Mot Behav. 26, 1994, 325-332.

Flanagan, JR, Wing, JM: Modulation of grip force with load force during point-to-point arm movements. Exp Brain Res. 95, 1993, 131-143.

Flanagan, JR, Ostry, DJ, Feldman, AG: Control of trajectory modifications in targetdirected reaching. J Mot Behav. 25, 1993, 140-152.

Forrest, W, Basmajian, J: Function of human thenar and hypothenar muscles. J Bone Joint Surg. 47A, 1965, 1585-1594.

Francisco, G, Chaie, J, Shawla, H, et al.: Electromyogram-triggered neuromuscular stimulation for improving arm function of acute stroke survivors: a randomized pilot study. Arch Phys Med Rehabil. 79, 1998, 570-575.

Gallichio, J, Kluding, P: Virtual reality in stroke rehabilitation: review of the emerging research. Phys Ther Rev. 9, 2004, 207-212.

Gentile, AM: Skill acquisition: action, movement, and neuromotor processes. In Carr, JH,

Shepherd, RB (Eds.): Movement science. Foundations for physical therapy in rehabilitation. 1987, Aspen, Rockville, MD.

Gerardin, E, Sirigu, A, Lehericy, S, et al.: Partially overlapping neural networks for real and imagined hand movements. Cereb Cortex. 10, 2000, 1093-1104.

Gibson, JJ: The theory of affordances. In Shaw, R, Bransford, J (Eds.): Perceiving, acting and knowing: towards an ecological psychology. 1977, Erlbaum, Hillsdale, NJ, 67-82.

Glanz, M, Klawanski, S, Stason, W, et al.: Functional electrostimulation in poststroke rehabilitation: a meta-analysis of the randomized controlled trials. Arch Phys Med Rehabil. 77, 1996, 549-553.

Goldie P, Matyas T, Kinsella G 1992 Movement rehabilitation following stroke. Research report to the Department of Health, Housing and Community Services, Victoria, Australia.

Gordon, AM, Ingvarsson, PE, Forssberg, H: Anticipatory control of manipulative forces in Parkinson's disease. Exp Neurol. 145, 1997, 477-488.

Gowland, C, deBruin, H, Basmajian, JV, et al.: Agonist and antagonist activity during voluntary upper-limb movement in patients with stroke. Phys Ther. 72, 1992, 624-633.

Haaland, KY, Prestopnik, JL, Knight, RT: Hemispheric asymmetries for kinematic and positional aspects of reaching. Brain. 127, 2004, 1145-1158.

Hagar-Ross, CK, Schreiber, MH: Quantifying the independence of human finger movements: comparisons of digits, hands, and movement frequencies. J Neurosci. 20, 1995, 8542-8550.

Hanakawa, T, Immisch, I, Toma, K, et al.: Functional properties of brain areas associated with motor-execution and imagery. J Neurophysiol. 89, 2003, 989-1002.

Harris, JE, Eng, JJ: Paretic upper-limb strength best explains arm activity in people with stroke. Phys Ther. 87, 2007, 88-97.

Heller, A, Wade, DT, Wood, VA, et al.: Arm function after stroke: measurement and recovery over the first three months. J Neurol Neurosurg Psychiatry. 50, 1987, 714-719.

Hermsdorfer, J, Mai, N: Disturbed grip-force following cerebral lesions. J Hand Ther. 9, 1996, 33-40.

Hesse, S, Schulte-Tigges, G, Konrad, M, et al.: Robot-assisted arm trainer for the passive and active practice of bilateral forearm and wrist movements in hemiparetic subjects. Arch Phys Med Rehabil. 84, 2003, 915-920.

Hesse, S, Schmidt, H, Werner, C: Machines to support motor rehabilitation after stroke: 10 years of experience in Berlin. J Rehabil Res Dev. 43, 2006, 671-678.

Hoff, B, Arbib, MA: Models of trajectory formation and temporal interaction of reach and grasp. J Mot Behav. 25, 1993, 175-192.

Hogan, N, Krebs, HI: Interactive robots for neurorehabilitation. Restor Neurol Neurosci. 22, 2004, 349-358.

Hogan, N, Winters, JM: Principles underlying movement organization: upper limb. In Winters, JM, Woo, SL-Y (Eds.): Multiple muscle systems: biomechanics and movement organization. 1990, Springer-Verlag, New York.

Holden, M, Dyar, T: Virtual training: a new tool for neurorehabilitation. Neurol Report. 26, 2002, 62-71.

Horsley, SA, Herbert, RD, Ada, L: Four weeks of daily stretch has little or no effect on wrist contracture after stroke: a randomized controlled trial. Aust J Physiother. 53, 2007, 239-245.

Hummel, F, Celnik, P, Girauz, P, et al.: Effects of non-invasive cortical stimulation on skilled motor function in chronic stroke. Brain. 128, 2005, 490-499.

Hummelsheim, H, Hauptmaann, B, Neumann, S: Influence of physiotherapeutic techniques on motor evoked potentials in centrally paretic hand extensor muscles. Electroencephalog Clin Neurophysiol. 97, 1995, 18-28.

Hummelsheim, H, Amberger, S, Mauritz, KH: The influence of EMG-initiated electrical muscle stimulation on motor recovery of the centrally paretic hand. Eur J Neurol. 3, 1996, 245-254.

Hummelsheim, H, Maier-Loth, ML, Eickhof, C: The functional value of electrical muscle stimulation for the rehabilitation of the hand in stroke patients. Scand J Rehabil Med. 29, 1997, 3-10.

Iberall, T, Lyons, D: Towards perceptual robotics. In Proceedings of IEEE International Conference on Systems, Man and Cybernetics. 1984, Halifax, Nova Scotia, 147-157.

Iberall, T, Bingham, G, Arbib, MA: Opposition space as a structuring concept for the analysis of skilled hand movements. Exp Brain Res. 15, 1986, 158-173.

Jeannerod, M: Intersegmental coordination during reaching at natural visual objects. In Long, J, Baddeley, A (Eds.): Attention and performance. 1981, Vol 9. Erlbaum, Hillsdale, NJ, 153-168.

Jeannerod, M: The timing of natural prehension movements. J Mot Behav. 16, 1984, 235-254.

Jeannerod, M: Mechanisms of visuomotor coordination: a study in normal and braindamaged subjects. Neuropsychology. 24, 1986, 41-78.

Jeannerod, M: The neural and behavioral organization of goal-directed movement. 1990, Clarendon Press, Oxford.

Johansson, RS, Westling, G: Roles of glabrous skin receptors and sensorimotor memory in automatic control of precision grip when lifting rougher or more slippery objects. Exp Brain Res. 56, 1984, 550-564.

Johansson, RS, Westling, G: Programmed and triggered actions to rapid load changes during precision grip. Exp Brain Res. 71, 1988, 72-86.

Johansson, RS, Westling, G: Tactile afferent signals in the control of precision grip. In Jeannerod, M (Ed.): Attention and performance. 1990, Erlbaum, Hillsdale, NJ, 677-713.

Johansson, RS, Riso, R, Hager, C, et al.: Somatosensory control of precision grip during unpredictable pulling loads. I. Changes in load force amplitude. Exp Brain Res. 89, 1992, 181-191.

Johansson, RS, Hager, C, Riso, R, et al.: Somatosensory control of precision grip during unpredictable pulling loads. II. Changes in load force rate. Exp Brain Res. 89, 1992, 192-203.

Johansson, RS, Hager, C, Backstrom, L: Somatosensory control of precision grip during unpredictable pulling loads. III. Impairments during digital anaesthesia. Exp Brain Res. 89, 1992, 204-213.

Kaminski, TR, Bock, C, Gentile, AM: The coordination between trunk and arm motion during pointing movements. Exp Brain Res. 106, 1995, 457-466.

Kapandji, AI: Clinical evaluation of the thumb's opposition. J Hand Ther. 5, 1992, 102-106.

Karst, GM, Hasan, Z: Direction-dependent strategy for control of multi-joint arm movements. In Winters, JM, Woo, SL-Y (Eds.): Multiple muscle systems: biomechanics and movement organization. 1990, Springer-Verlag, New York, 268-281.

Kelso, JAS, Southard, DL, Goodman, D: On the coordination of 2-handed movements. J Exp Psychol Hum Percept Perform. 5, 1979, 229-238.

Kelso, JAS, Buchanan, JJ, Murata, T: Multifunctionality and switching in the coordination dynamics of reaching and grasping. Hum Mov Sci. 13, 1994, 63-94.

Kilbreath, SL, Heard, RC: Frequency of hand use in healthy older persons. Aust J Physiother. 51, 2005, 119-122.

Kilbreath, SL, Crosbie, J, Canning, CG, et al.: Inter-limb coordination in bimanual reach-tograsp following stroke. Disabil Rehabil. 28, 2006, 1435-1443.

Kitson, A: Inhibitive castings for the upper limb: a case study. Aust J Physiother. 37, 1991, 237-242.

Kraft, GH, Fitts, SS, Hammond, MC: Techniques to improve function of the arm and hand in chronic hemiplegia. Arch Phys Med Rehabil. 73, 1992, 220-227.

Krebs, HI, Volpe, BT, Ferraro, M, et al.: Robot-aided neurorehabilitation: from evidencebased to science-based rehabilitation. Top Stroke Rehabil. 8, 2002, 54-70.

Krichevets, AN, Sirokina, EB, Yevsevicheva, IV, et al.: Computer games as a means of movement rehabilitation. Disabil Rehabil. 17, 1995, 100-105.

Kunkel, A, Kopp, B, Muller, G, et al.: Constraint-induced movement therapy for motor recovery in chronic stroke patients. Arch Phys Med Rehabil. 80, 1999, 624-628.

Kuzoffsky, A, Apel, I, Hirschfeld, H: Reaching-lifting-placing task during standing after stroke: coordination among ground reaction forces, ankle muscle activity, and hand movement. Arch Phys Med Rehabil. 82, 2001, 650-660.

Kwakkel, G, Kollen, BJ, van der Grond, J, et al.: Probability of regaining dexterity in the flaccid upper limb. Stroke. 34, 2003, 2181-2186.

Lam, YS, Man, DWK, Tam, SF, et al.: Virtual reality training for stroke rehabilitation. Neurorehabilitation. 21, 2006, 245-253.

Landsmeer, JMF: Atlas of anatomy of the hand. 1976, Churchill

Livingstone, Edinburgh.

Lang, CE, Scheiber, MH: Reduced muscle selectivity during individuated finger movements in humans after damage to the motor cortex or corticospinal tract. J Neurophysiol. 91, 2004, 1722-1733.

Lannin, NA, Herbert, RD: Is hand splinting effective for adults following stroke? A systematic review and methodological critique of published research. Clin Rehabil. 17, 2003, 807-816.

Lannin, NA, Horsley, SA, Herbert, R, et al.: Splinting the hand in the functional position after brain impairment: a randomized, controlled trial. Arch Phys Med Rehabil. 84, 2003, 297-302.

Lannin, NA, Cusick, A, McCluskey, A, et al.: Effects of splinting on wrist contracture after stroke. A randomized controlled trial. Stroke. 38, 2007, 111-116.

Lee, DN, Lough, F, Lough, S: Activating the perceptuo-motor system in hemiparesis. J Physiol. 349, 1984, 328.

Lemon, RN, Mantel, GWH, Rea, PA: Recording and identification of single motor units in the free to move primate hand. Exp Brain Res. 81, 1990, 95-106.

Lemon, RN, Bennett, KM, Werner, W: The cortico-motor substrate for skilled movements of the primate hand. In Requin, J, Stelmach, GE (Eds.): Tutorials in motor neuroscience. 1991, Kluwer, Dordrecht, 477-495.

Levin, MF: Interjoint coordination during pointing movements is disrupted in spastic hemiparesis. Brain. 119, 1996, 281-293.

Levin, MF, Michaelsen, SM, Cirstea, CM, et al.: Use of the trunk for reaching targets placed within and beyond the reach in adult hemiparesis. Exp Brain Res. 143, 2002, 171-180.

Lewis, GN, Byblow, WD: Bimanual coordination dynamics in poststroke hemiparetics. J Mot Behav. 36, 2004, 174-188.

Li, Z-M, Latash, ML, Newell, KM: Motor redundancy during maximal voluntary contraction in four-finger tasks. Exp Brain Res. 122, 1998, 71-78.

Li, Z-M, Latash, ML, Zatsiorsky, VM: Force sharing among fingers as a model of the redundancy problem. Exp Brain Res. 119, 1998, 276-286.

Liepert, J, Miltner, WHR, Bauden, H, et al.: Motor cortex plasticity during constraintinduced movement therapy in stroke. Neurosci Lett. 250, 1998, 5-8.

Liepert, J, Bauder, H, Miltner, W, et al.: Treatment-induced cortical reorganisation after stroke in humans. Stroke. 31, 2000, 1210-1216.

Liepert, J, Uhde, I, Graf, S, et al.: Motor cortex plasticity during forced-use therapy in stroke patients: a preliminary study. J Neurol. 248, 2001, 315-321.

Liepert, J, Zittel, S, Weiller, C: Improvement of dexterity by single session low-frequency repetitive transcranial magnetic stimulation over the contralesional motor cortex in acute stroke: a double-blind placebo-controlled crossover trial. Restor Neurol Neurosci. 25, 2007, 461-465.

Liu, KPY: Mental imagery for relearning of people after brain injury. Brain Inj. 18, 2004, 1163-1172.

Luft, AR, McCombe Waller, S, Whitall, J, et al.: Repetitive bilateral arm training and motor cortex activation in chronic stroke. JAMA. 292, 2004, 1853-1861.

Lum, P, Reinkensmeyer, D, Mahoney, R, et al.: Robotic devices for movement therapy after stroke: current status and challenges to clinical acceptance. Top Stroke Rehabil. 8, 2002, 40-53.

Lum, PS, Burgar, CG, Shor, PC, et al.: Robot-assisted movement training compared with conventional therapy techniques for the rehabilitation of upper-limb motor function after stroke. Arch Phys Med Rehabil. 83, 2002, 952-959.

McCombe Waller, S, Whitall, J: Fine motor control in adults with and without chronic hemiparesis: baseline comparison to nondisabled adults and effects of bilateral arm training. Arch Phys Med Rehabil. 85, 2004, 1076-1083.

McCrea, PH, Eng, JJ, Hodgson, AJ: Time and magnitude of torque generation is impaired in both arms following stroke. Muscle Nerve. 28, 2005, 46-53.

Marteniuk, RB, MacKenzie, CL, Baba, DM: Bimanual movement control: information

processing and interaction effects. Q J Exp Psychol. 36A, 1984, 335-365.

Marteniuk, RB, MacKenzie, CL, Jeannerod, M, et al.: Constraints on human arm movement trajectories. Can J Psychol. 41, 1987, 365-378.

Marteniuk, RB, Leavitt, J, MacKenzie, CL, et al.: Functional relationships between grasp and transport components in a prehension task. Hum Mov Sci. 9, 1990, 149-176.

Mercier, C, Bourbonnais, D: Relative shoulder flexor and handgrip strength is related to upper limb function after stroke. Clin Rehabil. 18, 2004, 215-221.

Michaelsen, SM, Levin, MF: Short-term effects of practice with trunk restraint on reaching movements in patients with chronic stroke. A controlled trial. Stroke. 35, 2004, 1914-1919.

Michaelsen, SM, Luta, A, Robi-Bramy, A: Effect of trunk restraint on the recovery of reaching movements in hemiparetic patients. Stroke. 32, 2001, 1875-1883.

Michaelsen, SM, Dannenbaum, R, Levin, MF: Task-specific training with trunk restraint on arm recovery in stroke: randomized control trial. Stroke. 37, 2006, 186-192.

Miltner, W, Bauder, H, Sommer, M, et al.: Effects of constraint-induced movement therapy on patients with chronic motor deficits after stroke: a replication. Stroke. 30, 1999, 586-592.

Morris, DM, Crago, JE, DeLuca, SC, et al.: Constraint-induced movement therapy for motor recovery after stroke. Neurorehabil. 9, 1997, 29-43.

Mudie, MH, Matyas, TA: Upper extremity retraining following stroke: effects of bilateral practice. J Neurol Rehabil. 10, 1996, 167-184.

Mudie, MH, Matyas, TA: Can simultaneous bilateral movement involve the undamaged hemisphere in reconstruction of neural networks damaged by stroke?. J Disabil Rehabil. 22, 2000, 23-37.

Muir, RB: Small hand muscles in precision grip. Exp Brain Res Suppl 10 In Goodwin, AW, Darian-Smith, I (Eds.): Hand function and the neocortex. 1985, Springer-Verlag, Berlin, 155-174.

Muir, RB, Lemon, RN: Corticospinal neurons with a special role in precision grip. Brain Res. 261, 1983, 312-316.

Muller, F, Dichgans, J: Impairments of precision grip in two patients with acute unilateral cerebellar lesions: a simple parametric test for clinical use. Neuropsychology. 32, 1994, 265-269.

Nakayama, H, Jorgensen, HS, Raaschou, HO, et al.: Recovery of upper extremity function in stroke patients: the Copenhagen stroke study. Arch Phys Med Rehabil. 75, 1994, 394-398.

Nakayama, H, Jorgensen, HS, Raaschou, HO, et al.: Compensation in recovery of upper extremity function after stroke: the Copenhagen stroke study. Arch Phys Med Rehabil. 75, 1994, 852-857.

Napier, JR: The prehensile movement of the human hand. J Bone Joint Surg. 38, 1956, 902-913.

Nelles, G, Jentzen, W, Jueptner, M, et al.: Arm training induced brain plasticity in stroke studied with serial positron emission tomography. Neuroimage. 31, 2001, 1146-1154.

Newham, DJ, Hsiao, S-F: Knee muscle isometric strength, voluntary activation and antagonistic co-contraction in the first six months after stroke. Disabil Rehabil. 23, 2001, 379-386.

O'Dwyer, N, Ada, L, Neilson, PD: Spasticity and muscle contracture following stroke. Brain. 119, 1996, 1737-1749.

Ostendorf, CG, Wolf, SL: Effect of forced use of the upper extremity of a hemiplegic patient on changes in function. Phys Ther. 61, 1981, 1022-1028.

Page, SJ: Imagery improves upper extremity motor function in chronic stroke patients: a pilot study. Occup Ther J Res. 20, 2000, 200-215.

Page, SJ, Levine, P, Sisto, SA, et al.: Mental practice combined with physical practice for upper-limb motor deficit in subacute stroke. Phys Ther. 81, 2001, 1455-1462.

Page, SJ, Sisto, S, Levine, P, et al.: Efficacy of modified constraint-induced therapy in chronic stroke: a single blinded randomized controlled trial. Arch Phys Med Rehabil. 85, 2004, 14-18.

Pandyan, AD, Power, J, Futter, C, et al.: Effects of electrical stimulation on the wrist of hemiplegic subjects. Physiotherapy. 82, 1996, 184-188.

Pang, MY, Harris, JE, Eng, JJ: A community-based upper-extremity group exercise program improves motor function and performance of functional activities in chronic stroke: a randomized controlled trial. Arch Phys Med Rehabil. 87, 2006, 1-9.

Parlow, SE, Dewey, D: The temporal locus of transfer of training between hands: an interference study. Behav Brain Res. 46, 1991, 1-8.

Pascuol-Leone, A, Dang, N, Cohen, LG, et al.: Modulation of muscle responses evoked by transcranial magnetic stimulation during the acquisition of new fine motor skills. J Neurophysiol. 67, 1995, 1037-1045.

Pennisi, G, Rapisarda, R, Bella, R, et al.: Absence of response to early transcranial magnetic stimulation in ischaemic stroke patients: prognostic value for hand motor recovery. Stroke. 30, 1999, 2666-2700.

Platz, T: Impairment-oriented training (IOT) - scientific concept and evidence-based treatment strategies. Restor Neurol Neurosci. 22, 2004, 301-315.

Platz, T, Bock, S, Prass, K: Reduced skilfulness of arm motor behaviour among motor stroke patients with good clinical recovery: does it indicate reduced automaticity? Can it be improved by unilateral or bilateral training? A kinematic motion analysis study. Neuropsychology. 39, 2001, 687-698.

Platz, T, Winter, T, Muller, N, et al.: Arm ability training for stroke and traumatic brain injury patients with mild arm paresis: a single-blind, randomized, controlled trial. Arch Phys Med Rehabil. 82, 2001, 961-968.

Platz, T, Eickhof, C, Nuyens, G, et al.: Clinical scales for the assessment of spasticity, associated phenomena, and function: a systematic review of the literature. Disabil Rehabil. 27, 2005, 7-18.

Plautz, EJ, Miliken, GW, Nudo, RJ: Effects of repetitive motor training on movement representations in adult squirrel monkeys: role of use versus learning. Neurobiol Learn Mem. 74, 2000, 27-55.

Pomeroy, VM, King, LM, Pollock, A, et al.: Electrostimulation for promoting recovery of movement or functional ability after stroke. Cochrane Database Syst Rev. Issue 2, 2006, Art. No.: CD003241. DOI: 10.1002/14651858.CD003241.pub2.

Powell, J, Pandyan, AD, Granat, M, et al.: Electrical stimulation of wrist extensors in poststroke hemiplegia. Stroke. 30, 1999, 1384-1389.

Price, CI, Pandyan, AD: Electrical stimulation for preventing and treating post-stroke shoulder pain: a systematic Cochrane review. Clin Rehabil. 15, 2001, 5-19.

Prigatano, GP, Wong, JL: Speed of finger typing and goal attainment after unilateral cerebral vascular accident. Arch Phys Med Rehabil. 78, 1997, 847-852.

Putnam, CA: Sequential motions of body segments in striking and throwing skills: descriptions and explanations. J Biomech. 26(Suppl 1), 1993, 125-135.

Quancy, RBM, Perea, S, Maletsky, R, et al.: Impaired grip force modulation in the ipsilateral hand after unilateral middle cerebral artery stroke. Neurorehabil Neural Repair. 19, 2005,

338-349.

Raghaven, P, Petra, E, Krakmauer, JW, et al.: Patterns of impairment in digit dependence after subcortical stroke. J Neurophysiol. 95, 2006, 369-378.

Rosenbaum, DA: Human motor control. 1991, Academic Press, San Diego, CA.

Rosenbaum, DA, Vaughan, J, Barnes, HJ, et al.: Constraints on action selection: overhand versus underhand grips. In Jeannerod, M (Ed.): Attention and performance. 1990, Erlbaum, Hillsdale, NJ, 321-342.

Rosenbaum, DA, Vaughan, J, Barnes, HJ, et al.: Time course of movement planning: selection of handgrips for object manipulation. J Exp Psychol Learn Mem Cog. 18, 1992, 1058-1073.

Rosenbaum, DA, Engebrecht, SE, Bushe, MM, et al.: Knowledge model for selecting and producting reaching movements. J Mot Behav. 25, 1993, 217-227.

Sahrmann, SA, Norton, BJ: The relationship of voluntary movement to spasticity in the upper motor neuron syndrome. Ann Neurol. 2, 1977, 460-465.

Salford E, Ryding E, Rosen I et al 1995 Motor performance and motor ideation of arm movements after stroke: a SPECT rCBF study. In: Proceedings of the World Confederation of Physical Therapy Congress, Washington, DC:793.

Schmidt, RA, Wulf, G: Continuous concurrent feedback degrades motor skill learning: implications for training and simulation. Hum Factors. 39, 1997, 509-525.

Seidler, RD, Stelmark, GE: Trunk-assisted prehension: specification of body segments with imposed temporal constraints. J Mot Behav. 32, 2000, 379-389.

Shumway-Cook, A, Woollacott, M: Motor control. Translating research into clinical practice. 3rd edn, 2005, Lippincott, Philadelphia.

Smeets, JBJ, Brenner, E: A new view on grasping. Motor Control. 3, 1999, 237-271.

Smith, AM: The coactivation of antagonist muscles. Can J Physiol Pharmacol. 59, 1981, 733-747.

Sonde, L, Kalimo, H, Fernaeus, SE, et al.: Low TENS treatment on post-stroke paretic arm: a three-year follow-up. Clin Rehabil. 14, 2000, 14-19.

Spoor, C: Balancing a force on the finger tip of a two-dimensional finger without intrinsic muscles. J Biomech. 16, 1983, 497-504.

Sullivan, JE, Hedman, LD: A home program of sensory and neuromuscular electrical stimulation with upper-limb task practice in a patient 5 years after a stroke. Phys Ther. 84, 2004, 1045-1054.

Sunderland, A, Tinson, D, Bradley, L, et al.: Arm function after stroke. An evaluation of grip strength as a measure of recovery and a prognostic indicator. J Neurol Neurosurg Psychiatry. 52, 1989, 1267-1272.

Tang, A, Rymer, WZ: Abnormal force-EMG relations in paretic limbs of hemiparetic human subjects. J Neurol Neurosurg Psychiatry. 44, 1981, 690-698.

Tanji, J, Okano, K, Sato, K: Neuronal activity in cortical motor areas related to ipsilateral, contralateral and bilateral digit movement of the monkey. J Neurophysiol. 60, 1988, 325-343.

Taub, E: Somatosensory deafferentation in research with monkeys: implications for rehabilitation medicine. In Ince, LP (Ed.): Behavioural psychology and rehabilitation medicine. 1980, Williams and Wilkins, Baltimore, MD, 371-401.

Taub, E, Miller, NE, Novak, TA, et al.: A technique for improving chronic motor deficit after stroke. Arch Phys Med Rehabil. 74, 1993, 347-354.

Thielman, GT, Dean, CM, Gentile, AM: Rehabilitation of reaching after stroke: task-related training versus progressive resistance exercise. Arch Phys Med Rehabil. 85, 2004, 1613-1618.

Trombly, CA: Deficits of reaching in subjects with left hemiparesis: a pilot study. Am J Occup Ther. 46, 1992, 887-897.

Trombly, CA: Observations of improvement of reaching in five subjects with left hemiparesis. J Neurol Neurosurg Psychiatry. 56, 1993, 40-45.

Turner, DP, Ebrahim, S: Relation between handgrip strength, upper limb disability and handicap among elderly women. Clin Rehabil. 6, 1992, 117-123.

Turton, A: Mechanisms for recovery of hand and arm function after stroke: a review of evidence from studies using non-invasive investigative techniques. Br J Occup Ther. 61, 1998, 359-364.

Turton, AJ, Britten, E: A pilot randomized controlled trial of a daily muscle stretch regime to prevent contractures in the arm after stroke. Clin Rehabil. 19, 2005, 600-612.

Uswatte, G, Giuliani, C, Winstein, C, et al.: Validity of accelerometry in patients with subacute stroke; evidence from the extremity constraint-induced therapy evaluation trial. Arch Phys Med Rehabil. 87, 2006, 1340-1345.

van Peppen, RPS, Kwakkel, G, Wood-Daupinee, S, et al.: The impact of physical therapy on functional outcomes after stroke: what's the evidence?. Clin Rehabil. 18, 2004, 833-862.

van Vliet, P: An investigation of the task-specificity of reaching: implications for retraining. Physiother Theory Pract. 9, 1993, 69-76.

van Vliet, PM, Turton, A: Directions in retraining reaching. Crit Rev Phys Rehabil. 13, 2001, 313-338.

van Vliet, P, Kerwin, DG, Sheridan, M, et al.: The influence of goals on the kinematics of reaching following stroke. Neurol Report. 19, 1995, 11-16.

Volpe, BT, Krebs, HI, Hogan, N, et al.: A novel approach to stroke rehabilitation: robotaided sensorimotor stimulation. Neurology. 54, 2000, 1938-1944.

Wade, DT, Langton Hewer, R, Wood, VA, et al.: The hemiplegic arm after stroke: measurement and recovery. J Neurol Neurosurg Psychiatry. 46, 1983, 521-524.

Wang B-S, Settle K, Perreault EJ 2006 Vibratory afferent inputs modulated motor pathway excitability and hand function following stroke. 15th International Conference on Mechanics in Medicine and Biology, Singapore:296-299.

Weir, P, MacKenzie, CL, Marteniuk, RG, et al.: The effects of object weight on the kinematics of prehension. J Mot Behav. 23, 1991, 192-204.

Weiss, P, Jeannerod, M: Getting a grasp on coordination. News Physiol Sci. 13, 1998, 70-75.

Westling, G, Johansson, RS: Responses in glabrous skin mechanoreceptors during precision grip in humans. Exp Brain Res. 66, 1984, 128-140.

Whitall, J, McCombe Waller, S, Silver, KHC: Repetitive bilateral arm training with rhythmic auditory cueing improves motor function in chronic hemiparetic stroke. Stroke. 31, 2000, 2390-2395.

Wiesendanger, M, Kazennikov, O, Perrig, C, et al.: Two hands - one action. In Wing, AM, Haggard, P, Flanagan, R (Eds.): Hand and brain neurophysiology and psychology of hand movements. 1996, Academic Press, Orlando, FL.

Williams, PE: Use of intermittent stretch in the prevention of serial sarcomere loss in immobilised muscle. Ann Rheum Dis. 49, 1990, 316-317.

Wing, AM: A comparison of the rate of pinch grip force increases and decreases in Parkinsonian bradykinesia. Neuropsychology. 26, 1988, 479-482.

Wing, AM, Fraser, C: The contribution of the thumb to reaching movements. Q J Exp Psychol. 35A, 1983, 297-309.

Wing, AM, Flanagan, JR, Richardson, J: Anticipatory postural adjustments in stance and grip. Exp Brain Res. 116, 1997, 122-130.

Winstein, CJ, Schmidt, RA, Nicholson, DE, et al.: Learning a partial-weight-bearing skill: effectiveness of two forms of feedback. Phys Ther. 76, 1996, 985-993.

Winstein, CJ, Rose, DK, Lewthwaite, R, et al.: A randomized controlled comparison of upper-extremity rehabilitation strategies in acute stroke: a pilot study of immediate and long-term outcomes. Arch Phys Med Rehabil. 85, 2004, 620-628.

Witney, A, Wing, A, Thonnard, JL, et al.: The cutaneous contribution to adaptive precision grip. Trends Neurosci. 27, 2004, 637-643.

Woldag, H, Hummelsheim, H: Evidence-based physiotherapeutic concepts for improving arm and hand function in stroke patients. J Neurol. 249, 2002, 518-528.

Wolf, SL, Catlin, PA, Blanton, S, et al.: Overcoming limitations in elbow movement in the presence of antagonist hyperactivity. Phys Ther. 74, 1994, 826-835.

Wolf, SL, Blanton, S, Baer, H, et al.: Repetitive task practice: a critical review of constraint induced movement therapy in stroke. Neurologist. 8, 2002, 325-338.

Wolf, SL, Winstein, CJ, Miller, JP, et al.: Effect of constraint-induced movement therapy on upper extremity function 3 to 9 months after stroke. JAMA. 296, 2006, 2095-2104.

Wolf, SL, Newton, H, Maddy, D, et al.: The EXCITE trial: relationship of intensity of constraint induced movement therapy to improvement in the Wolf Motor Function Test. Restor Neurol Neurosci. 25, 2007, 549-562.

Wolf, SL, Winstein, CJ, Miller, JP, et al.: Retention of upper limb function in stroke survivors who have received constraint-induced movement therapy: the EXCITE randomized trial. Lancet Neurol. 7, 2008, 33-40.

Wu, C, Trombly, CA, Lin, K, et al.: A kinematic study of contextual effects on reaching performance in persons with and without stroke: influences of object availability. Arch Phys Med Rehabil. 81, 2000, 95-101.

Wu, C, Trombly, CA, Lin, K, et al.: Effects of object affordances on reaching performance in persons with and without cerebrovascular accident. Am J Occup Ther. 52, 2004, 447-456.

Wu Z-W, Ju M-S, Lin C-CK 2006 Motor learning of normal subjects in tracking with rehabilitation robot. 15th International Conference on Mechanics in Medicine and Biology, Singapore.

Yekutiel, M, Guttman, E: A controlled trial of the retraining of the sensory function of the hand in stroke patients. J Neurol Neurosurg Psychiatry. 56, 1993, 241-244.

Yu, D, Chae, J, Walker, ME, et al.: Percutaneous intramuscular electric stimulation for the treatment of shoulder subluxation and pain in patients with chronic hemiplegia: a pilot study. Arch Phys Med Rehabil. 82, 2001, 20-25.

Zachowski, KM, Dromerick, AW, Sahrmann, SA, et al.: How do strength, sensation, spasticity and joint individuation relate to the reaching deficits of perople with chronic hemiparesis?. Brain. 127, 2004, 1035-1046.

Zajak, FE, Winters, JM: Modeling musculoskeletal movement systems: joint and bodysegment dynamics, musculotendinous actuation and neuromuscular control. In Winters, JM, Woo, SL-Y (Eds.): Multiple muscle systems: biomechanics and movement organization. 1990, Springer-Verlag, New York, 121-148.

Zatsiorsky, VM, Zong-Ming, L, Latash, ML: Coordinated force production in multi-finger tasks: finger interaction and neural network modeling. Biol Cybern. 79, 1998, 139-150.

Zatsiorsky, VM, Zong-Ming, L, Latash, ML: Enslaving effects in multi-finger force production. Exp Brain Res. 131, 2000, 187-195.

Zimmerman-Schlatter, A, Schuster, C, Puhan, MA, et al.: Efficacy of motor imagery in post-stroke rehabilitation: a systematic review. J Neuroeng Rehabil. 5, 2008, 8.

Zong-Ming, L, Latash, ML, Zatsiorsky, VM: Force sharing

among fingers as a model of the redundancy problem. Exp Brain Res. 119, 1998, 276-286.

Zong-Ming, L, Latash, ML, Newell, KM, et al.: Motor redundancy during maximal voluntary contraction in four-finger tasks. Exp Brain Res. 122, 1998, 71-78.

제7장 균형

BALANCE

학습내용

1 개요

균형은 체중이 지지면[BOS] 내에 있도록 조절하는 능력이다(Ghez 1991). 정지해 있든 움직이든지 간에 우리는 균형을 조절하는 복잡한 신경근육계통과 역학적 과정들을 알아차리지 못한다. 균형을 방해하는 힘은 중력과 근육 수축에서 발생하는 힘, 움직임 중 신체 분절 간의 상호작용, 또는 밀침, 발에 걸림, 충돌과 같은 예상치 못한 외부 방해요인으로 인한 힘이다.

균형—또는 자세 조절—은 우리가 불안정함을 느끼거나, 실수로 발을 헛딛거나 넘어질 때, 혹은 질병이나 외상으로 감각운동시스템이 손상되었을 때에만 분명하게 의식된다. 다양한 과제와 환경 조건에서 몸의 무게중심을 지지면 위에 유지하는 능력은 일상생활에서 가장 중요한 운동조절 요소 중 하나이기 때문에, 균형 기능부전, 특히 서 있는 상태에서의 균형 문제는 신경학적 병변의 심각한 후유증이다. 균형이 유지된 상황에서의 움직임을 훈련하는 것은 신경계 재활에서 가장 중요한 부분이다.

우리가 중력 환경에서 살고 있으며 어디서 무엇을 하든 중력의 영향을 감안해야한다는 사실을 묘사하기 위해, 균형을 정의할 때 여러 문헌에서는 다양한 용어를 사용한다(그림 7-1). 자세 안정성[postural stability]이라는 용어는 몸 무게중심[COM]을 특정 공간 경계 또는 안정성 한계 내에서 유지하는 능력을 의미한다. 안정성 유지는 몸을 의도한 위치에 유지하거나 균형을 잃지 않고 의도한 움직임을 하기 위해 몸에 작용하는 모든 힘—안정화하는 힘과 불안정화하는 힘—간의 평형을 만드는 데 관여하는 동적 과정이다(Melvill-Jones 2000). 자세 조절[postural control]이라는 용어는 일반적으로 우리가 균형을 조절하는 메커니즘을 말한다. 이 조절은 자세 조정[postural adjustment]으로 유지되며, 자세 조정은 근육들의 활성과 분절 움직임들로 이뤄진다. 직접적으로 균형을 유지하거나 회복하는 것은 근육 활동과 관절 움직임들이다. 자세는 신체 분절이 다른 분절에 대해 또는 환경에 대해 어떻게 정렬되어 있는가를 기술하는 용어다.

자세를 유지하고 움직이려면 일련의 조정들이 필요하다(Ghez 1991). 이 조정들은 다음과 같이 세 가지 목표를 가진다. 중력과 기타 외부 힘에 대해 머리와 몸 지지하기, 무게중심을 지지면 위에 정렬하고 균형 유지하기, 몸 일부분을 움직이는 동안 다른 부위들 안정하기다. 자세 시스템은 세 가지 주요 도전에 직면한다(Melvill-Jones 2000). 자세 시스템은 중력 하에서 안정 상태—균형—를 유지해야 하고, 자발적이고 목표 지향적인 움직임을 예측하여 조정을 만들어야 하며, 이러한 움직임을 하는 동안 그리고 외부 교란에 대응하여 적응해야 한다. 균형 능력은 대부분의 움직임 실행에 통합되어 있어서 수행하는 동작이나 환경과 분리될 수 없다. 기능적으로 중요한 균형의 구성 요소는 안정된 자세 유지, 자발적 움직임이 일어나는 동안이나 움직임을 예측해서 일어나는 자세 조정, 외부 동요에 대한 반응으로 이루어지는 자세 조정이다. 따라서 균형은 모든 수의적 운동기술의 기초를 이룬다(Massion & Woollacott 1996).

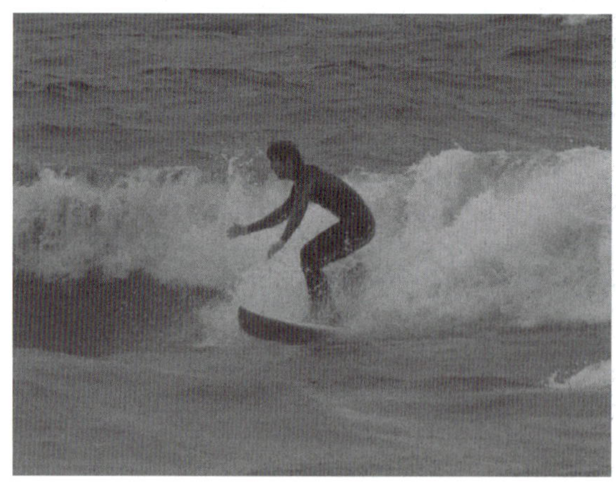

[그림 7-1] 균형은 과제를 연습하는 동안 그리고 숙련된 활동을 지속적으로 연습하는 과정에서 학습된다.

균형 유지의 역학적 문제는 특히 중추신경계에 매우 어려운 문제다. 인간이 서 있을 때 몸의 2/3가 지지면에서 떨어져 있다(Winter et al 1990). 심지어 정지해 있을 때에도, 중력에 맞서 직립 상태를 유지하기 위해 몸은 일해야 한다. 서있을 때 몸의 구조는 유연하고 여러 분절로 이루어져 있으며, 작은 지지면과 많은 자유도를 가지고 있다. 또한 이 구조는 직립 자세와 균형을 유지하기 위해 고도로 발달된 자세 조절을 필요로 한다.

몸의 무게중심이 지지면 위에 유지될 때 신체는 안정된 상태로 간주된다. 여기서 무게중심이란 신체 각 부분의 무게중심을 가중 평균하여 계산된 몸의 한 지점을 의미한다. 균형 조절의 핵심은 중력선* line of gravity 을 지지면의 경계 내에 유지하거나, 걷거나 달릴 때처럼 지지면이 변할 때 새로운 지지면 내에 중력선의 경로를 유지하는 것이다(Winter 1995a). 다시 말해 중력선을 안정성 한계 내에 유지하는 것이다. 안정성 한계는 고정된 경계가 아니라 과제, 기술 수준, 환경에 따라 변한다. 이 한계는 균형을 잃었을 때나 너무 멀리 팔을 뻗거나 넘어졌을 때, 발을 딛거나 안정된 물체를 잡는 식으로 새로운 지지면을 만들지 않고 균형을 잃으며 넘게 되는 어떤 지점을 말한다. 어떤 과제를 효과적으로 수행하기 위해서는 신체와 환경 간의 적절한 관계가 유지되어야 한다.

분절간 연결구조의 역동적 상호작용 덕분에 평형을 유지하기 위한 조정은 유연하고 다양하게 일어난다. 자세 조정을 만드는 것은 근육 활성화 패턴과 분절 움직임이며, 이로 인해 우리는 지지면에 대하여 이 연결구조를 조절할 수 있다. 신체 분절의 움직임은 자발적 움직임의 일부이든 예상치 못한 외부적 움직임에 대한 반응이든 자세 안정성을 흐트러뜨린다. 심지어 심호흡을 하거나(Gurfinkel & Elner 1988) 고개를 돌리는 작은 동작조차 중력중심을 흔들며, 이는 근육 활동과 감지할 수 없을 정도의 작은 분절 움직임으로 상쇄된다(Bouisset & Duchenne 1994). 물건을 잡기 위해 팔을 드는 간단한 동작도 팔 움직임이 시작되기 전에 정확한 시점에 일어나는 예측성 근육활동과 작은 관절 움직임이 일어나지 않으면 균형 상태를 흐트러뜨린다. 이러한 작은 조정이 움직임으로 유발되는 균형의 잠재적 동요를 최소화한다. 비슷한 반응 덕분에 우리는 예상치 못한 동요에 대처할 수 있다. 자세 조절은 수의적 움직임에 통합되어야 하며 자세조절 과정은 적응학습이 가능해야 한다. 자세 조절의 현대적 관점은 인지 관련 시스템을 비롯하여 여러 신경 시스템이 행동학적으로 의미 있게 통합된 것으로 보는 관점이다(Melvill-Jones 2000).

젊고 건강한 사람들조차 균형 유지에는 주의력 관련 자원이 필요하다. 뇌졸중 이후 환자들을 대상으로 한 연구에서는 과제에 주의집중을 유지하는 것과 주의력 분산을 피하는 것이 균형 능력과 관련이 있는 것으로 나왔다(Stapleton et al 2001). 균형에 방해가 생기거나 그럴 가능성이 있을 때는 환경적 단서에 주의를 기울이는 것이 특히 중요하다. 자세조절 자체에 집중하기보다는 외부의 시각적 단서에 집중하는 것이 더 나은 수행을 이끌며, 그렇게 해야 균형이 스스로 조절되고 환경에 적응하게 만들 수 있다(Guadagnoli et al 2002).

과거에는 자세 안정성을 비교적 낮은 수준의 신경계에 의해 조절되는 자세 반사 작용으로 설명했었다. 제뇌 고양이와 개를 대상으로 한 실험 연구(Magnus 1926; Sherrington 1961)와 20세기 초 인간 유아에 대한 관찰 연구에 근거하여, 인간 자세 조절은 단순한 정위righting 반응과 평행 반응 또는 기울림 반사와 기타 여러 반사들로 설명할 수 있다고 단정하기도 했다. 이러한 개념들이 1950년대 보바스가 개발한 치료 방법의 기초를 이루었다.

* 중력선은 흔히 신체무게중심(COM)의 수직 투영선으로 나타낸다.

그러나 많은 문헌에서 균형 조절은 자세 반사들에 의해 자동화되고 조절된다고 볼수 없다고 주장한다(Woollacott & Shumway-Cook 2002). 현재 우리는 자세 조절이 훨씬 더 복잡하며, 과제와 상황에 의존적이며, 신경근육계의 모든 수준이 관여한다고 인식하고 있다. 단순한 자세 반사로는 숙련된, 목적이 있는 움직임 동안의 자세 조절의 복잡성을 설명할 수 없다(Melvill-Jones 2000). 따라서 균형은 일련의 반사들에 기반하는 게 아니라, 과제와 통합되어 있으며 과제를 통해 내재적, 외재적으로 학습되며, 훈련을 통해 더 효율적으로 바뀔 수 있다. 새롭게 개발된 물리치료 방법들은 이러한 지식을 반영하고 있다(Carr & Shepherd 1998 2003; Shumway-Cook & Woollacott 2001 2007). 그러나 이러한 근거에도 불구하고, 정위 반응과 평형 반응 같은 자세 반사가 자세 반사 메커니즘을 통해 자세 조절의 기초를 형성한다는 믿음은 여전히 물리치료에 남아 있다. 또한 과학적 근거와 임상적 근거가 부족함에도 불구하고, 이 오래된 믿음으로 인해 임상에서는 균형에 준비성 특성과 과제 특이적 특성이 있다는 점을 중요하게 다루지 않게 되었다.

2 감각운동 상호작용

균형은 내부 및 외부 조건의 변화에 대응하여 중추신경계 내에서 조정되는 감각계와 근육뼈대계의 복잡한 상호작용에서 비롯된다. 감각계—안뜰계, 시각계, 몸감각계—는 공간에서 몸이 어디에 위치해 있는지, 정지해 있는지 아니면 움직이고 있는지에 대한 정보를 제공한다. 안뜰계vestibular system는 머리의 직선과 각가속을 통한 움직임 정보뿐 아니라 중력에 대한 머리의 위치 정보를 제공한다. 고유감각계는 근육, 관절 및 피부—촉각과 압력—수용기로 구성되며, 효과기계—근육과 관절—상태에 관한 정보, 즉 근육의 길이와 힘 출력 같은 정보, 공간에서의 우리의 위치, 바닥 상태 같은 환경 관련 정보를 제공한다. 또한 지지면에 대한 신체의 움직임, 신체 분절 간의 상대적 위치와 움직임에 대한 정보도 제공한다. 발바닥 피부에 있는 기계수용기는 발이 지지면을 형성할 때 균형 조절에 중요한 역할을 한다고 알려져 있다(Do et al 1990; Duysens et al 2000). 발바닥 피부 기계수용기와 다리 근육의 고유수용기는 부하에 대한 정보를 제공한다(Dietz et al 1992; Kavounoudias et al 2001). 시각계는 주변 환경과 관련하여 우리가 어디에 위치해 있는가에 대한 정보를 제공하며, 이 정보는 경험을 바탕으로 해석된다.

시각 정보에 대한 민감성은, 몸과 환경적 특성 사이의 관계를 명확하게 해주기 때문에, 걷는 동안 신체 균형을 유지하는 기술에 특히 중요한 것으로 보인다(Owen 1985). 시각 입력은 주변 환경에서 관련 물체의 위치, 그 물체와의 거리, 그 물체가 정지해 있는지 움직이고 있는지에 대한 정보를 제공한다. 우리는 움직이면서 환경을 살피며 시각 정보를 통해 움직이는 물체가 우리에게 도달할 때나 우리가 점프할 때 땅에 착지하는 순간을 예측할 수 있다. 우리는 접촉 시점을 매우 정확하게 예측할 수 있어서(Dietz & Noth 1978), 발걸음을 적절하게 변화시킬 수 있다. 그래서 길을 건널 때 발을 정확히 시점에 연석에 올려 놓을 수 있다. 접촉 소요 시간time-to-contact은 복잡한 공간을 걸을 때나 승강기 문이 닫히는 것을 판단하거나 에스컬레이터나 무빙워커에 발을 내딛을 때에 도움이 된다.

건축된 환경에서 많은 것들이, 예를 들면 창문과 문틀, 테이블 다리는 수직으로 정렬되어 있기 때문에 수직성verticality 판단에 필요한 정보를 제공한다. 깁슨Gibson은 이를 '외고유감각exproprioceptive 정보'라고 하였다(Gibson 1979). 그러나 특정 조건에서는 우리가 받는 정보가 도움이 되지 않을 수 있다. 예를 들어, 어두운 방에서 성인은 발광 막대가 수직에서 벗어나 있는 데도 그에 맞추어 선자세 정렬을 바꾸는 것으로 나타났다(De Wit 1972).

또 다른 유형의 시각 정보는 주변 환경으로부터 더 간접적인 형태로 제공된다(Gibson 1979). 우리가 걸을 때, 주변 환경은 확장되는 광학 배열 속에서 우리를 지나쳐 간다. 움직이는 방 실험에서는 방의 벽이 참가자들을 향해 움직이거나 멀어질 때 참가자들이 부적절하게 흔들리는 것으로 나타났다(Lee & Lishman 1975). 대상자에게서 멀어지는 벽 움직임은 대상자들이 뒤로 기울렸을 때 발생하는 것과 비슷한 정보—주변 시—를 제공했다. 대상자들은 지각한 기울림—자가 움직임에 대한 환영—에 반응하여 앞쪽으로 기울렸다. 따라서 이 경우에는 대상자들이 보다 정확한 고유감각 입력보다는 잘못된 시각 입력에 더 집중하고 있었던 것으로 보인다. 성인 참가자들은 이 실험에서 넘어지지 않았지만, 유사한 실험에 참여한 유아들은 넘어졌다(Lee & Aronsen 1974).

지지면이 좁고 개인의 기술 수준이 낮을수록 균형에 시각이 더 중요한 요소로 관여하는 것으로 보이며, 이는 지지면, 시각 입력의 이용가능성, 그리고 기술 수준 간에 중요한 상호작용을 있음을 시사한다(Slobounov & Newell 1994). 노인들은 공간에서 자신들의 위치에 대해 시각적 판단이 불가능한 경우 어두운 곳에서 움직이는 것이 어렵다고 호소한다. 눈을 감고 서 있는 것이 어려울 수 있으며 눈을 감고 한쪽 다리로 서 있는 것은 불가능할 것이다.

여러 감각 입력의 역할은 논쟁적이지만, 감각 입력들은 환경에 따라 과제와 관련된 방식으로 통합되고 조정되는 것으로 보인다. 예를 들어, 일반인 대상자들은 지지면이 불안정해지면 모든 감각 입력이 가능한 정상적인 감각 조건하에서는 주로 몸감각 정보에 의존한다(Nashner & Berthoz 1978). 반면, 지지면 정보를 신뢰할 수 없는 경우, 예를 들어 좁은 빔 위에 서 있을 때는 시각 정보의 중요성이 증가한다(Lishman & Lee 1973). 감각 입력의 과잉redundancy과 자세 조절을 위해 특정 감각의 상대적 중요성을 바꿀 수 있는 중추신경계의 능력 덕분에 몸은 다양한 환경에서 균형을 유지할 수 있고, 새로운 운동기술을 학습하는 과정에서 균형을 향상시킬 수 있다. 감각 시스템의 과잉은 기능면에서 유리하다. 그 덕분에 상충되는 입력을 검증할 수 있을 뿐만 아니라 하나의 시스템이 기능부전일 때 이를 보상할 수 있다(Winter et al 1990).

3 생체역학적 설명

인체는 생체역학적 관점에서 흥미롭고 독특한 구조를 가지고 있다. 서 있는 자세에서는 여러 연결된 분절들이 좁은 지지면 위에서 안정된 상태를 유지해야 한다. 연결된 분절의 역학은 우리가 움직일 때 이들 분절 간의 상호작용으로 인해 발생하는 중력과 다른 힘들을 조절하는 데 중요한 역할을 한다(Yang et al 1990).

가만히 서 있기

가만히 서 있으면 지지면에서 몸의 작은 움직임, 즉 자세 동요postural sway가 발생한다. 이러한 움직임은 힘판 측정이나 동요 미터sway meter로 측정된 신체 움직임에서 관찰할 수 있다(그림 7-2). 자세 동요는 직립 상태에서 모든 사람이 겪는 수직선에 대한 지속적이고 작은 편위와 이에 이어서 일어나는 수정이다(Sheldon 1963). 이러한 작은 움직임에는 수동적인 탄성 복원력이 관여하지만, 가만히 서 있는 활동에는 능동적인 과정인 근육 활동의 변화(Day et al 1993)와 작은 관절 회전—분절 움직임—이 관여한다.

서 있는 동안 균형을 조절하기 위해서는 시각, 안뜰, 몸감각 입력에 대한 통합된 반응이 필요하다. 이러한 각 감각 시스템의 상대적 기여도는 각각의 입력을 실험적으로 차단하고 그에 따른 자세 동요의 변화를 측정하여 연구되었다. 가만히 서있기의 동요 정도는 환경적 사건, 눈을 뜨거나 감은 상태, 심지어 호흡의 깊이에 따라 달라진다(Gurfinkel & Elner 1973). 동요는 발의 위치와 지지면의 너비에 따라서도 변한다(Kirby et al 1987). 일반적으로 자세 동요의 크기는 아주 어린 아이와 나이 많은 성인에서 가장 크다고 알려져 있다. 노인에서 동요 증가와 상관관계가 있는 것으로 나온 요인으로는 근력 감소, 말초 감각 감소, 가까운 거리 시각 감퇴, 반응 시간 지연 등이다(Lord et al 2007).

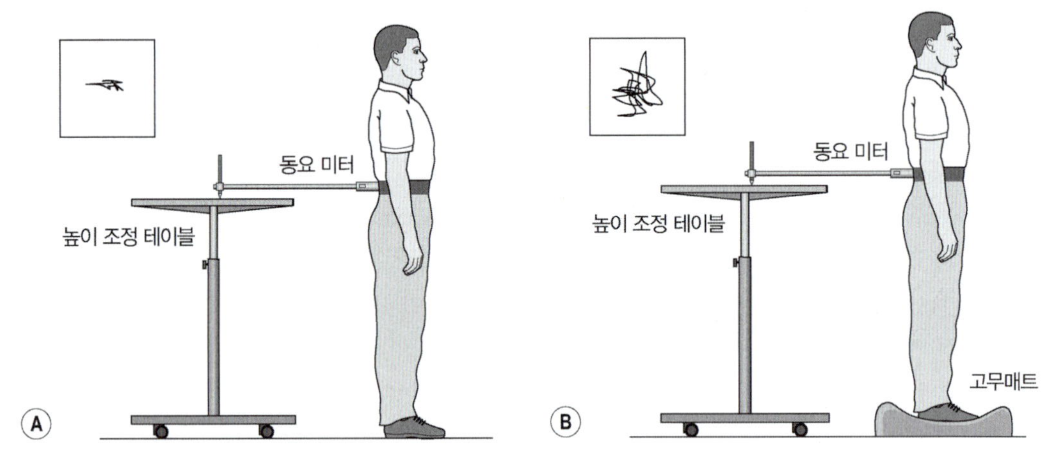

[그림 7-2] 허리 높이에서 몸의 변위를 측정하기 위해 사용된 이동형 '동요 미터'. (A) 지면에서 서 있는 상태 (B) 고무 매트에서 있는 상태(Cambridge University Press, Cambridge, UK의 허가를 받아 Lord et al 2007를 인용함)

임상적으로 균형을 평가하는 지표로서 자세 동요는 특정 과제의 변화하는 요구에 반응하는 능력에 대한 제한적 정보만을 제공하며, 지지면 위 분절들의 연결 내에서 발생하는 움직임에 대해서는 전혀 정보를 제공하지 않는다(Kuo & Zajac 1993). 기능적 관련성도 명확하지 않다. 자세 동요는 보행과 같은 동적 움직임과 관련성이 낮았으며(Gill-Body & Krebs 1994; Colle 1995), 신체 동요를 제한한다고 해서 안정성이 반드시 향상되는 것도 아니다. 오히려 동요 정도보다는 변동 횟수가 더 중요할 수 있다.

여러 저자들이 자세 동요 감소를 안정성과 혼동해서는 안 된다고 지적한다(Horak 1987; Massion 1992). 신체가 건강한 사람들 사이에도 큰 차이가 있으며, 발레리나와 운동선수는 상대적으로 큰 동요를 보이는 반면, 숙련된 권총 사수는 방아쇠를 당길 때 최소한의 동요를 보인다(Arutyunyan et al 1969). 임상 실무에서는 자세 동요를 통제하는 것보다 균형을 잃지 않고 자유롭게 움직일 수 있는 능력을 회복하는 데 초점을 맞추어야 한다.

자발적 움직임 시 균형

모든 자발적 동작 수행 시에는, 심지어 서서 팔을 들어 올리는 단순한 동작을 할 때는 정밀한 타이밍으로 이루어지는 선행적anticipatory 또는 준비성proparatory 자세 조정이 먼저 일어난다. 이러한 조정은 움직임 자체가 균형에 미치는 불안정한 영향을 최소화하기 위해 움직임이 시작되기 전과 움직임 중에 발생한다(Eng et al 1992). 준비성 다리 근육 활동(Belenkii et al 1967)과 작은 분절 움직임(Zattara & Bouisset 1988)은 해당 동작의 일부로, 그 동작에 매우 특이적이며 필수적인 요소다. 이러한 조정은 속도와 지지 조건에 따라 달라진다. 선행적 자세 조정과 지속적인 자세 조정은 신체 무게중심이 지지면 내에 유지되도록 보장한다. 팔을 들어 올릴 때 팔 움직임으로 인해 발생하는 반작용력은 신체의 나머지 부분—분절 연결—에 영향을 미치며, 동시에 팔의 변위 때문에 무게중심의 위치가 바뀐다(Eng et al 1992).

준비성 근육 활동은 사지나 몸통의 움직임으로 인해 COM이 불안정해지는 것을 방지하기 때문에 그 동작의 필수적 부분이자 내재적 부분이라 할 수 있다. 까치발로 서는 동작을 연구한 사례는 이러한 기저 메커니즘의 효율성을 잘 보여준다. 주요 작용근은 장딴지근이지만, 장딴지근 활동에 앞서 앞정강근, 넙다리네갈래근 및 넙다리두갈래근의 준비성 활성화가 발생한다. 이러한 준비 활동 없이 두관절근육인 장딴지근만 활성화되면 COM이 뒤로 이동하고 무릎이 굽혀져 뒤로 넘어지게 된다. 이 과제는 앞정강근이 몸을 앞으로 이동시키고, 넙다리네갈래근이 무릎을 펴는 상태로 유지한 후에 발뒤꿈치를 들어 올려야만 성공적으로 수행될 수 있다(Diener et al 1992).

자세 근육 활동은 과제와 환경 요구에 따라 매우 적응적으로 변화한다. 그림 7-3은 이 점을 잘 보여준다. 대상자들은 네 가지 방법으로 핸들과 상호작용하였다. (A) 피험자는 견고한 플랫폼에 서서 청각 신호 후 가능한 한 빨리 고정된 핸들을 당긴다. 이때 자세를 유지하기 위해 팔 근육—위팔두갈래근—이 수축하기 전에 다리 근육—장딴지근—이 수축한다. (B) 가슴이 지지되고 핸들이 예상치 못하게 대상자로부터 멀어지면, 위팔두갈래근이 빠르게 반응하고, 장딴지근은 비활성 상태로 남아 있다. 그러나 (C) 자유롭게 서 있는 대상자가 핸들에 의해 예상치 못하게 앞으로 끌려가면, 상쇄 작용을 하는 팔과 다리 근육이 동시에 작용할 수 있도록 초기 위팔두갈래근 반응이 억제된다. (D) 지지면이 예상치 못하게 앞으로 움직여 대상자가 뒤로 기울어지면, 초기 위팔두갈래근 반응이 발생하지만 장딴지근은 비활성 상태로 남아 있다. 왜냐하면 장딴지근의 수축은 피험자를 더 뒤로 기울게 만들기 때문이다. 이러한 실험조건들은 자세 조정이 상황적 요구에 매우 민감하게 반응함을 보여준다.

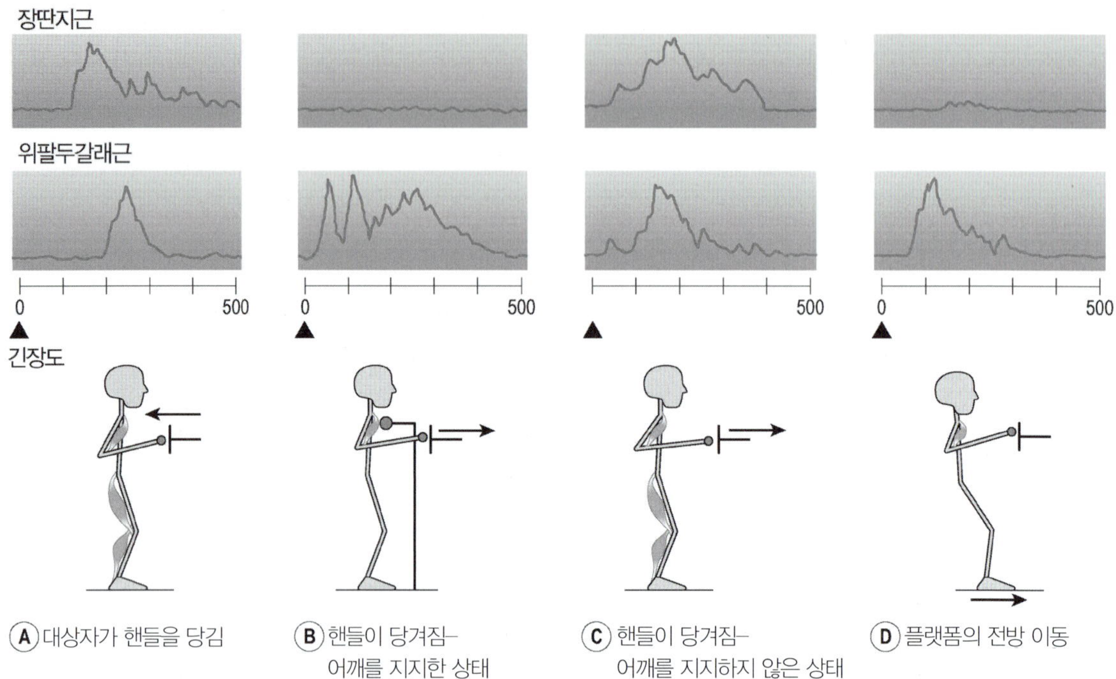

[그림 7-3] 근육 활동의 특이성 예시. 팔 근육(위팔두갈래근)과 다리 근육(장딴지근)을 서로 다른 과제 요구 조건에서 관찰하였다. (A) 대상자가가 핸들을 당김. (B) 대상자가 가슴 지지대에 기대고 있을 때 핸들이 예상치 못하게 움직임. (C) B와 동일하지만 대상자가 자유롭게 서 있는 상태. (D) 플랫폼이 예상치 못하게 앞으로 이동함 (Nashner LM 1983에서 발췌, 허가를 받아 수정함)

두 다리에서 한 다리로 이동하기

한쪽 다리를 들고 다른 다리로 지지하며 균형을 유지할 때 실제로 어떤 일이 발생하는지 생각해 보자. 이는 생각보다 복잡하며, 움직이는 다리가 지지면의 일부를 형성하기 때문에 특정한 형태의 선행적 자세 조정이 필요하다. 주목해야 할 점은 몸이 준비성으로 측면 이동할 때 두 다리가 모두 관여한다는 것이다. 이는 해당 동작의 필수적 부분으로 다리를 들어 올리는 데 최적의 자세가 형성되게 해준다(Lee et al 1995; Mercer & Sahrmann 1999; Kirker et al 2000).

여러 연구에서 몸을 옆으로 이동시켜 한쪽 다리를 지지에서 자유롭게 만드는 일련의 동작들을 조사하였다. 이러한 조정을 포함하는 동작의 예로는 한 다리로 서기, 첫 걸음 내딛기(Kirker et al 2000), 한쪽 발을 계단에 올려놓기(Mercer & Sahrmann 1999) 등이 있다. 발이 바닥에서 떨어지기 몇 밀리초 전에 압력중심[COP] 짧은 시간 동안 해당 발 쪽으로 이동하여 지지하는 다리로 COP를 넘기는 데 필요한 지면 반발력을 제공한다. 안쪽-가쪽 방향의 자세 조정은 주로 정강이와 발, 허벅지와 골반대에서 일어난다(Winter 1995). 체중이 한쪽으로 이동을 개시하고 수행하는 데 관여하는 엉덩관절 벌림근의 역동적 역할은 한 발 서기 자세에서 골반을 안정화하는 역할과 더불어 중요하다(Pai et al 1994). 환자가 이러한 메커니즘을 다시 확립하려면 양쪽 다리를 이용한 한 발 지지와 발디딤 동작의 연습이 필요하다.

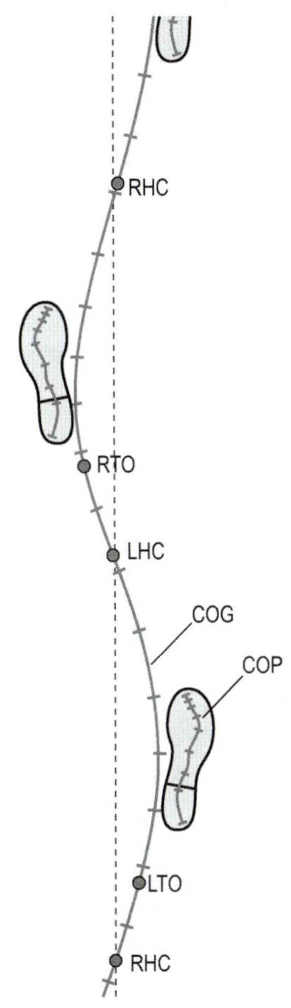

[그림 7-4] 한 보행 주기 동안 신체의 중력중심과 발의 압력중심을 나타내는 이동 경로. 중력중심이 발을 지나지 않는 것에 주목할 필요가 있으며, 이는 걷기가 본질적으로 불안정한 활동임을 나타낸다. HC, 발뒤꿈치 닿기; TO, 발끝떼기 (Winter et al 1991에서 재인용, 허가를 받아 사용함)

걷기

한쪽으로 치우치지 않거나 지지면을 넓히지 않고 걷기 위해서는 지속적인 자세 조정이 필요하다. 보행의 리듬과 속도로 인해 실제로 관여하는 근육 활동의 양은 최소화된다. 그러나 중간에 발걸음을 멈추면 균형을 유지하기 어려울 수 있다. 붐비는 거리에서 걸으면 예상치 못한 밀침에 대비하여 균형을 조절하고 군중 속에서 신체의 경로를 조절해야 하는 필요성이 증가한다.

일반적인 감각 입력, 특히 시각 입력은 복잡한 환경과 평평하지 않은 지형에서 걷는 데 필요한 정보를 제공한다. 시각은 가까운 환경과 먼 환경의 정적 및 동적 특징에 대한 정보를 거의 즉각적으로 제공하며, 이러한 정보는 기본적인 보행 패턴을 조정하는 데 사용된다(Patla 1997).

걷기 동안의 안정성에 대한 도전은 정지 상태에서 서 있을 때보다 훨씬 더 복잡하다. 정상적인 보행에서 중력선은 보행 주기의 80% 동안 지지면의 경계 바깥으로 떨어지며(그림 7-4), 이는 잠재적으로 불안정한 상태를 의미한다(Winter et al, 1991). 걷기 중 상체는 주로 진행면에서는 엉덩관절 굽힘근과 폄근에 의해, 그리고 전두면에서는 엉덩관절 벌림근과 모음근에 의해 다리 위에 균형을 유지하여, 한쪽 다리로 지지할 때 상체의 불균형을 보상한다(Winter et al, 1993). 몸통 근육은 상체와 다리를 연결하는 근육과 함께 균형을 잡는 기능을 수행하며, 발의 위치 또한 몸의 균형 유지에 중요한 역할을 한다.

보행 중 예상되거나 예상치 못한 동요에 대한 반응은 상황에 따라 다르고 보행 단계에 따라 다르다는 연구 결과가 있다(Nashner 1980; Dietz et al 1986; Figura et al 1986; Patla 1986). 대상자에게 보행 중 핸들을 당기거나 밀라고 요구했을 때 대상자들이 발뒤꿈치 접촉 시점에 밀거나 당기는 동작을 맞추려 한다는 것을 보여주었으며, 이때 자세 근육 활동은 팔 움직임이 시작되기 전에 발생하고 방향에 특이적이었다(Nashner & Forssberg 1986). 다른 연구에서, 대상자들에게 보행 중 시각적 신호에 반응하여 어깨에서 팔을 빠르게 굽히도록 했을 때, 자세에 관여하는 다리 근육 활동이 입각기 동안에는 팔 활동에 앞서 나타나고, 유각기 동안에는 팔 움직임 이후에 나타나는 것을 확인했다(Patla 1986). 따라서 잠재적으로 불안정성을 일으키는 동작들은 보행 주기에서 안정성을 유지하기 위해 가장 적절한 시점에 발생하도록 조율된다는 것을 알 수 있다.

앉아 있기

선행적 자세 조정과 실시간 자세 조정은 선자세에서 수행하는 과제에만 국한되지 않는다. 그러나 선자세 조절에 비해 앉은자세에서의 자세 조절에 대한 연구는 상대적으로 적게 이루어졌다. 앉은 상태에서 손을 뻗는 동작에는 도달거리를 확장하기 위한 팔 움직임뿐만 아니라 엉덩관절에서 일어나는 몸통 움직임이 관여한다. 또한 이 동작에서는 다리를 능동적으로 사용하여 몸 무게를 균형 있게 유지하는 '능동적' 지지면이 제공된다.

앉아 있는 자세는 지지면이 더 넓기 때문에 서 있을 때보다 안정성에 대한 위협이 적다. 발이 작은 지지면을 제공하는 선자세와 달리, 발이 바닥에 닿은 상태로 앉으면 넓적다리와 발이 상대적으로 넓은 지지면을 형성한다. 그러나 침대 옆에 다리를 늘어뜨리고 앉아 있을 때처럼 넓적다리만 지지되는 경우에는 안정성 한계에 더 빨리 도달하여 앞으로 또는 옆으로 멀리 손을 뻗기 어렵다(Chari & Kirby 1986). 이처럼 상대적으로 덜 지지되는 자세에서는 몸통과 넓적다리를 연결하는 근육의 활동을 통해 골반 위에서 몸을 제한된 거리만큼 다양한 방향으로 이동할 수 있다. 발이 바닥에 닿아 있든 아니든, 골반과 몸통을 연결하는 척추 굽힘근과 폄근 덕분에 앉은 자세에서 활동을 수행할 때 몸통과 머리의 적절한 정렬과 안정성이 유지된다.

앉은 자세에서의 자세 조절은 다양한 종류의 좌석에서 균형을 유지하면서 시상면과 이마면 모두에서 팔 길이를 넘는 다양한 과제를 수행하는 능력을 필요로 한다. 다리 근육은 앉은 상태에서 몸을 움직일 때 몸무게를 지지하고 균형을 유지하는 데 적극적인 역할을 한다. 팔 길이 너머로 손을 뻗는 연구에서, 다리 근육은 빠른 속도와 느린 속도 모두에서 팔이 움직이기 전에 활성화되었다(Crosbie et al 1995; Dean et al 1999a, b). 앞정강근이 팔 움직임이 시작되기 전에 활성화되었으며 발 아래 지면 반발력이 발생했다. 도달 동작의 말미에는 장딴지와 무릎 근육의 활동이 몸의 전방 이동을 제어하였다(그림 7-5). 정강이와 넓적다리 근육은 동작이 자발적이고 팔 길이 내에서 수행될 때보다 움직임이 빠르고 목표물이 더 먼 거리에 있을 때 더 활발하게 작용한다(Dean et al, 1999a,b).

일반적으로 몸통 근육은 앉은 자세에서 팔을 사용하는 동작 동안 자세를 안정시키는 역할을 한다. 그러나 목표에 손을 닿게 하기 위해 팔 길이를 넘어서는 동작이 필요한 경우, 몸통은 뻗기 거리를 늘리는 데에도 중요한 역할을 한다. 즉, 엉덩관절 굽힘과 폄을 통해 나오는 몸통 움직임은 뻗기 동작의 필수적인 부분이다(Kaminski et al, 1995; Dean et al, 1999a,b). 또한, 뻗을 수 있는 거리는 넓적다리 지지 정도에 따라서도 영향을 받는다(Dean et al, 1999a,b).

앉은자세에서 옆으로 손을 뻗는 동작은 시상면에서 앞으로 손을 뻗는 동작보다 더 불안정하다. 왜냐하면 몸이 한쪽 다리로 이동하면서 지지면의 한계에 더 빨리 도달하기 때문이다. 앉은자세에서의 측면 움직임에 대한 연구는 거의 이루어지지 않았다. 한 연구에서는 젊고 건강한 남성들을 대상으로 가슴에 팔짱을 끼고 두 개의 힘판에 발을 올린 채 앉아 있게 하였다. 대상자들에게 몸을 가능한 한 오른쪽으로 멀리 이동하라고 지시했다. 연구 결과 선자세에서 다리를 드는 연구와 유사했다. 다리는 준비 단계에서 조화롭게 능동적으로 작용했다. 체중이 오른쪽 다리로 이동하기 전에, 왼쪽 다리가 체중을 지탱하고 오른쪽 다리는 체중을 줄였다(Sekiya & Takahashi 2001). 앉은자세에서 옆으로 손을 뻗는 동작이 포함된 과제 연습을 균형 훈련과 팔 훈련 프로그램에 포함시켜야 한다. 이러한 동작을 수행하는 능력이 저하되면 옷 입기나 물건 집기와 같은 여러 기능적 과제에 부정적인 영향을 미친다.

일어서기와 앉기

앉은자세에서 일어나는 동작은 가장 흔히 수행되는 동작 중 하나며, 여러 과제를 수행하기 위한 중요한 전제 조건이다. 이 동작은 비교적 안정적인 지지면—넓적다리와 발—에서 동적으로 불안정한 지지면인 발로 전환하는 과정에서 신체 무게중심이 크게 변위되기 때문에 균형 연구에서 특히 중요한 주제다. 몸을 앞쪽과 위쪽으로 올리는 동작은 자가 생성된 자세 안정성의 동요를 나타내며, 이러한 동요의 영향은 움직임 전반에 걸쳐 신경운동 및 근육뼈대계 메커니즘에 의해 적절하게 보상되어야 한다. 수평 방향에서 추진에서 제동까지 전환되는 타이밍은 균형 조절에 특히 중요한 요소다.

일어서기와 앉기는 머리와 팔을 포함한 몸통이 앞으로 굽혀져 엉덩관절에서 큰 각도 변위가 발생하면서 이루어진다. 일어서기의 첫 번째 단계는 비교적 안정된 상태로 앉은 자세에서 시작되며, 이 단계의 특징은 몸통과 엉덩관절의 각모멘텀 생성이다. 몸통의 각도 변위는 움직임 시작부터 몸을 앞으로 가속하기에 충분할 정도로 크고 빠르게 이루어져야 하지만, 동시에 일어섰을 때의 안정성을 유지하기 위해 적절히 조절되어야 한다.

반대로, 앉는 데 필요한 엉덩관절 각도 변위는 똑바로 선 상태에서 일어나기 때문에 불안정성을 초래할 수 있다. 앉기 동작을 시작하는 데 어려움이 있거나 COM의 후방 이동을 조절하지 못하면 급격한 앉기 동작이 발생하여 낙상과 유사한 상황이 될 수 있다(Dubost et al 2005).

여러 이유로 일어나기 동작은 노인들에게 어려울 수 있으며, 특히 몸의 균형을 잡는 능력이 저하된 경우 더욱 그렇다. 젊은 성인과 노인의 앉은자세에서 일어서기 수행을 비교한 연구에서, 일부 노인은 팔을 사용하지 않고는 일어서지 못했다(Schultz et al 1992). 노인은 젊은 성인에 비해 엉덩관절과 무릎관절에서 각도 변위가 상당히 컸지만, 넓적다리가 지지면에서 떨어질 때의 최대 관절 모멘트 차이는 그다지 크지 않았다. 관절 변위를 크게 하면 허벅지가 의자에서 떨어지는 순간에 COM을 좀더 앞쪽으로 위치시킨다. 이 전략은 폄단계가 시작되기 전 COM을 발 지지면 안에 위치시키기 때문에 허벅지가 의자에서 떨어지는 시점에서 더 큰 안정성을 제공한다.

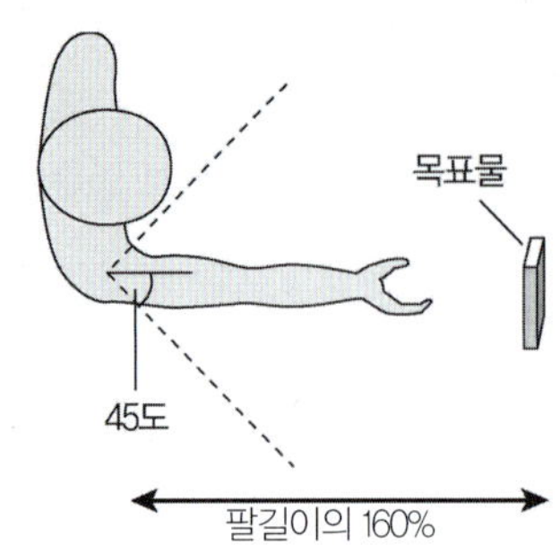

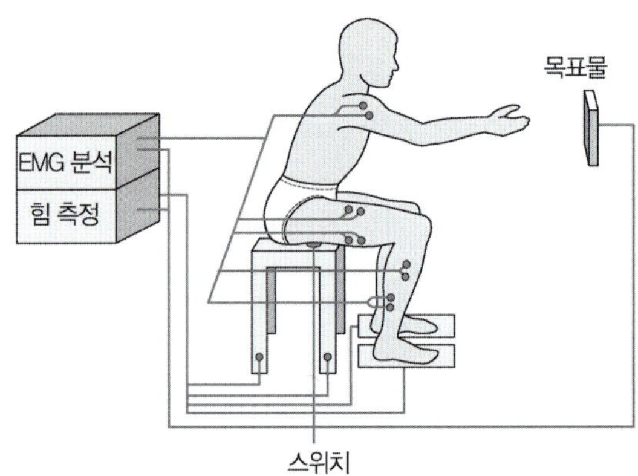

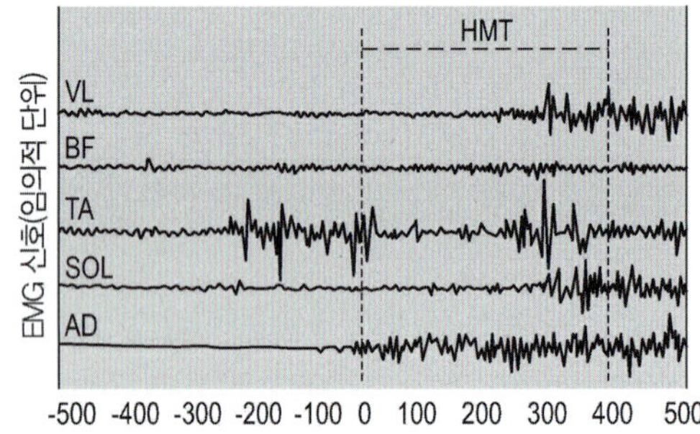

[그림 7-5] 빠르게 목표에 손을 뻗는 동작. (위) 실험실 세팅. (아래) 한 명의 대상자에게서 수집한 실험 결과로, 팔을 앞으로 뻗는 동안 같은 쪽 가쪽넓은근(VL), 넙다리두갈래근(BF), 앞정강근(TA), 장딴지근(Sol), 앞쪽어깨세모근(AD)의 근전도 파형을 보여준다. 주목할 점은 팔뻗기 핵심 근육인 AD가 활성화되기 전에 TA가 가장 먼저 작용한다는 것이다. 팔 길이 너머로 빠르게 손을 뻗는 동작은 TA를 활성화하는 효과적인 방법이다. (Crosbie J et al 1995에서 발췌, 허가를 받아 수정함)

신경학적 결손이 있는 대상자나 허약한 노인의 경우 앉은자세에서 안전하게 일어서지 못하면 독립성을 잃을 위험이 있다. 일어서기와 앉기 동작 중 낙상 위험과 낙상을 막기 위해 빠르게 반응하지 못하는 문제는 문헌에 잘 나와있다(Tinetti et al, 1988; Nyberg & Gustafson, 1995; Cheng et al, 2001). 두 동작 모두 균형 유지는 물론 신체 분절의 복잡한 협응이 요구되는 활동이다. 다리 근력과 균형은 일어서는 동작에서 중요한 역할을 한다. 다리 근력 생산은 일반적으로 동적 안정성과 관련이 있으며, 일어서는 능력을 예측하는 중요한 지표다(Schenkman et al 1996).

동요에 대한 자세 반응

예상치 못한 동요는 일반적으로 기차나 배를 타고 있는 경우처럼 이동하는 지지면 위에 앉거나 서 있을 때, 장애물에 걸려 넘어질 때, 미끄러운 표면에서 걷거나 군중 속에서 밀렸을 때 발생한다. 이러한 상황에서는 자발적 움직임과 관련된 동요보다 더 큰 불균형을 일으키는 동요에 대한 반응으로 자세 조정이 이루어진다. 그러나 이렇게 균형 요구가 변화하는 상황에서도 우리는 경험과 시각 정보를 사용해 다가올 동요를 예측하고 이에 따라 준비성 조정을 할 수 있다. 예를 들어, 동요를 경험하거나 균형을 잃을 것 같다고 느낄 때 안정적인 물체를 잡는 이유가 여기에 있다. 우리는 장애물을 인지하면 피하거나 넘으려 하고, 잠재적으로 위험한 상황에서는 경계 수준을 올려 유지한다.

여러 연구에서 개인이 예상치 못한 동요에 반응하는 능력을 평가했다. 이런 연구에서는 대상자의 몸에 직접적인 힘을 가하거나 서 있는 지지면을 움직이게 하여 역학적으로 교란을 일으킨다. 서 있는 자세에서 지지면의 움직임으로 인한 자세 동요를 유도하는 실험은, 이후 감각 조작을 통해 다양한 감각시스템이 안정성에 기여하는 정도를 확인하기 위한 감각 조직화sensory organization 검사로 발전하였다(Nashner & Berthoz 1978; Nashner et al 1982). 이런 검사들은 개인의 감각시스템과 운동시스템이 외부 동요에 얼마나 효율적으로 반응하는지에 대한 유용한 정보를 제공한다.

연구에 따르면, 다양한 지지면 동요 동안 서 있는 균형을 유지하기 위해 사용할 수 있는 세 가지 자세 근육 시너지 패턴이 있다. 예상치 못한 움직임에 대한 자세 근육 활성화는 수행되는 동작과 그 동작이 일어나는 맥락에 따라 달라진다. 그러나 이러한 빠른 근육 활성화는 반사와는 다르다. 왜냐하면 안정성이라는 목표를 달성하기 위해 적절하게 조절되기 때문이다(Ghez, 1991). 지지면의 경미한 전후방 이동에 대한 가장 일반적인 반응은 발목 전략ankle strategy으로, 주로 발목관절에서 자세 조정이 이루어진다. 후방 불안정을 교정하기 위해 앞쪽 다리 근육이, 전방 불안정을 교정하기 위해 뒤쪽 다리 근육이 먼쪽에서 몸쪽으로 활성화된다(Nashner & McCollum 1985). 더 강한 동요나 더 좁은 지지면에서는 COM을 지지면 내로 다시 가져오기 위해 다관절 움직임을 사용하는 엉덩관절 전략hip strategy이 필요하다. 이 상황에서 자세 조정은 주로 엉덩관절에서 이루어진다.

발디딤stepping 반응은 발목 또는 엉덩관절 전략이 매우 큰 동요나 빠른 동요에 대해 충분한 대처하지 못했을 때, 빠른 걸음이나 점프 또는 비틀거림을 통해 새로운 지지면을 형성하는 동작이 특징이다. 그러나 초기 연구에서는 암묵적이든 명시적이든 발의 위치를 제한했었다. 최근 연구에 따르면, 비교적 작은 동요에서도 발디딤 전략이 더 선호적으로 사용될 수 있다고 한다(Maki & McIlroy, 1997). 반면 지지가 고정된 상태에서의 엉덩관절 전략은 발디딤이나 물체 잡기가 불가능한 조건에 한정되어 발생하는 것으로 보인다. 이러한 반응은 임상 및 실험실 환경에서도 쉽게 관찰할 수 있지만, 균형을 유지하는 움직임은 과제와 상황에 따라 달라진다고 보는 것이 더 정확해 보인다. 신체 분절 연결의 기계적 제약과 그 역학적 특성이 움직임 중 나타나는 근육 활성화 패턴에 중요한 영향을 미치는 요인이다.

자세 조절에 대한 적응 학습adaptive learning은 지지면의 움직임에 대한 연구에서 잘 볼 수 있다. 예상치 못한 지지면 동요 동안 운동시스템은 안정성 요구에 맞춰 적응한다(그림 7-6). 이 실험에서는 대상자를 (A) 예상치 못하게 뒤쪽으로 움직이는 플랫폼과 (B) 발가락이 위로 향하도록 기울어지는 플랫폼에 서있게 하였다. 두 조건 모두 장딴지근을 신장하지만, 플랫폼의 예상치 못한 뒤쪽 이동에 의해 발생한 전방 흔들림은 장딴지근 수축이 필요하며, 반대로 플랫폼이 발가락이 위를 향하도록 기울어질 때 발생한 후방 흔들림은 장딴지근이 비활성 상태여야 한다. 다리 앞쪽 근육 수축은 대상자가 뒤로 넘어지는 것을 방지한다. 두 조건 모두에서 대상자가 근육 반응을 적응시키는 법을 학습한다는 명확한 근거가 있다. 그러나 소뇌 장애가 있는 환자는 이러한 자세 조절의 적응적 변화를 수행하지 못할 수 있으며, 이는 이러한 유형의 운동학습에서 소뇌가 중요한 역할을 한다는 것을 시사한다(Horak & Diener, 1994).

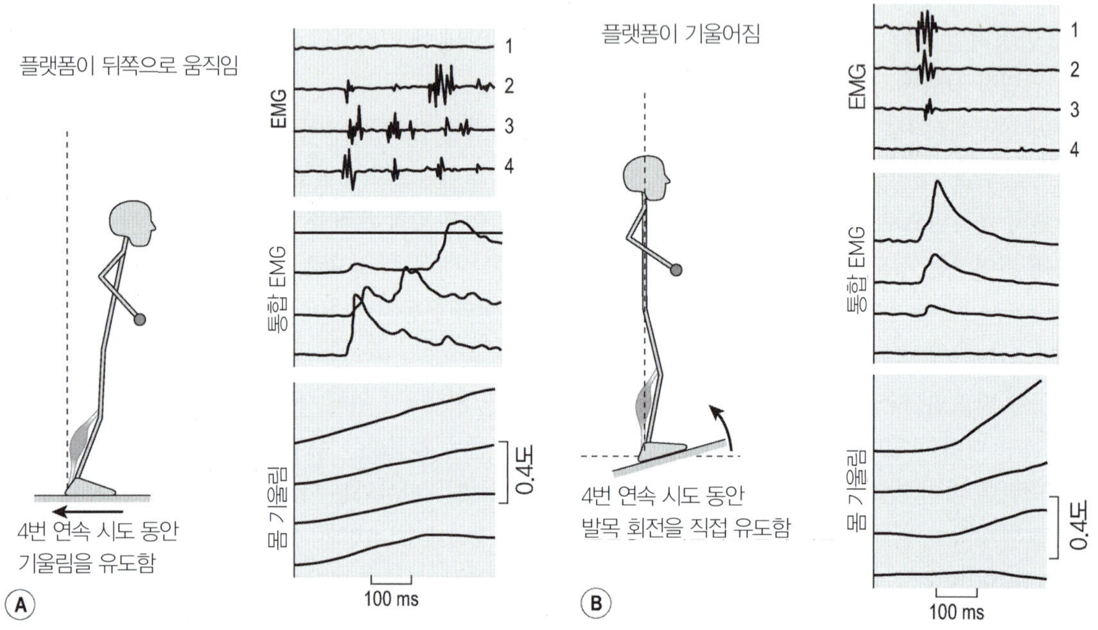

[그림 7-6] 예상치 못한 지지면 동요가 발생했을 때 수축하는 근육들은 동요를 상쇄하도록 적응한다. 즉, 자세 동요에 대한 적절한 선행 반응이 학습된다. (A) 플랫폼이 뒤로 움직이면 몸이 앞으로 기울어지며, 장딴지근이 신장되어 반사적 반응을 유발하여 자세를 안정시키고 앞으로 넘어지는 것을 방지한다. 실험이 반복될수록 근육 반응이 점차 더 빨리 발생한다. (B) 발이 예상치 못하게 발가락이 위로 기울어질 때, 장딴지근의 활동은 억제되는데, 이는 장딴지근 수축이 불안정성을 초래할 수 있기 때문이다. (Ghez C 1991에서 발췌, 허가를 받아 사용함)

걸을 때 가끔 우리는 발이 걸려 비틀거릴 수 있다. 고르지 않은 인도, 잘못 디딘 발걸음, 보이지 않거나 예상치 못한 장애물이 발걸림의 원인이 될 수 있다. 발이 충분히 들리지 않아 발떼기[toe clearance]가 잘되지 않으면 유각기에 발이 걸릴 수 있다. 유각기 초기에 발이 걸리면 해당 다리의 무릎 굽힘근과 입각기쪽 다리 엉덩관절 벌림근 및 발목 바닥쪽 굽힘근의 반응 시간이 짧아진다(Eng et al 1994). 그러나 유각기 후반에 발이 걸리면 근육 반응이 다르다(Winter 1995b). 발 걸림 후 균형을 회복하는 데 중요한 요소는 회복에 필요한 힘을 얼마나 빨리 생성할 수 있는가다. 이용가능한 근력보다 최대 힘을 생성하는 데 걸리는 시간 즉 토크 발생률이 균형 회복에서 더 중요한 역할을 한다(Chen 1993). 장애물을 피하는 상황에서 주의가 분산되면 젊은 성인과 노인 모두에서 발걸림 위험이 증가하며 특히 노인에서 그 위험이 더 크다.

스텀블링[stumbling]은 걷다가 발이 무언가에 걸려 비틀거리는 것을 말한다. 보행 중 스텀블링에 관한 자세 반응을 조사한 연구들은 이러한 보상적 균형 반응 또는 반응적 균형 반응[reactive balance responses] 메커니즘에 대한 정보를 제공한다. 시각 시스템은 균형에 대한 잠재적 위협을 식별하고 피하는 데 중요한 역할을 한다(Patla 1997). 균형 상실을 방지하거나 과도한 균형 상실을 피하기 위해서는 감각 정보를 해석하여 신체 무게중심을 지지면 내에 유지하는 있는 능력이 필요하며(Marigold et al 2004a), 이는 주위 환경에 대한 주의력, 그리고 안정성에 대한 잠재적인 위협을 빠르게 식별하고 대처하는 능력에 전적으로 달려 있다. 지지 다리와 디딤stepping 다리는 모두 보호적 보행에서 중요한 역할을 한다. 지지 다리나 디딤 다리를 효과적으로 사용하지 못하면 낙상으로 이어질 수 있다. 지지 다리는 몸이 낙상하는 것을 늦추고 효과적으로 발디딤을 할 수 있는 시간을 제공한다(Pavol et al 2004).

균형 위협을 피하기 위해 우리는 장애물을 피해 걷기도 하고, 발걸음 길이와 너비, 높이를 조정하기도 하고, 장애물에 부딪히지 않도록 발을 높이 들거나 머리 공간을 확보하기 위해 몸을 숙이기도 하며 방향을 바꾸거나 멈추기도 한다. 이러한 전략들은 움직이는 신체의 안정성을 보장하기 위해 적응적으로 실행되며, 보호적 역할을 한다. 특히 보행 중 균형을 반응적으로 조절할 때는 고유감각, 촉각, 안뜰감각 입력이 중요한 역할을 한다.

정의에 따르면, 반응적 자세 조절Reactive postural control은 균형을 되찾기 위한 최후의 수단 또는 대체 전략이며, 빠르게 반응을 일으키는 것에 달려 있다(Patla, 1993, 1997). 몸 내부의 안정성은 물론 몸과 지지면 사이의 안정성을 유지하기 위해서는 외부 환경을 시각적으로 평가할 수 있어야하며 신체 내외부에서 작용하는 힘에 대한 정확한 내적 표상internal representation이 형성되어 있어야 한다. 이 내적표상은 신체 부위를 움직임에 맞춰 고정하고 중력에 대해 신체를 안정하기도 한다(Massion 1992). 예상치 못한 사건이 발생하고 우리가 충분히 빠르게 반응하지 못할 때 비로소 응급 대체 전략인, 반응적 균형 반응이 호출된다(Patla 1995; Huxham et al 2001). 발디딤 반응과 잡기 반응은 선호되는 선택지이며, 무게중심이 지지면의 한계에 도달하기 전에 조기에 시작된다(Maki & McIlroy, 1997). 이 반응들은 빠르고 방향에 따라 특이적으로 작동한다. 우리는 예상치 못한 사건이 발생하고 충분히 빠르게 반응하지 못할 때 균형을 잃는다. 훈련 프로그램에는 빠르게 발디딤하는 연습, 특히 다리를 교차하여 발을 딛는 연습이 포함되어야 한다(그림 7-21, 7-22).

보상적 발디딤과 잡기 반응은 일반적으로 빠르게 시작되고 빠르게 수행된다. 측면 불안정성에 대한 반응은 앞뒤 방향 불안정성보다 더 복잡하다. 이는 측면 다리 움직임에 대한 근육뼈대계 제약 때문이다. 젊고 건강한 성인에서는 교차 발디딤crossover stepping이 주로 발생하지만, 균형이 좋지 않은 사람들에서는 문제가 될 수 있다. 감각 되먹임은 예측할 수 없는 상황에서 더욱 중요해지는 것으로 보인다. 연구에 따르면 발바닥 압력 되먹임은 보상적 발디딤 조절에 중요한 되먹임 정보원이다(Do et al 1990).

일상생활에서 우리는 종종 외부 힘에 견디며 서 있어야 하는 상황에 놓인다. 예를 들어, 무거운 물체를 들어 올리거나 군중 속에 서 있을 때가 그렇다. 이러한 힘은 시상면이나 이마면, 혹은 대각선 방향으로 가해질 수 있다. 그러나 건강한 사람이나 장애가 있는 사람을 대상으로 균형의 이러한 측면을 조사한 연구는 상대적으로 적다(Lee et al 1988; Wing et al 1993).

건강한 노인(48~78세) 집단과 젊은 성인(20~40세) 집단 간에는 견딜 수 있는 최대 부하 면에서 큰 차이가 없었다(Lee et al 1988). 그러나 두 집단 모두에서 뒤쪽으로 가해진 부하가 옆이나 앞에서 가해진 부하보다 두 배 더 불안정을 초래하는 것으로 나타났다. 연구진은 대상자들이 부하를 견디는 능력과 일반적인 서기 자세, 일자 서기, 한발 서기 자세의 시간 측정 검사 사이에 관련성이 없다는 것을 발견했다. 이러한 결과는 균형 검사의 특이성을 잘 보여준다.

4 나이 관련 변화들

노화가 균형에 미치는 영향을 규명하려는 연구들이 많음에도 이 문제는 여전히 복잡하고 다요인적이며 명확하지 않다. 노화는 근력 감소와 신경계 또는 근육뼈대계 퇴행으로 이어지는 질병 위험성 증가와 관련이 있다(Horak et al 1989). 이 연구자들은 연구 보고서마다 노인의 정의가 다르다는 점과, 대개 상대적으로 선별되지 않은 집단이 연구 대상으로 조사된다는 점에 주목했다. 연구들 간에 '노인older people'을 구성하는 인구 집단이 어떤 집단인지가 일치하지 않는다. 또한 신체의 퇴화가 노화 과정 때문인지, 아니면 상대적으로 비활동적인 생활 방식 때문인지를 구별하기 어렵다. 비활동 자체가 근력 약화와 반응 시간 지연 같은 신경근육계의 무사용성 변화를 초래할 수 있으며 균형을 위협하는 상황을 피하려는 경향을 초래할 수 있다.

여러 연구에서 좌식 생활 방식과 관련된 신체적 비활동으로 인해 등척성 및 동적 근력이 손실된다고 보고하고 있다. 20세에서 40세 사이의 남성의 경우 전반적인 근력이 소폭 감소하는 반면, 여성은 남성보다 이른 나이부터 근력이 감소하기 시작하며 감소 속도도 더 빠르다. 그러나 남성과 여성 모두 60세 이후에는 근력이 상당량 감소한다(Lord et al 2007). 다리 폄근 파워—힘×힘 생성률—는 등척성 근력보다 더 큰 비율로 감소하는 것으로 나타났다(Skelton et al 1994).

다리 근력 약화는 노인에게 중요한 영향을 미치며 낙상의 주요 위험 요소다. 또한 근력 감소는 팔을 사용하지 않고 일어서기 힘들다는 것을 반영한다. 균형을 유지하기 위해 팔을 사용하지 않고 일어설 수 없는 것은 지역사회와 시설에 거주하는 노인 집단 모두에서 낙상의 중요한 요인이다(Campbell et al 1989; Lord et al 2003). 균형을 잡기 위해 팔을 사용하는 것은 일어서기 초기 단계에서만 가능하며, 이후에는 작은 지지면 위로 몸을 들어 올리면서 균형을 유지할 수 있어야 한다.

발목관절 가동범위 소실과 발등쪽 굽힘근과 발바닥쪽 굽힘근 근력 감소는 균형 조절에 특히 중요한 영향을 준다(Vandervoort et al 1992). 낙상 경험이 있는 노인들은 발목 근육, 특히 발등쪽 굽힘근과 발바닥쪽 굽힘근의 심각한 약화를 보였으며, 이는 자세 안정성에서 다리와 발을 연결하는 근육이 중요한 역할을 한다는 것을 말해준다(Whipple et al 1987). 특히 발등쪽 굽힘 제한은 걸림과 낙상을 유발할 수 있다. 발목관절가동범위 감소는 여성에게 특히 뚜렷하며, 이는 결합 조직의 증가와 뻣뻣함, 발등쪽 굽힘근과 발바닥쪽 굽힘근 근력 감소와 관련이 있다(Vandervoort et al 1992).

나이가 들면서 자세 흔들림이 증가한다고 보고되었지만, 흔들림 측정에 대한 검사는 너무 가변적이어서 흔들림은 낙상을 예측하는 좋은 지표가 아니다(Lord et al 2007). 노인들이 오랜 침상 생활을 한 후에는 뒤쪽으로 균형을 잃는 경향이 관찰되며, 이는 오랫동안 누운 자세로 지내 직립 상태에 대한 인지적 편향이 발생했음을 보여주는 것이다(Bohannon 1999). 노인들의 자세 불안정성과 낙상의 주요 원인은 중추성 및 말초성 시각 손상, 시각 지각 손상, 안뜰 기능 손상과 관련이 있다. 노인의 낙상과 관련하여 수평과 수직에 대한 시지각 결손이 보고되었다(Tobis et al 1981). 능동적 움직임을 하는 동안 선자세 안정성을 관찰한 연구에서 노인들은 고개를 돌릴 때 균형을 유지하는 데 어려움이 있었는데, 이는 안뜰 기능의 결함이 있음을 의미한다(Koceja et al 1999). 감각 조직화 검사를 이용한 여러 연구에서는 노인들이 젊은 성인에 비해 시각 및 지지면 조건의 변화에 적응하는 능력이 떨어진다는 결과를 보였다(Whipple et al 1993).

지난 10년 동안 노인 낙상에 관한 역학epidemiology과 위험 요인에 대한 이해와 예방 전략에 대한 근거 기반이 크게 증가하였다. 표 7-1은 시력과 말초 감각기능 감소, 근력, 반응 시간이 낙상의 주요 기여 요인임을 보여준다. 반응 시간은 신체 건강, 반응 방식, 동기 수준과 같은 요인에 관계없이 나이가 들수록 꾸준히 감소하는 것으로 나타났다. 반응 시간이 느려진 사람들은 자세 불균형을 충분히 빠르게 교정하지 못하여 낙상 위험에 더 취약하다. 약물 부작용 또한 낙상의 위험 요인으로 작용한다.

[표 7-1] 노인에서 낙상과 관련이 있는 감각요인과 신경근육성 요인

요인	연관성 강도
시각	
시각 대비 민감도 저하	***
깊이 지각 감소	***
시력 저하	**
시야 소실	*
시야 의존성 증가	*
청력 저하	–
안뜰 기능 감소	*
말초 감각	
진동 감각 감소	***
촉각 민감도 감소	***
고유감각 저하	**
근력	
근력 감소	***
근력 파워 감소	*
근지구력 감소	*
반응 시간	
단순 반응 시간 저하	***
선택 반응 시간 저하	***

5 자세조절 손상과 기능적 제한

중추신경계 손상으로 몸 위치를 제어하는 능력에 문제가 생기면 자세 안정성에 어려움이 생긴다. 여러 신경학적 상태—뇌졸중, 외상성 뇌손상, 파킨슨병, 다발성 경화증—에 있는 환자들의 자세 조절에 대한 실험실 연구와 임상연구는 자세 불안정성에 기여하는 감각 손상과 운동 손상에 대한 통찰을 제공한다. 이 내용은 11장부터 14장에 자세히 서술하였다.

균형과 이동성에 영향을 미치는 신체기능 손상에는 근력, 파워, 지구력 감소, 협응 저하, 감각 및 지각 처리과정 장애, 인지 기능부전 등이 포함된다. 이러한 손상들은 모두 낙상 발생률을 증가시킨다. 인지적 유연성이나 자기조절self-regulation과 같은 실행기능, 즉 계획된 행동을 위해 반응적 행동을 억제하는 능력과 작업기억은 복잡한 주의 조절 능력을 필요로 한다. 뇌가 손상되면 이러한 기능 중 어느 하나가 손상될 수 있으며, 위험 감수 및 선택적 주의력 손상과 같은 문제가 발생할 수 있다.

급성 신경계 손상으로 인한 장기간의 비활동과 활동 부족, 비교적 정적인 재활환경의 특성, 그리고 만성 신경계 환자들이 지역사회에서 살아가는 동안의 비활동적인 생활 방식은 모두 근육뼈대계 및 심폐계에 적응적 변화를 초래한다. 그 결과, 근력과 지구력 감소, 관절가동범위를 제한하는 물렁조직의 길이 변화, 감각 수용 능력 감소, 유산소 능력 저하가 개인에게 중요한 영향을 미치게 되며, 자세조절 문제와 인지 기능부전을 악화시킨다.

운동조절에 영향을 미치는 손상과 균형 저하에 관여하는 손상들에는 운동신경세포 활성화율 감소와 빈도 감소—근력 소실—와 근육 활성화 타이밍 저하—협응 소실—가 포함된다. 이러한 결함은 모든 움직임에 영향을 미치며 일상생활 동작의 효과적인 수행을 방해한다. 이런 손상들은 비교적 안정적인 자세를 유지하기 위한 신체분절 간 동적 상호작용을 제어하는 능력, 과제 수행 중 분절 움직임과 균형을 제어하는 능력, 예상되거나 예상치 못한 동요에 빠르게 대응하는 능력을 방해한다.

시각, 촉각, 고유감각 및 안뜰계통 손상은 환경에서 들어오는 감각 입력과 움직임 자체에서 오는 감각 입력 처리를 방해할 수 있다. 고위중추가 손상되거나 질환이 발생하면 감각들 간의 충돌을 해결하는 것이 어려워진다. 한 시스템에 기능부전이 발생하면 시스템의 과잉성redundancy 덕분에 보완이 가능하지만(Winter et al 1990), 감각 시스템들 간 기능적 과잉성이 감소하면 균형 유지 능력도 감소한다. 감각 정보의 중요도를 재평가하는 데는 인지적 처리과정이 필요하며 주의가 요구되는 일이다. 특히 시각은 균형에 매우 중요하며, 물컹거리는 바닥 표면에서 설 때 더욱 그러하다(Di Fabio & Badke 1991). 예를 들어, 뇌졸중 환자들은 밝은 환경에서 단단하고 평평한 표면에서는 잘 걸을 수 있지만, 카펫 위에서나 어두운 곳에서 걷는 것은 어려울 수 있다(Shumway-Cook & Woollacott 2001). 임상에서 사용하는 검사인, 감각 상호작용 균형 검사Sensory Interaction in Balance는 감각 시스템의 과잉성을 검사하는 방법을 제공한다. 이 검사는 시각 및 지지면 조건을 변경하여 직립 자세를 유지하는 데 필요한 몸감각, 시각 및 안뜰 기능을 평가하는 임상 검사 방법이다(Nashner et al 1982).

여러 생체역학적 연구에서 신경계 기능부전을 가진 사람들이 걷기, 일어서기, 앉기, 서서 손을 뻗어 물건을 잡거나 가리키는 등의 자발적인 기능적 동작을 수행하는 모습을 분석하였다. 다른 연구에서는 예상치 못한 동요에 대한 반응을 분석하였다. 이들 연구에서 균형 기능부전은 다음과 같은 증거를 통해 결정한다.

같은 연령대의 건강한 사람들보다 느린 움직임 시간, 넓어진 지지면, 손을 이용한 지지나 균형 유지, 검사 중 균형을 잃는 경향 등을 통해 균형 기능부전을 추론한다. 관련 연구 결과들은 글상자 7.1에 요약하였다.

이러한 기능적 제한에 대한 대응으로, 좋지 않은 균형에 대한 예측 가능한 적응이 역학적으로 가능한 범위에서 다양한 적응 행동으로 나타난다(글상자 7.2 참조). 적응 행동이 지속적으로 허용되면 습관이 되어, 다양한 맥락과 환경에서 유연하게 대처하는 것을 방해할 수 있다. 노인과 장애인 집단에서 낙상에 대한 두려움은 신체적, 사회적, 여가적[recreational] 참여의 중요한 장벽이 된다.

균형은 일상생활 모든 동작의 필수적인 부분이기 때문에 이런 균형의 모든 특성을 측정할 수 있는 단 하나의 검사는 없다. 과제 수행 중 이동성, 지구력, 균형 측면을 측정하는 다음 검사들은 간단하면서도 신뢰할만한 검사들이다. 걷는 동안 걷기 속도, 보폭, 스텝 길이 등을 측정하는 6~10m 보행 검사, 지구력을 측정하는 6분 보행 검사, 발디딤[step] 검사, 반복 일어서기-앉기 검사, TUG 검사 등이다. 필요한 특정 정보를 기준으로 검사를 선택하며, 이에 대한 설명은 3장에 나와 있다.

글상자 7.1 실험 결과 요약

- 선행적 자세 조정과 실시간 자세 조정의 지연 또는 결손(Horak et al 1984; Di Fabio et al 1986; Lee et al 1988; Di Fabio & Badke 1990; Marigold et al 2004b). 그로 인해 흔들림, 비틀거림, 균형 상실 없이는 움직일 수 없는 상태가 됨
- 가만히 서 있기 – 다리 근육의 동시 활성화로 인해 다리가 뻣뻣해지며, 방향에 따라 특이적으로 근육이 활성화되지 않음(Horak et al 1988)
- 걷기 – 속력 감소, 이중지지기 시간 증가(von Schroeder et al 1995; Olney & Richards 1996)
- 장애물 넘기 – 한쪽 다리로 균형 잡기 어려움(Said et al 1999). 장애물 넘을 때 장애물과의 간격이 감소함(Said et al 2005)
- 앉아서 앞으로 손 뻗기 – 발 아래 지면반발력 감소로 인해 손을 뻗는 거리와 속도가 제한됨(Dean & Shepherd 1997)
- 일어서기 – 움직임 시간이 증가함(Engardt & Olsson 1992; Cheng et al 2001)
- 예상치 못한 지지면 동요 – 반응이 지연되거나 결손됨(Duncan & Badke 1987; Shumway-Cooke & Olmscheid 1990). 근육 수축이 지연되고 활성화 크기가 감소함
- 허리(Lee et al 1988) 또는 엉덩관절(Lee et al 1988; Wing et al 1993)에 가해진 힘을 견디기 어려우며 시상면과 이마면에서 그 힘에 대처하는 것이 어려움. 마비쪽과 비마비쪽에서 적용된 힘에 대한 반응은 큰 차이가 없음

- 힘 생산율 감소(Canning et al 1999)
- 발디딤 반응 지연(Marigold et al 2004b)
- 65세 이상의 사람들은 매년 적어도 한 번은 낙상을 경험함(Lord et al 2003)

글상자 7.2 불안정성에 대한 적응

- 앉기, 서기, 일어서기, 걷기 시에 더 강하고 반응이 빠른 다리를 우선적으로 사용함
- 앉기, 서기, 걷기 시 지지면이 넓어짐(그림 7-7)
- 신체 무게중심 움직임을 제한하기 위해 몸 움직임을 제한함. 예를 들어, 앉거나 서 있을 때 팔 길이 너머로 손을 뻗지 않음
- 지지와 균형을 위해 손이나 팔을 사용하고 그에 의존하며(그림 7-8), 고정된 물체를 지속적으로 붙잡음
- 균형 위협에 대한 회피. 균형이 좋지 않은 사람들은 낙상에 대한 두려움으로 특정 행동을 피하고 신체적, 사회적 활동을 제한할 수 있음. 몸이 안정성 한계에 너무 가까이 가지 않도록 팔다리 분절을 정렬함(그림 7-9). 예를 들어, 앉아 있을 때 측면으로 물건을 집는 동작은 좁은 지지면으로 몸을 이동시켜야하므로 옆으로 물건을 집기보다는 몸통을 앞으로 굽혀 물건을 집음(그림 7-10)
- 장기간의 비활동과 능동적 스트레칭 부족으로 물렁조직 적응이 생기며 관절가동범위가 제한됨

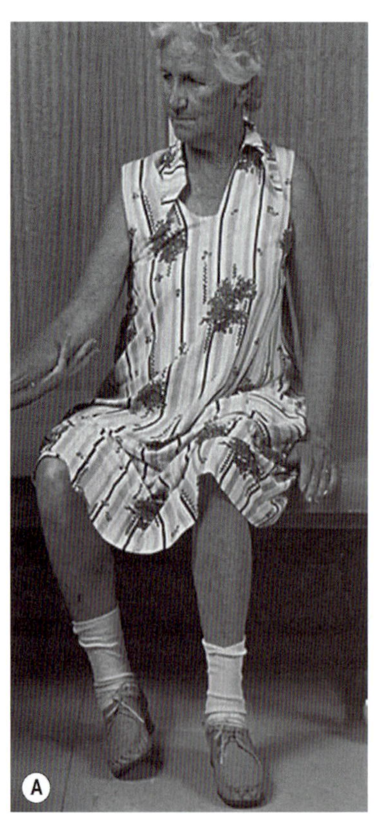

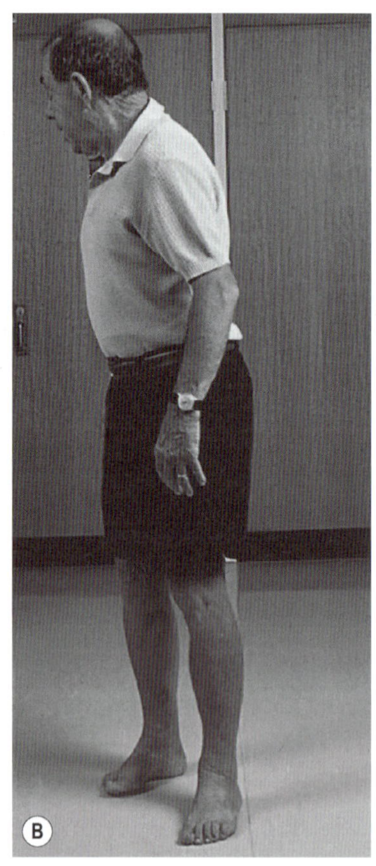

[그림 7-7] (A) 마비된 오른쪽 다리에 능동적인 지지를 하지 않으며, 다리가 엉덩관절 바깥 쪽으로 넘어가 있음. (B) 아내에게 말을 걸기 위해 오른쪽 마비된 다리를 바깥쪽으로 회전시켜 지지면을 넓힘. 이 사람이 얼마나 '뻣뻣해져' 있는지를 볼 수 있음

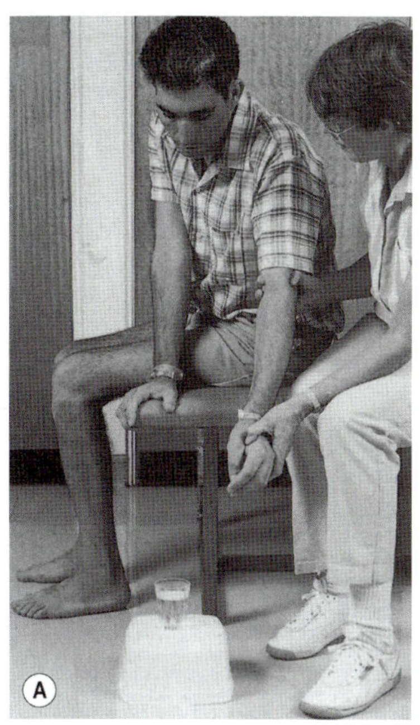

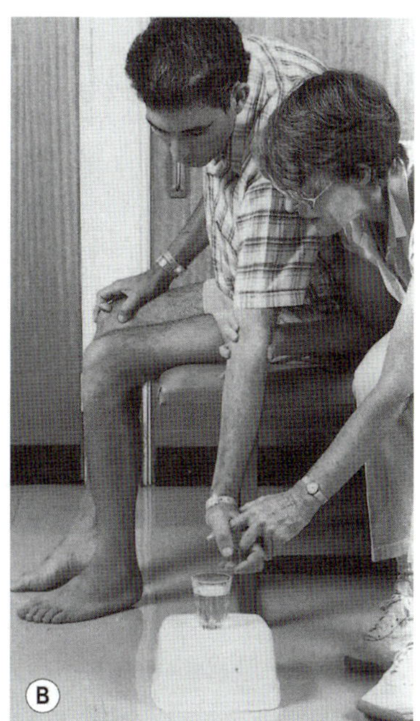

[그림 7-8] 이 남성은 왼쪽 팔과 다리가 마비된 상태에서 막 운동을 시작함. (A) 안정된 자세에서 옆으로 움직이는 것이 어려움. 오른팔을 지지와 균형을 위해 사용하며, 낙상에 대한 두려움 때문에 왼쪽으로 더 멀리 움직이기를 꺼림. (B) 왼쪽 다리에 체중을 부하하는 방법을 익혀 더 왼쪽으로 움직일 수 있게 되었고, 이로 인해 안정성이 증가함

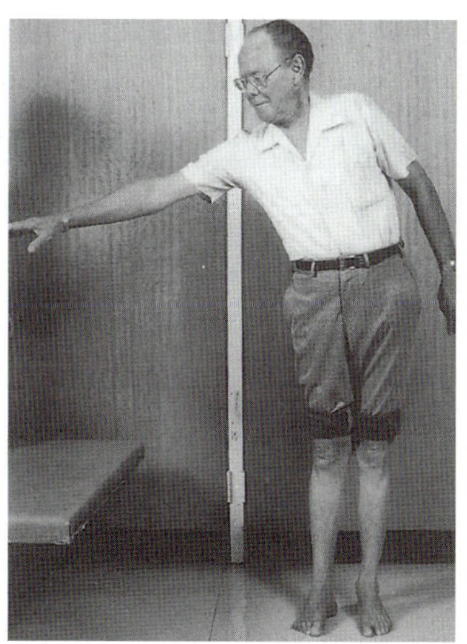

[그림 7-9] 환자는 약한 오른쪽 다리를 넘어 옆으로 움직이지 않으면서 옆으로 손을 뻗어 목표물에 닿으려고 하고 있다.

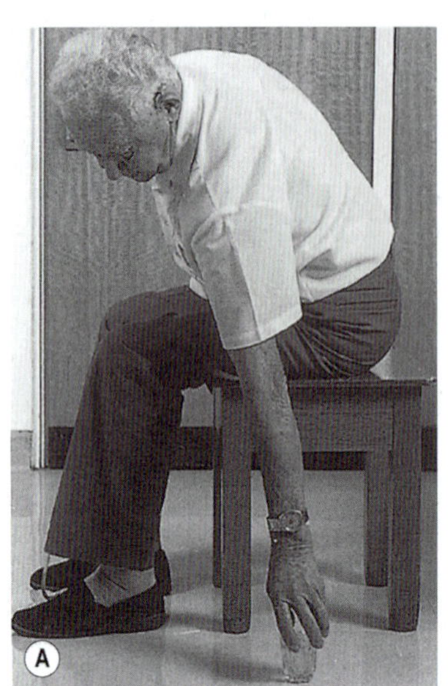

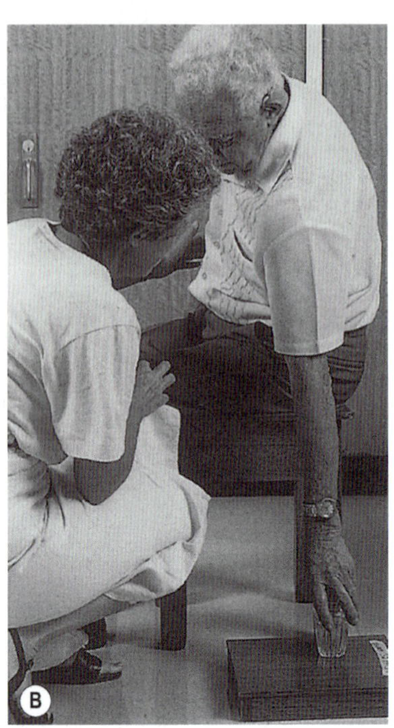

[그림 7-10] 옆으로 손 뻗기. (A) 환자는 몸을 앞으로 움직인 뒤 뒤쪽에 있는 유리잔을 향해 손을 뻗는다. (B) 손을 뻗는 거리가 줄어들면 몸을 옆으로 움직일 수 있다는 점에 주목하라.

6 균형 훈련

균형은 기능적 운동 행동의 일부분으로 동시에 훈련된다. 몸의 조절과 안정성은 각 과제와 그 과제가 수행되는 조건에 특이적이다. 그래서 어떤 동작 기술을 발달하는 과정에서 균형 조절을 습득하는 것이 큰 부분을 차지한다. 수의적 동작과 예상할 수 있거나 또는 예상치 못한 동요에 대한 반응을 관찰한 실험실 연구들은 자세 조절이 과제와 맥락에 따라 특이적으로 일어난다는 것을 반복적으로 증명하였다. 팔에 의지하지 않고 발을 모은 상태로 서서, 신체 무게중심을 조절하는 움직임을 연습하는 균형 운동을 충분한 빈도로 수행하는 것이 일상생활 동작 수행 중 균형을 향상시키는 데 가장 효과적인 방법이라는 것을 증명하는 연구가 많아지고 있다(Sherrington et al 2008a).

이동활동mobility에는 정확한 균형 감각과 몸무게를 지탱하고 이동할 수 있을 정도로 충분히 강한 다리 근육, 그리고 예상되거나 예상치 못한 상황에 적절한 시점에 빠르게 힘을 생성할 수 있는 능력이 필요하다. 물렁조직의 신장성과 관절 유연성도 중요하며(2장 참조), 그 능력이 유지되어야 한다(그림 7-11).

중추신경계 병변 환자에서 근력 손상의 기능적 중요성에 대한 관점이 전환됨에 따라, 기능적 근력 훈련, 즉 과제특이적 근력 훈련에 대한 관심이 증가하게 되었다. 이제 신경계 재활분야에서는 다리 근력 약화와 느린 힘 생성이 기능 장애, 비활동성, 일어서기 어려움, 보행 속도 감소와 관련이 있으며, 노인과 장애인에서 낙상의 주요 위험 요인이라는 것을 인식하고 있다(Cheng et al 1998; Hyndman et al 2002; Marigold et al 2004a; Lord et al 2007). 훈련 프로그램에는 빠른 근력 생성과 강력하며 추진적인 근육 활동을 향상하는 운동이 포함되어야 한다.

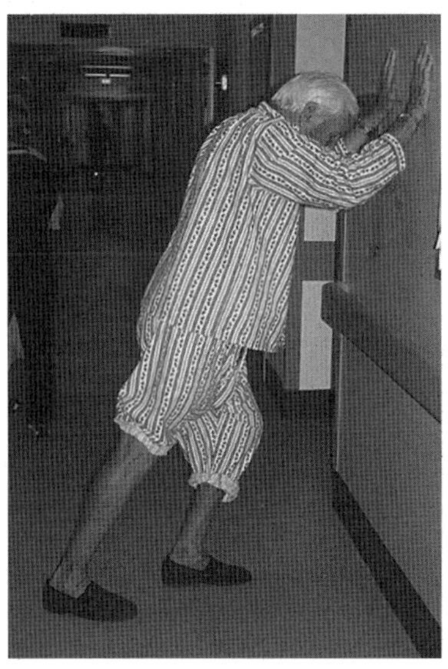

[그림 7-11] 이 환자는 오른쪽 팔 조절 능력을 향상하기 위해 벽에 손을 대고 푸시업을 연습하면서 동시에 자신의 오른쪽 장딴지근을 능동적으로 신장하고 있다.

여러 나라에서 노인 인구 비율이 증가함에 따라 낙상의 위험 요인과 예방에 관한 연구 관심이 증가하였다. 현재 많은 종류의 운동이 있지만, 일부 운동이 균형을 개선하고 낙상을 예방하는 데 더 효과적이라는 점이 점점 더 명확해지고 있다. 한 종설 연구에서는 44개의 무작위 대조 실험에서 나온 근거를 요약하여, 낙상 예방에 효과적인 운동 프로그램은 체중을 지지하는 자세에서 팔 사용을 최소화하고 도전적이고 점진적인 균형 운동을 포함해야 한다고 지적하였다(Lord et al 2007). 이러한 요인들이 효과적인 중재와 그렇지 않은 중재를 구분하는 것으로 보인다. 또한 운동 프로그램이 개인의 특정 결손과 생활 방식에 맞게 조정될 때 더 효과적일 가능성이 있다고 주장하였다(Lord et al 2007).

신경계 재활에서 균형에 초점을 맞춘 과제 특이적 운동 프로그램의 효과를 입증하기 위한 추가 연구가 필요하다. 재활 과정에서 일상생활 동작을 훈련할 때는 재활환경 밖의 복잡한 환경, 균형의 불안정한 특성, 노인 및 장애인의 삶에서 낙상에 대한 두려움이 지니는 중요성을 고려해야 한다. 임상 전문가들은 더 나은 방법을 찾아야 한다. 아래에 설명된 훈련 지침은 동시대 이론과 연구를 기반으로, 균형훈련을 위한 논리적 기초를 제공한다. 한 코크란 체계적 고찰에서는 과제 특이적 훈련을 포함하여 명확히 설명된 중재 방법의 효과를 조사하는 후속 연구가 필요하다고 주장하였다(Pollock et al 2007).

자세 안정성에는 정적 자세에서든 움직일 때든 공간에서 자신의 위치를 인식하고, 적절한 시기에 맞춰 적절한 강도로 근육을 활성화하여 조절할 수 있는 능력이 필요하다. 따라서 연습은 환자가 지지면에 대해 자신의 몸 무게중심을 제어하는 법을 배우는 것을 목표로 해야하며, 이런 연습은 지지면이 변하는 상황, 예를 들어 일어서거나 걸을 때에도 연습할 수 있게 해주어야 한다.

우리는 일반적으로 어떤 동작을 시작하기 전에 그 동작에 가장 적합한 신체 분절들의 정렬, 즉 자세 정렬을 자동적으로 설정한다. 예를 들어, 일어서기 전에 발을 뒤로 당겨 필요한 근육 활동을 돕고 편안한 정렬을 취한다. 마찬가지로, 뇌졸중이나 외상성 뇌손상 초기에, 앉은 자세에서의 자세 안정성은 환자를 앉혀야만 얻을 수 있다. 치료사는 환자가 신체 무게중심 균형을 잡는 개념을 익힐 수 있도록 먼저 앉는 자세를 하도록 도와줘야 할 수도 있다. 그러나 이후, 환자가 허벅지와 발로 이루어진 지지면 위에서 몸의 무게중심을 스스로 움직이게 하면, 중력에 대처하는 능력을 회복할 기회를 제공할 수 있으며 주변 사람들과 물체에 주의를 집중하게 할 수도 있다. 뇌졸중이나 외상성 뇌손상 초기에 팔을 사용하지 않고 앉은 자세 균형을 다시 설정하는 것은 여러 중요한 기능에 긍정적인 영향을 미친다(Johansson, 2000). 앉은자세에서 효과적으로 자세를 조절하는 것은 뇌졸중 후 이동활동에 관한 결과와 밀접한 관련이 있으며(Morgan 1994), 재활 및 회복 과정에서 중요한 이정표로 사용되고 있다(Sandin & Smith 1990; Tsang & Mak 2004).

앉거나 서서 구체적인 목표에 손을 뻗는 것은 과제 특이적이며, 동시에 암묵적implicit 균형 훈련이기도 하다. 처음에는 목표물을 팔 길이 내에 배치하고, 이후 목표를 더 멀리 옮겨 환자가 자신의 안정성 한계에 도달하게끔 해준다(Perennou & Bronstein 2005)(그림 7-12).

다리에 체중부하 하기

근력 약화와 운동조절이 부족한 환자는 한쪽 다리에서 다른 쪽 다리로 체중을 옮기는 데 어려움이 있으므로 선행적 조절, 실시간 조절, 반응적 자세 조절을 효과적으로 하지 못한다. 한쪽 다리에서 다른 쪽 다리로 체중을 옮기는 능력은 기능적 이동에 매우 중요하며, 걷기나 계단 오르기의 선행 조건이다(Eng & Chu 2002). 그러나 연구에 따르면, 뇌졸중 후 참가자들은 마비된 다리를 앞에 두고 서 있을 때 신체 체중의 55%만 마비쪽 다리로 옮길 수 있었으며, 발을 나란히 하여 서 있을 때는 신체 체중의 65%만 옮길 수 있었다(Goldie et al 1996a, b). 또한 뇌졸중 환자들이 앉은자세에서 일어설 때는 일반적으로 마비쪽 다리에 체중을 덜 실는 경향을 보이는 것으로 알려졌다(Engardt & Olsson 1992).

다리에 체중을 부하하는 것은 근육 활동을 자극하는 데 매우 중요하다. 고양이가 걷는 동안 하중에 민감한 수용체가 다리 폄근을 활성화하는 것으로 나타났다. 인간에서도 부하에 대한 민감도가 관찰되었으며, 폄근 활동과 다리 하중 간에 높은 상관관계가 관찰되었다. 부하 수용기는 특히 신체 무게중심 위치에 대한 신호를 발생하는 데 중요한 역할을 한다고 알려져 있다(Dietz et al 1992).

머리 위에 고정된 하네스harness는 근력이 약한 사람도 마비된 다리에 체중을 부하하고 서 있을 수 있도록 하며, 지지 없이도 몸의 무게중심 움직임을 제어하고 낙상에 대한 두려움 없이 운동을 할 수 있게 한다(그림 7-13). 하네스를 착용한 상태에서 손 뻗기, 발딛기, 스텝 오르기 연습을 할 수 있다. 급성기 환자들은 좋지 않은 균형 능력 때문에 움직임을 피하는 식으로 금새 적응하기 때문에, 이런 훈련은 급성 병변 후 초기부터 시작해야 한다. 하네스를 착용한 노인 그룹에서 낙상에 대한 두려움이 감소하고 자신감이 증가한 것을 보고되었다(Hill et al 1994). 이 연구 결과는 하네스를 착용한 상태에서도 역동적이고 자연스러운 움직임이 방해받지 않았음을 보여준다.

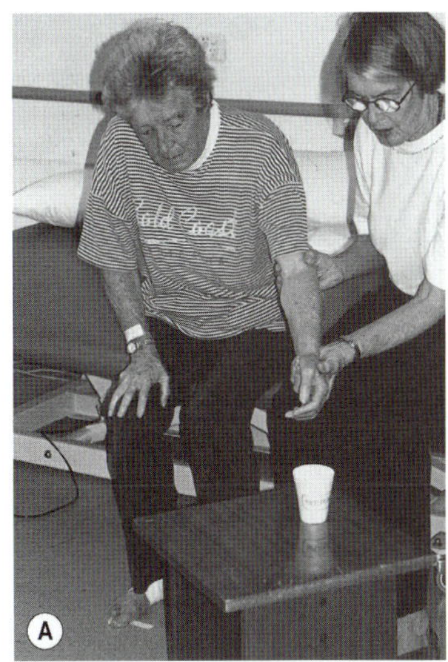

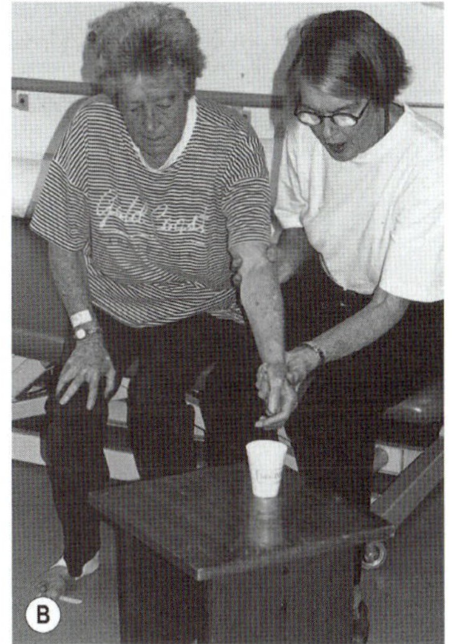

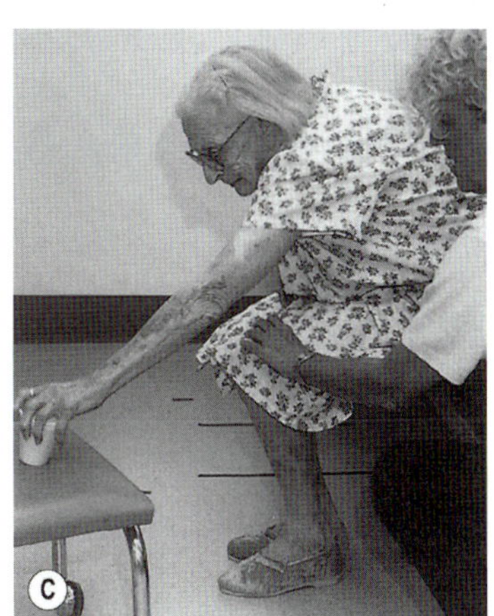

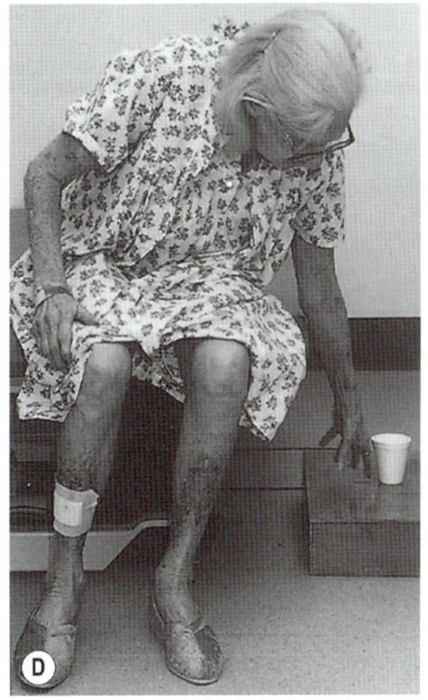

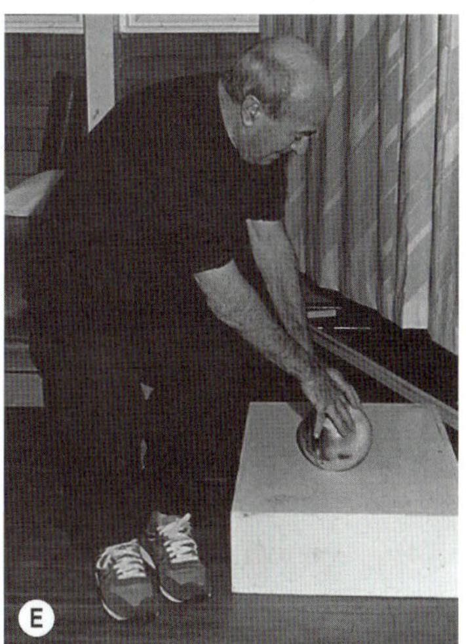

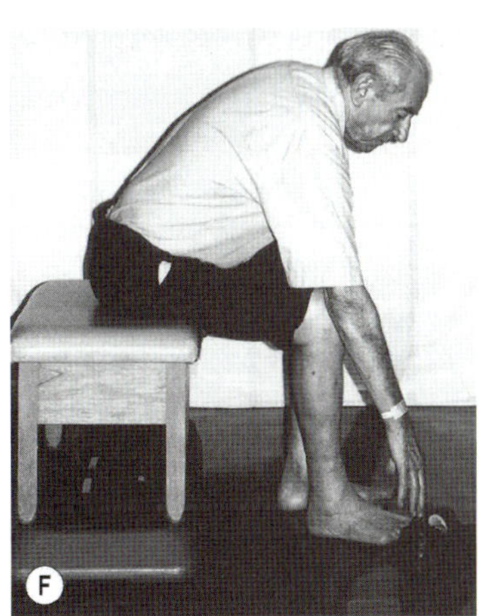

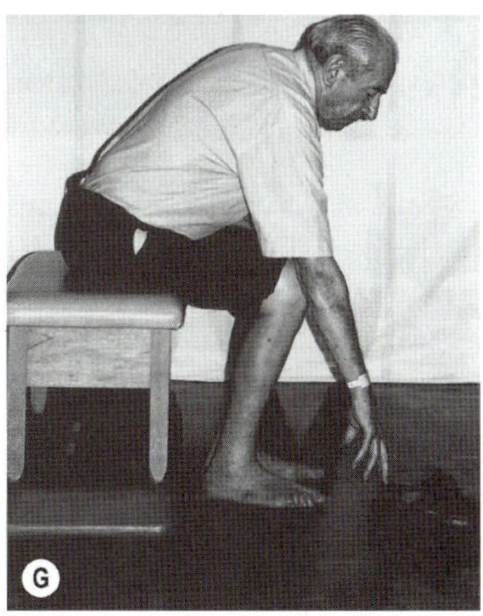

[그림 7-12] 앉은자세에서의 균형 훈련. 낙상하거나 지지하지 않고 앉은 상태에서 움직일 수 있는 능력 훈련하기. (A) 환자는 처음 컵에 손을 뻗을 때는 몸을 왼쪽으로 옮기는 것을 꺼려한다. (B) 몇 번 반복 후에는 약간의 향상이 보인다. 이제 더 멀리 손을 뻗을 수 있으며, 직립 자세를 되찾을 수 있다는 자신감을 얻는다. 치료사는 마비된 팔을 지지하고 있으나 환자가 스스로 왼쪽으로 몸을 움직인다. (C) 왼쪽 다리를 지지하고 균형을 잡으면서 앞으로 손을 뻗는다. (D) 왼쪽 다리를 지지하고 균형을 잡으면서 옆과 뒤로 손을 뻗는다. (E) 양손 뻗기도 연습한다. (F, G) 발을 뒤로 이동하면 마비쪽 오른쪽 다리에 부하가 가해진다. 물체가 발에서 멀리 있을수록 부하가 더 많이 가해진다.

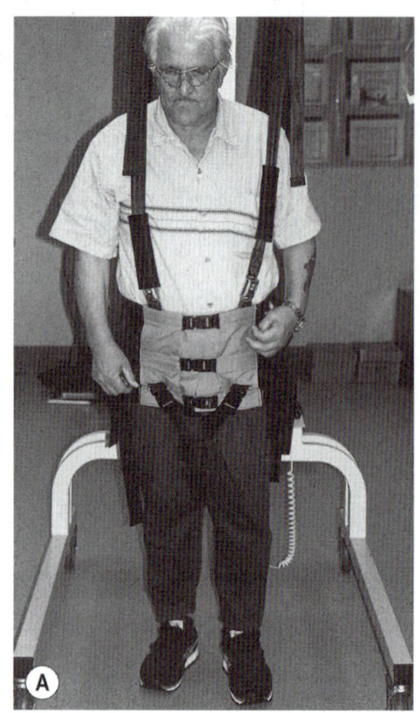

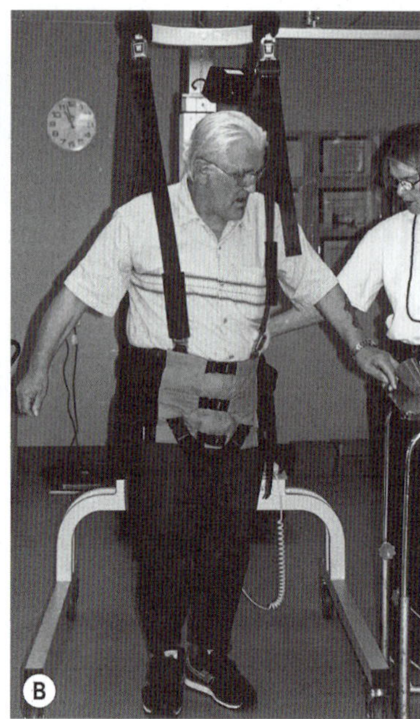

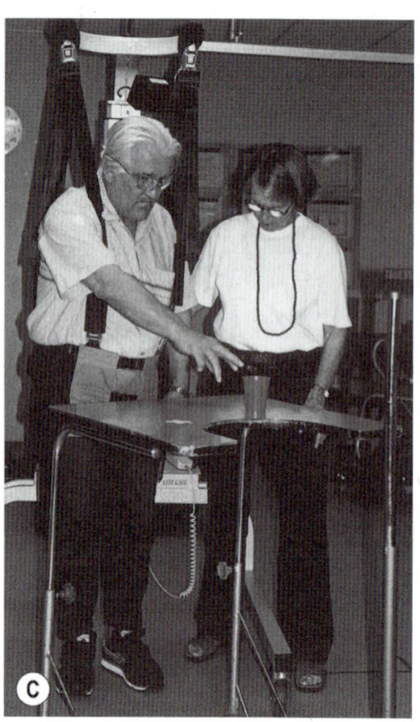

[그림 7-13] 하네스를 사용한 균형 훈련. (A) 오른쪽 다리에 마비된 왼쪽 다리보다 더 많은 부하가 실린다. (B) 왼쪽에 있는 컵에 손을 뻗어 컵을 잡으려 할 때 불안정해진다. (C) 여러 번 연습한 후, 더 자신감 있게 몸을 가로질러 왼쪽으로 손을 뻗는다. 균형이 아닌 구체적인 과제인 컵에 주의를 집중하고 있다.

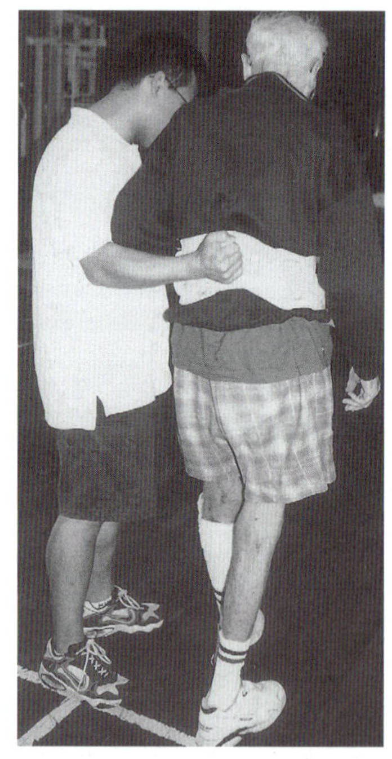

[그림 7-14] 잡는 손잡이가 있는 벨트는 동작을 방해하지 않으며 환자와 치료사에게 안정감을 준다. (Handi-Lift/Walk Belt, Pelican Manufacturing, Osborne Park Western Australia 6017)

걷기 연습에 하네스나 손잡이가 달린 벨트(그림 7-14) 같은 외부 지지 장치가 제공되면 환자와 치료사 모두 자신감이 올라간다. 이러한 장치가 없으면 서기 동작과 걷기는 미래의 불확실한 시점으로 연기되거나, 연습하더라도 환자가 손이나 의료진의 지지에 의존하는 습관을 배우게 될 가능성이 있다. 환자가 독립적으로 손을 사용하지 않고 움직이는 연습을 할 기회가 생기기 전까지 균형은 개선되지 않으며, 균형에는 능동적인 선행적 자세 조정과 실시간 수정이 필요하다. 치료사가 환자를 잡지 않고 가까이 있으면 감정적 안정을 제공할 수 있다. 하지만 과제 자체는 신체적 불안정성을 요구하는 형태여야 한다. 환자를 붙잡고 있으면 그들이 능동적으로 자세를 조정할 필요가 없어지므로 훈련에 방해가 된다. 지지면은 좁아야 하며, 손을 사용하는 것은 피해야 한다. 손가락 하나만 지지물을 닿아도 자세 조절의 기본 메커니즘이 달라지기 때문이다.

구체적인 목표가 있는 과제를 재훈련하는 몇 가지 간단한 방법이 아래에 설명되어 있다. 추상적인 과제보다 구체적인 과제가 동작의 목표 자체에 주의를 집중하게 하여 균형 유지에 대한 부담을 덜어준다. 이는 특히, 움직이면 넘어질까 두려워하는 뇌졸중 초기 환자에게 유용하다.

다음에 나오는 운동들은 신체 무게중심의 섬세한 움직임을 일으키는 체중부하 운동들이다. 처음에는 필요한 자세 조절 요구를 줄여 수행이 성공하도록, 동작을 수정할 필요가 있다. 이렇게 하면 균형 요구를 줄이고, 과제를 달성 가능한 단순한 형태로 만들면서, 여전히 도전적인 과제를 하게 할 수 있다. 이런 동작들은 앉은자세와 선자세 모두에서 연습할 수 있으며, 개인의 특정 결손에 초점을 두고 시행한다.

- 천장 바라보기(그림 7-15A). 다리 근육이 선행적으로 활성화되어 머리를 뒤로 젖혔을 때 무게중심이 뒤로 움직이지 않도록 한다.
- 발을 움직이지 않고 양쪽 어깨 너머로 돌아보기, 지정된 물체를 찾기 위해 환경 둘러보기(그림 7-15B)
- 물체를 잡기 위해 앞으로, 옆으로, 뒤로, 위로, 아래로 손 뻗기(그림 7-15C~F)

과제는 다음과 같은 방식으로 속도과 예측가능성, 자세 안정성, 근력, 협응 측면에서 점진적으로 더 도전적이게 제공한다.

- 지지면의 형태 바꾸기. 발을 붙이고 서기, 일직선으로 서기, 한 발을 계단 위에 올려놓기(그림 7-16), 또는 한 발로 서기. 눈을 감거나 폼 표면을 사용하여 감각 입력을 수정할 수도 있음(Marigold et al 2005).
- 물체 무게와 몸과의 거리를 증가하고 다양화하기.
- 보다 크기가 큰 물체를 이용하여 두 손을 사용하게 하기(그림 7-17).
- 물체 위치를 변경하기. 옆으로 움직이는 것이 앞으로 움직이는 것보다 어려움
- 속도 요구 올리기
- 상자 위에 있는 물체를 집기 위해 쪼그려 앉기(그림 7-18), 바닥으로 점진적으로 진행
- 발가락으로 바닥의 블록이나 표시를 터치하여 안쪽-바깥쪽 안정성을 좀더 어렵게 만들기(그림 7-19)
- 공을 잡는 것처럼 외부 요구에 반응하기(그림 7-20)
- 환자의 약한 부분에 도전적인 상황이나 과제 제시. 가령 환자가 어려운 방향으로 움직이게 하기

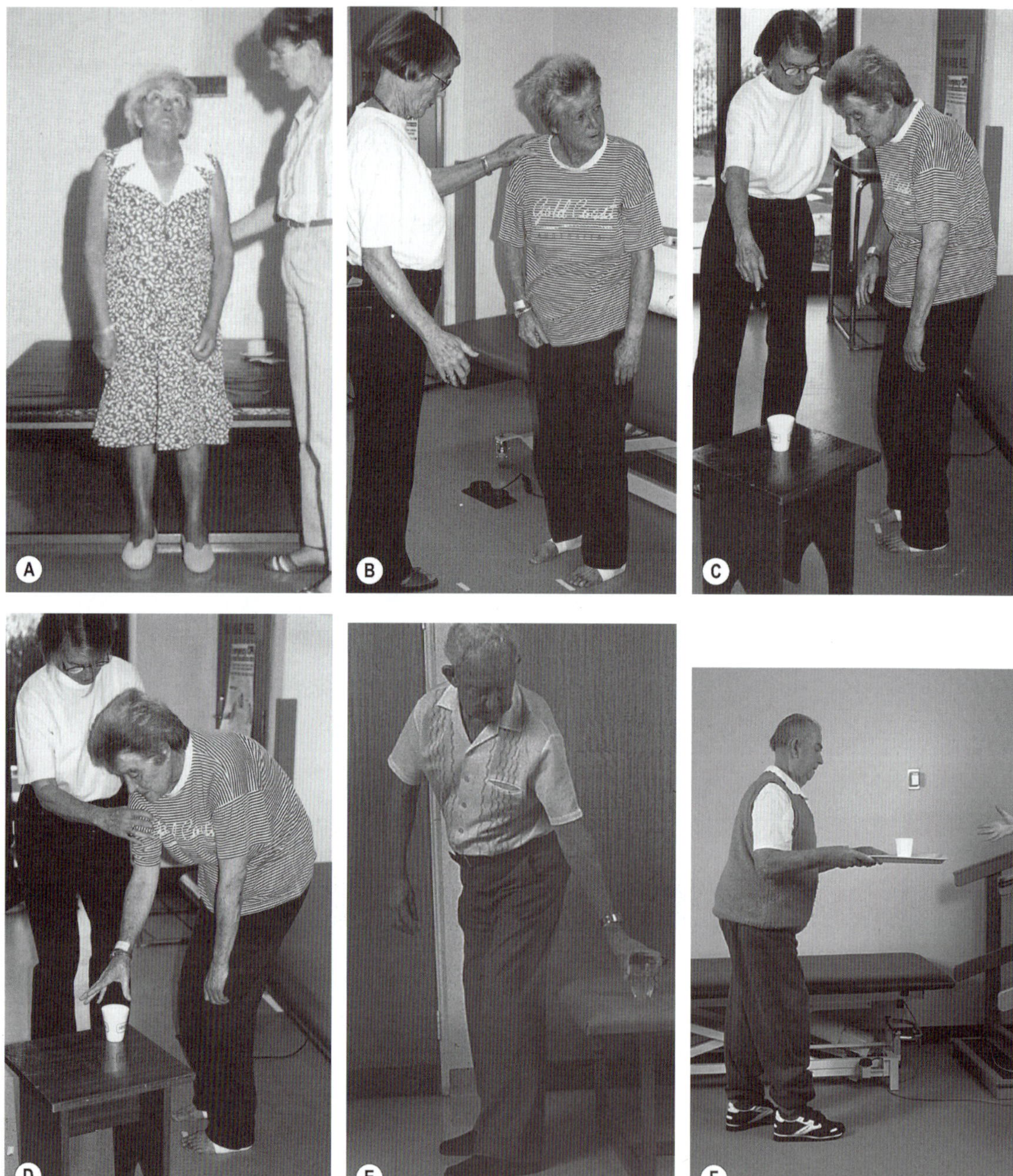

[그림 7-15] 몸의 작은 움직임을 통해 균형잡기 개념 익히기. (A) 천장을 올려다보며 목표를 찾는다. (B) 어깨 너머로 벽시계를 보며 시간을 확인하기 위해 고개를 돌린다. 반대쪽으로 돌리는 연습도 한다. 자신감이 생기면 발 위치를 반일직선으로 바꾸고 과제를 변경한다. (C) 왼쪽 다리에 체중을 실어야 하므로 컵을 집는 것에 대해 확신이 없다. (D) 몸을 가로질러 손을 뻗는다. 처음에는 컵을 집을 수 있을지 의심하지만, 옆에서 지지해주며 무릎을 굽히라는 지시를 통해 과제에 성공한다. (E) 선 상태에서 움직이는 연습을 하고 있다. 뒤쪽에 유리잔을 놓기 위해 몸을 돌리면서도 뒤로 균형을 잃지 않는다. (F) 엉덩관절을 굽히며 몸을 뻣뻣하게 유지하고 용기를 내어, 서서 쟁반을 치료사에게 건네려 한다.

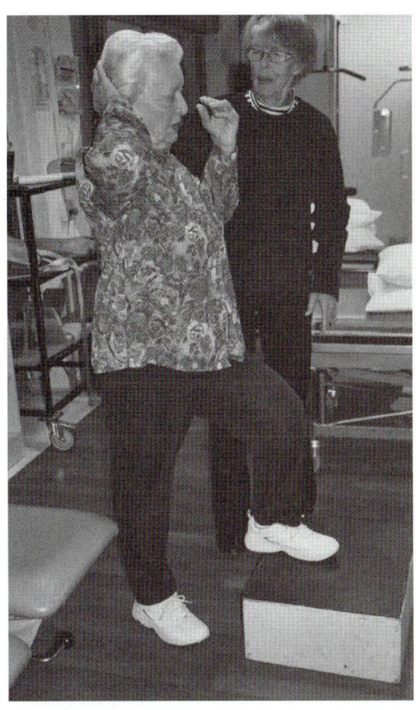

[그림 7-16] 상당히 불안정한 위치에서 균형 감각을 얻은 후, 자신의 머리에 손을 대고 있다.

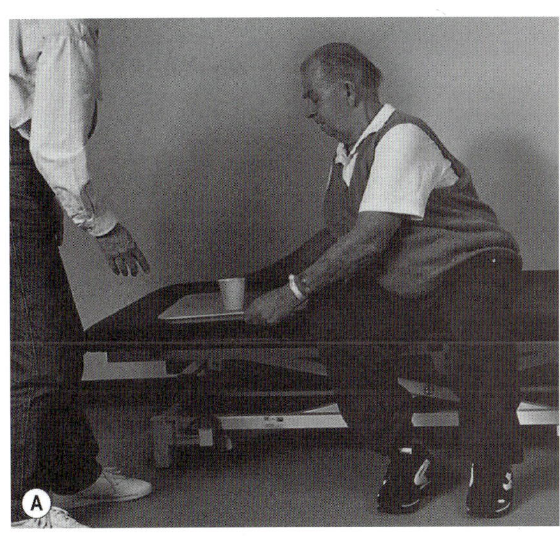

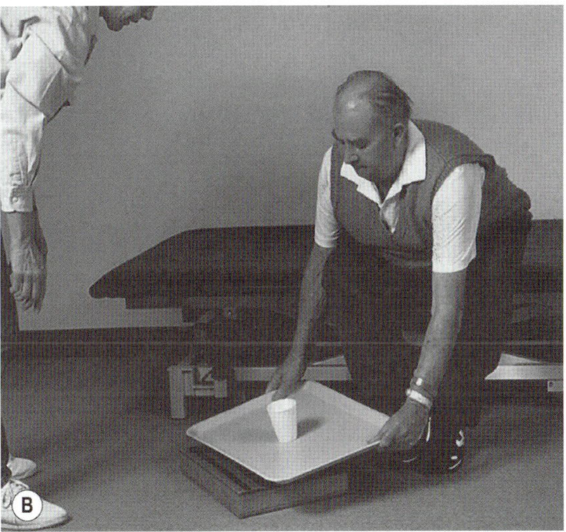

[그림 7-17] 과제는 물을 엎지르거나 컵을 떨어뜨리지 않고 침상에서 바닥으로 쟁반을 옮기는 것이다. 구체적인 목표에 주의 집중하게 한다.

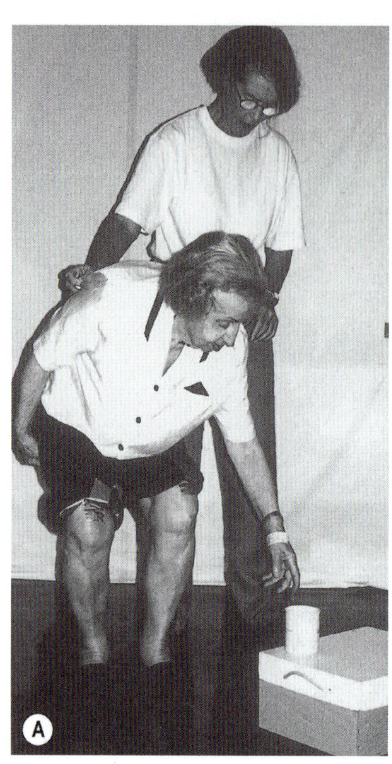

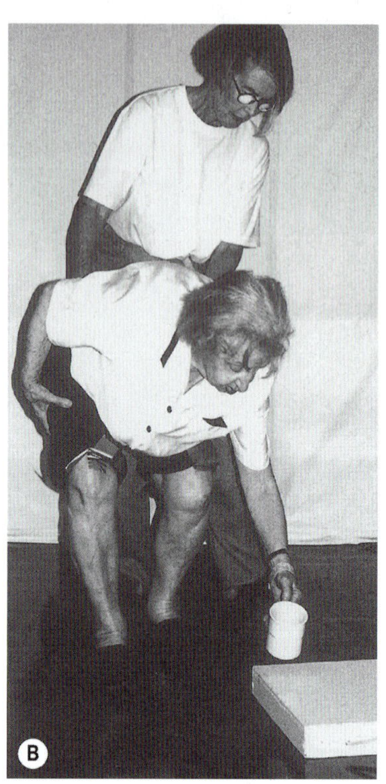

[그림 7-18] 쪼그려 앉기 연습. (A) 상자 위에 컵을 놓는 연습은 더 낮은 곳으로 팔을 뻗을 수 있다는 자신감을 키워준다.

이러한 동작들은 자발적인 동작들이며 동작의 일부로서 자세조절이 선행적으로, 실시간으로, 반응적으로 일어나도록 훈련한다. 그러나 전반적으로 균형에 대한 필요성보다는 과제 자체에 집중하게 한다. 이렇게 함으로써 학습자는 분절 움직임에 의해 발생하는 상호작용하는 힘에 대처하는 능력을 발달시킨다. 움직임의 범위가 증가함에 따라 몸 무게중심이 지지면 경계에 더 가까워진다.

점점 더 많은 연구에서 균형 자체에 집중하기보다는 움직임의 효과, 즉 과제 자체에 집중함으로써 균형을 향상시킬 수 있다는 근거를 제시하고 있다(Stoffregen et al 2000; Wulf et al 2001). 예를 들어, 물잔을 들어 테이블에 놓는 동작은 어려울 수 있지만 균형에 집중하기보다는 외부 초점, 즉 물을 쏟지 않으려는 데 집중하면 더 쉽게 수행될 수도 있다. 운동시스템은 수행자가 이루고자 하는 의도 또는 목표에 따라 움직임 효과를 최적화하는 똑똑한 시스템이다(Wulf et al 2004)(2장 참조). 환자는 어려운 균형 상황에서 안정성을 극대화하기 위해 시선을 한 지점에 고정하는 기술을 배울 수 있다. 이렇게 시선을 고정하거나, 목표물에 집중하면 머리와 눈이 안정되고 균형을 유지하는 감각이 증진될 수 있다.

다양한 환경에서 다양한 동작을 연습함으로써 환자는 균형을 어떻게 유지하는지를 생각하지 않고도 균형을 잡는 기술을 다시 익힐 기회를 갖는다. 구체적인 과제를 제시하여 동작이 성공적인지 아닌지 여부를 즉각적으로 알 수 있는 것도 중요하다.

기능적 근력 훈련

근력이 기능적 운동조절과 직접적으로 연관되어 있으며, 근력과 운동조절은 개인에게 도전이 될만한, 집중적인 기능기반 훈련을 통해 향상될 수 있다는 것을 입증하는 근거들이 많다. 훈련은 각 개인의 능력을 확장할 수 있도록 점진적으로 진행된다. 근력과 파워를 증가하기 위해서는 반복 훈련을 해야하며 부하를 점진적으로 늘려야 한다(2장 참조).

일상적 과제 시, 예를 들어 의자에서 일어서기, 걷기, 쪼그려 앉기, 계단 오르기 등의 활동 중에 발은 지면과 접촉되어 있고, 근육은 체중을 지탱하고 균형을 유지하며 발 위에서 몸을 움직인다. 이러한 동작의 분절 간 기본 협응 패턴은 엉덩관절, 무릎관절, 발목관절의 굽힘과 폄 동작으로 이루어지며, 이 세 관절이 하나의 단위처럼 작용하여 지지면 위에서 몸을 올리고 내린다(2장 그림 참조). 이 운동들은 체중을 저항으로 사용하여 약한 근육을 구심성과 원심성 수축으로 강화하고, 신체 분절을 조절하는 연습을 제공하며, 무엇보다도 환자들에게 익숙한 동작들이다. 또한 이 운동들은 자세 조정에 관여하는 근육의 협응을 요구한다. 필요한 관절 움직임을 허용하기 위해서는 물렁조직의 신장성이 필요하다. 필요한 관절 움직임을 가능하게 하려면 물렁조직의 신장성을 유지해야 한다. 관절가동범위 감소는 동작의 역학에 부정적인 영향을 미친다.

운동 강도는 반복 횟수를 늘리거나(2장 참조), 스텝업 블록의 높이를 높이거나, 의자의 높이를 낮추거나, 손의 지지 사용을 줄이는 식으로 조절할 수 있다. 여러 연구에서 저항 부하를 추가 시 긍정적인 효과가 있었다고 보고하였다. 예를 들어, 엉덩관절 굽힘근을 강화하기 위해 0.5kg 발목 중량을 착용하고 걷게 하거나(Eng et al 2003), 뇌성마비 아동에게 반복적인 일어서기와 앉기 동작에서 체중을 추가하거나(Liao et al 2007), 중량 조끼를 착용하고 앉았다 일어나기를 연습하는 방법 등이다.

신경계 질환 환자의 근력 훈련은 웰빙과 참여에 필요한 동작의 기능을 향상하는 것을 주된 목표로 해야 한다. 그러나 근력 훈련 자체가 기능적 수행력 향상으로 일반화되지 않을 수도 있다. 여러 연구자들은 신경학적 병변을 가진 일부 노인을 대상으로 한 연구에서, 비체중부하 근력 훈련보다 다리 체중부하 운동 프로그램이 더 큰 이점이 있다는 것을 증명하였다(Krebs et al 2007; Olivetti et al 2007; Sherrington et al 2008b). 이 연구들에서는 특히 연습했던 활동들에서 더 큰 개선이 있었는데 이는 운동의 특이성 원리를 잘 보여준다(2장 참조). 기능적 근력은 신경근육 현상으로 근육량이 증가하기에 앞서 근력 증가가 더 일찍 일어나기 때문에, 이러한 연구 결과는 근력 적응strength adaptation의 신경성 요소를 보여주는 것이다(Sale 1988). 저자들은 입원 재활 환경이나 지역사회 프로그램에서 시행된 이 연구들이 안전하며 실행 가능한 프로그램이라고 설명하였다.

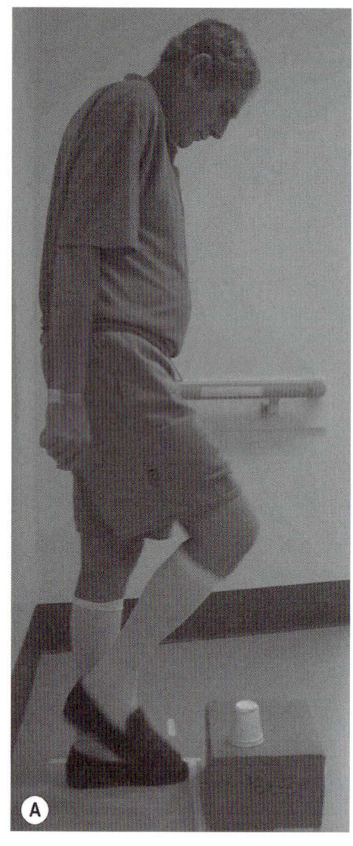

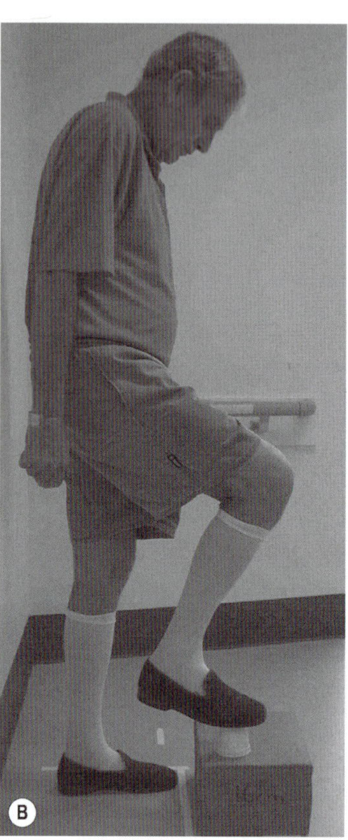

[그림 7-19] 플라스틱 컵에 닿기 위해서는 한쪽 다리에 체중을 싣고 균형을 잡은 후 다른 다리로 체중을 옮기면서 발을 신중하게 놓아야 한다. (호주 Bankstown-Lidcombe Hospital 물리치료과의 K Schurr와 S Dorsch 제공)

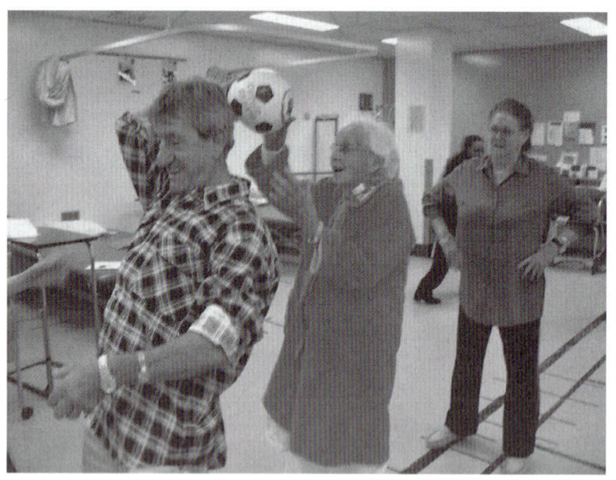

[그림 7-20] 훈련 중 재미있게 공 주고 받기. 주의집중은 공에 두게 한다. (호주 Bankstown-Lidcombe Hospital 물리치료과의 K Schurr와 S Dorsch 제공)

기술 향상하기

활동은 개인의 능력 수준에 따라 불안정성을 유발하는 정도에 맞춰 점진적으로 더 도전적으로 제시한다. 이때 더 복잡한 환경과 예측할 수 없는 요구 조건을 이용할 수도 있다. 다음 활동들은 다리에 동적으로 체중부하를 주고 빼는 과정을 포함한다.

- 안정성 한계를 넘어 배치된 물체를 집기 위해 발을 내딛어야 하는 활동
- 바닥에 표시된 지점으로 교차 발딛기(그림 7-21)
- 다양한 방향으로 런지 동작하기
- 음악을 틀고 시간에 맞춰 발을 내딛거나 춤추기
- 외부 시간 요구에 반응하기. 공을 잡거나 던지는 활동, 공 튕기기, 공 차기, 서 있는 상태에서 하는 컴퓨터 기반 게임—Nintendo Wii 등—처럼 빠른 반응이 필요하고 발을 내딛는 것이 필수적인 게임 등

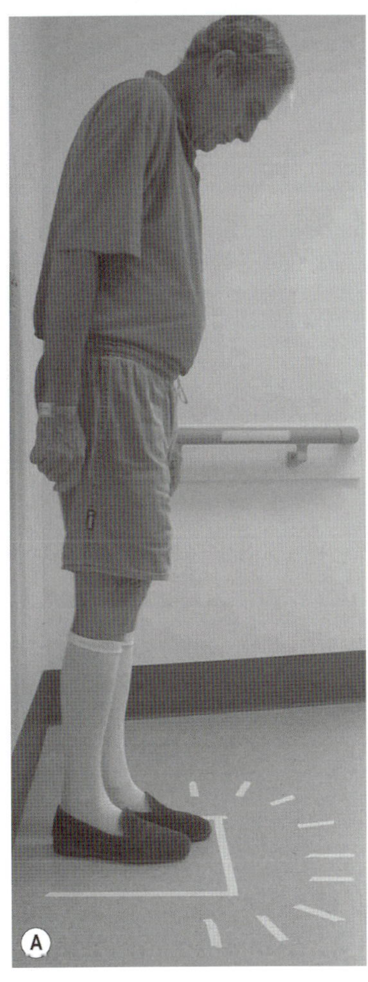

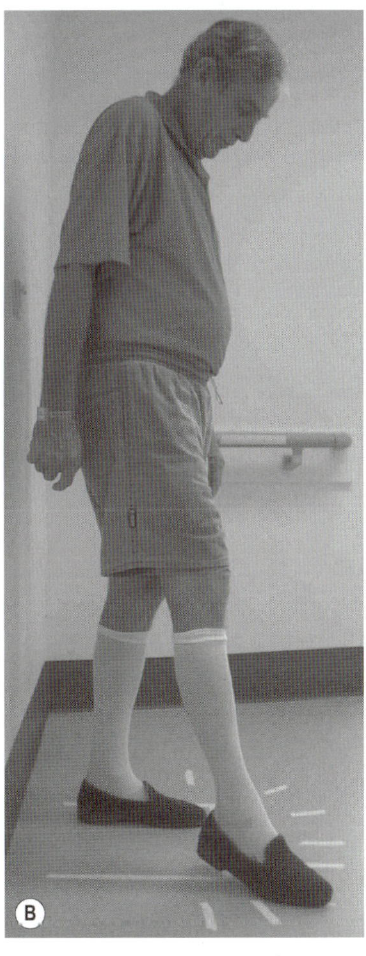

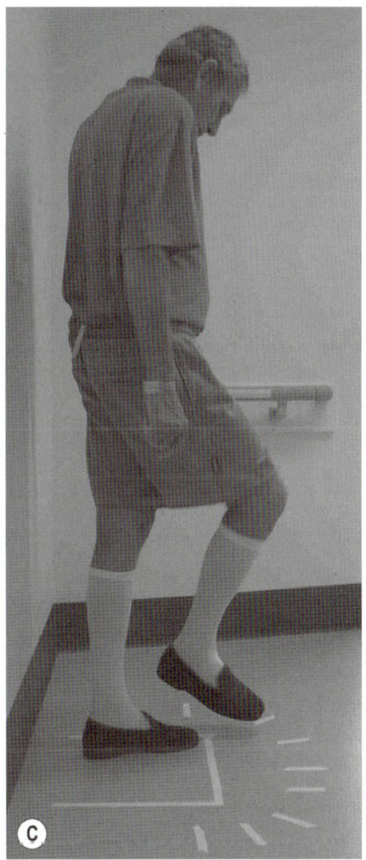

[그림 7-21] 빠르게 발을 내딛는 것을 요구하거나 지지하고 있는 다리를 가로질러 발을 딛는 것을 요구하는 동작은 균형이 좋지 못한 사람에게 어려운 일이지만, 발이 걸려 넘어지지 않기 위한 중요한 균형 반응들이다. (호주 Bankstown-Lidcombe Hospital, 물리치료과의 K Schurr와 S Dorsch 제공)

- 복잡하고 불확실한 환경에 대처하기. 예를 들어, 장애물 코스 통과하기, 물건 위아래로 넘기, 자동 엘리베이터 문에 대응하기, 갑작스럽게 멈추고 방향 전환하기, 일직선 걷기(그림 7-22A), 교차 걷기(그림 7-22B), 물체 넘어서기(그림 7-22C), 90도로 엉덩관절을 굽힌 상태로 제자리 걸음을 하며 동시에 두 가지 동작 수행하기(예: 걷기와 말하기, 물건 들기)

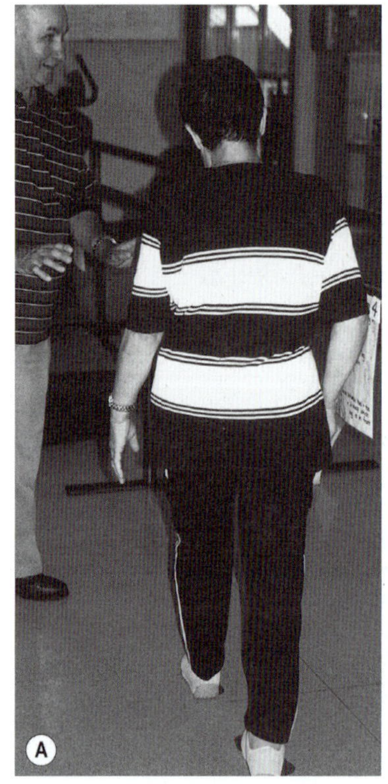

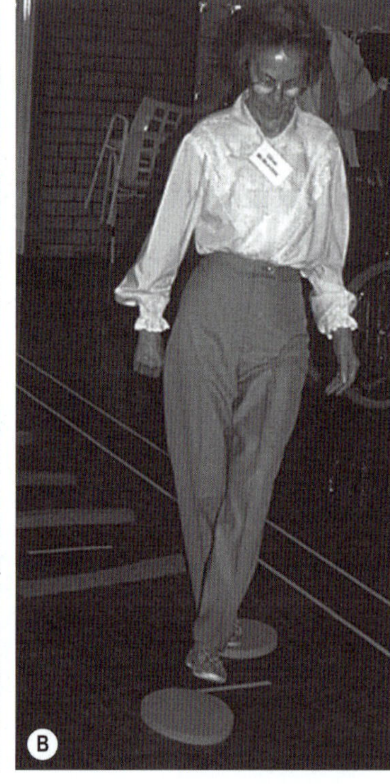

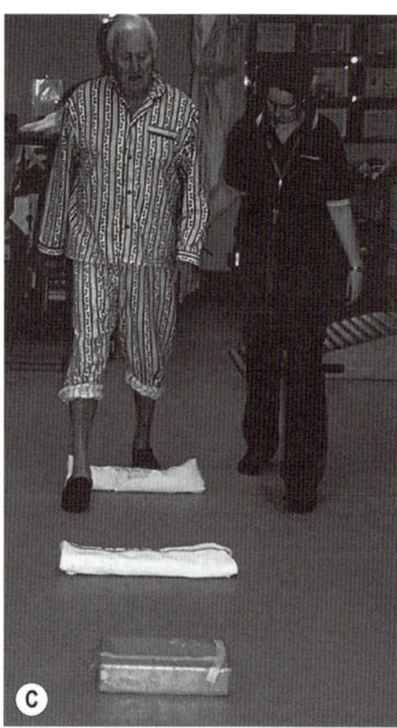

[그림 7-22] 바닥에 있는 표시 밟기. (A) 일직선 걷기(호주 일라와라 지역 보건 서비스의 F Mackey와 동료들 제공). (B) 교차 발딛기. (C) 장애물 코스에서 걷기-물체 넘기. 물체의 높이나 너비에 주의집중하게 한다. 즉 신체 움직임과 균형보다는 장애물에 집중하게 한다.

되먹임 장비

시각적 또는 청각적 되먹임은 균형 훈련을 위한 추가 수단으로 제안되고 있다. 컴퓨터화된 장치와 힘 측정 플랫폼은 자세 흔들림 범위를 제어하거나 몸을 특정 목표로 이동하려고 시도할 때, 화면에 압력중심의 위치를 시각적으로 제공한다. 한 코크란 체계적 고찰 연구에 따르면, 서 있는 자세에서 힘 측정 플랫폼 되먹임이 자세 대칭성을 개선했지만, 임상적 균형 결과—Berg 균형 척도, TUG 검사—나 전반적인 독립성 향상에는 기여하지 않았다(Barclay-Goddard et al 2004). 유사하게, 다른 고찰 연구에서도 입각기 대칭성 향상이 걷기 수행력 검사의 향상으로 전이된 것을 확인하지 못했다고 발표했다. 즉, 입각기 대칭성이 향상되더라도 이것이 기능적 개선으로 일반화되지 않았다(van Peppen et al 2004). 훈련 방법과 측정에서 특이성 문제는 특히 균형에 있어서는 더욱 복잡하다.

그러나 시각적 되먹임은 움직임에 대한 주저함을 극복하고 지지면 상에서 몸의 균형을 잡는 개념을 익히는 데 도움이 되며, 잠시나마 흥미롭고 재미있을 수 있다(그림 7-23). 그러나 환자들은 실제 생활 과제 연습에서 자연적으로 발생하는 되먹임을 통해 학습할 기회를 가져야 한다.

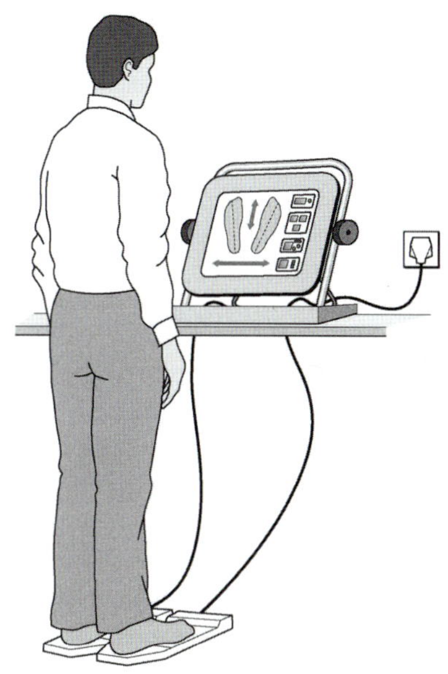

[그림 7-23] 균형 수행 모니터(Balance Performance Monitor, SMS Healthcare) 같은 컴퓨터화된 장치를 자세 흔들림에 대한 되먹임 제공에 사용할 수 있다.

7 요약

균형 능력이 모든 동작의 기초임을 감안하면 재활 프로그램은 앉기, 서기, 신체 이동 활동을 통해 균형 감각을 회복할 수 있는 기회를 제공해야 한다. 넘어질 수 있다는 두려움 때문에, 환자가 독립적으로 균형을 회복할 수 있는 능력을 되찾는 데 도움이 될 수 있는 집중적이고 도전적인 훈련 프로그램 시행을 주저해서는 안 된다. 하네스 사용은 근력이 약한 사람이라도 낙상에 대한 두려움 없이 신체 무게중심 움직임을 제어하는 데 도움이 된다. 재활이 노인들의 균형을 향상하고 낙상을 예방하는 데에 효과적이려면 다리 근력이 중요하다는 점을 이해해야 한다.

우리는 균형 훈련에 대한 관점을 바꿀 것을 강조한다. 주변 물체를 붙잡고 균형을 유지하기 보다는, 다양한 상황에서 도전적인 균형 활동을 하면서 자신의 발을 움직여 균형을 회복할 수 있다는 자신감을 키우도록 해야 한다.

참고문헌

Arutyunyan, GA, Gurfinkel, VS, Mirskii, M: Organization of movements on execution by man of an exact postural task. Biofizika. 14, 1969, 1103-1107.

Barclay-Goddard, RE, Stevenson, TJ, Poluha, W, et al.: Force platform feedback for standing balance training after stroke. Cochrane Database Syst Rev. Issue 4, 2004, Art. No.: CD004129. DOI: 10.1002/14651858.CD004129.pub2.

Belenkii, V, Gurfinkel, VS, Paltsev, YI: Elements of control of voluntary movement. Biofizika. 12, 1967, 135-141.

Bohannon, RW: Observations of balance among elderly patients referred to physical therapy in an acute care hospital. Physiother Theory Pract. 15, 1999, 185-189.

Bouisset, S, Duchene, J-L: Is body balance more perturbed by respiration in seating than in standing posture?. Neuroreport. 5, 1994, 957-960.

Campbell, AJ, Borrie, MJ, Spears, GF: Risk factors for falls in a community-based prospective study of people 70 years and older. J Gerontol. 44A, 1989, M112-117.

Canning, CG, Ada, L, O'Dwyer, N: Slowness to develop force contributes to weakness after stroke. Arch Phys Med Rehabil. 80, 1999, 66-70.

Carr, JH, Shepherd, RB: Neurological neurorehabilitation: optimizing motor performance. 1998, Elsevier, Oxford.

Carr, JH, Shepherd, RB: Stroke rehabilitation: guidelines for exercise and training to optimize motor skill. 2003, Elsevier, Oxford.

Chari, VR, Kirby, RL: Lower-limb influence on sitting balance while reaching forward. Arch Phys Med Rehabil. 67, 1986, 730-733.

Chen, HC: Factors underlying balance restoration after tripping: biomechanical model analyses. 1993, University of Michigan, Doctoral Dissertation.

Cheng, PT, Liaw, MY, Wong, MK, et al.: The sit-to-stand movement in stroke patients and its correlation with falling. Arch Phys Med Rehabil. 79, 1998, 1043-1046.

Cheng, P, Wu, S, Liaw, M, et al.: Symmetrical body-weight distribution training in stroke patients and its effect on fall prevention. Arch Phys Med Rehabil. 82, 2001, 1650-1654.

Colle, FM: The measurement of standing balance after stroke. Physiother Theory Pract. 11, 1995, 109-118.

Crosbie, J, Shepherd, RB, Squire, T: Postural and voluntary movement during reaching in sitting: the role of the lower limbs. J Hum Mov Studies. 28, 1995, 103-126.

Day, B, Steiger, MJ, Thompson, PD, et al.: Effect of vision and stance width on human body motion when standing: implications for afferent control of lateral sway. J Physiol. 46, 1993, 479-499.

Dean, CM, Shepherd, RB: Task-related training improves performance of seated reaching tasks following stroke: a randomised controlled trial. Stroke. 28, 1997, 722-728.

Dean, C, Shepherd, R, Adams, R: Sitting balance I: trunk-arm and the contribution of the lower limbs during self-paced reaching in sitting. Gait Posture. 10, 1999, 135-144.

Dean, C, Shepherd, RB, Adams, RD: Sitting balance II: reach direction and thigh support affect the contribution of the lower limbs when reaching in sitting. Gait Posture. 10, 1999, 147-153.

De Wit, G: Optic versus vestibular and proprioceptive impulses measured by posturometry. Agressologie. 13, 1972, 75-79.

Diener, H-C, Dichgans, B, Guschibauer, M, et al.: The coordination of posture and voluntary movement in patients with cerebellar dysfunction. Mov Disord. 7, 1992, 14-22.

Dietz, V, Noth, J: Pre-innervation and stretch responses of triceps brachii in man falling with and without visual control. Brain Res. 142, 1978, 576-579.

Dietz, V, Quintern, J, Boos, G, et al.: Obstruction of the swing phase during gait: phasedependent bilateral leg muscle coordination. Brain Res. 384, 1986, 166-169.

Dietz, V, Gollhofer, A, Kleiber, M, et al.: Regulation of bipedal stance: dependency on 'load' receptors. Exp Brain Res. 89, 1992, 229-231.

Di Fabio, RP, Badke, MB: Extraneous movement associated with hemiplegic postural sway during dynamic goal-directed weight distribution. Arch Phys Med Rehabil. 71, 1990, 365-371.

Di Fabio, RP, Badke, MB: Stance duration under sensory conflict conditions in patients with hemiplegia. Arch Phys Med Rehabil. 72, 1991, 292-295.

Di Fabio, RP, Badke, MB, Duncan, PW: Adapting human postural reflexes following a localized cerebrovascular lesion: analysis of bilateral long latency responses. Brain Res. 363, 1986, 257-264.

Do, MC, Bussel, B, Breniere, Y: Influence of plantar cutaneous afferents on early compensatory reactions to forward fall. Exp Brain Res. 79, 1990, 319-324.

Dubost, V, Beauchet, O, Manckiyoundia, P, et al.: Decreased trunk angular displacement during sitting down: an early feature of aging. Phys Ther. 85, 2005, 404-412.

Duncan, PW, Badke, MB: Stroke rehabilitation: the recovery of motor control. 1987, Year Book Medical Publishers, Chicago.

Duysens, J, Clarac, F, Cruse, H: Load regulating mechanisms in gait and posture: comparative aspects. Physiol Rev. 80, 2000, 83-133.

Eng, JJ, Chu, KS: Reliability and comparison of weight-bearing ability during standing tasks for individuals with chronic stroke. Arch Phys Med Rehabil. 83, 2002, 1138-1144.

Eng JJ, Winter DA, Patla AE et al 1992 Role of the torque stabilizer in postural control during rapid voluntary arm movements. In: Woollacott M, Horak F (eds) Posture and gait: control of mechanisms. 11th International Symposium of the Society for Postural and Gait Research, University of Oregon, Portland, OR.

Eng, JJ, Winter, DA, Patla, AE: Neuromuscular strategies for recovery from a trip in early and late swing during human walking. Exp Brain Res. 102, 1994, 339-349.

Eng, JJ, Chu, KS, Kim, M, et al.: A community-based group exercise program for persons with chronic stroke. Med Sci Sports Exerc. 35, 2003, 1271-1278.

Engardt, M, Olsson, E: Body weight-bearing while rising and sitting down in patients with stroke. Scand J Rehabil Med. 24, 1992, 67-74.

Figura, F, Felici, F, Macellari, V: Human locomotion adjustments during perturbed walking. Hum Mov Sci. 5, 1986, 313-332.

Ghez, C: Posture. In Kandel, ER, Schwartz, JH, Jessell, TM (Eds.): Principles of neural science. 3rd edn, 1991, Appleton and Lange, Norwalk, CT, 596-608.

Gibson, JJ: The ecological approach to visual perception. 1979, Houghton Mifflin, Boston.

Gill-Body, K, Krebs, D: Usefulness of biomechanical measurements approaches to rehabilitation. Top Geriatr Rehabil. 10, 1994, 82-96.

Goldie, PA, Matyas, TA, Evans, OM, et al.: Maximum voluntary weight-bearing by the affected and unaffected legs in standing following stroke. Clin Biomech. 11, 1996, 333-342.

Goldie, PA, Evans, O, Matyas, T: Performance in the stability limits test during rehabilitation following stroke. Gait Posture. 4, 1996, 315-322.

Guadagnoli, M, McNevin, N, Wulf, G: Cognitive influences to balance and posture. Orthoped Phys Ther Clin N Am. 11, 2002, 131-141.

Gurfinkel, VS, Elner, AM: On two types of static disturbances in patients with local lesions of the brain. Agressologie. 14D, 1973, 65-72.

Gurfinkel, VS, Elner, AM: Participation of secondary motor area of the frontal lobe in organization of postural components of voluntary movements in man. Neurophysiology. 20, 1988, 7-14.

Hill, KM, Harburn, KL, Kramer, JF, et al.: Comparison of balance responses to an external perturbation test, with and without an overhead harness safety system. Gait Posture. 2, 1994, 27-31.

Horak, F: Clinical measurement of postural sway in adults. Phys Ther. 67, 1987, 1881-1885.

Horak, FB, Diener, HC: Cerebellar control of postural scaling and central set in stance. J Neurol Sci. 72, 1994, 479-493.

Horak, FB, Esselman, P, Anderson, ME, et al.: The effects of movement velocity, mass displaced and task certainty on associated postural adjustments made by normal and hemiplegic individuals. J Neurol Neurosurg Psychiatry. 48, 1984, 1020-1028.

Horak, FB, Nashner, LM, Nutt, JG: Postural instability in Parkinson's disease: motor coordination and sensory organization. Neurol Report. 12, 1988, 54-55.

Horak, FB, Shupert, CL, Mirka, A: Components of postural dyscontrol in the elderly: a review. Neurobiol Aging. 10, 1989, 727-738.

Huxham, FE, Goldie, PA, Patla, AE: Theoretical considerations in balance assessment. Aust J Physiother. 47, 2001, 89-100.

Hyndman, D, Ashburn, A, Stack, E: Fall events among people with stroke living in the community: circumstances of falls and characteristics of fallers. Arch Phys Med Rehabil. 83, 2002, 165-170.

Johansson, B: Brain plasticity and stroke rehabilitation: the Willis lecture. Stroke. 31, 2000, 223-230.

Kaminski, T, Bock, C, Gentile, AM: The coordination between trunk and arm motion during pointing movements. Exp Brain Res. 106, 1995, 457-466.

Kandel, ER, Schwartz, JH, Jessel, TM: Principles of neural science. 3rd edn, 1991, Appleton and Lange, Norwalk, CT.

Kavounoudias, A, Roll, R, Roll, JP: Foot sole and ankle muscle inputs contribute jointly to human erect posture regulation. J Physiol. 532, 2001, 869-878.

Kirby, RL, Price, NA, MacLeod, DA: The influence of foot position on standing balance. J Biomech. 20, 1987, 423-427.

Kirker, SGB, Simpson, S, Jenner, JR, et al.: Stepping before standing: hip muscle function in stepping and standing balance after stroke. J Neurol Neurosurg Psychiatry. 68, 2000, 458-464.

Koceja, DM, Allway, D, Earles, DR: Age differences in postural sway during volitional head movements. Arch Phys Med Rehabil. 80, 1999, 1537-1541.

Krebs, DE, Scarborough, DM, McGibbon, CA: Functional vs. strength training in disabled elderly outpatients. Am J Phys Med Rehabil. 86, 2007, 93-103.

Kuo, AD, Zajak, FE: A biomechanical analysis of muscle strength as a limiting factor in standing posture. J Biomech. 26(Suppl 1), 1993, 137-150.

Liao, H, Liu, Y, Liu, W, et al.: Effectiveness of loaded sit-to-stand resistance exercise for children with mild spastic diplegia: a randomized clinical trial. Arch Phys Med Rehabil. 88, 2007, 25-31.

Lee, DN, Aronson, E: Visual proprioceptive control of standing in human infants. Percept Psychophys. 15, 1974, 529-532.

Lee, DN, Lishman, JR: Visual proprioceptive control of stance. J Hum Mov Sci. 1, 1975, 87-95.

Lee, WA, Deming, L, Sahgal, V: Quantitative and clinical measures of static standing balance in hemiparetic and normal subjects. Phys Ther. 68, 1988, 970-976.

Lee, RG, Tonolli, I, Viallet, F, et al.: Preparatory postural adjustments in Parkinsonian patients with postural instability. Can J Neurol Sci. 22, 1995, 126-135.

Lishman, JR, Lee, DN: The autonomy of visual kinaesthesis. Perception. 2, 1973, 287-294.

Lord, SR, March, LM, Cameron, ID, et al.: Differing risk factors for falls in nursing home and intermediate-care residents who can and cannot stand unaided. J Am Geriatr Soc. 51, 2003, 1645-1650.

Lord, SR, Sherringon, C, Menz, H, et al.: Falls in older people. 2007, Cambridge University Press, Cambridge.

Magnus, R: Some results of studies in the physiology of posture. I. Lancet. 221, 1926, 531-536.

Maki, BE, McIlroy, WE: The role of limb movements in maintaining upright stance: the 'change in support' strategy. Phys Ther. 77, 1997, 488-507.

Marigold, DS, Eng, JJ, Tokuno, CD, et al.: Contribution of muscle strength and integration of afferent input to postural instability in persons with stroke. Neurorehabil Neural Repair. 18, 2004, 222-229.

Marigold, DS, Eng, JJ, Inglis, JT: Modulation of ankle muscle postural reflexes in stroke: influence of weight-bearing load. Clin Neurophysiol. 115, 2004, 2789-2797.

Marigold, DS, Eng, JJ, Dawson, AS, et al.: Exercise leads to faster postural reflexes, improved balance, and mobility and fewer falls in older persons with stroke. J Am Geriatr Soc. 53, 2005, 416-423.

Massion, J: Movement, posture and equilibrium: interaction and coordination. Prog Neurobiol. 38, 1992, 35-56.

Massion, J, Woollacott, M: Normal balance and postural control. In Bronstein, AM, Brandt, T, Woollacott, M (Eds.): Clinical aspects of balance and gait disorders. 1996, Edward Arnold, London, 1-18.

Melvill-Jones, G: Posture. In Kandel, ER, Schwartz, JH, Jessell, TM (Eds.): Principles of neuroscience. 4th edn, 2000, McGraw-Hill, New York, 816-831.

Mercer, VS, Sahrmann, SA: Postural synergies associated with a stepping task. Phys Ther. 79, 1999, 1142-1152.

Morgan, P: The relationship between sitting balance and mobility outcome in stroke. Aust J Physiother. 40, 1994, 91-95.

Nashner, LM: Balance adjustments of humans perturbed while walking. J Neurophysiol. 44, 1980, 650-664.

Nashner, LM: Adaptation of human movement to altered environments. Trends Neurosci. 5, 1982, 358-361.

Nashner, LM: Analysis of movement control in man using the moveable platform. In Desmedt, JE (Ed.): Motor control mechanisms in health and disease. 1983, Raven Press, New York, 607-619.

Nashner, LM, Berthoz, A: Visual contribution to rapid motor responses during posture control. Brain Res. 150, 1978, 403-407.

Nashner, LM, Forssberg, H: Phase-dependent organisation of postural adjustments associated with arm movements while walking. J Neurophysiol. 55, 1986, 1382-1394.

Nashner, LM, McCollum, G: The organisation of human postural movements: a formal basis and experimental synthesis. Behav Brain Sci. 8, 1985, 135-172.

Nashner, LM, Black, FO, Wall, C: Adaptation to altered support and visual conditions during stance: patients with vestibular deficits. J Neurosci. 2, 1982, 536-544.

Nyberg, L, Gustafson, Y: Patient falls in stroke rehabilitation. A challenge to rehabilitation strategies. Stroke. 26, 1995, 838-842.

Olivetti, L, Schurr, K, Sherrington, C, et al.: A novel weight-bearing strengthening program during rehabilitation of older people is feasible and improves standing up more than a nonweight-bearing strengthening program: a randomised trial. Aust J Physiother. 53, 2007, 147-153.

Olney, SJ, Richards, C: Hemiparetic gait following stroke, Pt 1: characteristics. Gait Posture. 4, 1996, 136-148.

Owen, DH: Maintaining posture and avoiding tripping. Clin Geriatr Med. 1, 1985, 581-599.

Pai, Y-C, Rogers, MW, Hedman, LD, et al.: Alteration in weight-transfer capabilities in adults with hemiparesis. Phys Ther. 74, 1994, 647-657.

Patla, AE: Adaptation of postural response to voluntary arm raises during locomotion in humans. Neurosci Lett. 68, 1986, 334-338.

Patla, AE: Age-related changes in visually guided locomotion over different terrains: major issues. In Stelmach, GE, Homberg, V (Eds.): Sensori-motor impairments in the elderly. 1993, Kluwer, Dordrecht, 231-252.

Patla, AE: A framework for understanding mobility problems in the elderly. In Craik, RL, Otis, CA (Eds.): Gait analysis: theory and application. 1995, Mosby, St Louis, 436-449.

Patla, AE: Understanding the roles of vision in the control of human locomotion. Gait Posture. 5, 1997, 54-69.

Pavol, MJ, Runtz, EF, Pai, Y-C: Diminished stepping responses lead to a fall following a novel slip induced during a sit-to-stand. Gait Posture. 20, 2004, 154-162.

Perennou, DA, Bronstein, AM: Balance disorders and vertigo after stroke: assessment and rehabilitation. In Barnes, MP, Dobkin, BH, Bogousslavsky, J (Eds.): Recovery after stroke. 2005, Cambridge University Press, Cambridge, 320-396.

Pollock, A, Baer, G, Pomeroy, VM, et al.: Physiotherapy treatment approaches for the recovery of postural control and lower limb function following stroke. Cochrane Database Syst Rev. Issue 1, 2007, Art. No.: CD001920. DOI: 10.1002/14651858.CD001920.pub2.

Said, CM, Goldie, PA, Patla, AE, et al.: Obstacle crossing in subjects with stroke. Arch Phys Med Rehabil. 80, 1999, 1054-1059.

Said, CM, Goldie, PA, Culham, E, et al.: Control of lead and trail limbs during obstacle crossing following stroke. Phys Ther. 85, 2005, 413-427.

Sale, DG: Neural adaptation to resistance training. Med Sci Sports Exerc. 20, 1988, S135-145.

Sandin, KJ, Smith, BS: The measure of balance in sitting in stroke rehabilitation prognosis. Stroke. 21, 1990, 82-86.

Schenkman, M, Hughes, MA, Samsa, G, et al.: The relative importance of strength and balance in chair rise by functionally impaired older individuals. J Am Geriatric Soc. 44, 1996, 1441-1446.

Schultz, AB, Alexander, NB, Ashton, Miller, JA: Biomechanical analyses of rising from a chair. J Biomech. 25, 1992, 1383-1391.

Sekiya, N, Takahashi, M: Control of lateral weight-transfer initiation during sitting. Percept Mot Skills. 99, 2001, 291-304.

Sherrington, C: The integrative action of the nervous system. 2nd edn, 1961, Yale University Press, New Haven, CT.

Sherrington, C, Whitney, JC, Lord, SR, et al.: Effective exercise for the prevention of falls: a systematic review and meta-analysis. J Am Geriatr Soc. 56, 2008, 2234-2243.

Sherrington, C, Pamphlett, PI, Jacka, JA: Group exercise can improve participants' mobility in an outpatient rehabilitation setting: a randomized controlled trial. Clin Rehabil. 22, 2008, 493-502.

Shumway-Cook, A, Olmscheid, R: A systems analysis of postural dyscontrol in traumatically brain-injured patients. J Head Trauma Rehabil. 5, 1990, 51-62.

Shumway-Cook, A, Woollacott, MH: 2007 Motor control theory and practical application. 2nd and 3rd edns, 2001, Lippincott Williams & Wilkins, New York.

Skelton, DA, Greig, CA, Davies, JM, et al.: Strength, power and related functional ability of healthy people aged 65-89 years. Age Ageing. 23, 1994, 371-377.

Slobounov, S, Newell, KM: Postural dynamics as a function of skill level and task constraints. Gait Posture. 2, 1994, 85-93.

Stapleton, T, Ashburn, A, Stack, E: A pilot study of attention deficits, balance control and falls in the acute stage following stroke. Clin Rehabil. 15, 2001, 437-444.

Stoffregen, TA, Pagualayan, RJ, Bardy, BG, et al.: Modulating postural control to facilitate visual performance. Hum Mov Sci. 19, 2000, 203-220.

Tinetti, ME, Speechley, M, Ginter, SF: Risk factors for falls among elderly persons living in the community. N Engl J Med. 319, 1988, 1701-1707.

Tobis, JS, Nayak, L, Hoehler, F: Visual perception of verticality and horizontality among elderly fallers. Arch Phys Med Rehabil. 62, 1981, 619-622.

Tsang, YL, Mak, MK: Sit-and-reach test can predict mobility of patients recovering from acute stroke. Arch Phys Med Rehabil. 85, 2004, 94-98.

Vandervoort, AA, Chesworth, BM, Cunningham, DA, et al.: Age and sex effects on mobility of the human ankle. J Gerontol Med Sci. 47, 1992, M17-M21.

van Peppen, RPS, Kwakkel, G, Wood-Dauphinee, S, et al.: The impact of physical therapy on functional outcomes after stroke: what's the evidence?. Clin Rehabil. 18, 2004, 833-862.

von Schroeder, HP, Courts, RD, Lyden, PD: Gait parameters following stroke: a practical assessment. J Rehabil Res Dev. 32, 1995, 25-31.

Whipple, RH, Wolfson, LI, Amerman, PM: The relationship of knee-ankle weakness to falls in nursing home residents: an isokinetic study. J Am Geriatr Soc. 35, 1987, 13-20.

Whipple, R, Wolfson, C, Derby, C, et al.: Altered sensory function and balance in older persons. J Gerontol. 48, 1993, 71-76.

Wing, AM, Goodrich, S, Virji-Babul, N, et al.: Balance evaluation in hemiparetic stroke patients using lateral forces applied to the hip. Arch Phys Med Rehabil. 74, 1993, 292-299.

Winter, DA: ABC (anatomy, biomechanics and control) of balance during standing and walking. 1995, Waterloo Biomechanics, Waterloo, Ontario.

Winter DA 1995b Total body kinetics: our window into the synergies of human movement. Wartenweiler Memorial Lecture. Proceedings of XVth Congress of ISB, Jyvaskyla, Finland:8-9.

Winter, DA, Patla, AE, Frank, JS: Assessment of balance control in humans. Med Prog Technol. 16, 1990, 31-51.

Winter, DA, McFadyen, BJ, Dickey, JP: Adaptability of the CNS in human walking. In Adaptability of human gait. 1991, Elsevier Science, Amsterdam, 127-143.

Winter, DA, Prince, F, Stergiou, P, et al.: M/L and A/P motor responses associated with COP changes in quiet standing. Neurosci Res Comm. 12, 1993, 141-148.

Woollacott, M, Shumway-Cook, A: Attention and control of posture and gait: a review of an emerging area of research. Gait Posture. 16, 2002, 1-14.

Wulf, G, McNiven, N, Shea, CH: The automaticity of complex motor skill learning as a function of attentional focus. Q J Exp Psychol. 54A, 2001, 1143-1154.

Wulf, G, Mercer, J, McNevin, N, et al.: Reciprocal influences of attentional focus on postural and suprapostural task performance. J Mot Behav. 36, 2004, 189-199.

Yang, JF, Winter, DA, Wells, RP: Postural dynamics in the standing human. Biol Cyber. 62, 1990, 309-320.

Zattara, M, Bouisset, S: Chronometric analysis of the posturo-kinetic programming of voluntary movement. J Mot Behav. 18, 1988, 215-225.

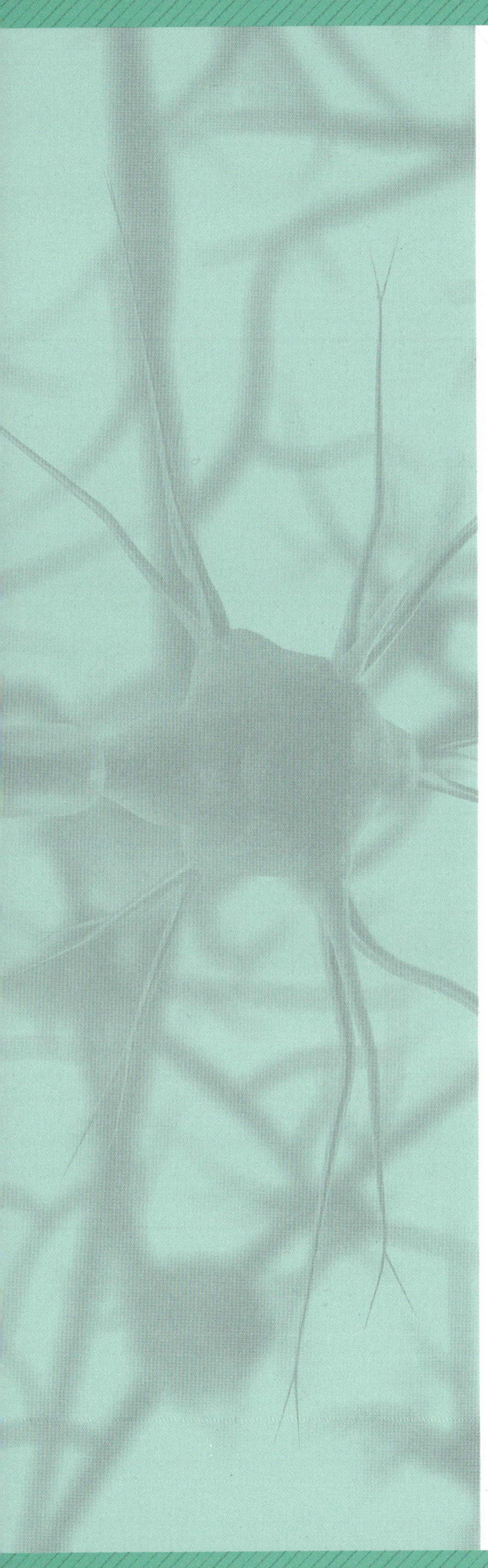

제3부

신체기능과 구조, 활동제한과 참여

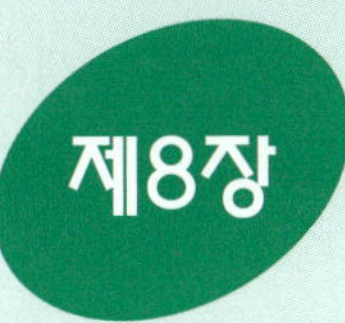

위운동신경세포 병변

UPPER MOTOR NEURON LESIONS

학습내용

1 개요
2 부적 특성: 중추 병변으로 인한 일차적 손상
 마비와 불완전마비(근육 약화)
 근육 활성과 움직임의 느려짐
 협응과 기민성 손상
3 정적 특성: 병변 후 새로 생겨난 증상들
 강직의 발달(신장에 민감한 근육 과활동)
4 적응적 특성: 근육과 다른 물렁조직에서 이차적으로 발생하는 생리적, 역학적, 기능적 변화
5 임상적 중재

1 개요

급성 및 만성 뇌 손상에서는 겉질에서 시작되는 운동계통, 즉 겉질 신경 세포와 그 경로 및 연결 부위가 손상되는 경우가 많다. 겉질척수전달로가 포함된 병변은 겉질, 속섬유막, 뇌줄기 또는 척수 중 어느 부위에서도 발생할 수 있다. 이러한 병변은 뇌졸중, 외상성 뇌손상, 종양, 다발성 경화증, 뇌성마비 또는 척수 손상으로 인해 발생한다.

신경과학에서는 휴링스 잭슨[Hughlings Jackson] 이후 (Walshe 1961), 일반적으로 위운동신경세포[UMN] 증후군과 관련된 조절이상[dyscontrol] 손상들을 부적[negative] 특성과 정적[positive] 특성으로 구분한다. 부적 특성은 근육 활성 손상, 근약화 또는 마비, 기민성 상실 등이며, 정적 특성은 신장 민감성 근육 과활동이나 강직처럼 병변 이후 새롭게 나타나는 증상들을 말한다(Burke 1988; Gracies 2005a,b). 이전 판 책에서 신경계와 근육계 그리고 기타 물렁조직의 적응적 변화와 적응적 운동 행동이 많은 임상적 징후를 일으키며 기능 회복에도 영향을 미칠 수 있다는 점에서 제 3의 특성, 즉 적응적adaptive 특성을 제안한 바 있다(그림 8-1). 이제 이러한 변화들이 움직임에 관여하는 신경근육뼈대 구조에 추가적인 손상을 일으킨다는 점이 명확해졌다(Gracies 2005a). 급성 병변 이후 회복 과정이 시작되면 움직임에 관여하는 신경운동시스템은 병변의 영향과 이후 발생하는 사건들에 적응하기 시작한다. 사람들이 과제를 수행하려고 시도할 때 발생하는 운동 행동의 적응적 변화는 쉽게 관찰할 수 있지만, 근력 약화나 마비로 인해 발생하는 비사용으로 인한 물렁조직, 특히 근육에 나타나는 적응적 변화는 눈에 잘 띄지 않는다.

부적 특성과 정적 특성은 비교적 독립적인 현상으로 나타나며, 조직 손상의 위치와 정도, 그리고 자발적인 회복 과정과 관련이 있는 것으로 보인다(Landau 1980). 정적 특성은 정상적인 현상의 과장된 형태 또는 해제 현상으로 여겼으며, 고유감각 반사의 민감도 증가—강직—와 피부 반사의 민감도 증가가 이에 해당한다. 이러한 특성은 겉피라미드 섬유의 침범으로 인한 것이며(Burke 1988), 손상되지 않고 남아 있는 조직의 이차적 기능적 장애와도 관련이 있을 가능성이 있다고 생각하였다.

기술 발전과 과학적 발견으로 손상을 일으키는 기전에 어떤 문제가 있는지, 그리고 병변 후 장애를 심화시키는 신경계 및 근육뼈대계에 발생하는 적응의 정도와 영향을 어느 정도 명확히 규명할 수 있게 되었다. 이런 발달로 다양한 임상 징후의 기능적 중요성에 대한 재평가가 진행되고 있다(Gracies 2005a,b; Dietz & Sinkjaer 2007).

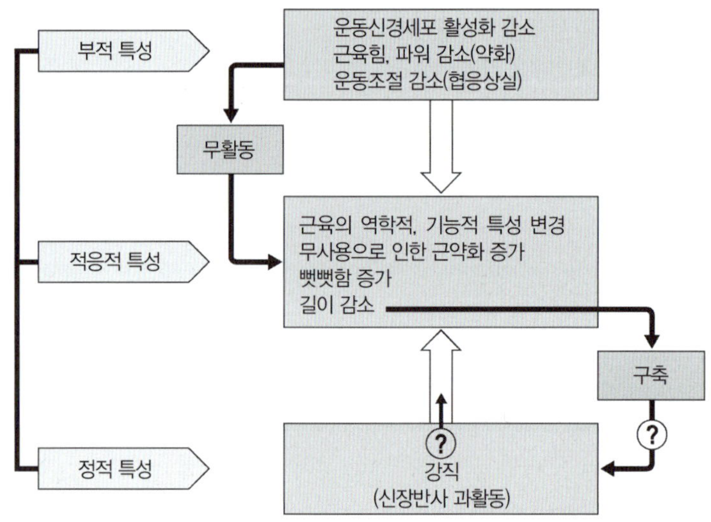

[그림 8-1] 위운동신경세포 증후군의 정적, 부적, 적응적 특성

현재는 마비나 근력 약화, 느려진 움직임, 특히 협응이나 기민성 상실, 그리고 근육 속성에서의 이차적 적응 변화, 예컨대 뻣뻣함 증가와 길이 관련 변화가 기능적 운동 수행 회복에 주요 장애물로 작용한다는 것을 일반적으로 받아들이고 있다. 이러한 특성들이 과활성된 신장반사보다 환자에게 더 큰 어려움을 초래한다(Burke 1988; Landau 1988; Sheean 2002). 강직은 병변 후 구축으로 진행되는, 근육에서 생기는 어떤 변화에 대한 반응으로 발생하는 적응 현상일지도 모른다(Gracies 2005b). 과민한 근육의 신장수용기—반사항

진—가 기능적 운동 수행 문제에 어느 정도는 기여를 하는 것으로 보인다(Dietz & Sinkjaer 2007). 환자들 자신도 과활성 반사 발현보다는 근력 상실, 걷기 어려움, 손 사용에서의 기민성 상실, 그리고 근육 변화와 관련된 뻣뻣함에 더 관심을 두는 경우가 많다.

그럼에도 불구하고, 임상에서 '강직spasticity'이라고 불리는 현상의 본질은, 21세기에 들어서면서 그 논란이 다소 줄어들었지만, 여전히 논쟁적인 문제로 남아 있다. 휴링스 잭슨이 19세기에 정적 특성과 부적 특성이 다른 메커니즘에 의해 발생한다고 설명했음에도 불구하고, 움직임 장애가 과활성 반사와 직접적으로 관련이 있으며 반사 과활성이 수정되면 움직임 기능이 개선될 것이라는 가정은 여전하다(Jackson 1958). 그러나 이를 뒷받침하는 임상적 또는 실험적 근거는 없으며(Thach & Montgomery 1990; Richards et al 1991; Sheean 2002), 지난 수십년 동안 이 가정에 대한 상당한 재해석이 이루어졌다. 이러한 가정은 더 이상 일반적이지 않다.

첫 번째 판에서 우리는 이 논쟁의 본질을 명확히 설명하였다. 우리는 재활이 소위 부적 손상과 그에 따른 적응을 대상으로 해야 한다고 주장했다. 이번 판에서는 이 주장을 확증하고 손상과 적응의 기저 메커니즘에 대한 새로운 통찰을 제공하는 연구 결과들을 살펴보고자 한다. 우리는 신체 시스템이 어떻게 작동하는지, 그리고 급성 뇌 병변에 의해 어떻게 영향을 받는지에 대한 현재의 이해를 바탕으로 임상 중재를 제시하고자 한다. 현재 발표되고 있는 근거들은 재활에서 가장 효과적인 방법이 무엇일지에 대한 명확한 방향을 제시하는 데 도움이 된다. 집중적인 능동적 움직임 훈련, 과제 특이적이고 반복적인 훈련, 그리고 구축 발생 예방이 기능 회복을 최적화하는 데 가장 효과적인 방법으로 보인다. 운동기능이 거의 회복되지 않거나 전혀 회복되지 않은 환자의 경우, 구축과 강직 발생은 지속적인 위협이 되며, 통증과 불편을 줄이기 위해 약물 치료가 필요할 수도 있다.

2 부적 특성: 중추 병변으로 인한 일차적 손상

복잡한 움직임을 조절하기 위해 근육 협응을 단계적으로 활성화하거나 근육 강축tetanic contraction을 위해 운동 신경세포를 고빈도로 발화하려면, 최종 신경세포final motor neuron 집단에 수렴하는 내림성 신경섬유가 필요하다. 그런데 위운동신경세포 병변이 생기면 이 내림성 신경섬유에 문제가 생겨 불충분해진다(Landau 1988). 이로 인해 근력 약화, 즉 수의적 운동단위 감소, 움직임 둔화, 운동단위 동원율 감소, 기민성과 협응 상실이 발생한다. 또한, 분절 수준에서는 운동 출력에 혼란이 생기며, 이것이 근력 약화에 추가적으로 영향을 미치는 것으로 보인다(Tang & Rymer 1981).

급성 병변 이후 신경 시스템이 쇼크 상태에 빠지면, 영향을 받은 팔다리의 모든 근육에서 심각한 운동기능 저하가 나타날 수 있다. 이때 힘줄반사의 반사감소hyporeflexia가 있거나 무반사areflexia가 있을 수 있다. 임상에서는 긴장tone이 낮은 상태를 나타내기 위해 '저긴장증hypotonus', '이완성flaccidity', '이완성 마비flaccid paralysis', '부전마비paresis' 등의 용어를 사용한다. 하지만 근육활성이 전혀 없는 상태는 '마비paralysis'로, 근육 힘 생산이 감소한 상태는 '약화weakness'로 표현하는 것이 더 명확하고 적절하다.

근긴장muscle tone 그 자체는 개념이 모호하다. 정상적인 안정 시 근긴장은 신경 기전에 의존하지 않으며, 수동적 움직임에서 느껴지는 모든 능동적인 저항은 역학적 요인에 의해 발생한다(Burke, 1988). 휴식 상태의 근육이나 이완된 상태에서 근육을 수동으로 늘릴 때는 전기적 활동, 즉 반사 활성화가 없다(그림 8-2). 만약 어떤 사람의 팔다리가 이완된 상태로 느껴진다면, 이는 정상적으로 발생하는 수의적 활동이 근육 약화 때문에 일어나지 않는 것이다(van der Meche & van der Gijn 1986). 따라서 '정상 긴장normal tone'과 '저긴장증'이라는 용어는 사용을 중단해야 한다(van der Meche & van der Gijn 1986). 현재는 이러한 용어들이 훨씬 덜 사용되고 있다.

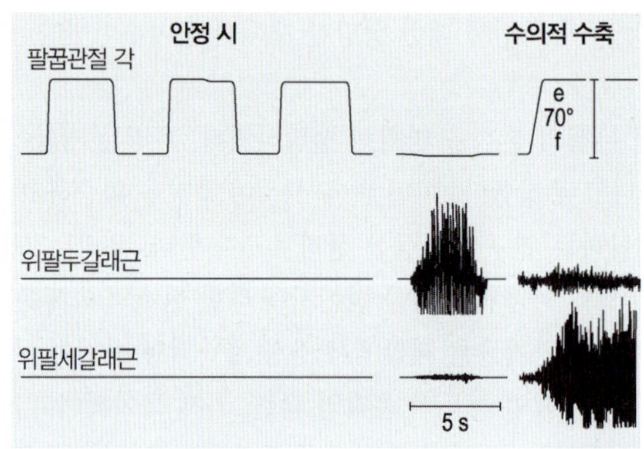

[그림 8-2] 정상인 대상자의 위팔두갈래근과 위팔세갈래근 수동 신장 시의 영향. (왼쪽) 70°의 갑작스러운 신장은 어느 근육에서도 반사 활동을 유발하지 않았다. (오른쪽) 근육이 강하게 수축되었을 때. 비교를 위해 굽힐 때의 위팔두갈래근, 펼 때의 위팔세갈래근 근전도 신호의 증폭을 제시하였다(Burke 1988의 허가를 받아 인용).

근긴장 상태와 관련된 용어를 사용하면 치료사가 재활 훈련에서 집중해야 할 부적 특성의 본질을 명확히 이해하는 데 방해가 될 수 있다. 그래서 용어에 대한 논의는 결코 사소한 문제가 아니다. 왜냐하면 치료사들은 기저 메커니즘에 대한 이해를 바탕으로 치료 계획을 세우기 때문이다. 치료사가 중추신경계 병변이 있으면 근육을 수의적으로 활성화하는 데 어려움이 생기고, 적절한 힘을 타이밍에 맞게 생성하고 효과적이고 효율적인 운동 수행을 위해 근육 힘을 조절하는 데 어려움이 생긴다는 것을 이해하고, 또 이차적인 근육 변화가 발생할 가능성이 높다는 것을 인식한다면, 이러한 문제들을 해결하기 위해 만들어진 방법들을 훈련과 연습에서 더 많이 활용할 가능성이 높아진다.

마비와 불완전마비(근육 약화)

겉질척수로는 수의적이고 목표 지향적인 움직임을 실행하는 주요 실행 신경전달로다(Phillips & Porter 1977). 이 경로가 차단되면 상당한 움직임 장애가 초래된다. 뇌졸중 이후 근육 약화와 그 분포에 대해서는 여러 보고서에서 다루어진 바 있다(Colebatch & Gandevia 1989; Gandevia 1993; Canning et al 1999 2004; Ng & Shepherd 2000). 한 연구에서는 6개월 이내의 뇌졸중 환자를 대상으로 넙다리네갈래근과 햄스트링 근육의 수의적 등척성 근력을 조사했다(Newham & Hsiao 2001). 연구자들은 마비쪽 다리의 이 근육들의 최대수의적수축MVC이 동일 연령대의 건강한 대상자들에 비해 약 절반 정도라는 사실을 발견했다. 비마비쪽 근육 또한 건강한 대상자들보다 약했다.

일반적으로 뇌졸중 이후 나타나는 주요 임상 징후들과 운동겉질과 겉질척수로의 병변으로 인한 징후는 근육 약화와 운동조절 이상이라는 데 의견이 일치한다. 근육 약화는 동일 연령대 정상치에 비해 최대 수의적 힘—또는 토크—이 감소한 상태로 정의된다. 이에 더하여, 환자들은 효과적인 운동 수행을 위해 근력을 타이밍에 맞게 생성하는 데, 그리고 신체 분절 움직임과 중력으로 인한 힘을 조절하는 데 어려움을 겪는다. 흥미롭게도, 강직성 반사 활동에 대한 논의는 문헌이 방대하지만, 뇌 병변 이후의 근육 약화와 운동조절 이상을 일으키는 메커니즘에 대해서는 상대적으로 문헌이 적다. 그러나 정상적인 근육 기능의 기저 메커니즘에 대해서는 상당한 연구가 이루어졌다.

근육 활성화 기전

일반적으로, 근육이 활성화될 때 생성되는 근력은 동원된 운동단위의 수와 유형, 운동단위 발화의 특성, 그리고 근육 자체의 특성—예를 들어 단면적—에 달려있다. 우리는 활성화된 운동단위의 수를 늘리고, 이들의 발화율과 빈도를 증가시킴으로써 근력을 증가시킨다. 운동단위가 발화하면 신경지배를 받고 있는 근섬유의 단일 연축이 만들어진다. 발화율이 증가하면 이 단일 연축들이 합쳐져 힘을 출력하고 유지한다.

운동단위는 피로 내성과 연축 긴장에 따라 빠르게 피로해지는 유형(FF), 빠르지만 피로 내성이 있는 유형(FR), 느리지만 피로 내성이 있는 유형(S)으로 분류된다. 운동단위는 일반적으로 일정한 순서에 따라 동원된다. 낮은 힘을 생성하는 단위가 먼저 동원되고, 요구되는 힘이 증가함에 따라 더 높은 힘을 생성하는 단위들이 차례로 동원된다. 생성되는 힘의 양은 과제 요구에 맞춰지며, 중력과 상호작용력interactional forces에 의해 조정된다. 뼈대근육의 긴장 출력은 근육의 길이, 수축 속도, 그리고 활동 수준에 의해 정해진다(Whitehead et al 2001). 그러므로 근력은 신경근육적인 현상이다. 근력은 활동에 따라 달라지며, 우리가 수행하는 동작이나 과제에 따라 상대적인 것이지 절대적인 것은 아니다. 다시 말해, 우리가 특정 과제를 효과적으로 수행하기에 '충분히 강한지'에 따라 조정된다. 예를 들어, 의자에서 일어나거나 계단을 오르기 위해 필요한 넙다리네갈래근의 힘은 평지에서 걷는 것보다 몇 배 크다.

근육 약화의 두 가지 원인

신경운동계 병변 이후 발생하는 약화는 두 가지 원인에서 비롯된다. 일차적 원인은 뇌 병변 자체로, 겉질척수로에서 최종 운동신경세포 집단으로 수렴하는 내림성 입력 감소와 이로 인한 운동단위 동원 감소다. 운동단위 동원이 감소하면 수의적으로 뼈대근육을 활성화하고 유지하여 움직임을 생성하는 데 어려움이 생긴다(Bourbonnais & Vanden Noven 1989; Newham et al 1996; Gracies 2005a). 뼈대근육은 요구되는 사용 수준에 따라 적응하는 특성이 있기 때문에(Lieber 1988), 이차적으로 발생하는 근약화는 근육 활동 부족과 움직임 부족의 결과로 발생한다(Farmer et al 1993). 뇌졸중 이후 병변과 병변 후의 비활동 또는 비사용에 반응하여, 운동단위 특성의 변화를 포함한 뼈대근육의 해부학적, 역학적, 기능적 변화가 발생하는 것은 잘 알려져 있다. 이러한 변화들이 신경계통과 기능적 운동 수행에 영향을 미친다(Lieber et al 2004).

병변으로 인해 중추 입력이 감소하면 운동단위의 발화율* 감소로 인해 힘 조절이 되지 않는다는 사실은 수십 년에 걸쳐 밝혀졌다(Rosenfalck & Andreassen 1980; Gemperline et al 1995; Frontera et al 1997). 이러한 손상으로 근수축의 효율성이 저하되고, 움직임이 느려지고, 노력의 증가로 인한 피로감이 올라가며, 운동단위의 동기화 손상과 함께 움직임 조절에 문제가 생긴다.

중추 수의적 활성화 실패

병변 초기, 비활동과 무사용의 적응적 영향이 나타나기 전 근육 약화에 대해 조사한 연구는 많지 않다. 이 연구 중 하나에서는 연축 중첩twitch superimposition으로 측정해봤을 때 뇌졸중 후 근육의 수의적 활성화 실패activation failure가 현저히 나타났으며, 아마도 운동단위 동원 실패나 활동이 가능한 운동단위의 발화율 감소 때문이라고 보고하였다(Newham & Hsiao 2001; Riley & Bilodeau 2002). 양쪽 팔다리에 영향을 미치는 활성화 실패는 신경 병변이 뼈대근육에 미치는 직접적인 영향과 양쪽 대뇌 반구로부터 근육으로 전달되는 입력의 영향을 반영한다. 전체 운동단위 집단을 동원하는 데 실패하는 현상은 다른 연구자들에 의해서도 보고된 바 있다(Tang & Rymer 1981; Bourbonnais & Vanden Noven 1989; Gowland et al 1992; Newham et al 1996). 특히, 수의적 힘을 증가하려 할 때 고역치 운동단위를 동원하지 못하거나, 운동단위 발화율을 조절하거나 올리는 데 실패하는 현상이 보고되었다(Gemperline et al 1995; Frontera et al 1997; Gracies 2005a). 물론 힘 크기 감소도 기능에 영향을 미치지만, 효과적인 운동 수행을 위해 가장 중요한 변수는 최고 힘 생성, 즉 파워** 생성 속도가 느려지는 것이다.

운동단위 발화율 감소

운동단위 발화율firing rate 감소는 손 내재근에서도(Rosenfalck & Andreassen 1980), 앞정강근에서도(Dietz et al 1986) 보고되었다. 운동신경 발화율 감소에 따른 적응은 반마비 환자의 팔꿉굽힘근에서도 볼수 있는데, 근전도 상에서 단위 힘당 활동 수준이 증가하는 형태로 나타났다(Tang & Rymer 1981). 발화율이 감소하면 활동 중인 운동단위가 만드는 긴장이 감소하기 때문에 발화율 손상을 보완하고 더 큰 힘을 발휘하기 위해 추가적인 운동단위를 동원해야 한다. 이로 인해 낮은 수준의 활성화에서도 노력의 느낌이 증가하는데, 이것은 주어진 힘 수준을 생성하기 위해 더 강한 중추 입력이 필요하기 때문이다(Tang & Rymer 1981). 이와 유사한 조건에서 노력의 느낌이 증가하는 현상은 다른 연구에서도 보고되었다(Gandevia & McCloskey 1977).

한 연구에서는 뇌졸중 후 두 번째 달과 여섯 번째 달 사이에 활동 가능한 운동단위 수 50%가 감소했다고 보고하였다(McComas et al 1973). 연구자들은 이러한 감소가 겉질척수로 섬유의 퇴화에 따른 운동신경의 시냅스후 변화와 생존한 운동단위가 1형 섬유(느린 연축 섬유)로 변화하려는 경향 때문이라고 제안했다. 느린 연축 섬유의 증가와 빠른 연축 섬유의 감소, 그리고 수축 시 발화율 감소는 다른 연구에서도 확인되었다(Dattola et al 1993; Toffola et al 2001). 또한, 탈신경 증거(Cruz-Martinez 1984), 일부 근섬유 특히 FF와 FR 운동단위와 관련된 빠르게 수축하는 섬유들의 위축(Dietz et al 1986), 그리고 느린 운동단위와 관련된 느리게 수축하는 섬유의 비대(Edstrom 1970)도 보고되었다.

---

* 일반적으로 운동단위는 연축 결합에 필요한 수준에서 발화된다.

** 파워 = 힘 × 각속도

수축 시간이 길어지는 현상, 특히 빠르게 수축하는 운동단위의 수축 시간 증가(Young & Mayer 1982; Visser et al 1985)가 운동단위 유형의 변화와 관련이 있을 수 있다. 뇌졸중 후 한 달 이내의 환자에서, 정상 근육에서는 존재하지 않는, 수축이 느리고 피로하기 쉬운 독특한 유형의 운동단위가 확인되었다(Young & Mayer 1982). 연구자들은 이러한 운동단위가 원래는 빠르게 피로해지는 유형에서 유래했을 가능성을 제기했다. 따라서 기능적으로 느린 운동단위의 비율이 증가하는 것은 운동단위 동기화의 손실 또는 감소(Farmer et al 1993)와 함께, 특히 느린 운동단위 비율이 높은 근육에서 최대 긴장에 도달하는 속도가 상대적으로 느려진 것이 그 원인일 수 있다. 느리게 피로해지는 운동단위의 피로가능성은 임상에서 흔히 볼 수 있는 지구력 감소, 다시 말해 근육 힘 출력을 유지하는 능력이 감소하는 현상을 설명하는 근거가 될 수 있다. 중요한 점은 근육과 운동단위의 변화가 병변으로 초래된 신경 활성화 감소로 인해 발생할 수 있으며, 또한 병변 후 무사용에 따른 적응적 결과로 발생할 수 있다는 점이다. 또한 이것은 예방이나 개선이 가능하다는 점이다.

근육 약화의 분포

병변의 위치와 범위가 근력 약화의 분포와 정도를 결정하는 요인일 가능성이 높다. 그래서 급성 뇌 병변 이후 환자들이 균일한 집단일 것이라고 기대해서는 안 된다. 여러 연구에서 근력 약화 분포 양상이 매우 가변적이라고 말한다(Colebatch et al 1986; Colebatch & Gandevia 1989; Mercier & Bourbonnais 2004)(그림 8-3). 게다가 한 사람 내에서도 근력 약화 정도가 근육군마다 다르다.

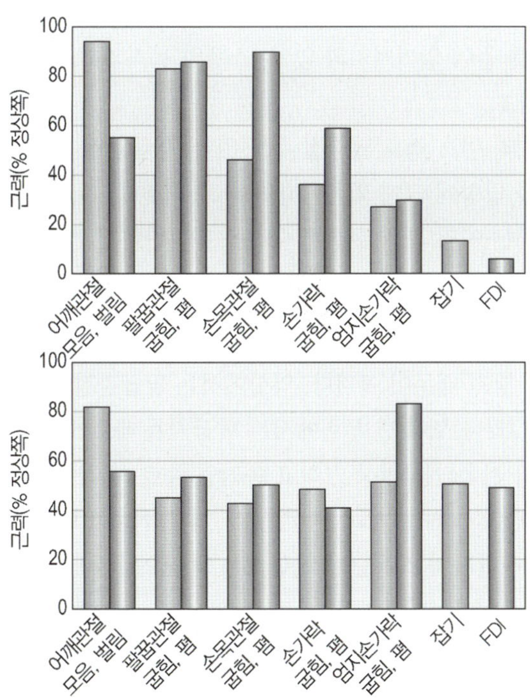

[그림 8-3] 두 명의 반부전마비 환자의 근육 약화 분포. 위쪽 막대 그래프에 나타낸 대상자(대뇌부챗살 경색)는 몸쪽 근육보다 먼쪽 근육에서 약화가 더 크게 나타난 반면, 아래쪽 그래프에 나타난 대상자(바닥 동맥의 먼쪽 폐색)는 검사한 모든 근육에서 유사한 정도의 약화가 나타난다. (Colebatch & Gandevia 1989 허가를 받아 인용)

일반적으로 몸쪽 근육보다 먼쪽 근육이 더 많이 영향을 받는 것으로 보이며(Andrews & Bohannon 2000), 특히 손의 내재근에서 가장 큰 약화가 나타난다고 한다. 이는 손과 손목을 지나는 근육에 대한 겉질척수로의 신경지배의 밀도가 더 높기 때문에 다른 부위보다 손 조작과 쥐기 능력에서 훨씬 더 큰 결손이 발생한다는 점을 시사한다. 병변이 몸쪽과 먼쪽 근육에 각기 다른 영향을 주는 것은 겉질척수 전달로의 강도strength와 관련이 있다는 의견이 있다(Mima et al 2001). 이제는 뇌 스캔 기술과 경두개 자기자극법TMS을 이용한 운동유발전위 검사가 널리 사용되고 있으므로, 추후에는 병변과 그로 인한 근육 신경지배 영향에 대해 보다 자세한 사항들을 알게 될 것이다(Turton & Lemon 1999; Mima et al 2001).

근육 길이에 따른 근육 약화 차이

근육 길이에 따라 근육 약화 수준에 차이가 있다고 주장하는 임상연구들이 있다. 급성 병변 이후, 무릎을 약간 굽힌 상태에서는 무너지지 않고 서 있기에 충분한 근력을 발휘할 수 있지만, 무릎을 0도로 완전히 펌 상태로는 유지하기 어려울 수 있다(Winter 1985; Lomaglio & Eng 2008). 뇌졸중 초기 단계에서 넙다리네갈래근을 수의적으로 수축하고 힘을 발휘할 수 있는 사람이라도, 무릎을 0°에서 10° 사이로 유지하며 체중을 지탱할 수 있는 충분한 힘을 발휘하기 위해 추가적인 훈련이 필요할 수 있다. 한 연구는 팔에서 근육 길이가 근력에 미치는 이러한 차등적 영향을 연구하였는데, 짧은 길이에서 팔꿉굽힘근과 폄근의 약화가 더 크다는 것을 보여주었다(Ada et al 2000, 2003). 이러한 결과는 근육이 일반적으로 중간 길이에서 가장 큰 토크를 생성하고 짧은 길이에서는 가장 적은 토크를 생성한다는 사실로 어느 정도 설명된다. 따라서 운동단위의 활성화 손상은 이러한 현상을 더욱 심화할 수 있다. 이를 고려하여 운동과 훈련은 팔다리를 전체 운동범위에서 제어하는 동작, 예를 들어 일어서기와 앉기, 스텝업 동작과 스텝다운 동작을 반복적으로 시행하는 것을 포함해야 한다(2장 참조).

근약화는 과제와 상황에 따라 어느 정도 달라질 수도 있다. 팔굽관절 굽힘근과 폄근의 약화 정도는 어깨에서 생성되는 토크의 크기와 방향에 크게 의존한다(Beer et al 1999). 따라서 근력을 강화하기 위한 운동은 다양한 움직임 패턴을 포함하는 여러 과제 수행에 중점을 둬야한다.

약화와 강직의 관계

작용근의 약화는 대항근의 강직 때문이 아니다. 임상에서는 팔굽관절 굽힘근 강직이 위팔세갈래근에 근약화를 초래한다고 여겼다. 그러나 오래 전 문헌에서는 팔꿈치를 빠르게 수의적으로 굽히고 펼 때, 한정적인 범위에서 작용근 활성화가 지속되는 현상 그리고 움직임 종료 시 작용근 수축 종류가 지연되는 현상이 주요 손상인 것으로 나타났다(Sahrmann & Norton 1977). 두 연구자는 그 당시 치료사들 사이에 널리 퍼져 있던 믿음과 달리, 대항근의 신장반사가 작용근에 저항하는 방식으로 유발되지 않으며, 대항근 신장반사 항진이 장애의 주요 원인이 아니라고 설명하였다(Sahrmann & Norton 1977). 이러한 결과는 급성 중추 병변 후 운동 수행 저하의 주요 원인이 근육 수축의 비효율성, 즉 근육 힘 생성과 타이밍에 대한 손상이라는 것을 시사한다. 그러나 일부 환자에서는 대항근의 내재적 뻣뻣함 증가와 같은 근육의 적응적 변화가 작용근 수축 시 저항으로 작용할 수 있으며(Dietz et al 1981), 이러한 저항이 잘못 해석되어 강직으로 간주되기도 한다.

근력의 타이밍과 크기, 그리고 근육약화의 기능적 영향을 다룬 생체역학적 연구와 근전도 연구는 기능적이지 않은 움직임 수행의 원인을 규명하는 데 도움이 된다. 걷기에 관한 초기 연구들에서는 반부전마비 환자의 다리에서 근전도 상 근육 활동이 감소하고 근육 활성화 패턴이 손상되어 있다는 사실이 밝혀졌다(Knutsson & Richards 1979). 유각기 단계에 대한 조사에서는 능동적 발등 굽힘에 대한 저항으로 작용하는 것은 종아리 근육의 신장수용기 과활성이 아니라 종아리 근육 섬유의 역학적 길이변화인 것으로 밝혀졌다.

양쪽 근육 약화

한쪽 중추 병변은 몸 한쪽에 운동 손상을 일으키지만, 몸의 다른 쪽 근육 활동에도 영향을 줄 수 있다는 것이 밝혀졌다. 예를 들어, 뇌졸중 후 양쪽 근육 활성화 실패가 보고된 바 있으며(Newham & Hsiao 2001), 다른 연구에서는 뇌졸중 후 첫 주 내에 비마비쪽 다리 근육에서 현저한 약화—무릎 폄근 힘의 30% 감소—가 발견되었다(Harris & Polkey 2001). 연구자들은 이러한 감소가 이차적 약화일 수 있으며, 이는 무사용, 특히 운동 부족과 영양 지원 부족의 영향으로 인한 것이라고 보았다. 과제지향적 훈련 프로그램의 한 가지 장점은, 일어서기(4장), 트레드밀에서 걷기(5장), 양손 과제 연습(6장) 등에서 볼 수 있듯이, 양쪽 팔다리가 참여하는 기능적 동작들에 중점을 둔다는 점이다. 과제지향적 운동에서는 양쪽 다리와 팔이 함께 운동에 참여하며, 근육이 적절한 힘을 생성하고 조절하도록 훈련한다. 특별히 마비쪽 팔다리 수행을 최적화하기 위해 고안된 과제지향적 운동 프로그램은 양쪽 팔다리의 이차적 약화를 최소화할 수 있는 방법이 될 수 있지만, 적응 변화들이 초기에 발생하므로 빨리 시작해야 한다.

근육 활성과 움직임의 느려짐

운동단위의 신경 활성화 손상과 근섬유 유형의 변화로 인해 발생하는 또 다른 결과는 움직임 느려짐과 움직임 시작의 느려짐이다. 근육약화가 원인일 수 있는데, 수의적 움직임에 필요한 근육 힘이 충분히 빠르게 최고 힘에 도달하지 못해 효과적으로 움직이는 데 필요한 힘을 생성할 수 없기 때문이다. 일어서기(Ada & Westwood 1992)와 걷기(뇌졸중 환자의 경우 0.2~0.7m/s, 비장애인의 경우 1.0~1.2m/s)에서의 느려짐이 보고되었으며(Giuliani 1990; Lamontagne et al 2002), 종아리 근육에 의해 생성되는 힘 모멘트가 감소하고(Olney & Richards 1996; Lamontagne et al 2002), 서 있는 동안 추진 단계에서 최고 힘에 도달하는 시간이 길어지는 것이 관찰되었다(Olney et al 1991; Olney 2005). 뇌졸중 후 1년 이상 지난 환자들을 대상으로 한 연구에서, 최고 토크 생성이 현저히 손상되었을 뿐만 아니라 참가자들이 마비쪽 팔로 최고 토크에 도달하는 데 비마비쪽 팔이나 비장애인들에 비해 두 배의 시간이 걸렸다(McCrea et al 2005). 또한 토크가 감소하는 데도 현저하게 시간이 더 오래 걸렸다(그림 8-4). 달리 말하자면 시간에 따라 힘을 조절하는 능력이 손상된 것이다.

뇌졸중 후, 환자들이 빠르게 움직이려 할 때도 비슷한 문제가 발생하는데, 움직임 초기 단계에서 최대 긴장에 도달하는 데 시간이 오래 걸린다(Tsuji & Nakamura 1987). 수의적 근육 수축 속도가 느려지는 것은 크고 빠른 겉질척수전달로 신경원으로부터 말초 운동신경원으로 가는 입력이 손실되었기 때문인 것으로 보인다(Burke 1988). 빠른 교대적 운동을 시도할 때의 느림은 운동단위 동기화 감소와 관련이 있는 것으로 보인다(Farmer et al 1993). 초기 연구 중 하나는 느린 움직임과 빠른 움직임 모두에서 설정된 속도까지 가속하는 능력이 결손된 것으로 나왔으며, 빠른 움직임을 위해 힘을 발휘하는 능력이 느린 움직임보다 더 크게 손상되었다고 보고했다(Knutsson & Martensson 1980).

또한, 뇌졸중 환자의 경우 마비쪽 넙다리네갈래근의 단일 연축이 최대 힘의 절반 수준으로 이완하는 데 걸리는 시간이 비마비쪽 다리보다 현저히 더 걸린다(Newham et al 1996). 무릎 굽힘과 폄을 할 때 각속도도 느려진다(Davies et al 1996). 여러 연구에서 최대 근력에 도달하는 데 걸리는 시간뿐만 아니라, 그것을 감소하는 데 걸리는 시간도 손상된 것으로 보고하고 있다.

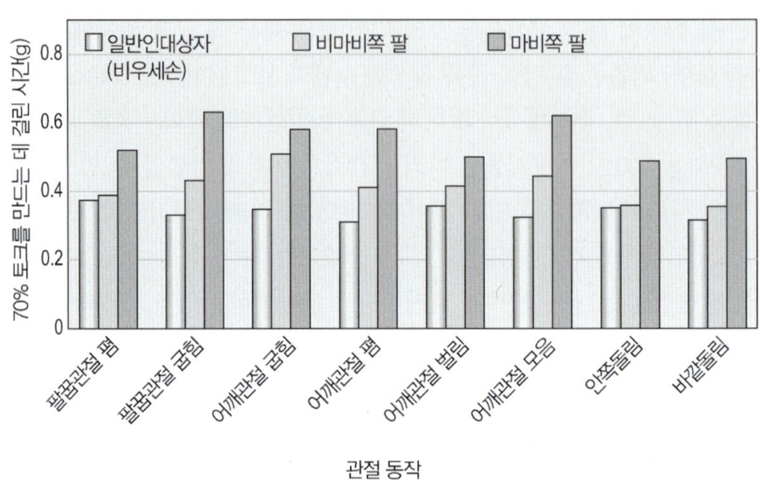

[그림 8-4] 최대 관절 토크가 발휘하는 데 걸리는 시간. 흰색 막대는 비장애인 대상자(비우세 팔), 중간 막대(옅은 붉은색)는 비마비쪽 팔, 빨간색 막대는 마비쪽 팔을 나타낸다. (McCrea, Eng & Hodgson 2005 허가를 받아 인용)

수행하려는 동작이 제대로 일어나지 않아 움직임이 비효율적으로 일어나기 때문에 수축과 이완 시간 지연은 신체 장애와 유의한 상관관계가 있다(Chae et al 2002). 그러나 이 문제를 극복할 수 있다는 일부 근거도 있다. 한 연구에서는 10명의 환자를 대상으로, 뇌졸중 후 6주가 지난 시점에 환자들이 등척성 팔꿉굽힘근과 폄근 수축 동안 최고 토크를 생성하는 데 비장애인보다 두세 배 더 오랜 시간이 걸린다고 보고했다(Canning et al 1999). 그러나 병변 후 25주 시점에서는 값이 정상 범위 내에 있었다. 한 참가자는 9 Nm의 팔꿉굽힘근 최고 토크를 생성할 수 있었는데, 이는 이론적으로 그가 앞팔을 들어 작은 물건을 옮길 수 있는 충분한 힘이었다. 그러나 그 대상자는 최고 토크에 도달하는 데 7초가 걸렸기 때문에 기능적 사용이라고 보긴 어려웠다.

뇌졸중 후 파워 출력에 대해 구체적으로 연구한 생체역학 연구들이 있다. 한 연구에서 자전거 운동 중 넙다리네갈래근과 햄스트링을 조사하였다(Kautz & Brown 1998). 두 근육 모두에서 근전도 활동 상 비정상적인 타이밍이 발견되었고, 비장애인에 비해 양적(구심성) 일 양이 적었으며 부적(원심성) 일이 더 많게 나왔다. 걷기 도중 파워 출력을 조사한 연구에서는 파워 진폭이 감소하고 걷기 속도가 느려졌다고 보고했다(Olney 2005)(5장 참조).

초기부터 정상에 가까운 속도 또는 더 빠른 속도로 동작을 수행하는 연습과 빠른 힘 생성을 요구하는 동작을 포함하는 중재를 제공하면 근육 활성화의 조절과 타이밍이 개선되고 기능적 수행 능력을 향상시키는 데 도움을 줄 수 있다.

협응과 기민성 손상

근력 약화와 힘 생성이 느려지는 것을 초래하는 기전은 운동조절 감소, 즉 다분절 동작을 하는 동안 사지 분절의 조화롭지 못한 움직임도 초래한다. 급성 중추 병변 후에는 운동출력이 감소하고, 운동조절이 되지 않고, 근육 간 상호작용을 세밀하게 조율하는 능력이 손상되어 근육 활동이 더 이상 과제와 환경의 요구에 적절히 대응하지 못하게 된다(Kautz & Brown, 1998).

뇌졸중 이후 운동조절 장애에 대한 신경생리학적 연구는 상대적으로 적다. 그러나 팔 뻗기와 손 기능, 걷기 및 일어서기 동작에 대한 운동학적 및 운동역학적 연구가 일부 통찰을 제공하고 있다. 특정 동작 맥락에서 운동조절을 훈련하는 것은 최적의 기능적 효율성을 목표로 하는 재활의 핵심 요소이다. 이러한 특이적 훈련을 시행하려면 치료사가 생체역학과 운동조절 문제의 메커니즘을 이해해야 한다.

기민성dexterity이라는 용어는 움직임을 '분할'하고 독립적 동작을 만드는, 특히 섬세한 조작manipulation 기술을 표현할 때 사용한다(Burke 1988). 기민성은 또한 능숙함 또는 기술로 표현되기도 하는데(O'Dwyer et al 1996), 이는 일상생활에서 자신있게 능숙하게 수행하는 동작으로 특징되는 근육 활성의 세밀한 협응을 의미한다. 베른슈타인은 기민성을 모든 운동 과제를 합리적이고, 정확하며, 빠르고 능숙하게 해결할 수 있는 능력으로 정의했다(1991; in Latash & Latash 1994). 그는 기민성이 운동 행위 그 자체보다는 변화하는 환경과의 상호작용에서 발현된다고 말했다. 기민성은 온전한 대뇌겉질과 척수 운동신경 사이의 지속적이고 빠른 감각운동 정보 전달에 달려 있다(Darian-Smith et al 1996).

상대적 근력은 특정 과제와 상황에 맞게 충분한 근육 힘을 적절한 타이밍으로 생성하는 능력을 말하며 기민성은 근육 활성의 협응을 말하는데, 이 둘 사이의 관계는 생리학적 수준에서는 명확하지 않다. 그러나 기능적 관점에서 볼 때, 이 둘은 연관성이 있을 가능성이 크다. 특정 동작을 위한 힘을 생성하는 능력은 대항근과 팔다리를 안정화하는 근육 작용을 포함하여, 구심성, 원심성, 등척성 작용을 통해 여러 근육을 협응적으로 제어하는 능력에 달려 있기 때문이다. 아마도 방향과 속도가 복잡하게 변화하는 동안 협응 근육 연결체synergic muscle linkage를 제어하는 능력이 기민성의 기초일 것이다. 이 점은 다리 근력 증가와 서기 균형 향상 사이의 관계를 보고한 연구들로 설명될 수 있다(Bohannon 1987 1988).

근력과 기민성 간의 관계는 특정 과제에서 더 쉽게 관찰할 수 있다. 예를 들어, 한 연구에서는 수평면에서 팔꿈치 굽힘과 폄 동작을 할 때 기민한 움직임을 측정하기 위해 새로운 추적 과제를 사용하였다. 대상자들은 뇌졸중 후 2주에서 24개월된 사람들이었고, 연령대를 맞춘 대조군도 포함되었다(Ada et al 1996). 추적 과제 수행은 모든 대상자에서 빠른 속도에서 저하되었으며, 특히 뇌졸중 환자에서 정확도의 감소가 더 두드러졌다. 이들은 목표를 따라가기 위해 필요한 것보다 더 빠르게 움직이는 경향도 보였다. 이 과제는 움직임에 거의 마찰이 없었기 때문에 최소한의 근력 생성만 요구되었으며, 근력과 기민성 간에 통계적으로 유의미한 관계는 발견되지 않았다. 그러나 이 과제는 팔의 움직임을 제어하고 방향을 바꾸는 능력이 필요한 과제였다. 기민성과 근력 간의 관계는 과제와 관련이 있을 가능성이 매우 높다. 물체를 향해 팔을 뻗는 것처럼 과제와 관련된 운동면에서 다관절 동작을 수행할 때의 근력과 기민성 간의 관계를 조사한 연구는 없었다.

운동겉질과 겉질척수로는 손바닥에서 작은 물체를 조작하는 등의 섬세한 손가락 움직임을 제어하는 데 매우 중요한 역할을 한다(Porter & Lemon 1993). 손가락 움직임 덕분에 우리는 손을 사용하여 다양한 기능을 수행할 수 있다. 운동겉질이나 겉질척수로에 병변이 있으면 손가락 근육을 섬세하게 조절하지 못해 기민성에 문제가 발생한다(Kilbreath et al 2002). 엄지와 손가락 굽힘근의 독립성 제한과 관련된 연구 보고가 있다(Kilbreath & Gandevia 1994). 다른 연구에서는 손가락 벌림-모음 움직임의 개별 움직임 감소가 손 기능 감소와 상관관계가 있다는 것을 밝혔다(Lang & Schieber 2004). 뇌 병변과 관련된 주요 기능적 동작 수행에 대한 자세한 생체역학적 설명과 기능적 재훈련 지침은 4장에서 7장에 걸쳐 다루었다. 이러한 연구들은 일상생활 과제 수행 중 발생할 수 있는 협응 손상을 잘 설명하고 있다.

요약하자면, 부적 임상 징후인 약화, 느린 움직임, 섬세한 운동조절 상실은 주로 내림성 운동단위 입력 감소와 운동단위 활동의 협응 손상으로 인한 것이다. 이 손상들이 급성 뇌 변병 이후 장애를 일으키는 주요 원인인 것은 명확하다(Burke 1988; Fellows et al 1994; Carr et al 1995; Grades 2005a). 기능부전은 과제특이적 방식과 상황특이적 방식으로 근육 힘을 적절한 시점에 만들지 못해 발생한다. 또한 근육활동 감소, 고정, 무사용으로 인해 물렁조직에서 적응변화가 생기고 병변 이후 무사용으로 인해 발생한 약화가 주는 복합적 영향도 장애 생성에 관여한다. 추가 연구를 통해 이와 관련된 생리학적 메커니즘을 명확히 하고 특정 운동과 훈련 방법이 기능적 운동 수행뿐만 아니라 그 기저 메커니즘에 미치는 영향도 평가할 수 있을 것이다. 회복과 재구성을 촉진하도록 특이적으로 계획된 훈련의 잠재적 효과는 아직 밝혀지지 않았다.

3 정적 특성: 병변 후 새로 생겨난 증상들

역사적으로 위운동신경세포 증후군의 정적[positive] 특성들은 고유감각 반사와 피부반사들의 비상적 흥분성, 즉 반사과활동 때문에 나타나는 것이라 생각하였다(Burke 1988). 과장된 고유감각반사의 특징적인 임상 징후로는 접칼현상[clasp-knife phenomenon], 과장된 힘줄반사[tendon jerk], 간대성 경련[clonus]이 있다. 접칼현상은 반사 저항이 속도의존성으로 증가하는 상태를 말하며, 과장된 힘줄반사는 갑작스런 기계적 자극에 의해 발생하는 동기화된 반사 반응을, 간대성 경련은 힘줄 타진으로 유발되어 지속되는 반사반응을 말한다. 과활동성 피부반사는 척수에 심각한 손상이 있을 때 나타나는 굽힘근도피반사, 폄근과 굽힘근 경련[spasms], 바빈스키 반응[Babinski response]을 일으킨다. 이중 바빈스키 반응은 발바닥에 가해진 자극으로 유발되는 발가락이 펴지는 현상을 말한다. 정적 특성들은 피라밋로보다는 바깥피라밋로에서 기원할 가능성이 높지만, 병태생리적 기전은 아직 모호하다. 근육 과활동과 관련이 있는 다른 조건들은 강직, 떨림[tremor], 근긴장이상[dystonia]이다(Gracies 2005b).

강직은 수십 년 동안 신경과학과 재활 관련 문헌에서 상당한 비중을 차지하고 있는 주제다. 강직은 의사는 물론 물리치료사들이 가장 많이 신경을 쓰는 정적 특성이며, 기능적 장애의 주요 원인이라고 여겨온 특성이다. 임상에서는 주로 강직이라는 단어를 뇌 병변과 관련이 있는 많은 특징들을 표현하는 데 사용하고 있기 때문에, 강직이라는 용어는 많은 문제를 내포하고 있다(Landau 1980). 여기에는 근력 감소, 증가된 힘줄 반사, 흔히 과긴장으로 일컫는 수동적 움직임에 대한 저항, 비정상적인 운동 패턴이 포함된다. 강직과 강직성 부전마비라는 용어는 일반적으로 포괄적인 의미로 사용되며, 위운동신경세포 병변 후에 나타나는 여러 현상 또는 전부를 아울러 표현하는 용어이기도 하다.

이처럼 의미 상 차이가 크면 의사소통이 어려워진다. 게다가 전적으로 정적 특성으로 인해 발생된다고 생각되는 어떤 현상들은 다른 식으로 설명이 가능하다. 예를 들어, 치료사들이 '강직성 과긴장spastic hypertonus' 이라고 부르고 환자들은 '뻣뻣함stiffness'이라고 표현하는 증상은 주로 근육에서 발생하는 이차적 적응—역학적, 생리적, 기능적 변화—으로 인한 것이다. 신경운동 협응상실neuromotor incoordination이라고도 하는 조직화되지 못한 움직임 패턴은 병변에 의해 '방출된' 병적 패턴이라기 보다는, 약화로 인한 행동적 적응과 물렁조직의 변화 때문에 발생한 것이다.

정적 특성을 유발하는 기전은 명확히 밝혀져 있지 않다. 이는 신경생리학적 및 임상 검사로 밝히기 어렵다는 점, 서로 다른 병변 위치와 크기를 가진 이질적인 그룹을 관찰한 연구 결과의 해석, 그리고 병변 후 적응의 영향을 확정하는 것이 어렵다는 점 때문인 것으로 보인다(Nielsen et al 2007). 수십 년 동안, 많은 이론들이 제시되었지만 과학적 근거는 부족하다(Gracies 2005a의 표 2 참조). 예를 들어, 오랫 동안 동적 방추운동dynamic fusimotor 활동이 뇌졸중 후 강직 발생에 기여한다고 여겨왔다(Rushworth 1960). 그러나 방추 활동 양상은 환자군과 대조군에서 유사하게 나타났으며(Wilson et al 1999), 수 십년 뒤 진행된 한 연구에서는 방추운동기능 이상이 어떠하든 간에 결손에는 거의 기여하지 않는다고 하였다(Nielsen et al 2007). 하지만 병변 후 적응적 근섬유 수축, 특히 특수화된 방추 섬유의 수축이 강직과 비정상적인 움직임 발달에 기여할 수도 있다. 27명을 대상으로 한 종단 연구에서는 12개월 동안 팔꿉굽힘근의 약화, 강직, 수축의 변화를 추적했다(Ada et al 2006). 수축에 대한 주요 기여 요인은 첫 몇 개월 동안의 강직이었으나 이후에는 약화가 주요 요인이었다. 1년 동안 기능적 제한에 영향을 준 유일한 주요 기여 요인은 근육 약화였다.

랜스Lance(1980)가 제시하고 많은 신경학자들의 합의로 정해진 강직에 관한 정의가 널리 사용됨에 따라 증상이 보다 세부적으로 구분되었다. 강직의 병태생리학적 기전이 무엇이든간에 강직은 운동조절 장애를 말하며, 비교적 좁은 범위의, 하지만 널리 받아들여진 정의는 다음과 같다. 강직은 위운동신경세포 증후군의 한 형태로써 신장반사의 과흥분성으로 인해 힘줄반사가 과장되어 나타나며 긴장성 신장반사(근긴장)가 속도의존적으로 증가하는 것이 특징인 운동 장애다(Lance 1980: 485).

근육 과활동은 신장 민감형과 비신장 민감형으로 구분된다(Gracies 2005b). 신장 민감형은 병변 후 적응으로 발생하며, 내재적 뻣뻣함 증가와 구축 같은 적응적 변화와 관련이 있으며, 운동단위 동원이 신장수용기의 반응에 크게 영향을 받는다. 신장에 민감하지 않은 비신장 민감형 근육 과활동은 피부의 과민 반응과 유해성 반응 등이다. 다른 연구자들은 강직이 위운동신경세포 병변으로 발생하는 감각운동성 조절장애이며 근육이 불수의적으로 간헐적 또는 지속적으로 활동하는 것이라고 설명한다(Pandyan et al 2005).

랜스의 정의는 강직의 근본적인 비정상성이 신장반사의 적응으로 일어나며, 팔다리가 특정 속도로 움직일 때 발생되는 반응이다는 점을 지적한다(그림 8-5). 신장반사란 근육이 수동으로 늘어날 때 발생하는 근육의 수축을 말한다. 정상적으로 뇌에서 오는 내림성 전달로는 움직임에 따라 신장반사의 강도를 조절한다. 신장반사는 다양한 수용기 주로 근육방추와 골지힘줄기관에서 오는 들신경 정보를 전달하는 단일시냅스 전달로로 구성된다(Pearson & Gordon 2001). 신장반사의 위상성phasic 요소—힘줄반사가 좋은 예다—는 빠르고 갑작스러운 근육 신장에 반응한다. 반면에 신장반사의 긴장성tonic 요소는 느린 움직임에 의한 근육 신장에 반응하며 점진적 반응을 만든다. 긴장성 신장반사는 신장 속도뿐만 아니라 신장이 발생한 근육의 길이에 따라서도 조절된다(Burke et al 1971a,b; Neilson & McCaughey 1982). 이러한 사실은 근육 뻣뻣함의 내재적 요소와 반사요소의 기여도가 수동적 가동범위 내의 근육 길이에 따라 매우 다양하다고 보고한 연구에서 확인되었다(Mirbagheri et al 2008). 이 연구자들은 장딴지근의 반사성 뻣뻣함은 중간범위에서, 내재적 뻣뻣함은 끝범위에서 더 크다는 것을 발견하였다. 연구자들은 이 결과가 수동 움직임 동안 치료사들이 느끼는 근긴장 증가는 근육의 길이에 따라 각기 다른 원인에서 나온 것일 수 있음을 의미한다고 지적하였다.

신장반사는 일상생활 활동에서 중요한 역할을 하며, 그 역할의 특성은 아직 명확히 밝혀지지 않았지만 점차 분명해지고 있다. 일반적으로 신경계는 긴장성 신장반사의 전반적 반응을 조절하며 위상성 신장반사에도 어느 정도는 관여한다. 예를 들어, 젠드라식법Jendrassik manoeuvre은 힘줄 두드림에 대한 반응을 증가시킨다. 운동 과제 수행 중에는 근육성 반사들이 동적으로 조절된다. 움직이는 동안에는 신장반사가 증가하거나 감소할 수 있다. 동작 중에 반사는 상황에 따라 조절될 수 있어, 동요가 발생했을 때 추가적인 근육 활동이 나타나거나 나타나지 않을 수 있다(Rothwell et al 1980). 신장반사는 중추 활동과는 독립적으로 관절에 뻣뻣함을 더할 수도 있다. 신경 전달로 덕분에 신장에 대한 반응은 같은 분절뿐만 아니라 인접 분절의 협력근 활동을 일으킬 수 있다(Cavallari & Katz 1989). 그래서 가득 찬 물잔을 잡고 걸을 때 일어날 수 있는 동요에 대처하기 위해 신장반사가 조절될 수 있다. 만약 누군가 손을 치면, 잔이 뒤집히는 것을 막고 균형을 유지하기 위해 앞팔 근육뿐만 아니라 위팔 근육들 그리고 다리 근육들이 수축할 것이다. 그러므로 신장반사의 긴장성 요소와 위상성 요소가 나타나는 것은 정상적인 현상이다. 능동적인 수행 중에 이런 복잡한 운동조절이 일어난다는 것은 그런 동작들을 특이적으로 훈련하고 환자들이 그 동작들을 특이적으로 연습할 필요가 있다는 점을 말해준다.

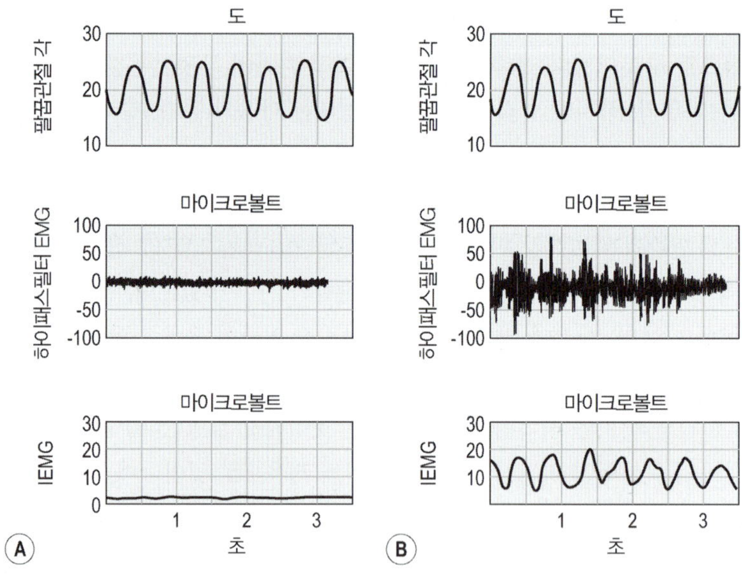

[그림 8-5] 수동 신장에 대한 반응: (A) 정상 신장반사를 보이는 뇌졸중 대상자, (B) 과활동성 신장반사를 보이는 뇌졸중 대상자. 위 그래프, 팔꿉관절이 움직인 각도. 중간 그래프, 근육 반응. 아래 그래프, 왼쪽 통합근전도는 근육반응을 보이지 않는 반면 오른쪽의 통합근전도는 팔꿉관절 굽힘근의 수동 신장에 대한 과활동성 반응과 유사한 타이밍을 보여준다(Ada & Canning 2005, 허가를 받아 인용).

정상적으로는, 이완하고 있는 동안 심지어는 근육을 느리게 혹은 중등도로 신장하는 동안에는 전기 반응이 없다(Burke 1983). 그러나 강직이 있는 경우 반사 민감도가 과장되어 있어, 환자가 반사를 조절할 수 없다면, 반사는 근육 신장에 반응하게 된다. 이런 현상이 기능적 결손과 어떤 관련성이 있는지는 명확하지 않다. 신장에 민감한 반사 과활동과 기능적 활동 사이의 통계적 관련성을 뒷받침하는 근거는 지금까지 없다(Katz et al 1992; Thilmann et al 1993; O'Dwyer et al 1996; Ada et al 1998; Sheean 2002). 휴식 시 그리고 수동적으로 움직이는 동안의 신장반사를 관찰한 연구결과로는 능동적으로 움직이는 동안의 신장반사 양상을 설명하지 못한다. 인간의 강직 기전에 대한 모든 연구는 수동 움직임 동안 반사 상태를 검사한 것이다. 능동적 움직임 동안의 반사활동에 관한 연구들은 얼마되지 않기 때문에 강직이 기능적 운동 수행에 미치는 영향에 대해 우리가 아는 바가 많지 않은 것은 당연하다.

반사 과활동의 잠재적 기능적 영향을 분석할 수 있는 경우는 능동적으로 수의적 과제를 할 때뿐이다. 반사 활동이 지속적으로 증가하는 경우보다 반사 활동에 대한 중추적 조절이 방해될 때 과제 수행이 제한될 가능성이 더 높다(Burne et al 2005). 다른 연구에서는 일반인과 뇌졸중 환자들을 대상으로 장딴지근의 신장 관련 활동을 비교하였다(Ada et al 1998). 대상자들이 수의적으로 근육을 수축하고 있을 때 발목을 발등굽힘 쪽으로 20도 정도 움직여 신장시켰다. 두 군 모두 비슷한 정도의 반사활동을 보였다. 그러나 걷는 동안 양쪽 뇌성마비 아동들에서는 동적 반사 조절이 결손되어 있다고 보고한 연구도 있다(Crenna 1998, 1999). 이 연구에서 연구자는 근전도와 생체역학적 자료를 수집하였으며 입각기 시 푸시오프 단계에서 장딴지근이 너무 빠르게 활동하며 과도한 진폭을 나타내는 것을 관찰하였다. 즉 활동 시 반사조절이 나타나지 않았다. 뇌졸중 후 팔 움직임에 관한 연구에서는 굽힘근과 폄근들에서 신장-반응 역치를 조절하는 데 제한이 있으며 작용근과 대항근의 역치를 조절하는 데도 제한이 있다는 것을 보고하였다(Levin et al 2000). 연구자들은 반사 과활동이 문제가 아니라 움직임 동안 근육이 신장될 때 자극-반응역치를 조절하지 못하는 것이 문제라고 지적하였다.

많은 환자들의 경우 신장에 민감한 근육 과활동 즉 강직이 적응적으로 발생하며, 근육섬유 길이 변화와 내재적 뻣뻣함 변화에 반응하여 생긴다는 것을 입증하는 근거들이 많다. 강직이 수행에 미치는 영향은 상대적으로 미미할 수 있으며, 움직임 기능 손상을 일으키는 주요한 손상은 근육 활동 감소, 근육의 변화, 운동조절 능력 손상이다. 예를 들어, 뇌졸중 후 강직은 일반적으로 경미하다(O'Dwyer et al 1996; Sommerfeld et al 2004). 자발적 감각 입력이 없는 상태에서 발생하는 신장에 민감한 긴장성 근육 수축으로 정의되는 근육긴장이상dystonia은 마비 근육에서 일어나는 과도하고 지속적인 활동으로, 근육 활성과 기능 회복이 거의 없거나 전혀 없는 환자들에게 급성 병변 후에 흔히 나타난다(Gracies 2005b).

급성 중추 병변이 있는 사람이 능동 움직임을 하는 동안 강직이 어느 정도로 나타나는지, 또 기능적 장애에 기여하는지, 기여한다면 어떤 방식으로 기여하는지에 대한 실험적 근거들은 현재까지 분명하지 않다. 많은 뇌졸중 환자들의 경우에서처럼 만약 강직이 기능적으로 중요하지 않으며 환자들에게 문제가 되지 않는다고 한다면 강직은 치료할 필요가 없다(Ada & Canning 2005; Nielsen et al 2007).

강직의 발달(신장에 민감한 근육 과활동)

인간의 경우, 외상성 뇌손상 같은 위쪽 뇌줄기 병변의 경우를 제외하고, 대뇌성 강직과 척수성 강직은 초기 손상 이후 천천히 발달하는 경향을 보인다. 임상적으로는 뇌졸중 이후로 병변 몇 주내에 반사 과활동이 분명해진다(Gracies 2001). 이러한 느린 강직 발달은 병변 이후에 발생하는 시냅스 연결의 가역적 변화와 적응 변화 때문이며, 이 변화들이 강직 발달의 기여요인일 수 있다는 주장이 있다(Chapman & Wiesendanger 1982). 두 연구자는 탈신경지배에 대한 반응 중 하나가 바로 축삭 싹틔움[axonal sprouting]을 통한 새로운 시냅스 연결 형성이라고 하였다. 이 싹틔움은 반사항진증 발달과 시간 경과가 유사하기 때문에 실제로는 새로운 기능적 시냅스 연결이 반사항진을 일으킬 수도 있다. 다른 가능성은 남아 있는 들신경 입력에 대한 시냅스이전 요소와 시냅스이후 요소의 민감도 즉, 화학적 민감도의 비정상적 증가다. 세 번째 가능성은 이전에 활동하지 않던 시냅스들이 활성화되는 것이다. 그러므로 반사항진은 신경 차단과 병변 후 무활동에 대한 반응으로 신경계통이 만든 적응의 결과다.

그러나 병변 이후에 발생하는 근육 뻣뻣함 증가, 근육 길이 변화, 결합조직 축적도 신장수용기의 민감도에 영향을 줄 수 있다(O'Dwyer et al 1996, Salazar-Torres et al 2004). 방추속근 단축으로 인해 방추 민감도가 증가하면 특정 관절 각도 변화가 방추를 정상보다 더 많이 늘리기 때문에 반사가 더 일찍 유발될 수 있다. 또한 신장반사 과활동은 내적 뻣뻣함이 증가되어 기능적이지 못한 근육 수축에 대한 적응으로 발생할 수 있다. 신장반사 과활동은 근육이 활동하지 않을 때 또는 근육 불균형이 있을 때 아주 초기에 일어날 수 있다(Burke & Gandevia 1988; Gracies et al 1997; Gracies 2005b). 병변 이후 발생하는 근육 변화, 예를 들어 길이 감소—구축—와 같은 변화를 최소화하는 것이 중요하며, 특히 어깨 안쪽돌림근과 가자미근과 같은 한 관절 근육의 길이 변화를 예방하기 위한 적절한 운동이 필요하다.

임상 치료사들은 중추신경계 내의 구조적 변화뿐 아니라 남아 있는 신경회로의 재구성 과정이 특정 외적 사건에 의해 직접적으로 긍정적 영향 혹은 부정적 영향을 받을 수 있다는 근거에 특히 관심을 둔다(1장 참조). 외적 사건이란 병변 후 환자의 경험과 사용 패턴, 재활 과정 자체를 말한다. 여러 연구들이 위운동신경세포증후군 환자에서 과활동성 반사가 반드시 기능적 움직임 손상을 일으키는 것은 아니다라는 주장을 지지한다. 뇌졸중 후 13개월 이내인 24명의 환자를 대상으로 한 연구에서는 반사항진 발생률이 낮다고 보고하였다(O'Dwyer et al 1996). 다른 연구자들은 반사항진이 감소해도 운동기능 향상은 없었다고 보고하였고(Landau 1980; Neilson & McCaughey 1982; Thach & Montgomery 1990; Sheean 2002), 다른 연구자들은 근력과 기능적 수행능력 향상을 목표로 하는 운동이 근력과 기능 증가와 관련이 있었으며, 이 운동이 강직을 감소시켰다고 보고하였다(Levin & Hui Chan 1994; Butefisch et al 1995; Shar & Brouwer 1997; Smith et al 1999; Teixeira-Salmela et al 1999).

임상에서 강직의 존재를 추론하는 두 가지 징후는 수동 움직임에 대한 저항과 비정상적인 움직임 패턴의 존재다. 그러나 이 두 가지 임상 징후를 일으키는 잠재적 기전에 대한 대안적 설명이 있다는 것은 이제 명백하다. 다음 섹션에서는 이 문제를 논의해보자.

수동 움직임에 대한 저항(과긴장)

임상에서는 일반적으로 '근긴장'을 한 관절 또는 한 분절을 수동적으로 움직여보거나 MAS(Modified Ashworth Scale)로 검사한다(Ashworth 1964). MAS는 강직의 본질과 중요성에 대한 논란에 일조한 측면이 있다. 혼란은 이 검사가 근육 적응으로 인한 말초성 기여와 신장반사 증가로 인한 신경성 기여의 차이를 구별할 수 없다는 사실에서 비롯된다. MAS는 수동 움직임에 대한 저항의 양에 따라 등급을 매기는 검사로, 한가지 손상, 즉 반사 활동을 검사하기 위해 시행하지만, 실제로는 다른 것, 다시 말해 수동 움직임에 대한 저항을 검사하는 척도의 한 예다(Bohannon & Smith 1987). 이 척도로는 신경성 요인과 근육의 내적 뻣뻣함을 구별할 수 없다(Katz et al 1992).

근긴장은 근육이 늘어나는 것에 저항하는 힘으로(Pearson & Gordon 2001) 그 근육의 내적 뻣뻣함, 즉 근육의 탄성에 따라 달라진다. 신장반사도 근육이 늘어나는 것에 대항하기 때문에 근긴장에는 신경성 요인도 포함된다. 고위 중추는 각기 다른 과제와 상황 조건에서 근긴장을 조절할 수 있다. 과긴장은 수동 움직임에 대한 저항 증가와 과활동성 힘줄 반사를 묘사하는 임상 용어로, 이는 분절의 신장반사 회로의 구성 요소가 비정상적으로 흥분되었음을 반영한다(이와 관련한 논의는 Thilmann et al 1991b 참조). 그러나 수동 움직임에 대한 저항은 주로 근육의 조직학적 형태와 역학적 요인에 기인한다는 것은 명확하다. 비장애인의 팔다리를 다른 사람이 수동적으로 움직일 때, 검사자가 느끼는 반응은 완전한 이완, 약간의 보조, 저항이나 제동 등으로 다양하다. 이완은 검사자가 팔다리 전체 무게를 받쳐주는 상황을 말하고, 약간의 보조는 움직임이 완전히 수동적인 것이 아니라 능동적 요소가 포함된 상황을 말하며, 저항이나 제동은 움직임 중 어느 시점에 대상자가 근육을 수축하는 상황이라 이해할 수 있다. 만약 수동 움직임이 빠르거나 갑작스럽다면, 비장애인의 경우에도 신장반사가 유발된다. 이때 검사자는 움직임 중 '제동'으로 느낀다. 그러나 정상적으로는 수동 움직임에 대해 어느 정도 저항이 발생하더라도 이완된 상태의 근육에는 운동단위 활동이 없으며(Burke 1988), 이때 감지된 저항은 반사가 아니라 피검사자의 수의적 수축일 수 있다. 중추 병변이 있는 사람의 경우, 수동 움직임에 대한 저항은 다음을 포함한 여러 요인에 의해 발생한다(Katz & Rymer 1989):

- 팔다리의 물리적 관성
- 역학적-탄성 요인, 특히 근육과 힘줄, 결합조직의 순응성compliance
- 반사적 근육수축

팔다리의 관성은 변하지 않기 때문에 수동 움직임에 대한 저항은 근육의 내적 뻣뻣함이나 구축 증가 같은 근육힘줄 단위의 변화 또는 분절 반사활reflex arc 내의 변화다. 장딴지근육의 수동적 신장에 대한 저항을 조사한 연구에서는 저항의 중요한 요인이 역학적 요소이며, 신장으로 유도된 반사적 근육 수축과는 관련이 없다고 결론지었다(Singer et al 2003). 현재는 수의적 근수축이 감소한 것에 대한 반응으로 물렁조직에서 일어나는 조직학적, 역학적, 기능적 적응 변화가 수동 움직임과 능동 움직임에 대한 저항에 중요한 기여를 한다는 일반적 견해다(그림 8-6).

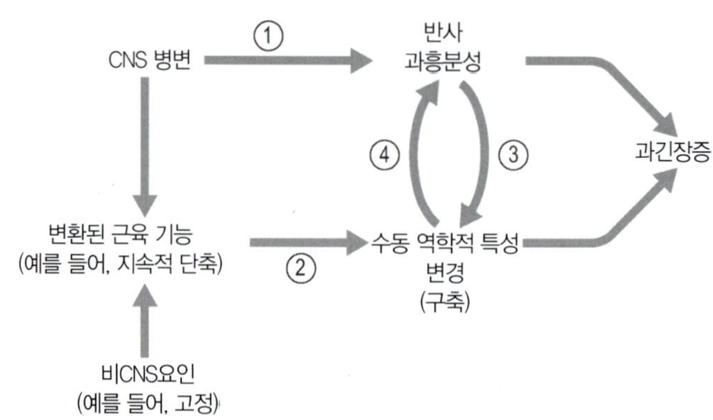

[그림 8-6] 과긴장에 작용한다고 여겨지는 두 가지 기전(1, 2). 추가적인 기전(3, 4)은 반사 과흥분성과 수동적 역학적 특성 간의 상호작용과 관련이 있을 수 있다(O'Dwyer and Ada 1996 허가를 받아 인용).

작용근과 대항근의 동시수축co-contraction 또는 동시활성coactivation은 주로 환자가 팔다리 움직임을 조절하려고 시도할 때 나타난다. 이 자체가 비정상적인 것은 아니다. 비장애인 대상자에서도 능동 움직임 시에 동시수축이 일어나며 움직임 속력이 증가하면 동시수축도 증가한다. 동시수축은 일반 성인이 새로운 과제나 어려운 과제를 할 때 기술이 부족하다는 것을 의미하며 기술 수준이 향상되면 감소한다(Enoka 1997). 또한 자세 안정성에 문제가 있는 건강한 사람들에서도 나타난다(Lamontagne et al 2000). 동시수축은 움직임 속도가 증가함에 따라 증가하며 주로 등척성 수축 동안 볼 수 있다. 급성 뇌 병변 이후라면 운동단위 동원이 부적절하고 근육이 약한 상태에서 동작에 동원되어야 할 근육들을 활성화하는 능력이 부족하다는 것을 의미한다. 예를 들어, 운동단위 발화율이 감소하면 근육 긴장이 감소하게 되며 운동단위가 추가적으로 동원되어 더 큰 힘을 발휘할 수 있게 한다. 따라서 선자세에서 다리의 뻣뻣함을 증가시키면 다리가 무너지는 것을 막을 수 있지만 그와 동시에 움직임의 유연성도 제한된다.

그러나 동시수축은 부적절한 근육 활성이 장기간 지속될 때 과다해질 수 있다. 예를 들면, 팔꿉관절 굽힘과 폄처럼 상반된 움직임을 할 때 작용근 단계에서 대항근 단계로 전환이 잘 일어나지 않을 수도 있다(Kamper & Rymer 2001). 임상에서는 과도한 동시수축이 운동조절 기능부전을 나타내는 것인지 반사 과민성을 나타내는 것인지 명확하지 않다. 능동 움직임 시 대항근 동시수축은 등척성 토크 발생 동안(Dewald et al 1995) 그리고 보행과 같은 다른 동작이 일어나는 동안(Grades et al 1997) 발생한다고 보고된 바 있다. 근육 약화와 동시수축 정도 그리고 운동장애 사이에는 유의한 상관관계가 있다(Chae et al 2002).

과도한 동시수축이 기능적 운동 수행에 주요한 영향을 주는지는 분명하지 않다. 몇몇 연구들에서는 뇌졸중 후 초기에 동시수축이 발생할 수 있지만 주요한 특징은 아니라고 밝히고 있다(Sahrmann & Norton 1977; Gowland et al 1992). 뇌졸중 후 등척성 수축 검사에서 넙다리뒤근과 넙다리네갈래근 사이의 과도하거나 비정상적인 동시수축은 없었다(Newham & Hsiao 2001). 병변 후 기능 회복이 저조한 환자들에게서는 장애를 유발하는 영향이 발생할 가능성이 있다. 장애를 유발하는 동시수축이 생기면 잠재적으로 짧아지고 뻣뻣해질 수 있는 근육들의 길이를 유지하고 다분절 움직임을 통해 운동조절을 훈련하는 기능적 운동 및 훈련 프로그램을 통해 그 영향을 최소화 할 수 있다(Gracies 2005b).

연합 움직임associated movements은 의도하지 않은 움직임으로, 수의적 움직임과 함께 일어나지만 꼭 그런 것만은 아니다. 수의적 움직임 중에 대뇌겉질이나 척수에서 신경 흥분이 방산irradiation되어 발생할 수 있다. 일반인들이 복잡한 과제를 수행할 때(Carey et al 1983), 스트레스 상황이나 최대 힘을 만들어야할 때, 특정 과제 시도 시 기술이 부족할 때 나오기도 한다. 침전극 근전도를 사용한 실험에서는 움직임이 없는 경우에도 불필요한 근육 활동이 나타났다. 연합 움직임은 강직의 결과로(Bobath 1990) 임상적으로는 강직이 있는 경우에 발생한다고 여겨왔다(Stevenson 1998). 그러나 이런 주장을 뒷받침하는 근거는 없다(Ada & Canning 2005). 연합 움직임과 다른 신장반사 활동 또는 구축 사이에 통계학적 관련성은 없다고 보고되었다(Ada & O'Dwyer 2001).

4 적응적 특성: 근육과 다른 물렁조직에서 이차적으로 발생하는 생리적, 역학적, 기능적 변화

인체 시스템은 매우 적응이 뛰어나며, 덕분에 우리는 자연스럽고 유연한 움직임이 가능하다. 근육활동과 관절 움직임이 부족할 때 생기는 적응은 근육섬유—근육방추 포함—에서 운동겉질까지 신경근육계통 모든 수준에서 발생할 수 있다(McComas 1994). 근육 활동과 움직임의 평상시 수준에 어떤 변화가 생기면 어느 연령대든 적응 변화가 발생하며 신체 시스템이 어떤 원인에 의해 중단된 후에도 적응 변화가 생긴다(Kleim et al 2003). 몸 전체 활동 수준이 감소하면 그에 따라 생리적 요구가 감소하여 팔다리 기능이 더욱 감소한다(Duchateau & Enoka 2002). 심각한 불완전마비가 있으면 팔다리 움직임은 물론 체중부하를 하지 못하고 전반적으로 활동을 하지 못하기 때문에, 마비된 근육뿐만 아니라 모든 근육의 비활동으로 이어질 수 있다. 심지어 일반인들도 체중부하를 오랫동안 하지 않으면 다리 근육에 현저한 영향이 미치는 것으로 알려져 있다. 침상 휴식은 근력 감소, 균형 손상, 피로 증가를 일으킬 수 있으며 그 정도는 침상에 머무르는 시간에 따라 다양하다(Berg & Tesch 1996). 이런 상태가 급성 병변 후에도 발생하며 뇌졸중 후 초기 단계에서는 병원 절차 때문에 강제된 비활동이 더 심화될 수도 있다(Gracies 2005a).

점점 더 명확해지고 있는 사실은 병변 자체와 병변 이후 비활동 및 무사용에 대한 반응으로 근육 내에서 해부학적, 대사적, 역학적, 기능적 변화가 일어난다는 사실이다(Lieber et al 2004). 이런 말초 변화들이 신경계통 자체에 그리고 기능적 운동 수행에 영향을 미칠 수 있다. 적응에는 근육 뻣뻣함 증가, 근육 세포의 탄성 특성 같은 뼈대근육 특성 변화, 근육과 결합조직의 구조적 재구성과 기능적 재구성(McComas 1994; Sinkjaer & Magnussen 1994), 기능적 활동 동안의 운동 패턴 변화, 마비된 사지의 사용 실패와 다른 사지로 대체하려는 습관적 경향이 포함된다. 무활동은 근지구력 감소로 이어지며, 심폐계통의 변화는 신체 건강 상태 저하를 가속화한다.

강직과 경직rigidity이 있는 사람을 대상으로 한 실험 연구와 임상연구에서는 수동 움직임에 대한 저항이 신경기전뿐만 아니라 근육과 힘줄 섬유의 역학적 특성 변화로 인해 나타날 수 있다는 것을 확증하였다(Dietz et al 1981; Berger et al 1984; Thilmann et al 1991a; Carey & Burghardt 1993; Gracies 2005a). 이러한 변화는 아마도 고정, 무활동, 무사용과 관련이 있을 것이다. 페리[Perry]는 1980년에 일반적으로 강직에 근육 구축이 동반된다는 것을 처음 지적한 연구자 중 하나였다. 더욱이 물렁조직 구축을 방지하면 강직이 발달할 가능성이 줄어든다는 임상 관찰이 있다(Perry 1980; Carr & Shepherd 1987 1989; Ada & Canning 1990). 페리는 신장에 대한 환자의 반응이 단순히 진단적 징후로 남을 것인지 아니면 기능적 방해로 이어지게 될 것인지는 구축 정도에 달려있다고 설명하였다.

수십 년 전 진행된 두 개의 개별 연구에서는 걷는 동안 성인 뇌졸중 환자와 뇌성마비 어린이들의 발목 움직임을 조사하였다(Dietz et al 1981; Berger et al 1982; Dietz & Berger 1983). 유각기 동안, 발목 발등쪽굽힘 범위가 감소했고, 근전도 활동에서 앞쪽정강근 활동이 있었으나 발바닥쪽굽힘근에서는 활동이 적었다. 연구자들은 발등쪽굽힘 제한은 종아리근육의 두드러진 반사 반응 때문이 아니라 뻣뻣함을 초래하는 근육의 역학적 특성 때문이었다고 밝혔다.

후속 연구에서 연구자들은 결합조직 뻣뻣함도 저항에 기여한다고 주장하였다(Dietz et al 1991). 다른 연구에서는 비장애인의 경우 입각기 시 힘 생성이 장딴지근의 근전도 활동과 관련이 있었던 반면, 강직 환자들의 경우 힘 생성이 근육 길이와는 관련이 있었고 장딴지근의 근전도 활동과는 관련이 없다고 밝혔다(Berger et al 1984). 이 연구자들은 과긴장이 과장된 반사와 관련이 없으며 근육 섬유 변화와 관련이 있다고 제안했다. 다른 연구자들에 의해 진행된 연구에서는 물렁조직—근육, 힘줄, 결합조직—의 특성 변화가 뻣뻣함에 영향을 주는 주요 요인이다는 것을 확인하였다.

임상적으로 근육이 수동적 또는 능동적으로 신장될 때 나타나는 근육의 수동적 뻣뻣함 증가는 근섬유와 힘줄에서 발생한 역학적 적응 변화와 형태학적 적응 변화 그리고 근육 수축 활동 부족으로 인한 결합조직 축적 때문에 생기는 것으로 보인다. 뇌 병변 후 뻣뻣함 증가에 관한 연구들은 많이 진행되었다(Thilmann et al 1991a; Sinkjaer & Magnussen 1994; Given et al 1995; Lamontagne et al 2000, 2002). 여러 연구들이 수동적 뻣뻣함 증가가 기능에 미치는 영향을 이해하는 데 도움이 된다. 예를 들어 뇌졸중 후 비마비쪽에 비해 마비쪽 발바닥쪽굽힘근 뻣뻣함이 약 43% 정도 증가한 것으로 보고되었다(Malouin et al 1997).

수동 신장 시 관찰되는, 움직임에 대한 저항이 빠르게 증가하는 것을 힐[Hill]의 연결다리 이론[cross-bridge theory](Hill 1968)으로 설명할 수 있다는 주장이 있다(Hufschmidt & Mauritz 1985). 즉, 대항근의 비정상적 교차결합이 수동 움직임에 대한 저항으로 작용할 수 있다는 주장이다(그림 8-7, 8-8). 이러한 근육 변화는 비교적 장기간 짧은 길이에 고정되어 있는 팔다리 근육에서 발생할 가능성이 매우 높다.

근육 뻣뻣함은 일반적으로 근육 수축으로 인한 능동적 요소와 수동적 요소를 포함한다. 수동적 뻣뻣함은 근육의 점탄성 특성을 반영한다. 수축하지 않는 근육을 수동적으로 늘릴 때 느껴지는 저항의 한 요소 중 하나가 바로 액틴 근육잔섬유[actin filaments]와 미오신 근육잔섬유[myosin filaments] 사이에 형성된 연결다리[cross-bridge]가 갖는 고유의 탄성이다. 연결다리에서 발생하는 문제는 뇌 병변 후 근육 뻣뻣함 증가를 설명하는 가능성 있는 원인이다(Carey & Burghardt 1993). 정상적인 인간 근육에서 연결다리 결합으로 인한 뻣뻣함은 부분적으로는 그 근육의 최근 움직임 이력, 즉 근육 기억[muscle memory]에 달려 있다.

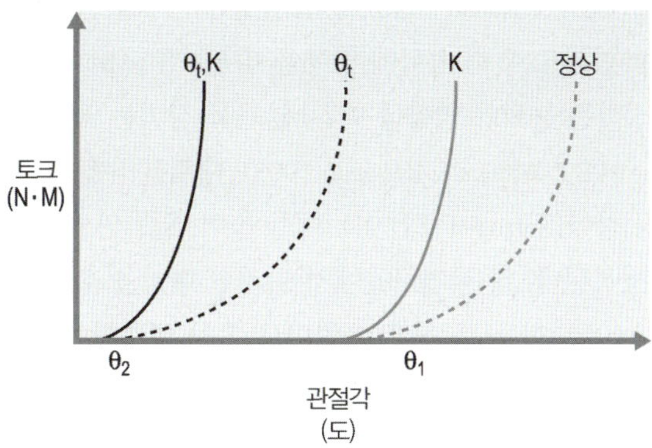

[그림 8-7] 근육 길이와 긴장(근육 뻣뻣함) 사이의 관계. 정상, 반사 역치와 뻣뻣함의 정상 상태. θt, K, 역치 감소와 뻣뻣함 증가를 보임. θt, 역치만 감소된 상태. K, 뻣뻣함만 증가한 상태 (Rymer & Katz 1994 허가를 받아 인용)

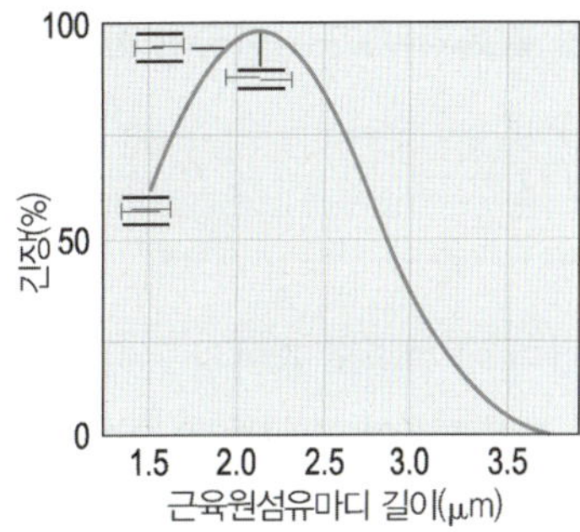

[그림 8-8] 어떤 근육이 일으킬 수 있는 수축의 양은 그 근육의 길이에 따라 달라지며, 굵은근육잔섬유와 가는근육잔섬유가 겹치는 정도에 달려 있다. 근육의 안정 시 길이인 2.0μm 부근에서 최대 힘이 생성되며, 이 길이보다 길거나 짧으면 힘이 점진적으로 감소한다. 연결다리 근육원섬유마디가 3.6~3.7μm까지 늘어나면 연결다리가 형성되지 않기 때문에 능동적 긴장은 생기지 않는다(Edman KAP & Reggiani C 1987 The sarcomere length-tension relation determined in short muscle fibres of the frog. J Physiol 385, 709-732 허가하 수정).

구축

근육은 구조와 기능 사이의 관계를 보여주는 대표적인 생물학적 예다(Lieber 1988). 일반적으로 근육은 우리가 일상생활에서 겪는 전형적인 길이를 반영하므로, 근육 길이는 변하기 쉽다. 마비나 심한 약화로 인해 환자가 움직이지 못하게 되면 물렁조직 구축이 발생할 수 있으며, 이는 근육의 능동적 및 수동적 특성에 모두 부정적인 영향을 미친다(Gossman et al 1982; Herbert 1988; Carey & Burghardt 1993; Herbert & Balnave 1993). 동물 연구에서 얻은 근거에 따르면, 근육이 짧아진 상태로 고정되면 근육원섬유마디를 잃고 더 짧아지며 뻣뻣해진다(Tabary et al 1972; Williams & Goldspink 1978; Witzmann et al 1982)***. 이는 인간에서도 마찬가지다. 정상 길이보다 짧아진 근육은 신장성이 떨어지고, 물리적으로 움직임을 제한하며, 구축이 발생한 근육은 더 빨리 피로해진다(Arendt-Nielsen et al 1992). 한 근육군의 구축, 예를 들어 엉덩관절 굽힘근의 구축은 다른 근육들, 예를 들어 엉덩관절 모음근과 안쪽돌림근을 짧아지게 할 수 있다.

뇌졸중 후 발생하는 적응 변화는 근육 약화의 영향을 심화시킨다. 어떤 근육이 수축하고 이완하는 속력

*** 뻣뻣함이라고 하는 근육의 특성은 휴식 상태에 있는 근육의 길이를 변화시키는 데 필요한 힘이다. 불완전마비 환자의 수동적, 내재적, 반사 매개 뻣뻣함에 대한 내용은 Sinkjaer & Magnussen(1994)을 참조하라.

은 근육 섬유 길이에 비례한다(Jones & Round 1996). 근육원섬유마디의 변화로 길이가 짧아지면 수축 속력 감소로 이어진다. 근육 뻣뻣함 변화도 수축 속력에 영향을 미친다(Newham 2005). 정상적으로 활동하는 근육에서, 근육 길이는 힘을 생성하는 능력에 영향을 미친다. 근육 길이는 액틴과 미오신의 겹침과 모멘트 팔의 길이에 영향을 미친다(Zajac 1989; Winters & Klewano 1993). 대부분의 토크는 중간 길이에서 발생하며 가장 짧은 길이에서 토크가 가장 작다(Herzog et al 1991). 예를 들어, 일반인들에서 발목 발바닥쪽굽힘이 점진적으로 증가할 때 토크가 덜 생성된다. 많은 연구들에서 이러한 현상을 설명하고 있다.

강직 환자의 발목관절에서는 뚜렷한 구축 징후가 없어도 수동 뻣뻣함이 증가되어 있다고 보고된 바 있다(Thilmann et al 1991a; Vattanasilp et al 2000). 또한 고정과 관련된 근육 뻣뻣함은 정상적인 근육의 특성인 요변성 또는 틱소트로피[thixotrophy]로도 발생할 수 있다. 요변성 물질은 뻣뻣함과 점탄성이 움직임 이력에 따라 변하는 물질이다(Hagbarth et al 1985). 요변성이라는 용어는 신장 속도에 거의 영향을 받지 않는 긴장력을 설명하는 데 사용된다. 또한 근육 요변성은 자극에 반응할 때 들신경 입력의 크기를 변경하거나 유지된 들신경 발화율을 변화시켜 척수 흥분성 수준을 편중시킴으로써 반사에 강하게 영향을 끼칠 수 있다(Proske et al 1993). 과거에 동물을 대상으로 짧은 길이로 고정된 근육방추의 민감도가 변화하는 것이 보고되었다(Williams 1980). 이 근육방추들은 대조군 동물에서보다 더 짧은 길이에서 활성화되었다. 비슷한 결과가 사람을 대상으로 한 연구에서도 보고되었다(Gioux & Petit 1993).

근육 내 결합조직

근육 내 결합조직에서도 고정으로 인한 재형성[remodelling]이 진행되며, 아마 이 변화도 짧아진 근육에서 보이는 뻣뻣함 증가에 기여한다(Booth et al 2001). 그러므로 고정된 근육 내 결합조직이 그 근육의 순응성—또는 컴플라이언스[compliance]—을 추가로 감소시킬 수 있다. 그로 인해 방추 자극과 신장에 대한 방추 반응이 증가하며, 신장력이 떨어지는 근육에서는 이러한 자극이 더 효율적으로 전달된다. 따라서 물렁조직의 적응은 수동적 및 능동적 움직임에 대한 저항 증가에 관한 역학적 원인이 될 수 있으며, 그로 인해 적응적 행동 패턴이 나올 수 밖에 없다(Gracies 2005b).

관절 내 변화

관절 내 변화에는 관절 공간 내 지방조직 증식, 물렁뼈 위축, 인대 부착 부위 약화, 뼈엉성증(Akeson et al 1987), 관절의 정렬 이상 등이 포함된다. 척수위 운동명령 이상을 비롯한 신경 변화와 척수 수준에서 발생하는 형태학적 가역성, 예를 들어, 곁가지 싹틔움[collateral sprouting]과 관련된 이차적 변화들도 병변 후 고정과 무사용으로 발생할 수 있다(McComas 1994; Nielsen et al 2007). 일반인을 대상으로 한 연구에서는 고정 기간 후 근육의 최대 발화율이 감소하고 동원 역치가 증가되었다고 보고하였다(Duchateau & Hainaut 1990). 모든 운동단위들이 자신의 수축성 긴장을 잃어버렸기 때문에 최대하[submaximal] 수축을 만들기 위해 보다 많은 수의 운동단위를 동원해야 한다.

글상자 8.1은 급성 뇌 병변 후 근육에서 발생할 수 있는 그리고 근육 무활동과 무사용과 동반하여 일어나는 생리적인 적응적 변화 몇가지를 정리한 것이다. 이 변화들로 인해 근육은 더 약해지고 더 느리게 수축하고 더 느리게 힘을 만들며 더 뻣뻣해진다. 환자는 심혈관계 체력이 소실되며 쉽게 피로해진다. 이러한 변화들은 일반인과 뇌 병변 환자 모두에서 매우 빠르게 발생한다. 일반인에서는 고정 후 3일 이내에 넙다리네갈래근 위축이 발생했으며(Lindboe & Platou 1984) 한 달 내에 단면적의 30%가 감소했다고 보고되었다(Halkjaer-Kristensen & Ingemann-Hansen 1985). 뇌졸중 후 근육 길이 변화는 뇌졸중 후 2개월 만에, 아마도 그보다 더 빨리 발생할 수 있다(Malouin et al 1997).

글상자 8.1 요점

- 기능적 운동단위 소실(McComas 1994)
- 근섬유 유형과 크기 변화, 예를 들면, 느린 연축섬유인 I 형 섬유가 우세해지고, II 형 섬유는 심하게 위축됨(Toffola et al 2001)
- 근육 섬유다발 길이 감소를 포함한 근육 길이 관련 변화, 근섬유 단축 및 구축
- 부하관련 세포성 위축(Lieber et al 2004)
- 근육 뻣뻣함 증가 같은 근육의 역학적 특성 변화(Mirbagheri et al 2000)
- 짧고 뻣뻣한 근육의 근육방추 민감도 증가(Gracies 2005b)
- 수동 신장에 대한 저항감, 근육 뻣뻣함 및 구축 관련 콜라겐 증식 그리고 세포바깥 결합조직의 증식(Booth et al 2001)
- 결합조직 증가로 인한 근육 순응성 감소, 신장에 대한 근육방추 반응 증가(Williams 1980)
- 근육내 지방 증가(Ryan et al 2002)
- 산화 능력 감소와 같은 근육대사 변화(Potempa et al 1996)
- 지구력 훈련 중단이나 무활동으로 인한 모세혈관 밀도 감소(Sunnerhagen et al 1999)

적응적 움직임 패턴

적응적 움직임 패턴은 운동 신경전달로와 관련된 병변 후에 나타난다. 이 패턴들은 약한 근육과 강한 근육군 사이의 불균형이 있는 불완전마비 환자가 움직이려고 시도할 때 뚜렷하게 나타나는 기능적 적응이다. 근육 불균형과 구축은 모두 분절 연결체의 역학에 영향을 줄 수 있다. 신경계통과 근육뼈대계통의 상태와 다관절 연결과 관련 있는 역학적 가능성을 감안하면, 환자가 목적 있는 동작을 시도할 때 나타나는 움직임 패턴은 그 상황에서는 최선의 움직임 시도다(Shepherd & Carr 1991; Carr & Shepherd 1996). 환자가 어떤 과제를 시도할 때 자동적으로 나타나는 움직임 패턴은 팔다리를 움직이는 힘을 만들 수 있는 근육과 그러지 못하는 근육 사이에 불균형이 있다는 것을 말해준다. 기능 해부학과 생체역학적 지식은 치료사가 근력과 협응을 개선하고 더 효과적으로 수행할 수 있게 하는 훈련 방법을 계획하는 데 도움이 된다.

근육 약화가 있으면 팔다리가 무겁다고 느끼기 때문에 그 환자에게 움직임은 수고스러운 일이 된다. 환자는 어떤 과제를 성취하는 데 필요한 행동에 가깝게 움직이려고 노력하기 때문에, 어깨 지지대 올림근이나 어깨관절 모음근처럼 양측 신경 지배를 받고 있는 강한 근육들이 과도한 힘을 만들게 된다(그림 2-11 참조). 예를 들어, 선자세에서 다리 폄을 유지하기 위해 환자는 근육을 동시수축하여 무릎을 견고하게 만들어 무너지지 않으려 한다. 그래서 근육을 동시수축하거나 팔다리를 뻣뻣하게 하는 것은 운동 손상에 대한 기능적 적응이라고 볼 수 있으며 신체 시스템의 적응 능력을 보여주는 것이다. 또한 비정상적으로 짧아진 조

직으로 인해 움직임이 제한을 받기 때문에, 물렁조직의 적응적 단축은 치료사가 움직임 제한이 진행되는 것을 관찰하는 데 있어 중요한 요인이다.

서 있는 동안 팔을 굽힌 채로, 또는 다리를 편 상태로 있는 자세는 강직 때문이라고 간주해왔다. 그러나 검사를 해보면 강직 혹은 반사 과활동에 대한 근거가 없을 수도 있다. 24명의 뇌졸중 후 환자들을 대상으로 한 연구에서는 반사 과활동이 반드시 나타나지 않을 때에도 환자들은 습관적으로 자신의 팔꿉관절을 굽힌 상태에 두고 있었다고 보고하였다(O'Dwyer et al 1996). 1990년 학술지 란셋[Lancet]지에 보낸 서한에서 랜스는 강직이 수의적 움직임 손상과 비정상적 자세를 포함하는 것은 아니며 이 징후들은 근육 약화, 운동신경세포의 발화 패턴 변화, 물렁조직의 뻣뻣함, 구축에 대한 적응을 의미한다는 점을 재강조하였다.

근육 특성의 변화가 팔다리의 새로운 '안정 시 자세'를 만든다. 마비쪽 팔다리의 위치 감각은 그 근육의 이력에 따라 달라질 수 있다. 만일 심한 불완전마비가 있다면 앉은자세에서 팔은 장기간 동안 팔꿉관절이 굽혀진 상태로 유지되는데, 이는 그 근육의 최근 이력을 보여주는 것이다(Proske et al 1993). 이렇게 근육 이력은 왜 그 안정 자세를 취하는가를 설명하는 데 도움이 된다. 예컨대 선자세에서 팔을 지지하지 않으면 팔은 팔꿈치가 굽어진 상태에 자주 놓인다.

근육 휴식 길이의 잠재적 기전은 명확히 밝혀지지 않았다. 팔다리를 오랫동안 한 자세로 유지하면 근육방추 민감도가 바뀔 수 있으며(Gioux & Petit 1993), 근육 구축으로 인해 팔다리 위치가 '고정'된다. 팔다리 위치에 대한 신호는 휴식 시 근육방추의 흥분으로 만들어진다(Gregory et al 1988). 설령 강직이 있다 하더라도 강직 때문에 팔다리가 지속적으로 특정 위치에 유지되는 것은 아닌 것으로 보인다.

5 임상적 중재

신경과학자들이 위운동신경세포 병변의 병리적 기전을 이해하기 위한 연구를 한다면, 임상 치료사들은 운동 수행을 가장 많이 방해하는 요인을 파악하여 적절한 재활 계획을 세운다. 현재까지의 문헌에 따르면, 기능적 운동 행동을 방해하는 주요 손상은 근육 활성화 손상과 근육 약화, 느린 움직임과 최고 힘에 도달하는 시간 지연과 같은 운동조절 손상, 그리고 근육과 다른 물렁조직들의 적응성 변화다. 적응성 변화가 물렁조직과 신경 기전에 작용한다는 점과 그 변화의 진행이 빠르다는 점을 감안하면, 생체징후가 안정되자마자 환자가 날마다 수차례 능동적으로 움직이고 운동을 할 수 있도록 격려하는 것이 중요하다. 재활환경 자체도 앉거나 선자세에서의 활동을 장려할 수 있어야 한다.

지난 30년 동안 재활분야의 많은 치료는 신체 시스템이 어떤 역할을 하는가와 그 병변의 신경학적 결과 즉 손상과 근육의 적응성 변화에 관한 강한 신념에 기반하여 이루어졌다. 하지만 이러한 신념 중 일부는 지지 근거가 부족하다. 그 신념에 반하는 새로운 연구결과들이 발표되고 있음에도 불구하고 임상에서는 그 신념들이 여전히 팽배하다. 그러나 신경 재활분야에서는 최신 과학적 결과에 반응하여 근거를 마련하고 활용하려는 변화가 일어나고 있다.

재활의 주요 목표는 과제특이적 운동과 훈련을 통해 주요 기능적 동작을 수행하는 동안 운동 출력 조절 능력을 향상하는 것이다. 훈련과 운동은 근육 활성화와 근육힘 발생—근육 활성화 속도와 힘 포함—을 향상하고, 근육 힘의 진폭과 타이밍을 향상시키고, 분절 간 조절 능력을 향상하는 데 초점을 둬야 한다. 이런 신경근육성 능력들이 근력을 만든다. 훈련은 전반적으로 행동학적 결과 또는 기능적 결과, 즉 특정 목표에 필요한 운동 수행의 효과에 초점을 맞추거나 또는 재학습해야 할 기능적 동작에 초점을 맞춰야 한다. 하지만 훈련에서는 특정 손상의 영향도 다루어야 한다. 예를 들어, 어떤 사람이 넙다리네갈래근을 수축할 수 없어서 선자세에서 무릎을 편 채로 유지하지 못한다면(8장 근육약화 섹션 참조), 넙다리네갈래근을 0도~10도 범위에서 구심성과 원심성으로 강화하는 특정 운동이 필요하다. 환자가 이 작은 움직임에 집중할 수 있도록 격려한다. 능동 움직임이 나오기 힘든 상황이라면, 짧은 근육 길이로 적응될 위험이 높은 근육들을 하루 중 특정 시간 동안 최대 길이로 유지하여 장애를 초래하는 구축을 방지해준다. 이런 조치가 효과적이다는 근거가 있다(Ada et al 2005).

과제특이적 훈련과 운동의 기능적 성과는 생체역학적 검사와 근전도 검사로 쉽게 증명이 가능하다는 이점이 있으며, 병태생리학적 잠재 기전을 이해하기 위한 정보로 사용이 가능하다(Dietz 1992). 지금까지 연구들은 고무적인 결과들을 내놓고 있다. 이 접근법은 적어도 하나의 주요 가정을 전제로 한다. 일상생활 동작인, 앉기-일어서기, 걷기, 물체에 팔뻗기, 물체 조작하기 등의 수행 능력을 향상하는 방향으로 훈련하면, 시스템이 재조정될 기회를 제공하고 환자의 목표와 관련된 신경운동 활동 패턴을 재학습할 기회를 제공할 수 있다는 전제다. 다시 말해, 환자가 실제 삶에서 시행하는 것과 유사한 근력, 속력, 정확도, 인지적 요구를 유도하는 운동 과제를 연습하게 하여 적절한 회복—신경 재구성—을 촉진하는 것이다.

조기에 시행되는 능동적이며 도전적인 재활이 부적 특성과 관련된 근육뼈대계의 적응적 변화와 행동적 변화들을 예방하거나 최소화할 수 있다. 급성 뇌 병변 후에도 출력 조절이 잘 되지 않기는 하지만 일부 근육은 활동이 가능하다. 이 초기 급성 기간에 훈련이 부족하면 최적의 기능 회복 가능성이 줄어든다. 또한 사용이 부족하고 고정 기간이 늘어나면 물렁조직 적응과 학습된 무사용이 발생한다(Taub 1980). 동물과 인간을 대상으로 한 신경회복 기전에 관한 연구들은 의미 있는 과제를 이용한 집중적인 과제지향적훈련이 이 회복 기전에 긍정적인 영향을 줄 수 있다고 말한다(1장 참조). 반대로 비활동과 도전적이지 않은 환경은 이 과정에 부정적 영향을 미칠 수 있다.

따라서 신체 비활동은 뇌 병변과 만성 질환 후에 나타나는 주요 문제로, 신체 지구력과 체력 감소, 물렁조직 신장력 감소, 구축으로 이어진다. 예를 들어, 뇌졸중 환자들은 앉은자세에서 움직이지 않고 어떤 동작 없이 긴 시간을 보내며(Bernhardt et al 1004; Smith et al 2008), 심한 외상성 뇌손상 후에는 장기간 혼수상태로 인해 고정 상태에 있게 된다.

능동적인 과제지향적 운동은 기능적 수행에 긍정적 영향을 줄 수 있을 뿐 아니라 근육의 조직학과 역학, 기능에 긍정적인 영향을 주어, 근육 뻣뻣함, 유연성 부족, 구축을 줄이거나 방지할 수 있다. 구체적 과제가 포함된, 특이성 원리에 입각한 기능적 체중부하 운동을 전체 범위에 걸쳐 시행하면서 구심성-원심성 근육 수축을 반복하는 것이 물렁조직 길이를 보존할 수 있는 능동적이고 기능적인 방법이다.

연속적 석고붕대serial casting 고정은 장딴지근처럼 짧아질 위험에 있는 근육의 길이를 증가하거나 유지하는 데 효과적이며(Moseley 1997), 환자가 혼수상태에 있거나 지시에 따르지 못할 때 예방 소지로 사용할 수 있다(12장 참조). 석고붕대는 근육의 역학에 영향을 미친다(Hummelsheim & Mauritz 1993). 도수 신장은 효과적이지 않은 것으로 보인다(Perry 1980; Herbert 1988; Horsley et al 2007).

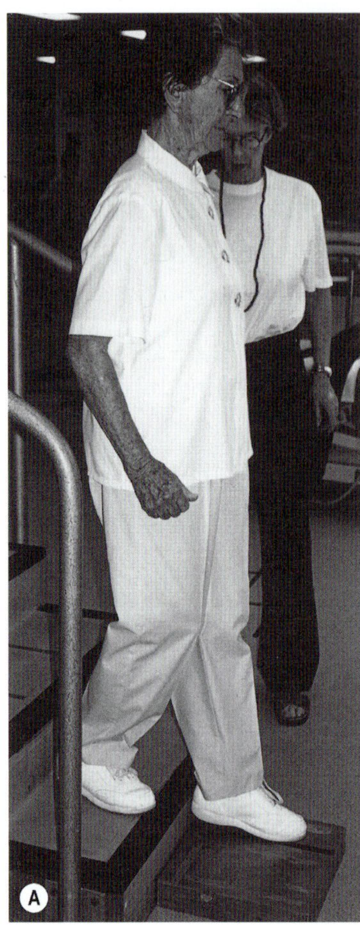

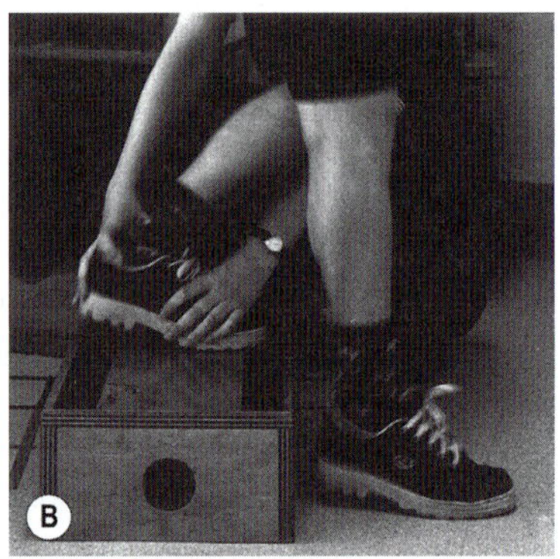

[그림 8-9] 과제특이적 기능 운동: (A) 운동 교실의 일부인 계단 내려오기 연습. 몸을 내리기 위해 마비쪽 오른쪽 가자미근이 원심성으로 수축하면서 능동적으로 신장되는 것에 주목하라. (B) 환자가 오른쪽 다리로 계단을 오르고 내리는 것을 연습하는 동안 치료사는 왼쪽 발을 고정한다. 이 높이가 너무 어려우면 계단을 낮출 수 있다. 이 운동은 다리의 분절 간 조절과 균형을 훈련하고 장딴지근들을 능동적으로 늘린다.

급성 중추 병변 후 능동 움직임을 회복한 사람들에서 강직은 장애에 대한 주요 장애요인이 아니다. 능동 운동은 신장반사 민감성이 중등도로 증가해 있고 신체적 활동이 가능한 사람들의 반사 과활동과 근육 뻣뻣함을 감소할 수 있다. 그러나 기능적 활동이나 자기관리 활동이 방해 받을 정도의 강직이나 경련 수준을 가진, 심하고 다루기 힘들 정도의 근육 과활동이 있는 사람들의 경우에는 바크로펜이나 보툴리늄 톡신처럼 신경전달물질 방출을 조절하는 약물을 사용하여 훈련이나 연습이 가능하게 만들기도 한다(Gracies et al 2000). 리크라Lycra 스프린트를 이용한 동적 스프린팅dynamic splinting 방법도 긍정적 효과가 있었다(Gracies et al 2000). 그러나 강직성 근육활동을 감소하는 방법들은 움직임에 필요한 근육 활동을 감소시킬 가능성이 있으므로, 그런 중재들을 관행적으로 제공하는 것은 지양해야 한다.

임상 검사

신경재활의 주요 목적은 운동기능을 재훈련시키고 방해가 되는 적응적 변화들을 예방하는 것이기 때문에, 임상 검사에는 운동사정척도(Motor Assessment Scale, Carr et al 1985)처럼 전반적인 기능 척도와 걷기 수행의 다양한 변수 같은 특정 기능에 관한 검사를 통해 운동 수행을 측정해야 한다. 때론 등척성 근력과 등속성 근력, 기능적 근력, 관절가동범위, 근육 뻣뻣함, 길이, 강직을 측정해야할 때도 있다. 예시는 3장을 참조하라.

결론적으로, 이 장에서는 겉질운동시스템의 급성 병변 후 발생하는 일차적 손상과 이차적 적응이 기능적 운동 수행에 미치는 영향에 대한 관련 정보들을 살펴보았다. 글상자 8.2에 몇 가지 요점들을 정리하였다.

글상자 8.2 요점

- 주요한 일차적 손상은 겉질척수전달로 손상으로 인해 운동단위를 활성화하지 못하는 것이다. 그로 인해, 근육 힘을 적절한 타이밍에 발생하는 능력과 분절간 근육 협응을 조절하는 능력이 감소한다. 이것이 기능부전의 주 원인이다.
- 고정과 무사용에 대한 이차적 적응은 내재적 뻣뻣함 증가, 신장력 감소, 구축, 근육방추 민감도 증가를 포함하는 근육의 구조적 변화와 기능적 변화다.
- 강직, 또는 반사 과활동이 기능에 미치는 영향은 분명하지 않다. 강직은 운동 기능부전 정도와 관련성이 없다. 반사항진이 감소되어도 기능은 향상되지 않는다. 근력 훈련과 운동은 강직을 증가하지 않는다.
- 반복적인 능동 운동과 과제특이적 운동 그리고 기능적 근력 훈련을 하면 기능적 근력과 기능적 수행이 좋아지고, 강직과 근육 뻣뻣함은 줄어들며, 능동적으로 근육 길이를 보존할 수 있다.

재활은 근력과 지구력 그리고 운동 수행 기술을 향상한다고 밝혀진 훈련 방법들로 구성해야 한다. 집중적인 과제지향적 훈련과 기능적 근력 훈련 그리고 근육 수축력과 신장력(컴플라이언스), 근육 힘 생산의 속력과 타이밍, 분절 간 사지 조절을 향상하는 연습에 중점을 두어야 한다. 집중적인 훈련에 더하여 근육, 특히 어깨관절 안쪽돌림근과 가자미근과 같은 한관절 근육들의 길이를 보존하고, 환자가 신체적으로나 정신적으로 능동적으로 참여하도록 격려하는 데 초점을 두어야 한다.

참고문헌

Ada, L, Canning, C: Anticipating and avoiding muscle shortening. In Key issues in neurological physiotherapy. 1990, Butterworth Heinemann, Oxford, 219-236.

Ada, L, Canning, C: Changing the way we view the contribution of motor impairments to physical disability after stroke. In Refshauge, K, Ada, L, Ellis, E (Eds.): Science-based rehabilitation. 2005, Butterworth Heinemann, Oxford, 87-106.

Ada, L, O'Dwyer, N: Do associated reactions in the upper limb after stroke contribute to contracture formation?. Clin Rehabil. 15, 2001, 186-194.

Ada, L, Westwood, P: A kinematic analysis of recovery of the ability to stand up following stroke. Aust J Physiother. 38, 1992, 135-142.

Ada, L, O'Dwyer, N, Green, J, et al.: The nature of the loss of strength and dexterity in the upper limb following stroke. Hum Mov Sci. 15, 1996, 671-687.

Ada, L, Vattanasilp, W, O'Dwyer, N, et al.: Does spasticity contribute to walking dysfunction after stroke. J Neurol Neurosurg Psychiatry. 64, 1998, 635-638.

Ada, L, Canning, C, O'Dwyer, N: Effect of muscle length on strength and dexterity after stroke. Clin Rehabil. 14, 2000, 55-61.

Ada, L, Canning, CG, Low, S-L: Stroke patients have selective muscle weakness in shortened range. Brain. 126, 2003, 724-731.

Ada, L, Goddard, E, McCully, J, et al.: Thirty minutes of positioning reduces the development of shoulder external rotation contractures after stroke: a randomized controlled trial. Arch Phys Med Rehabil. 86, 2005, 230-234.

Ada, L, O'Dwyer, N, O'Neill, E: Relation between spasticity, weakness and contracture of the elbow flexors and upper activity after stroke: an observational study. Disabil Rehabil. 28, 2006, 891-897.

Akeson, WH, Amiel, D, Abel, MF, et al.: Effects of immobilization on joints. Clin Orthop Relat Res. 219, 1987, 28-37.

Andrews, AW, Bohannon, RW: Distribution of muscle strength impairments following stroke. Clin Rehabil. 14, 2000, 79-87.

Arendt-Nielsen, L, Gantchev, N, Sinkjaer, T: The influence of muscle length on muscle fibre conduction velocity and development of muscle fatigue. Electroencephalogr Clin Neurophysiol. 85, 1992, 166-172.

Ashworth, B: Preliminary trial of carisoprodol in multiple sclerosis. Practitioner. 192, 1964, 540-542.

Beer, RF, Given, JD, Dewald, PA: Task-dependent weakness at the elbow in patients with hemiparesis. Arch Phys Med Rehabil. 80, 1999, 766-772.

Berg, HE, Tesch, PA: Changes in muscle function in response to 10 days of lower limb unloading in humans. Acta Physiol Scand. 157, 1996, 63-70.

Berger, W, Quintern, J, Dietz, V: Pathophysiology of gait in children with cerebral palsy. Electroencephalogr Clin Neurophysiol. 53, 1982, 538-548.

Berger, W, Horstmann, G, Dietz, V: Tension development and muscle activation in the leg during gait in spastic hemiparesis: independence of muscle hypertonia and exaggerated stretch reflexes. J Neurol Neurosurg Psychiatry. 47, 1984, 1029-1033.

Bernhardt, J, Dewey, HM, Thrift, AG, et al.: Inactive and alone: physical activity in the first 14 days of acute stroke unit care. Stroke. 35, 2004, 1005-1009.

Bobath, B: Adult hemiplegia: evaluation and treatment. 3rd edn, 1990, Butterworth Heinemann, Oxford.

Bohannon, RW: Relative decreases in knee extension torque with increased knee extension velocities in stroke patients with hemiparesis. Phys Ther. 67, 1987, 1218-1220.

Bohannon, RW: Muscle strength changes in hemiparetic stroke patients during inpatient rehabilitation. J Neurolog Rehabil. 2, 1988, 163-166.

Bohannon, RW, Smith, MB: Interrater reliability of a modified Ashworth Scale of muscle spasticity. Phys Ther. 67, 1987, 206-207.

Booth, CM, Cortina-Borja, MJ, Theologis, TN: Collagen accumulation in muscles of children with cerebral palsy and correlation with severity of spasticity. Dev Med Child Neurol. 43, 2001, 314-320.

Bourbonnais, D, Vanden Noven, S: Weakness in patients with hemiparesis. Am J Occup Ther. 43, 1989, 313-319.

Burke, D: Critical examination of the case for and against fusimotor involvement in disorders of muscle tone. In Desmedt, JE (Ed.): Advances in neurology, 39: motor control mechanisms in health and disease. 1983, Raven Press, New York, 133-150.

Burke, D: Spasticity as an adaptation to pyramidal tract injury. In Waxman, SG (Ed.): Advances in neurology, 47: functional recovery in neurological disease. 1988, Raven Press, New York, 401-423.

Burke, D, Gandevia, SC: Interfering cutaneous stimulation and the muscle afferent contribution to cortical potentials. Electroencephalogr Clin Neurophysiol. 70, 1988, 118-125.

Burke, D, Andrews, C, Ashby, P: Autogenic effect of static muscle stretch in spastic man. Arch Neurol. 25, 1971, 367-372.

Burke, D, Gillies, J, Lance, J: Hamstrings stretch reflex in human spasticity. J Neurol Neurosurg Psychiatry. 34, 1971, 464-468.

Burne, JA, Carlton, VL, O'Dwyer, N J: The spasticity paradox: movement disorder or disorder of resting limbs?. J Neurol Neurosurg Psychiatry. 76, 2005, 47-54.

Butefisch, C, Hummelsheim, H, Mauritz, K-H: Repetitive training of isolated movements improves the outcome of motor rehabilitation of the centrally paretic hand. J Neurol Sci. 130, 1995, 59-68.

Canning, CG, Ada, L, O'Dwyer, N: Slowness to develop force contributes to weakness after stroke. Arch Phys Med Rehabil. 80, 1999, 66-70.

Canning, C, Ada, L, Adams, R, et al.: Loss of strength contributes more to physical disability after stroke than loss of dexterity. Clin Rehabil. 18, 2004, 300-308.

Carey, JR, Burghardt, TP: Movement dysfunction following central nervous system lesions: a problem of neurologic or muscular impairment. Phys Ther. 73, 1993, 538-547.

Carey, LM, Allison, JD, Mundale, MO: Electromyographic study of muscular overflow during precision handgrip. Phys Ther. 63, 1983, 505-511.

Carr, JH, Shepherd, RB: A motor relearning programme for stroke. 2nd edn, 1987, Butterworth Heinemann, Oxford.

Carr, JH, Shepherd, RB: A motor learning model for stroke rehabilitation. Physiother. 75, 1989, 372-380.

Carr, JH, Shepherd, RB: 'Normal' is not the issue: it is 'effective' goal attainment that counts. Behav Brain Sci. 19, 1996, 72-73.

Carr, JH, Shepherd, RB, Nordholm, L, et al.: A motor assessment scale for stroke. Phys Ther. 65, 1985, 175-180.

Carr, JH, Shepherd, RB, Ada, L: Spasticity: research findings and implications for intervention. Physiother. 81, 1995, 421-429.

Cavallari, P, Katz, R: Pattern of projections of group I afferents from forearm muscles to motor neurones supplying biceps and triceps muscles in man. Exp Brain Res. 78, 1989, 465-478.

Chae, J, Yang, G, Park, BK, et al.: Muscle weakness and cocontraction in upper limb hemiparesis: relationship to motor impairment and physical disability. Neurorehabil Neural Repair. 16, 2002, 241-248.

Chapman, CE, Wiesendanger, M: The physiological and anatomical basis of spasticity: a review. Physiother Can. 34, 1982, 125-136.

Colebatch, JG, Gandevia, SC: The distribution of muscular weakness in upper motor neuron lesions affecting the arm. Brain. 112, 1989, 749-763.

Colebatch, JG, Gandevia, SC, Spira, PJ: Voluntary muscle strength in hemiparesis: distribution of weakness at the elbow. J Neurol Neurosurg Psychiatry. 49, 1986, 1019-1024.

Crenna, P: Spasticity and 'spastic' gait in children with cerebral palsy. Neurosci Biobehav Rev. 22, 1998, 571-578.

Crenna, P: Pathophysiology of lengthening contractions in human spasticity: a study of the hamstring muscles during locomotion. Pathophysiology. 5, 1999, 283-297.

Cruz-Martinez, A: Electrophysiological study in hemiparetic subjects: electromyography, motor conduction and response to repetitive nerve stimulation. Electroencephalogr Clin Neurophysiol. 23, 1984, 139-148.

Darian-Smith, I, Galea, MP, Darian-Smith, C: Manual dexterity: how does the cerebral cortex contribute?. Clin Exp Pharmacol Physiol. 23, 1996, 948-956.

Dattola, R, Girlanda, P, Vita, G, et al.: Muscle rearrangement in patients with hemiparesis after stroke. An electrophysiological and morphological study. Eur Neurol. 33, 1993, 109-114.

Davies, JM, Mayston, MJ, Newham, DJ: Electrical and mechanical output of the knee muscles during isometric and isokinetic activity in stroke and healthy adults. Disabil Rehabil. 18, 1996, 83-90.

Dewald, JP, Pope, PS, Given, JD, et al.: Abnormal muscle coactivation patterns during isometic torque generation at the elbow and shoulder in hemiparesis. Brain. 118, 1995, 495-510.

Dietz, V: Spasticity: exaggerated reflexes or movement disorder?. In Forssberg, H, Hirschfield, H (Eds.): On movement disorders in children. 1992, Karger, Basle, 225-233.

Dietz, V, Berger, W: Normal and impaired regulation of muscle stiffness in gait: a new hypothesis about muscle hypertonia. Exp Neurol. 79, 1983, 680-687.

Dietz, V, Sinkjaer, T: Spastic movement disorder: impaired reflex function and altered muscle mechanics. Lancet Neurol. 6, 2007, 725-733.

Dietz, V, Quintern, J, Berger, W: Electrophysiological studies of gait in spasticity and rigidity. Evidence that altered mechanical properties of muscle contribute to hypertonia. Brain. 104, 1981, 431-449.

Dietz, V, Ketelson, UP, Berger, W, et al.: Motor unit involvement in spastic paresis: relationship between leg muscle activation and histochemistry. J Neurol Sci. 75, 1986, 89-103.

Dietz, V, Trippel, M, Berger, W: Reflex activity and muscle tone during elbow movements in patients with spastic paresis. Ann Neurol. 30, 1991, 767-779.

Duchateau, J, Enoka, RM: Neural adaptations with chronic activity patterns in able-bodied humans. Am J Phys Med Rehabil. 81, 2002, S17-S27.

Duchateau, J, Hainaut, K: Effects of immobilization on contractile properties, recruitment and firing rates of human motor units. J Physiol. 422, 1990, 55-65.

Edman, KAP, Reggiani, C: The sarcomere length-tension relation determined in short muscle fibres of the frog. J Physiol. 385, 1987, 709-732.

Edstrom, L: Selective changes in the sizes of red and white muscle fibers in upper motor lesions and Parkinsonism. J Neurol Sci. 11, 1970, 537-550.

Enoka, RM: Neural adaptations with chronic physical activity. J

Biomech. 30, 1997, 447-455.

Farmer, SF, Swash, M, Ingram, DA, et al.: Changes in motor unit synchronization following central nervous lesions in man. J Physiol. 463, 1993, 83-105.

Fellows, SJ, Kaus, C, Thilmann, AF, et al.: Voluntary movement at the elbow in spastic hemiparesis. Ann Neurol. 36, 1994, 397-407.

Frontera, WR, Grimby, L, Larsson, L: Firing rate of the lower motoneuron and contractile properties of its muscle fibers after motoneuron lesion in man. Muscle Nerve. 20, 1997, 938-947.

Gandevia, SC: Strength changes in hemiparesis: measurements and mechanisms. In Thilmann, AF, Burke, DJ, Rymer, WZ (Eds.): Spasticity: mechanisms and management. 1993, Springer-Verlag, Berlin, 111-122.

Gandevia, SC, McCloskey, DI: Sensation of heaviness. Brain. 100, 1977, 345-354.

Gemperline, JJ, Allen, S, Walk, D, et al.: Characteristics of motor unit discharge in subjects with hemiparesis. Muscle Nerve. 18, 1995, 1101-1114.

Gioux, M, Petit, J: Effects of immobilizing the cat peroneus longus muscle on the activity of its own spindles. J Appl Physiol. 75, 1993, 2629-2635.

Giuliani, CA: Adult hemiplegic gait. In Smidt, GL (Ed.): Gait in rehabilitation. 1990, Churchill Livingstone, New York, 253-266.

Given, JD, Dewald, JP, Rymer, WZ: Joint dependent passive resistance in paretic and contralateral limbs of spastic patients with hemispheric stroke. J Neurol Neurosurg Psychiatry. 59, 1995, 271-275.

Gossman, MR, Sahrmann, SA, Rose, SJ: Review of length-associated changes in muscle. Phys Ther. 62, 1982, 1799-1808.

Gowland, C, deBruin, H, Basmajian, JV, et al.: Agonist and antagonist activity during voluntary upper-limb movement in patients with stroke. Phys Ther. 72, 1992, 624-633.

Gracies, JM: Pathophysiology of impairment in spasticity: stretch as a treatment of spastic hypertonia. Arch Phys Med Rehabil. 12, 2001, 747-768.

Gracies, J: Pathophysiology of spastic paresis. I: paresis and soft tissue changes. Muscle Nerve. 31, 2005, 535-551.

Gracies, JM: Pathophysiology of spastic paresis. II: emergence of muscle overactivity. Muscle Nerve. 31, 2005, 552-571.

Gracies, J-M, Wilson, L, Gandevia, SC, et al.: Stretched position of spastic muscles aggravates their co-contraction in hemiplegic patients. Ann Neurol. 42, 1997, 438-439.

Gracies, JM, Marosszeky, JE, Renton, R, et al.: Short-term effects of dynamic Lycra splints on upper limb in hemiplegic patients. Arch Phys Med Rehabil. 81, 2000, 1547-1555.

Gracies, JM, Singer, BJ, Dunne, JW: The role of botulinum toxin injections in the management of muscle overactivity of the lower limb. Disabil Rehabil. 29, 2007, 1789-1805.

Gregory, JE, Morgan, DL, Proske, U: After-effects in the responses of cat muscle spindles and errors in limb position sense in man. J Neurophysiol. 59, 1988, 1220-1230.

Hagbarth, K-E, Hagglund, JV, Norkin, M, et al.: Thixotropic behaviour of human finger flexor muscles with accompanying changes in spindle and reflex responses to stretch. J Physiol. 368, 1985, 323-342.

Halkjaer-Kristensen, J, Ingemann-Hansen, T: Wasting of the human quadriceps muscle after knee ligament injuries. 1. Anthrometric consequences. Scand J Rehabil Med Suppl. 13, 1985, 5-55.

Harris, ML, Polkey, MI: Quadriceps muscle weakness following acute hemiplegic stroke. Clin Rehabil. 15, 2001, 274-281.

Herbert, R: The passive mechanical properties of muscle and their adaptations to altered pattern of use. Aust J Physiother. 34, 1988, 141-149.

Herbert, RD, Balnave, RJ: The effect of position of immobilization on resting length, resting stiffness, and weight of the soleus muscle of the rabbit. J Orthop Res. 11, 1993, 358-366.

Herzog, W, Koh, T, Hasler, E, et al.: Specificity and plasticity of mammalian skeleton muscles. J Appl Biomech. 16, 1991, 98-109.

Hill, DK: Tension due to interaction between the sliding filaments in resting striated muscle: the effect of stimulation. J Physiol. 199, 1968, 637-684.

Horsley, SA, Herbert, RD, Ada, L: Four weeks of daily stretch has little or no effect on wrist contracture after stroke: a randomized controlled trial. Aust J Physiother. 53, 2007, 239-245.

Hufschmidt, A, Mauritz, K-H: Chronic transformation of muscle in spasticity: a peripheral contribution to increased tone. J Neurol Neurosurg Psychiatry. 48, 1985, 676-685.

Hummelsheim, H, Mauritz, K-H: Neurophysiological mechanisms of spasticity modification by physiotherapy. In Thilmann, AF, Burke, DJ, Rymer, WZ (Eds.): Spasticity: mechanisms and management. 1993, Springer-Verlag, Berlin, 426-438.

Jackson, JH: Selected writings. In Taylor, J (Ed.): John Hughlings Jackson. 1958, Basic Books, New York.

Jones, DA, Round, JM: Skeletal muscle in health and disease; a textbook of muscle physiology. 1996, Manchester University Press, Manchester.

Kamper, DG, Rymer, WZ: Impairment of voluntary control of finger motion following stroke: role of inappropriate muscle coactivation. Muscle Nerve. 24, 2001, 673-681.

Katz, RT, Rymer, WZ: Spastic hypertonia: mechanisms and measurement. Arch Phys Med Rehabil. 70, 1989, 144-155.

Katz, RT, Rovai, GP, Brait, C, et al.: Objective quantification of spastic hypertonia: correlation with clinical findings. Arch Phys Med Rehabil. 73, 1992, 339-347.

Kautz, SA, Brown, DA: Relationships between timing of muscle excitation and impaired motor performance during cyclical lower extremity movement in post-stroke hemiplegia. Brain. 121, 1998, 515-526.

Kilbreath, SL, Gandevia, SC: Limited independent flexion of thumb and fingers in human subjects. J Neurophysiol. 479, 1994, 487-497.

Kilbreath, SL, Gorman, RB, Raymond, J, et al.: Distribution of the forces produced by motor unit activity in the human flexor digitorum profundus. J Physiol. 543, 2002, 289-296.

Kleim, JL, Jones, TA, Schallet, T: Motor enrichment and the induction of plasticity before or after brain injury. Neurochem Res. 28, 2003, 1757-1769.

Knutsson, E, Martensson, A: Dynamic motor capacity in spastic paresis and its relation to prime mover dysfunction, spastic reflexes and antagonist co-activation. Scand J Rehabil Med. 12, 1980, 93-106.

Knutsson, E, Richards, C: Different types of disturbed motor control in gait of hemiparetic patients. Brain. 102, 1979, 405-430.

Lamontagne, A, Richards, CL, Malouin, F: Coactivation during gait as an adaptive behavior after stroke. J Electromyogr Kinesiol. 10, 2000, 407-415.

Lamontagne, A, Malouin, F, Richards, CL, et al.: Mechanisms of disturbed motor control in ankle weakness during gait after stroke. Gait Posture. 15, 2002, 244-255.

Lance, JW: Symposium synopsis. In Feldman, RG, Young, RR, Koella, WP (Eds.): Spasticity: disordered motor control. 1980, Year Book Medical Publishers, Chicago, 485-494.

Lance, JW: What is spasticity?. Lancet. 335, 1990, 606.

Landau, WM: Spasticity: what is it? What is it not?. In Feldman, RG, Young, RR, Koella, WP (Eds.): Spasticity: disordered motor control. 1980, Year Book Medical Publishers, Chicago, 17-24.

Landau, WM: Parables of palsy, pills and PT pedagogy: a spastic dialectic. Neurology. 38, 1988, 1496-1499.

Lang, CE, Schieber, MH: Reduced muscle selectivity during individuated finger movements in humans after damage to the motor cortex or cortsiospinal tract. J Neurophysiol. 91, 2004, 1722-1733.

Latash, LP, Latash, ML: A new book by NA Bernstein: 'on dexterity and its development. J Mot Behav. 26, 1994, 56-62.

Levin, MF, Hui Chan, C: Ankle spasticity is inversely correlated with antagonist contraction in hemiparetic subjects. Electromyogr Clin Neurophysiol. 34, 1994, 415-425.

Levin, MF, Selles, RW, Verheul, MH, et al.: Deficits in the coordination of agonist and antagonist muscles in stroke patients: implications for normal motor control. Brain Res. 853, 2000, 352-369.

Lieber, RL: Comparison between animal and human studies of skeletal muscle adaptation to chronic stimulation. Clin Orthop Relat Res. 233, 1988, 19-24.

Lieber, RL, Steinman, S, Barash, IA, et al.: Structural and functional changes in spastic skeletal muscle. Muscle Nerve. 29, 2004, 615-627.

Lindboe, CF, Platou, CS: Effect of immobilization of short duration on the muscle fibre size. Clin Physiol. 4, 1984, 183-188.

Lomoglio, MJ, Eng, JJ: Nonuniform weakness in the paretic knee and compensatory strength gains in the nonparetic knee occur after stroke. Cerebrovasc Dis. 26, 2008, 584-591.

McComas, AJ: Human neuromuscular adaptations that accompany changes in activity. Med Sci Sports Exerc. 26, 1994, 1498-1509.

McComas, AJ, Sica, REP, Upton, ARM, et al.: Functional changes in motoneurones of hemiparetic patients. J Neurol Neurosurg Psychiatry. 36, 1973, 183-193.

McCrea, PH, Eng, JJ, Hodgson, AJ: Time and magnitude of torque generation is impaired in both arms following stroke. Muscle Nerve. 28, 2005, 46-53.

Malouin, F, Bolleville, C, Richards, C, et al.: Non-reflex mediated changes in plantarflexor muscles early after stroke. Scand J Rehabil Med. 29, 1997, 147-153.

Mercier, C, Bourbonnais, D: Relative shoulder flexor and handgrip strength is related to upper limb function after stroke. Clin Rehabil. 18, 2004, 215-221.

Mima, T, Toma, K, Koshy, B, et al.: Coherence between cortical and muscular activities after subcortical stroke. Stroke. 32, 2001, 2597-2601.

Mirbagheri, MM, Barbeau, H, Kearney, RE: Intrinsic and reflex contributions to human ankle stiffness: variation with activation level and position. Exp Brain Res. 135, 2000, 423-436.

Mirbagheri, MM, Alibiglou, L, Thajchayapong, M, et al.: Muscle and reflex changes with varying joint angle in hemiparetic stroke. J Neuro Eng Rehabil. 5, 2008, 6.

Moseley, AM: The effect of casting combined with stretching on passive ankle dorsiflexion in adults with traumatic head injuries. Phys Ther. 77, 1997, 240-258.

Neilson, PD, McCaughey, J: Self-regulation of spasm and spasticity in cerebral palsy. J Neurol Neurosurg Psychiatry. 45, 1982, 320-330.

Nielsen, JB, Crone, C, Hultborn, H: The spinal pathophysiology of spasticity - from a basic science point of view. Acta Physiol. 189, 2007, 171-180.

Newham, DJ: Muscle performance after stroke. In Refshauge, K, Ada, L, Ellis, E (Eds.): Science-based rehabilitation. Theory into practice. 2005, Elsevier, Oxford.

Newham, DJ, Hsiao, S-F: Knee muscle isometric strength, voluntary activation and antagonist co-contraction in the first six months after stroke. Disabil Rehabil. 23, 2001, 379-386.

Newham, DJ, Maystone, MJ, Davies, JM: Quadriceps isometric force, voluntary activation and relaxation speed in stroke.

Muscle Nerve. 4, 1996, S53.

Ng, S, Shepherd, RB: Weakness in patients with stroke: implications for strength training in neurorehabilitation. Phys Ther Rev. 5, 2000, 227-238.

O'Dwyer, NJ, Ada, L: Reflex hyperexcitability and muscle contracture in relation to spastic hypertonia. Curr Opin Neurol. 9, 1996, 451-455.

O'Dwyer, NJ, Ada, L, Neilson, PD: Spasticity and muscle contracture following stroke. Brain. 119, 1996, 1737-1749.

Olney, SJ: Training gait after stroke: a biomechanical perspective. In Refshauge, K, Ada, L, Ellis, E (Eds.): Science-based rehabilitation. Theories into practice. 2005, Butterworth Heinemann, Oxford.

Olney, SJ, Richards, C: Hemiparetic gait following stroke. Pt 1: characteristics. Gait Posture. 4, 1996, 136-148.

Olney, SJ, Griffin, MP, Monga, TN, et al.: Work and power in gait of stroke patients. Arch Phys Med Rehabil. 72, 1991, 309-314.

Pandyan, AD, Gregoric, M, Barnes, MP, et al.: Spasticity: clinical perceptions, neurological realities and meaningful measurement. Disabil Rehabil. 27, 2005, 2-6.

Pearson, K, Gordon, J: Spinal reflexes. In Kandel, ER, Schwartz, JH, Jessell, TM (Eds.): Principles of neuroscience. 4th edn, 2001, McGraw-Hill, New York, 713-735.

Perry, J: Rehabilitation of spasticity. In Feldman, RG, Young, RR, Koella, WP (Eds.): Spasticity: disordered motor control. 1980, Year Book Medical Publishers, Chicago.

Phillips, CG, Porter, R: Corticospinal neurones. Their role in movement. 1977, Academic Press, New York.

Porter, R, Lemon, R: Corticospinal function and voluntary movement. 1993, Oxford University Press, New York.

Potempa, K, Braun, LT, Tinknell, T, et al.: Benefits of aerobic exercise after stroke. Sports Med. 21, 1996, 337-346.

Proske, U, Morgan, DL, Gregory, JE: Thixotropy in skeletal muscle and in muscle spindles: a review. Prog Neurobiol. 41, 1993, 705-721.

Richards, CL, Malouin, F, Dumas, F, et al.: New rehabilitation strategies for the treatment of spastic gait disorders. In Patla, AE (Ed.): Adaptability of human gait. 1991, Elsevier, New York, 387-411.

Riley, NA, Bilodeau, M: Changes in upper limb joint torque patterns and EMG signals with fatigue following a stroke. Disabil Rehabil. 24, 2002, 961-969.

Rosenfalck, A, Andreassen, S: Impaired regulation of force and firing pattern of single motor units in patients with spasticity. J Neurol Neurosurg Psychiatry. 43, 1980, 907-916.

Rothwell, JC, Traub, MM, Marsden, CD: Influence of voluntary intent on the human long latency stretch reflex. Nature. 286, 1980, 496-498.

Rushworth, G: Spasticity and rigidity: an experimental study and review. J Neurol Neurosurg Psychiatry. 23, 1960, 99-118.

Ryan, AS, Dobrovolny, MA, Smith, GV, et al.: Hemiparetic muscle atrophy and increased intramuscular fat in stroke patients. Arch Phys Med Rehabil. 83, 2002, 1703-1707.

Rymer, WZ, Katz, RT: Mechanisms of spastic hypertonia. Phys Med Rehabil. 8, 1994, 441-454.

Sahrmann, SA, Norton, BS: The relationship of voluntary movement to spasticity in the upper motor neuron syndrome. Ann Neurol. 2, 1977, 460-465.

Salazar-Torres, JJ, Pandyan, AD, Price, CIM, et al.: Does spasticity result from hyperactive stretch reflexes? Preliminary findings from a stretch reflex characterization study. Disabil Rehabil. 26, 2004, 756-760.

Sharp, SA, Brouwer, BJ: Isokinetic strength training of the hemiparetic knee: effects on function and spasticity. Arch Phys Med Rehabil. 78, 1997, 1231-1236.

Sheean, G: The pathophysiology of spasticity. Eur J Neurol Suppl. 1, 2002, 3-9.

Shepherd, RB, Carr, JH: An emergent or dynamical systems view of movement dysfunction. Aust J Physiother. 37, 1991, 4-5.

Singer, BJ, Dunne, JW, Singer, KP, et al.: Velocity dependent plantarflexor resistive torque in patients with acquired brain injury. Clin Biomech. 18, 2003, 157-165.

Sinkjaer, T, Magnussen, I: Passive, intrinsic and reflex-mediated stiffness in the ankle extensors of hemiparetic patients. Brain. 117, 1994, 355-363.

Smith, GV, Silver, KHC, Goldberg, AP, et al.: 'Task-oriented' exercise improves hamstring strength and spastic reflexes in chronic stroke patients. Stroke. 30, 1999, 2112-2118.

Smith, P, Galea, M, Woodward, M, et al.: Physical activity by elderly patients undergoing inpatient rehabilitation is low: an observational study. Aust J Physiother. 54, 2008, 209-213.

Sommerfeld, DK, Eek, EU, Svensson, AK, et al.: Spasticity after stroke: its occurrence and association with motor impairments and activity limitations. Stroke. 35, 2004, 134-139.

Stevenson, R, Edwards, S, Freeman, J: Associated reactions: their value in clinical practice?. Physiother Res Int. 3, 1998, 69-75.

Sunnerhagen, KS, Svantesson, U, Lonn, L, et al.: Upper motor neurone lesions: their effect on muscle performance and appearance in stroke patients with minor motor impairment. Arch Phys Med Rehabil. 80, 1999, 155-161.

Tabary, JC, Tabary, C, Tardieu, G, et al.: Physiological and structural changes in the cat soleus muscle due to immobilization at different lengths by plaster casts. J Physiol. 224, 1972, 231-244.

Tang, A, Rymer, WZ: Abnormal force-EMG relations in paretic limbs of hemiparetic human subjects. J Neurol Neurosurg Psychiatry. 44, 1981, 690-698.

Taub, E: Somatosensory deafferentation research with monkeys: implications for rehabilitation medicine. In Behavioral psychology in rehabilitation medicine: clinical applications. 1980, Williams and Wilkins, Baltimore, 371-401.

Teixeira-Salmela, LF, Olney, SJ, Nadeau, S, et al.: Muscle strengthening and physical conditioning to reduce impairment and disability in chronic stroke survivors. Arch Phys Med Rehabil. 80, 1999, 1211-1218.

Thach, WT, Montgomery, EB: Motor systems. In Pearlman, AL, Collins, RC (Eds.): Neurobiology of disease. 1990, Oxford University Press, Oxford, 168-196.

Thilmann, AF, Fellows, SJ: The time-course of bilateral changes in the reflex excitability of relaxed triceps surae muscle in human hemiparetic spasticity. J Neurol. 238, 1991, 293-298.

Thilmann, AF, Fellows, SJ, Garms, E: The mechanism of spastic muscle hypertonus: variation in reflex gain over time course of spasticity. Brain. 114, 1991, 233-244.

Thilmann, AF, Fellows, SJ, Ross, HF: Biomechanical changes at the ankle joint after stroke. J Neurol Neurosurg Psychiatry. 54, 1991, 134-139.

Thilmann, AF, Burke, DJ, Rymer, WZ: Preface. In Thilmann, AF, Burke, DJ, Rymer, WZ (Eds.): Spasticity: mechanisms and management. 1993, Springer-Verlag, Berlin:v-vi.

Toffola, ED, Sparpaglione, D, Pistorio, A, et al.: Myolectric manifestations of muscle changes in stroke patients. Arch Phys Med Rehabil. 82, 2001, 661-665.

Tsuji, I, Nakamura, R: The altered time course of tension development during the initiation of fast movement in hemiplegic patients. Tohoku J Exp Med. 151, 1987, 137-143.

Turton, A, Lemon, RN: The contribution of fast corticospinal input to the voluntary activation of proximal muscles in normal subjects and in stroke patients. Exp Brain Res. 129, 1999, 559-572.

van der Meche, FGA, van der Gijn, J: Hypotonia: an erroneous clinical concept?. Brain. 109, 1986, 1169-1178.

Vattanasilp, W, Ada, L, Crosbie, J: Contribution of thixotropy, spasticity, and contracture to ankle stiffness after stroke. J Neurol Neurosurg Psychiatry. 69, 2000, 34-39.

Visser, SL, Oosterhoff, E, Hermans, HJ, et al.: Single twitch contraction curve in patients with spastic hemiparesis in relation to EMG findings. Electromyogr Clin Neurophysiol. 25, 1985, 63-71.

Walshe, FMR: Contributions of John Hughlings Jackson to neurology. Arch Neurol. 5, 1961, 119-131.

Whitehead, NP, Weerakkody, NS, Gregory, JE, et al.: Changes in passive tension of muscle in humans and animals after eccentric exercise. J Physiol. 533, 2001, 593-604.

Williams, RG: Sensitivity changes shown by spindle receptors in chronically immobilized skeletal muscle. J Physiol. 306, 1980, 26P-27P.

Williams, PE, Goldspink, G: Changes in sarcomere length and physiological properties in immobilized muscle. J Anat. 127, 1978, 459-468.

Wilson, LR, Gandevia, SC, Inglis, JT, et al.: Muscle spindle activity in the affected upper limb after a unilateral stroke. Brain. 122, 1999, 2079-2088.

Winter, DA: Concerning the scientific basis for the diagnosis of pathophysiological gait and for rehabilitation protocols. Physiother Can. 37, 1985, 245-252.

Winters, JM, Klewano, DG: Effect of initial upper-limb alignment on muscle contributions to isometric strngth curves. J Biomech. 26, 1993, 143-153.

Witzmann, FA, Kim, DH, Fitts, RH: Hindlimb immobilization: length-tension and contractile properties of skeletal muscle. J Appl Physiol. 53, 1982, 335-345.

Young, JL, Mayer, RF: Physiological alterations of motor units in hemiplegia. J Neurol Sci. 54, 1982, 401-412.

Zajac, FE: Muscle and tendon: properties, models, scaling, and application to biomechanics and motor control. Crit Rev Biomed Eng. 17, 1989, 359-411.

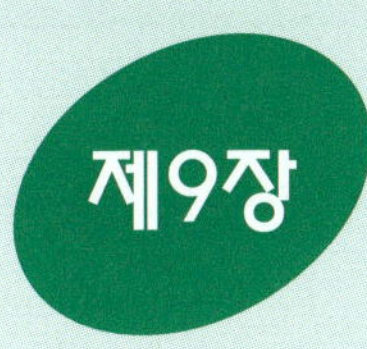

소뇌성 조화운동못함증

CEREBELLAR ATAXIA

저자 Phu Hoang

학습내용

1 개요
2 소뇌의 기능적 역할
3 소뇌의 기능적 영역
4 적응과 운동학습에서 소뇌의 역할
5 병인론
6 임상 징후
  조화운동못함증
  적응적 운동 행동
  운동 수행력 결손
7 임상 사정, 측정, 평가
  임상 신경학 검사
  운동 수행력 검사
8 훈련

조화운동못함증ataxia 또는 실조증—질서가 없다는 뜻의 그리스어 ataxia에서 유래—은 수의적 운동이 일어나는 동안 발생할 수 있는 여러 비정상적인 움직임을 설명하는 용어다. 이 용어는 협응이상incoordination, 움직임 지연, 목표에 정확하게 도달하지 못하는 운동거리조절이상dysmetria, 지속적인 힘과 리듬으로 움직임을 수행하지 못하는 상반운동 반복수행 장애dysdiadochokinesia, 그리고 떨림 혹은 진전tremor 등의 증상을 포함한다. 이 장에서는 주로 움직임 조절과 관련하여 소뇌의 역할, 소뇌 병변의 원인 및 병리학, 그리고 소뇌 기능부전을 나타내는 임상적 징후들에 대해 논의한다. 또한 소뇌 병변이 있는 환자의 움직임에 대한 생체역학적 연구 결과를 살펴보고 논의한다. 소뇌 병변이나 소뇌 기능부전으로 발생하는, 관찰 가능한 결손들의 기저 메커니즘이 명확하게 밝혀지지 않았기 때문에, 운동 훈련 중재를 계획하는 데 생체역학적 연구와 그와 관련된 설명들이 더욱 유용한 지식으로 작용할 듯 하다.

1 개요

움직임 조절은 중추신경계 전반에 분산되어 일어난다. 소뇌는 이러한 분산된 시스템 내에서 다른 중추신경계 부위들, 즉 운동겉질, 바닥핵, 안뜰계통, 척수 운동계통과 긴밀하게 협력하여 기능한다(Guberman 1994). 소뇌의 역할은 눈 움직임과 말하기를 포함하여 움직임의 시간 조절, 협응, 통합과 관련이 있다. 따라서 소뇌에 병변이 생기면 소뇌성 조화운동못함증으로 불리는 움직임 협응 장애가 나타난다. 소뇌성 조화운동못함증은 자세 불안정성과 협응적 움직임의 어려움, 율동적인 머리 흔들림이나 안구진탕증이라고 하는 눈의 급격한 불수의적 움직임 같은 증상을 나타내는 데 사용되는 기술적 용어다. 그러나 소뇌와 그 연결 부위 손상 시에 나타나는 여러가지 운동조절 장애를 특정 소뇌의 기전과 연관 짓는 것이 항상 가능한 것은 아니다.

소뇌 기능부전으로 인한 움직임 장애의 특성은 20세기 초 고돈 홈즈Gordon Holmes(1917, 1922a,b 1939)에 의해 처음 기술되었다. 지난 70년 동안 신경과학, 신경영상학 연구, 특히 생체역학 연구에서 나온 근거들을 통해 소뇌 병변과 관련된 운동수행 결손 및 기저 손상을 더 깊게 이해하게 되었다.

2 소뇌의 기능적 역할

소뇌는 뇌 전체 부피의 약 10%를 차지하지만, 뇌 전체 뉴런의 절반 이상을 포함하고 있다(Ghez 1991). 소뇌는 상호적인 신경 연결을 통해 안뜰, 척수 및 겉질 메커니즘을 조절한다. 구조적으로 소뇌는 두 가지 주요 부분, 즉 소뇌 겉질과 깊은 소뇌핵으로 구성되어 있다(자세한 내용은 아래 참조). 소뇌의 영역들은 대뇌의 여러 부위, 주로 대뇌겉질에서 오는 입력afferent 경로를 통해 정보를 받는다. 소뇌를 떠나는 출력efferent 경로는 소뇌 겉질에서 나온 신호가 소뇌 깊은핵을 통해 나가며 다시 대뇌겉질 및 다른 뇌 영역으로 투사된다. 소뇌는 척수로 직접적인 경로를 보내지 않지만, 최소 세 가지 시스템에 참여한다. 첫 번째는 자세와 눈의 움직임에 대한 안뜰 영향을 조절하는 안뜰-소뇌 시스템, 두 번째는 근긴장도, 자세 및 걷기를 조절하는 척수-소뇌 시스템, 세 번째는 숙련된 움직임을 조절하는 데 관여한다고 생각되는 대뇌-소뇌 시스템이다(Gordon 1990).

소뇌의 역할은 종종 움직임의 질을 향상시키는 것, 운동 활동을 조절하는 중추로서의 역할 및 시너지의 형성에 참여하는 것으로 묘사된다. 소뇌는 움직임이 일어날 때 근육 활성화 타이밍 조절과 순서를 결정하는 데 중요한 역할을 한다(Eccles 1977; Gilman et al 1981). 또한 소뇌는 주로 주요 하행 운동시스템의 출력을 조정함으로써 움직임과 자세를 간접 조절한다. 예를 들어, 근수축의 크기를 조절하는 방식으로 관여한다. 이런 식으로 소뇌는 의도된 움직임과 실제 움직임 간의 차이를 감지하는 비교기로서 역할을 하며, 상위 운동뉴런으로 다시 투사하여 오차를 줄인다. 소뇌는 의도한 바와 실제 수행을 비교하여 움직임 오류를 보상하는 역할을 한다(Ghez 1991).

소뇌는 이러한 역할을 수행하기 위한 연결을 갖추고 있으며, 말초와 중추신경계 모든 수준에서 입력을 받는다. 입력에는 움직임 계획과 곧 실행될 움직임과 관련된 뇌의 내부 되먹임—수반 방전corollary discharge 이라고도 함—이 포함된다. 또한 소뇌는 시각, 촉각, 고유감각, 청각 등의 감각 수용기로부터 외부 되먹임을 받아 움직임이 진행되는 동안, 의도된 움직임과 실제 움직임을 비교한다. 따라서 움직임이 의도된 경로에서 벗어날 경우 이를 교정할 수 있으며, 신경 신호를 수정하여 이후의 수정된 움직임으로 목표를 달성할 수 있게 한다.

전통적인 관점에서는 소뇌가 오직 운동기능에만 관여하는 것으로 생각했다. 그러나 근래에는 소뇌가 인지적 처리과정, 지각 및 언어와 관련된 기능에도 일부 관여한다는 근거가 많이 나오고 있다(Leiner et al 1993; Molinari et al 2002). 소뇌는 작업 기억, 다중 작업 또는 억제 같은 실행 처리과정으로 알려진 고차원적 인지 조절 과정과도 연관이 있다(Bellebaum & Daum 2007). 움직임과 지각-인지적 처리과정이 밀접하게 연관되어 있다는 점을 생각하면 당연한 사실이다. 결국, 우리는 환경에서 능동적 참여자로, 능동적으로 정보를 찾아내어 목표지향적 움직임의 효과를 최적화하고 우리가 설정한 목표를 달성하는 데 그 정보를 이용한다. 그러나 소뇌가 인지기능에 관여한다는 주제는 여전히 논쟁의 대상이다. 현재까지 나온 실증적 근거는 소뇌가 인지기능에 관여하는 메커니즘에 대한 설득력 있는 이론을 제시하기에 충분하지 않다(Timmann & Daum 2007; Glickstein & Doron 2008).

소뇌는 몸의 운동표상과 감각표상을 모두 포함하지만, 소뇌 병변은 마비나 심각한 근육 약화를 일으키지 않는다(Gordon 1990). 오히려 소뇌 손상은 손에 들고 있는 물체의 무게를 추정하고 비교하는 능력 같은 지각-인지적 결손을 초래할 수 있다(Holmes 1917, 1939; Mai et al 1989). 소뇌 국소 병변이 있는 소아 및 성인 환자를 대상으로 한 연구에서는 실행기능, 시공간적 기능, 언어 기능, 행동 기능에 영향을 미치는 인지 결손의 특징적 양상이 나타났다(Bugalho et al 2006). 또한 시간 간격과 움직이는 물체의 속력을 지각하는 능력이 손상된다는 보고도 있다(Leiner et al 1989, 1991; Schmahmann 1991). 소뇌는 추적 시스템으로서, 움직이는 물체나 몸 자체의 움직임을 추적할 필요가 있을 때 움직임을 조화롭게 조절하는 역할을 하며, 감각적 결과를 분석 시에도 역할을 한다(Paulin 1993). 흥미롭게도, 양쪽 소뇌 퇴행이나 한쪽 소뇌 병변이 있는 환자들이 양손을 사용하는 동작을 할 때 선행적인 자세 조절이 정상적으로 이루어진다고 밝힌 연구가 있다(Diedrichsen et al 2005). 이 실험에서 소뇌 손상 환자들은 한 손으로 물체를 들어 올리는 동안 자세를 유지하기 위해 물체를 잡고 있던 다른 손의 힘을 조정하고 줄일 수 있었다. 그러나 건강한 대조군과 비교했을 때 소뇌 환자들은 타이밍 조절이 좋지 않았다. 실험 데이터를 종합해 보면, 소뇌에 병변이 있을 경우 정상적으로 매끄럽게 이루어지는 움직임 실행과 협응이 방해를 받으며, 과제와 환경의 시공간적 요구에 맞게 의도를 실행하는 능력이 손상된다는 사실은 분명하다. 결과적으로 물체를 잡거나 조작하고, 걷거나 균형을 유지하는 등의 과제를 수행하는 능력이 손상된다.

3 소뇌의 기능적 영역

소뇌는 뚜렷하게 구별되면서도 동질한 해부학적 구조를 가지며, 세 개의 엽으로 나뉜다. 앞엽, 뒤엽, 타래결절엽이다. 세로 고랑은 중간 부분인 소뇌벌레[vermis]와 두 개의 반구[hemispheres]로 구분된다(그림 9-1). 그러나 현재 소뇌는 들어오는 신호, 즉 들신경과 나가는 신호인 날신경의 연결을 기준으로 세 개의 기능적 구역으로 나뉜다. 가장 안쪽 구역인 벌레구역, 중간구역, 바깥 구역이다. 소뇌의 모든 영역은 균형 조절과 보행을 조정하는 데 중요한 역할을 하며, 각각 다른 방식으로 기여한다(Morton & Bastian 2007). 타래결절엽은 분리된 기능적 영역으로(Morton & Bastian 2007), 안뜰핵[vestibular nuclei]과 안뜰계에서 오는 들신경 입력을 받는다. 타래결절엽에 있는 푸르키예[purkinje] 세포—또는 조롱박 세포—와 그물핵[reticular nuclei]은 안뜰핵에 직접 투사하여 눈 움직임, 균형, 이동 활동 조절에 직접 영향을 미친다.

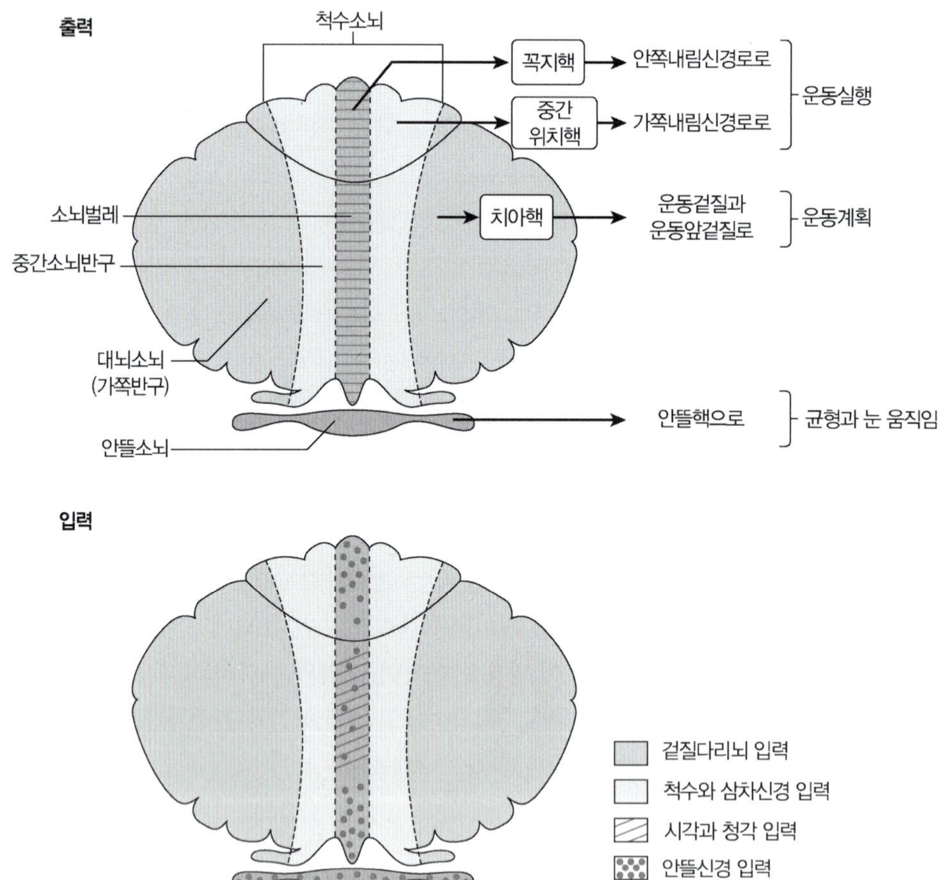

[그림 9-1] 소뇌의 세 가지 기능적 영역. 위 그림은 출력 경로, 아래는 입력 경로를 보여준다. (Ghez 1991에서 허가하 재인용)

소뇌의 가장 안쪽 구역인 소뇌벌레는 주로 안뜰계, 그물핵, 다리뇌핵pontine nuclei과 척수로부터 입력을 받는다. 소뇌벌레는 이동활동 패턴을 만드는 굽힘근과 폄근의 율동적 활동을 조절하며, 똑바로 선자세와 동적 균형 조절을 유지하며 폄근의 근긴장도를 조절하는 데 중요한 역할을 한다(Morton & Bastian 2007).

소뇌반구의 중간 영역은 배쪽과 등쪽 척수대뇌로spinocerebellar tract, 그물핵, 대뇌겉질 영역으로부터 입력을 받는다(Brodal & Bjaalie 1997). 이 영역은 적색핵red nucleus과 시상thalamus을 통해 대뇌겉질로 출력을 보낸다(Asanuma et al 1983). 고양이와 원숭이를 대상으로 한 연구에서 이 영역에 병변이 있어도 서 있기와 걷는 동안 자세와 균형에 거의 문제가 없었다고 보고하였다(Thach et al 1992). 이것은 중간 소뇌 영역이 서 있는 것과 자세를 조절하는 데 상당히 적은 역할을 하는 것으로 생각할 수 있다. 특히 더 정교함을 요구하는 상황에서 팔다리 움직임의 타이밍, 크기 궤적을 조절하기 위해 팔다리 위치를 잡고 작용근과 대항근의 작용을 조절하는데 더 중요한 역할을 하는 것으로 생각된다(Morton & Bastian 2007).

소뇌반구의 가쪽 영역은 주로 일차운동겉질primary motor, 운동앞겉질premotor, 일차몸감각겉질primary somatosensory, 뒤쪽마루겉질posterior parietal cortex로부터 입력을 받으며, 이마앞겉질prefrontal cortex과 관자엽겉질temporal cortex의 일부로부터 입력을 받는다(Brodal & Bjaalie 1997; Glickstein 1997). 그리고 소뇌는 다시 일차운동겉질, 운동앞겉질, 마루엽, 이마앞겉질과 다른 부위위들로 투사한다(Middleton & Strick 2001). 따라서 가쪽 구역은 미리먹임feed-forward 기전을 통해, 특히 빠른 움직임 동안 운동겉질 출력을 조절하여 팔다리의 정확한 제어, 대항근과 작용근의 상호작용 타이밍을 정밀하게 조절하여 손의 기민한 동작을 가능하게 한다. 이 영역은 강한 시각적 안내가 요구될 때 또는 새롭거나 복잡한 환경에서 정상적인 이동 패턴을 조절하는 데 중요한 역할을 한다(Morton & Bastian 2007).

따라서 상위 겉질 중추에서 운동패턴이 결정될 수 있지만 실행에 관한 세부사항은 겉질 아래 부위, 특히 소뇌의 다양한 영역에 의해 조절되는 것으로 보인다. 소뇌는 몸의 모든 움직임을 생각하지 않고도 자동으로 움직일 수 있게 해주는 역할을 한다(Eccles 1977).

4 적응과 운동학습에서 소뇌의 역할

소뇌가 운동 출력을 조정하는 기능적 역할을 한다는 것을 감안하면 소뇌가 조건이 변화함에 따라 과제의 요구에 맞추어 적응하는 운동 협응에서 중요한 역할을 한다는 것은 분명하다. 그래서 소뇌는 뇌의 재구성 및 적응 과정, 운동학습에 관여한다(Marr 1969; Glickstein 1992; Thach et al 1992; Halsband & Freund 1993). 운동학습은 우리가 숙련된 동작을 습득하고 이를 영구 기억에 저장하는 과정이며, 소뇌를 포함한 여러 뇌 영역이 관여한다(Saywell & Taylor 2008).

예기치 못한 상황에 맞게 움직임을 적응하는 것과 소뇌 올리브핵olivary 기능과 연관성이 있다는 주장이 있다(Thach 1980). 비장애인 대상자들을 움직이는 플랫폼 위에 서게 하고 지지면의 예기치 않은 동요에 반응하는 것을 관찰하는 고전적인 실험에서, 몇 번의 시도 후 대상자들은 새로운 조건에 맞춰 다리 근육 활성을 적응시켜 균형을 회복하였다(그림 7-6)(Nashner & Cordo 1981). 이 적응은 근육의 신장 반응을 조정하여 균형을 회복하는 학습 과정이다. 그러나 소뇌 병변이 있는 사람은 이런 방식으로 적응하는 데 어려움이 있으며, 근육 신장이 기능적이지 않거나 적응적이지 않다는 특징이 나타난다(Nashner & Grimm 1978).

운동학습은 비특이적인 반응이 고도의 선택적 연합association으로 전환되는 과정이다(Brooks 1986). 한 종설 연구에서는 소뇌가 운동학습에서 복잡한 역할을 한다고 제안하였다(Saywell & Taylor 2008). 저자들에 따르면, 이러한 역할은 두 가지 주요 범주로 나뉜다. 첫 번째 역할은 기술 습득과 정교함에 관여하는 것으로, 학습의 인지단계에서 연합단계까지의 연속적 과정을 포함한다(Molinari et al 1997; Petrosini et al 2003; Boyd & Winstein 2004). 두 번째 역할은 기술 자동화와 회상에 관여하는 것으로, 학습의 자동화 단계와 관련이 있다(Nicolson et al 1999; Nixon & Passingham 2001). 근거에 따르면 소뇌 병변 이전에 학습된 운동기술은 유지되어 접근할 수 있는 상태이지만(e.g., Petrosini et al 2003; Diedrichsen et al 2005), 새로운 환경에서 새로운 기술을 학습하는 것은 훨씬 어려울 수 있다(Diedrichsen et al 2005). 이런 사실은 물리치료사가 사정할 때 이전에 잘 학습되어 있고 자동화된 과제에 대한 정보를 구체적으로 파악하는 것이 중요하다는 점을 강조한다. 잘 학습된 운동 순서sequence는 치료의 기초로 활용될 수 있고 새롭게 학습해야 할 것을 줄여준다(Saywell & Taylor 2008).

요약하면, 소뇌가 관여하는 역할은 다음과 같다.

- 수의적 움직임의 시작과 조절
- 움직임 및 근육 작용의 타이밍
- 실시간 오류 수정
- 대뇌겉질 병변에 대한 보상
- 운동학습과 적응 조절

5 병인론

소뇌 병변은 뇌수종 또는 출산 시 저산소증 같은 발달 이상, 외상성 뇌손상, 뇌졸중, 종양이나 다른 공간 점유 병변, 뇌염 같은 감염질환, 다발성 경화증 같은 탈수초성 질환, 프리드리히Friedreich 조화운동못함증 같은 유전질환이나 가족성 질환, 퇴행성 질환, 점액부종myxoedema이나 월슨Wilson병 같은 대사 질환, 척추바닥동맥 혈류 부족 같은 혈관성 질환, 약물 및 알코올 중독에 의해 발생할 수 있다. 가장 흔한 원인은 외상성 뇌손상이다. 따라서 소뇌 기능부전의 징후만을 보이는 경우는 드물며, 이러한 징후는 보통 위운동신경세포 기능부전 징후와 함께 나타난다. 이것이 소뇌 병변 단독으로 기능부전이 발생한 사람에 대한 연구가 비교적 부족한 것을 설명하는 이유 중 하나일 수 있다.

6 임상 징후

한쪽 소뇌 병변은 같은 쪽 신체에 영향을 미친다. 기능적 하위 구역들의 들신경 신호와 날신경 신호의 연결을 감안하면, 소뇌 기능부전은 소뇌의 각기 다른 기능적 구역과 관련된 증상이 함께 나타날 것이다(Diener & Dichgans 1992). 예를 들어, 소뇌의 가쪽 구역에 병변이 있을 경우, 의도한 움직임과 다르게 협응적이지 못한 움직임이 나오며, 움직임 준비와 관련된 문제들을 보일 수 있다. 소뇌 기능부전의 다른 임상 징후로는 움직임의 시작과 타이밍 지연, 움직임 종료 지점에서의 떨림, 다관절 움직임의 시간적 협응 손상, 공간적 협응 손상 등이다.

안뜰 소뇌vestibulo-cerebellum 병변 혹은 안뜰계와의 연결에 병변이 있을 경우, 머리와 몸통 떨림이 동반된 자세 흔들림 증가, 걸을때 비틀거림 같은 균형장애와 안구진탕증nystagmus이 발생한다. 이런 기능부전들은 몸과 눈 움직임 조정에 필요한 안뜰계에서 오는 정보 사용에 어려움이 있어 발생하기 때문에, 누운 자세처럼 완전히 지지된 상황에서는 결함이 나타나지 않는다.

소뇌 중심구역 병변은 들신경 정보가 업데이트되지 않아 생길 수 있는 문제들을 일으킨다. 게다가 병변이 있는 환자는 변화하는 상황에 적응하는 데 어려움을 겪는다. 그 결과, 근육 힘 크기와 근육 활성화 타이밍이 현재 동작 상황에 맞지 않을 수도 있다. 중추 병변이 있는 사람들은 준비성 자세조절의 부재 또는 감소, 근육 활성화 시작의 부적절한 타이밍, 힘 생성 부족과 함께 균형 이상을 보인다. 힘 생성능력 손상이 분명하게 나타나는 대표적인 동작은 점프와 뛰기다. 독립적으로 걸을 수 있는 환자라도 이런 동작을 수행하기 어렵다. 고든 홈즈가 기술한, 기능부전 분류에 사용되는 특징적 임상 징후는 다음과 같다(Gordon 1990).

- 거리측정이상
- 협응 이상
- 교대운동조절이상
- 반동 현상rebound phenomenon
- 떨림
- 근육긴장저하
- 발음이상dysarthria
- 안구떨림(안구진탕증)

소뇌 병변이 있는 사람을 대상으로 움직임을 분석한 연구들과 건강한 사람이 일상생활 동작과 실험실 과제를 수행하는 것을 연구한 자료들이 축적되면서, 오래 전에 고든 홈즈가 제시한 운동손상 양상을 보다 분명하게 이해할 수 있게 되었다.

임상 실무에서는 여전히 홈즈가 사용한 용어들을 사용한다. 그러나 점차 더 많은 생체역학 용어들이 문헌에 등장하고 있다. 이러한 용어들은 물리치료사가 운동수행을 분석하고 기술하고 측정할 때 도움이 된다.

조화운동못함증

조화운동못함증은 움직임의 비정상적인 협응을 설명하는 일반 용어다. 움직임 속도, 움직임 진폭, 힘과 방향의 정확성 측면에서 결함이 있음을 나타낸다(Brown et al 1990). 조화운동못함증은 다음과 같은 움직임 문제들을 포함한다.

거리측정이상

거리측정이상[dysmetria]은 움직임의 크기가 부정확하고 힘 배분이 잘못되어, 근육 힘의 타이밍에 문제가 있는 소뇌성 조화운동못함증의 전형적 증상이다(그림 9-2B). 이 증상에는 움직임 크기가 과도하게 나타나거나 목표물에서 과도하게 벗어나는 거리측정과다[hypermetria] 형태와 움직임의 크기가 부족하게 나타나거나 목표물에 못 미치는 거리측정부족[hypometria] 형태가 있다(그림 9-3). 거리측정과다 증세는 작고, 빠른, 목표 지향적 움직임이나 자세 조정 시에 더 두드러지게 나타나며, 거리측정부족 형태는 작은 진폭의 느린 움직임에서 더 분명하게 나타난다(Diener & Dichgans 1992). 소뇌성 거리측정이상은 팔과 다리의 몸쪽 그리고 먼쪽 모두에서 발생하며, 단일관절 움직임과 다관절 움직임에 영향을 미치고, 가능한 한 빠르게 수행되는 움직임에서 더욱 두드러지게 나타난다(Manto 2009). 관련된 기저 손상은 작용근과 대항근 관계, 그리고 작용근 수축 기간과 관련이 있을 것으로 생각된다(Hallett et al 1975; Brooks & Thach 1981; Becker et al 1990).

거리측정이상이 있는 사람들에 대한 여러 연구에 따르면, 움직임 종료 시 특히 움직임을 제동하거나 감속하는 데 어려움을 보인다(그림 9-4). 예를 들어, 소뇌 병변이 있는 사람에게 탄성적[ballistic] 팔꿈치 굽힘 운동을 하게 했더니 위팔두갈래근과 위팔세갈래근의 동시수축이 일어나 결과적으로 거리측정부족 형태의 움직임이 나타났다고 보고되었다(Hallett et al 1975). 그러나 이런 연구에서 보이는 운동조절 기능부전이 병변 자체로 인해서 발생한 것인지 아니면 운동조절 결손이 있음에도 불구하고 효율적으로 움직이기 위해 대상자가 만들어낸 적응 전략의 결과로 인한 것인지를 결정하기는 어렵다. 여러 연구들에서 보이는 변동성은 과제에 따라 개인마다 사용하는 움직임 전략이 다르기 때문인 것으로 보인다(Brown et al, 1990). 또한 거리측정이상은 지각-운동 결손 때문에 발생한다는 주장도 있다. 자신이나 다른 사람의 움직임 속도를 판단하거나 움직임의 결과를 예측하기 어려우면 동작 오차가 발생할 수 있다(Leiner et al 1991; Paulin 1992 1993).

움직임 시작 지연은 반응 시간 증가로 나타나는데(그림 9-2A)(Marsden et al 1977; Meyer-Lohmann et al 1977; Diener et al 1992), 이는 운동겉질에서 움직임 관련 뉴런의 발화 시작이 지연되어 발생하는 것으로 보인다(Diener et al 1993). 이 지연은 여러 연구에서 관찰되었으며, 모든 관절의 빠른 움직임과 느린 움직임에서 관찰되었다(Beppu et al 1984). 치아핵[dentate nucleus] 병변이 있는 원숭이를 대상으로 한 연구에서는 운동겉질로 출력을 전달하는 겉질-다리뇌-새소뇌 회로가 움직임 시작에 관여한다는 것을 밝혔다(Spidalieri et al 1983; Beaubaton et al 1984). 신경생리학적 근거는 소뇌 겉질과 치아핵 뉴런이 운동겉질 뉴런보다 먼저 발화 빈도를 변경한다는 연구 결과에서 확인할 수 있다(Vilis & Hore 1980; Hore & Flament 1988).

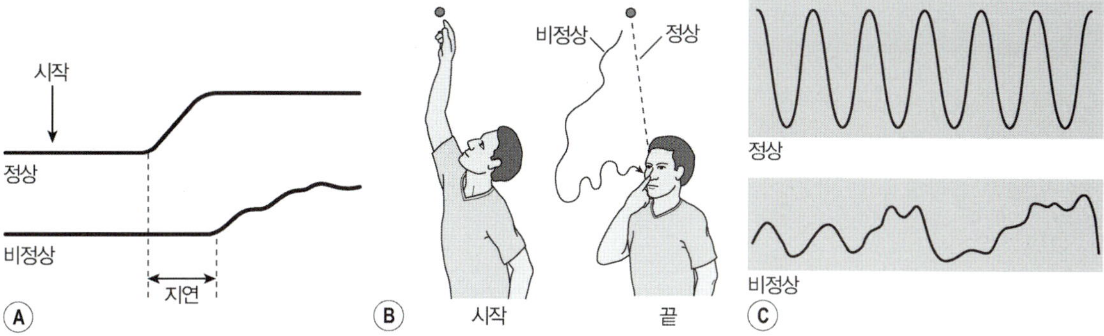

[그림 9-2] 소뇌 질환의 전형적 임상 징후. (A) 시작 신호에 양팔을 굽히도록 요구했을 때, 대상자는 정상쪽 팔보다 비정상쪽 팔을 더 늦게 움직인다. (B) 머리 위에서 코 끝을 향해 손을 움직일 때, 손이 코에 가까워질수록 떨림이 증가하는 거리측정이상이 나타난다. (C) 아래쪽 기록에서 교대운동조절이상이 나타난다. (Kandel et al 1991에서 Thach와 Montgomery 1990의 허가하 재인용)

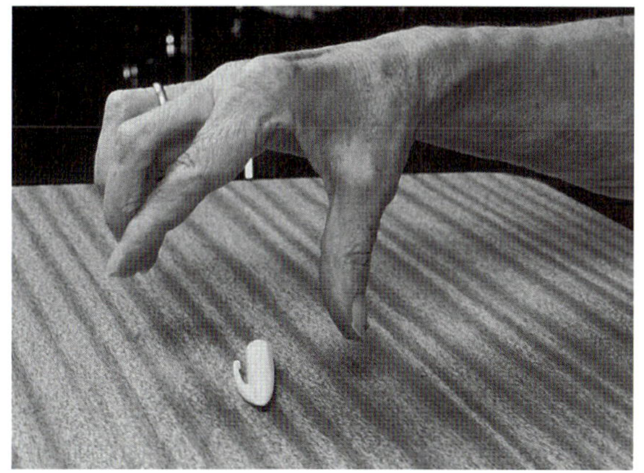

[그림 9-3] 펜 뚜껑을 잡으려고 할 때 손이 지나치게 넓게 벌어지는 모습. 거리측정이상를 의미함

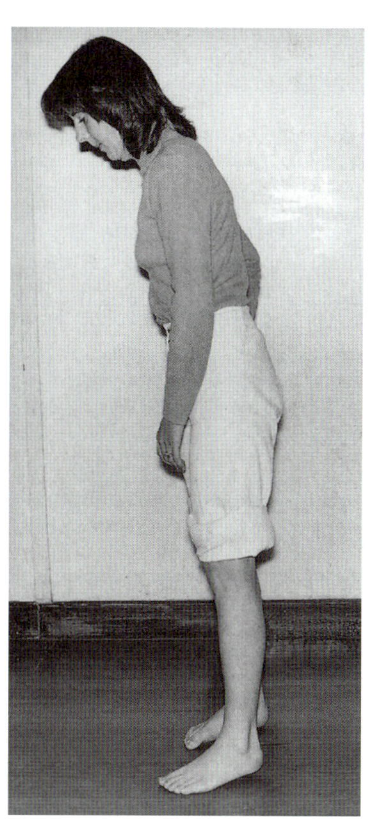

[그림 9-4] 걷기를 멈추라고 하면 움직임을 감속하고 정지하는 데 어려움이 있다.

반동 현상

반동 현상[Rebound phenomenon]은 움직임을 멈추지 못하는 현상으로, 작용근과 대항근 관계의 기능부전, 특히 움직임 제동과 관련된 문제를 말한다. 검사자가 저항을 줘서 대상자에게 팔꿉관절을 등척성으로 굽히게 한 후 저항을 갑자기 제거하면 대상자는 움직임을 멈추지 못하고 분절이 멈춰야할 지점을 지나치게 벗어나 반동하는 현상을 보인다. 이는 거리측정과다 유형에 해당하며 대항근 반응 지연의 영향을 보여주는 것이다(Diener & Dichgans 1992).

교대운동조절이상

교대운동조절이상[dysdiadochokinesia]은 빠른 교대 움직임 수행이 어려운 상태를 나타낸다. 팔을 빠르게 엎침과 뒤침하거나 반복적으로 손가락을 두드리는 등 빠른 교대 움직임을 수행할 때 보이는 불규칙한 움직임 패턴을 지칭한다. 움직임은 어설프고 느리게 수행된다. 대상자가 움직임을 지속하면 오차가 증가하고, 움직임 범위가 동작에 필요한 것보다 더 커진다(그림 9-2C).

떨림

떨림은 작용근과 대항근 교대 수축으로 인해 관절 주위에서 발생하는 진동성 움직임이다. 떨림은 팔다리 움직임 도중에 발생하며, 휴식 중에는 나타나지 않기 때문에 의도성[intention] 떨림, 운동성[kinetic] 떨림 혹은 목표 지향성 떨림이라고 불린다. 의도성 떨림은 주로 손가락을 코에 대는 검사를 통해 검사한다. 이 떨림은 환약 돌리기[pill rolling]로 알려진, 손가락을 비비는 동작인 파킨슨병의 안정시[resting] 떨림과는 다르다. 임상 전문가들에게 유용한 참고가 될만한 떨림 분류 체계가 있다(Deuschl et al 1998). 소뇌성 떨림은 움직임이 종료되는 시점에 가장 두드러지기 때문에 흔히 종료[terminal] 떨림이라고도 하며, 움직임 전체 범위에서 나타난다(Holmes 1939). 시각적 단서를 사용하면 떨림이 더 심해지기도 한다(Sanes et al 1988). 소뇌성 떨림은 움직임 감속 단계 조절이 어려운 것과 관련이 있다. 자세성 떨림이나 몸통 떨림 - 흔들림 - 은 대상자가 서거나 앉아 있을 때 나타난다. 대항근들 간의 의도적 자세 협력수축이 일어나지 않아 신체 전체에서 부정확한 교정 움직임이 일어나기 때문에 자세성 떨림이 일어난다는 주장도 있다(Brooks 1986).

협응이상

협응이상[dyssynergia]은 '움직임 분해[decomposition of movement]'라고도 하며, 작용근과 대항근, 다른 협력근 간 협응이 되지 않는 상태를 말한다. 동작의 다양한 구성 요소들이 정상적으로 매끄럽고 순차적으로 수행되지 못한다. 다관절 움직임 구성 요소들의 상대적 타이밍 오류가 발생한다. 이러한 문제는 임상 검사 중 발뒤꿈치-정강이[heel-to-shin] 검사에서 명확하게 나타난다. 이 검사는 엉덩관절과 무릎관절이 하나의 연속적이고 유연한 움직임으로 굽혀졌다. 펴지는 동작을 이용한다. 그러나 소뇌 기능부전 환자는 각 관절 움직임을 따로따로 수행하여 '분해된' 움직임을 보인다. 또한, 몸의 먼쪽에서 발생한 움직임에 의해 만들어진 힘에 대응하여 몸쪽 관절을 고정하지 못한다.

근육긴장저하

근육긴장저하hypotonia는 일반적으로 수동적 움직임에 대한 저항 감소로 정의된다. 일부 소뇌 병변 환자에서 관절가동범위가 비정상적으로 증가하는 것으로, 수동성passivité 또는 신장성extensibilité이라고 부르기도 한다(André-Thomas et al 1960). 예를 들어, 손목관절을 일반적인 범위를 넘어 굽히거나 펼 수 있다. 위상성phasic 반사는 빠르게 나타나며, 팔다리가 지지되지 않은 상태라면 진자처럼 흔들리는 반응이 나올 수 있다. 무릎힘줄반사를 유발하면 진자 진동이 계속 나타난다고 알려져 있다.

소뇌 병변은 일부 뉴런에서 위상성 운동과 관련된 겉질 신경흥분을 감소시키므로(Hore & Flament 1988), 근육긴장저하는 이론적으로 척수 사이뉴런의 긴장성 배경 활동이 변화되어 생기는 것으로 설명이 가능하다. 또는 동적 근방추 반응이 소실되어 신장에 대한 근방추 반응이 떨어져서 생기는 결과일 수도 있다. 환자들은 근육의 '뻣뻣함stiffness'을 증가하는 데 어려움이 있는 것으로 보인다. 일부 연구자들에 따르면, 근육긴장저하는 병변 후 급성기에만 나타난다고 한다(Diener & Dichgans 1992). 그러나 그 기전은 여전히 명확하지 않으며 근육긴장저하가 무엇인지, 또는 그것이 독립적인 증상인지에 대해 명확히 알 수 없다. 전형적인 검사 방법인 진자 검사는 정상인과 소뇌 병변 환자를 구분하지 못하는 것으로 나타났다(van der Meche & van Gijn 1986).

발음이상

이 발음 장애는 언어의 상징과 의미는 정상적으로 전달 가능하나, 말하기의 기계적 측면이 손상된 상태다. 말하기가 어눌하고 늘어지는 증상을 보이며, 음절이 길어지는 특징을 보인다. 또한 구강 근육과 호흡의 협응이 떨어지기도 한다.

안구떨림

안구떨림—안구진탕증—은 요동치는 눈동자 움직임을 의미한다. 이 증상은 안뜰계통 기능부전의 징후이기도 하며, 소뇌의 타래결절엽 병변이 있을 때에도 나타날 수 있다. 한쪽에 병변이 있는 경우, 눈이 병변 쪽으로 치우쳐 진동하는 떨림이 발생한다.

위에서 언급한 모든 소뇌 기능부전의 특성은 운동 과제 수행 시 움직임 조절 저하로 이어진다. 이로 인한 문제점들은 다음과 같이 요약할 수 있다. 1) 움직임 진폭, 힘, 정확도 면에서의 오류, 예를 들어 팔뻗기나 보행 유각기 단계처럼 탄성적 움직임 시에 오류가 명확해진다. 2) 수의적 움직임과 관련된 자세조절 능력이 저하된다. 3) 동작의 유연성 상실, 즉 시너지 구성 요소들의 타이밍과 패턴 형성 능력이 저하된다. 환자들은 다양한 방법을 통해 조화운동못함증에 적응하려고 시도한다. 이러한 적응적 운동 행동은 아래에서 설명한다.

적응적 운동 행동

뇌 기능부전이 있으면 운동 수행력이 불확실해지고 예측이 불가능해지기 때문에, 환자들은 종종 자신의 동작을 제한하고 지지면을 넓게 하여 팔을 바깥으로 펼쳐 몸을 뻣뻣하게 만든다(그림 9-5). 예를 들어, 이들은 움직여야할 범위를 줄이거나 거리측정이상을 보상하기 위해 한 분절이나 여러 분절을 고정하기도 한다. 물체를 조작할 때는 몸에서 멀리 떨어진 곳에서 물체를 다루기보다는 손을 몸 가까이 위치하거나 앞팔을 테이블 위에 지지한 상태에서 사용하는 경향이 있다(그림 9-6A). 팔을 뻗을 때 도달 속도를 줄이기 어려운 경우에는 지지면이나 물체 자체를 이용해 팔다리를 제동하는 방법을 사용하기도 한다(그림 9-7, 9-8). 이러한 행동들이 조절해야 할 관절과 근육의 수를 줄여준다.

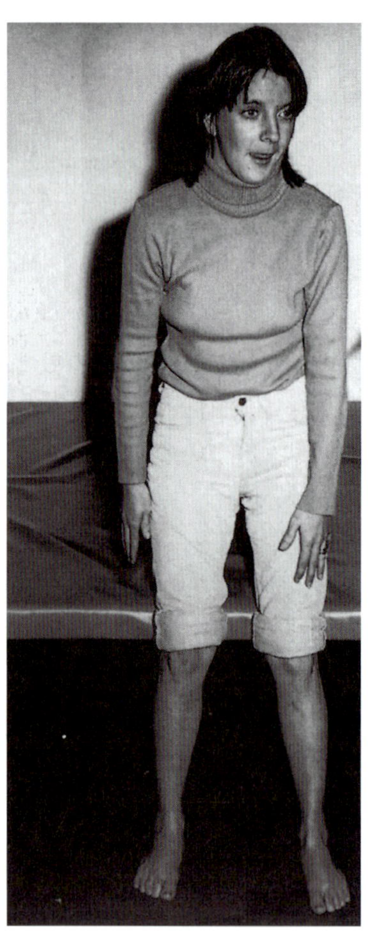

[그림 9-5] 전반적으로 균형 유지가 어렵다. 그림의 경우처럼 앉은자세에서 일어날 때처럼 모멘텀을 상당량 감속해야 할 때 더욱 그렇다. 넓은 지지면은 불안정한 균형의 전형적 특징이다.

운동 수행력 결손

소뇌 기능에 대한 많은 지식은 소뇌 병변이 있는 원숭이와 인간을 대상으로 한 연구에서 나온 것들이다. 움직임 분석 방법을 사용할 수 있게 되면서 건강한 사람과 소뇌 병변이 있는 사람이 수행하는 동작의 역학적 요소를 비교하는 연구들이 발표되었고, 그 덕분에 임상전문가들은 임상과 관련이 있는 운동 수행력 결손의 특성을 더 잘 이해할 수 있게 되었다. 많은 연구들이 단일관절 움직임을 대상으로 했기 때문에 연구 결과들을 기능적 운동 수행에 일반화하는 데는 한계가 있을 수 있다. 연구 결과들이 상충되는 것은 각 연구에서 대상자들이 수행한 동작의 유형이 다르기 때문일 수 있다. 다음 내용은 보다 기능적으로 관련성 있는 연구들을 검토한 것이다.

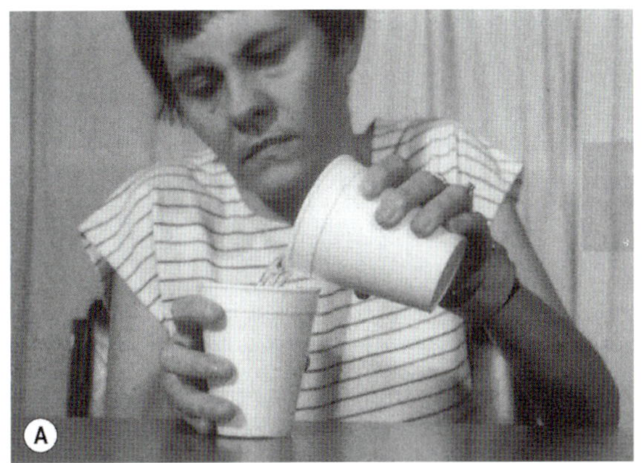

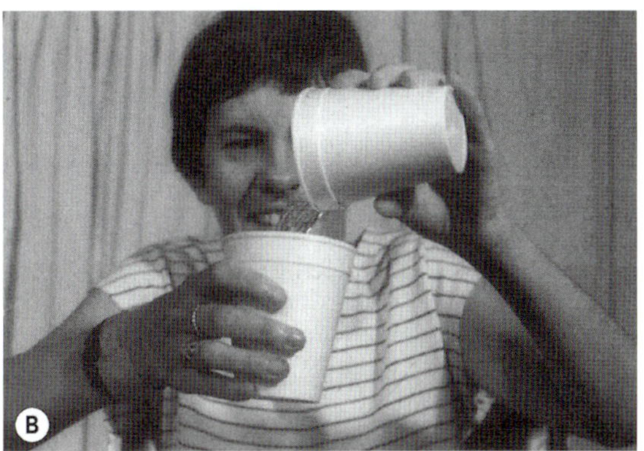

[그림 9-6] (A) 이 과제는 협응을 크게 요구하지 않는다. (B) 그러나 팔 지지 없이 한 컵에서 다른 컵으로 물 붓는 연습은 협응 요구가 증가한다.

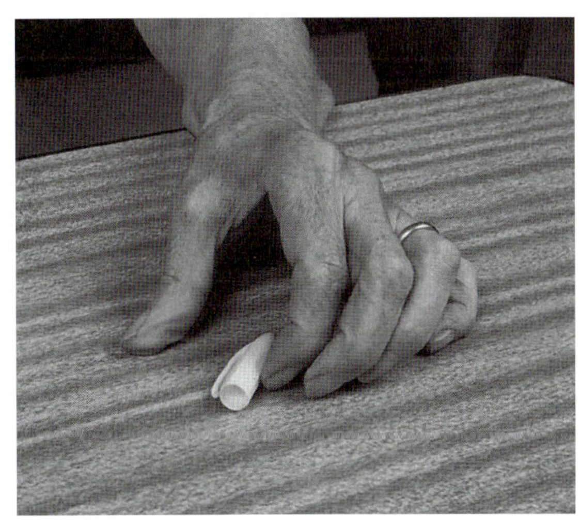

[그림 9-7] 거리측정이상이 있으면 펜 뚜껑을 집을 때 손 움직임을 제동하기 위해 테이블을 이용하는 식으로 적응한다(그림 9-3).

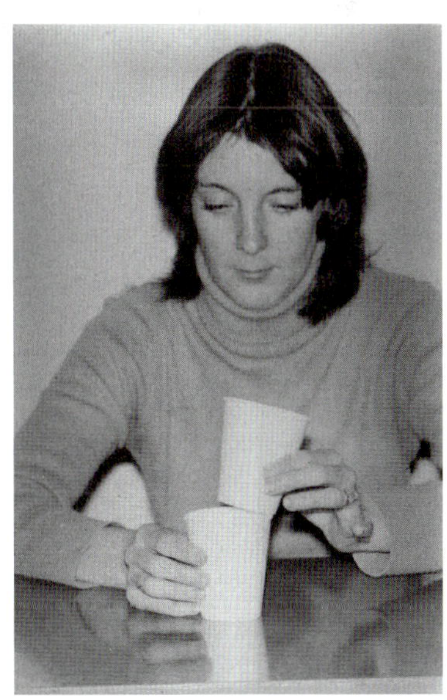

[그림 9-8] 한 컵을 다른 컵 안에 넣는 것은 어려워서, 컵을 이용하여 팔 움직임을 제동한다.

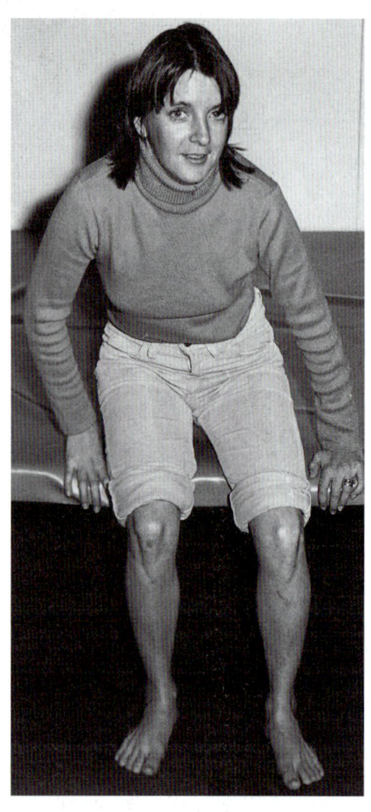

[그림 9-9] 지지를 위해 두 손을 자주 사용한다. 이 경우 몸을 수직으로 올리기 위해 손을 사용한다.

조화운동못함증 보행

소뇌 기능부전의 대표적인 특징 중 하나가 조화운동못함증 보행이다. 조화운동못함증 보행을 보이는 환자의 전형적인 특징은 넓은 지지면, 불안정함, 발디딤 불규칙성—방향과 거리 모두에서—과 보폭 길이 길이와 분당걸음수 감소다(Palliyath et al 1998). 환자에게 일자보행[tandem gait]을 요구하면, 소뇌성 조화운동못함증의 특징인 거리측정이상 징후와 부적절한 타이밍의 발디딤이 더욱 두드러지게 나타난다(Stolze et al 2002). 따라서 다른 기능적 검사와 더불어, 일자보행은 훈련뿐 아니라 예후 검사로도 사용할 수 있다.

자세 조정

자세 조정은 일반적으로 몸과 팔다리의 수의적 움직임과 함께 발생하거나, 그보다 앞서 일어난다(Belen'kii et al 1967; Bouisset & Zattara 1981; Cordo & Nashner 1982). 그리고 자세 조정을 만드는 근육 활성화 패턴은 그 과제가 수행되는 맥락과 과제에 특이적으로 발생하는 것으로 보인다(7장 참조). 자세 조정—근육 활성화 패턴과 분절 회전—은 몸을 적절한 위치로 옮겨, 앞으로 일어날 움직임으로 몸 평형이 불안정해지거나 불필요한 흔들림 또는 낙상이 일어나지 않도록 한다.

소뇌 병변이 있는 사람은 정지 상태—특히 서 있는 상태—를 유지하는 것이 어려우며, 신체 무게 중심이 일정 제한 범위를 벗어나는 움직임을 수행할 때마다 균형 문제가 분명하게 나타난다. 소뇌 기능부전이 있는 사람들은 자세 조정의 크기와 타이밍이 바뀌어 발끝 서기 과제를 잘 수행하지 못한다(Diener et al 1990, 1992). 몇 가지 생체역학 연구에 따르면, 균형을 유지하는 것이 어려운 것은 부분적으로 근육 동원의 정도와 시간을 적절하게 조절하지 못해서인 것으로 보인다. 이는 움직이고 있는 동안 그 상태에 관한 정보, 예를 들면 다관절 동작에서 분절 간 상호작용에 관한 정보를 이용할 수 없는 것과 관련이 있는 것으로 보인다. 또한 대상자들이 안뜰 기능부전과 말초 망막 정보 처리의 이상을 가지고 있을 수도 있다. 이에 대한 정보는 눈 움직임 관련 연구에서 보고된 바 있다(Hood & Waniewski 1984). 팔다리와 눈 움직임의 협응 장애가 균형에 영향을 미치듯이 이 두 가지 손상도 균형 조절에 영향을 끼칠 수 있다.

선자세에서 발끝으로 서기

발끝으로 서는 동작은 일반적으로 몸을 앞으로 옮기는 단계로 시작된다. 앞정강근, 넙다리네갈래근, 넙다리두갈래근과 다른 근육들이 발뒤꿈치를 들기 전에 활성화된다. 앞정강근은 정강이를 앞으로 움직여 몸을 앞으로 이동시키고, 넙다리네갈래근과 넙다리두갈래근은 발바닥굽힘근인 장딴지근에 의해 발목에서 펴는 힘이 만들어지기 전에 무릎을 안정시킨다(Diener et al 1992). 따라서 근육 활성화 타이밍과 힘 생산 패턴이 효과적인 수행에 중요하다. 한 연구에서는 소뇌 벌레구역 병변이 있는 18명을 대상으로 힘판 위에서 가능한 한 빨리 발끝 서기를 하라고 요구하였다(Diener et al 1992). 환자들의 수행 결과를 10명의 건강한 사람들의 것과 비교하였다. 대상자들의 동작은 비디오로 촬영하였고 다리 근육 몇 개에 선택적으로 근전도를 적용하여 기록하였다. 소뇌 징후가 있는 대상자 두 명은 이 과제를 수행할 수 없었다. 이 중 한 명은 넙다리네갈래근 활성이 매우 느리게 만들어졌으며 근활성이 장딴지근 수축 이후에 발생했다. 건강한 대상자들은 평균적으로 앞정강근 활성화 후 약 11ms 후에 넙다리네갈래근이 활성화된 반면, 소뇌 징후가 있는 대상자들은 평균적으로 앞정강근 활성화 후 105ms 후에 넙다리네갈래근이 활성화되었다. 그 결과, 대상자들이 발끝으로 서려하면 무릎이 굽어지면서 뒤꿈치가 다시 내려앉았다. 다른 대상자들도 정상 움직임과의 차이가 다양하게 나타났다. 모든 대상자들이 근육 활성이 지연된 것으로 타나났다. 팔과 손 움직임에 대해서는 Holmes 1917; Hallett et al 1975 참조하라. 이러한 연구 결과를 통해 임상적 징후인 협응 장애dyssynergiea에 관여하는 결손들의 특징을 보다 명확하게 이해할 수 있다. 협응 장애는 정상적으로 부드러운 움직임을 만드는 시너지 근육들이 결합할 때 시간적으로 문제가 있음을 의미한다. 앞에서 설명한 손상들이 흔히 나타나는 점프나 달리기에서의 어려움의 근본 원인일 수도 있다.

자세 흔들림

여러 연구에 따르면, 소뇌 징후가 있는 사람들은 서 있는 자세에서 흔들림이 증가한 것으로 나타났다(Mauritz et al 1981; Diener et al 1984; Dichgans & Diener 1987; Bronstein et al 1990). 그러나 소뇌벌레 구역의 퇴행성 병변이 있는 환자들에서는 흔들림이 감소한 사례도 보고되었다(Dichgans & Mauritz 1983). 알코올 중독자를 대상으로 한 자기공명영상 연구에서는 소뇌의 앞쪽 상부 벌레구역에 병변이 있는 사람들에서 자세 균형 손상이 관찰되었다(Sullivan et al 2006). 비장애인들에서도 자세 흔들림은 가변적으로 나오기 때문에, 가만히 서 있는 상태에서의 자세 흔들림이 균형 검사로서 관련성이 있는지는 명확하지 않다는 점은 주지해야 한다.

팔 동작

목표 지향적인 팔 뻗기, 가리키기, 그리고 특별히 설계된 실험실 과제를 포함한 팔 동작에 대한 여러 연구가 진행되었다. 이러한 과제들 중 다수는 일반적으로 대상자들이 가능한 한 빠르게 움직이도록 요구하지만, 그 결과는 기능 장애의 기저 메커니즘을 명확히 이해하는 데 도움이 된다.

협응적이지 못한 움직임은 일반적으로 팔 동작을 빠르게 수행하려고 할 때 두드러지지만, 느린 움직임 동안에도 나타날 수 있다. 일반적으로, 건강한 대상자가 숙련되지 않은 동작을 할 때는 숙련된 동작을 할 때와 비교하여 동시수축이 더 크게 일어난다고 알려져 있다. 물체에 팔뻗기 동작을 배우는 동안, 팔은 말초와 시각적 되먹임을 통해 안정화된다. 즉 움직임 경로나 궤적이 부드러워진다. 수행 능력이 향상되면 근육 동시수축이 감소한다. 작용근 활성화를 위한 발화가 빨리 일어나고 적절한 조절이 나올 때까지 대항근에 의한 제동 저항이 감소한다(Brooks 1986).

그러나 소뇌 장애가 있는 사람들은 천천히 움직이는 목표물을 따라 아래팔을 움직이는 과제를 할 때 팔꿈치 근육들의 동시수축이 건강한 사람들보다 훨씬 더 많이 나타난다(Beppu et al 1984). 심지어 팔꿈치, 손목 또는 손가락의 빠른 단일관절 움직임에 대한 연구에서도, 소뇌 기능부전 환자들은 검사가 이루어지는 관절에서 움직임이 과하게 커지는, 거리측정이상의 과다 증세를 보인다. 한 연구에서는 의도한 움직임을 관절범위 5° 정도의 작은 진폭으로 시행했을 때 거리측정이상의 과다 증세가 두드러지게 나타났다고 보고하였다(Hore et al 1991). 빠른 팔 동작 시에 나타나는 또 다른 특징은 최대 가속의 진폭 감소와 감속의 진폭 증가다(Hallett et al 1991; Hore et al 1991). 작용근 활성이 약하게 일어나고 길게 이어지면서 분절의 움직임 가속이 일어나는 것이 소뇌성 장애의 전형적 특징 중 하나다. 또한 감속은 빠른 움직임 뿐 아니라 단일관절 움직임과 다관절 움직임 시의 대항근 수축 지연과도 관련이 있다(Hallett et al 1975; Marsden et al 1977; Becker et al 1990; Hallett et al 1991; Hore et al 1991). 작용근 활성 기간이 증가하고 대항근 활성이 지연되는 것이 거리측정이상을 일으키는 것으로 보인다.

자연스러운 다관절 움직임에 대한 몇 안되는 연구 중 한 연구에서는 소뇌성 징후가 있는 사람들이 목표물을 향해 공을 던지는 동작을 관찰하였다(Becker et al 1990). 이 동작을 수행할 때 대상자들은 팔 작용근들이 팔꿈치 폄근, 손목 굽힘근, 그리고 손 열림 동작 순으로 정상적인 패턴으로 작용하였지만, 대항근인 위팔두갈래근 활성이 조기에 일어났다. 대상자들은 움직임을 연속적으로 하는 동안 손 움직임 방향을 일관되게 재현하는 데 어려움을 겪었으며 결과적으로 건강한 사람들보다 정확도가 떨어졌다. 팔뻗기 역학에 관한 후속 연구에서는 소뇌 기능부전이 있는 사람들이 움직임이 일어나는 동안 팔다리에서 발생하는 상호작용성 토크를 고려하여 근육 토크를 만들어 내는 데 어려움을 겪는다는 사실이 밝혀졌다(Bastian et al 1996).

7 임상 사정, 측정, 평가

임상 신경학 검사

협응적이지 못한 움직임에 관한 기저 증상들을 다룰 수 있는 일련의 검사들이 있다. 이 검사들은 원래 홈즈Holmes가 규정한 주요 임상 징후들을 검사하기 위해 설계되었다. 임상 전문가들이 움직임 결손을 보다 잘 파악하고 기술할 수 있게 해주는 유용한 도구다.

손가락-손가락 닿기 검사, 손가락-코 닿기 검사

손가락-손가락 닿기 검사finger-to-finger test는 환자가 팔을 뻗어 자신의 손가락을 검사자의 집게 손가락에 대는 검사다. 검사자는 팔을 수평으로 움직이면서 환자에게 검사자의 손가락을 쫓아 가능하면 빠르게 손가락을 가져다 대라고 요구한다. 다른 방법으로 손가락-코 닿기 검사finger-to-nose test를 할 수도 있다. 환자 자신의 손가락으로 자기 코 끝에 대었다가 빠르게 검사자의 손가락에 대게 한다. 움직임 시작 시에 지연이 나타날 수도 있고, 종료 시점 떨림과 운동거리조절이상이 나타날 수도 있다. 이 검사는 가능하면 선자세에서 시행한다. 팔이 움직이는 동안 자세 안정성과 관련된 어려움이 있는지도 살핀다. 검사자는 걸린 시간, 운동거리조절이상과 떨림 등의 징후 여부와 같은 특징들을 기록한다. 이 검사의 수정 버전은 외상성 뇌손상 환자를 대상으로 신뢰도 조사가 진행되었다. 물리치료사가 검사를 시행했을 때는 낮은 신뢰도를 보였지만, 시간 측정 부분에 대해서는 신뢰할만하다고 보고되었다(Swaine & Sullivan 1993). 흥미롭게도 소뇌조화운동못함증 환자를 대상으로 손가락-코 닿기 검사 했을 때 눈을 감고 했을 때와 눈을 뜨고 했을 때 유의한 차이가 없었다(Notermans et al 1994). 그러나 신뢰도가 낮다고 해서 이 검사가 종료 시점 떨림을 검사하는 데 유용하다는 점을 간과하면 안된다.

발뒤꿈치-정강이 검사

발뒤꿈치-정강이 검사heel-to-shin test는 누운 자세에서 한쪽 발뒤꿈치를 반대쪽 무릎 근처에 올린 다음 정강이를 따라 미끄러지듯 아래로 내리게 하는 검사다. 발뒤꿈치를 정확히 놓는 데 어려움이 있다면 거리측정이상의 징후를 나타낸다. 발뒤꿈치를 무릎에 놓는 방식으로도 협응이상 요소를 파악할 수 있다. 한 번의 협응 움직임으로 다리를 굽히기보다는 엉덩관절과 무릎관절을 따로따로 굽히는 식의 움직임 양상을 보일 수 있다.

반동 검사

팔꿈치를 약 90도 굽히고 저항을 주어 등척성으로 강하게 수축하게 한 다음 검사자가 갑자기 저항을 제거한다. 정상이라면 저항 제거 후 팔이 약간 움직이다가 원래 위치로 돌아온다. 그러나 소뇌 기능부전이 있는 경우, 팔 움직임이 멈추지 않고 계속해서 진행되며, 검사자가 막지 않으면 손으로 얼굴을 강하게 칠 수 있다. 위팔두갈래근 근전도 활동은 저항 제거 후에도 계속 유지되며, 위팔세갈래근이 지연되어 활성화된다. 정상적인 경우에는 저항 제거 후 약 50ms 후에 위팔두갈래근이 비활성화되고 그와 함께 위팔세갈래근이 활성화되는 것과는 대조적이다(Terzuolo & Viviani 1973).

빠른 교대 움직임 검사

교대운동조절이상[disdiadochokinesia]이 있는지를 알아보기 위해 시행하는 검사로, 대상자에게 한 손을 바닥에 대고, 손바닥을 뒤집는 동작 즉, 아래팔을 빠르게 뒤침과 엎침하도록 요구한다. 소뇌 기능부전이 있는 사람은 움직임이 느려지고 뒤침과 엎침 범위를 과도하게 크게 만들어, 교대적 움직임이 어려운 것처럼 보인다. 이 현상은 움직임 시작이 어렵고 움직임 끝부분에서 거리측정이상이 일어나기 때문에 발생하는 것으로 생각된다(Diener & Dichgans 1992).

롬버그 자세 흔들림 검사

롬버그[Romberg] 검사—또는 로므베르그 검사—는 선자세에서 시행한다. 환자에게 눈을 뜬 상태로 가만히 서서 어깨 높이에서 팔을 뻗으라고 하고, 그 다음에는 눈을 감고 같은 동작을 하게 한다. 소뇌성 조화운동못함증이 있는 경우 눈을 감은 상태에서 몸 흔들림이 증가한다.

의미 있는 정량적 검사를 개발하려는 시도들이 있었다. 한 연구에서는 조화운동못함증을 측정하기 위한 네 가지 정량적 검사—수정된 롬버그 검사, 정량적 손가락-코 닿기 검사, 양팔과 양다리의 두드리기 검사—모두 신뢰도가 있었으며, 두 가지 다른 척도와도 높은 상관관계를 보였다고 하였다(Notermans et al 1994). 롬버그 검사는 힘판을 사용하여 발 압력 중심을 측정함으로써 정량화할 수 있다(Black et al 1982).

운동 수행력 검사

기능적 활동에 대한 평가는 개인이 일상생활에서 겪는 문제를 명확히 파악하기 위해 필요하다. 적절한 검사들은 3장에서 다루었다. 기능적 수행을 평가할 때, 기능부전의 일차적 원인 때문에 활동이 제한된 것인지, 아니면 운동조절 결손에 적응하기 위해 환자 스스로 활동을 제한하는 것인지를 구분하는 것이 필요하다. 조화운동못함증 특성은 속도 변경을 요구하거나, 요청에 따라 멈추게 하거나, 방향을 변경하라고 요구할 때만 분명히 드러난다. 소뇌 병변 이후에는 흔히 움직임이 일관되게 조절되지 않기 때문에, 일관된 방식으로 수행한 반복 횟수나 주어진 시간 내에 성공적으로 수행된 반복 횟수를 기록하는 것이 진행 상황을 체크할 때 유용할 수 있다. 손 협응에 대한 두 가지 정량적 검사는 나선[spiral] 그리기 검사와 못[nail] 검사가 있다(Verkerk et al 1990). 나선 그리기 검사는 3장에서 다루었다.

임상전문가들이 건강에 미치는 영향과 치료 효과를 평가하는 데 도움이 될만한 다른 검사들도 있다. 예를 들어 1997년 세계신경학협회[World Federation of Neurology] 특별위원회는 ICARS(International Cooperative Ataxia Rating Scale)를 개발하였다. ICARS 척도는 자세와 선자세 장애, 팔다리 조화운동못함증, 발음 장애, 안구운동 장애를 구분하여 정량화하는 방식이다(Trouillas et al 1997). 그러나 이 척도는 객관성이 부족하다는 비판이 있다(Ferrarin et al 2005). 그외 BRAIN(bradykinesia akinesia incoordination) 검사는 측정 항목의 생리학적 기반에 관계 없이 컴퓨터에 연결된 키보드를 이용하여 교대적 손가락 두드리기를 수행하여 팔 움직임 속도, 정확성, 리듬성을 사정하는 검사다(Giovannoni et al 1999). 이 검사는 파킨슨병과 소뇌 기능부전에서 사용하는 임상 척도들과 높은 상관관계를 보였다. 다른 연구에서는 떨림이 있는 경우 조화운동못함증과 거리측정이상을 정량화하기 위한 방법으로 타겟 보드target board 검사를 제안하였다(Alusi et al 2003). 또한 걷기, 무릎-정강이 검사, 손가락-코 닿기 검사, 손가락-손가락 닿기, 이 네 가지 검사는 조화운동못함증 환자의 운동관련 문제를 더 잘 파악하는 데 도움이 되며, 재활 프로그램를 확정하고 추적관찰에 유용한 도구라고 제안한 연구도 있었다(Ferrarin et al 2005). 그 외에도 6MWT(6분 걷기 검사), TUG, 9홀 페그 검사 같은 기능적 검사도 있으며(3장 참조), 이 검사들은 소뇌 기능부전 환자의 진행 상황을 모니터링하는 데 유용하고 적합하다.

8 훈련

일반적으로 물리치료의 주요 목표는 신경근육계에 영향을 미치는 병변을 가진 모든 환자에서 동일하다. 즉, 환자가 어려움을 겪고 있는 동작을 최적화하고 효과적으로 수행할 수 있게 훈련하는 것이 목표다(2장 참조). 연습 기회를 제공할 수 있는, 잘 통제된 움직임과 목표 달성을 방해하는 특정 손상에 맞춰진 조직화된 훈련 프로그램은 급성 또는 만성 조화운동못함증에 효과가 있을 가능성이 크다. 예를 들어, 만성 소뇌성 조화운동못함증 환자들의 독립적 보행을 개선하기 위한 시행한 훈련 프로그램에서 긍정적 결과가 있었다(Balliet et al 1987). 트레드밀 또는 지면 체중지지 걷기훈련 시행으로 이동능력이 향상되었다(Cernak et al 2008).

조화운동못함증과 떨림을 감소하고 기능적 활동을 개선하기 위한 여러 물리치료 중재의 효과를 조사한 연구는 거의 없다. 그래서 물리치료 임상 실무를 뒷받침하는 과학적 근거는 아직 낮은 수준에 머물러 있다. 한 체계적 고찰에 따르면 소뇌 기능부전 훈련의 효과에 관한 연구는 9편에 불과했다(Martin et al 2009). 이 연구들도 대부분 증례 연구 또는 증례 시리즈 연구였다. 게다가 연구에 사용된 중재에 대한 적절한 세부 설명이 부족하다는 점과 걷기, 균형, 팔 검사처럼 특정 동작을 검사하는 운동 수행력 검사가 없다는 점 때문에, 연구에서 성공적이었던 방법을 실제 임상에 적용하기는 어렵다. 따라서 이 분야에는 더 질 높은 연구가 필요하다는 것은 명확한 사실이다.

그래도 소뇌 병변 특성과 관련된 운동조절 결손에 관한 이해를 바탕으로, 물리치료사들은 서술적declarative 기억을 이용하여 일상생활 기술들을 훈련시킬 수 있다(Saywell & Taylor 2008). 이 서술적 기억은 운동과제나 발병 이전에 가지고 있던 기술을 학습하는 과정에서 형성된 절차적 기억을 말한다. 환경적 요인도 훈련의 성공적 결과에 중요한 요소로 작용한다.

개별 동작에서 도달해야할 특이적 목표는 다음과 같다.

- 일어서기, 앉기, 걷기, 계단 및 경사로 걷기, 손 뻗어 물건 잡기 등과 같은 동작을 하는 동안 기능적 움직임을 향상하고 운동기술을 발달하기 위해
  - 너무 어려운 과제나 팔로 밀고 당기는 동작이 필요한 과제, 또는 점프나 달리기, 공 던지기처럼 빠른 작용근 개시 활동이 필요한 동작을 연습한다. 필요한 경우에는 외적 제약constraints을 사용한다(그림 9-10, 9-11).
  - 균형 조절 능력을 향상하기 위해 좁은 지지면에서 팔을 지지하지 않고 서서 일상생활 동작들을 훈련한다.
  - 공 튀기기 또는 배트로 공 치기처럼 타이밍 예측이 필요한 과제를 연습할 수 있게 훈련을 구성한다(그림 9-12).
  - 분절 간 조절 및 협응을 향상하기 위해 발을 고정하고 반복적으로 굽힘-폄 동작 같은 체중 지지 운동, 예를 들어, 일어서기와 앉기, 스쿼트, 계단 오르내리기, 발뒤꿈치 들고 내리기를 훈련한다(2장 참조). 부드럽고 연속적인 수행을 강조, 다양한 무게 저항, 체중, 웨이트 조끼 같은 것을 사용하여 저항을 다양화한다.
  - 앉거나 서 있는 상태에서, 물건을 집고 놓는 게임 같은 운동을 시행한다. 팔 조절이 어려울 경우 몸 가까이에서 팔을 사용하고, 점차 팔을 뻗는 거리를 늘려 시행한다. 또 선자세에서 벽에 손을 대고 푸시업을 한다거나, 무게가 실린 물건 당기기 같은 운동을 시행한다.
  - 요구 조건이 점점 어려워지는 것에 적응하고 그에 대응하기 위한 전략을 개발할 수 있는 과제를 연습하여 몸통과 팔다리의 동적 안정성을 훈련한다. 예를 들어, 일자걷기, 좁은 공간에서 걷기, 다양한 표면 위에서 걷기, 다양한 장애물 아래로 지나가기, 눈 뜨고 또는 감고 걷기, 움직임의 복잡성, 균형 요구, 속력을 점차 증가시키면서 천천히 움직임 시작하기 같은 훈련을 진행한다(Gill-Body et al 1997).
  - 위의 활동과 운동을 연습할 때,
    - 작용근과 대항근 활동을 조절하는 연습을 할 수 있도록 하기 위해, 다양한 진폭과 속력에서 부드러운 움직임을 하게 하고, 운동 범위 내 다양한 지점에서 멈추고 시작하는 연습을 하도록 격려한다.
    - 최대로 불안정한 범위에서 근육 조절을 훈련한다.

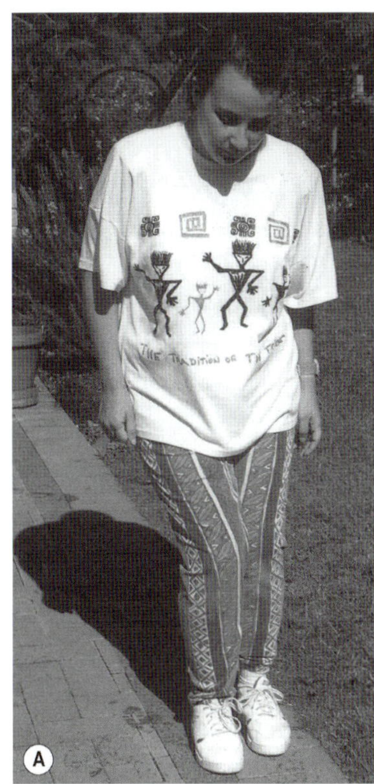

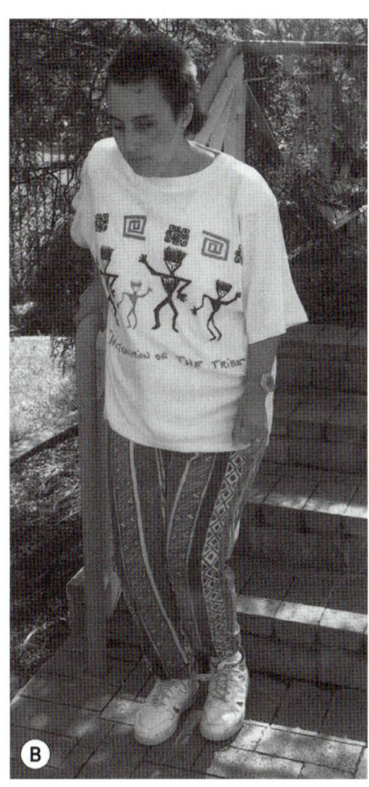

[그림 9-10] (A) 다리를 모은 상태로 좌우로 점프하기와 (B) 계단에서 점프하기. 이 두 동작은 멈춤 없이 반대 움직임 즉 굽힘 움직임에 대항하여 몸을 빠르게 위로 밀어 올리기 위한 빠른 폄근 활동이 필요한 동작이다.

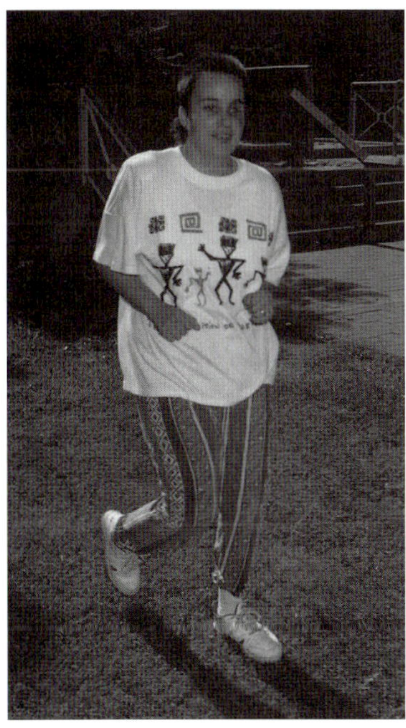

[그림 9-11] 조깅은 빠른 근육 활동이 반복적으로 나와야 하는 활동이다. 게임하는 식으로 지시에 따라 멈추고 시작하는 것도 연습한다.

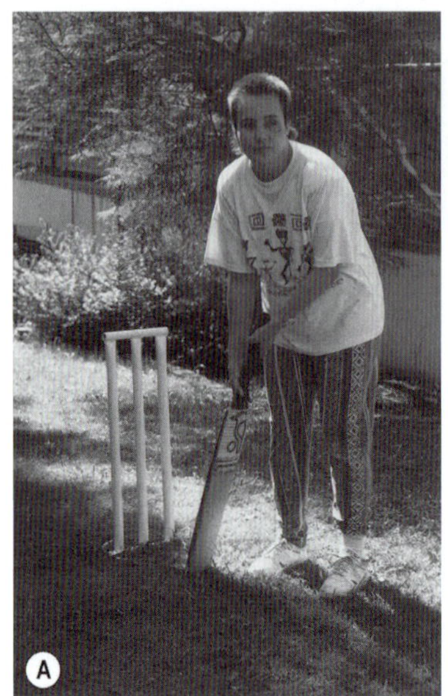

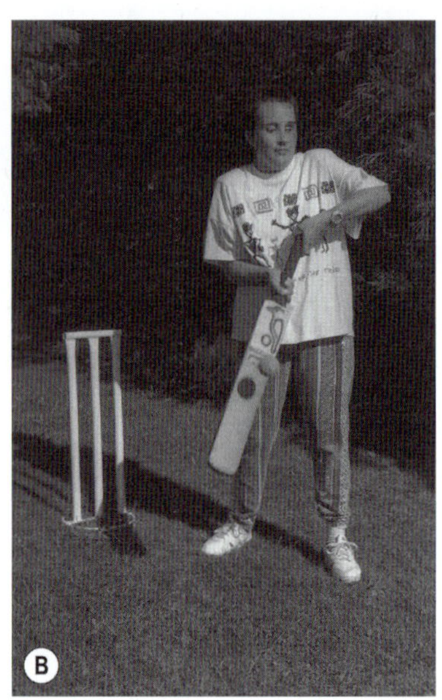

[그림 9-12] 크리켓cricket 게임은 균형과 협응을 향상할 수 있으며, 비교적 안정된 자세에서 (A) 공이 바닥에 있을 때, (B) 공을 때리기 위해서 배트를 들 때 눈-손 협응과 예측 접촉 시간time-to-contact을 연습할 수 있다.

- 연습하는 동안 보다 정확한 조절능력을 개발할 수 있도록 다음과 같은 요인에 변화를 주어 연습환경을 조성한다.
  - 지지면 상태
  - 시간 제약
  - 환경적 맥락

환자가 특정 동작을 더 잘 조절할 수 있게 되면 다음과 같은 사항으로 운동과 연습 복잡성을 증가시켜 수행 한계 지점에 도달하게 한다.

- 난이도를 증가하기 위해
  - 손을 이용한 지지를 못하게 한다.
  - 팔을 통한 지지 가능성을 줄인다.
  - 속력, 진폭, 방향, 힘의 변화를 요구하는 과제를 추가한다.
  - 균형 능력이 더 많이 필요한 상황을 만든다.
  - 앉기-서기나 걷기처럼 복잡한 동작을 할 때 지시에 따라 바로 멈추도록 요구한다.
  - 과제 수행 자동화를 촉진하기 위해 연습하는 동안 말을 하게 하여 동작에 덜 주의집중하게 한다.

다트 던지기, 크리켓 배트를 사용하여 수비하기—균형을 위해 배트를 지팡이로 사용—트레드밀 걷기, 농구대에 공 던지기처럼 흥미롭고 도전이 될만한 동작을 하는 데 중점을 둔다(그림 9-13). 각 동작들은 환자에게 특정한 요구를 부여하는데, 충분한 연습 기회가 주어지면 동작 조절 능력을 회복하는 데 도움이 된다. 트레드밀 걷기는 일정해서 예측이 가능한 외적 타이밍을 제공하며, 지지 하네스harness는 자세 조정의 필요성을 줄이고 낙상을 방지하며, 손을 사용하지 않고도 다리를 통한 체중 지지를 조절할 수 있게 한다(4장 참조). 바닥에 그려진 선을 넘거나 계단에서 뛰어 내리는 점프 동작(그림 9-10) 등을 이용하면 분절간 연결 움직임으로 빠른 힘 생성—특히 종아리 근육—을 연습할 수 있으며 구심성-원심성 근육 활동을 전환하는 것도 연습할 수 있다. 학습과 운동조절을 촉진하는 모든 훈련 프로그램이 그러하듯, 반복이 중요하며 과제와 환경 제약을 다양화하는 것도 중요하다.

다양한 형태의 증강 되먹임(2장 참조), 특히 시각 되먹임은 환자들이 동작을 더 잘 조절하는 데 도움이 된다. 예를 들어, 힘 생성에 대한 시각 되먹임은 만성 소뇌 환자가 낮은 수준의 등척성 손가락 힘을 유지하는 데 도움이 된다(Mai et al 1989). 중량을 사용하면 움직임 오류를 줄일 수 있으며(Sanes et al 1988), 부하 벨트는 손을 이용한 지지를 하지 않은 상태로 보행 연습을 하는 방법이 될 수 있다. 수십 년 전, 프렌켈Frenkel은 척수 질환과 관련된 감각성 조화운동못함증 환자를 위한 운동을 제안하였다. 이 운동 중 몇 가지는 시각 입력과 증강 되먹임을 제공한다. 환자들은 바닥에 그려진 선을 따라 걷거나, 평행한 두 줄 사이를 걷거나, 바닥에 그려진 발자국을 따라 걷는 식의 운동이다(Krusen et al 1971).

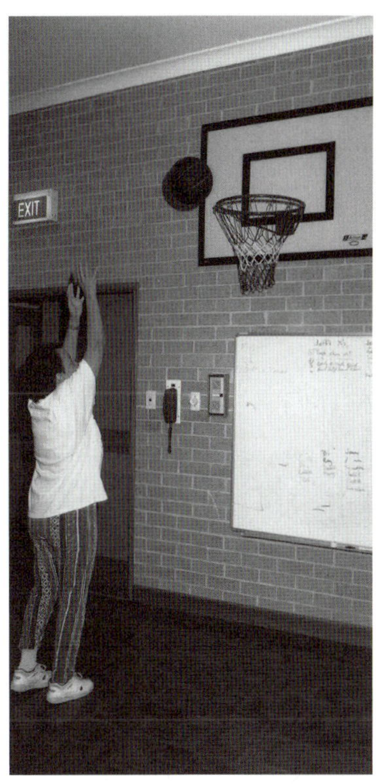

[그림 9-13] 목표물에 공 던지기. 환자는 아직 발뒤꿈치를 밀어 올릴 수 있을 만큼 빠르고 강력한 근육 활동을 생성하지 못한다. 발뒤꿈치 들기 운동으로 종아리 근육의 힘과 조절 능력을 향상할 수 있다.

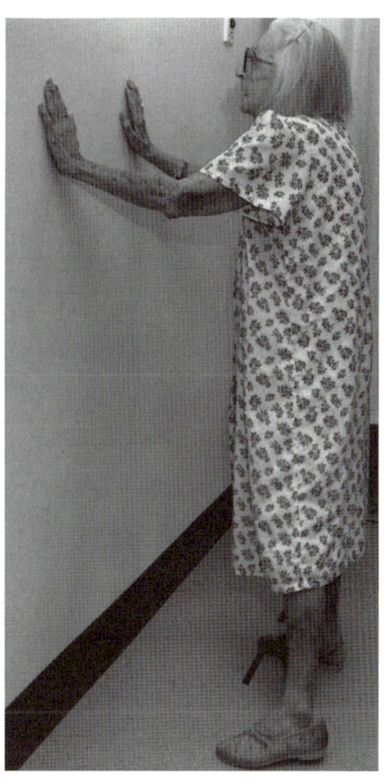

[그림 9-14] 옆으로 걷기. 벽을 이용하면 약간의 지지를 할 수 있으며 몸을 계속 앞쪽에 둘 수 있다.

앉은자세나 선자세를 독립적으로 유지할 수 없는 환자의 경우, 수정된 방식으로 동작을 연습할 수 있다. 예를 들어, 팔을 테이블에 지지한 상태로 앉기, 팔을 뻗고 벽을 짚은 상태에서 옆으로 걷기(그림 9-14), 테이블에 손을 올린 상태에서 일어서고 앉기, 천장에서 매달린 하네스를 사용해 선 상태에서 안전하게 걷기 등이다.

결론적으로, 현재까지는 보행 보조기구와 팔다리 중량을 사용하여 활동 제한을 보상하는 것 이외에 다른 치료 방법을 개발하기 위한 관심이 많지 않았다(Martin et al 2009). 그러나 소뇌 손상이 있어도 운동학습이 가능하다는 증거가 많아지고 있다(Boyd & Winstein 2004; Lacourse et al 2004; Ioffe et al 2006). 이 근거들은 지지할 때 팔을 사용하지 않도록 하면서 반복적으로 연습하고, 그와 함께 환자의 최대 능력에 도전하고 연습하도록 장려하는 과제지향적 훈련과 운동을 하면 급성 또는 만성 조화운동못함증 환자들이 향상될 가능성이 크다. 어느 운동 프로그램을 시행하든간에 성공적인 치료를 위해서는 적절한 예후를 이끌어낼만한 상세한 훈련 프로그램이 필수다. 그러나 소뇌성 조화운동못함증 훈련에서 물리치료 효과를 입증하는 질 높은 연구는 아직 부족하다. 게다가 특정 운동조절 손상과 이차적 적응을 치료하는 방법에 관한 문헌도 부족한 상황이다.

참고문헌

Alusi, SH, Glickman, S, Patel, N, et al.: Target board test for the quantification of ataxia in tremulous patients. Clin Rehabil. 17, 2003, 140-149.

André-Thomas, A, Chesni, Y, Saint-Anne Dargassies, S: The neurological examination of the infant. 1960, Heinemann, London.

Asanuma, C, Thach, WT, Jones, EG: Anatomical evidence for segregated focal groupings of efferent ramifications in the cerebellothalamic pathway of the monkey. Brain Res Rev. 5, 1983, 267-297.

Balliet, R, Harbst, KB, Kim, D, et al.: Retraining of functional gait through the reduction of upper extremity weight-bearing in chronic cerebellar ataxia. Int Rehabil Med. 8, 1987, 148-153.

Bastian, AJ, Martin, TA, Keating, JG, et al.: Cerebellar ataxia: abnormal control of interaction torques across multiple joints. J Neurophysiol. 76, 1996, 492-509.

Beaubaton, D, Trouche, E, Legallet, E: Neocerebellum and motor programming: evidence from reaction-time studies in monkeys with dentate nucleus lesions. In Kornblum, S, Requin, J (Eds.): Preparatory states and processes. 1984, Erlbaum, London, 303-320.

Becker, WJ, Kunesch, E, Freund, H-J: Coordination of a multijoint movement in normal humans and patients with cerebellar dysfunction. Can J Neurol Sci. 17, 1990, 264-274.

Belen'kii, VY, Gurfinkel, VS, Palt'sev, YI: Elements of control of voluntary movements. Biofitzika. 12, 1967, 134-141.

Bellebaum, C, Daum, I: Cerebellar involvement in executive control. Cerebellum. 6, 2007, 184-192.

Beppu, H, Suda, M, Tanaka, R: Analysis of cerebellar motor disorders by visually guided elbow tracking movement. Brain. 107, 1984, 787-809.

Black, FO, Wall, C, Rockette, HE, et al.: Normal subject postural sway during the Romberg test. Am J Otolaryngol. 3, 1982, 309-318.

Bouisset, S, Zattara, M: A sequence of postural movements precedes voluntary movement. Neurosci Lett. 22, 1981, 263-270.

Boyd, LA, Winstein, C J: Cerebellar stroke impairs temporal but not spatial accuracy during implicit motor learning. Neurorehabil Neural Repair. 18, 2004, 134-143.

Brodal, P, Bjaalie, JG: Salient anatomic features of the corticoponto-cerebellar pathway. Prog Brain Res. 114, 1997, 227-249.

Bronstein, AM, Hood, JD, Gresty, MA, et al.: Visual control of balance in cerebellar and Parkinsonian syndrome. Brain. 113, 1990, 767-779.

Brooks, V B: How does the limbic system assist motor learning? A limbic comparator hypothesis. Brain Behav E. 1986, 29-53.

Brooks, VB, Thach, WT: Cerebellar control of posture and movement. In Brookhart, JM, Mountcastle, VB (Eds.): Handbook of physiology. 1981, American Physiological Society, Bethesda, 877-946.

Brown, SH, Hefter, H, Mertens, M, et al.: Disturbance in human arm movement trajectory due to mild cerebellar dysfunction. J Neurol Neurosurg Psychiatry. 53, 1990, 306-313.

Bugalho, P, Correa, B, Viana-Baptista, M: Role of the cerebellum in cognitive and behavioural control: scientific basis and investigation models. Acta Med Port. 19, 2006, 257-267.

Cernak, K, Stevens, V, Price, R, et al.: Locomotor training using body-weight support on a treadmill in conjunction with ongoing physical therapy in a child with severe cerebellar ataxia. Phys Ther. 88, 2008, 88-97.

Cordo, PJ, Nashner, LM: Properties of postural adjustments associated with rapid arm movement. J Neurophysiol. 47, 1982, 287-302.

Deuschl, G, Bain, P, Brin, M: Consensus statement of the Movement Disorder Society on Tremor. Ad Hoc Scientific Committee. Mov Disord. 13(Suppl 3), 1998, 2-23.

Dichgans, J, Diener, HC: The use of short and long latency reflex testing in leg muscles of neurological patients. In Struppler, A, Weindl, A (Eds.): Clinical aspects of sensory motor integration. 1987, Springer, Berlin, 165-175.

Dichgans, J, Mauritz, K-H: Patterns and mechanisms of postural instability in patients with cerebellar lesions. In Desmedt, JE (Ed.): Motor control mechanisms in health and disease. 1983, Raven Press, New York.

Diedrichsen, J, Verstynen, T, Lehman, SL, et al.: Cerebellar involvement in anticipating the consequences of self-produced actions during bimanual movements. J Neurophysiol. 93, 2005, 801-812.

Diener, HC, Dichgans, J: Review: pathophysiology of cerebellar ataxia. Mov Dis. 7, 1992, 95-109.

Diener, HC, Dichgans, J, Bootz, F, et al.: Early stabilization of human posture after sudden disturbances: influences of rate and amplitude of displacement. Exp Brain Res. 56, 1984, 126-134.

Diener, HC, Dichgans, J, Guschlbauer, B, et al.: Associated postural adjustments with body movement in normal subjects and patients with parkinsonism and cerebellar disease. Rev Neurol (Paris). 146, 1990, 555-563.

Diener, HC, Dichgans, J, Guschlbauer, B, et al.: The coordination of posture and voluntary movement in patients with cerebellar dysfunction. Mov Dis. 7, 1992, 14-22.

Diener, HC, Hore, J, Ivry, R, et al.: Cerebellar dysfunction of movement and perception. Can J Neurol Sci. 20(Suppl 3), 1993, S62-S69.

Eccles, J: Cerebellar function in the control of movement. In Rose, FC (Ed.): Physiological aspects of clinical neurology. 1977, Blackwell, Oxford, 157-178.

Ferrarin, M, Gironi, M, Mendozzi, L, et al.: Procedure for the quantitative evaluation of motor disturbances in cerebellar ataxia patients. Med Biol Eng Comput. 43, 2005, 349-356.

Ghez, C: The cerebellum. In Kandel, ER, Schwartz, JH, Jessell, TM (Eds.): Principles of neural science. 1991, Appleton and Lange, Norwalk, 626-646.

Gill-Body, KM, Popat, RA, Parker, SW, et al.: Rehabilitation of balance in two patients with cerebellar dysfunction. Phys Ther. 77, 1997, 534-552.

Gilman, S, Bloedel, J, Lechtenberg, R: Disorders of the cerebellum. 1981, Davis, Philadelphia.

Giovannoni, G, van Schalkwyk, J, Fritz, V, et al.: Bradykinesia akinesia incoordination test (BRAIN test): an objective computerised assessment of upper limb motor function. J Neurol Neurosurg Psychiatry. 67, 1999, 624-629.

Glickstein, M: The cerebellum and motor learning. Curr Opin Neurobiol. 2, 1992, 802-806.

Glickstein, M: Mossy-fibre sensory input to the cerebellum. Prog Brain Res. 114, 1997, 251-259.

Glickstein, M, Doron, K: Cerebellum: connections and functions. Cerebellum. 7, 2008, 589-594.

Gordon, J: Disorders of motor control. In Ada, L, Canning, C (Eds.): Key issues in neurological physiotherapy. 1990, Butterworth Heinemann, Oxford, 25-50.

Guberman, A: Ataxia and cerebellar disorders. An introduction to clinical neurology - pathology, diagnosis and treatment. 1st edn, 1994, Little, Brown, New York, 291.

Hallett, M, Shahani, BT, Young, RR: EMG analysis of patients with cerebellar deficits. J Neurol Neurosurg Psychiatry. 38, 1975, 1163-1169.

Hallett, M, Berardelli, A, Matheson, J, et al.: Physiological analysis of simple rapid movements in patients with cerebellar deficits. J Neurol Neurosurg Psychiatry. 53, 1991, 124-133.

Halsband, U, Freund, H-J: Motor learning. Curr Opin Neurobiol. 3, 1993, 940-949.

Holmes, G: The symptoms of acute cerebellar injuries due to gunshot injuries. Brain. 40, 1917, 461-535.

Holmes, G: Clinical symptoms of cerebellar disease and their interpretation. The Croonian lectures 3. Lancet. ii, 1922, 59-65, 111-115.

Holmes, G: Clinical symptoms of cerebellar disease and their interpretation. The Croonian lectures 1, 2. Lancet. i, 1922, 1177-1182, 1231-1237.

Holmes, G: The cerebellum of man. Brain. 62, 1939, 1-30.

Hood, JD, Waniewski, E: Influence of peripheral vision upon vestibulo-ocular reflex suppression. J Neurol Sci. 63, 1984, 27-44.

Hore, J, Flament, D: Changes in motor cortex neural discharge associated with the development of cerebellar limb ataxia. J Neurophysiol. 60, 1988, 1285-1302.

Hore, J, Wild, B, Diener, HC: Cerebellar dysmetria at the elbow, wrist and fingers. J Neurophysiol. 65, 1991, 563-571.

Ioffe, ME, Ustinova, KI, Chernikova, LA, et al.: Supervised learning of postural tasks in patients with poststroke hemiparesis, Parkinson's disease or cerebellar ataxia. Exp Brain Res. 168, 2006, 384-394.

Kandel, ER, Schwartz, JH, Jessell, TM: Principles of Neural Science. 1991, Appleton & Lange, Stamford, CT.

Krusen, FH, Kottke, FJ, Elwood, PM: Handbook of physical medicine and rehabilitation. 2nd edn, 1971, WB Saunders, Philadelphia.

Lacourse, MG, Turner, JA, Randolph-Orr, E, et al.: Cerebral and cerebellar sensorimotor plasticity following motor imagery-based mental practice of a sequential movement. J Rehabil Res Dev. 41, 2004, 505-524.

Leiner, HC, Leiner, AL, Dow, RS: Reappraising the cerebellum: what does the hindbrain contribute to the forebrain?. Behav Neurosci. 103, 1989, 998-1008.

Leiner, HC, Leiner, AL, Dow, RS: The human cerebrocerebellar system: its computing, cognitive and language skills. Behav Brain Res. 44, 1991, 113-128.

Leiner, HC, Leiner, AL, Dow, RS: Cognitive and language functions of the human cerebellum. Trends Neurosci. 16, 1993, 444-447.

Mai, N, Diener, HC, Dichgans, J: On the role of feedback in maintaining constant grip force in patients with cerebellar disease. Neurosc Lett. 99, 1989, 340-344.

Manto, M: Mechanisms of human cerebellar dysmetria: experimental evidence and current conceptual bases. J Neuroeng Rehabil. 6, 2009, 10.

Marr, D: A theory of the cerebellar cortex. J Physiol. 202, 1969, 437-470.

Marsden, CD, Morton, PA, Morton, HB, et al.: Disorders of movement in cerebellar disease in man. In Rose, FC (Ed.): Physiological aspects of clinical neurology. 1977, Blackwell, Oxford, 197-199.

Martin, CL, Tan, D, Bragge, P, et al.: Effectiveness of physiotherapy for adults with cerebellar dysfunction: a systematic review. Clin Rehabil. 23, 2009, 15-26.

Mauritz, KH, Schmitt, C, Dichgans, J: Delayed and enhanced long-latency reflexes as the possible cause of postural tremor in late cerebellar atrophy. Brain. 104, 1981, 97-116.

Meyer-Lohmann, J, Hore, J, Brooks, VB: Cerebellar participation in generation of prompt arm movements. J Neurophysiol. 40, 1977, 1038-1050.

Middleton, FA, Strick, PL: Cerebellar projections to the prefrontal cortex of the primate. J Neurosci. 21, 2001, 700-712.

Molinari, M, Leggio, MG, Solida, A, et al.: Cerebellum and procedural learning: evidence from focal cerebellar lesions. Brain. 120, 1997, 1753-1762.

Molinari, M, Filippini, V, Leggio, MG: Neuronal plasticity of interrelated cerebellar and cortical networks. Neuroscience. 111, 2002, 863-870.

Morton, SM, Bastian, AJ: Mechanisms of cerebellar gait ataxia. Cerebellum. 6, 2007, 79-86.

Nashner, LM, Cordo, PJ: Relation of automatic postural responses and reaction-time voluntary movements of human leg muscles. Exp Brain Res. 43, 1981, 395-405.

Nashner, LM, Grimm, RG: Analysis of multiloop dyscontrols in standing cerebellar patients. Prog Clin Neurophysiol. 5, 1978, 300-319.

Nicolson, RI, Fawcett, AJ, Berry, EL, et al.: Association of abnormal cerebellar activation with motor learning difficulties in dyslexic adults. Lancet. 353, 1999, 1662-1667.

Nixon, PD, Passingham, RE: Predicting sensory events. The role of the cerebellum in motor learning. Exp Brain Res. 138, 2001, 251-257.

Notermans, NC, van Dijk, GW, van der Graaf, Y, et al.: Measuring ataxia: quantification based on the standard neurological examination. J Neurol Neurosurg Psychiatry. 57, 1994, 22-26.

Palliyath, S, Hallett, M, Thomas, SL, et al.: Gait in patients with cerebellar ataxia. Mov Disord. 13, 1998, 958-964.

Paulin, MG: The role of the cerebellum in motor control and perception. Brain Behav Evol. 41, 1992, 39-50.

Paulin, MG: A model of the role of the cerebellum in tracking and controlling movements. Hum Mov Sci. 12, 1993, 5-16.

Petrosini, L, Graziano, A, Mandolesi, L: Watch how to do it! New advances in learning by observation. Brain Res Rev. 42, 2003, 252-264.

Sanes, JN, LeWitt, PA, Mauritz, KH: Visual and mechanical control of postural and kinetic tremor in cerebellar system disorders. J Neurol Neurosurg Psychiatry. 51, 1988, 934-943.

Saywell, N, Taylor, D: The role of the cerebellum in procedural learning - are there implications for physiotherapists' clinical practice?. Physiother Theory Pract. 24, 2008, 321-328.

Schmahmann, JD: An emerging concept: the cerebellar contribution to high function. Arch Neurol. 48, 1991, 1178-1187.

Spidalieri, G, Busby, L, Lamarre, Y: Fast ballistic arm movements triggered by visual, auditory and somaesthetic stimuli in the monkey. II. Effects of unilateral dentate lesion on discharge of precentral cortical neurons and reaction time. J Neurophysiol. 50, 1983, 1359-1379.

Stolze, H, Klebe, S, Petersen, G, et al.: Typical features of cerebellar ataxic gait. J Neurol Neurosurg Psychiatry. 73, 2002, 310-312.

Sullivan, EV, Rose, J, Pfefferbaum, A: Effect of vision, touch and stance on cerebellar vermian-related sway and tremor: a quantitative physiological and MRI study. Cereb Cortex. 16, 2006, 1077-1086.

Swaine, BR, Sullivan, SJ: Reliability of the scores for the finger-to-nose test in adults with traumatic brain injury. Phys Ther. 73, 1993, 71-79.

Terzuolo, CA, Viviani, P: Parameters of motion and EMG activities during some simple motor tasks in normal subjects and cerebellar patients. In Cooper, JS, Riklan, M, Snider, RS (Eds.): The cerebellum, epilepsy and behavior. 1973, Plenum Press, New York, 173-215.

Thach, WT: The cerebellum. In Mountcastle, VB (Ed.): Medical physiology. 1980, CV Mosby, St Louis, 837-858.

Thach, WT, Goodkin, HG, Keating, JG: The cerebellum and the adaptive coordination of movement. Ann Rev Neurosci. 15, 1992, 403-442.

Thach, WT, Montgomery, EB: Motor system. In Pearlman, AL, Collins, RC (Eds.): Neurological pathophysiology, 3rd ed. 1990, Oxford University Press, New York, 168-196.

Timmann, D, Daum, I: Cerebellar contributions to cognitive functions: a progress report after two decades of research. Cerebellum. 6, 2007, 159-162.

Trouillas, P, Takayanagi, T, Hallett, M, et al.: International Cooperative Ataxia Rating Scale for pharmacological assessment of the cerebellar syndrome. The Ataxia Neuropharmacology Committee of the World Federation of Neurology. J Neurol Sci. 145, 1997, 205-211.

van der Meche, FGA, van Gijn, J: Hypotonia: an erroneous clinical concept?. Brain. 109, 1986, 1169-1178.

Verkerk, PH, Schouten, JP, Oosterhuis, HJGH: Measurement of the hand. Clin Neurol Neurosurg. 92, 1990, 105-109.

Vilis, T, Hore, J: Central neural mechanisms contributing to cerebellar tremor produced by limb perturbations. J Neurophysiol. 43, 1980, 279-291.

Winter, DA: Biomechanics and motor control of human gait. 1987, University of Waterloo Press, Waterloo.

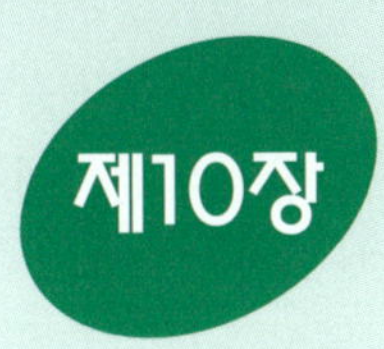

몸감각과 지각-인지 손상

SOMATOSENSORY AND PERCEPTUAL-COGNITIVE IMPAIRMENTS

학습내용

1 개요

세상에 대한 이해는 감각을 통해 이루어진다(Kandel 2000). 환경에서 오는 정보와 우리 몸에서 오는 정보는 중추신경계에서 신경망의 복잡한 상호작용을 통해 처리되고, 저장되고, 접근이 이뤄진다. 이러한 감각 자극에 대한 겉질 통합은 최근의 감각 경험에 영향을 받으며(Merzenich et al 1988), 이것이 과제 학습과 관련된 가역성의 기초일 수 있다. 감각 정보의 겉질 통합은 개인의 각성 상태에 따라 극적으로 변화할 수도 있는 것으로 알려져 있다.

몸감각, 인지, 지각 손상은 뇌 손상을 입은 사람들에게서 흔히 나타나며(Wade 외 1985), 이러한 손상은 운동조절에 부정적인 영향을 미치고 재활에 참여하는 개인의 능력에도 영향을 준다. 촉각이나 고유감각 같은 개별 감각들의 부분 소실 혹은 완전 소실과 무시[neglect]와 무주의[inattention] 같은 인지 및 지각장애가 검사에서 명백히 나타날 수 있으며 개인의 행동에서도 나타날 수 있다. 감각 손상은 주로 뇌졸중과 외상성 뇌손상 후에 발생하지만, 다른 뇌 병변과도 관련이 있다.

감각 소실은 다른 감각보다 분별[discriminative] 감각과 고유감각에서 발생하는 경향이 있다. 통증 감각과 온도 감각도 바뀌지만 일반적으로 소실되는 경우는 없다. 인지와 지각 손상은 일반적으로 집중, 기억, 지남력, 언어, 실행기능에 영향을 끼친다(National Stroke Foundation 2007). 인지의 중요한 영역 중 하나는 소위 실행기능으로, 다른 인지기능들을 조절, 통합, 조직, 유지하는 역할을 한다.

일부 환자들에게는 감각만 영향을 받는 뇌졸중이 나타나기도 하는데, 이 경우 예후가 양호한 것으로 알려져 있다(Fisher 1982). 뇌줄기 병변은 병변 부위에 따라 반대쪽 또는 같은 쪽에 한쪽마비나 반쪽 통증무감각증을 일으킬 수 있다. 시상하부 병변은 반대쪽 몸 전체에 자발적인 통증을 유발할 수 있으며, 피부 촉각 자극에 대한 상당한 불편감을 초래할 수 있으며, 일부에서는 우울증을 동반할 수 있다.

2 몸감각 손상

뇌 병변 후 촉각과 고유감각 상실은 비교적 흔하게 발생한다. 근육의 힘, 질감, 입체감각을 포함한 움직임에 대한 정보의 식별과 해석 능력이 손상될 수 있으며, 이는 특히 손 사용에 있어서 기능적 장애의 주요 원인이 될 수 있다. 환자들은 근육을 활성화하는 능력과 손상되고 또는 마비된 팔다리를 조절하는 능력을 회복할 수 있고, 또한 임상처럼 제한된 환경에서는 효과적인 운동 수행을 보여줄 수 있지만, 집처럼 더 자연스러운 환경에서는 해당 팔다리를 거의 사용하지 않는 경우가 많다. 손에 든 유리잔에 대한 감각을 느낄 수 없고 음식을 먹을 때 포크가 미끄러지고 보도블럭에서 내려갈 때 다리가 무너질지 모른다는 불안감이 자신감을 떨어뜨리는 요인이다.

촉각과 고유감각은 특히 손과 팔을 사용할 때 효과적인 운동기능을 회복하고 새로운 기술을 학습하는 데 매우 중요하다(Kusoffsky et al 1982; Carr & Shepherd 1987 1998). 감각 들신경로가 차단된 원숭이들의 경우 훈련을 받고 동기가 부여되면 팔 사용이 개선되는 것으로 밝혀졌다(Merzenich et al 1983). 양쪽 팔다리 감각을 모두 잃었을 때에도 원숭이들은 손상 후 초기에는 먹기 활동 같은 행동에서 여전히 팔다리를 사용할 수 있었다(Knapp et al 1963). 뇌 영상 연구에서는 인간의 노신경[radial nerve]과 정중 신경[median nerve]을 약물로 차단하여 감각을 제거한 결과, 감각이 소실된 뇌 영역이 인접한 뇌 영역에 의해 점유되는 현상이 관찰되었다(Weiss et al 2004). 팔다리를 거의 사용하지 않거나 단순한 작업에만 사용하는 경우 혹은 팔다리 사용이 훈련되지 않는 경우 회복을 촉진할 자극이 부족할 것이라는 점이 거론되고 있다. 감각 손상과 관련된 문제는 오랫동안 간과되었다(Carey 1995). 문제가 무엇인지, 어떻게 개선할 수 있는지 또는 검사에서의 개선이 실제로 운동기능 향상과 연관이 있는지에 대해 명확하게 알지 못하기 때문이다.

감각은 일반적으로 조절regulatory 방식 또는 적응adaptive 방식으로 작용하여, 움직임을 수행하는 동안 이를 안내하고 다음 시도에서 움직임을 개선하기 위해 교정하는 역할을 한다(Gordon 1987). 실제 생활 과제를 수행하는 동안의 운동기능과 감각기능 간의 관계에 대한 실험이 점점 많이 진행되고 있다. 이로 인해 임상에서 감각 분별과 운동 수행을 검사하고 훈련하는 방법을 개발하는 측면에서 물리치료사와 관련된 지식이 늘어나고 있다.

재활 전문가들은 일반적으로 감각이 잘 보존되어 있는 환자들이 그렇지 않은 환자들보다 예후가 더 좋다고 믿는다. 이러한 믿음은 1950년대에 감각 입력이 근육 활동을 촉진하고 운동조절을 향상시킬 것이라는 전제 하에 몇 가지 물리치료 방법을 개발하는 계기가 되었다. 예를 들어, 얼음과 진동을 포함한 일반적인 감각 자극 사용(de Jersey 1979), 특정 피부절에 빠르게 솔질하는 방법(Stockmeyer 1967), 근육 활동을 강화하기 위한 빠른 신장quick stretch을 하는 법(Knott & Voss 1968), 치료사가 환자를 핸들링하여 보다 더 '정상적인 움직임' 감각을 유도하는 것(Bobath 1990) 등이다. 감각기능이 개선되면 움직임과 여러 기능에 긍정적인 영향을 미칠 것이라고 기대하였다. 그러나 신경계는 감각 입력을 선택적으로 사용하는 경향이 있으며, 비특이적 감각 자극 기술이 감각 지각이나 운동조절을 향상하는 데 효과가 없다는 것이 밝혀졌다. 신경과학과 인지과학 연구에서 나오는 근거에 따르면, 분별 감각 기능부전과 운동 수행에 문제가 있는 사람들에게 임의적인 자극이나 비특이적인 자극을 수동적으로 제공하는 것이 특정 감각에 대한 인식을 향상할 가능성은 없다.

최근 몇십 년 동안 감각 정보와 운동 출력 간의 관계, 즉 과제와 가장 관련있는 정보를 포함하는 감각 입력에 적응하고 선택적으로 '주의를 기울이는' 뇌의 능력에 대한 이해가 발전하였다. 다시 말해, 운동 훈련에 관한 보다 인지적인 접근법이 개발되고 있다. 재활 분야에서는 손을 감각 기관으로 사용해 도전적이고 의미 있는 과제를 제시하는 방식이 시도되었다(Yekutiel & Guttman 1993). 환자가 외부에서 제공되는 인위적인 자극에 집중하는 것보다는 실제 과제를 수행할 때 느껴지는 감각 입력에 집중하는 것이 더 효과적이다.

관절 위치감각과 움직임 감각

고유감각은 움직임과 무게감 인식, 움직임 방향과 공간 내 위치, 힘과 관련된 감각, 근육 수축 타이밍에 대한 인식을 포함하는 다양한 감각으로 구성된다(Gandevia 1996). 고유감각 입력은 특히 여러 신체 부위가 동시에 움직이는 동작에서 운동조절에 매우 중요한 역할을 한다. 예를 들어, 물체 조작하기, 걷기, 일어서기, 앉기, 그리고 몸의 무게중심을 유지하는 동작 등은 정교한 조절이 요구되는 동작들이다(Jeannerod et al 1984). 똑바로 선자세를 유지하는 것은 감각, 운동, 인지 시스템 간의 섬세한 상호작용을 필요로 한다. 고유감각 상실, 운동기능 저하, 자기관리 활동에서 낮은 독립성 간에 연관성이 있다는 것은 연구에서 확인되었다. 감각 소실은 매우 특이적일 수 있다. 예를 들어 고유감각이 소실되면 팔다리 움직임은 인식할 수 있지만, 그 위치나 움직임의 방향을 인식하지 못할 수도 있다.

독립적으로 보행이 가능한 뇌졸중 환자를 대상으로 한 연구에서는 발목 움직임 정밀성 감지에 대한 검사를 실시한 결과, 발목관절의 고유감각 정밀성과 6분 보행 검사의 보행 거리 사이에 유의한 관계가 있다고 보고했다(Lee et al 2005). 연구자들은 마비된 발목에서 고유감각이 감소하면 걷는 동안 발의 위치를 파악하고 발에 부하를 주는 능력에 영향을 미쳐, 걷기 속도와 더 빠르게 움직이려는 시도에 방해가 될 수 있다고 하였다.

촉각 손상

국소 자극 부위를 알아차리고 자극을 구별하는 능력, 예를 들어 입체감각sterognosis과 이점식별two-point discrimination, 그리고 양측성 동시 자극을 인식하는 능력은 특히 팔 사용에 필수다. 피부의 들신경성 입력은 손 움직임 조절에 매우 중요하다. 되먹임 없이 일정한 수준의 근육 수축을 유지하는 데 어려움이 있으면 단추 채우기나 글쓰기 같은 여러 수작업이 느려지고 서툴러진다. 물체의 마찰 특성에 따라 물체를 잡는 힘은 달라진다. 물체가 미끄러울수록 손가락 굽힘근은 더 큰 힘을 생성한다(Johansson & Westling 1984). 여러 연구에서 감각 손상이 팔다리, 특히 손의 자발적 사용 감소와 관련이 있다고 주장하였다(Jeannerod et al 1984; Dannenbaum & Dykes 1988).

입체감각sterognosis은 일반적인 물체를 촉각으로 인식하는 것으로, 이 감각 결핍이 있는 경우를 무입체감각astereognosis이라고 한다. 입체감각은 질감과 성질과 함께 물체의 물리적 특성을 인식하는 것을 포함한다. 일반적으로 촉각과 시각이 이러한 정보를 제공한다. 입체감각은 손바닥에서 촉각의 역치값이 정상이어야 한다. 이 능력은 타고나는 것이 아니라 적절한 경험을 통해 발달하며, 음악가나 시각 장애인에게서는 매우 민감하게 발달할 수 있지만, 선천성 반마비가 있는 사람의 손에서는 거의 나타나지 않을 수 있다. 일반적으로 성인에서는 익숙한 물체의 인식이 거의 즉각적으로 이루어진다.

이점식별two-point discrimination은 눈을 가리고 몸의 두 지점에 동시에 가해진 감각을 인식하는 능력을 말한다. 두 점이 특정 거리만큼 떨어져 있을 때 두 점으로 또는 한 점으로 인식할 수 있는 거리는 몸의 부위에 따라 다르다. 가장 민감한 부위는 입술, 혀, 손가락, 엄지손가락이다.

통증

뇌졸중 후 통증은 중추성으로 발생할 수 있으며 이를 중추성 뇌졸중 후 통증central post-stroke pain; CPSP이라고 한다. CPSP는 2~8%의 뇌졸중 환자에게서 발생한다(Andersen et al 1995). CPSP의 병리 생리는 아직 밝혀지지 않았다. 통증은 종종 화끈거리거나 찢어지는 감각으로 설명되며, 불쾌한 저림, 핀과 바늘로 찌르는 것 같은 감각 또는 무감각이 동반되고, 움직임, 접촉 및 물에 의해 악화되는 경향이 있다. 여러 형태의 통증 완화 방법이 제안되었지만 그 효과에 대한 근거는 제한적이다(National Stroke Foundation 2005).

사정

감각 평가에는 가벼운 촉각, 핀 찌르기, 온도, 수동 움직임과 위치 감각, 입체감각검사가 포함된다. 그러나 이러한 검사 방법은 주로 주관적이며 신뢰도와 타당도가 입증되지 않았다(Lincoln et al 1991). 검사 장비 및 검사 프로토콜의 표준화 부족, 병변의 이질성, 연령 대조군의 부재, 인지 결손을 고려하거나 통제하지 않은 점이 주관적이고 신뢰할 수 없는 검사 결과의 주요 문제점으로 지적되었다(Winward et al 1999). 중재 효과와 기능향상과의 관계를 검증하기 위해서는 정량적이고 신뢰할 수 있는 검사로 감각 소실 징후들을 밝힐 수 있어야 한다.

한 관련 연구에서는 기존 감각검사들의 단점들을 논의하였다(Lincoln et al 1998)(3장 참조). 이 연구는 어느 정도 검사의 표준화 절차에 기여하였다. 다른 연구에서는 몸감각기능 사정을 심도 있게 논의하면서, 정확한 치료적 중재를 제공하고 결과측정에서 의미 있는 정보를 제공하려면 양적 검사가 중요하다는 점을 강조하였다(Carey et al 1993). 더 기능 중심적이고 표준화된 검사들이 설계 및 보고되고 있다. 흔히 사용되는 감각검사들은 말초신경 병변을 평가하기 위해 개발된 것이기 때문에, 타당도는 특히 중요한 문제다. 반면, 대뇌 병변에서는 특정 말초신경의 전달뿐 아니라 자극이 어떻게 인식되고 해석되는지에 중점을 두어야 한다(Carey 1995).

몸감각 유발 전위[somatosensory-evoked potentials; SEP]는 팔다리에서 대뇌겉질로 가는 들신경성 투사[projection]를 조사하는 데 사용된다(Kusoffsky et al 1982; Burke and Gandevia 1988; Watanabe et al 1989). SEP는 특히 팔 운동 회복의 예후를 알아보는 데 도움이 된다(Kusoffsky et al 1982; Jacobs et al 1988; Zeman & Yiannikas 1989).

신뢰할 수 없고 표준화되지 않은 검사 때문에 뇌 병변 후 감각 소실, 그에 따른 진행과정, 회복, 예후, 치료와 관련된 면밀한 조사가 어려우며, 특히 감각 손상이 기능적 활동과 참여와 어떤 관련이 있는지를 조사하기가 어렵다(Winward et al 1999).

훈련

과제지향적 훈련은 대상자가 일상적인 주요 동작을 더 효과적이고 효율적으로 수행하는 것을 목표로 해당 동작을 직접 연습하고, 필요한 경우 연습이 가능하도록 환경을 수정하기도 한다. 과제 특이적 훈련과 그 동작과 유사한 동작 패턴으로 근력강화 운동을 시행하여 운동 손상, 근력 약화, 협응 문제를 다룬다. 훈련은 근육 활성화, 근력, 협응, 고유감각 되먹임과 촉각 되먹임이 수행 중인 과제와 환경에 특이적이다는 지식에 기초하여 시행된다.

신체 시스템은 특정 기능적 동작에 필요한 입력을 선택적으로 활용하기 때문에 감각기능에 대해서도 유사한 가정이 적용된다. 의미 있는 과제를 연습하면 신경계는 수행 중인 동작에 관련된 감각 입력을 선택하고 사용할 수 있는 기회를 갖게 된다. 예를 들어, 앉았다 일어서는 동작을 연습하면 발바닥의 촉각 및 압력 수용기, 근육과 관절 수용기로부터 오는 고유감각 입력을 인식하는 기회를 갖게 되며, 이는 대상자가 마비된 발의 위치를 설정하고 체중을 부하하는 데 도움이 된다(Dietz et al 1992).

다양한 일반적인 물체를 이용하여 과제특이적 손 기능 훈련을 하면 감각 훈련을 운동 훈련에 통합할 수 있다. 급성 병변 이후 초기 단계에서 한 손이나 두 손을 사용한 간단한 운동과 활동을 장려한다. 뇌 재구성을 촉진하고 학습된 무사용 현상을 예방하는 방법이 될 수 있다. 운동과 활동의 예는 6장에서 다루었다. 두 손을 사용하는 활동들, 예를 들어 병 뚜껑 열기, 물컵 들기 등의 훈련(Carr & Shepherd 2003)은 대상자가 운동 행위 그 자체에, 그리고 촉각 수용기에서 오는 정보에 참여할 기회를 제공한다. 감각 인식에 문제가 있는 경우, 과제를 수행하는 데 필요한 감각 정보를 대상자에게 제공하는 방식으로 훈련한다. 감각 훈련을 과제 훈련에 통합하면 더 효과적일 수 있다는 가설은 신경 재활에서 아직 검증되지 않았다. 그러나 실제 생활에서 과제를 연습하는 것 자체가 감각을 향상할 수 있으며, 동작 목표와 물체의 감각적 특성에 주의를 기울이는 것이 움직임 세부사항보다 더 중요한 것으로 보인다.

특정 감각 손상이 있는 경우, 예를 들어 입체인식불능astereognosis이 있는 경우, 대상자가 민감성을 회복하도록 돕는 특이적 훈련을 제공한다. 이러한 훈련은 반드시 특정 감각 양식에 국한될 필요는 없으며, 특정 감각에만 초점을 맞추면 다양한 상황에서 일반화가 어려울 수 있다(Wynn-Parry & Salter 1975). 대신, 의미 있는 감각 인식 문제를 해결하는 방식으로 훈련이 이루어져야 한다. 몇몇 연구는 감각 정보의 인지적 조작을 지향하는 효과적인 감각 재훈련의 가능성을 보여주었다. 한 연구에서는 뇌졸중 후 몇 년이 지난 후에도 감각기능이 향상될 수 있다는 것을 입증했다(Yekutiel & Guttman 1993). 연구에서는 대상자들과 함께 개인의 감각 손상 특성과 정도를 조사하고 대상자가 할 수 있는 감각 과제에 중점을 두었으며, 각 세션은 이 과제들로 시작하고 마무리하였다. 시각과 비마비측 손을 사용하여 지각하는 전략을 가르쳤으며, 휴식과 과제 전환을 통해 집중력을 올렸다. 과제는 접촉 횟수나 선 개수 식별, 팔과 손에 그린 숫자와 문자 식별, 눈을 가리고 엄지 찾기, 손에 놓인 물체나 재료의 형태, 무게, 질감 구별, 수동적으로 그림 그리기 등이었다. 치료 그룹에 속한 대상자들만 감각검사에서 큰 개선을 보였다. 그러나 왼쪽 반마비 환자는 오른쪽 반마비 환자에 비해 덜 개선되었다. 이런 환자들은 무시나 인식불능증agnosia과 같은 다른 문제에 대한 추가 훈련이 필요하다는 것을 의미한다.

한 연구에서는 뇌졸중 후 5~26주가 지난 사람을 두 집단으로 나눠 과제특이적 훈련 프로그램의 효과를 알아보았다(Carey et al 1993). 연구는 중재가 없는 대조군과 훈련을 시행한 훈련군으로 구분한 유사실험설계였다. 훈련에는 주의 깊은 탐색과 정량적 되먹임이 포함되었다. 훈련 결과, 촉각 및 고유감각 구별 과제에서 현저한 개선이 있었으며, 대부분의 대상자에게서 이 개선이 몇 주 동안 유지되었다. 감각검사상 개선이 운동 수행력 개선과 마비 측 팔다리 사용 증가로 일반화되었는지에 관해서는 추가 연구가 필요하다. 다른 연구에서는 뇌졸중 후 감각 차원 내에서 일반화된 훈련 효과, 다시 말해 학습 전이를 설명했다. 훈련 프로그램에는 감각 자극에 주의집중하기, 도전적이고 동기를 자극하는 과제 제공, 점진적 운동과 정확도와 실행에 대한 되먹임 제공 등이 포함되었다(Carey 2006).

감각 훈련이 손 기능 향상에 도움이 될 수 있다는 증거와 감각 기능부전을 보이는 환자가 최소 60%에 달한다는 보고에도 불구하고, 뇌졸중 후 감각 기능 재훈련은 종종 간과된다(Schabrun & Hillier, 2009).

3 시각 손상

시각은 우리 주변 환경과 환경 안에서의 우리의 위치에 대한 주요 정보원이다. 그래서 외고유감각exproprioceptive이라 불리기도 한다(Gibson 1966). 눈-머리 협응은 환경을 조작하고 탐색하는 데 특히 중요하다. 고정된 목표물을 찾고 안정된 시선을 유지하는 능력과, 머리를 움직이지 않고도 눈을 움직여 주변 시야의 물체를 찾는 능력이 필요하다. 물체를 집으려고 손을 뻗을 때는 머리, 눈, 손의 움직임 사이에 복잡한 상호작용이 일어난다. 시각은 물체와 팔 위치, 손목과 손가락, 손 움직임에 대한 정보를 제공하며, 이 정보는 물체를 잡기 직전과 잡는 동안 중요한 역할을 한다(Jeannerod 1988).

뇌졸중이나 외상성 뇌손상 후 시각 손상이 나타날 수 있으며, 이는 재활 과정에 적극적으로 참여하는 능력뿐만 아니라 일상생활 전반에 부정적인 영향을 미칠 수 있다. 시각 손상은 겹보임double vision과 신속눈운동saccadic movement 손상 같은 안구운동 기능부전, 안구건조증, 또는 백내장이나 황반변성처럼 기존에 가지고 있던 망막 기능부전으로도 발생할 수 있으며, 시야 소실과 시공간 인식불능증agnosia 같은 시각 입력의 인지적, 지각적 처리 문제로도 나타날 수 있다.

움직임 조절에서 시각이 중요한 역할을 하기 때문에 치료사는 대상자의 시각계통 상태를 잘 알아야 한다. 환자가 본래 가지고 있는 시각 손상은 안경을 통해 교정해야 한다. 시각 손상에 대한 이해는 운동 훈련 중 빛과 조명과 같은 환경적 요소를 고려하는 데도 도움이 된다.

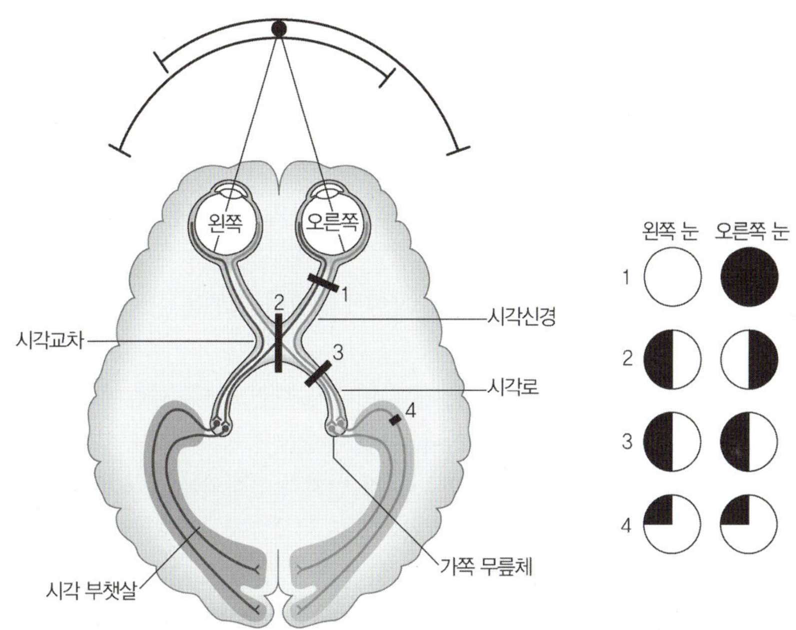

[그림 10-1] 시각 경로의 병변 발생 지점에 따른 시야 결손 유형. 1 오른쪽 시각신경 병변은 오른쪽 눈의 시력 상실을 유발한다. 2 시각신경 교차지점 병변은 양쪽 시야의 관자부 절반에서 시야가 손상되는 양측 반맹이 일어난다. 3 시각신경로 병변은 반대쪽 시야 절반에서 시야가 완전히 소실되는 반대쪽 반맹을 일으킨다. 4. 시각 부챗살 섬유 병변은 양쪽 눈의 시야 반대쪽 위쪽 사분면에서 시력 상실을 일으킨다. 시각 겉질의 부분 병변은 반대쪽 시야에서 부분적 시야 결손을 유발한다.

시야 소실

뇌졸중 후 시야visual field 절반에서 오는 시각 정보의 소실은 흔하게 나타나는 손상이다. 같은 쪽 눈 시야 절반에서 오는 시각 정보를 잃을 때는 동측 반맹homonymous hemianopia이라는 용어를 사용한다. 이 상태는 물체가 수직으로 잘려 보이며, 손상된 시야에 있는 물체를 보지 못하는 증상이다. 시각 손상은 심각한 기능적 어려움을 야기한다. 환자는 손상된 시야 쪽에 있는 물체에 부딪히기도 하고, 식사 트레이의 도구를 놓치거나, 글을 읽는 데 어려움이 생길 수 있다. 환자는 시각 손실을 인식하지 못할 수도 있으며 얼굴을 돌려서 그쪽을 보라는 지시를 하지 않으면 머리를 돌려 보상하려 하지 않는 경우도 있다. 시야 소실과 편측무시를 구분하는 것은 어려운 일이며 이를 위해 특별한 검사가 필요하다. 보통 보상 훈련이 필요하며, 훈련에는 읽기에 도움이 되는 책 경계 표시기margin marker 사용과 물체를 보기 위해 눈과 머리를 움직이는 방법이 포함된다. 탐지 과제를 통해 주의를 기울이는 것을 배우면 시야 손실 구역을 줄일 수 있다.

4 지각-인지 손상

뇌졸중은 신체적, 감각적 능력뿐만 아니라 인지 능력에도 영향을 미친다(Wade et al 1985). 지각 및 인지 손상은 지각과 인지 과정이 상호작용식으로 연결되어 있음을 보여주며, 주로 주의력, 기억력, 지남력, 언어 및 실행기능에 관련된 문제를 보인다. 지각-인지장애에는 무시, 행위상실증, 인식불능증 등이 있다. 인지는 정보 처리, 분류, 검색 및 해석하는 능력으로 간주되는 반면, 지각은 감각 정보를 처리하고 해석하는 능력을 나타낸다. 두 가지 모두 성공적인 기능수행과 환경과의 상호작용에 매우 중요하다. 뇌졸중 후 지각-인지 손상과 치매는 흔히 발생하며, 이러한 문제들은 중복되는 경우가 많아 진단이 어렵다(National Stroke Foundation 2005). 이러한 손상은 재활 및 사회 참여에 중요한 영향을 미치며, 특히 낙상을 유발하여 안전을 위협할 수 있다.

인지 및 지각 손상은 좌우 구분 장애, 무주의, 신체 이미지 관련 장애, 공간에서 몸의 한쪽—보통 좌측—을 인식하지 못하는 문제 등을 포함하기도 한다. 이런 손상들은 명확하게 구분되지 않고 서로 결합되어 나타나기도 하고, 단순한 감각 인식의 실패뿐만 아니라 인지적 인식의 실패를 반영하는 경우가 더 많다(Critchley 1953). 이런 손상들과 연관된 이상 행동은 감각운동 처리과정과 지각-인지 처리과정이 밀접하게 연결되어 있다는 것을 보여주며, 두 처리과정의 통합은 환경 속에서 우리의 존재에 매우 중요하다. 지각-인지 손상은 복잡하고 이해하기 어려우며, 때로는 이상한 행동과 부인denial으로 나타나기도 한다.

대뇌 마루엽 병변은 비정상적 신체 이미지와 공간 관계에 대한 지각 이상을 일으키는 것으로 알려져 있다. 일반적으로 이러한 결손은 비우성 뇌인, 오른쪽 마루엽 손상 시에만 발생한다고 여겨졌지만, 왼쪽 뇌 손상 후에도 덜 심각하지만 비슷한 손상이 나타날 수 있다.

왼쪽 마루엽 손상은 언어장애—실어증—와 인식불능증—정상적인 감각 경로가 기능하는 상황에서 물체를 인식하지 못하는 상태—과 관련이 있다. 예를 들어, 촉각으로 물체의 형태를 인식하지 못하여 물체를 알아보지 못하는 경우나 입체인식불능이 있을 수 있다. 오른쪽 마루엽 손상은 보통 몸 왼쪽과 왼쪽 외부 공간에서 오는 감각 입력의 공간적 측면에 대한 인식이 부족한 경우와 관련이 있다. 영향을 받은 사람들은 공간의 왼쪽 공간 무시 혹은 시공간적 인식불능증을 겪는다.

행위상실증

행위상실증apraxia 또는 실행증은 약화, 감각 소실, 부조화, 무주의, 이해 부족으로는 설명되지 않는, 일상 활동 수행이 어려운 상태를 말한다. 행위상실증은 어떤 동작에도 영향을 미칠 수 있으며, 입술이나 혀의 움직임에도 나타난다. 예를 들어, 입술을 핥으라고 하면 하지 못하지만 식사 중에는 그 동작을 자연스럽게 하는 것을 관찰할 수 있다.

행위상실증은 진단하기 어렵다. 진단 시 사용 가능한 사정 도구들은 각기 다른 측면을 측정하는 것으로 보인다. 때로는 옷 입기 행위상실증, 걷기 행위상실증처럼 기능적 용어로 표현되기도 하지만, 현재 임상전문가들과 연구자들은 두 가지 고전적 형태의 행위상실증, 즉 관념ideational 행위상실증과 관념운동ideomotor 행위상실증을 인정하고 있다(Leipmann 1920).

관념 행위상실증은 산만함과 여러 동작을 수행할 때 목적성이 결여된 것이 특징이다. 예를 들어, 환자가 성냥갑을 집어 성냥을 꺼내고 그것을 긋는 동작은 할 수 있지만, 촛불을 켜라는 요청을 받았을 때 촛불을 성냥갑에 대고 긋는 등 부적절한 행동을 보일 수 있다.

관념운동 행위상실증은 물체를 선택하고 순서를 정하고 그 물체를 사용하는 데 어려움을 겪는 형태다. 대상자는 물체의 목적을 이해할 수 있지만, 사용할 수는 없다. 예를 들어, 옷을 입으려고 할 때 팔을 바지 다리 사이로 넣는 등의 행동을 보일 수 있다. 뇌졸중 후 걷기를 시도할 때, 대상자는 요구하는 움직임에 대한 개념이 없고 충동적으로 행동할 수 있다. 발을 한쪽 들어 올리려 시도하면 체중을 다른 쪽으로 옮기지 않고 발을 들어 올리려고 한다. 또한 지시를 따르거나 되먹임에 반응하는 것이 어렵다. 이런 행동은 그 시점에 적절한 동작을 인식하지 못해서라고 이해되기보다는 지적 능력에 문제가 있다는 식으로 오인될 수 있다.

행위상실증을 위한 다양한 중재들이 시도되고 있다. 여기에는 언어 지시나 신체적 신호 제공, 과제의 각 단계에서 힌트 제공 등이 포함된다. 한 체계적 고찰 연구에 따르면 행위상실증에 대한 최적의 중재를 규정하기 위해서는 더 많은 질 높은 연구가 필요하다(West et al 2009). 또한, 이 연구에서는 추후 치료를 평가하는 연구를 진행할 때는 환자의 경험과 결과를 고려해야 한다고 제안하였다. 이 논문에서 검토된 연구들은 삶의 질 문제나 가족 또는 간병인에 미치는 영향은 보고하지 않았다.

시지각 손상

시지각 손상에는 수직성verticality 지각에 관한 왜곡이 포함되기도 한다. 일부 뇌졸중 환자는 건강한 사람들에 비해 주관적 시각 수직지각visual vertical perception이 손상되어 있다(Snowdon & Scott 2005). 수직성 지각 왜곡과 낙상 사이의 연관성이 노인, 특히 뇌졸중 환자에서 보고되었으며, 이는 균형을 유지하는 데 중요한 영향을 미친다(Bonan et al 2006).

기타 문제로는 물체의 3차원적 성질을 인지하는 데 어려움이 있거나, 장소 찾아가기, 숫자 기호 구분하기, 시간 파악하기, 익숙한 사람이나 물건의 정신적 이미지를 시각화하기, 위-아래, 안-밖, 앞-뒤 개념 이해하기가 어려워 진다. 일부 환자는 전경-배경 지각에 어려움을 겪어 배경에서 물체를 구별하지 못할 수 있다. 전경-배경 지각 손상은 특히 손 기능과 전반적인 시각적 구별에 영향을 미친다. 유사한 구별 문제가 청각 지각에서도 발생할 수 있으며, 환자는 특정 소리를 배경 소음과 구별하지 못해 청각 장애가 있거나 집중력이 부족한 것처럼 보일 수 있다.

편측무시 또는 무주의

편측무시unilateral neglect; ULN는 병변이 발생한 반대쪽, 일반적으로 오른쪽 마루엽 병변에 의해 왼쪽에 제시된 의미 있는 자극에 주의를 기울이거나 반응하지 못하고, 이를 인식하거나 방향을 잡지 못하는 현상이다. 하지만 왼쪽 뇌반구 병변에서도 어느 정도의 시공간 기능부전이 존재할 수 있음이 밝혀졌다(Wilson et al 1987). 편측무시는 지각-인지적 장애로, 여러 일상생활 과제를 수행하는 능력에 영향을 미치며, 개인의 독립성을 제한한다. 시각적 및 촉각적 감각 정보를 통합하는 능력이 감소하여 공간에서 신체의 방향을 잡는 데 어려움을 겪는 것으로 보인다. 이러한 손상은 주로 뇌졸중과 관련되어 나타나지만, 외상성 뇌손상 또는 뇌종양과도 관련이 있을 수 있다.

무시의 발생률은 29%에서 85%까지 다양하게 보고되었다(Wilson et al 1987). 그러나 이러한 차이는 사정 방법, 검사에 사용한 과제, 무시의 정의에 따라 달라질 가능성이 크다. 체계적인 조사는 많지 않으며, 무시 평가에 관한 일치된 의견도 없다. 명백한 행동적 징후가 없더라도 일부 환자에서는 무시가 지속될 수 있다.

편측무시 같은 인지장애는 재활의 결과, 퇴원후 거주지, 입원 기간, 독립성에 심각한 영향을 미친다(Barer 1990; National Stroke Foundation 2005). 이러한 손상은 지각, 주의, 기억, 실행기능에 영향을 미칠 수 있다(Calvanio et al 1993).

편측무시는 다차원적인 특성을 가지며 환자들은 다양한 행동을 보일 수 있다(Pierce & Buxbaum 2002). 무시를 나타나는 분포형태에 따라 개인적personal 무시와 공간적spatial 무시로, 양상에 따라 감각 무시와 운동 무시로 구분하기도 한다(Heilman et al 1993). 개인적 무시는 몸 반대쪽 자극을 인지하지 못하는 것이며, 공간적 무시는 반대쪽 공간에서 오는 자극을 인식하지 못하는 것이다. 감각 무시는 시각, 청각, 몸감각 같은 반대쪽 자극을 인지하지 못하는 것을 말하고, 운동 무시는 자극을 알아차리면서도 그 자극에 반응하지 못하는 경우로, 약화나 강직과는 관련이 없다.

무시가 있는 사람은 몸 왼쪽에 옷을 입지 못하거나 왼쪽만 씻지 않거나 왼쪽만 면도하지 않는 신체인식불능증autotopagnosia을 보이거나, 한쪽 치아만 닦는 경우도 있다. 무시가 있는 환자는 왼쪽 공간이 '보이지' 않는 것처럼 행동하며 식사할 때 접시의 한쪽만 먹고(그림 10-2), 문장을 읽을 때 페이지의 중간에서부터 읽기 시작하거나 왼쪽에 있는 물건과 사람을 인식하지 못할 수 있다. 쓰기, 읽기, 그리기가 어려우며, 선 방향과 수직성 지각에도 손상이 나타날 수 있다. 문을 통과할 때 한쪽으로 치우치거나 문틀에 부딪힐 수 있으며, 왼쪽 팔과 다리의 존재를 부정하거나 반마비의 존재를 부정하는, 질병인식불능증anosognosia을 보인다. 무시 증상과 연관된 뇌 영역들이 개인마다 다르므로 여러 뇌 영역들이 무시 증상에 관여하는 것으로 보인다(Riddoch & Humphreys 1994).

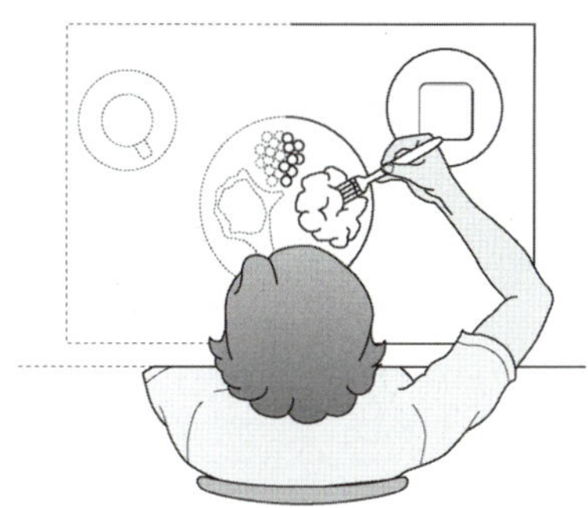

[그림 10-2] 한쪽 무주의hemi-inattention 환자는 접시에서 한쪽에 있는 음식만 먹는다.

뇌 병변 이후 가끔 나타나는 현상 중 하나는 손상을 인식하지 못하거나 손상을 부인하는 증상이다. 이를 인식불능증이라고 한다. 부인denial의 원인은 불쾌한 문제를 피하고자 하거나 긍정적인 자아상을 유지하려는 욕구에서부터, 편측무시와 관련된 인식 부족에 이르기까지 다양하다. 환자는 문제를 직면했을 때 무관심하거나 당황한 모습을 보일 수 있으며, 문제를 대체로 수용하더라도 구체적인 문제 해결에는 어려움을 겪을 수 있다(Diller & Weinberg 1993). 연구자들은 치료 목표가 기본적으로 환자가 자신의 손상을 스스로 인식할 수 있도록 돕는 것이라고 제안한다. 부인의 특성을 이해하면 치료사가 환자와 함께 해결책을 모색하는 데 도움이 될 수 있다.

편측무시의 임상 징후는 문헌이나 임상 현장에서 '반공간 무시hemispatial neglect', '반공간 인식불능증hemispatial agnosis', '한쪽 무주의hemi-inattention' 등과 같은 용어로 기술된다. 이러한 용어들은 불필요한 오해를 일으킬 수 있는데, '무시'라는 용어는 어느 정도의 부주의나 무책임을 암시하고, '무주의'는 환자의 행동이 자발적으로 통제된다는 인상을 줄 수 있다. 그리스어 아그노시아agnosia는 지식의 결핍 또는 인식 결핍을 뜻하며, 이 용어가 환자들이 가지는 딜레마를 가장 잘 설명하는 용어다. 왜냐면 이 용어가 선택적 지각-인지 장애를 설명해주기 때문이다. 용어가 이렇게 다양하다는 것은 인식불능증이 다중 구성요소적 특성을 가진다는 것을 보여준다. 또한 그 기전에 대한 지식이 부족하다는 점도 무시와 관련된 문제의 기여요인이기도 하다. 현재 이 현상을 설명해 줄 수 있는 단일 기전은 없다는 것이 일반적 견해이다(Riddoch & Humphreys 1994).

편측무시 환자는 오른쪽 자극에 집중하는 경향이 매우 강하다. 오른쪽 시야에 들어오는 자극은 강력한 자석처럼 작용하며, 한 번 주의가 집중되면 이를 다른 대상으로 전환하기가 어려워진다. 환자가 시각적 주의를 이동하려면 한 목표에서 주의를 분리해서 다른 목표로 이동하여 새 목표에 집중할 수 있어야 한다(Herman 1992).

기능적 효율성에 방해가 되는 이런 손상들은 일상생활 동작들의 회복과 훈련 가능성에 영향을 미친다. 그림 10-3A는 모든 환자가 발병 후 1주차에 비슷한 수준에서 시작했지만 7주 차에는 회복 정도가 크게 달랐음을 보여준다. 하단 그림은 이러한 변동의 주요 원인을 보여준다. 7명의 환자는 모두 오른쪽 뇌반구에 큰 병변을 겪었지만, 회복 정도는 뇌경색 전 겉질 위축의 정도와 반비례하는 결과를 보였다(Calvanio 외 1993).

환자의 주의를 손상된 쪽으로 끌기 위한 전형적인 전략에는 시각, 청각 및 촉각 자극을 무시가 있는 쪽에 제시하는 환경 적응전략이 있다. 그러나 이러한 전략은 뇌졸중 이후 다양한 형태로 나타나는 편측무시를 해결하지 못했고, 효능에 대한 과학적 근거도 제공하지 못했다. 이런 방법은 치료사가 환자에게 주의를 촉구할 때에만 유효하며, 특별한 요구가 없으면 환자는 손상된 쪽으로 주의를 기울이지 않는 경향이 있다(Riddoch & Humphreys 1987).

사정

손상 유형을 파악하고 팀이 적절한 재활 중재를 제공할 수 있도록 안내하고 환자의 재활 참여 역량을 결정하려면, 훈련된 전문가—신경심리학자나 작업치료사—에 의한 지각-인지 손상 대한 적절한 사정이 필수다. 물리치료사가 환자의 행동을 신중하게 관찰하면 운동 훈련 시 저조한 수행을 이해하는 데 도움이 되고 해결해야 할 문제를 파악하는 데 유용한 단서를 얻을 수 있다.

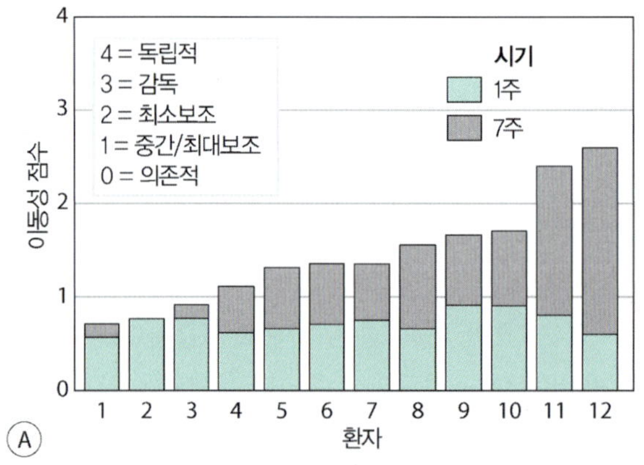

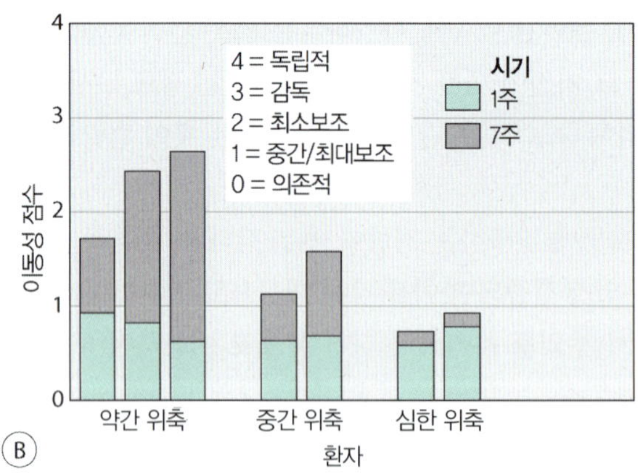

[그림 10-3] (A) 오른쪽 뇌반구 뇌졸중 환자 12명의 이동능력 회복의 변동. 재활센터 입원 후 1주차에 모든 환자들은 심한 손상이 있었으며, 7주차에는 다양한 회복 정도를 보였다. 이동능력 측정은 휠체어에 타고 내리기, 휠체어 운전, 보행, 계단 오르기 수행력으로 하였다. (B) 위 환자들 중 7명의 이동능력 변동을 CT상 겉질 위축 정도를 약간, 중간, 심한 위축 정도로 나눠서 표기한 그래프(Calvanio et al 1993에서 발췌)

모든 환자에서 이 증후군을 식별할 수 있는 단 하나의 검사는 없으며, 무시 행동이 모든 과제에서 나타나는 것도 아니다(Halligan et al 1991; Kinsella et al 1995). 시공간 무시에 대한 신경심리학적 사정에서는 선 긋기(Albert 1973), 지우기[cancellation] 과제들(Diller & Weinberg 1977), 그림 그리기 및 복사 과제(그림 10-4)와 같은 다양하고 간단한 지각-운동 과제를 이용할 수 있다. 다른 검사로는 기억에 의한 그림 그리기, 복잡한 도형 복사, 시각적 짝짓기 과제 수행이 있다. 이러한 검사들이 일상생활에서 직면하는 문제와 관련이 없다고 주장하는 연구도 있다(Wilson et al 1987). 일상생활 동작들에 대한 운동 수행력 검사에서, 예를 들어 물건 잡기, 걷기, 일어서기 등의 검사는 훈련해야 할 것들을 말해주는 것처럼, 일상생활 기술에 대한 행동학적 검사는—설령 정확한 원인 매커니즘을 알수 없다 하더라도—특별한 재활 전략을 위한 중요한 정보를 제공해준다(Wilson et al 1987).

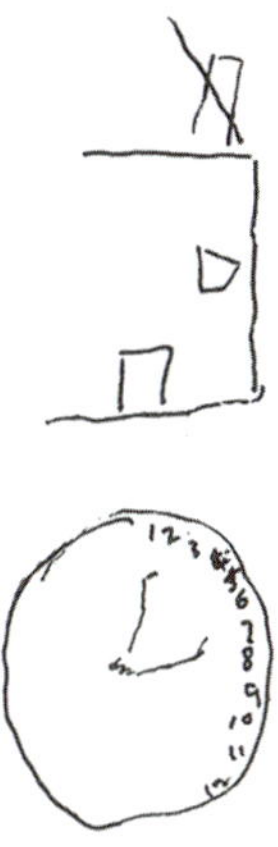

[그림 10-4] 오른쪽 뇌반구 마루엽 병변 환자가 그린 그림

행동 무주의 검사(3장 참조)는 바로 이런 정보들을 제공하기 위해 개발되었다(Wilson et al 1987; Stone et al 1991). 이 검사는 전화 사용, 그림 스캔, 메뉴 읽기, 주소와 문장 복사, 지도 탐색 등의 항목으로 구성되어 있으며, 타당도와 신뢰도가 입증되었다. 이러한 과제들을 검사하는 것의 장점은 훈련을 통해 습득해야 할 과제를 제시한다는 점이다.

주관적 수직성[verticality]을 검사하는 간단한 방법은 환자 앞에서 자[ruler] 같은 물체를 수직 방향을 포함한 여러 방향으로 보여주며 환자에게 수직이 어느 방향인지 말하게 하는 방법이다. 또는 환자에게 평가자가 들고 있는 자와 일치하게 자를 맞추보라고 요구할 수도 있다(Efferson 1995).

청각 지각 검사는 환자 귀 옆에서 손가락을 튕기는 방식으로 수행한다. 이 간단한 검사를 통해 물리치료사는 환자의 청력 상태에 대한 몇 가지 단서를 얻을 수 있다.

양쪽에 자극이 동시에 가해졌을 때 한쪽 자극을 무시하는 사람은 촉각 무주의 또는 소거[extinction]라고 판단할 수 있다. 자극이 비마비측에 가해진 자극과 경쟁해야 하는 경우 환자는 마비쪽에 가해진 자극을 인지하지 못한다. 두 자극을 모두 인지하려면 촉각이 가해진 국소위치를 지각하는 능력이 정상이어야 한다. 이에 대한 검사는 먼저 이루어져야 한다.

일부 연구에서는 선 긋기 검사가 효과가 있었다고 보고하였으나 일반화 가능성에 대한 근거는 부족하다. 이런 식의 연구들은 잠재적으로는 효과가 있는 것처럼 보일 수 있지만, 훈련되지 않은 상황으로의 일반화나 일시적 이득이 유지되는가에 대한 부분은 거의 조사가 이뤄지지 않았다(Bowen & Lincoln 2007). 주로 표본수가 작거나 단일 사례 연구로 이뤄지는 경우가 많으며 통제 실험 연구도 드물다. 한 체계적 고찰 연구에서는 무시를 목표로 한 재활이 시각적 목표 찾기나 선의 중간점을 표시하는 식의 검사를 완료하는 개인의 능력을 향상시켰다고 언급했지만, 이러한 개선이 의미 있는 작업 수행능력이나 독립적인 생활 능력으로 전이되었는지는 명확하지 않았다(Bowen & Lincoln 2007).

훈련

편측무시에 대한 물리치료는 주의 결핍뿐만 아니라 함께 나타나는 감각운동 손상 등 기여 요인들을 함께 다루어야 한다. 무시에 대한 기여 요인에 맞춰진 전략들과 함께 기능적이고 환자에게 관련이 있는 구체적인 과제를 수행하는 능력을 증진하기 위한 특이적 훈련이 필요하다. 훈련 시에는 환자가 주의집중을 하도록 강조하고 관련된 물체의 위치 쪽으로 방향을 잡게 하며 공간에서 그 물체들의 위치에 집중하게 하는 것이 중요하다. 기여 요인을 파악하면 각 개인의 특정 결핍에 맞는 치료를 제공할 수 있다.

움직임은 우리의 주의를 끌고 시각을 공간의 특정 지점에 집중시키는 데 매우 강력한 영향을 발휘한다(Dunai et al 1999). 움직이는 자극은 자동적으로 주의를 끌 수 있다. 움직이는 자극은 일반적으로 각성 특성이 있다. 이 특성이 주의 시스템 중 뇌줄기 부위의 요소들을 활성화시켜 무시를 줄일 수 있다는 의견이 있다(Butter et al 1990). 여러 임상연구들이 움직이는 시각적 단서가 고정된 단서보다 편측무시를 줄이는 데 더 효과적이라는 근거를 제시했다(Mattingley et al 1994).

시각 체계는 외부 세계와의 상호작용에서 매우 중요한 역할을 하므로, 시각적 자극에 주의를 기울이는 것이 운동 훈련에서 중요한 부분이다. 개인은 복잡한 환경에서 특정 물체를 시각적으로 탐색하고, 복잡한 환경을 탐색하기 위해 주목해야 할 물체를 식별하며, 치료사의 시범을 보며 주의를 기울이는 것이 권장된다.

편측 주의 장애와 관련된 연구에서 나온 한 가지 시사점은 일상생활에서 발견되는 특정 단서를 활용한 훈련이 필요하다는 것이다. 환자가 손상된 쪽에 주의를 기울이도록 자극을 주는 것이 이득이 된다고 알려져 있지만, 그 효과가 다른 상황으로 일반화되지는 않는 것으로 보인다. 반대로, 양쪽에 동시에 자극을 제시하면 무시가 악화될 수 있다(Riddoch & Humphreys 1994).

한 단일 사례 연구에서는 장애물 코스를 탐색하는 연습을 시행한 결과 치료사의 단서 제공으로 개선이 있었으나, 집이나 외부 환경에서는 일반화되지 않았다고 하였다(Lennon 1994). 그러나 배우자는 그 단서 제공을 통해 환자가 다른 환경을 안전하게 탐색할 수 있도록 도와 충돌과 낙상을 줄일 수 있었다고 보고하였다.

무시가 있는 외부 공간에서 마비쪽 팔다리의 능동적인 움직임을 수행했더니 무시가 개선되었다고 보고한 연구도 있었다(Robertson & North 1993; Plummer et al 2001). 또한 능동적 움직임이 무시를 줄일 수 있지만 감각 소실을 줄이진 못한다는 결과도 있었는데, 이는 무시와 감각 소실을 담당하는 메커니즘이 다르다는 일반적인 견해를 지지하는 결과다. 이후 보고된 후속 연구에서는 무시 증상 개선이 양쪽 손을 사용한 능동적 움직임을 할 때는 사라졌다고 보고하였다(Robertson & North 1994)(6장 참조). 컴퓨터 기반 스캐닝 및 주의 훈련 프로그램은 다른 과제로 일반화되지 않았으며 훈련이 끝난 후에도 유지되지 않는 것으로 나타났다(Robertson et al 1990).

기저 메커니즘에 대한 명확한 이해가 부족하기 때문에 인지 및 지각 손상을 위한 치료 방법을 개발하는 것은 어려운 문제다. 다양한 재활 전략들이 제안되었으나, 장애를 줄이고 독립성을 향상하는 측면에서의 효과를 입증하는 근거는 부족하다. 몇몇 연구들은 유망한 결과를 보이지만 훈련이 다른 상황에 일반화되었는지는 확인되지 않았다.

전반적으로 재활은 특정 결핍을 해결하는 것을 목표로, 환자가 문제의 본질을 인식하고, 걷기, 일어서기, 앉기, 물체를 잡고 조작하는 등의 운동 과제를 연습하는 동안 주의를 특정 상황으로 재배치할 수 있도록 훈련하는 것에 중점을 둔다. 또한 과제와 관련된 지각-인지 손상을 해결하기 위한 구체적인 훈련이 제공되며 물리치료사와 함께하는 운동 훈련 세션 동안 이를 강화한다.

이 증상의 매커니즘에 관한 정보와 이해가 부족하다는 점을 감안하여 현재 우리가 할 수 있는 일은 환자들을 재활에 참여시키기 위한 방법들을 시도하는 것이다.

몇 가지 지침들

- 목표물이나 특정 물체를 찾는 시각적 스캐닝을 강조한다.
- 환자에게 특이하게 보이는 것들을 처리하라고 격려하고 머리와 눈을 움직여서 눈에 보이지 않는 물체를 찾도록 격려한다.
- 마커를 사용하여 시야의 기준점을 잡도록 해준다. 예를 들어, 종이 왼쪽에 있는 마커를 먼저 찾고 그 후 읽기를 시작하도록 한다.
- 훈련 중 주의가 산만해지면, 계속 진행하기 전에 환자에게 다시 방향과 위치를 파악하도록 요구한다.
- 부정적인 의미를 가진 단어는 피하고, 잔소리처럼 들리지 않도록 주의한다.
- '무시'라는 용어는 비판적으로 들릴 수 있으므로 사용하지 않는다.

뇌졸중 이후 급성기에는 지각-인지 손상 증상이 매우 두드러질 수 있다. 이런 결핍을 환자가 잘 인식하고 이해하게 해주는 것이 환자들의 전반적 웰빙과 자신감 고취에 중요하다. 또한 환자와 가족들이 느끼는 혼란과 정신적으로 무능하다는 느낌에서 오는 우울감에 잘 대처하도록 돕는 것도 중요하다. 초기의 적절한 중재는 환자, 가족, 치료사가 상황을 더 잘 이해하는 데 도움된다. 직접적인 정보의 부족을 보완하기 위한 대체 수단으로, 또한 직접적인 지식을 회복하는 방법으로 환자 자신의 지적 능력을 활용하도록 돕는 것도 도움이 된다.

다음은 초기 훈련의 몇 가지 예다:

수직성이 손상된 경우

- 막대를 사용해서 눈과 뇌가 잘못된 정보를 제공하고 있다고 설명하고, 침대 다리처럼 똑바로 서 있는 물체에 집중해서 그것을 '똑바른' 것으로 인식하도록 요구한다.

접시 왼쪽에 있는 음식을 알아치리지 못하는 경우

- 포크나 손가락으로 접시를 탐색하여 왼쪽의 음식을 찾도록 격려한다.
- 왼쪽에서 음식을 찾으면 그 음식이 어떤 종류인지 식별하고, 음식을 집어 먹는 것에 집중하게 한다.

훈련 중 왼쪽에 주의를 기울이지 않는 경우

- 오른쪽 공간에서 라디오, TV, 다른 사람 등 주의를 분산하는 자극을 제거하고, 주의를 기울일 때는 말을 하지 않도록 제안한다. 예정된 활동 변화를 미리 경고해준다.
- 움직이는 시각적 목표물이 정지된 목표물보다 주의를 더 끌 수 있다.
- 주의를 오른쪽이나 중앙에서 시작한 후, 점차 왼쪽으로 이동하도록 한다.
- 환자와의 눈맞춤을 통해 주의를 왼쪽으로 유도하고, 왼쪽에서의 눈맞춤에 미소로 보상한다.
- 환경과 과제의 복잡성을 점진적으로 증가시켜 과제가 도전적으로 진행되게 한다.

주의력과 집중력 훈련은 환자의 운동 수행력을 회복하기 위해 시행하는 운동 훈련에서 중요한 부분이다. 손상된 뇌반구의 손상된 주의력 자원을 요구할 수 있는 과제는 각성 수준을 올리고 결과적으로 주의력을 향상시켜 무시 증상이 감소될 수 있다(Riddoch & Humphreys 1994).

기억력 결핍은 뇌졸중, 외상성 뇌손상, 다발성 경화증 및 기타 신경계 질환에서 흔한 문제점이다. 기억력 손상이 있는 사람들은 특정 문제에 관한 직접적인 사정과 함께 기억 측면의 강점과 약점을 파악하기 위한 신경심리학적 사정이 필요하다. 기억력 문제가 있는 사람들이 정보를 암기하고, 저장하며, 회상할 수 있도록 격려하는 여덟 가지 지침이 있다(Wilson 1995)(11장 참조). 전형적으로 기억 훈련은 환자의 독립성과 삶의 질을 향상하기 위한 기억술, 반복, 심상연습 같은 내적 보조기구와 게시판, 체크리스트, 녹음기를 사용하는 외적 보조기구를 사용하는 방법을 가르치는 데 중점을 둔다. 이러한 기억 보조기구는 '반복 훈련' 전략보다 더 효과적인 것으로 보인다. 기술 발전으로 휴대전화, 호출기, 가상 환경을 사용할 수 있게 되었다. 이러한 전략들은 우리 모두가 이미 사용하는 것으로, 기억력 손상이 있는 사람들이 이런 방법을 사용할 수 있도록 격려하고 장려해야한다(Wilson 1995). 한 체계적 고찰에 따르면 기억 훈련이 기억력 손상을 보완하고 적응하는 데 중요한 역할을 한다고 한다(das Nair & Lincoln 2009).

실행기능은 목표 지향적 일상생활 활동을 순서대로 실행할 수 있게 살피고, 관리하고, 조율하는 데 관여하는 여러 통합적 인지 처리과정을 포함하는 능력을 말한다(Cicerone et al 2005). 실행기능이 온전하면 상당한 인지 손상이 있어도 여전히 독립적이고 생산적인 생활을 할 수 있다(Lezak et al 2004). 실행기능이 손상된 사람들이 일상생활을 시작할 수 있도록 외부 단서, 예를 들어 호출기 같은 기구를 사용할 수 있다(Wilson et al 2001).

결론적으로, 뇌 병변, 특히 뇌졸중 후에 몸감각 손실이 비교적 흔하게 발생함에도 불구하고 몸감각 손실은 여전히 간과되는 문제로 남아 있다(Carey 1995). 시각 및 지각-인지 손상도 마찬가지다. 이러한 손상들은 환경 정보를 필요로 하는 활동에 큰 영향을 미쳐 개인에게 상당한 어려움을 초래한다. 특정 기능적 동작을 훈련하는 재활 방법은 환자가 학습을 통해 익히는 방법을 포함하는데, 이는 몸감각, 시각 및 지각-인지 손상이 있는 사람에게 도움이 될 가능성이 크다. 왜냐하면 이 방법은 개인의 적극적인 참여를 유도하고, 환경과의 상호작용을 촉진하며, 과제에 주의를 기울일 필요성을 강조하고, 구체적인 과제 연습을 포함하기 때문이다. 그러나 일부 환자들에게는 관련된 감각 입력에 주의를 집중하는 식으로 특정 감각 인식에 대한 특이적 훈련을 하는 것이 도움이 될 수 있다. 게다가 심각한 인지 결손이 있는 사람들은 기억력이나 주의력 같은 인지 처리과정을 훈련할 필요가 있다.

참고문헌

Albert, ML: A simple test of neglect. Neurology. 23, 1973, 658-664.

Andersen, G, Vestergaard, K, Ingeman-Nielsen, M, et al.: Incidence of central post-stroke pain. Pain. 61, 1995, 187-193.

Barer, D: The influence of visual and tactile inattention on predictions for recovery from acute stroke. Q J Med. 74, 1990, 21-32.

Barer, D: The influence of visual and tactile inattention on predictions for recovery from acute stroke. Q J Med. 74, 1990, 21-32.

Bonan, IV, Guettard, E, Leman, MC, et al.: Subjective visual vertical perception relates to balance in acute stroke. Arch Phys Med Rehabil. 87, 2006, 642-646.

Bowen A, Lincoln N 2007 Cognitive rehabilitation for spatial neglect following stroke. Cochrane Database Syst Rev Issue 2. Art. No.: CD003586. DOI: 10.1002/14651858.CD003586.pub2.

Burke, D, Gandevia, SC: Interfering cutaneous stimulation and the muscle afferent contribution to cortical potentials. Encephalog Clin Neurophysiol. 70, 1988, 118-125.

Butter, CM, Kirsch, NL, Reeves, G: The effect of lateralized dynamic stimuli on unilateral spatial neglect following right hemisphere lesions. Res Neurol Neurosci. 2, 1990, 39-46.

Calvanio, R, Levine, D, Petrone, P: Elements of cognitive rehabilitation after right hemisphere stroke. Behav Neurol. 11, 1993, 25-57.

Carey, LM: Somatosensory loss after stroke. Crit Rev Phys Rehabil Med. 7, 1995, 51-91.

Carey, LM: Loss of somatic sensation. In Selzer, M, Clarke, S, Cohen, L, et al. (Eds.): Textbook of neural repair and rehabilitation. Vol II, 2006, Cambridge University Press, Cambridge, 231-247.

Carey, LM, Matyas, TA, Oke, LE: Sensory loss in stroke patients: effective training of tactile and proprioceptive discrimination. Arch Phys Med Rehabil. 74, 1993, 602-611.

Carr, JH, Shepherd, RB: A motor relearning programme for stroke. 2nd edn, 1987, Butterworth Heinemann, Oxford.

Carr, JH, Shepherd, RB: Neurological rehabilitation: optimizing motor performance. 1998, Butterworth Heinemann, Oxford.

Carr, JH, Shepherd, RB: Stroke rehabilitation: guidelines for exercise and training to optimize motor skill. 2003, Butterworth Heinemann, Oxford.

Cicerone, KD, Dahlberg, C, Malec, JF, et al.: Evidence-based cognitive rehabilitation: updated review of the literature from 1998 through 2002. Arch Phys Med Rehabil. 86, 2005, 1681-1692.

Critchley, M: The parietal lobes. 1953, Hafner, New York.

Dannenbaum, RM, Dykes, RW: Sensory loss in the hand after sensory stroke: therapeutic rationale. Arch Phys Med Rehabil. 69, 1988, 833-839.

das Nair R, Lincoln N 2009 Cognitive rehabilitation for memory deficits following stroke. Cochrane Database Syst Rev Issue 3. Art. No.: CD002293. DOI: 10.1002/14651858.CD002293.pub2.

de Jersey, M: Report on a sensory programme for patients with sensory deficits. Aust J Physiother. 25, 1979, 165.

Dietz, V, Gollhofer, A, Kleiber, M, et al.: Regulation of bipedal stance: dependency on 'load' receptors. Exp Brain Res. 89, 1992, 229-231.

Diller, L, Weinberg, J: Hemi-inattention and rehabilitation. The evolution of a rational treatment program. In Weinstein, EA, Friedland, RP (Eds.): Advances in neurology. 1977, Raven Press, New York.

Diller, L, Weinberg, J: Response styles in perceptual retraining. In Gordon, WA (Ed.): Advances in stroke rehabilitation. 1993, Andover Medical Publishers, Boston, 162-182.

Dunai, J, Bennett, K, Fotiades, A, et al.: Modulation of unilateral neglect as a function of direction of object motion. Neuroreport. 10, 1999, 1041-1047.

Efferson, L: Disorders of vision and visual perceptual dysfunction. In Umphred, DA (Ed.): Neurological rehabilitation. 3rd edn, 1995, Mosby, St Louis, 769-801.

Fisher, CM: Pure sensory stroke and allied conditions. Stroke. 13, 1982, 434-447.

Gandevia, SC: Kinesthesia: roles for afferent signals and motor commands. In Rowell, L, Shepherd, JT (Eds.): Integration of motor, circulatory, respiratory and metabolic control during exercise. 1996, Oxford University Press, New York, 128-172.

Gibson, JJ: The senses considered as perceptual systems. 1966, Houghton Mifflin, Boston.

Gordon, J: Assumptions underlying physical therapy intervention: theoretical and historical perspectives. In Carr, JH, Shepherd, RB (Eds.): Movement science. Foundations for physical therapy in rehabilitation. 1987, Butterworth Heinemann, Oxford, 1-30.

Halligan, PW, Robertson, IH, Pizzamiglio, L, et al.: The laterality of visual neglect after right hemisphere damage. Neuropsychol Rehabil. 1, 1991, 281-301.

Heilman, KM, Watson, RT, Valenstein, E: Neglect and related disorders. In Heilman, KM, Valenstein, E (Eds.): Clinical neuropsychology. 3rd edn, 1993, Oxford University Press, Oxford, 279-336.

Herman, EWM: Spatial neglect: new issues and their implications for occupational therapy practice. Am J Occup Ther. 46, 1992, 207-216.

Jacobs, H, Vanderstaeten, G, van Laere, M, et al.: SEPs and central somatosensory conduction time in hemiplegics. Electromyogr Clin Neurophysiol. 28, 1988, 355-360.

Jeannerod, M: Neural and behavioural organization of goal-directed movements. 1988, Oxford University Press, Oxford.

Jeannerod, M, Michel, F, Prablanc, C: The control of hand movements in a case of hemianaesthesia following a parietal lesion. Brain. 107, 1984, 899-920.

Johansson, RS, Westling, G: Roles of glabrous skin receptors and sensorimotor memory in automatic control of precision grip when lifting rougher or more slippery objects. Exp Brain Res. 56, 1984, 550-564.

Kandel, ER: From nerve cell to cognition. In Kandel, ER, Schwartz, JH, Jessel, TM (Eds.): Principles of neural science. 4th edn, 2000, McGraw-Hill, New York, 381-403.

Kinsella, G, Packer, S, Ng, K, et al.: Continuing issues in the assessment of neglect. Neuropsychol Rehabil. 5, 1995, 239-258.

Knapp, HD, Taub, F, Berman, AJ: Movements in monkeys with deafferented forelimbs. Exp Neurol. 7, 1963, 305-315.

Knott, M, Voss, DE: Proprioceptive neuromuscular facilitation. 1968, Harper & Row, New York.

Kusoffsky, A, Wadell, I, Nilsson, BY: The relationship between sensory impairment and motor recovery in patients with hemiplegia. Scand J Rehabil Med. 14, 1982, 27-32.

Lee, M-J, Kilbreath, SL, Refshauge, KM: Movement detection at the ankle following stroke is poor. Aust J Physiother. 51, 2005, 19-24.

Leipmann, H: Apraxia. Ergebnisse der Gesamten Medizin. 1, 1920, 516-543.

Lennon, S: Task specific effects in the rehabilitation of unilateral neglect. In Riddoch, MJ, Humphreys, GW (Eds.): Cognitive neuropsychology and cognitive rehabilitation. 1994, Erlbaum, London, 187-203.

Lezak, MD, Howieson, DB, Loving, DW: Neuropsychological assessment. 4th edn, 2004, Oxford University Press, Oxford.

Lincoln, NB, Crow, JL, Jackson, JM, et al.: The unreliability of sensory assessments. Clin Rehabil. 5, 1991, 273-282.

Lincoln, NB, Jackson, JM, Adams, SA: Reliability and revision of the Nottingham Sensory Assessment for stroke patients. Physiotherapy. 84, 1998, 358-365.

Mattingley, JB, Bradshaw, JL, Bradshaw, JA, et al.: Horizontal visual motion modulates focal attention in left unilateral spatial neglect. J Neurol Neurosurg Psychiatry. 57, 1994, 1228-1235.

Merzenich, MM, Kaas, JH, Wall, J, et al.: Topographic reorganization of somatosensory cortical areas 3b and 1 in adult monkeys following restricted deafferentation. Neuroscience. 8, 1983, 33.

Merzenich, MM, Recanzone, G, Jenkins, WM, et al.: Cortical representational plasticity. In Rakie, P, Singer, W (Eds.): Neurobiology of the neocortex. 1988, Wiley, New York, 41-67.

National Stroke Foundation: Clinical guidelines for stroke rehabilitation and recovery. 2005, National Stroke Foundation, Melbourne.

National Stroke Foundation: Clinical guidelines for acute stroke management. 2007, National Stroke Foundation, Melbourne.

Pierce, SR, Buxbaum, LJ: Treatments of unilateral neglect: a review. Arch Phys Med Rehabil. 83, 2002, 256-268.

Plummer, P, Morris, M, Dunai, J: Physical therapy for stroke patients with unilateral neglect: the role of visual cues and limb activation strategies. Phys Ther Rev. 6, 2001, 175-188.

Riddoch, MJ, Humphreys, GW: Perceptual and action systems in unilateral visual neglect. In Jeannerod, M (Ed.): Neurophysiological and neuropsychological aspects of spatial neglect. 1987, Elsevier, Amsterdam, 151-181.

Riddoch, MJ, Humphreys, GW: Towards an understanding of neglect. In Riddoch, MJ, Humphreys, GW (Eds.): Cognitive neuropsychology and cognitive rehabilitation. 1994, Erlbaum, London, 125-149.

Robertson, IH, North, N: Active and passive activation of left limbs: influence on visual and sensory neglect. Neuropsychology. 31, 1993, 293-300.

Robertson, IH, North, NT: One hand is better than two: motor extinction of left hand advantage in unilateral neglect. Neuropsychology. 32, 1994, 1-11.

Robertson, IH, Gray, JM, Pentland, B, et al.: Microcomputer-based rehabilitation for unilateral left visual neglect: a randomised controlled trial. Arch Phys Med Rehabil. 62, 1990, 476-483.

Schabrun, SM, Hillier, S: Evidence for the retraining of sensation after stroke: a systematic review. Clin Rehabil. 23, 2009, 27-39.

Snowdon, N, Scott, O: Perception of vertical and postural control following stroke: a clinical study. Physiotherapy. 91, 2005, 165-170.

Stockmeyer, SA: An interpretation of the approach of Rood to the treatment of neuromuscular dysfunction. Am J Phys Med. 46, 1967, 900-956.

Stone, SP, Wilson, B, Wroot, A, et al.: The assessment of visuo-spatial neglect after acute stroke. J Neurol Neurosurg Psychiatry. 54, 1991, 345-350.

Wade, D, Skilbeck, C, David, R, et al.: Stroke: a critical approach to diagnosis, treatment and management. 1985, Chapman and Hall, London.

Watanabe, Y, Shikano, M, Ohba, M, et al.: Correlation between somatosensory evoked potentials and sensory disturbance in stroke patients. Clin Electroencephalogr. 20, 1989, 156-161.

Weiss, T, Miltner, WHR, Liepert, J, et al.: Rapid functional plasticity in the primary somatomotor cortex and perceptual changes after nerve block. Eur J Neurosci. 20, 2004, 3413-3423.

West C, Bowen A, Hesketh A et al 2009 Interventions for motor apraxia following stroke. Cochrane Database Syst Rev Issue 1. Art. No.: CD004132. DOI: 10.1002/14651858.CD004132.pub2.

Wilson, BA: Management and remediation in brain-injured adults. In Baddeley, AD, Wilson, BA, Watts, FN (Eds.): Handbook of memory disorders. 1995, John Wiley, Chichester, 451-479.

Wilson, B, Cockburn, J, Halligan, P: Development of a behavioral test of visuospatial neglect. Arch Phys Med Rehabil. 68, 1987, 98-102.

Wilson, BA, Emslie, HC, Quirk, K, et al.: Reducing everyday memory and planning problems by means of a paging system: a randomised control crossover study. J Neurol Neurosurg Psychiatry. 70, 2001, 477-482.

Winward, CE, Halligan, PW, Wade, DT: Somatosensory assessment after central nerve damage: the need for standardized clinical measures. Phys Ther Rev. 4, 1999, 21-28.

Wynn-Parry, CB, Salter, M: Sensory reeducation after median nerve lesions. Hand. 8, 1975, 250-257.

Yekutiel, M, Guttman, E: A controlled trial of the retraining of the sensory function of the hand in stroke patients. J Neurol Neurosurg Psychiatry. 56, 1993, 241-244.

Zeman, BD, Yiannikas, C: Functional prognosis in stroke: use of somatosensory evoked potentials. J Neurol Neurosurg Psychiatry. 52, 1989, 242.

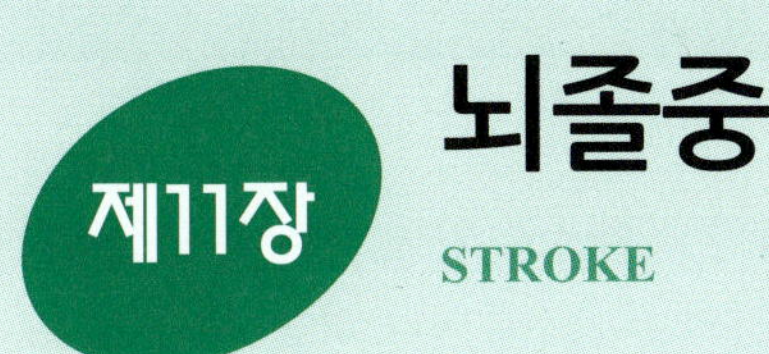

뇌졸중

STROKE

저자 Julie Bernhardt

학습내용

1 개요
- 병인론과 병리
- 발생률
- 뇌의 혈액 공급
- 분류와 예후
- 뇌졸중 후 생존

2 급성 뇌졸중
- 병원 입원
- 모든 뇌졸중의 의학적 관리

3 뇌졸중 후 회복
- 호흡기능
- 근육뼈대계의 상태보존
- 조기 활동

4 신체구조와 신체기능의 문제
- 감각운동 손상과 이차적 적응 변화

5 재활
- 과제지향적 훈련
- 기능적 근력 훈련
- 감각운동훈련과 지각-인지 훈련
- 신체 컨디셔닝-유산소 체력

6 훈련 강도, 연습 정도와 운동량 올리기
- 기술 발전

7 언어, 인지, 감정 손상

8 환자와 가족 교육

9 뇌졸중 재활에서 가족의 역할

10 퇴원 계획과 지역사회 복귀

11 부록

1 개요

뇌졸중은 일반적으로 급성적이고 국소적으로 발생한 대뇌혈관 관련 질환으로 인해 나타나는 신경학적 징후와 증상을 말한다. 뇌는 혈액 공급 이상에 매우 민감하다. 몇 초간의 무산소증이나 허혈증만으로도 신경학적 징후가 유발될 수 있고 수 분 내에 비가역적 신경 손상이 일어난다. 대뇌혈관은 순환 장애로부터 뇌를 보호하기 위해 설계된 특수한 해부학적 및 생리학적 특성을 가지고 있지만, 이러한 보호 기제가 실패하면 그 결과 뇌졸중이 발생한다.

병인론과 병리

대뇌 순환 장애는 뇌의 혈관계 질환으로 발생하며, 이로 인해 뇌 조직에 혈액 공급이 부족해 산소와 포도당이 제대로 전달되지 않는 허혈ischemia 상태가 되거나, 조직이 괴사하는 경색infarction 상태로 이어질 수 있다. 뇌실질 내 또는 거미막밑공간으로 출혈이 유입되는 상태도 이에 해당한다. 뇌졸중은 혈관 폐쇄에 의한 폐색성occlusive 뇌졸중과 혈관 밖으로 출혈이 일어나는 출혈성haemorrhagic 뇌졸중으로 나뉜다. 두 유형의 뇌졸중은 모든 연령에서 발생할 수 있으며, 영아기에도 심장 질환, 감염, 외상, 종양, 혈관 기형, 면역학적 질환 등 다양한 원인으로 나타날 수 있다. 가장 널리 알려진 위험 요인으로는 고혈압, 당뇨병, 심장 질환이 있으며, 이 중 고혈압이 가장 중요한 요인이다.

대부분의 폐색성 뇌졸중은 죽상동맥경화증atherosclerosis, 혈전thrombosis, 또는 색전embolus에 의해 발생하며, 출혈성 뇌졸중은 주로 고혈압이나 동맥류와 관련이 있다. 출혈은 뇌 표면—뇌실질 외부—에서 발생할 수 있다. 예를 들어, 윌리스 고리Willis circle에서 선천성 동맥류가 파열되면 거미막밑 출혈이 발생할 수 있다. 이 유형은 모든 뇌졸중 유형 중에서 가장 드물다. 출혈이 뇌실질 내부에서 발생하는 형태가 흔하며, 이는 장기간의 고혈압으로 손상된 혈관이 파열된 경우로, 대뇌반구, 뇌줄기 또는 소뇌에 혈전이나 혈종을 형성한다. 동맥압으로 인해 뇌내에 혈액이 급속히 축적되면 확장성 병변이 되어 주변 뇌 조직을 밀어내거나 압박하고 혈액 공급을 제한할 수 있다. 허혈이 일시적일 경우 조직 손상의 병리학적 증거가 거의 없거나 전혀 나타나지 않을 수 있다. 그러나 허혈이 심하고 장기간 지속되면 뉴런과 기타 세포 성분이 괴사하는, 즉 경색이 발생한다.

가장 흔히 관찰되는 뇌졸중 증후군은 중대뇌동맥이 분포하는 영역에서 발생하는 경색으로 발생한다. 이로 인해 반대쪽 팔다리의 근력 약화와 감각 손실이 나타나며, 양쪽 시야 중 같은 쪽 절반이 보이지 않는 시야 손상인 같은쪽 반맹증homonymous hemianopia이 동반된다. 또한, 병변이 위치한 뇌의 반구에 따라 언어장애가 나타나거나, 공간 지각 능력이 손상될 수 있다. 언어장애는 일반적으로 좌측 반구에 병변이 있을 때 발생하며, 공간 지각 능력의 손상은 주로 우측 반구의 병변에서 발생한다. 특정 국소적 대뇌 기능이 갑작스럽게 상실된 병력이 뇌졸중 진단의 중요한 근거다.

뇌경색은 전체 첫 번째 뇌졸중의 약 67~80%를 차지하며, 일차 머리뼈내 출혈은 약 7~20%, 지주막하출혈은 약 1~7%를 차지한다(Feigin et al 2003).

발생률

뇌졸중은 서구 국가에서 관상동맥질환과 암에 이어 세 번째로 흔한 사망 원인이며, 자택에서 생활하는 사람들에게 심각한 장애를 일으키는 가장 중요한 단일 원인이다. 뇌졸중은 개인과 가족에게 큰 부담을 줄 뿐만 아니라, 치료 비용도 사회에 상당한 부담을 준다. 환자 1인당 평생 치료 비용은 호주의 경우 한화로 약 4천5백만 원 정도며(Dewey et al 2001), 미국의 경우 한화로 약 6천만 원~2억3천만 원 정도로(Feigin et al 2003)로 추정된다. 뇌졸중 이후 환자가 자택에서 생활할 수 있도록 가족이나 친구들이 돕는 비공식적 돌봄 비용은 산출되지 않는 막대한 부담이다. 호주에서는 이러한 평생 간병비용이 한화 약 3,320억원 정도로 추산된다(Dewey et al 2002).

뇌졸중으로 인한 전 세계 사망자는 약 550만 명으로 추정되며, 이 중 2/3는 개발도상국에서 발생한다(World Health Organization 2008). 이러한 차이가 인종적 요인과 환경적 요인—보건 서비스 포함—또는 사회적 요인으로 인해 생기는 것인지는 명확하지 않다. 하지만 선진국, 특히 일본, 북미, 서유럽에서는 뇌졸중으로 인한 사망률이 눈에 띄게 감소하고 있는 것으로 보인다(Feigin et al 2003). 반면, 개발도상국에서는 신뢰할 만한 자료를 얻기가 어려운 경우가 많다.

뇌졸중 발생률은 인구 1,000명당 1.52건으로 추정된다(Lindley 2008). 국가 간 발생률에는 차이가 있지만, 그 차이가 크진 않다. 남성은 여성보다 더 이른 연령, 평균 70세에서 처음 뇌졸중을 경험하는 반면, 여성은 평균 75세에 처음 뇌졸중이 발생한다. 연령별 발생률은 나이에 따라 점진적으로 증가하며, 45세 미만에서는 연간 1,000명당 0.1~0.3건으로 추정되지만, 75~84세에서는 연간 1,000명당 12.0~20.0건으로 증가한다(Feigin et al 2003). 가장 높은 연령 발생률은 일본, 러시아, 우크라이나의 사례에서 볼 수 있다. 이러한 수치는 아동기에서 초기 성인기로 넘어가면서 뇌졸중 발생률이 10배 증가하고, 초기 성인기에서 중년기까지 다시 10배 증가하며, 중년기에서 노년기로 넘어가며 또 한 번 10배 증가한다(Lindley 2008). 호주에서는 전체 뇌졸중의 약 20%가 55세 미만에서 발생한다(Australian Institute of Health and Welfare 2004).

뇌졸중 유병률은 측정하기 매우 어려운데, 이는 발병 후 초기에 사망하는 환자가 있거나 장애를 겪지 않는 환자가 많기 때문이다. 전반적인 유병률은 인구 1,000명당 약 10명으로 추산되며, 65세 이상에서는 인구 1,000명당 약 50명에 해당한다(Lindley 2008). 유병률 자료를 정확히 추정하는 것은 한계가 있지만, 뇌졸중 환자를 적절히 돌보기 위한 의료 및 지원 서비스 계획 수립에 유용한 정보다.

뇌의 혈액 공급

효율적인 혈액 공급은 중추신경계에 산소, 포도당 및 기타 영양소를 공급하고 이산화탄소, 젖산 및 기타 대사 산물을 제거하는 역할을 한다. 뇌는 몸무게의 2%에 불과하지만, 안정 상태에서 심박출량의 15% 혈액을 받으며, 흡입된 산소의 약 25%를 소비한다. 이러한 풍부한 혈액 공급은 네 개의 주요 동맥, 즉 두 개의 척추동맥과 두 개의 속목동맥을 통해 이루어지며(그림 11-1A), 이 동맥들은 뇌 바닥에서 윌리스 고리를 형성하며 서로 연결되어 있다. 윌리스 고리는 고전적 구조에서 다소 벗어난 변형들이 흔히 발견되는데, 이는 이 고리가 뇌의 혈액 공급 측면에서 보호 기능을 잘 수행하고 있다는 것의 방증이기도 하다. 네 개의 주요 동맥은 머리뼈 내에서 분지하여 뇌의 주요 동맥 가지를 형성한다(그림 11-1B). 혈관들 사이에 존재하는 광범위한 문합anastomatic 연결들이 특정 부위의 혈액 공급이 차단되었을 때 뇌를 보호하는 역할을 한다.

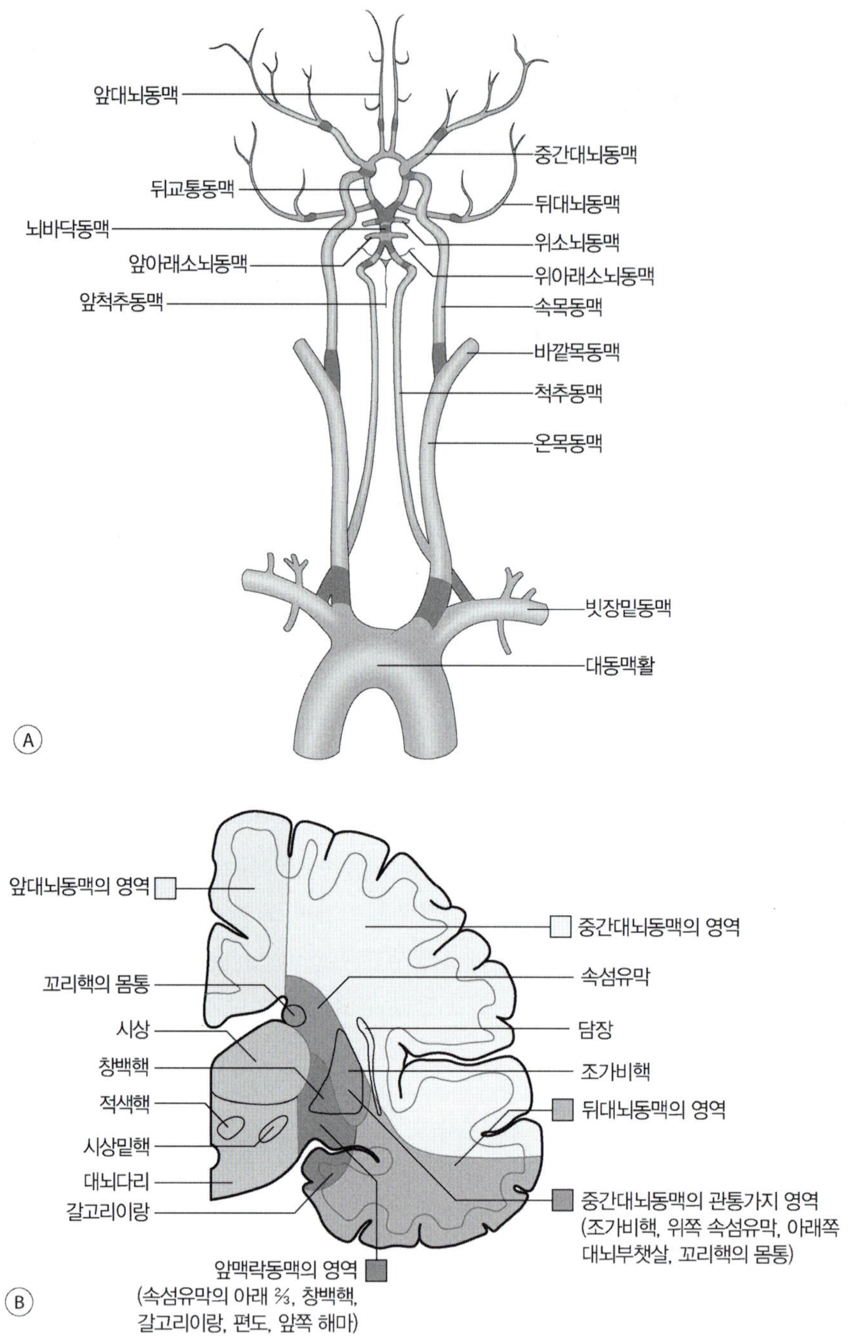

[그림 11-1] (A) 뇌의 혈관. 진한 부위는 일반적으로 동맥경화와 폐색이 자주 일어나는 곳을 표시한 것이다. (B) 대뇌 동맥 분포(Kandel ER, Schwartz JH, Jessell TM, Principles of Neural Science, 3ed 1991, p.1042, Appleton and Lange, Norwalk, CT. 허가하 재인용)

분류와 예후

뇌졸중의 주요 임상 특징은 갑작스러운 발병과 국소 신경학적 징후 및 증상이다. 일반적으로 뇌졸중 환자는 발병 전까지 건강한 상태를 유지한다. 국소 신경학적 징후 없이 단독적으로 발생하는 어지럼증이나 의식 소실은 뇌졸중으로 인해 일어나는 경우가 드물다.

경미한 허혈성 뇌졸중과 일과성 허혈발작transient ischaemic attact; TIA은 유사점이 많다. TIA는 전통적으로, 뇌의 국소적 또는 전반적인 기능 장애에 대한 임상적 징후가 빠르게 나타나 24시간 이내에 사라지는, 명백한 비혈관성 원인이 없는 경우를 말한다. 그러나 최근에는 TIA의 지속 시간을 1시간으로 단축해야 한다는 의견이 많다(Albers et al 2002). 또한, 새로운 연구에 따르면 TIA는 뇌졸중으로 이어질 위험이 이전에 생각했던 것보다 훨씬 높으며, 그중 절반은 증상 발현 후 처음 48시간 내에 발생하는 것으로 확인되었다. 따라서 TIA의 평가 및 관리는 허혈성 뇌졸중 관리지침을 따르고, 뇌졸중 예방 치료를 조기에 시행해야 한다. 뇌졸중 발생 위험을 증가시키는 다섯 가지 요인은 당뇨병, 60세 이상의 연령, 증상 지속 시간 10분 초과, 운동 또는 언어장애, 높은 혈압—140/90mmHg 이상—이다(National Stroke Foundation 2007a). ABCD^2 도구 같은 위험 계층화 도구Risk stratification tool는 뇌졸중 발생 위험이 높은 환자를 선별을 위해 승인된, 권장된 도구다.

고전적인 뇌졸중 정의는 혈관성 이외의 다른 명확한 원인 없이 24시간 이상 지속되는 국소적이거나 때로는 전반적인 대뇌 기능 상실을 의미하는 임상 증상이나 징후가 급격히 발생하는 상태다(Hatano 1976). 뇌졸중의 중증도는 며칠 내 회복되는 경우부터 지속적인 장애 또는 사망에 이르기까지 다양하다. Oxfordshire Community Stroke Project(OCSP) 분류(Bamford et al 1991)는 뇌졸중 하위 유형을 분류하는 데 널리 사용되며 예후 평가에 유용하다. 아래는 이 분류들의 특징, 일반적 원인, 각 하위 유형의 예후에 대한 설명이다(Dewey & Bernhardt 2007).

TACI (전체 앞순환 뇌경색, Total anterior circulation infarct)

- 특징: 같은쪽 신체의 운동 결손과/또는 감각 결손이 나타나고 고위 대뇌 기능부전이 나타남. 예를 들면, 삼킴곤란, 편측무시 그리고 같은쪽 반맹증 등
- 일반적 원인: 심장 또는 근위부 동맥 혈관에서 발생한 혈전에 의한 큰 중간대뇌동맥의 경색
- 예후: 사망 가능성이 높고 장기간 의존 상태가 될 가능성이 높음

PACI (부분 앞순환 뇌경색, Partial anterior circulation infarct)

- 특징: TACI에서 발생하는 세 가지 결손 중 두 가지가 나타나거나, 고위 대뇌 기능부전이 나타나거나, 제한적인 운동과 감각 결손이 나타남. 예를 들면, 한쪽 팔다리 또는 얼굴과 손에 한정하여 결손이 나타남
- 일반적 원인: TACI 경우처럼 동맥성 원인으로 발생하지만 규모가 작음
- 예후: TACI보다 예후는 좋지만 새발할 위험이 큼

LACI (열공성 뇌경색, Lacunar infarct)

- 특징: 순수 운동성 반부전마비, 순수 감각성 뇌졸중, 감각운동 뇌졸중, 조화운동못함증성 반부전마비
- 일반적 원인: 작은 혈관 질환에 의한, 작고, 깊은 부위 혈관의 경색
- 예후: 비교적 예후가 좋음

POCI (뒤순환 뇌경색, Posterior circulation infarct)

- 특징: 뇌줄기 징후나 같은 쪽 긴신경로^long-tract^ 징후, 즉 소뇌성 반부전마비 없음. 같은쪽 반맹증 단독 발생
- 일반적 원인: 큰 혈관 또는 작은 혈관 질환, 혹은 심장 색전에 의해 발생한 뒤대뇌반구 경색, 또는 뇌줄기나 소뇌의 경색
- 예후: 다양함

ICH (뇌실질내 출혈 또는 내뇌 출혈, Intracerebral hemorrhage)

- 특징: 징후는 출혈 부위와 크기에 따라 다양함
- 일반적 원인: 다양함
  - 깊은 부위: 주로 작고 깊은 관통 동맥 파열로 발생함. 흔히 고혈압과 관련이 있음
  - 표면 또는 대뇌엽^lobar^ 부위: 대뇌 아밀로이드^amyloid^ 혈관병증으로 발생. 나이든 환자에서 발생
  - 기타 흔한 원인: 동정맥 기형이나 해면혈관종, 파열된 낭성 동맥류, 응고 장애
- 예후: 허혈성 뇌졸중보다 예후가 나쁜 경우가 많으며, 발병 후 몇 시간에서 며칠 내 사망 위험이 높음. 생존자의 기능적 결과와 삶의 질은 다른 뇌졸중 생존자와 비슷한 수준임

뇌졸중 직후에는 최종 회복 정도를 예측하기 어렵다. 일부 뇌졸중은 매우 치명적이며, 특히 대규모 허혈성 뇌졸중인 TACI나 출혈성 뇌졸중은 치명적일 가능성이 높아 발생 첫 주 동안 사망률이 10%에 이른다. 뇌졸중 후 심각한 결과—사망 또는 심각한 장애—나 양호한 결과—생존, 경미한 장애—를 예측하기 위해 개발된 모델은 약 80%의 사례에서 결과를 구별할 수 있는 것으로 밝혀졌다(Johnston et al 2003). 이러한 예측 모델은 치료 방침에 영향을 주기 위한 것이 아니라, 임상시험이나 역학 연구에서 결과 데이터를 조정할 때 연구자들이 활용할 수 있도록 만들어진 것이다(Counsell et al 2002). 또한, 예후가 좋을 것으로 예상했는데 상태가 나빠지는 환자가 있는가 하면, 예상치 않게 크게 회복하는 환자도 있다(Bonita & Beaglehole 1988; Barer & Mitchell 1989; Lincoln et al 1990; Jørgensen et al 1995). 그럼에도 불구하고 고령과 더 심한 뇌졸중 중증도 변인—흔히 NIHSS(National Institutes of Health Stroke Scale)로 측정한 중증도—은 뇌졸중 후 결과에 강한 영향을 미친다. 이 외에도, 발병 전 심장질환과 치매는 사망률과 뇌졸중 재발에 영향을 미친다(Appelros et al 2003). 혈장 포도당 농도가 8mmol/L를 초과하면 나이, 뇌졸중 중증도 또는 하위유형과 관계없이 예후가 좋지 않다고 예측된다(Weir et al 1997). 반면, 발병 전 독립적으로 생활하거나 혼자 거주했던 경우, 조기 의식 회복, 발병 후 보행 능력은 6개월 후 장애가 없는 상태를 예측할 수 있는 변인이다(Counsell et al 2002).

앞에서 본 바와 같이 뇌졸중 직후 장기적인 결과를 예측할 수 있는 단일 모델은 존재하지 않는다. 뇌졸중 발생 후 약 2주 후 시점에 배뇨 조절이 가능하고, 나이가 젊고, 경미한 뇌졸중이며, 빠른 회복 속도, 뛰어난 지각 능력, 인지장애가 없으면 예후가 좋다. 하지만 이러한 징후가 나타나지 않는 환자도 장기적으로는 좋은 회복을 보일 수 있다.

실제로, 뇌졸중 발병 후 첫 한 달 동안 생존해 있는 환자 대부분은 호전되며, 많은 이들이 뇌졸중 이전 수준의 기능으로 회복한다. 약 50~60%의 뇌졸중 생존자는 기능적으로 독립적으로 생활할 수 있으며, 이러한 비율은 뇌경색 또는 일차 뇌출혈로 인한 뇌졸중 여부에 따라 큰 차이가 없다. 코펜하겐 연구(Jørgensen et al 1995)에 따르면, 뇌졸중에서 회복한 환자 중 81%가 자택으로 돌아갔다. 호주에서 시행된 첫 발병 뇌졸중에 대한 발생률 연구에서는, 3개월째 생존한 뇌졸중 환자 중 74%가 일상생활 동작에 도움을 필요로 했으며, 가족이나 친구로부터 비공식적인 간병을 받았다. 간병을 제공한 이들 중 3분의 2는 여성이었으며 이들은 주로 가사 시간이나 여가 시간을 활용해 간병을 맡았다(Dewey et al 2002). 순수 운동성 뇌졸중 환자는 6개월 시점에 기능적으로 독립적일 가능성이 더 높았으며(93%), 운동, 몸감각, 시각(반맹증) 장애를 함께 경험한 환자는 50%만이 독립적이었다(Patel et al 2000). 하지만 기능적 결과가 병원 퇴원 후 거주지-자택 복귀-와 반드시 일치하는 것은 아니다. 어떤 가족은 상당한 돌봄이 필요한 환자를 집으로 퇴원시키기도 한다.

재활 과정에서 환자가 무엇을 하거나 어떤 경험을 하는지가 회복에 얼마나 영향을 미치는지는 명확하지 않지만, 재활 방법과 환경 자체가 회복 과정에서 중요한 역할을 할 가능성은 높다. 초기의 적극적인 움직임(Johansson 2000; Calautti & Baron 2003)과 도전적이고 의미 있는 과제에 집중하는 접근법(Nudo 2003)은 신경가역성과 기능 회복을 최적화하는 데 효과적일 것으로 보인다.

뇌졸중 후 생존

첫 번째 뇌졸중 환자 중 약 20%는 발병 후 한 달 이내에 사망하며, 뇌경색의 사망률은 10%이고 뇌내출혈의 사망률은 50%로 뇌내출혈의 예후가 훨씬 좋지 않다(Bamford et al 1990). 발병 초기 며칠 동안에 발생하는 사망은 대부분 뇌 병변 자체에 의한 것이라기보다는, 뇌내출혈이나 부종을 동반한 대규모 뇌경색이 뇌 변위와 뇌탈출을 일으키거나 병변이 뇌줄기 중심부를 직접 손상시켜 발생한다. 갑작스러운 사망은 머리뼈내 출혈으로만 발생한다(Bamford et al 1990). 발병 첫 주 이후의 사망은 대개 뇌 병변의 간접적인 결과, 예를 들면 기관지 폐렴이나 폐색전증이나 동반 심장 질환으로 인한 경우가 많다.

첫 한 달이 지나면 사망 위험이 감소해 연간 약 6% 정도로 낮아지지만, 여전히 일반 인구에 비해 약 두 배 정도 높다. 이는 뇌졸중 환자가 재발성 뇌졸중으로 사망할 가능성이 높을 뿐만 아니라, 다른 혈관 질환의 결과로 사망할 가능성은 더욱 크기 때문이다(Lindley 2008).

뇌졸중과 관련된 수정 가능한 위험 요인들을 관리하면 뇌졸중 재발 가능성을 줄이고, 나아가 발생 자체를 예방할 수 있다. 고혈압, 고콜레스테롤혈증, 당뇨병, 흡연, 심방세동, 과도한 음주가 가장 중요한 위험 요인들이다. 독립적인 위험 요인으로 간주되지는 않지만, 비만과 운동 부족은 고혈압, 고콜레스테롤혈증, 당뇨병을 악화시킨다. 치료사는 비만과 운동 관리를 통해 미래 뇌졸중 예방 측면에서 중요한 역할을 할 수 있다. 주요 수정 가능한 위험 요인에 대한 의학적 관리 방법은 다음 섹션에서 간략히 설명한다.

2 급성 뇌졸중

병원 입원

과거와는 달리, 이제 뇌졸중은 심장마비와 마찬가지로 신속한 대처가 요구되는 응급 의료 상황으로 간주된다. '시간이 곧 뇌다Time is brain'라는 표현은 뇌졸중 발생 후 매 분마다 약 190만 개의 뉴런과 140억 개의 시냅스가 손실된다는 연구 결과(Saver 2006)에 기반한다. 뇌졸중 전문 진료 서비스를 제공하는 병원으로 신속히 이송하는 것이 최선의 치료로 간주되며, 많은 국가에서는 뇌졸중 증상과 신속한 대처의 중요성을 알리는 공중보건 캠페인을 시행하고 있다. 뇌졸중 관리에 있어 이러한 큰 변화는 급성기 뇌졸중 치료에서 효과가 입증된 두 가지 주요 치료법이 등장하면서 시작되었다. 하나는 정맥 내 혈전용해 치료—조직 플라스미노겐 활성제tissue plasminogen activator—이며, 다른 하나는 뇌졸중 전문 병동이다. 혈전용해 치료는 혈전을 녹이는 약물인 알테플라제alteplase을 투여하는 것으로, 발병 후 3~4.5시간 이내에 시행하면 폐색된 혈관으로 인한 손상을 완전히 되돌릴 수 있다. 하지만 이 치료는 초기 단계에만 가능하며, 증상의 원인이 출혈이 아님을 확인하기 위해 반드시 신속한 컴퓨터단층촬영 검사가 선행되어야 한다.

뇌졸중 전문 병동에서의 치료는 여러 전문 분야로 구성된 팀이 관리하는 병동에서 이루어지는 근거 기반 급성기 뇌졸중 치료 방법이다. 뇌졸중과 TIA을 경험한 환자는 발병 초기 며칠 동안 재발 위험이 가장 높은데, 일반 병동에서 치료받는 경우에 비해 뇌졸중 전문 병동에서 치료받는 것이 사망률과 장기적인 장애를 줄이는 데 효과적임이 입증되었다(Langhorne 2000). 조직화된 뇌졸중 병동의 이점을 논의했던 메타분석에 포함된 다양한 치료 모델이 있다. 이 치료 모델들은 단기 입원 및 진단 중심으로 운영되는 급성기 뇌졸중 병동, 급성기 치료와 재활을 모두 제공하며 장기 입원이 가능한 종합 뇌졸중 병동, 발병 이후 재활만 진행하거나 뇌졸중 환자를 단독 또는 다른 환자들과 혼합하여 치료하는 재활 뇌졸중 병동 등이다. 연구에 따르면 재활 병행 병동에서의 치료가 특히 효과가 좋았다. 효과적인 뇌졸중 병동 치료의 중요한 요소로는 다음과 같은 것들이 있다. 첫째, 정확하고 신속한 뇌졸중 진단, 원인 규명 및 관련 위험 요인 파악, 둘째, 근거기반 치료 제공, 셋째, 신경학적 상태와 생리적 매개변수의 면밀한 모니터링, 넷째, 뇌졸중 합병증 및 재발 예방, 다섯째, 기능적 목표 달성에 중점을 둔 초기 재활과 개인 맞춤형 퇴원 계획의 조기 수립이다(Dewey & Bernhardt 2007). 놀랍게도, 이러한 검증된 비용 효율적인 중재를 완전히 구현하는 것은 어렵고, 뇌졸중 병동 치료 및/또는 혈전용해술에 대한 접근성은 같은 나라 내에서도 지역에 따라 다르며, 나라 간에도 차이가 있다.

모든 뇌졸중의 의학적 관리

조기 진단과 관리

뇌졸중의 원인을 정확히 진단하는 것은 급성기 치료 시 많은 결정에 영향을 미치므로, 진단 검사는 TIA와 뇌졸중 환자의 초기 치료 단계에서 중요한 부분을 차지한다. 뇌졸중이 다른 심각한 질환—예컨대 경질막밑 혈종—과 유사한 증상을 보일 수 있기 때문에, CT나 MRI 검사 같은 뇌 영상촬영이 신속히 진행된다.

또한, 임상 증상만으로는 허혈성 뇌졸중과 출혈성 뇌졸중을 구분할 수 없기 때문에 뇌 영상이 꼭 필요하다. 이 검사는 혈전용해 치료의 적절성을 확인하는 데에도 중요하다. 초기 CT 영상에서, 허혈성 뇌졸중의 경우 정상으로 보이거나 미묘한 변화를 보이는 경우가 많지만, 출혈은 일반적으로 명확히 확인된다. 초기 영상에서 이상이 발견되지 않고 진단에 의문이 있는 경우, CT 검사를 3~7일 후 반복하거나 더 민감한 MRI 검사를 시행하기도 한다.

심방세동, 급성 관상동맥 증후군 또는 구조적 혹은 허혈성 심장질환을 배제하기 위해 심전도를 시행하는 경우가 많다. 또한, 전해질과 신장 기능, 혈당 수치, 전혈검사, 적혈구 침강속도 검사가 함께 이루어진다(Dewey & Bernhardt 2007). 이 외의 검사들은 환자의 개별적 상태와 뇌졸중 유형, 중증도 및 동반질환을 고려하여 그에 맞게 시행한다.

목동맥 수술이 필요한 뇌졸중 또는 TIA 환자의 경우에는 목동맥 초음파 또는 영상 검사를 신속히 시행하기도 한다. 이 검사들은 특히 증상 발현 초기 단계에서 시행될 경우 추가적인 뇌졸중 발생을 예방하는 데 효과적이다. 일부 환자에게는 심장이나 대동맥에서 색전의 원인을 찾기 위해 심장초음파 검사가 시행되기도 한다.

허혈성 뇌졸중이나 TIA 환자는 보통 발병 후 48시간 이내에 아스피린 복용을 시작한다. 아스피린을 이용한 항혈소판 요법은 뇌졸중 재발 위험을 크게 줄이며, 아스피린을 복용할 수 없는 환자에게는 대체 약물이 처방된다(Dewey & Bernhardt 2007). 반면, 정맥 내 헤파린 투여는 머리뼈내출혈intracerebral haemorrhage; ICH 위험을 증가시킬 우려가 있기 때문에 지금은 잘 권장하지 않는다.

대뇌반구에 대규모 경색이 발생하면 심각한 뇌 부종이 나타날 수 있는데, 발병 후 48시간 이내에 시행한 반두개절제술hemicraniectomy이 이러한 합병증으로 인한 예후를 크게 개선하는 것으로 밝혀졌다.

항응고제 사용으로 인해 ICH가 발생한 경우라면 출혈 병변이 더 확장되지 않도록 항응고 작용을 멈추는 조치를 빠르게 시행해야 한다. 출혈을 외과적으로 제거하는 절차는 3cm 이상의 소뇌 출혈 경우처럼 한정된 사례에서 시행되기도 했지만, 현재는 일반적으로 시행되지 않는다.

일반적 관리

허혈성 뇌졸중 후 초기 단계에서 고혈압을 즉시 낮춰야 하는지는 아직 명확하지 않다. 일부 가이드라인에서는 특별한 동반 질환이 없는 한 뇌졸중 발생 첫 몇 시간에서 며칠 동안은 최대 220/120mmHg의 혈압을 치료하지 않고 놔두도록 권장한다. 그러나 혈전용해 치료를 받는 환자의 경우에는 혈압이 185/110mmHg 이하가 되도록 더 엄격히 조절된다. 높은 혈압이 ICH 위험 증가와 연관이 있기 때문이다. 반면, ICH 환자에게는 추가 출혈 위험을 줄이기 위해 혈압을 낮추는 것이 일반적으로 권장된다. 고혈당과 저혈당은 피해야 하며, 저산소증일 경우 산소를 공급한다.

전문 간호는 뇌졸중 전문 병동 치료의 핵심 요소다. 뇌졸중 관리는 환자 개개인의 상황에 맞춰야 한다. 하지만 환자가 편안한 상태가 되도록 하고, 적절히 수분을 공급해주며, 영양 섭취와 배변 관리를 철저히 하고, 신뢰할 수 있는 모니터링을 받으며, 정기적으로 체위를 변경하고 적절한 자세를 취하는 등의 기본적이고 전반적인 관리가 매우 중요하다. 또한 기도를 확보하고, 삼킴이 안전하게 이루어지도록 하는 것도 필수다. 신경학적 상태와 심박수와 산소포화도, 혈압, 혈당 같은 생리적 변수를 자주 모니터링하면 합병증을 조기에 발견하고 치료하는 데 도움이 된다.

뇌졸중 환자의 62~85%가 발병 후 첫 몇 달 안에 적어도 한 가지 이상의 합병증을 경험할 정도로 합병증은 흔하게 발생한다(Langhorne 2000). 특히 뇌졸중 후 초기에는 신경학적 상태가 악화되는 경우가 전체 환자의 최대 40%에서 보고될 정도로 흔하다. 자주 발생하는 이차적 합병증으로는 요로감염, 흉부감염, 욕창, 낙상, 심부정맥혈전증, 폐색전증, 근육뼈대계 통증 등이다. 또한 우울증과 불안과 같은 기분 장애는 간과될 가능성이 높다(Dewey & Bernhardt 2007). 나이, 동반 질환, 뇌졸중 중증도와 같은 내재적 요인도 뇌졸중 후 합병증 위험을 높이는 요인으로 작용한다. 양질의 간호와 초기에 적극적인 재활을 결합하면 합병증을 줄이고 조직화된 뇌졸중 병동에서 치료받는 환자의 예후를 개선할 수 있다. 흔히 발생하는 합병증 관리에 대한 구체적인 권고사항은 여러 뇌졸중 임상 지침에서 확인할 수 있다(Adams et al 2003; National Stroke Foundation 2007a).

수정 가능한 위험 요인 관리

고혈압

고혈압은 뇌졸중 재발과 관련된, 가장 중요한 수정 가능한 위험 요인이다. 뇌졸중이나 TIA 환자 대부분은 혈압이 정상인 경우라도 급성기 병원 입원 중에 항고혈압제를 시작하는 것이 권장된다.

심방세동

TIA나 허혈성 뇌졸중을 경험한 환자 중 심방세동Atrial fibrillation, 판막 질환, 또는 심근경색인 경우에는, 명백한 금기사항이 없다면, 와파린warfarin 치료가 이차적 예방을 위해 시행된다. 와파린의 국제 표준 비율은 2~3 정도다. 이 환자들에서는 와파린 사용이 출혈의 위험보다는 예방적 이득이 크다. 이차적 예방을 위해 와파린을 시작하는 가장 적절한 시점은 확실하지 않으며, 의사들마다 다를 수 있다. 그러나 일반적으로 TIA 환자는, CT 검사로 ICH를 배제한 경우라면, 가능한 한 빨리 시작한다. 뇌졸중 환자는 1~2주 동안 와파린 투여를 하지 않는 것이 합리적이다(National Stroke Foundation 2007a). 와파린 투여를 시작하기 전에는 아스피린을 사용해야 한다.

당뇨

뇌졸중이나 TIA로 내원한 환자에게 혈당 상승은 흔하게 관찰된다. 장기적인 미세혈관 및 비혈관 합병증을 예방하기 위해 철저한 혈당 조절이 필수다. 혈당을 정상 범위로 유지하기 위한 표준화된 절차를 시행한다.

고콜레스테롤혈증

스타틴Statin 약물 치료를 통해 TIA와 뇌졸중 환자의 지질lipid을 낮추면 출혈성 뇌졸중 발생 가능을 높이지 않고 뇌졸중 위험을 크게 줄일 수 있다. 이 치료는 환자가 병원에 있을 때 시작하는 것이 권장된다.

흡연과 음주

흡연과 과도한 음주 모두 뇌졸중의 강력한 위험 요인이다. 개인별 맞춤 프로그램을 통해 행동 변화를 유도할 수 있으며, 위험에 노출될 수 있는 환자들에게는 이런 프로그램을 권장해야 한다(National Stroke Foundation 2007a).

3 뇌졸중 후 회복

약 10%의 뇌졸중 환자는 뇌졸중 이후 의식이 크게 저하되는 시기를 경험한다. 이러한 환자들은 주로 대규모 TACI—중대뇌동맥 경색—나 ICH를 겪은 경우다. 일부 환자에게는 적극적인 치료 대신 생명을 위협하는 증상을 완화하는 데 중점을 둔 완화 치료palliative care를 시행할 수 있다. 완화 치료를 받는 환자들은 흔히 뇌졸중으로 사망하게 되며, 완화 치료에서 치료사의 역할은 환자와 가족의 필요에 따라 달라질 수 있다. 뇌부종이 있는 일부 환자는 머리뼈 일부를 제거하여 압력을 완화하는 감압 수술을 시행하기도 한다. 이런 환자는 대개 수술 후 중환자실에서 관리되며, 뇌졸중 병동으로 돌아온 후에야 다른 뇌졸중 환자들과 동일하게 치료를 받을 수 있다. 단, 수술로 인해 더욱 취약해진 뇌를 보호하기 위해 추가적인 관리가 필요하다.

의식 저하가 장기간 지속되는 환자의 경우, 호흡기능이 저하되면 기관삽관이 필요하다. 분비물의 저류와 정체를 방지하고 무기폐atelectasis 및 기관지폐렴을 예방하기 위해 물리치료가 필요하며, 다음과 같은 중재가 시행된다.

호흡기능

- 정기적이고 빈번한 체위 변경
- 침대에서 벗어나 지지 의자에 앉거나 가능한 범위에서 움직임 유도
- 의식이 없는 경우 기계적 흡인aspiration 또는 사래, 체위 배액, 수동 과팽창을 시행하며, 의식이 회복된 이후에는 지속적 기도 양압(CPAP) 치료 시행

근육뼈대계 상태보존

- 관절가동범위 운동은 환자에게 편안함을 주는 것 외에 다른 효과가 없을 수도 있다. 어깨관절을 수동으로 움직일 때에는 부상을 방지하기 위해 특별한 주의가 필요하다. 바깥돌림 없이 팔을 수동적으로 벌리면 물렁조직 손상과 어깨관절 충돌이 발생할 가능성이 높다. 일어서기 포함하여 초기에 시행하는 능동 운동들은 비사용과 관련된 이차적 변화들을 예방하는 데에도 효과적이다.

- 손상에 취약한 상태에 있는 근육과 물렁조직을 연장 위치에 유지하고 근육 단축과 뻣뻣함 증가를 예방하기 위해 자세 취하기positioning가 도움이 될 수 있다. 예를 들어, 팔에서는 어깨 안쪽돌림근과 모음근, 긴 손가락 굽힘근과 엄지 손가락 굽힘근이 손상에 취약하며, 다리에서는 발바닥 굽힘근, 엉덩관절 굽힘근, 무릎 굽힘근이 손상에 취약한 근육들이다.
- 능동 운동은 환자가 완전히 의식을 회복할 때까지 기다릴 필요 없이 가능한 빨리 시작해야 한다. 앉은자세나 선자세에서 시행하는 초기 능동 운동들은 의식 수준을 높이고, 침상 생활로 인해 뇌졸중 후 흔하게 발생하는 폐렴이나 심부정맥혈전증 같은 합병증이 발생할 가능성을 줄이는 데 효과적이다.

조기 활동

일반적으로 신경학적 결손이 24~48시간 내에 진행되지 않으면 적극적인 재활을 시작할 수 있다(Indredavik et al 1991). 재활을 조기에 시작하면 오랜 침상 안정으로 생기는 비사용 문제를 예방하고 심폐 건강을 유지하여 신체 회복 속도와 회복 정도에 좋은 영향을 줄 수 있다. 또한 뇌졸중 이후 발생할 수 있는 인지 저하, 우울증 및 불안을 최소화하는 데에도 도움이 된다. 물리치료사는 이 과정에서 핵심적인 역할을 맡는다. 환자가 침대에서 일어나 앉거나 서거나 걷는 등의 활동을 하는 것은 현재 여러 급성기 뇌졸중 관리지침에서 권장하고 있다(Adams et al 2003; National Stroke Foundation 2007a; Lindsay et al 2008). 대부분의 지침에서는 뇌졸중 후 가능한 한 빨리 움직임을 시작해야 한다고 권장하지만, 그 지침이 구체적이지는 않다. 지침이 모호하다는 것은 아직 그에 관한 근거가 강력하지는 않다는 점을 의미하기도 한다. 만약 뇌졸중 환자들을 발병 후 몇 시간 내에 활동시키는 일이 간단한 일이었다면, 이는 전 세계적으로 표준 치료로 자리 잡았을 것이다. 하지만 실제로 초기 활동을 시작하는 일은 여전히 논란의 대상이다(Diserens et al 2006; Bernhardt 2008). 기존 연구들은 초기 활동이 기능 회복(Indredavik et al 1999), 초기 우울증(Cumming et al 2008), 합병증(Bernhardt et al 2009), 의료비 절감(Tay-Teo et al 2008)에 긍정적인 영향을 미칠 것이라는 가능성을 제시하고 있지만, 이러한 근거는 제한적이다. 한 코크란 리뷰에서는 이 주제와 관련하여 추가 연구가 필요하다고 결론지으면서도, 초기 활동을 표준 치료의 일부로 시행하고 있는 국가들이 이를 중단할 근거는 없다고 밝혔다(Bernhardt et al 2009).

노르웨이 트론헤임에 위치한 한 종합 뇌졸중 병동에서는 약 20년 동안 조기 활동 치료를 시행하며 놀라운 결과를 보여주고 있다. 환자는 뇌졸중 발병 후 평균 17시간 내에 처음으로 침대에서 일어나는 활동을 시작한다. 물리치료사와 간호사가 협력하여 첫 움직임을 단계적으로 진행하는데, 먼저 환자를 침대에서 앉힌 뒤, 침대 가장자리에 앉히고(그림 11-2A), 가능한 경우 의자에 앉히거나 서게 한다(그림 11-2B). 이 과정 동안 산소포화도, 혈압, 의식 수준, 심박수를 신중히 모니터링한다. 첫 활동 이후 환자가 50분 이상 의자에 앉아 있도록 두지 않는다. 초기에 발생할 수 있는 혈압 급락 상황에 대비해 의자 등받이를 빠르게 기울일 수 있는 기울기 조절 휠체어를 사용하는 경우가 많으며, 이는 뇌졸중 발병 첫날 또는 첫 며칠 동안 유용하게 쓰인다.

첫 번째 조기 활동이 성공적이었다면 하루 중 여러 차례 침대 밖 활동을 반복하도록 도와주며 가능한 범위 내에서 점진적으로 활동량을 늘린다(Bakke 1995). 조기에 빈번하게 활동하도록 하면 환자의 활동 수준에 긍정적인 영향이 미친다. 노르웨이 트론헤임의 조기 활동을 시행하는 병동과 호주 멜버른의 급성기 뇌졸중 병동을 비교한 연구에 따르면 트론헤임 환자들이 서 있거나 걷는 시간이 멜버른 환자들보다 두 배 길었으며, 침대에 누워 있는 시간은 더 짧았다(Bernhardt et al 2008). 또한, 트론헤임 환자들은 하루 동안 자세를 바꾸는—누운자세에서 일어나 앉고 서는—횟수가 멜버른 환자들보다 두 배 많았다. 이 접근법은 뇌졸중 후 최대 3일까지 침상 안정—주로 평평한 자세—을 유지하는 방침을 시행하는 병원과는 대조적이다(Diserens et al 2006). 침상 안정을 지시하는 의사들은 환자를 침대 밖으로 움직이면 이미 손상된 대뇌 순환체계로 가는 혈류량이 감소할 수 있다는 우려 때문에 이러한 결정을 내린다.

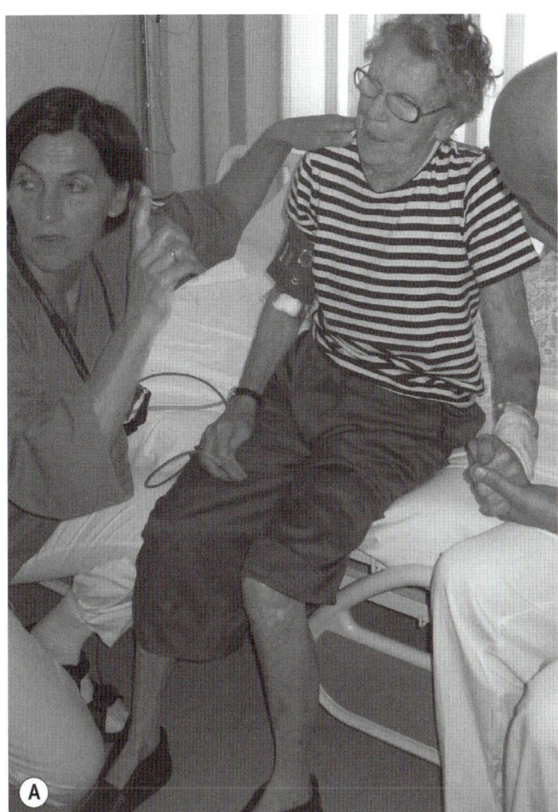

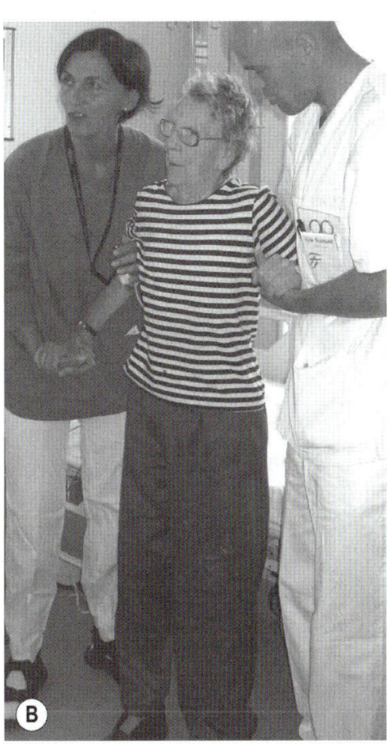

[그림 11-2] (A) 조기 활동. 처음 앉았을 때 심한 어지럼증을 느껴, 일어나기 전에 상태를 신중히 모니터링하고 있다. (B) 뇌졸중 후 처음으로 서 있는 경험을 하는 모습. 더 활동적인 연습으로 진행하기 전에 상태를 모니터링한다. (노르웨이 트론헤임, 세인트 올라프 병원의 Anne Løge와 동료들 제공)

이와 같은 논란과 명확한 지침의 필요성을 해결하기 위해 대규모 국제 다기관 무작위 대조 연구(AVERT)가 진행되었다(Bernhardt et al 2006). 이 연구의 주요 목적은 초기 단계에서 빈번한 움직임이 기존의 뇌졸중 치료와 비교하여 뇌졸중 발병 후 3개월 동안 사망률과 장애를 줄이는지 여부를 검증하는 것이었다. 비용효율성을 평가하는 추가적인 연구도 함께 진행했으며, 결과는 2012년에 발표되었다.

뇌졸중 발병 몇 시간 이내에 재활을 시작하는 것은 다소 논란의 여지가 있지만, 뇌졸중 후 가능한 한 빨리 재활을 시작해야 한다는 점에는 대체로 동의한다. 뇌졸중 후 각기 다른 시점에서 시작된 중재를 비교한 연구는 많지 않지만, 기존 연구들은 조기 재활 시작이 더 나은 결과를 가져온다는 주장을 지지한다. 한 연구에서는 급성기 병원 입원 후 3일 이내에 재활을 시작한 환자 그룹과 4~15일 이후 재활을 시작한 그룹을 비교했을 때, 조기 중재 그룹이 더 빨리 퇴원했으며 독립적으로 걸을 가능성이 높고 자택으로 복귀할 가능성도 더 큰 것으로 나타났다(Hayes & Carroll 1986). 뇌졸중 후 결과에 대한 문헌들을 포괄적으로 검토한 논문에서는 재활 시작이 지연될수록 예후가 나빠지는 경향이 여러 연구에서 확인되었다고 말한다(Cifu & Stewart 1996). 또한 뇌졸중 조기 재활이 장기적으로 사회적 비용과 경제적 비용을 개선한다는 주장도 있다(Dombovy et al 1986).

신경계 재활에 관한 전통적인 관점은 손상을 줄이고 장애를 최소화하는 데 목적이 있다고 여겨왔다. 하지만 집중적인 재활 치료는 비용이 많이 들며, 대부분의 국가에서는 자원을 제한하며 점점 줄이고 있다. 장애를 줄이고 삶의 질을 향상시키는 데 있어 재활의 역할을 규명하려는 노력은 계속되고 있고 이를 둘러싼 주요 쟁점들에 대한 논의가 문헌에서 계속 다뤄지고 있다. 주요 쟁점은 다음과 같다. 뇌졸중 재활의 가장 효과적인 방법은 무엇인가(Langhorne et al 2009), 재활은 어디에서 이루어져야 하며, 언제 시작해야 하는가, 집중 재활로 가장 큰 혜택을 받을 환자는 누구인가, 그룹 중재 프로그램이 일대일 치료만큼 효과적인가(Wevers et al 2009) 등의 질문이다. 이 질문들 중 일부는 결론이 점차 명확해지고 있지만, 다음과 같은 연구방법론적 문제들이 있다.

- 연구에서 사용한 측정 도구가 다양하다는 점과 환자에게 중요한 결과 측정을 하지 못했다는 점. 예를 들면, 기능, 참여, 삶의 질을 측정하지 않았다는 점
- 연구 규모가 작고 통계 검정력이 부족하여 유의한 결과를 도출하기 어렵다는 점
- 제공된 치료 방법, 장소, 뇌졸중 후 경과 시간면에서 큰 차이를 보여, 연구 간 결과를 종합하기가, 예를 들면 메타분석하기가 어려다는 점
- 연구 대상자들의 이질성과 반복 측정이 부족하다는 점
- 무엇보다도, 연구자들이 사용된 중재 방법과 강도를 정확히 규정 또는 기술하지 않는다는 점

또 다른 중요한 질문이 있다. 바로 기능적 결과를 개선하기 위해 어떤 유형의 움직임 재활이 가장 효과적인가다. 이 책에서는 근육뼈대계 손상을 방지하는 것이 중요하다는 생각과 함께, 보다 새로운 과학적 근거에 기반한 그리고 능동적이고 과제지향적인 운동수행 훈련과 체력 훈련이 시행된다면, 흔히 사용되는 기존 '접근법들'보다 더 나은 치료 결과를 가져올 수 있다고 주장한다. 보바스 접근법 또는 신경발달치료 또는 브룬스트롬 접근법과 같은 기존 접근법들의 효과가 명확히 입증되지 않았다(Kollen et al 2009)는 점을 감안하면 더욱 그렇다. 뇌졸중 후 환자가 무엇을 하며, 병변의 영향을 받은 팔다리를 어떻게 사용하는지, 그리고 어떤 경험을 하는지가 뇌의 재구성에 영향을 미친다는 점이 점점 명확해지고 있다(1장 참조). 신체적, 정신적 활동의 양과 유형, 의료진의 태도, 환자의 태도와 동기가 뇌졸중 후 뇌 재구성에 영향을 미친다는 사실이 점차 명확해지고 있다.

4 신체구조와 신체기능의 문제

뇌졸중 초기 단계에서는 신체 시스템이 '뇌 쇼크' 상태에 빠지지만, 병변 후 일어나는 회복 과정이 진행되면서 기능이 점차 회복된다. 이러한 회복 과정에는 뇌부종 감소, 손상된 조직의 흡수, 국소 혈류 개선 같은 과정이 포함된다. 이런 과정을 통해 신경 조직의 기능이 회복되고 환자의 상태가 호전되기 시작한다. 신체 조직 회복은 비교적 빠르게 진행되는 과정으로 보인다. 그러나 이러한 초기 회복 단계를 지나 발생하는 모든 회복은 사용과 경험, 학습 과정, 뇌의 재구성 능력으로 일어나는 것으로 보인다. 재활에서 사용되는 치료 또는 훈련 방법과 뇌 가역성—즉, 해부학적, 생리학적, 기능적 재구성—사이에는 밀접한 관련성이 있다는 것을 받아들여야 한다. 신경성 요소들은 본래 유연하며 사용과 경험에 반응한다는 점은 분명하다(1장 참조).

뇌졸중 환자에게서 나타날 수 있는 감각운동, 인지, 심리적, 행동적 손상은 환자마다 다양하다. 다음은 가장 전형적인 손상들에 대한 내용이다.

감각운동 손상과 이차적 적응 변화

뇌혈관 병변의 위치와 크기, 그리고 초기 단계의 곁가지collateral 혈류량은 운동 결손의 정도를 결정한다. 운동 결손은 경미한 협응 장애에서부터 한쪽 팔과 다리, 얼굴이 완전히 마비되는 형태, 즉 반마비hemiplegia 또는 반부전마비hemiparesis까지 다양하게 나타날 수 있다. 반대쪽 몸에서도 운동조절 이상이 나타난다고 보고되었다(Newham 2005). 일부 근육들은 양측성으로 활성화되는데, 바로 이것과 관련이 있을 것으로 보인다. 감각과 운동시스템은 서로 관련이 있어서, 감각 결손이 함께 일어나면 전반적으로 운동 결손은 더욱 심화된다. 감각 소실은 일반적으로 감정적affective 감각보다 변별적 감각과 고유감각에서 더 뚜렷하게 나타난다(Carey 2006). 통증감각, 촉각, 온도 감각 민감성이 손상될 수 있지만, 일반적으로 시상 아래 말초성 병변이 있는 경우를 제외하고는 완전히 소실되지 않는다. 말초성 병변인 경우라면 마치 마취 상태와 비슷하다. 관절 위치감각은 심각하게 손상될 수 있다. 두점분별감각과 입체감각이 소실될 수 있으며, 온전한 쪽 신체에 동시에 촉각 자극을 줄 경우 촉각 자극을 지각하지 못하기도 한다. 시각운동인식불능증visuomotor agnosia 같은 지각 및 인지장애는 10장에서 다룬다. 뇌졸중은 소뇌와 그 투사 경로를 포함한 다른 뇌 영역에도 영향을 미칠 수 있으며, 임상 징후들은 이런 부위들의 손상을 반영한다.

겉질 운동영역들과 그 투사 경로에 영향을 미치는 병변은 특이한 임상 징후를 일으킨다. 어떤 징후들은 손상된 시스템이 담당하는 특정 기능 소실을 반영한다. 예를 들어, 척수 운동뉴런의 신경지배가 손상되면 근육을 활성화하지 못하게 되어 근력 약화와 운동조절 장애가 발생한다. 또한 반사 과활성화나 강직 같은 징후가 병변 후에 나타날 수 있다. 이차적 변화는 특히 중등도에서 중증의 근약화와 운동조절 소실이 있는 경우에 특히 두드러지게 발생하며, 여기에는 근육과 물렁조직의 적응성 변화가 포함된다.

기능적 수행력에 가장 중요한 영향을 미치는 요인은 근육 활성 감소와 약화, 그리고 중추 신경지배 손상으로 인한 운동조절 능력 소실이다(Burke 1988; Landau 1988; Gracies 2005a, b). 일반적으로 근육은 수행하고 있는 과제에 특이적으로 크기와 타이밍 면에서 과제에 적합한 근력을 생성한다. 하지만 신경지배에 문제가 있는 근육은 과제를 효과적으로 수행하기에 충분한 힘을 생성하지 못할 수 있다. 다음은 신경지배 손상으로 인해 생길 수 있는 문제들이다.

- 근육 활성 감소와 근육 활동을 유지하기가 어려워짐
- 근육 힘 생성이 감소하고 최고 힘 발생 타이밍의 문제로 움직임이 느려짐
- 협력근 활동을 조절하는 능력이 떨어짐
- 섬세한 운동조절 능력이 소실되고 협응력이 손상되어 기민성에 문제가 생김

이런 손상들은 처음에는 신경 병변으로 인해 발생하며, 시간이 지나면서 운동 수행의 변화로 인해 이차적으로 발생하는 신경성 변화와 물렁조직 변화로 더욱 악화된다. 근육 활성이 손상되면 일어서기, 앉기, 걷기 같은 동작에서처럼 발로 몸을 지탱하고, 추진하고, 균형 잡는 것이 어려워진다. 또한, 손을 사용하는 동작에서 팔 관절들을 제어하는 데도 어려움을 겪는다. 이런 손상들로 인해 일상생활에서 당연하게 여기는 활동들을 수행하는 데 필요한 기술에 문제가 생긴다.

운동 및 감각 소실은 팔다리에 가장 큰 영향을 미친다. 몸통 근육과 팔다리의 몸쪽 근육들은 양쪽 대뇌 반구의 투사영역이 상대적으로 더 크다(Brust 1991). 예를 들어, 척추 주위 근육은 상대적으로 한쪽 대뇌 병변으로 인한 영향이 크지 않다. 마찬가지로, 이마 얼굴 근육과 인두, 턱 근육들도 양쪽 대뇌 반구 지배를 받기 때문에 일반적으로 손상되지 않은 상태로 남아 있다.

근육 약화는 최대 근력에 도달하는 데 걸리는 시간이 느려지고 운동조절 능력 소실을 동반하는 손상으로 이어져 기능적 움직임을 제한하고 결국 비활동을 초래한다. 근육 약화와 비활동은 물렁조직, 특히 근육의 이차적 적응을 유발한다. 이러한 적응 변화는 뇌졸중 후 비교적 이른 시기에 나타날 수 있으며, 이 변화에는 근육의 뻣뻣함 증가, 근육 구축, 신장반사 과흥분성, 기타 물렁조직 내 변화들이 포함된다. 시간이 지나면서 신체활동 감소는 체력 저하로 이어진다. 이러한 근육뼈대계 적응 변화는 기능적 장애를 만들며, 그 중요성은 더 분명해지고 있다. 이에 관한 내용은 8장에서 자세히 다룬다.

신경-운동시스템의 주요 특징 중 하나는 적응성[adaptability]이다. 우리는 일생동안 신경근육 시스템의 변화가 필요한 기술을 배우기 위해 그리고 상해를 입었을 때처럼 달라진 상황에 적응하기 위해 우리의 운동 수행력을 적응하는 방법을 학습한다. 뇌졸중 이후 근약화와 운동조절 소실에 대응하여 움직임 방식을 적응시키는 과정은 환자가 처음 의도한 동작을 시도할 때부터 회복 과정 전반에 걸쳐 분명히 관찰할 수 있다. 병변의 영향, 근육뼈대계 연결체계의 역학적 가능성, 동작이 수행되는 환경 등을 감안하면 이런 움직임들은 그 사람이 만들어 낼 수 있는 '최선의' 움직임, 즉 생체역학적으로 가장 유리한 움직임이다(그림 6-8).

재활 과정에서 나타나는 적응 움직임은 두 측면을 의미한다. 하나는 환자가 쉽게 활성화할 수 있는 근육을 사용해 동작을 처음 시도하는 모습인 것이고, 다른 측면에서는 근육과 물렁조직에서 길이 변화와 관련하여 나타나는 제한적 적응을 나타낸다. 즉, 환자가 목표를 달성하기 위해 시도하는 움직임 방식은 근력 약화의 정도와 분포, 운동 협응 장애, 물렁조직의 신장성 상실 같은 요인이 있다는 것을 반영하며, 이 모든 요인이 움직임을 만들 때 역학적 제약으로 작용한다. 환자가 과제를 수행하려고 노력하는 과정에서 더 강하고 쉽게 활성화할 수 있는 근육이 과도한 힘을 생성하기도 한다.

5 재활

뇌졸중은 다양한 방식으로 나타나기 때문에 감각운동, 지각-인지, 행동적 손상 면에서 큰 변동성을 보인다. 재활의 역할은 의사, 간호사, 물리치료사, 작업치료사, 언어치료사, 영양사 등 여러 전문 분야의 건강 전문가로 구성된 팀을 통해 체계적인 재활 프로그램을 제공하는 것이다. 이 재활팀은 필요에 따라 심리학자나 신경심리학자 등 다른 분야 전문가의 참여로 확대될 수 있다. 또한, 뇌졸중 환자와 가족도 팀의 중요한 구성원으로 인식되어야 한다.

뇌졸중 발생 후 가능한 한 빨리 의학이나 질병 관점에서 일상생활에서의 효과적인 기능 회복을 목표로 하는 운동과 훈련에 초점이 옮겨가야 한다. 재활 환경이 건강, 체력, 정신적·신체적 자극, 학습을 위한 환경으로 구성되다면, 재활 환경 자체가 재활 목표의 직접적 촉진요인이 될 수 있다. 환자는 운동에 적합한 옷과 신발을 착용해야 한다. 생체 징후가 안정되면 즉시 움직임 관련 훈련을 시작한다. 앉거나 서는 자세를 취하게 하여 중력에 견디는 법을 다시 배우기 시작해야 한다. 팔로 몸을 지탱하지 않고, 넘어지지 않은 상태에서 중력 환경에서 움직이는 방법도 시작한다.

환자가 운동기능 수행력을 최적화하도록 설계된 재활과 회복 과정에 적극적으로 참여하도록 격려한다. 힘 생성과 운동조절을 향상시키고, 근육의 수축성과 신장성을 유지하기 위해 근육뼈대계통을 훈련한다. 서기와 앉기, 걷기, 손 뻗기와 물건 다루기, 몸의 중심을 지지 기반 위에 안정적으로 유지하는 능력, 즉 균형과 같은 중요 동작 훈련은 이러한 동작들의 역학을 이해하고 사람들이 운동을 어떻게 습득하는지에 대한 이해를 바탕으로 진행된다(그림 11-3).

전형적인 물리치료 세션에는 앉기와 서기에서의 균형 활동, 예를 들어 팔 길이를 넘어 물건 잡기, 일어서기와 앉기, 걷기 및 물건 다루기 등의 동작이 포함된다. 관련 내용은 4장에서 7장에 걸쳐 설명되어 있다. 뇌졸중 초기 단계에서 팔을 지지하지 않고 앉은 상태에서 균형을 잡는 능력을 훈련하면, 시선 맞추기, 의사소통, 주변 환경에 대한 시각적 탐색, 공간에서의 몸의 정렬, 주의집중 능력 등 여러 중요한 기능에 긍정적인 영향을 미친다.

훈련 방법은 움직임의 생체역학, 운동과학, 근육 특성, 환경적 맥락, 손상의 특성을 감안하여 설계된다. 훈련에 사용되는 방법들은 이미 운동학습을 촉진하고 근력, 지구력, 체력, 그리고 기술을 최적화하는 데 효과가 있다는 것이 입증된 스포츠 훈련 프로그램이며, 건강한 사람과 장애가 있는 사람들을 위한 훈련 프로그램에서 사용되는 방법과 유사하다. 학습을 촉진하기 위해 사용하는 기법은 목표 인식, 지시, 되먹임, 주의집중을 위한 방법, 기술적·기계적 보조 도구, 그리고 반복 연습 등이다(2장, 4~7장 참조; Carr & Shepherd 2003).

그러나 이러한 과학적이고 증거 기반의 재활 방법은 아직 뇌졸중 치료에서 널리 사용되지 않고 있다. 과학적 근거가 부족함에도 불구하고 여전히 보바스 접근법과 같은 전통적 '접근법'에 의존하는 치료 관행 때문이다. 치료의 구체적인 내용보다 '접근법' 자체에 초점을 맞추는 관행이, 현대 과학적 이해와 더 잘 부합하며 점점 더 많은 근거로 지지되고 있는 과학기반 방법의 임상연구와 실무 적용을 방해하고 있다.

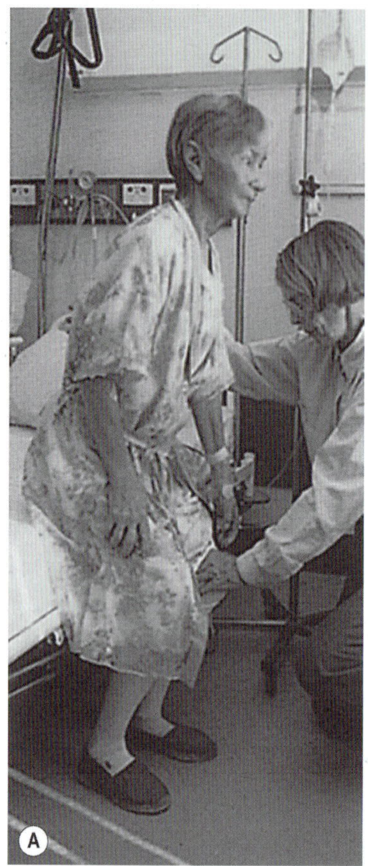

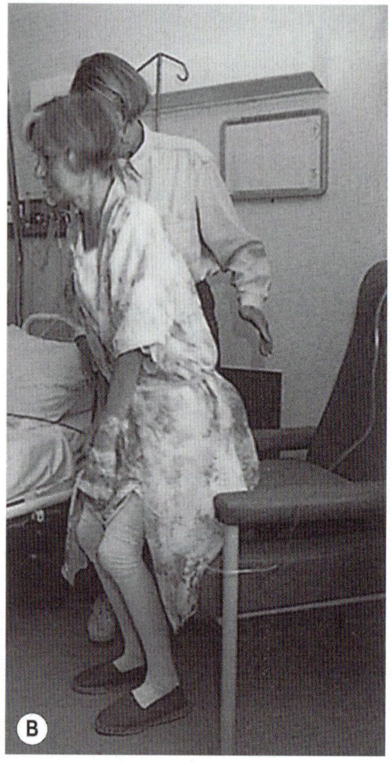

[그림 11-3] 침대와 의자의 높이를 적절히 조정하여 앉았다 일어서기(STS)와 앉기(SIT)를 연습한다. (A) 발을 안정시키기 위해 치료사가 손으로 가이드하고, (B) 유사 시에 도와줄 수 있는 상태로 대기한다.

그럼에도 불구하고, 호주, 캐나다, 영국, 미국, 네덜란드를 포함한 여러 국가의 뇌졸중 재단이 최선의 근거에 기반한 재활 지침을 제공하기 위해 노력하고 있다는 점은 고무적이다. 호주 국립뇌졸중재단이 2005년에 개발한 뇌졸중 재활 및 회복 임상지침은 최신 과학적 관점을 반영하며, 물리치료의 주요 '접근법들'에 대한 언급 없이 재활 초기의 움직임 훈련, 과제지향적 훈련, 신체활동, 그리고 체력과 이동성을 향상시키기 위한 중재 방법에 대한 임상 지침과 그에 관한 근거 수준을 담고 있다. 또한, 뇌졸중 후 운동 회복에 대한 체계적 고찰에서는 운동 훈련을 고강도로, 반복적이며 과제 특이적 연습과 되먹임에 초점을 두고 시행할 것을 권장하였다(Langhorne et al 2009).

과제지향적 훈련

물리치료의 주요 초점은 기능적 운동 동작들을 최적화하는 것이다. 여기서 운동 수행의 최적화란, 기능적 목표를 달성하기 위해 환자가 동작을 가능한 한 효과적이고 효율적으로 수행하도록 훈련하는 것을 의미한다. '효과적'이라는 말은 목표를 달성하는 것을 의미하며, '효율적'이라는 말은 최소한의 생리적 비용으로 수행하는 것을 의미한다. 예를 들면, 일상적인 작업을 수행할 수 있을 정도의 속도로 걷는 능력을 의미한다.

근력, 기술, 지구력, 체력, 그리고 웰빙을 향상시키기 위한 중재 방법은 아래에서 간략하게 설명한다. 더 자세한 내용은 2장부터 7장을 참조하라. 뇌졸중 후 과제 특이적 훈련의 일반적인 원칙은 다음과 같다.

- 근육 활성화와 움직임을 촉진하기 위해, 원심성, 구심성, 등척성 수축을 번갈아가며 동원하고, 중력을 제거하여 필요한 힘 크기를 줄이는 식의 운동학적 원칙을 이용한다. 근육이 매우 약한 경우, 기능적 전기자극 같은 치료 기법을 통해 근육 상태를 보존하고 근력을 증가시킨다.
- 과제와 맥락과 관련된 근력과 조절 능력을 증진하기 위해 과제 특이적 운동과 맥락 특이적 운동을 시행한다. 훈련은 과제와 관련된 상대적 근력을 증가시키는 데 중점을 두며, 절대 근력이 아닌 과제와 상황에 적합한 근력을 증가시킨다. 능동 운동은 물렁조직으로 가는 혈류량을 증가시키고 조직의 신장성을 유지할 수 있으므로 신체활동량을 늘리면 물렁조직 변화를 예방하거나 최소화되는 추가적인 이점이 있다.
- 훈련 중 능동적 스트레칭을 통해 근육 뻣뻣함과 물렁조직 구축을 예방한다. 단축 위험이 높은 근육군은 가자미근 같은 발목 발바닥굽힘근들, 어깨관절 안쪽돌림근과 모음근, 팔꿈치 굽힘근, 아래팔 엎침근, 손목, 손가락, 엄지의 굽힘근과 모음근이다. 특히 구축 위험이 높은 환자는 근육을 늘린 상태로 오랜 시간 유지해 관절가동범위를 보존해야 한다.
- 지구력과 신체 컨디셔닝, 체력을 향상시킨다.
- 추상적인 목표가 아닌 구체적인 목표를 설정하여 운동조절을 훈련한다.
- 만약 어떤 동작이 비효율적인 움직임을 통해서만 수행된다면 더 효과적인 결과를 위해 동작과 환경을 수정하여 시행한다.

체중지지 현수 장치를 이용하는 트레드밀 훈련과 일반 트레드밀 훈련

이 훈련이 긍정적 효과가 있다는 것을 보여주는 근거들이 많다(Langhorne et al 2009). 트레드밀 훈련은 걷기 연습 시간을 늘리는 효과적인 방법이다(Moseley et al 2005). 체중지지 현수 장치를 이용한 트레드밀 훈련은 초기 회복 단계에서 주로 적용하며, 심각한 손상이 있어 의존적으로 보행하는 환자자들에게는 걷기를 연습할 수 있는 유일한 수단이기도 하다(Barbeau & Visintin 2003). 경사를 점차 올려 충분한 강도로 시행하면 트레드밀 걷기는 지구력과 신체 체력을 향상시킬 수 있다(Moseley et al 2005). 머리 위 트랙에 연결된 이동식 현수 하네스 장치나 Lite-Gait® 트레이너 같은 장비를 이용하면 환자가 넘어질 걱정 없이 걷기를 연습할 수 있다(5장 참조).

비마비쪽 팔다리 억제하고 과제지향적 연습하기

이 방법은 6장에서 자세히 설명하였다. 무작위 대조 연구 결과, 재활 후기 단계에서, 의미 있는 과제지향적 훈련과 집중 연습 그리고 마비측 팔다리 움직임을 강제로 제약하는 전략을 병행하여 시행하는 방법이 손목과 손가락을 어느 정도 능동적으로 펼 수 있는 환자들에게 효과가 있다는 것이 입증되었다. 그러나 이 접근방법이 초기 단계 환자나 중등도에서 심한 활동 제한을 보이는 환자들에게 효과가 있다는 근거는 제한적이다.

균형 훈련

균형은 신체 무게중심을 지지면 위에서 조절하고, 비틀거리거나 미끄러질 때 넘어지지 않도록 신속히 반응하는 능력이다. 균형은 기능적 운동 동작의 필수 요소이기 때문에, 그 동작을 훈련하는 과정에서 동시에 훈련된다. 다양한 중재 방법이 있지만, 균형을 개선하고 낙상을 예방하는 데 더 효과적이다고 알려진 방법들이 있다. 예를 들어, 체중을 지지하는 자세에서 지지를 위한 팔 사용을 최소화하고 도전적이고 점진적으로 균형 운동을 수행하는 방법들이다(9장 참조). 이러한 훈련 방법들은 낙상을 예방하고 기능적 운동 수행력을 개선하는 데 효과적이다는 것이 입증되었다(Dean et al 2000; Eng et al 2003; Salbach et al 2004; Krebs et al 2007; Lord et al 2007; Olivetti et al 2007; Sherrington et al 2008a, b).

기능적 근력 훈련

근력 훈련은 주로 신경 적응의 과정으로, 근육 활성을 제어하는 능력을 개선하고, 수축의 효율성을 높이며, 기능적 동작을 다시 배우는 과정에서 힘을 생성하고 조절하는 법을 재학습하는 과정을 포함한다. 건강한 사람을 대상으로 한 연구에 따르면, 근력을 증가시키는 과정에서 다음과 같은 신경 적응이 나타난다.

- 더 많은 운동단위 동원 능력 증가
- 운동단위 발화 빈도 증가
- 운동단위 활동의 동기화[synchronization] 증가(Hakkinen & Komi 1983; Rutherford & Jones 1986; Rutherford 1988)

다리 근력강화 훈련

근력, 지구력, 운동조절 능력을 향상하기 위한 훈련은 특정 시점에서 환자마다의 필요에 따라 선택된 운동으로 구성된다. 일반적으로 다리에서 집중해야 할 주요 근육군은 엉덩관절, 무릎, 발목의 폄근과 발목 발등굽힘근, 엉덩관절 벌림근이다. 이러한 근육은 지지, 균형, 추진력을 제공하는 데 중요하다. 다리 훈련에는 체중을 지지하는 기능적 운동이 가장 적합한 방법으로 여겨진다. 앉았다 일어서기, 계단 오르내리기, 물건을 잡기 위한 반쪼그려 앉기, 평지 걷기, 경사로 이동, 트레드밀 걷기—필요에 따라 체중 지지 장치추가 선택—와 같은 동작을 반복 연습하는 식이다. 이러한 활동들은 개인의 수행력 수준에 맞게 조정되며, 점차 부하를 늘리고, 속도를 높이며, 반복 횟수를 증가시켜 시행하도록 격려한다. 균형 능력도 이러한 동작의 필수적인 요소로서 함께 훈련된다. 일반적으로 훈련은 근력을 높이기 위해 부하를 늘리고, 근지구력을 강화하기 위해 반복 횟수를 늘리며, 근파워를 증가시키기 위해 속도를 높이는 식으로 진행된다.

훈련이 시행 가능하도록 환경을 수정하기도 한다. 예를 들어, 약한 사람이 마비된 다리에 체중을 실어 앉앉았다 일어서는 동작을 수행할 때는 그 사람의 키와 근력에 맞게 의자 높이를 적절한 수준으로 조정하는 것이 중요하다(그림 11-3). 어떤 운동은 특정 과제를 직접 수행하는 것에 중점을 두지만, 다른 운동들은 유사한 동작 수행으로 일반화시키는 것에 중점을 둔다. 반복 횟수는 근육이 피로를 느낄 때까지 이루어져야 하며, 이러한 노력이 없다면 진전이 이뤄지지 않을 수도 있다.

팔 근력강화 훈련

팔 근력은 팔을 뻗어 물건을 잡거나, 들어 옮기고, 조작할 수 있을 정도로 충분해야 한다. 과제 관련 팔 근력 훈련은 효과적으로 부하를 처리하는 데 필수다. 예를 들어, 물건을 들고 조작하는 데 필요한 근력은 물건의 무게에 따라 달라지며, 병뚜껑을 열려면 강한 손아귀 힘뿐만 아니라 다른 관절에서 안정성을 유지하는 근육의 충분한 힘이 필요하다. 근력강화 운동에는 들어 올리기와 내리기 동작, 물건 잡기—잡아 돌리기, 잡아 비틀기—와 밀기 동작들이 포함된다. 또한, 이런 동작들을 아령이나 탄력 밴드를 활용하여 수행할 수 있다.

감각운동 훈련과 지각-인지 훈련

일반적으로 감각이 잘 보존된 환자는 그렇지 않은 환자보다 재활에서 더 나은 결과를 얻는 경향이 있다. 지난 수십 년 동안 개발된 인지 지향적 훈련은 환자가 의미 있는 일상생활 활동을 연습하도록 하고 환경과 동작을 수정하여 일상생활에 참여하는 식으로 진행된다. 이러한 과정을 통해 신경계는 수행 중인 동작과 관련이 있는 감각 입력을 선택할 수 있다.

하지만 특이적 감각 훈련은 환자가 특정 감각 입력에 참여할 수 있게 해주고, 그 감각과 연습 중인 과제를 연결할 수 있는 경험을 제공하여 감각 민감성을 회복하도록 돕는 데 효과적이다. 예를 들어, 입체감각stereognosis에 대한 특이적 훈련은 손 기능을 개선할 수 있다. 또한 일어서기와 앉기, 서 있는 상태에서 팔뻗기, 쪼그려 앉는 자세에서 일어서기 등을 연습할 때 발을 통해 느껴지는 압력과 부하 감각에 주의를 기울이게 하면 마비된 다리에 체중을 더 잘 실을 수 있게 하는 데 도움이 된다.

시공간 지각은 주변 환경, 사람, 사물과 성공적으로 상호작용하는 데 중요하다. 지각-인지 결손은 복잡하며, 많은 뇌졸중 환자들이 회복 과정에서 진전을 이루지 못하는 주요 요인 중 하나다. 현재 관련 중재법들에 관한 근거들이 높은 수준의 근거들은 아니다. 하지만 일부 방법들은 기대할만한 결과를 보여준다. 다만, 훈련 효과를 훈련하지 않은 상황으로 일반화하는 데에는 한계가 있다. 환자가 적절한 단서에 주의집중하게 하거나 주변 환경을 탐색하도록 유도하는 등의 실용적 방법들은 10장에서 다루었다.

신체 컨디셔닝-유산소 체력

뇌졸중 재활은 주로 신경학적 손상에 초점이 맞춰져 있으며 신체활동 부족으로 인한 심폐계 적응에는 거의 주의를 기울이지 않았다. 뇌졸중으로 인한 신체활동 수준 감소는 운동 능력과 신체 컨디셔닝을 악화시키며, 이는 만성 뇌졸중 환자들에서 건강 악화의 주요 요인이 된다(Pang et al 2005). 게다가, 많은 뇌졸중 환자들이 고령으로 이미 뇌졸중 이전 체력보다 저하된 상태일 가능성이 있다.

뇌졸중 이후 신체활동 부족으로 인한 적응이 일어나면 비정상적 보행이나 일상생활 활동을 하는 데 필요한 에너지 수준이 증가한다. 그래서 이러한 일상생활 활동에 필요한 에너지에 대처하는 능력이 더욱 위협을 받게 된다. 낮은 신체 지구력으로 인해 환자는 가사 활동을 하거나 원하는 보행 속도를 유지하는 능력이 제한된다(Ryan et al 2000). 뇌졸중 후 1년이 지난 생존자를 대상으로 한 연구에서, 6분 보행 검사로 측정된 낮은 지구력이 가장 큰 문제인 것으로 나타났다(Mayo et al 2005). 따라서 운동 능력을 높이기 위한 훈련은 재활 초기에 시작해 퇴원 후에도 지속해야 한다.

적절한 훈련을 통해 만성 뇌졸중 환자의 유산소 능력이 개선되었다는 여러 보고가 있다. 이런 훈련에는 자전거 에르고미터(Potempa et al 1995), 단계적으로 속도를 조절하는 트레드밀 보행(Macko et al 1997 2005; Pohl et al 2002), 유산소 운동과 근력강화 운동 병행(Teixeira-Salmela et al 1999) 등이 포함된다. 단계적 트레드밀 훈련에서는 운동 지속 시간보다 속도를 증가시키는 것이 유산소 체력을 최적화하는 데 더 효과적인 것으로 보인다.

운동과 신체활동은 젊은 사람과 고령자, 장애인 모두에게 긍정적인 영향을 미치는 것으로 알려져 있다. 뇌졸중 이후 신체 건강과 정신 건강을 개선하기 위한 유산소 운동의 이점을 강조한 연구에서는 심근경색 같은 심각한 심장질환 병력이나 조절되지 않는 고혈압 같은 금기 사항이 없는 한, 모든 환자가 유산소 훈련에 참여해야 한다고 제안한다(Pang et al 2005).

훈련 강도, 연습 정도와 운동량 올리기

여러 연구에서 재활 과정 중 환자가 실제로 운동과 훈련에 사용하는 시간이 하루 중 얼마되지 않는다는 것을 지적하고 있다(1장 참조). 재활 프로그램이 체력 저하를 예방하기에 충분한 강도로 이루어지지 않을 가능성이 있다는 근거도 있다(MacKayLyons & Makrides 2002; Kelley et al 2003). 재활 전문가들은 재활 중 운동 강도, 운동 시간, 물리치료 제공 방식에 더욱 주목하고 있다. 여러 관련 연구에 따르면, 뇌졸중 환자의 기능 개선에 가장 중요한 요인은 훈련 강도, 물리치료 시간, 과제 특이성인 것으로 나타났다(Richards et al 1993; Kwakkel et al 2004; van Peppen et al 2004).

따라서 물리치료사들은 하루 중 짧은 시간 동안 제공되는 일대일 핸즈온[hands on] 방식의 치료에서 벗어나, 시간을 더 효율적으로 활용하는 방식으로 전환할 필요가 있다. 예를 들어, 환자들이 순환훈련[circuit training] 수업 같은 소규모 그룹 형태로 연습을 하도록 치료시간을 구성할 수도 있다. 한두 명의 치료사 또는 보조자가 그룹 내 여러 환자를 감독할 수 있다. 이런 방식의 훈련이 재활 결과를 향상하며, 훈련의 효과가 오랜 기간 유지되었다는 근거가 있다(Ada et al 2006). 연습을 늘리는 데 사용한 방법에 관한 상세한 사항은 관련 연구를 참고하라(Ada et al 2006).

한 메타분석에서는 과제지향적 순환훈련이 만성 뇌졸중 환자의 보행 능력과 보행 관련 활동을 개선하는 데 효과적이다는 주장을 뒷받침하는 결과를 보였다(Wevers et al 2009). 연구자들이 언급한 훈련의 다른 이점으로는 환자 대비 직원 비율을 낮출 수 있다는 가능성이다. 개인적 관점에서 보자면 그룹 훈련은 해당 그룹의 역동적 분위기를 고취시킨다. 순환훈련은 뇌졸중 초기 단계에서도 시작할 수 있으므로 만성 단계까지 기다려서는 안된다. 예를 들어, 한 연구에서는 뇌졸중 발병 후 평균 43일 된 환자들을 대상으로 순환훈련을 실시했다(Blennerhassett & Dite 2004). 수업은 각 개인의 능력에 맞춰 강도, 빈도, 지속 시간을 개별화할 수 있다.

기술 발전

전기역학 기반 걷기훈련기와 팔 훈련기(Mehrholz et al 2007 2009), 낙상 두려움 없이 걷기 연습이 가능한 천장 현수 시스템, 컴퓨터 게임, 가상현실 훈련 시스템(그림 12-10), 비로봇 훈련기 등의 새로운 기술들은 환자의 동기를 높이고 연습 시간을 늘릴 수 있는 가능성을 가지고 있다. 이러한 시스템들은 환자가 하루 중 많은 시간을 비활동적으로 보내는 시간 낭비를 줄이기 위해 설계되고 시도되고 있다. 이런 기기와 장비들은 재활운동센터에 들어선 환자에게 운동과 활동의 상징으로 인식되며, 흥미롭고 도전적으로 인식되며, 활동과 참여를 기대하게 만든다.

보조 기구

발목-발 보조기

발목-발 보조기[ankle-foot orthoses; AFO]가 뇌졸중 이후 보행에 미치는 영향은 명확하지 않다. 일부 환자에서 즉각적인 개선이 관찰되었다는 근거가 있지만, 장기적인 추적 연구는 거의 이루어지지 않았다(Leung & Moseley 2003; Tyson & Kent 2009). 보조기 사용으로 인한 운동학적 변화와 시간 변화가 일상생활 기능에 미치는 영향, 일반 대중들이 가지는 의미, 순응도 문제 등은 그다지 광범위하게 연구되지 않았다(Leung & Moseley 2003). 특정 환자를 위해 보조기 사용을 고려할 때는 보조기를 착용한 상태에서 보행 속도를 측정하는 방식이 권장된다. 환자가 선택한 보행 속도는 해당 기기의 상대적 장점 또는 한계를 파악하는 지표가 된다(Olney 2005).

보조기

보조기는 관절에서 근육 활동을 최적화할 수 있게 설계한다. 예를 들어, 손목뼈와 손허리뼈 관절에서 엄지손가락을 벌린 상태로 유지하도록 설계된 작은 스프린트나 스트랩은 물건을 잡고 놓는 연습을 가능하게 하여, 엄지손가락 근육 활동을 최적화할 수 있다. 마비쪽 큰볼기근에 테이핑을 적용하면 엉덩관절 폄 동작이 즉각적으로 개선될 수 있으며(Kilbreath et al 2006), 보행 입각기 말기에 엉덩관절 폄 동작을 이해하는 데 도움이 될 수 있다.

한 팔로 추진하는 휠체어

비마비측 팔과 다리를 사용하여 휠체어를 추진하는 것은 마비측 팔다리에 주의집중하려는 재활의 목표와 일치하지 않는다. 이 방법은 비마비측 팔과 다리만 움직이게 하여, 마비쪽 팔다리 사용을 줄일 뿐 아니라 잔여 기능을 잃게 만들 가능성을 높인다(Kolb 1995).

보행 보조기구

모든 보행 보조기구—평행봉, 보행기, 네발 지팡이 등—는 어느 정도 역학적 제약을 초래한다. 일반 지팡이가 균형 및 보행에 가장 적은 영향을 미치면서 어느 정도 도움을 제공할 수 있다.

6 언어, 인지, 감정 손상

현대 인지심리학과 뇌과학은 모든 정신적 과정이 인지, 사고, 학습, 기억으로 구성되며, 심지어 가장 단순한 과제조차 뇌의 여러 영역이 협력해야 가능하다는 사실을 말해준다. 뇌졸중 후 발생하는 손상은 다음과 같이 분류할 수 있다.

- 실어증[aphasia] 또는 언어상실증[dysphasia]: 언어와 관련된 장애, 인지기능에도 영향을 미침
- 지각-인지장애: 지각, 지남력, 기억, 실행기능 관련 장애
- 우울증 및 기타 정서적, 행동 장애

이 손상들은 모두 환자의 정신 상태에 영향을 미치며, 재활에 참여하고 재활에 참여하여 얻게 되는 것에도 상당한 영향을 미칠 가능성이 있다. 편측무시나 인식불능증 같은 지각-인지 손상은 10장에서 자세히 다루었다.

실어증

언어능력을 완전히 잃는 경우는 드물어서 보통 언어상실증이라고도 하는 실어증은 특정 뇌 부위—주로 왼쪽 대뇌겉질—에 문제가 생겨 발생하는 언어능력 장애다. 대뇌의 손상 부위에 따라 다른 유형의 언어장애가 나타날 수 있다. 언어를 이해하는 데 어려움을 겪는 경우를 수용성[receptive] 실어증이라 하며, 올바른 단어 말하거나, 올바른 단어를 순서를 만들지 못하는 문제가 있는 경우를 표현성[expressive] 실어증이라고 한다. 언어는 독창성, 형식, 내용, 사용 면에서 다른 의사소통 방식과 구별되기 때문에, 또한 말하기와 쓰기 언어 활동은 사회적이며 상호작용 활동이기 때문에(Mayeux & Kandel 1991), 언어 상실이나 손상은 개인에게 심각한 영향을 미친다.

실어증은 발성기관을 조절하는 근육의 약화나 협응 장애로 발생하는 발성 언어장애[speech disorder]와는 다르다. 발성 언어장애는 발음에 문제가 생기는 구음장애[dysarthria], 소리를 만들어내는 문제가 있는 발성장애[dysphonia], 발음을 만드는 근육의 동원 순서와 계획에 문제가 있는 실행장애[dyspraxia]로 분류된다.

보편적으로 받아들여지는 실어증 분류는 없지만, 몇 가지 유형으로 구분할 수 있다(Mayeux & Kandel 1991). 베르니케[Wernicke] 실어증은 언어 이해력 결손이 특징이고 읽기와 쓰기에도 심각한 어려움을 나타내는 유형으로, 주로 우세측 관자엽 손상 시에 발생한다. 브로카[Broca] 실어증은 이해력은 대체로 유지되지만 언어 표현 능력이 손상되는 유형으로, 우세측 이마엽 손상 시에 발생한다. 표현성 실어증 또는 비유창성[non-fluent]

실어증이라고도 불리는 브로카 실어증은 언어 표현 능력이 거의 상실되어, 천천히 신중히 말하며 키워드와 간단한 문법 구조만 사용하는 형태다. 말하기와 쓰기 언어의 이해는 베르니케 실어증보다 덜 손상된다. 이외에도 사물이나 사람 이름을 부르는 데 어려움이 있는 명칭nominal 실어증과 언어를 말하고 이해하는 능력이 모두 손상되고, 읽기, 쓰기, 반복하기, 사물 이름 대기가 모두 불가능한 전실어증global aphasia 등이 있다.

실어증을 겪는 뇌졸중 환자는 갑작스럽게 말을 이해하거나, 읽거나, 말하거나, 쓰지 못하게 되며, 가장 기본적인 요구조차 전달할 수 없게 된다. 이러한 손상은 환자를 고립시키고, 의사소통이 계속 실패하면서 분노와 좌절로 이어진다. 언어 손상을 조기에 진단하는 것은 매우 중요하다. 언어치료사가 환자의 구체적인 문제를 파악하면 가족과 재활팀이 의사소통 장애의 특성과 정도를 이해하고 가장 효과적인 의사소통 방법을 찾는 데 도움이 된다.

대부분의 실어증 환자는 뇌졸중 발생 후 몇 주나 몇 달 안에 자연적으로 호전된다(Pedersen et al 1995). 그러나 회복 과정이 오래 걸릴 수 있으며, 문제가 지속되면 개인의 삶의 질과 고용 기회에 심각한 영향을 미칠 뿐만 아니라 사회적 고립감을 느끼는 단계로 진행된다.

실어증 중재 방법은 유형과 심각도에 따라 달라진다. 중재에는 강제로 언어를 사용하게 하는 억제유도 치료constraint-induced therapy, 집중 연습massed practice, 보존된 능력을 최적화하는 치료, 그룹 훈련, 의사소통 도우미 활용, 컴퓨터 기반 치료 등이 있다. 하지만 현재 많은 중재법이 높은 수준의 근거를 기반으로 하고 있지는 않다. 치료를 조기에 시작하는 것이 중재를 지연하는 것보다 더 효과적인 것은 확실해 보인다(National Stroke Foundation 2007a).

다음은 언어병리학자나 언어치료사의 평가와 관리에 들어가 치료를 시작하기 전에 물리치료사가 실어증 환자와 의사소통할 때 도움이 될만한 지침들이다.

- 대화 중 환자를 배제하거나 그를 대신해 대답하지 않는다.
- 문장을 짧고 단순하게 만들고, 너무 많은 정보를 포함하지 않는다.
- 환자가 응답하거나 주제를 바꿀 시간을 충분히 준다.
- 표현성 실어증이 있는 경우, 질문을 예/아니오로 답할 수 있거나 다른 간단한 형태로 대답할 수 있도록 한다.
- 몸짓, 상황적 단서, 시각적 자료, 얼굴 표정을 사용해 의사소통과 이해를 돕는다.
- 지속적으로 눈을 마주치고 대화하는 것은 의사소통을 촉진하고 긍정적인 태도를 형성해주므로(Mehrabian 1969), 눈 마주침을 유지한다.
- 환자와 의사소통하고 관계를 형성할 때 정직하게 접근한다. 예를 들어, 치료사가 환자의 답변을 이해하지 못했다면 솔직히 말하고 다시 시도해 달라고 요청하는 것이 좋다. "예약 시간에 대한 이야기인가요?"와 같은 단서가 되는 문장이 도움이 될 수 있으며, 환자가 매우 좌절할 경우 주의를 돌리는 행동도 유용하다.
- 단어나 구에 대해 집착하면 실제 의사소통에 방해가 되므로 크게 신경 쓰지 않는다.

안면 근육 마비나 감각 손실로 인해 발생하는 구음장애는 식사 문제나 침 흘림으로 이어질 수 있어 환자와 가족에게 큰 문제로 인식된다. 일부 임상전문가는 시각적 되먹임을 이용한 운동을 활용하는 안면 근육 재교육이 성공적이었다고 보고하기도 한다. 흔히 근육 약화는 시간이 지나면서 좋아진다.

인지기능

뇌졸중 생존자 약 2/3는 주의, 기억, 지남력, 언어, 실행기능 같은 인지적 처리과정이 필요한 정신적 작업 수행에 어려움을 겪는다. 이러한 인지기능 손상은 좋지 않은 회복, 요양시설 입소율 증가, 삶의 질 저하, 높은 의료비용과 관련성이 있다(Claesson et al 2005; Pasquini et al 2007). 능숙한 임상전문가에 의한 조기 선별 검사가 필수다. 정밀한 평가는 임상전문가와 가족이 인지 손상을 가진 환자를 효과적으로 관리하는 방법을 이해하는 데 도움이 된다.

신경심리학적 인지 검사를 통해 고령의 뇌졸중 환자의 다양한 손상들을 파악할 수 있지만, 이 증상들 모두가 일상생활에 크게 영향을 미치는 것은 아니다. 어떤 손상은 뇌졸중 이전부터 존재했을지라도 환자가 자신의 환경에서 기능 수행하는 데는 별다른 영향을 미치지 않았을 수 있다. 이런 경우라면 특정 인지 손상을 가지고 있음에도 일상적인 수준의 스트레스를 잘 견뎌왔을 가능성이 크다. 그러나 기존에 인지기능 손상이 있던 환자 중 일부는 뇌졸중 후에 발생한 새로운 감각운동 손상과 언어 손상, 낯선 환경이 초래하는 스트레스를 견디지 못하는 경우도 있다. 인지 문제를 명백히 보이는 모든 환자는 평가가 필요하며, 치료사는 이들이 재활 과정에 적극적으로 참여할 수 있도록 돕는 치료 계획을 수립해야 한다.

인지 재훈련의 효과에 대한 논쟁은 여전히 진행 중이다. 예를 들어, 한 체계적 고찰 연구에 따르면 주의력을 향상시키기 위한 중재는 주의력을 개선하는 데는 효과적이었지만, 그 효과가 일상적인 기능으로 이어지지는 않았다(Lincoln et al 2000). 기억 결손을 돕기 위한 신호발생기 같은 외부 큐잉 전략이 기억을 떠올리는 데 유용하며, 환자가 계획을 세우거나 문제를 해결하고, 자기 상황을 점검하는 실행기능에 도움이 될 수도 있다. 하지만 관련 연구들의 결과가 다 같지는 않다. 흥미롭게도 다양한 인구 집단에서 신체활동이 인지기능에 긍정적인 영향을 미치는 것으로 나타났다(Heyn et al 2004). 그러나 현재로서는 뇌졸중 환자를 대상으로 이러한 이점을 입증하는 명확한 근거는 없다. 그렇지만 물리치료사와 여러 임상전문가들은 여전히 지각-인지 손상을 겪는 환자를 매일 관리해야한다(10장 참조). 다음 지침은 이러한 환자들을 관리할 때 유용한 것들이다.

- 정보는 단순하게 전달한다.
- 한 번에 제공하는 정보의 양을 줄인다.
- 주의가 산만해지지 않도록 방해 요소를 최소화 한다.
- 정보를 이해했는지 확인한다. 예를 들어, 환자가 해당 정보를 자기만의 표현으로 반복하게 한다.
- 새로운 정보를 이미 알고 있는 내용과 연결하거나 연관 짓도록 격려한다.
- 환자가 질문하도록 유도한다.
- '짧게 자주'라는 학습 규칙을 활용한다(Baddeley 1992).
- 학습이 다양한 환경에서 이루어지도록 하여 일반화를 촉진한다.

사용 가능한 기타 전략으로는 환경을 재구성하는 방법들이 있다. 예를 들어, 공간 사물에 라벨을 붙이거나 바닥에 방향 표시를 추가하여 환자가 기억에 덜 의존하도록 돕는 방법이다. 노트북, 다이어리, 녹음기, 휴대전화 등의 전자기기 같은 외부 도구 사용도 권장된다. 이러한 도구는 우리 모두가 일상적으로 사용하는 전략들이다. 한 연구에서는 재활센터 내에서 길을 찾을 수 없었던 한 여성이 특정 부서를 찾을 때 필요한 방향을 녹음기로 녹음해 필요할 때마다 이를 들으며 길을 찾았던 사례를 보고한 바 있다(Wilson 1995).

치매

치매는 기억력과 습득한 지적 능력이 심각하게 그리고 점진적으로 저하되는 상태다(Srikanth et al 2003). 뇌졸중은 진행성 정신 능력 저하에 영향을 미칠 수는 있지만, 치매의 단독 원인인 경우는 드물다.

정상적인 노화 과정에서는 뇌와 행동에 특징적인 변화가 일어난다. 이런 변화는 개인마다 크게 다르지만 대부분의 경우 삶의 질에 심각한 영향을 미치지는 않는다. 치매는 노화와 관련이 있지만 노화로 인한 불가피한 결과는 아니며, 많은 사람들이 지적 능력에 큰 손실 없이 나이가 들기도 한다. 노화 관련 정신 변화와 관련된 신경생물학적 과정은 아직 명확하게 밝혀지지 않았다(Goldman & Côté 1991).

우울증

갑작스러운 뇌졸중은 대부분의 사람에게 큰 충격으로 다가오기 때문에 환자의 기분에 영향을 미치는 것은 당연한 일이다. 그러나 환자 5명 중 1명 또는 3명까지는 뇌졸중 후 첫 해 보다 심각하고 장기적 우울증 증상이 나타난다. 여러가지 관련 뇌 증상들, 예를 들면 실어증, 무미건조한 감정 표현 또는 단조로운 음성, 감정 기복과 더불어, 수면 패턴 변화나 피로가 우울증 증상을 가리거나 모방할 수 있기 때문에 뇌졸중 직후, 특히 초기에는 우울증을 진단하는 것이 어렵다(Lindley, 2008).

그럼에도 불구하고, 뇌졸중 후 흔히 나타나는 우울증은 종종 진단되지 않거나 치료되지 않는 것으로 잘 알려져 있다. 치료사와 간호사가 증상을 가장 먼저 알아차리는 경우가 많으며(Lindley, 2008), 가족도 기분 변화 진단에 도움을 줄 수 있다. 뇌졸중과 관련된 우울증은 재활을 방해하고 돌보는 이들에게 스트레스를 줄 수 있으며, 자살을 포함한 사망 위험 증가와 연관되어 있다(Hackett et al, 2008).

우울증은 자연적으로 회복될 가능성도 있지만 약 1/3의 경우에는 지속되기도 한다. 약물 치료는 뇌졸중 환자에게 효과를 보이는 경우가 있으나(Hackett et al 2008), 부작용 위험도 증가하므로 정확한 진단 후 신중하게 처방해야 한다. 상담과 문제 해결 중심의 중재도 시도할 만하지만(National Stroke Foundation 2007a), 이에 대한 근거는 제한적이다.

뇌졸중 재활 치료를 받고 있는 환자들에서는, 자신이 치료와 관리를 주도적으로 통제할 수 있다고 느끼는 정도, 즉 자기효능감과 자기관리 능력, 그리고 우울증 사이에는 밀접한 관련성이 있는 것으로 보인다(Robinson-Smith 등 2000). 환자의 자신감과 자기관리에 대한 기대수준을 향상시키는 전략을 찾는 것이 재활팀의 중요한 목표가 되어야 하며, 이 과정에서 운동이 또 다시 중요한 역할을 할 수 있다.

기타 정서 장애 및 행동 장애

불안, 잦은 울음 같은 감정과잉[emotionalism], 통제되지 않는 행동 폭발, 적대감 같은 증상도 뇌졸중 후 발생할 수 있으나, 우울증에 비해 훨씬 드물다(Agency for Health Care Policy and Research 1995). 특히 오른쪽 반구 뇌졸중 환자에서는 무관심이나 '과도한 쾌활함'이 보고된다(Price 1990). 이러한 기분 장애에 대한 입증된 치료법은 없으며 일부 사례에서는 자연적으로 회복되기도 한다. 모든 의료 및 재활팀원들이 환자에게 긍정적인 태도를 보이면 환자와 가족이 이러한 변화에 대처하는 데 도움을 줄 수 있다. 가능한 빨리 평상복을 입도록 하고 남녀 모든 환자에게 외모에 관심을 가지도록 격려하는 것도 환자의 자아상을 개선하고 주변 사람들에게 긍정적인 영향을 줄 수 있다.

환자가 의욕이 없어 보인다면 그 원인을 파악해야 한다. 재활 전문가들은 환자의 동기 수준이 치료 결과에 영향을 미친다는 것을 잘 안다. 그러나 동기라는 개념은 측정하기 어려우며, 개인적인 요인—예를 들면 성별, 성격, 교육 수준, 대처 능력 등—과 환경적 요인—병원 환경, 직원의 기대치, 자율성 수준—이 복잡하게 상호작용한다. 환자의 동기 수준을 고려할 때, 뇌졸중으로 인한 뇌 손상의 영향을 개인적 요인과 환경적 요인을 분리해 평가하는 것은 어렵거나 불가능하다. 셀리그만Seligman은 '학습된 무기력' 또는 수동성passivity이라 부르는 현상을 설명하였다. 한 연구에서는 재활 치료를 받는 환자들이 병원의 자극 없는 환경, 과다하게 보호하는 가족과 간호사, 의료진의 의사소통 방식, 다른 환자들의 수행 능력과의 비교 등 다양한 환경적 요인에 강하게 영향을 받는다고 보고했다(Holmqvist 2001). 목표 설정 및 재활 프로그램 계획 단계에서부터 환자를 참여시키는 것이 동기를 향상시키는 데 효과적인 것으로 나타났다. 치료사로서 우리는 재활 환경의 물리적 구조와 기존에 행하던 업무 절차 및 정책에 숨어 환자의 참여를 방해하는 요소들을 찾아서 수정해 주어야 한다.

삼킴곤란

삼킴곤란dysphagia 또는 연하곤란은 음식을 삼키는 데 어려움을 겪는 상태로, 뇌졸중 환자의 최대 절반에서 발생하며, 침이나 음식 또는 액체가 기도로 넘어가는 흡인—또는 사래—이 발생할 위험이 있다. 따라서 뇌졸중 직후에는 삼킴 능력을 면밀히 살펴볼 때까지는 음식이나 음료 섭취가 금지된다. 삼킴곤란과 관련된 의학적 합병증으로는 흡인성 폐렴, 영양실조, 탈수가 있다. '침묵성 흡인'이 흔히 발생하며, 조기 발견과 치료가 불충분한 구강 섭취로 인한 흡인 및 탈수를 예방하는 데 중요하다. 삼킴곤란이 있는 사람들은 종종 정맥이나 피부 밑 또는 코를 통하는 관이나 경피내시경 위루관(PEG) 등을 통해 추가적인 수분 공급이 필요하다. 합병증 예방 전략에는 음식과 음료를 걸쭉하게 만들어 더 안전하게 삼킬 수 있도록 하는 유동식 식단을 준비하는 것, 식사 중에 의자를 사용해 똑바로 앉고 머리를 약간 숙인 자세를 유지하는 것, 안전한 삼킴 전략 교육 등이 포함된다(National Stroke Foundation 2007a). 안전한 삼킴 전략에는 다음과 같은 방법이 있다. 음식을 한 번에 소량 섭취하고 소량의 음료 마시기, 음식과 음료를 번갈아 섭취하기, 턱 다물기, 한 번 삼킨 후 여러 번 반복 삼킴하기, 입구가 있는 물컵 사용하기, 식사를 천천히 진행하고 목소리가 '축축하게' 들리거나 기침, 질식, 음식물이 입 안에 남아 있을 경우 식사 중단하기 등이다.

대부분의 환자는 뇌졸중 후 몇 주 안에 삼킴 기능이 회복된다. 그러나 초기 회복 단계를 지나도 삼킴 문제가 지속되는 환자의 경우, 바륨 삼킴을 이용한 비디오투시검사를 통해 삼킴 과정의 인두 단계와 흡인 기전을 평가한다. 삼킴곤란 치료에 대한 연구는 비교적 새롭게 시작되었지만, 저항운동, 특수 전기자극 및 온열 촉각 자극이 가능성 있는 치료 방법으로 보인다(National Stroke Foundation 2007a). 심한 삼킴곤란이 있어 관련 훈련 방법에 반응하지 않는 환자는 비위관 급식이 필요하다.

방광 기능과 장 기능

뇌졸중 후 요실금은 흔하게 나타나지만 대개 일시적이다. 어떤 상황들은 운동 손상이나 감각 손상과 관련이 있기도 하고, 의사소통의 어려움으로 타인에게 알리지 못하는 경우, 또는 강제로 움직이지 못하는 상황이나 인지나 지각에 손상이 있는 경우, 배뇨 욕구를 인지하지 못하는 상태와도 관련이 있다. 그러나 신경학적 결손이 있는 경우, 요정체나 요흘림, 또는 두 가지가 모두 나타난다는 일부 근거가 있다(Gelber et al 1993). 문헌에서는 뇌졸중 후 요실금의 주요 기전을 다음과 같이 요약한다(Gelber et al 1993). 먼저 배뇨관련 신경경로 손상으로 인한 방광 반사감소증과 절박성urge 요실금이 일어나는 경우다. 두 번째는 방광 기능은 정상인데 인지 결손과 언어 결손으로 인해 발생하는 기능성 요실금이다. 세 번째는 말초신경병증 또는 약물 복용과 관련된 방광 저반사 및 요흘림이다. 각각의 기능부전 유형은 목표가 분명한 관리 체계가 필요하다. 배뇨 후 방광 스캔이 뇌졸중 후 평가와 관리 계획을 수립하는 데 점점 더 많이 활용되고 있다. 만약 요실금이 지속된다면, 원인 진단에 요역동학urodynamic 검사가 유용할 수 있으며 또한 비뇨기과 전문의의 진료를 의뢰하는 것이 필요하다.

재활 초기에 서는 자세를 취하거나 보행을 빨리 시작하는 것이 요실금을 극복하는 데 도움이 된다. 이동식 변기나 화장실 사용이 권장되며 침상 변기나 소변통은 사용하지 않는 것이 좋다. 남성 환자라면 서서 배뇨하도록 권장해야 한다.

절박성 요실금이 있는 환자의 경우 항콜린성 약물과 방광 재훈련을 병행 시행하고, 배뇨 유도 스케줄을 세워 정기적으로 화장실에 가도록 유도하는 방법이 도움이 된다. 방광 재훈련 프로그램은 다양한 기법을 활용할 수 있는데, 여기에는 개인의 생활 습관에 맞춘 스케줄을 만들고 그에 맞추어 배뇨를 유도하여 사고를 줄이는 방법, 골반바닥근 운동, 화장실 방문 간격을 늘리기 위한 주의 분산 및 이완 기법 등이 포함된다. 요정체가 있는 환자의 경우, 중증 요정체에는 유치 도뇨관indwelling catheters을 상시 사용하는 것보다 간헐적 도뇨법intermittent catheterization이 더 선호된다. 기능성 요실금 환자의 경우에는 환자가 배뇨 욕구를 나타내는 신호를 보일 때 재활팀 전체가 인식하고 이에 빠르고 적절하게 대응할 수 있어야 한다. 환자의 손 기능에 걸맞는 옷을 제공해야하며, 화장실 표지판을 더 눈에 띄게 표시하는 것도 필요하다.

치료사는 항상 요실금 문제를 인지하고, 현재 진행 중인 관리 프로그램에 대해 간호팀과 명확하게 소통하여 배뇨 신호를 강화하고 화장실 접근이 쉽도록 해주어 치료 중 발생할 수 있는 당혹스러운 사고를 미연에 방지해야 한다. 이러한 사고는 환자의 자존감에 부정적인 영향을 미치고, 적극적인 재활 시간을 방해할 수 있다. 패드 같은 실금 방지 도구가 사고 발생률을 줄이는 데 도움을 줄 수 있지만, 요실금 관리의 유일한 방법으로 사용되어서는 안 된다.

설사나 변비 같은 배변 기능 변화는 움직이지 못하는 상황과 관련이 있을 수 있다. 변비는 설사보다 훨씬 더 흔하며, 뇌졸중 전후의 배변 습관, 식단, 수분 섭취, 완화제 사용 및 활동량을 면밀히 평가하고 관리 또는 치료해야 한다.

7 환자와 가족 교육

환자와 가족에게 교육을 제공하는 일은 체계적 뇌졸중 치료의 핵심 요소이며, 뇌졸중 생존자와 그 가족들은 관련 정보가 필요하다(National Stroke Foundation 2007a). 수많은 교육 모형이 있지만, 일반적으로 교육에서는 강의나 그룹 논의 형식으로 뇌졸중에 대한 병태생리, 뇌의 적응력, 뇌졸중으로 인한 신체적·정신적 영향, 의사소통 방법, 대처 전략, 그리고 추가적인 뇌졸중 예방 방법을 다룬다.

교육은 회복 과정에 매우 유익한 영향을 줄 가능성이 높다. 하지만 환자와 가족을 언제 교육에 참여시키는 것이 가장 효과적인지, 그리고 원하는 정보를 제공하는 최적의 방법이 무엇인지에 대해서는 알려진 바가 많지 않다. 회복 과정에서 여러 시점에 교육 제공이 필요하며, 환자와 간병을 담당하는 사람이 언제든 자유롭게 질문하고 명확한 답변을 구할 기회가 제공되면 스트레스와 우울감을 줄일 수 있다는 일부 근거가 있다(Smith et al 2007). 뇌졸중 초기에는 환자와 가족이 처한 현실에 압도 당하는 느낌을 가질 수 있다. 그런데도 많은 환자가 급성 치료 후 곧바로 집으로 퇴원하는 경우가 많으므로 이 시점에서 교육이 이루어져야 한다. 재활 기간 동안 제공되는 교육 프로그램은 종종 더 포괄적이며, 병원에서 오랜 시간을 보낸 후 집으로 퇴원 때의 어려움, 가정에서의 간병과 환자 지원 등에 대한 내용을 다룬다. 오늘날 많은 뇌졸중 지원 기관들은 다양한 언어로 된 교육 자료를 제공하며, 이러한 자료들이 임상 전문가들에게 유용한 교육용 자원이 될 수 있다.

8 뇌졸중 재활에서 가족의 역할

뇌졸중과 재활의 영향은 주로 기능적 이득과 관련하여 다뤄진다. 환자와 가족의 일상생활에 미치는 결과는 보통 충분히 다뤄지지 않거나 제대로 이해되고 있지 않다. 재활 과정에서 환자의 경험을 평가하는 경우는 드물지만, 뇌졸중을 겪고 재활을 경험한 개인들이 직접 쓴 통찰력 있는 문헌들도 다수 존재한다(Griffiths 1970; Brodal 1973; Smits & Smits-Boon 2000; O'Kelly 2005; Bolte Taylor 2008).

뇌졸중 이후 개인이 겪는 주요 어려움들은 장애나 손상과 관련된 상실을 받아들이는 것, 장애인으로서 바뀐 정체성에 적응하는 것, 이러한 변화가 자아 이미지와 사회적 관계에 미치는 영향을 극복하는 것이다. 이러한 적응 과정에는 상당한 시간이 걸릴 수 있으며 여러 단계를 거칠 수 있다(Lewinter & Mikkelsen 1995).

가족 간의 상호작용이 최종 결과에 긍정적 또는 부정적 영향을 미칠 수 있다는 근거들이 있다(Evans et al 1987). 가족 간 상호작용은 아마도 뇌졸중 이전의 가족 관계의 강도에 달려 있을 것이다. 가족 구성원은 종종 치료 목표를 강화하는 데 도움되기도 하지만, 가족 자체가 상황에 대처하지 못하는 상황에서 치료를 돕도록 기대하는 것은 오히려 역효과를 낼 수 있다(Evans et al 1992). 가족 구성원은 정서적, 실질적 지원을 제공함으로써 회복에 기여할 수 있으며, 가족에 제공하는 지원 수준은 회복 속도와 정도에 영향을 미친다(Tsouna-Hadjis et al 2000).

뇌졸중에서 살아남은 대부분의 사람들은 집으로 돌아간다. 그래서 가족의 생활 방식에 상당한 변화가 생길 수 있다. 관련 문헌에 따르면 뇌졸중 이후 환자와 가족 간의 협력과 사회적 지지를 강화하기 위해 가족 교육, 대변자 또는 옹호자 지원 상담이 필요하다(Evans et al 1992).

여러 임상연구에서는 재활 시설 퇴원 시의 기능 수준이 퇴원 후에는 감소하는 경향이 있음을 보여준다(Paolucci et al 2001). 영국에서 실시된 조사에 따르면, 기본적인 지역사회 치료나 지원을 제외하면 후속 서비스가 거의 전무한 또는 부족한 실정이었다. 여기에 더해 전문가 간, 그리고 환자, 간병인, 전문가 간의 소통이 부족했으며, 환자들의 높은 불만족도, 전문가들이 환자의 능력에 대해 낮은 기대치를 가지는 문제가 있었다(Tyson & Turner 2000). 가족 교육과 귀가 준비가 불충분한 점이 이러한 결과의 원인 중 하나로 지목된다. 또 다른 원인으로는 퇴원 후 지속적인 운동과 훈련의 필요성에 중점을 두지 않았다는 점이다.

뇌졸중 후 성기능부전이 흔히 발생하며(Monga et al 1986), 이는 배우자와의 관계에서 불화를 일으킬 수 있는 문제지만, 환자, 배우자, 전문가 팀에 의해 거의 다뤄지지 않는다. 재활 과정에서 겪은 경험에 대한 정보를 얻기위해 시행한 인터뷰에서, 대상자들은 성 상담의 필요성을 강조했다(Lewinter & Mikkelsen 1995). 한 대상자는 성적 문제가 사회적으로 금기시되는 주제라고 말하며 재활팀 중 일부는 이 주제가 언급되자 회피했다고 말했다. 이는 재활 과정에서 성 문제를 다뤄야할 당위성을 분명히 보여준다. 호주에서 국가적으로 시행된 첫번째 재활 감사에서는 뇌졸중 이후 환자의 단 13%만이 성 문제에 대한 조언을 제공받았다는 결과가 나왔다(National Stroke Foundation 2008). 뇌졸중 이후 발생하는 많은 성 문제는 두려움, 자기관리 면에서 의존성 문제, 불안, 신체 이미지 변화 같은 감정적 요인과 관련이 있다.

9 퇴원 계획과 지역사회 복귀

뇌졸중 회복 과정에서 잘 관리되는 않는 것 중 하나가 지역사회로의 복귀 문제다. 급성기 병원 치료를 받은 후 곧바로 집으로 돌아가는 환자들은 입원 기간이 짧음에도 불구하고 극심한 불안과 앞으로 어떻게 삶을 이어가야 할지에 대한 막막함을 느끼는 경우가 많다. 보다 긴 입원 기간을 거친 후 집으로 돌아가는 환자들 역시, 그들의 가족과 마찬가지로 지역사회 생활에 적응하는 데 큰 어려움을 겪는다. 많은 환자들이 자신을 치료했던 의료 및 재활 팀으로부터 '버림받았다'는 느낌을 호소하기도 한다(National Stroke Foundation 2007a). 퇴원 후 뇌졸중 관리의 주요 문제로는 장애인을 위한 지역사회 운동시설 부족, 간병인을 위한 지원 부족, 교통 접근성의 열악함이 있다. 장애가 있는 사람들이 퇴원 후에도 운동과 훈련을 지속할 필요가 있다는 사실은 더 강조되어야 하며, 이는 단순히 유지하는 측면을 넘어 기능적 역량과 신체 체력을 발전시키는 데도 중요한 요소다.

일부 병원에서는 퇴원 프로그램 지원 절차를 도입해 환자들이 급성기 치료에서 지역사회로 복귀하는 데 있어 그 과정을 원활히 하는 데 성공을 거두었다(Early Supported Discharge Trialists 2004). 하지만 퇴원 지원 프로그램은 지역마다 큰 차이를 보이며, 많은 서비스가 뇌졸중 생존자의 지역사회 전환 경험을 개선하기보다는 병원의 입원 기간을 줄이는 데 초점을 맞추고 있다. 노르웨이에서 시행된 한 모델(Indredavik et al 2000)은 헌신적인 코디네이터를 통해 환자들이 가정 기반의 돌봄으로 전환할 수 있도록 돕는 데 초점을 맞추고 있다. 이 코디네이터는 가족과 지원 서비스를 연결하며, 환자와 가족이 가정 복귀 후 첫 몇 달 동안의 전환 과정을 헤쳐 나가는 데 있어 안정적인 소통 창구 역할을 한다. 이 모델로 관리된 환자들은 장기적으로 뛰어난 결과를 보여주었다(Fjaertoft et al 2003).

장기적으로 뇌졸중 생존자와 가족은 병원 기반 지원 서비스에 의존하는 것에서 지역사회 기반 지원에 의존하는 것으로 전환되는 경우가 많다. 스웨덴에서 시행된 뇌졸중 발생 후 5~6년 동안 추적 조사한 연구에 따르면, 높은 삶의 질을 경험한 환자들은 모두 결혼한 상태로 집에서 거주하고 있었으며 적극적인 여가 활동에 참여하고 자가 운동과 훈련을 지속하고 있었다(Wadell et al 1987). 지역에서 운영되는 뇌졸중 지원 그룹은 지역사회 내 다른 뇌졸중 생존자들과 연결할 수 있는 기회를 제공받으며, 이러한 사회적 지원은 뇌졸중 생존자와 가족에게 큰 도움이 된다.

운동을 지속적으로 수행하는 것은 모든 뇌졸중 생존자에게 중요하다. 운동은 체력을 유지하고 활동 참여를 유지하는 데 도움을 줄 뿐만 아니라, 뇌졸중 재발과 심혈관 질환을 예방하고, 낙상 위험을 줄이며, 신체적 독립성을 높이고 삶의 질을 향상시키는 매우 중요한 보호 기능을 한다(Gordon et al 2004). 뇌졸중 생존자에게는 심폐기능, 근력, 유연성 및 신경근 조절을 유지하거나 개선하기 위한 운동이 강력히 권장된다(Gordon et al 2004). 많은 생존자들에게 있어 가장 큰 과제는 이러한 프로그램을 처방하고 감독할 적절한 전문성을 갖춘 사람을 찾는 것과 적합한 지역사회 기반 장소를 확보하는 것이다. 건강한 사람들과 마찬가지로, 뇌졸중 환자들을 위한 운동 처방은 개인의 선호도를 고려해야 한다. '모든 사람에게 적합한' 단일 프로그램은 존재하지 않는다. 물리치료사는 이 분야에서 중요한 역할을 할 수 있는 위치에 있으며, 뇌졸중 이후 운동 프로그램 개발이 시급하다.

결론적으로, 이 책의 초판이 출간된 이후 급성 뇌졸중 조기 진단, 신속한 평가 및 초기 혈전용해 치료 측면에서 상당한 진전이 이루어졌다. 또한, 급성 뇌졸중으로 인한 손상, 근육의 적응 변화와 그 기능적 영향을 이해하는 데 있어 주요한 지식들이 많이 발표되었다. 운동학습, 운동과학, 생체역학 분야의 과학적 연구를 기반으로 한 물리치료 실무의 발전과 새로운 재활 방법의 효과에 대한 연구는 점점 더 탄탄한 근거 기반을 구축하는 데 기여하고 있다. 물리치료사가 사용하는 여러 방법이 치료 결과를 개선할 가능성이 있다는 고무적인 연구 결과도 발표되고 있다. 첨단 영상 기술을 활용한 연구에서는 많은 반복과 강도 높은 연습을 통해 기능적 과제를 다시 학습하면서 손상된 뇌가 재구성될 수 있음을 보여준다. 호주의 국립뇌졸중재단은 급성기 치료와 관련하여 "조직화된 뇌졸중 치료는 효과적인 뇌졸중 치료의 초석이며 최우선 과제로 유지되어야 한다."고 강조했다(2007b). 뇌졸중 재활의 다음 단계는 과학적 근거와 증거에 기반한 실무로 전환하고, 집약적이고 과제지향적인 재활 프로그램을 체계적으로 운영하는 데 초점을 맞추는 것이다.

10 부록: 어깨

손은 팔 움직임에서 핵심적인 역할을 한다. 손을 움직이고 공간에 위치시키는 동작은 팔의 기능적 구조에 달려 있다. 기능적 구조에는 많은 근육의 정교하고 복합적인 활성화뿐만 아니라, 오목위팔관절glenohumeral joint; GH, 가슴우리를 따라 움직이는 어깨뼈, 빗장뼈 간의 역학적 상호작용이 포함된다. 여기에 척추, 골반, 가슴우리, 어깨뼈, 위팔뼈 사이의 근육 부착지점이 더해져 복잡성이 증가한다. 뇌졸중으로 인해 근육 활성이 심각하게 저하되고, 운동조절 능력이 소실되고, 팔 움직임이 제한되는 경우, 특히 활동 제한이 심한 환자에서는 어깨 부위와 손목 통증, 손 부종, 어깨관절 불완전탈구가 발생할 가능성이 높다. 초기 재활에서는 주로 과제지향적 훈련에 초점을 맞추어야 한다. 어깨관절의 조절된 움직임을 목표로 해야하며 근육이 매우 약한 경우 전기자극과 기계적 팔 훈련기를 활용한다. 이러한 접근이 팔 기능 회복을 최적화하고 이차적 합병증을 예방하는 가장 효과적인 방법이 될 수 있다(Kumar & Swinkels 2009 참고).

오목위팔관절 불완전탈구

근육 약화가 심해지고 팔이 움직이지 않는 상태로 오랜 시간 유지될 경우, 오목위팔관절 주변 물렁조직에 적응성 변화가 발생할 수 있다. 특히 팔이 아래로 처지거나 한 자세로 오랫동안 유지될 경우 이러한 변화가 두드러진다(그림 6-8B). 팔 무게는 팔이 아래로 처지면 원래 어깨관절을 안정시키는 역할을 하는 마비된 근육들과 다른 물렁조직들이 과도하게 늘어날 수 있으며, 이 때문에 위팔뼈머리가 탈구될 가능성이 있다. 근육둘레띠—또는 회전근개[rotator cuff]—근육에 중등도 또는 심한 근약화가 있으면, 수동적 구조물, 즉 관절주머니, 인대, 활동하지 않은 근육 등을 통해 관절 안정성을 확보하려는 적응이 일어난다. 관절주머니가 초기에 늘어나는 것은 관절조영술 연구에서도 보고되었다(Miglietta et al 1959).

마비된 팔의 무게로 어깨뼈가 아래로 회전하면, 관절오목이 좀더 수직 위치에 있게 되어 역학적으로 탈구가 일어날 수 있다는 주장이 있다(Cailliet 1991). 하지만 뇌졸중 환자 집단을 대상으로 한 방사선학적 연구에서는 어깨뼈-위팔뼈의 방향과 탈구 사이에 관련성이 없음을 발견했다(Culham et al 1995). 또한, 건강한 사람들을 대상으로 한 새로운 측정 장치를 이용한 연구에서는 일반적으로 어깨뼈가 아래로 기울어져 있다는 결과를 보여준다(Price et al 2001). 어깨뼈-위팔뼈 위치 변화가 탈구에 영향을 미친다는 근거는 부족하며, 심한 근육 약화나 마비, 물렁조직의 적응적 변화, 가슴척추의 굽힘, 팔의 능동 움직임 부족이 어깨관절의 부정렬에 영향을 주는 주요한 기여 요인으로 여겨진다(Linn et al 1999). 실제로 움직임이 회복되고 어깨관절 능동 벌림 범위가 증가하면서 불완전 탈구 경향이 감소하였다(Zorowitz 2001).

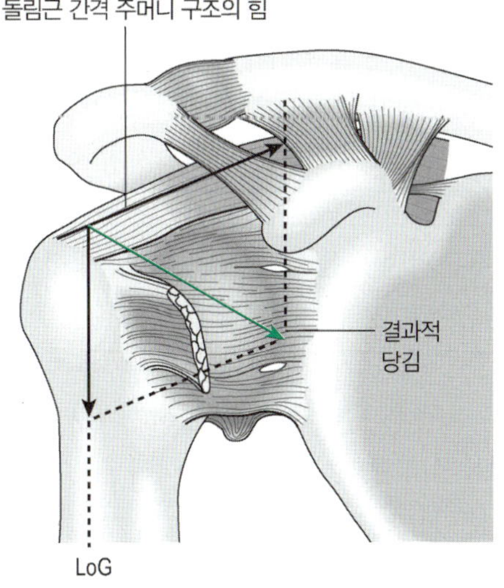

[그림 11-4] 팔이 아래로 처졌을 때의 안정화 메커니즘. 팔을 몸 옆에 가만히 놓은 상태에서는 돌림근 간격 주머니[interval capsule]가 중력에 의해 아래로 당기는 힘에 대항한다. 이 간격 관절주머니를 이루는 구조는 위쪽관절주머니와 GH 인대 그리고 부리위팔인대다. 이러한 상반된 힘들의 합력이 위팔뼈머리를 어깨뼈오목에 안정적으로 위치시킨다. (출처: Levangie PK & Norkin CC (2005) Joint Structure & Function. A Comprehensive Analysis, 4th ed., pp. 255. FA Davis, Philadelphia, 허가를 받아 발췌)

어깨관절 불완절탈구가 어깨 부위 통증 발생에 기여하는지는 명확하지 않으며 여전히 논란의 여지가 있다(Joynt 1992; Lo et al 2003). 일부 연구에서는 탈구와 통증 간 통계적 상관관계가 있다는 것을 보고하지만(van Ouwenwaller et al 1986; Roy et al 1995), 다른 연구에서는 중등도에서 심각한 탈구가 있음에도 통증을 호소하지 않는 환자들이 있었다고 보고했다(Ikai et al 1998; Zorowitz 2001). 탈구는 통증, 심한 근육 약화, 활동제한이 있는 환자들에게 흔히 나타나지만, 이것이 원인이라고 단정할 수는 없다.

불완전탈구가 있는 어깨관절을 움직일 때 짧게 나타나는 통증은 늘어난 관절주머니와 돌림근띠 조직이 능동 또는 수동 움직임 중에 발생하는 찝힘이 그 원인일 수 있다. 특히 팔을 벌릴 때 60°에서 120° 사이의 특정 각도에서 발생하는 예리한 통증은 위팔뼈가 어깨뼈봉우리와 충돌하여 발생할 가능성이 있다. 이러한 통증은 재활 훈련 중 관절에 부드럽게 견인하는 방식으로 완화할 수 있다. 어깨관절 벌림근과 굽힘근이 매우 약한 경우에는 어깨 움직임 중 충돌을 피할 수 있도록 팔을 테이블 위에 올려 지지한 상태에서 굽힘과 벌림 동작을 연습해야 한다(그림 6-13). 팔을 올린 자세는 벌림근과 굽힘근의 당김 각—또는 당김선[line of pull]—을 변경시켜 움직임의 역학적 구조를 단순화하여, 근육이 매우 약한 상태에서도 통증 없이 팔을 움직일 수 있게 해준다. 어깨 주변 근육의 능동적 재훈련을 할 때는 벌림, 바깥돌림, 굽힘 방향으로 작은 범위의 뻗기 동작을 하면서 관절 주변 근육 활동 조절에 중점을 두어 진행한다. 이런 방식이 어깨관절을 사용하지 않거나 잘못 사용해서 발생하게 될 부정적 영향을 방지해주고 팔의 조절 능력을 향상하는 데 도움이 된다(그림 6-13, 6-14). 지금까지 개발된 보조 도구나 장치가 탈구를 예방하는 데 효과적이라는 근거는 없다(Ada et al 2005b, 2008).

통증

뇌졸중 후 일부 환자들은 어깨 통증을 호소하며, 특정 부위에 국한된 통증이 있거나 팔 전체로 방사되는 아픔을 호소하기도 한다. 주요 원인은 관절 주변 근육의 약화나 마비, 협응적이지 않은 어깨 움직임, 하루 중 오랜 시간 동안 팔을 움직이지 않아 물렁조직에 발생하는 적응 변화와 관련이 있는 것으로 보인다. 유발요인으로는 뇌졸중 이전에 이미 존재했던 관절 부위의 퇴행성 변화나 외상으로 인한 변화, 또는 뇌졸중 후 앉거나 일어서는 동안 어깨관절이 보호되지 않아 손상을 입는 경우 등이 있다.

일부 환자들은 복합부위 통증증후군(CRPS), 반사성 교감신경 이영양증(RSD), 또는 어깨-손 증후군 [shoulder-hand syndrome]으로 인한 통증을 경험하기도 한다. 어깨-손 증후군은 통증, 뻣뻣함, 부종, 그리고 해당 팔다리의 변색이 특징이다. 이 증후군의 빈도를 언급한 연구는 다양하며, 그 원인은 알려져 있지 않지만, 움직이지 않는 상태와 GH 관절 염증이 기여하는 것으로 보인다.

어깨 통증은 주로 운동 손상과 활동 제한이 심한 환자들에게 자주 발생한다(Chae et al 2007; Sackley et al 2008). 연구에 따르면, 어깨 통증은 뇌졸중 생존자의 약 30~40%에서 발생할 수 있으며, 뇌졸중 후 6개월 동안 시간이 지남에 따라 발생 가능성이 증가하는 것으로 나타났다(Gamble et al 2000; Ratnasabapathy et al 2003; Lindgren et al 2007; Rajaratnam et al 2007).

통증은 뇌졸중 후 팔 기능 회복에 부정적인 영향을 미칠 수 있다. 심한 통증은 어깨 근육 작용을 억제하고, 팔 기능 훈련 참여를 방해한다. 통증의 광범위한 영향으로 삶의 질 저하, 우울증, 수면장애 등이 나타난다(Chae et al 2007). 가시위근이나 위팔두갈래근 부위에서 국소적 압통이 나타날 수 있다. 통증은 휴식 중에도 있을 수 있으며, 팔을 수동적으로 움직이거나 능동적인 움직임을 시도할 때만 나타날 수도 있다.

연구마다 통증 발생률에 대한 보고에서 차이가 나는 것은 연구방법론과 대상자 집단의 이질성 같은 연구 방식에 따른 차이 때문인 것으로 보인다. 또한, 다양한 원인 요인, 재활 방법의 다양성, 조기에 시행된 능동적 운동 훈련과 어깨 관리 프로그램이 제공되었는지 여부에 따라 달라질 수 있다. 어깨 주변 근육 약화와 불균형이 있는 경우, 조기에 시행하는 훈련은 어깨 능동 움직임에 중점을 두어야 한다. 치료는 과제지향적 운동 및 훈련 프로그램 내에서 어깨관절의 바깥돌림근, 벌림근, 굽힘근의 조절된 수축을 유도하고, 이에 연관된 어깨뼈 움직임을 촉진하는 데 중점을 두어야 한다. 놀랍게도, 여전히 치료의 초점이 근육 약화와 불균형, 물렁조직의 뻣뻣함과 구축을 예방하거나 최소화하는 것, 팔다리 움직임 훈련, 그리고 가능한 경우 팔다리의 적극적인 기능적 사용을 촉진하는 것보다는 강직과 그 감소에 초점을 두는 경우가 있다(Turner-Stokes & Jackson 2002; Ryerson 2007).

어깨 움직임의 복잡성

팔을 능동적으로 사용할 때는 어깨 복합체를 구성하는 여러 구조들 간의 복잡한 역학적 상호작용에 의해 효과적인 기능이 이루어진다. 어깨 복합체는 위팔뼈, 봉우리, 빗장뼈, 가슴우리벽, 복장뼈로 구성된다. 어깨 부위의 복잡한 구조를 파악하는 것은 뇌졸중 후 발생할 수 있는 상해 가능성을 이해하는 데 유용하다. 이 부위의 해부학적 구조와 생체역학은 팔의 움직임이 복잡하게 발생한다는 것을 보여준다. 어깨관절에서 움직임의 기반은 어깨뼈인데, 이 어깨뼈는 봉우리빗장관절과 부리빗장인대에 의해 뼈대에 연결되어 있다(Ginn et al 1997). 다른 관절에서 안정성을 제공하는 수동적 구조들이 어깨관절에서는 안정성과 동시에 움직임이 가능하도록 되어 있다. 위팔뼈 머리와 어깨뼈 관절오목의 관절면은 서로 완벽히 일치하지 않으며, 관절주머니가 얇고 느슨해서 관절면 사이에 2~3cm의 간격이 있다. 어깨 부위의 인대는 많지 않아 제한된 운동 범위 내에서만 안정성을 제공한다. 어깨 부위는 근육과 근육들의 협력 활동으로 안정성을 유지한다.

팔을 드는 동작은 간단해 보이지만 실제로는 그렇지 않다. 예를 들어, 팔을 옆으로 들어 올리는 벌림 동작에서 0°에서 30°까지의 움직임은 대부분 어깨관절에서 일어난다. 30° 이상에서는 어깨관절-어깨뼈가슴우리 관절의 움직임 비율이 약 5:4로, 위팔뼈가 견갑골 오목에서 5° 움직이는 동안 어깨뼈는 가슴우리에서 4° 움직인다(Poppen & Walker 1976; Donatelli 2004; Greenfield et al 2004). 이런 단순한 어깨 동작조차 위팔뼈, 어깨뼈, 가슴우리, 골반을 연결하는 다양한 근육들의 정교한 협력으로 이루어진다(그림 11-5). 어떤 근육은 안정근으로 작용하고 다른 근육은 작용근으로 작용한다. 예를 들어, 어깨세모근 중간섬유와 가시위근은 어깨관절의 주요 벌림근이다(그림 11-6). 하지만 이 동작을 적절히 수행하는 데는 실행되는 움직임에 맞게 관절 움직임을 정확히 조절하는 여러 근육들의 관여가 필요하다. 어깨 세모근은 어깨뼈에 부착되어 있기 때문에, 어깨뼈를 척추와 연결하는 근육인 등세모근과 앞톱니근이 어깨뼈의 움직임을 안정시키고 조절하는 역할을 한다.

팔을 옆으로 올리기 위해 어깨세모근이 작용하면 어깨뼈오목에서 위팔뼈 머리가 위쪽으로 밀려 올라가는 경향이 있다. 이때 작은원근, 가시아래근, 가시위근, 어깨밑근이 이루는 근육힘줄성 둘레띠가 관절주머니와 함께 작용해 이를 상쇄한다(Levangie & Norkin 2005). 이 둘레띠가 위팔뼈 머리를 오목에 안정적으로 고정한다. 이 근육들과 위팔두갈래근이 어깨관절 근처에 부착되어 있어 관절의 안정성을 더욱 강화한다. 이들 안정화 근육들이 생성하는 힘이 어깨관절에 작용하고, 어깨세모근이 위팔뼈 머리에 작용하는 힘과 결합하여 위팔뼈를 벌림하는 데 필요한 반대력을 제공한다.

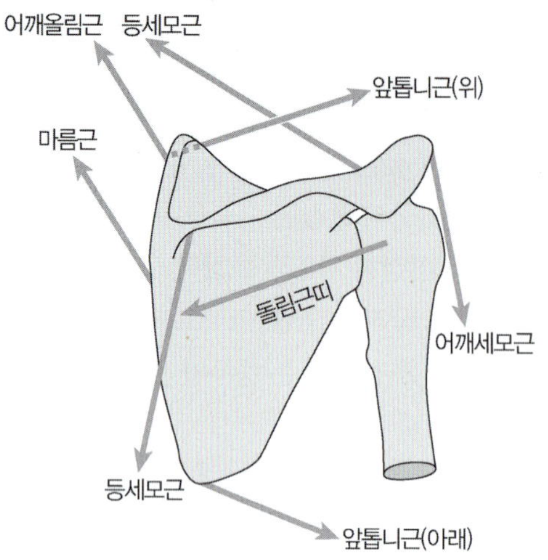

[그림 11-5] 어깨 근육과 어깨관절에 작용하는 주요 힘 (Peat 1986의 허가를 받아 발췌)

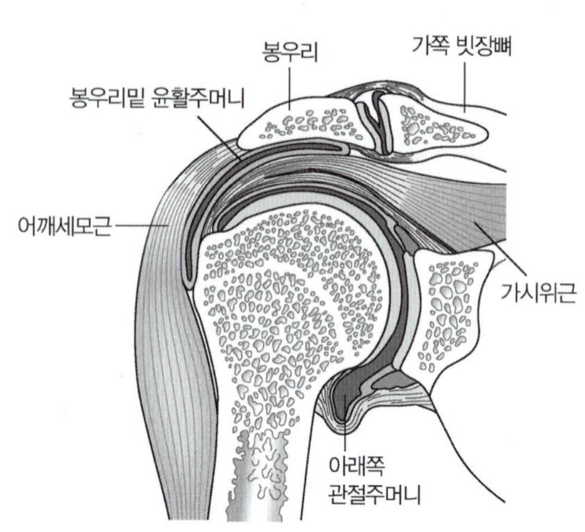

[그림 11-6] 팔을 몸 옆에 늘어뜨린 상태에 있을 때 어깨세모근과 가시위근의 위치. 이 자세에서는 위쪽관절주머니이 팽팽해지고 아래쪽 관절주머니은 느슨해진다(Levangie PK & Norkin CC (2005), Joint Structure & Function. A Comprehensive Analysis, 4판, p.249. FA Davis, Philadelphia, 허가를 받아 발췌).

근육약화, 협응 소실, 물렁조직 변화의 영향

뇌 병변이 발생하면 척수 운동신경원으로 가는 내림성 입력이 감소하고, 운동조절 메커니즘의 손상으로 인해 어깨 복합체의 메커니즘에 영향을 미친다. 근육 약화가 심하거나 팔을 사용하지 않을 경우, 물렁조직에 적응성 변화가 발생할 수 있다. 예를 들어, 근육이 단축 길이shortened length에 고정되면 근육의 수동적 뻣뻣함이 증가하고 근육 구축이 생길 수 있다(그림 6-8B 참고).

근육 약화와 근육 및 관절주머니의 길이 변화로 인해 어깨와 위팔뼈 간의 협응과 팔의 움직임 조절 메커니즘이 크게 방해받는다. 근육들의 신경 지배 수준이 불균일하거나 충돌이나 염증 과정으로 인한 통증이 있는 경우, 능동적인 움직임을 시도할 때 근육 힘의 불균형이 뚜렷하게 나타난다(Bohannon & Smith 1987). 어깨 복합체 근육에 대한 조절이 잘 되지 않으면 팔을 움직일 때 관절 역학이 변한다. 이러한 분절 간 역학적 변화는 충돌 손상의 주요 원인이 될 수 있으며, 반복적인 손상을 피하기 위해 훈련은 신중히 진행되어야 한다. 역학적 문제들이 발생하면 어깨뼈 봉우리 아래에서 위팔뼈 머리를 가로지르는 가시위근에 염증이 생기거나, 위팔두갈래근 힘줄이 위팔뼈 고랑에서 염증을 일으키거나, 점액낭염이 발생할 수 있다.

어깨관절을 능동적으로 바깥돌림하지 못하거나 팔을 벌림하지 못하는 것이 어깨 뻣뻣함과 통증 발생의 중요한 요인으로 보인다. 여러 연구에서 어깨관절 바깥돌림근육과 벌림 근육의 약화, 안쪽돌림 및 모음근 뻣뻣함 증가나 구축으로 인한 바깥돌림 범위 감소, 그리고 통증 간의 유의한 관계를 설명하였다(Bohannon et al 1986; Bohannon 1988; Zorowitz et al 1995; Wanklyn et al 1996; Rajaratnam et al 2007). 초기 재활의 주요 목표는 근육뼈대계 상태를 유지하여 최적의 손 기능 회복을 돕는 것이다(Shepherd & Carr 1998). 초기 운동 훈련의 핵심은 이러한 근육들의 활성화를 촉진하는 데 중점을 둔다. 팔을 몸 옆에 두고 팔꿈치를 굽힌 상태에서 바깥돌림 운동을 하거나 팔을 펴서 테이블 위에 올린 상태에서 바깥돌림 운동을 시행한다(그림 6-15)(자세한 내용은 6장 참조).

근육 약화, 움직임 제한, 비사용으로 인한 변화는 문헌을 통해 점차 더 명확하게 밝혀지고 있다. 이에 대한 내용은 6장과 8장을 참고하라. 짧아진 위치에서 근육이 고정되면 결합조직 재형성이 일어나고 근섬유마디 수가 감소하며, 이러한 자세가 지속되고 능동적 움직임 회복이 없으면 구축이 고착화된다. 근육 형태와 역학적 특성에 변화가 생기면 근육 뻣뻣함이 현저히 증가하고 근방추의 민감도 변화로 이어진다.

강직은 통증의 원인 중 하나로 가정했었다. 어깨뼈 들임근retractors, 어깨관절 모음근과 안쪽돌림근 같은 근육들의 강직성 구축 때문에 어깨관절이 고정되고 그로 인해 통증이 생긴다는 가정이다(Bobath 1990; Turner-Stokes & Jackson 2002). 그러나 이러한 가정에는 근거가 없으며, 수동적 움직임에 대한 저항은 장기간 비활동으로 인해 짧아진 근육에서 발생하는 적응적 점탄성 변화로 인해 생긴다는 설명이 더 설득력 있다(그림 6-9와 8장 참조). 단축이 더 심해지고 더 뻣뻣해진 근육은 관절의 수동적 및 능동적 움직임을 모두 제한한다. 예를 들어, 어깨관절의 모음근과 안쪽돌림근이 구축되면 위팔뼈가 어깨뼈에 고정되어 팔 움직임에서 정상적으로 일어나는 어깨뼈-위팔뼈의 협응 움직임이 방해를 받는다. 근육 수축, 운동 범위 감소, 충돌증후군 같은 반복적인 외상은 일반인뿐 아니라 뇌졸중 환자에서도 동결견—유착성 관절주머니염—과 같은 전형적인 관절상태 변화를 유발하는 것으로 알려져 있다(Bruckner & Nye 1981; Rizk et al 1984; Lo et al 2003; Ludewig & Reynolds 2009). 뇌졸중 후 어깨 통증과 마비를 겪는 89명의 환자를 대상으로 조사한 자기공명영상 연구 결과, 노화에 따라 발생하는 가시위근 파열—돌림근띠 부분 파열—과 주로 가시위근, 가시아래근, 어깨밑근에서 발생하는 힘줄질환이 높은 빈도로 나타났다(Shah et al 2008). 이러한 결과는 돌림근띠 근육을 강화하고 어깨관절의 역학을 개선하며 과사용으로 인한 손상을 줄이기 위한 운동에 초점을 맞출 필요가 있다는 점을 강조한다(Blennerhassett 2009).

기존에 존재하던 퇴행성 변화

나이 든 사람들은 과거에 어깨 부위를 다친 적이 있거나, 어깨관절에 관절염 또는 일반적인 '마모wear-and-tear'로 인한 변화를 겪었을 수도 있다(Ratnasabapathy et al 2003). 나이가 들면서 관절주변 물렁조직에 나타나는 퇴행성 변화는 위팔두갈래근 힘줄의 두꺼워짐과 손상, 돌림근띠 힘줄의 석회화 침착, 가시위근의 근육 얇아짐 및 마모 등이다(Hakuno et al 1984; Shah et al 2008). 가슴척추 뒤굽음 각도가 증가하고 가슴척추 폄 범위가 줄어들면 한쪽 팔뿐 아니라 양팔을 들어 올리는 범위가 특히 감소하는 경향이 있다(Crawford & Jull 1993). 가슴척추 뒤굽음증이 있는 사람들은 머리 위로 팔을 높이 드는 능력이 줄어들어 한 팔 움직임과 양팔 움직임에 영향이 생긴다. 이러한 결과는 특히 노인 환자가 뇌졸중 후 급성 치료를 받기 위해 입원할 때부터 어깨 부위에 세심한 주의를 기울여야 함을 시사한다. 뻣뻣한 척추를 가진 경우에는 등뼈에 수건을 말아 대고 가슴척추를 부드럽게 폄시키는 스트레칭이 도움이 될 수 있다(그림 13-5).

보호받지 못한 팔의 외상

근육 조절능력이 손상된 어깨는 방어 능력이 거의 없다. 보호받지 못하는 팔에 가해진 외상이 어깨 통증의 원인으로 지목되었으며(Cailliet 1980; Wanklyn et al 1996; Turner-Stokes & Jackson 2002), 일반 인구군에서도 비교적 경미한 외상이 관절주머니염을 유발할 수 있는 것으로 알려져 있다. 뇌졸중 후 극심한 근력 약화가 있는 상황에서, 침대에서 몸을 돌리는 동작으로 팔이 수동적으로 움직이거나 다른 사람에 의해 수동적으로 움직여질 때, 정상적인 보호 메커니즘이 없기 때문에 부상의 위험이 존재한다. 조직의 길이 변화로 인해 움직임에 제한이 생기고 가슴척추의 뻣뻣함이 합쳐지면 뼈와 물렁조직에 염증, 조직 손상 및 통증을 유발할 수 있는 스트레스가 가해진다. 또한 기존에 존재하던 힘줄병변과 관절주머니염, 힘줄염, 윤활주머니염 같은 염증 상태가 악화될 가능성도 있다. 병원 환경에서 발생할 수 있는 부상의 잠재적 원인으로는 다음과 같은 것들이 있다.

- 자세를 바꾸는 것을 도우려고 팔을 잡아당기거나 들어 올리는 경우
- 무시neglect가 있는 경우 부실한 자가 관리
- 수동 관절가동범위 움직임 또는 풀리pulley 어깨 운동

어깨 부상에 영향을 미치는 환경적 요인에 대한 연구는 거의 이루어지지 않았다. 한 연구에서는 의료진에게 팔을 잡아당겨 환자를 들어 올리지 말라는 지시를 했음에도 불구하고, 이런 방식으로 환자를 들어 올리는 일이 흔히 발생한다고 보고했다(Wanklyn et al 1996). 특히 침대에서 일어나거나 침대로 눕는 동작이나, 의자에 앉거나 일어나는 동작에서 도움을 가장 많이 필요로 하는 환자들이 어깨 통증을 겪을 가능성이 높았으며, 이는 팔을 잡아 돕는 방식이 통증의 원인이 될 수 있음을 시사한다.

관련된 여러 초기 연구들에서는 마비된 팔에 수행되는 수동 관절가동범위 운동, 특히 머리 위로 팔을 들어 올리는 풀리 어깨 운동이 부상이나 기존 염증 상태를 악화시키는 원인으로 지목되었다(Cailliet 1980; Griffin 1986; Kumar et al 1990). 이러한 수동적 움직임은 충돌 증후군과 관련된 통증을 유발하거나 근육 섬유나 관절주머니에 반복적인 미세 외상을 일으킬 수 있다. 위팔뼈를 바깥돌림하지 않고 수동 또는 능동으로 어깨를 벌릴 경우 위팔뼈 머리가 어깨뼈 봉우리와 충돌하여(Hawkins & Murnaghan 1984)(그림 11-7 참고), 염증이나 허혈을 만들수 있고 손상된 물렁조직에 스트레스를 줄 수 있다. 또한 어깨뼈를 가슴우리와 척추에 연결하는 근육들의 조절이 제대로 되지 않으면, 어깨뼈 회전 움직임과 내밈protraction 움직임이 방해받아 팔을 들어 올릴 때 문제가 발생한다. 이러한 영향은 모음근과 안쪽돌림근처럼 어깨뼈를 위팔뼈에 연결하는 근육이 짧고 뻣뻣한 경우 더욱 심화된다.

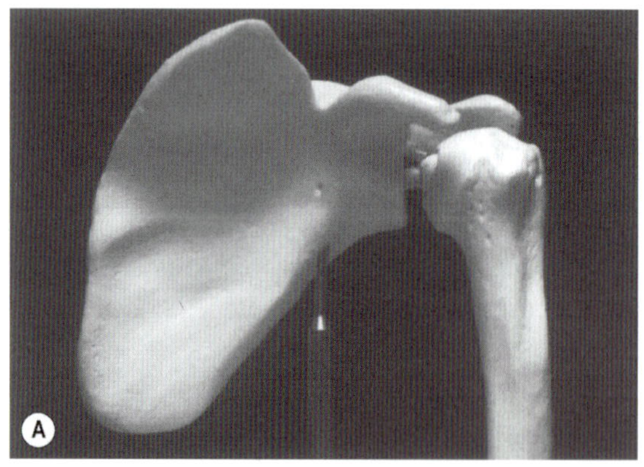

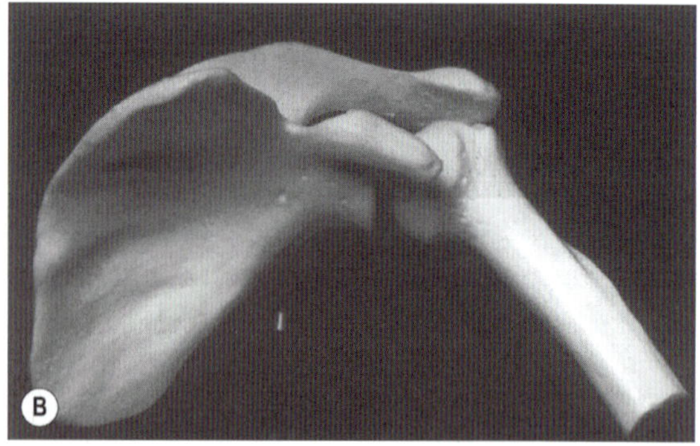

[그림 11-7] 어깨뼈-위팔뼈의 해부학적 관계. 위팔뼈가 벌어질 때 바깥돌림이 일어나면 위팔뼈의 큰결절이 어깨뼈 봉우리와 충돌을 피하며 회전한다.

진단의 어려움

뇌졸중 후 어깨 통증이 흔히 보고되는 합병증임에도 불구하고, 비뇌졸중 환자에게 이루어질 법한 정밀한 진단 평가들, 예를 들어 방사선, 초음파, 임상 평가검사들이 수행되지 않는 경우가 많다. 마찬가지로, 흔히 연구들에서는 통증 위치와 유형을 잘 다루어지지 않는데, 이는 중요한 사실이다. 어깨 통증의 원인은 다요인성이고 환자마다 다양할 수 있지만, 훈련 계획을 수립하려면 적절한 평가가 필요하다.

어깨 통증을 유발하는 구조를 규명하고자 시행되었던 예비 연구에서는 어깨 봉우리 아래 부위가 통증의 공통된 위치인 것으로 나타났다. 염증이나 외상, 또는 어깨 역학적 문제로 인해 위팔뼈 머리가 어깨봉우리와 충돌하면서 통증이 발생할 가능성이 있다(Joynt 1992)(그림 11-8 참고). 연구에서는 유착성 관절주머니염이 통증의 잠재적 원인으로 보고되었다(Ikai et al 1998; Lo et al 2003). 유착성 관절주머니염이 있는 환자는 어깨관절 수동 바깥돌림과 벌림이 제한되어 있었으며, 어깨-손 증후군 발생률이 더 높았다. 뇌졸중 환자 67명을 대상으로 한 연구에서는 어깨 통증 정도가 어깨의 운동범위 감소와 가장 큰 관련성이 있는 것으로 나타났다. 반면, 통증 정도는 탈구, 강직, 근력 또는 감각과는 관련이 없었다(Joynt 1992). 어깨 통증 원인으로는 돌림근육 띠 손상, 회전근개 파열, 유착성 관절주머니염, 골관절염, 위팔두갈래근 힘줄염 또는 가시위근 힘줄염, 점액주머니염, 그리고 복합부위통증증후군 등이 있다(Zorowitz 2001; Ratnasabapathy et al 2003).

뇌졸중 후 개별 환자들의 어깨 통증 원인을 조사한 연구가 많지 않기 때문에 효과적 예방 및 중재 방법은 아직 명확하지 않다(National Stroke Foundation 2005). 하지만 어떤 환자군은 아마도 특별한 중재가 필요한 것으로 보이며(Price et al 2001), 중재 계획을 수립하기 위해서는 임상 평가가 필수다. 향후 영상 기술이 발전하고 연구가 진행되면 어깨 기능부전에 대해 더 많은 이해를 할 수 있을 것으로 판단된다.

요약하자면, 통증이 있는 뻣뻣한 어깨가 되는 데 영향을 주는 요인들은 다음과 같다.

- 어깨관절 주변 근육들의 마비 또는 심한 근약화로 인해 팔을 지속적으로 움직이지 못하는 상태가 된 경우
- 하루 중 긴 시간 동안 팔이 어깨관절 안쪽돌림과 모음 상태에 위치하게 되는 경우
- 물렁조직에서 나타나는 적응 변화, 예를 들어, 근육 뻣뻣함 증가, 근섬유 길이와 형태의 변화. 이 변화는 마비와 비활동, 중력의 영향, 팔의 위치 등으로 인해 발생함
- 움직임 시 어깨관절의 역학적 이상을 일으키는 근육 불균형. 이로 인해 위팔뼈가 어깨뼈에 충돌하게 됨
- 복합적인 영향:
  - 뇌졸중 이전부터 존재했던 어깨관절 주위의 물렁뼈, 뼈, 물렁조직의 퇴행성 변화
  - 뇌졸중 후 보호받지 못한 마비쪽 어깨 부위가 손상되면서 기존의 퇴행성 변화를 악화시키고 물렁조직 염증이 유발된 경우

이러한 요인들이 중재에 반응할 수도 있으며, 일부 요인들은 점차 임상에서 확대되고 있는 새로운 훈련 방법을 통해 예방될 수도 있다.

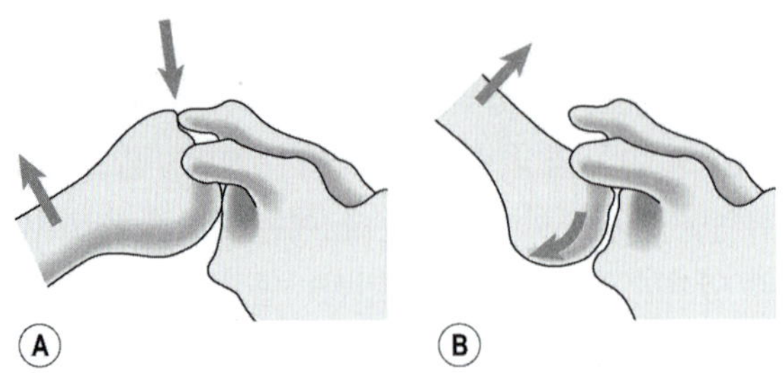

[그림 11-8] (A) 위팔뼈 머리의 관절면이 아래로 미끄러지지 않은 상태로 팔이 벌어지면, 위팔뼈 머리가 어깨오목을 따라 위로 굴러 올라가 부리어깨활에 충돌하게 된다. (B) 위팔뼈 머리가 아래로 미끄러진 상태에서 어깨관절을 벌릴 경우, 충돌 없이 전 범위의 움직임이 가능하다. (출처: Levangie PK & Norkin CC (2005) Joint Structure & Function. A Comprehensive Analysis, 4판, p. 253. FA Davis, Philadelphia, 허가를 얻어 사용)

통증 예방

통증 예방과 치료에 가장 효과적인 방법은 아직 연구에서 명확히 밝혀지지 않았다. 임상에서는 뇌졸중 후 뻣뻣하고 통증이 있는 어깨를 예방하기 위해, 근육 약화, 비활동 및 사용 부족으로 인한 부정적인 결과와 보호받지 못하는 어깨가 부상에 취약하다는 점을 인지하는 것이 중요하다. 중등도에서 심각한 근육 약화가 있는 뇌졸중 환자에서 뻣뻣하고 통증이 있는 어깨로 발전할 가능성이 있다는 사실은 잘 알려져 있다. 또한, 통증을 유발하는 메커니즘은 다요인적이며, 요인들 중 일부는 예방이 가능하다는 점도 잘 알고 있다. 앞으로의 과제는 중등도에서 심한 손상이 있는 어깨관절의 잠재적 근육 활동을 유도하는 방법을 연구하고, 조기에 시행한 한 팔 동작과 양 팔 동작을 사용한 과제지향적 훈련의 효과를 검증하고, 외상 및 비활동으로 인한 예방 가능한 부상과 통증을 줄이는 관리 프로그램의 효과를 검증하는 것이다. 중재 효과를 측정하는 결과연구에서는 통증 유형과 심각도, 통증 부위, 통증을 유발하는 요인, 과거 통증 이력, 중재 방법 및 추적 관리에 대한 세부 정보를 포함해야 한다.

다음 글상자는 어깨 관리와 초기 능동 운동을 포함한 예방 프로그램의 예다(글상자 11.1). 이 프로그램은 모든 의료진이 참여하고 급성기 치료 시설에서 시작해야 한다. 프로그램은 최근 지식과 사용 가능한 근거를 기반으로 만들어졌다.

호주 국립뇌졸중재단의 급성 뇌졸중 관리지침(2007)과 뇌졸중 재활과 회복을 위한 임상지침(2005)은 이러한 중재들을 포함하고 있으며 관련된 근거와 근거 수준을 제공한다. 특히 급성기 동안 어깨 통증 예방과 어깨관절 탈구 예방에 중점을 둘 것을 강조한다. 탈구나 통증이 발생한 이후에는 근거 있는 효과적인 치료법이 없기 때문이다.

낮 동안의 올바른 자세 유지가 어깨 안쪽돌림근과 모음근 구축을 예방하는 데 효과적이다는 일부 근거가 있다. 그러나 효과를 보기 위해서는 환자가 능동적으로 운동과 훈련에 참여해야 한다. 예를 들어, 한 연구에서는 어깨관절을 최대한 바깥돌림한 상태로 테이블 위에 30분 동안 유지하고, 추가로 10분간 어깨 과제지향적 운동을 시행한 프로그램이 안쪽돌림근 구축을 예방하는 데 유의한 효과가 있었다고 밝혔다(Ada et al 2005a).

글상자 11.1 어깨 통증 예방 프로그램

- 여러 방향으로 팔을 뻗게 하는 과제지향적 훈련. 필요에 따라 수정하거나 보조를 통해 시행한다. 어깨관절의 능동적이고 조화로운 움직임을 회복하는 것은 어깨의 뻣뻣함을 예방하는 중요한 조건이다. 어깨관절 정렬 시에, 그리고 팔을 벌림하는 동안 위팔뼈의 바깥돌림에 세심한 주의를 기울인다.
- 통증 없이 능동적으로 어깨관절 바깥돌림, 벌림, 굽힘, 들어올리기 동작 강조(그림 6-13, 6-14). 어깨뼈와 위팔뼈 머리 간의 충돌을 피하면서 시행한다.
- 매일 최소 30분 동안 테이블에 앉아 어깨관절을 바깥돌림과 벌림한 상태로 유지하기(그림 11-9, Ada et al 2005a). 이 자세에서 과제 관련 운동을 시행한다. 가슴척추 자세에도 주의를 기울인다.
- 팔받침대, 무릎받침대가 있는 휠체어 사용. 팔 지지대에 팔 올려둔다(Turton & Britton 2005). 아래팔은 엎침과 뒤침 중간에 위치하도록 하고, 어깨관절은 바깥돌림 상태에 둔다.
- 어깨관절이 안쪽돌림과 모음 상태에 장시간 유지되는 상황 피하기. 특히 어깨 슬링 사용 시 주의한다. 슬링이 탈구를 예방한다는 신뢰할 만한 증거는 없으며(Turton et al 2004), 슬링 착용은 어깨관절 바깥돌림 범위를 감소시키는 것으로 나타났다(Ada et al 2008). 슬링을 사용해야할 경우, 매우 짧은 시간 동안만 착용해야 하며, 의료진은 슬링 사용의 부정적인 결과를 인지해야 한다.
- 어깨관절 불완전탈구를 방지하기 위한 어깨세모근과 가시위근(Ada & Foomchomcheay 2002)에 기능적 전기자극 적용
- 수동 관절운동과 자기보조 도르래 운동(Kumar et al 1990), 앉았다 일어서는 동작 시 팔을 당겨 보조하기(Wanklyn et al 1996), 마비된 팔쪽으로 눕기처럼 손상을 유발하는 상황 방지하기.

주요 훈련 및 운동 요소

내용은 다음과 같다.

- 치료사들은 위쪽 등세모근, 앞톱니근, 어깨세모근, 가시위근, 위팔두갈래근, 위팔세갈래근, 바깥돌림근 같은 근육들의 활성화를 유도하고 훈련하는 기술이 필요하다. 운동은 초기 단계부터 능동 구심성 운동과 원심성 운동으로 시작하고, 단순하게 수정된 팔뻗기 및 물건 조작 과제를 포함해야 한다(그림 11-10; 그림 6-13~6-15). 근육이 활성화되면 집중적 훈련을 통해 근수축 강도, 힘 생성 타이밍과 속도, 관련된 근육들 간 협응력이 향상될 가능성이 높다. 운동은 최대한 일상생활에 전이되도록 과제와 연계하여 시행한다.
- 근력 약화를 고려하여 과제 연습을 조정한다(그림 11-10). 어깨 관절 충돌로 인한 통증은 통증이 없는 작은 범위에서 시작하고, 점진적으로 범위를 넓혀가는 식으로 충돌을 피한다. 약하고 무거운 팔이 당겨지는 것을 방지하도록 하루 동안 어깨를 으쓱하는 연습을 하도록 격려한다
- 환자가 하루 종일 자주 연습할 수 있는 환경을 조성한다. 동기부여 전략을 통해 주의집중을 촉진하고, 과제를 연습하는 동안 근육 힘을 만들고 유지하는 과제에 집중할 수 있게 해준다. 어깨에 적용된 스

트랩(그림 11-11)은 환자가 어깨 주변 근육을 수축하는 데 집중할 수 있도록 도움을 주고, 지지 역할을 해줘 편안함을 증대할 수 있다. 스트랩은 어깨 통증 발생을 제한하고 통증을 감소시키는 것으로 나타났다(Hanger et al 2000; Griffin & Bernhardt 2006).

- 비마비측 팔다리를 제한하고 마비된 팔다리로 하루에 몇 시간씩 집중적인 운동을 실시하는 방법은 EXCITE 시험의 일환으로 광범위하게 연구되었다(Wolf et al 2006, 2007, 2008). 이 연구는 손목관절 10˚, 손가락 20˚ 폄할 수 있는 참가자들을 대상으로 진행되었다. 중등도에서 심각한 수준의 근약화가 있지만 팔을 어느 정도 움직일 수 있는 사람들을 대상으로 한 시험에서도 긍정적인 결과가 보고되었다(Bonifer et al 2005; Ploughman et al 2008). 이러한 접근법은 뇌졸중 이후 초기 재활 단계에서도 효과적임이 확인되었다(Dromerick et al 2000).
- 양측성 동작들도 훈련의 초점이 되어야 한다(6장 참고).
- 재활 초기 단계에서 근전도를 사용한 또는 사용하지 않은 신경근육 자극법은 가시위근과 어깨세모근 같은 주요 근육의 근섬유 수축 능력을 보존하고, 기능적 회복을 자극하기 위한 목적으로 사용된다. 어깨 근육에 대한 기능적 전기자극은 어깨관절 불완절탈구 발생을 예방하거나(Faghri et al 1994; Linn et al 1999), 이미 발생한 탈구를 줄이는 데 도움이 된다고 보고된 바 있다(Baker & Parker 1986; Chantraine et al 1999; Kobayashi et al 1999). 하지만 현재까지는 이를 뒷받침하는 근거가 약하다. 한 연구에서는 뒤쪽세모근과 가시위근에 기능적 전기자극을 적용한 결과, 대조군에 비해 팔 기능, 근육 활동성 및 관절 가동범위가 유의미하게 증가한 것으로 나타났다(Faghri et al 1994). 이 연구에서 실험군은 하루 6시간씩, 6주 동안 기능적 전기자극 치료를 받았다. 체계적 고찰 연구에서는 기능적 전기자극이 불완전탈구의 심각도를 줄이고 통증 없이 수동 바깥돌림 범위를 개선하는 데 긍정적인 효과가 있다는 증거를 발견했지만, 팔 운동 회복에는 유의한 영향을 미치지 않는 것으로 나타났다(Price & Pandyan 2001). 메타분석에서는 어깨 세모근과 가시위근에서 운동 반응을 유발하는 전기자극법을 적용했을 때 어깨관절 탈구를 예방하는 데 효과적이라는 결과를 보고했다(Ada & Foongchomcheay 2002).
- 근육 약화가 심한 환자들이 능동적인 움직임을 할 수 있도록 돕는 로봇 훈련 장비와 비로봇 훈련 장비가 개발되고 있다(6장 참고). 이러한 장비가 성공적으로 사용된다면 독립적으로 연습할 수 있는 시간을 늘릴 수 있다. 근전도를 이용한 근육활성 시스템이 적용된 간단한 비로봇 장치를 사용해 목표 동작 훈련을 실시한 최초의 연구에서는 심각한 근육 약화가 있는 환자들을 대상으로 평가된 모든 손상 관련 항목과 활동 관련 항목에서 유의한 개선이 있었다고 보고했다(Barker et al 2008)(그림 6-21 참고).

결론적으로, 운동학습에 중점을 둔 운동 훈련, 심상 훈련, 되먹임 이용 또는 이용하지 않는 전기자극, 그리고 반복적인 과제 연습이 뇌졸중 후 운동 손상을 줄이는 데 효과적이라는 근거가 있다. 또한, 주의하여 환자 핸들링하기, 어깨 올림 움직임 훈련, 어깨 스트랩 사용, 도르래 어깨 운동 피하기가 마비된 팔의 통증을 줄이거나 예방하는 데 도움이 된다(Barreca et al 2003, 체계적고찰 연구 참고).

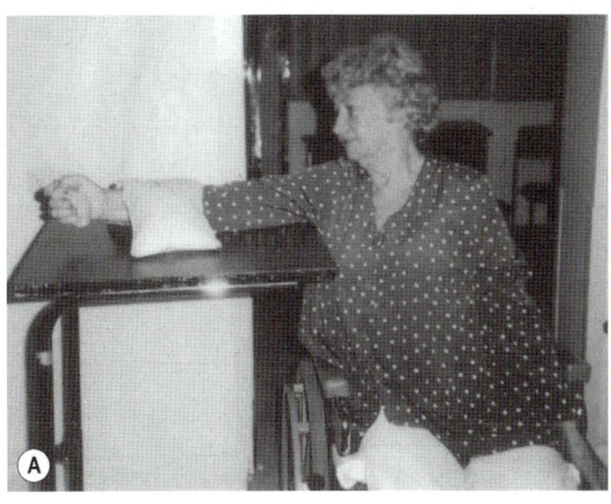
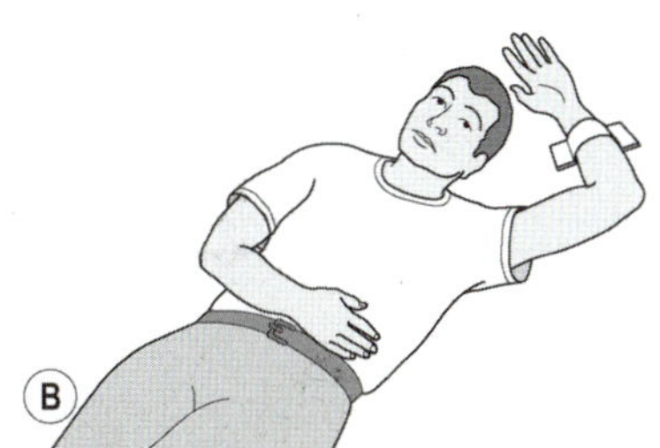

[그림 11-9] 어깨 근육 길이를 유지하기 위한 자세의 예시. (A) 테이블에 앉은 자세, (B) 누운 자세. 팔 자세를 유지하기 위해 모래주머니를 사용할 수 있다. (a) 이 자세에서는 특히 약한 4번째와 5번째 손가락의 힘을 강화하고, 손가락 폄 운동 및 엎침/뒤침 운동을 연습할 수 있다.

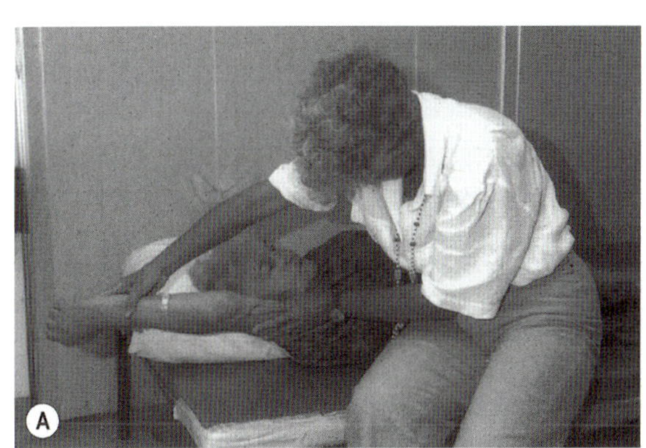
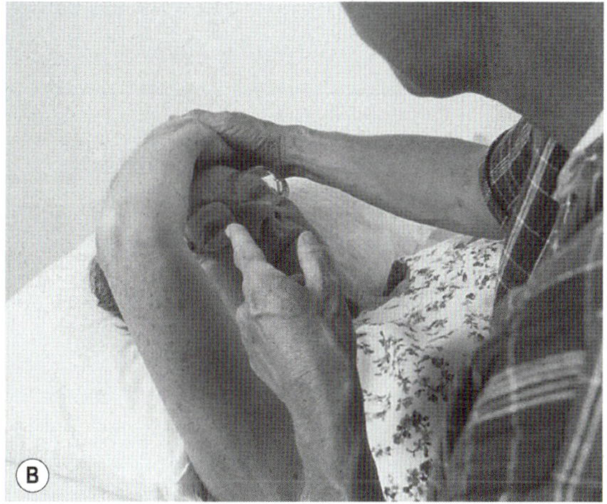

[그림 11-10] (A) 뇌졸중 후 팔을 들어 올리고 내리는 연습. 치료사가 움직임 경로를 안내하며 환자가 팔을 머리 가까이에 유지하도록 유도한다. 팔을 베개에서 들어 올렸다가 다시 내리는 동작을 반복하고 근육 조절 능력이 향상됨에 따라 이동 거리를 점차 늘린다. (B) 큰가슴근 같은 어깨 근육의 구심성 및 원심성 수축 연습. 팔꿈치를 치료사의 손가락에 닿게 하고 다시 팔꿈치를 베개로 되돌리게 하여 원심성 수축을 조절하는 연습을 한다.

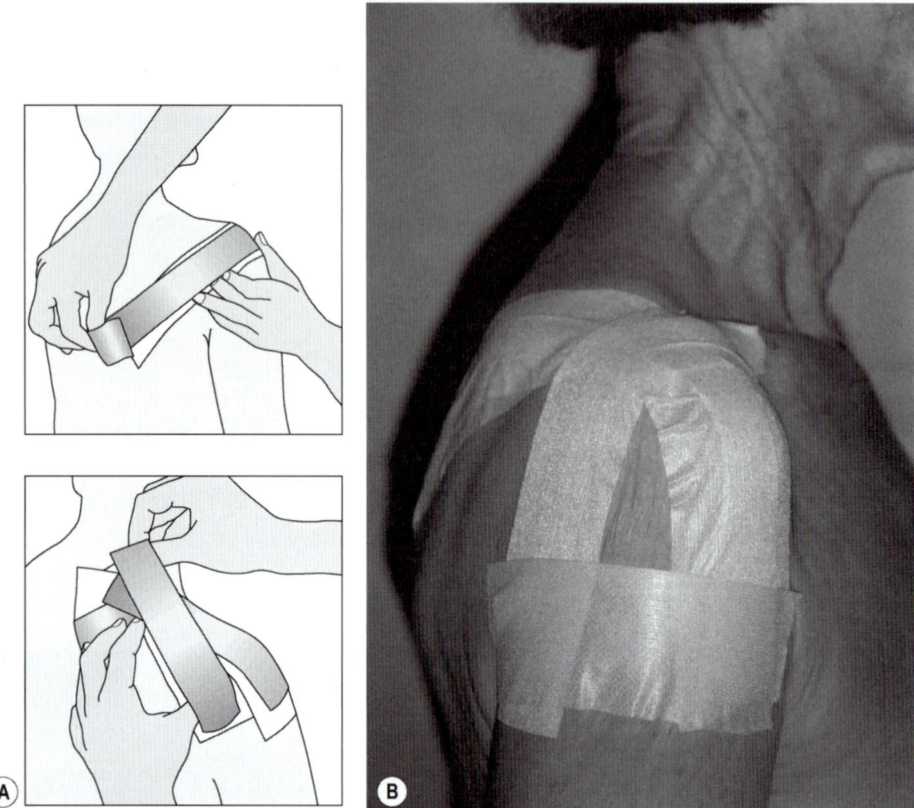

[그림 11-11] (A, B) 위팔을 부분 지지하기 위한 테이핑. 피부 보호를 위해 스포츠 테이프 또는 류코플라스트Leukoplast(BSNmedical) 아래에 픽소물 스트레치 테이프Fixomull stretch tape(BSNmedical)를 사용한다. (A) 상단, 첫 번째 테이프는 어깨 앞쪽을 지나 어깨뼈 아래로 짧게 연장한다. 하단, 두 개의 테이프를 어깨 위로 당겨 교차 테이프로 고정된다. (자료 제공: J. McConnell)

참고문헌

Ada, L, Foomchomcheay, A: Efficacy of electrical stimulation in preventing or reducing subluxation of the shoulder after stroke: a meta-analysis. Aust J Physiother. 48, 2002, 257-267.

Ada, L, Goddard, E, McCully, J, et al.: Thirty minutes of positioning reduces the development of shoulder external rotation contracture after stroke: a randomized controlled trial. Arch Phys Med Rehabil. 86, 2005, 230-234.

Ada, L, Foongchomcheay, A, Canning, C: Supportive devices for preventing and treating subluxation of the shoulder after stroke. Stroke. 36, 2005, 1818-1819.

Ada L, Foongchomcheay A, Canning C 2008 Supportive devices for preventing and treating subluxation of the shoulder after stroke. Cochrane Database Syst Rev Issue 1. Art. No.: CD003863. DOI: 10.1002/14651858.CD003863.pub2.

Baker, LL, Parker, K: Neuromuscular electrical stimulation of the muscles surrounding the shoulder. Phys Ther. 66, 1986, 1930-1937.

Barker, R, Bauer, S, Carson, RG: Training of reaching in stroke survivors with severe and chronic upper limb paresis using a novel nonrobotic device: a randomized controlled clinical trial. Stroke. 39, 2008, 1800-1807.

Barreca, S, Wolf, SL, Fasoli, S, et al.: Treatment interventions for the paretic upper limb of stroke survivors: a critical review. Neurorehabil Neural Repair. 17, 2003, 220-226.

Blennerhassett J 2009 Personal communication.

Bobath, B: Adult hemiplegia: evaluation and treatment. 3rd edn, 1990, Heinemann, London.

Bohannon, RW: Relationship between shoulder pain and selected variables in patients with hemiplegia. Clin Rehabil. 2, 1988, 111-117.

Bohannon, RW, Smith, MB: Assessment of strength deficits in eight paretic upper extremity muscle groups of stroke patients with hemiplegia. Phys Ther. 67, 1987, 522-525.

Bohannon, RW, Larkin, PA, Smith, MB, et al.: Shoulder pain in hemiplegia: statistical relationship with five variables. Arch Phys Med Rehabil. 67, 1986, 514-516.

Bonifer, NM, Anderson, KM, Arciniegas, DB, et al.: Constraint-induced movement therapy after stroke: efficacy for patients with minimal upper-extremity motor ability. Arch Phys Med Rehabil. 86, 2005, 1867-1873.

Bruckner, FE, Nye, CJS: A prospective study of adhesive capsulitis of the shoulder ('frozen shoulder') in a high risk population. Q J Med. 198, 1981, 191-204.

Cailliet, R: The shoulder in hemiplegia. 1980, FA Davis, Philadelphia.

Cailliet, R: Shoulder pain. 1991, FA Davis, Philadelphia.

Chae, J, Mascarenhas, D, Yu, DT, et al.: Poststroke shoulder pain: its relationship to motor impairment, activity limitation and quality of life. Arch Phys Med Rehabil. 88, 2007, 298-301.

Chantraine, A, Baribeault, A, Uebelhart, D, et al.: Shoulder pain and dysfunction in hemiplegia: effects of functional electrical stimulation. Arch Phys Med Rehabil. 80, 1999, 328-331.

Crawford, HJ, Jull, GA: The influence of thoracic posture and movement on range of arm elevation. Physiother Theory Pract. 9, 1993, 143-148.

Culham, EG, Noce, RR, Bagg, SD: Shoulder complex position and glenohumeral subluxation in hemiplegia. Arch Phys Med Rehabil. 76, 1995, 857-864.

Donatelli, R: Functional anatomy and mechanics. In Donatelli, R (Ed.): Physical therapy of the shoulder. 4th edn, 2004, Churchill Livingstone, St Louis, 11-28.

Dromerick, AW, Edwards, D, Hahn, M: Does the application of constraint-induced movement therapy during acute rehabilitation reduce arm impairment after ischaemic stroke?. Stroke. 31, 2000, 2984-2988.

Faghri, PD, Rodgers, MM, Glaser, RM, et al.: The effects of functional electrical stimulation on shoulder subluxation, arm function recovery, and shoulder pain in hemiplegic stroke patients. Arch Phys Med Rehabil. 75, 1994, 73-79.

Gamble, GE, Barberan, E, Bowsher, D, et al.: Post stroke shoulder pain: more common than previously realized. Eur J Pain. 4, 2000, 313-315.

Ginn, KA, Herbert, RD, Khouw, W, et al.: A randomized, controlled clinical trial of a treatment for shoulder pain. Phys Ther. 77, 1997, 802-811.

Greenfield, BR, Donatelli, R: Impingement syndrome and impingement-related instability. In Donatelli, R (Ed.): Physical therapy of the shoulder. 4th edn, 2004, Churchill Livingstone, St Louis, MI, 291-317.

Griffin, JW: Hemiplegic shoulder pain. Phys Ther. 66, 1986, 1884-1893.

Griffin, A, Bernhardt, J: Strapping the hemiplegic shoulder prevents development of pain during rehabilitation: a randomized controlled trial. Clin Rehabil. 20, 2006, 287-295.

Hakuno, A, Sashika, H, Ohkawa, T, et al.: Arthrographic findings in hemiplegic shoulders. Arch Phys Med Rehabil. 65, 1984, 706-711.

Hanger, HC, Whitewood, P, Brown, G, et al.: A randomized controlled trial of strapping to prevent post-stroke shoulder pain. Clin Rehabil. 14, 2000, 370-380.

Hawkins, RJ, Murnaghan, JP: The shoulder. In Cruess, RL,

Rennee, WR (Eds.): Adult orthopaedics. Vol. 2, 1984, Churchill Livingstone, New York.

Ikai, T, Tei, K, Yoshida, K, et al.: Evaluation and treatment of shoulder subluxation in hemiplegia: relationship between subluxation and pain. Am J Phys Med Rehabil. 77, 1998, 421-426.

Joynt, RL: The source of shoulder pain in hemiplegia. Arch Phys Med Rehabil. 73, 1992, 409-413.

Kobayashi, H, Onishi, H, Ihashi, K, et al.: Reduction in subluxation and improved muscle function of the hemiplegic shoulder joint after therapeutic electrical stimulation. J Electromyogr Kinesiol. 9, 1999, 327-336.

Kumar, P, Swinkels, A: A critical review of shoulder subluxation and its association with other post-stroke complications. Phys Ther Rev. 14, 2009, 13-25.

Kumar, R, Matter, EJ, Mehta, AJ, et al.: Shoulder pain in hemiplegia. The role of exercise. Am J Phys Med Rehabil. 69, 1990, 205-208.

Levangie, PK, Norkin, CC: Joint structure and function. A comprehensive analysis. 4th edn, 2005, FA Davis, Philadelphia.

Lindgren, I, Jonsson, A-C, Norrving, B, et al.: Shoulder pain after stroke. Stroke. 38, 2007, 343-348.

Linn, SL, Granat, MH, Lees, KR: Prevention of shoulder subluxation after stroke with electrical stimulation. Stroke. 30, 1999, 963-968.

Lo, S-F, Chen, SY, Lin, HC, et al.: Arthrographic and clinical findings in patients with hemiplegic shouder pain. Arch Phys Med Rehabil. 84, 2003, 1786-1791.

Ludewig, PM, Reynolds, JF: The association of scapular kinematics and gleno-humeral joint pathologies. J Orthop Sports Phys Ther. 39, 2009, 90-104.

Miglietta, O, Lewitan, A, Rogoff, JB: Subluxation of the shoulder in hemiplegic patients. N Y State J Med. 59, 1959, 457-460.

National Stroke Foundation: Clinical guidelines for stroke rehabilitation and recovery. 2005, National Stroke Foundation, Melbourne.

National Stroke Foundation: Clinical guidelines for acute stroke management. 2007, National Stroke Foundation, Melbourne.

Ploughman, M, Shears, J, Hutchings, L, et al.: Constraint-induced movement therapy for severe upper-extremity impairment after stroke in an outpatient rehabilitation setting: a case report. Physiother Can. 60, 2008, 161-170.

Poppen, NK, Walker, PS: Normal and abnormal motion of the shoulder. J Bone Joint Surg. 58A, 1976, 195-200.

Price, CIM, Pandyan, AD: Electrical stimulation for preventing and treating post-stroke shoulder pain: a systematic Cochrane review. Clin Rehabil. 15, 2001, 5-19.

Price, CI, Rodgers, H, Franklin, P, et al.: Glenohumeral subluxation, scapula resting position, and scapula rotation after stroke: a noninvasive evaluation. Arch Phys Med Rehabil. 82, 2001, 955-960.

Rajaratnam, BS, Venketasubramanian, N, Kumar, PV, et al.: Predictability of simple clinical tests to identify shoulder pain after stroke. Arch Phys Med Rehabil. 88, 2007, 1016-1021.

Ratnasabapathy, Y, Broad, J, Baskett, J, et al.: Shoulder pain in people with a stroke: a population-based study. Clin Rehabil. 17, 2003, 304-311.

Rizk, TE, Christopher, RP, Pinals, RS, et al.: Arthrographic studies in painful hemiplegic shoulders. Arch Phys Med Rehabil. 65, 1984, 254-256.

Roy, CW, Sands, MR, Hill, LD, et al.: The effect of shoulder pain on outcome of acute hemiplegia. Clin Rehabil. 9, 1995, 21-27.

Ryerson, SD: Hemiplegia. In Umphred, DA (Ed.): Neurological rehabilitation. 5th edn, 2007, Mosby, St Louis, 857-901.

Sackley, C, Brittle, N, Patel, S, et al.: The prevalence of joint contractures, pressure sores, painful shoulder, other pain, falls, and depression in the year after a severely disabling stroke. Stroke. 39, 2008, 3329-3334.

Shah, RR, Haghpanah, S, Elovic, EP, et al.: MRI findings in the painful poststroke shoulder. Stroke. 39, 2008, 1808-1813.

Shepherd, RB, Carr, JH: The shoulder following stroke: preserving musculoskeletal integrity. Top Stroke Rehabil. 4, 1998, 35-53.

Turner-Stokes, L, Jackson, D: Shoulder pain after stroke: a review of the evidence base to inform the development of an integrated care pathway. Clin Rehabil. 16, 2002, 276-298.

Turton, AJ, Britton, E: A pilot randomized controlled trial of a daily muscle stretch regime to prevent contractures in the arm after stroke. Clin Rehabil. 19, 2005, 600-612.

van Ouwenwaller, C, Laplace, PM, Chantraine, A: Painful shoulder in hemiplegia. Arch Phys Med Rehabil. 67, 1986, 23-26.

van Peppen, RPS, Kwakkel, G, Wood-Dauphinee, S, et al.: The impact of physical therapy on functional outcomes after stroke: what's the evidence?. Clin Rehabil. 18, 2004, 833-862.

Wanklyn, P, Forster, A, Young, J: Hemiplegic shoulder pain (HSP): natural history and investigation of associated features. Disabil Rehabil. 18, 1996, 497-501.

Wolf, SL, Winstein, CJ, Miller, JP, et al.: Effect of constraint-induced movement therapy on upper extremity function 3 to 9 months after stroke. JAMA. 296, 2006, 2095-2104.

Wolf, SL, Newton, H, Maddy, D, et al.: The EXCITE trial: relationship of intensity of constraint induced movement therapy to improvement in the Wolf Motor Function Test. Restor Neurol Neurosci. 25, 2007, 549-562.

Wolf, SL, Winstein, CJ, Miller, JP, et al.: Retention of upper limb function in stroke survivors who have received constraint-induced movement therapy: the EXCITE randomized trial. Lancet Neurol. 7, 2008, 33-40.

Zorowitz, RD: Recovery patterns of shoulder subluxation after stroke: a six-month follow-up study. Top Stroke Rehabil. 8, 2001, 1-9.

Zorowitz, RD, Idank, D, Ikai, T, et al.: Shoulder subluxation after stroke: a comparison of four supports. Arch Phys Med Rehabil. 76, 1995, 763-771.

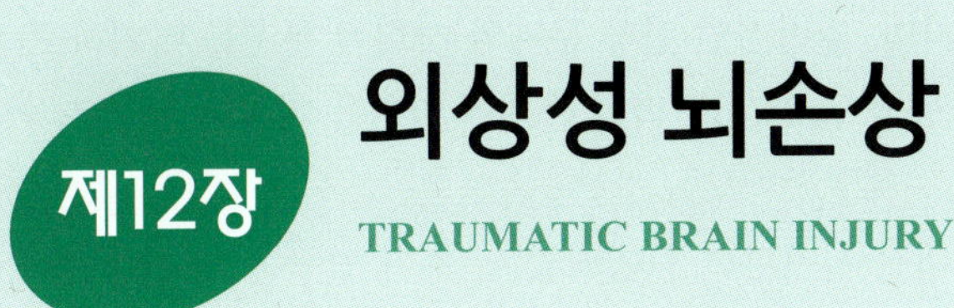

제12장 외상성 뇌손상

TRAUMATIC BRAIN INJURY

저자 Anne Moseley and Leanne Hassett

학습내용

1 개요

외상은 대부분의 선진국에서 35세 이하 연령대의 가장 흔한 사망 원인이며, 머리 외상은 사고로 인한 사망의 가장 흔한 원인이다. 머리 외상 또는 외상성 뇌손상[TBI]은 외부의 역학적 힘 또는 물체에 의해 뇌가 물리적으로 손상되어 의식을 잃거나, 외상후 기억상실 및 신경학적 손상이 발생하는 상태를 일컫는 용어다.

외상성 뇌손상은 주로 교통사고, 산업 및 스포츠 사고, 자살 시도, 대인 폭력으로 인해 발생한다. 그 후유증은 개인의 삶의 방식과 미래 계획에 큰 영향을 미치며, 일반적인 건강 문제와 사회적 문제를 야기하고, 가족 구성원들에게 혼란을 초래하며, 결혼 생활의 갈등을 일으키고, 역할 관계에 영향을 미치며, 경제적 어려움을 초래할 수 있다(McKinlay et al 1981).

외상성 뇌손상에 관한 체계적 연구는 2차 세계대전 시기부터 진행되었다. 초기 연구는 뇌 관통 총상을 입은 군인들이 대상이었으며 그로부터 많은 것을 배웠다. 현재 병원에서 보는 외상성 뇌손상 환자 대부분은, 실제 머리뼈이 관통되지 않는 폐쇄성 외상성 뇌손상으로 분류된다.

교통사고에서 발생하는, 둔탁한 충격이나 가속-감속으로 인한 외상 유형은 일반적으로 미만성diffuse 뇌손상을 초래하며, 이로 인해 다양한 신체적, 인지적, 행동적 문제가 발생한다. 젊은 연령층에서 이러한 손상이 과도하게 나타나는 경향이 있으며, 외상성 뇌손상 후 평균 수명이 약 7년 정도만 감소하는 경향이 있기 때문에(HarrisonFelix et al 2004), 기능과 참여를 개선하여 삶의 질을 최대화하기 위한 재활의 역할이 매우 중요하다.

의식을 잃은 후, 대부분의 환자는 손상의 심각성, 뇌손상의 유형, 의학적 합병증에 따라 다양한 조합의 신체적 결손과 인지적 결손을 경험하게 된다. 외상성 뇌손상 이후의 행동, 기분, 성격 변화는 많은 재활 전문가들이 효과적으로 관리하기 어려운 문제 중 하나로 인식한다. 행동 문제는 경미한 과민성irritability와 수동성passivity에서부터 억제되지 않은 행동과 정신병적 행동까지 다양하다. 인지적, 행동적, 성격적 변화는 장기간의 기능부전와 가족 스트레스와 많은 관련이 있으며, 이는 신체적 결손보다 더 빈번하게 영향을 미친다(Marsh et al 2002, Morton & Wehman 1995).

2 역학

외상성 뇌손상은 뇌졸중, 간질, 파킨슨병, 편두통과 함께 중추신경계에 영향을 미치는 다섯 가지 주요 신경학적 질환 중 하나로 알려져 있다(Wade & Langton Hewer 1987). 외상성 뇌손상의 유병률과 발생률은 연구 대상에 포함된 손상 등급이나 환자의 입원 여부, 도시와 농촌의 차이, 연구 방법론에 따라 달라질 수 있다(Abelson-Mitchell 2008). 인구 10만 명당 발생률은 108명에서 392명 사이로 보고된다(Abelson-Mitchell 2008). 출생부터 25세까지 1,265명의 뉴질랜드인을 추적관찰한 잘 설계된 연구에 따르면, 외상성 뇌손상의 전체 유병률은 32%로 보고되었다(McKinlay et al 2008). 이중 약 10%는 중등도에서 중증으로 분류되었다(McKinlay et al 2008).

관련된 모든 연구에서 남성이 여성보다 최소 2:1의 비율로 더 많이 나타나며(Abelson-Mitchell 2008, McKinlay et al 2008), 남성에게 발생한 부상은 더 심각한 경향이 있다(Slewa-Younan et al 2004). 몇 가지 위험 요인이 외상성 뇌손상 발생 가능성을 높이는 요인으로 제시되었다. 알코올 섭취는 머리 외상의 위험을 증가시키며(Puljula et al 2007), 전체 부상의 약 절반이 교통사고와 관련이 있다(Abelson-Mitchell 2008). 자동차 안전벨트 착용과 오토바이 및 자전거 탑승 시 헬멧 사용은 교통사고로 인한 심각한 외상성 뇌손상 발생 위험을 줄인다(Javouhey et al 2006).

상해의 심각성과 패턴, 그로 인한 결과는 매우 다양하며, 분류에 사용하는 기준에 따라 달라진다. 미국에서는 매년 약 140만 명이 외상성 뇌손상을 겪는 것으로 추정되며, 그중 3.6%가 사망하고, 79.6%는 응급실 방문만 하며, 16.8%는 입원한다(Langlois et al 2006). 응급실에서 보는 외상성 뇌손상 환자의 전체 사망률은 상대적으로 낮은데, 이는 대부분의 환자가 경미한 외상성 뇌손상이기 때문이다. 그러나 입원 환자들의 사망률은 높다. 입원 환자의 약 24%가 사망하며 20%는 지속적이고 심각한 장애를 가지고 살아남는다(Myburgh et al 2008). 생존자의 결과는 일반적으로 5점 척도의 글래스고 결과 척도Glasgow Outcome Scale; GOS로 결정하며, 5점 척도는 사망, 지속적 식물 상태, 심각한 장애, 중등도 장애, 좋은 회복으로 되어 있다. 또는 8점 척도의 글래스고 결과 척도 확장판Glasgow Outcome Scale Extended; GOSE으로 분류하기도 하는데, 이는 사망, 지속적 식물 상태, 하위 심각한 장애, 상위 심각한 장애, 하위 중등도 장애, 상위 중등도 장애, 하위 좋은 회복, 상위 좋은 회복으로 분류된다(Wilson et al 1998)(3장 참조). GOS에서 좋은 회복으로 분류된 사람들도 중요한 심리적 장애를 겪을 수 있으며, 이는 발병 전 기능 수준으로의 복귀에 방해가 된다(Whyte & Rosenthal 1993). 경제적, 사회적 영향은 막대하다. 직장 복귀율은 다양하지만, 중등도에서 중증 외상성 뇌손상 환자 중 부상 후 1년 내에 취업한 비율은 약 20%에 불과하다(Arango-Lasprilla et al 2008).

의식을 잠시—20분 이하—상실한 환자와 외상후 기억상실post-traumatic amnesia; PTA이 24시간 미만이었던 환자가 외상성 뇌손상 환자의 대부분을 차지한다. 이들 중 일부는 지속적인 문제를 보일 가능성이 있다. 경미한 상해로 분류된 환자는 의식을 잃지 않을 수 있지만, 일시적으로 의식에 변화가 있는 기간이 있을 수 있으며 며칠 후 문제 없이 정상 활동으로 복귀한다. 다른 '경미한' 상해에서는 두통, 과민성, 불안, 어지럼증, 피로, 집중력 저하 같은 증상들이 수개월 또는 몇 년 동안 지속될 수 있다(Jakola et al 2007).

3 병태생리

외상성 뇌손상은 머리에 직접 가해진 타격으로 발생하거나 신체의 다른 부위에 가해진 충격으로 간접적으로 발생할 수 있다. 직접 상해는 둔탁성blunt이거나 관통성일 수 있다. 둔탁성 상해 또는 가속-감속 상해는 일반적으로 광범위한 뇌손상뿐 아니라 몸의 다발성 상해를 동반한다. 머리에 가해진 충격은 두피 손상, 머리뼈 변형—골절이 있을 수도 있고 없을 수도 있음—또는 우묵골절depressed fractures을 일으킬 수 있으며 뇌와 경막이 찢기거나 관통될 수 있다.

뇌손상 기전

외상으로 뇌손상이 발생하는 기전은 매우 다양하고 복잡하며, 머리뼈내intracranial 요인과 머리뼈외extracranial 요인이 있다(표 12-1). 뇌손상의 머리뼈내 기전은 일반적으로 일차적 손상과 이차적 손상으로 나뉜다. 일차적 손상은 영향이 즉시적이며, 이차적 손상은 지연되어 상해 후 어느 정도 시간이 지나 발생한다. 두 손상 유형 모두 환자의 이환율과 사망률에 영향을 미친다. 일반적으로 일차적 뇌손상은 즉시 의식 수준에 영향을 미치며, 이차적 뇌손상은 시간이 지나면서 의식 저하와 국소 증상이 일어난다. 저산소성[hypoxic] 뇌손상과 허혈성[ischaemic] 뇌손상은 효과적이고 빠른 소생술을 통해 최소화할 수 있다. 특히 이차적 뇌손상은 예방 또는 치료가 가능해서 지난 수십 년 동안 의학적 및 외과적 중재가 크게 발전한 분야다.

머리뼈외 기전과 관련된 상해들은 다양하며, 팔다리 골절, 척추 골절—척수 손상이 동반될 수도 있고 그렇지 않을 수도 있음—과 골반 손상, 흉곽과 내부 장기 손상, 복부 내장 파열, 안면 부상 등이 포함될 수 있다. 이런 손상들과 이로 인한 출혈은 저산소증과 저혈압 상태를 만들어 허혈성 뇌손상을 유발한다.

[표 12-1] 외상 후 뇌 손상의 기전 분류

머리뼈외 기전
저산소증 저혈압
머리뼈내 기전

일차적 뇌손상
  광범위한 축삭돌기 손상
  열상
  타박상
  출혈
    경질막밑
    경질막바깥
    거미막밑 공간 그리고 뇌실속 공간
이차적 뇌손상
  뇌 부종
    혈관성 부종
    세포독성 부종
  뇌혈관 수축

Mendelow(1993a) 승인 후 인용

일차적 뇌손상

외상성 뇌손상의 일차적 신경병리는 상해가 일어나는 시점에 발생하며 접촉에 의한 국소성과 미만성으로 분류한다. 국소성은 좌상[contusion], 열상[laceration], 출혈성이며, 미만성은 가속-감속으로 인한 미만성 축삭손상[diffuse axonal injury]이다(Werner & Engelhard 2007). 미만성 축삭손상 혹은 축삭 세포골격내 신경미세섬유의 미세 손상은 교통사고와 기타 고속 충돌로 인한 외상성 뇌손상의 주요 특징이다(Meythaler et al 2001). 영향을 받는 주요 부위는 대뇌겉질의 백색질, 뇌들보, 다리뇌-중간뇌 연결부에 인접한 위소뇌다리다(Meythaler et al 2001). 미만성 축삭손상은 국소 손상이 없는 경우에도 발생할 수 있으며(Topal et al 2008), 경도, 중등도, 중증 외상성 뇌손상에서 나타나며, 초기 의식 상실의 주요 원인이다(Meythaler et al 2001). 미만성 축삭손상의 정도는 상해 중증도, 장애, 인지 손상과 관련성이 있다(Hou et al 2007, Meythaler et al 2001).

대뇌 열상과 좌상—겉질 타박상bruising이라고도 함—은 주로 뇌이랑의 정점에서 발생하며 손상의 심각성에 따라 다양한 깊이로 확장된다. 좌상은 외부에서 힘이 가해진 뇌 부위와 180도 반대 위치에서 뇌가 머리뼈에 충돌하는 부위에서 발생한다(Provenzale 2007). 처음 외부에서 머리에 가해진 힘을 쿠데타coup라 하고 반대 부위에서 이차적으로 가해지는 힘을 역쿠데타contra coup라고 한다. 또한 머리뼈 바닥 쪽의 중간머리뼈우묵 위에 얹어져 있는 뇌가 앞쪽으로 미끄러지면서 이마엽의 아랫 부분과 관자엽 끝에서도 좌상이 발생할 수 있다(Provenzale 2007). 미만성 축삭손상과 달리, 좌상은 머리 타격이나 낙상 같은, 비교적 저속 충격으로도 발생할 수 있다. 또한 대뇌 내에서 여러 작은 출혈이 발생하거나 때때로 더 광범위한 출혈이 생길수도 있다. 대뇌 좌상은 직접적으로 의식 소실을 일으키지는 않지만 간질발작 발생의 위험 요인이며 국소적 인지 손상과 감각운동 손상을 유발할 수 있다(Mendelow & Teasdale 1983).

출혈은 혈관에 가해지는 전단력과 열상으로 인해 뇌의 세 영역—경질막밑 출혈, 경막바깥 출혈, 거미막밑과 뇌실질내 공간으로 가는 출혈—에서 발생할 수 있다(Provenzale 2007). 경질막밑 출혈은 머리뼈에 가해진 강한 충격으로 발생하며, 흔히 머리뼈 골절과 관련이 있다.

또 다른 형태의 일차적 뇌손상은 물체나 머리뼈 파편이 뇌를 관통할 때 발생하는 열상이다. 이런 경우 운동 에너지가 방출되어 손상 주변 영역들까지 손상되는 경우가 많다(Mendelow 1993a).

이차적 뇌손상

일차적 손상은 신경병리학적 과정을 연쇄적으로 일으켜 더 심각하고 광범위한 뇌손상을 초래한다. 일차적 손상으로 인해 뇌로 가는 혈류와 산소 공급이 감소하고, 뇌 대사-혈류 간의 불균형과 심혈관 자동조절 기능이 저하되어 뇌가 이차적 손상에 취약해질 수 있다. 이차적 손상에 관련된 신경병리학적 과정에는 글루타메이트glutamate 같은 흥분성 신경전달물질의 과다 방출, 칼슘 항상성 손상, 초과산화물질superoxides 같은 활성산소 생성, 염증 과정 등이 포함된다(Werner & Engelhard 2007). 이러한 신경병리적 과정의 결과로 뇌부종, 뇌혈관 경련, 저산소증이 발생하며, 이로 인해 뇌혈류가 심각하게 감소하고 결국 허혈성 신경세포 사망으로 이어질 수 있다(Matthews et al 1995, Werner & Engelhard 2007).

뇌부종oedema은 뇌손상 후 흔하게 발생하며 혈관성 부종과 세포성 부종으로 분류된다. 혈관성 뇌부종은 뇌혈관장벽blood-brain barrier의 세포 손상으로 인해 발생한다. 장벽이 손상되면 혈관내에서 뇌 세포바깥 공간으로 이온과 단백질이 통제되지 않고 이동하게 되며 세포바깥 공간에 물이 축적된다. 세포성 뇌부종은 신경세포, 별아교세포, 미세아교세포 내부에 물이 축적되는 현상으로, 이온에 대한 세포막 투과성 증가와 이온 펌프 기능이 상실되어 발생한다. 두 가지 뇌부종 모두 머리뼈내압력intracranial pressure; ICP을 증가시키며 허혈성 신경세포 사망으로 이어질 수 있다(Vincent & Berre 2005, Werner & Engelhard 2007).

머리뼈 내부 공간은 뇌와 그를 둘러싸고 있는 구조물, 혈관, 혈액 및 뇌척수액이 차지한다. 이 세 가지 구성물의 부피 합은 일반적으로 일정하게 유지된다. 부피 하나가 증가하면 다른 두 가지 부피가 감소한다. 머리뼈는 단단하고 공간이 한정되어 있기 때문에 부종으로 인해 머리뼈 내 부피가 증가하면 ICP가 증가한다. ICP가 상승하면 뇌혈류가 감소한다. ICP와 뇌혈류의 관계는 다음과 같은 식으로 나타낼 수 있다.

대뇌 관혈류 압력 = 평균 동맥혈압 − 머리뼈내압력 (참고, Rowland et al 1991.)

따라서 ICP를 증가시키거나 저혈압을 유발하는 어떤 기전이라도 뇌관류압을 감소하여 허혈성 손상을 만들 수 있다(Deem 2006). 그렇게 되면 뇌부종이 증가하며 이러한 주기가 반복된다(Mendelow 1993).

ICP가 역치 수준인 20mmHg까지 올라가면 이를 낮추는 치료가 필요하며(Bratton et al 2007d), ICP가 약 40~45mmHg에 도달하면 뇌에 가해지는 힘으로 뇌 조직이 압력이 낮은 쪽으로 밀려나 머리뼈가 열려 있는 부위로 빠지는 큰구멍 탈출foramen magnum herniation이 생기거나 경질막을 통해 빠져나가는 천막 탈출tentorial herniation이 발생한다(Deem 2006). 이러한 탈출은 궁극적으로 뇌줄기 압박을 초래하며, 전신 동맥성 혈압 상승, 서맥, 불규칙한 호흡을 일으키고 결국 무호흡으로 이어진다. 뇌 탈출이 발생할 경우 즉각적으로 교정되지 않으면 예후가 나빠질 가능성이 크다(Deem 2006).

이차적 뇌손상이 최소화되면 사망률과 손상의 심각성이 감소하는 것으로 나타났다(Carney & Ghajar, 2007). 이러한 이유로 초기 중재는 이차적 손상을 줄이는 데 초점을 맞춘다. 이를 위해 주로 뇌 관류와 산소 공급을 최적화하고, ICP의 상승을 최소화하며, 뇌부종을 치료하는 방법이 활용된다(Ling & Marshall, 2008).

이차적 뇌손상이 최소화되면 사망률과 손상의 심각성이 감소하는 것으로 보인다(Carney & Ghajar 2007). 이러한 이유로 조기 중재는 이차적 손상을 최소화하는 데 중점을 둔다. 주로 뇌관류와 산소 공급을 최적화하고, ICP 상승을 최소화하고, 뇌부종을 치료하는 조기 중재가 활용된다(Ling & Marshall 2008). 뇌외상재단Brain Trauma Foundation이 중증 외상성 뇌손상의 초기 관리에 대한 근거 기반 지침을 개발하여 2007년에 세 번째 판이 출간되었다(Carney & Ghajar 2007). 이 지침에 나와 있는 권고사항 대부분은 권고수준 II 등급(권고)과 III 등급(선택 사항)에 근거를 둔 권고사항들이다. 이 지침은 ICP를 낮추기 위한 만니톨Mannitol 같은 고삼투압요법의 사용(Bratton et al 2007b)과 적절한 산소 공급을 보장하기 위한 경정맥 산소 포화도와 뇌 조직 산소 모니터링(Bratton et al 2007e) 사용 등을 권고하고 있다.

중증도 측정

초기 혼수 상태의 깊이와 지속 기간, 외상후 기억상실PTA 기간은 외상성 뇌손상의 중증도를 나타내는 지표로 사용되며 예후를 예측하는 요인으로 알려져 있다(Sherer et al 2008). 일반적으로 혼수 상태가 더 깊고, 혼수 기간이 더 길고, PTA 기간이 길면 예후가 더 나쁘다.

GCS(글래스고 혼수 척도)는 혼수 상태의 중증도를 측정하는 데 가장 널리 사용되는 도구로(Teasdale & Jennett 1974), 혼수 상태에 대한 비교적 정확한 정의를 제공한다(3장 참고). GCS를 이용하면 서로 다른 관찰자들이 일관되게 혼수 상태의 환자를 모니터링할 수 있는 체계를 마련할 수 있으며 팀의 다른 구성원들이 그에 대한 정보에 쉽게 접근할 수 있다. GCS에서는 세 가지 항목, 눈 뜨기 반응, 운동 반응, 언어 반응을 독립적으로 관찰하고 기록한다.

초기 GCS 점수는 손상 중증도를 중증(GCS ≤ 8), 중등도(GCS 9~12) 또는 경도(GCS 13~15)로 분류한다(Jennett & Teasdale 1981). 어느 시점에 측정한 GCS 점수를 사용할지에 대해서는 논란이 있다. 일부 연구에서는 응급실 입원 시의 GCS 점수를 사용하고 다른 연구에서는 첫 24시간 동안 기록된 가장 낮은 또는 가장 높은 GCS를 사용한다(Sherer et al 2008). 초기 연구에서는 GCS 점수가 6개월 후 예후를 매우 잘 예측하는 것으로 나타났으며, 이 연구에서 결과 측정은 GOS(글래스고 결과 척도)를 통해 이루어졌다(Jennett &

Teasdale 1981). 오늘날 중등도에서 중증 외상성 뇌손상 환자에게 흔하게 사용하는 급성 의료 중재들—진정sedation, 삽관, 환기, 마비paralysis—은 GCS 점수에 영향을 주어 중증도 측정의 정확성을 떨어뜨릴 수 있다(Stocchetti et al 2004).

혼수 기간과 PTA 기간은 초기 GCS 점수보다 기능적 결과를 더 잘 예측하는 것으로 보인다(Sherer et al 2008). 혼수 기간을 정의하는 여러 기준이 있는데, 손상부터 자발적 눈 뜨기까지의 시간(Andrews et al 2002), 지시에 따르기 시작한 시간(Sherer et al 2008), GCS에서 8점 이상을 기록한 시간(Wade 1992) 등이다. 일반적으로 사용되는 중증도 분류 기준은 혼수 지속 시간을 사용하는데, 중증이 6시간 이상, 중등도는 20분에서 6시간 이내, 경증은 20분 이하를 기준으로 한다(Bond 1986).

PTA는 초기 손상 때부터 현재까지 진행 중인 사건들에 관한 지속적인 기억이 회복될 때까지의 의식 손상 기간을 말한다(Levin et al 1982). 이 기간에는 손상 이후 하루 하루를 기억하지 못하는 전향적 기억상실, 초조함, 과잉행동, 피로 및 혼동 등의 인지장애와 행동적 장애가 특징이다(Ahmed et al 2000). PTA의 기간은 옥스퍼드 PTA 수정판 척도(MOPTAS)(Fortuny et al 1980, Tate et al 2001), 갤버스턴 방향감각 및 기억상실 검사(GOAT)(Levin et al 1979), 웨스트미드 PTA 척도(Shores et al 1986) 등과 같은 여러 척도들로 측정할 수 있다(3장 참고). 일반적으로 받아들여지는 PTA 기간에 따른 중증도 분류 기준은 4주 이상 극심한 중증, 14주 매우 중증, 17일 중증, 1일~24시간 중등도, 1시간 미만 경증이다(Jennett & Teasdale 1981, Russell 1932).

흥미롭게도, 손상 후 첫 5일 동안의 PTA 검사 점수를 바탕으로 PTA의 지속 기간을 비교적 정확하게 예측할 수 있다(Tate et al 2001). 이 예측은 재활 프로그램을 계획하는 데 유용할 뿐만 아니라 외상성 뇌손상 환자의 가족을 지원하는 데도 도움이 된다(Tate et al 2001). 긴 PTA 기간은 손상 후 1년 이후에도 생산적이지 않은 상태 즉, 직장이나 학교로 복귀하지 않거나 실직 상태에 있을 가능성을 보여주는 강력한 예후 지표다(Willemse-van Son et al 2007).

4 급성 외상성 뇌손상 관리

외상성 뇌손상은 관리 측면에서 상당한 문제가 있다. 생명 유지와 이차적 뇌손상 방지가 뇌손상 및 다발성 손상을 입은 환자의 응급 치료에서 최우선 과제이며, 여기에는 다양한 의료 전문가의 전문성이 요구된다. 사고 발생 현장에서 숙련된 그리고 선제적 관리가 향후 발생할 수 있는 여러 장애를 예방할 수 있다. 이 점은 생명을 구하는 데 긴박한 상황에서도 간과되어서는 안된다(Hitchcock 1971).

지난 수십년 동안 급성기 치료 관리체계가 발전하여 외상성 뇌손상으로 인한 사망률이 급격히 감소하였다(Lu et al 2005). 임상 실무에서 근거 기반 지침의 사용, 신경 모니터링 및 신경 영상 기술의 발전, 조기의 적극적인 신경외과적 중재, 감염과 같은 동반 질환의 예방 및 치료가 이런 발전에 기여하였다(Ling & Marshall 2008).

외상성 뇌손상 이후 임상 양상은 환자마다 다르다. 그렇더라도 병원에 도달하기 전 응급 의료진에게 가장 중요한 우선순위는 소생술, 기도 평가 및 호흡 확보다. 수축기 혈압 <90mmHg 정도의 저혈압과 PaO_2

<60mmHg 정도의 저산소증은 이차적 뇌손상 위험을 최소화하기 위해 반드시 방지해야 한다(Bratton et al 2007a). 또한 GCS 같은 척도를 사용하면 초기 신경학적 평가를 현장에서 실시해 손상의 중증도를 파악하여 환자를 분류하는 데 도움이 된다(Bazarian et al 2003).

환자가 응급실에 도착하면 가능한 한 빨리 비조영제non-contrast CT 스캔을 시행해야 한다(Ling & Marshall 2008). CT 스캔을 통해 신경외과적 개입이 필요한 상태—확장 중인 머리뼈내 혈종이나 악성 뇌부종—를 판별할 수 있다(Ling & Marshall 2008). 혈종을 제거해야 할 수도 있다. 감압 머리뼈 절제술은 ICP 증가에 적극적으로 대처하기 위해 요즘 임상에서 많이 사용하는 방법이지만, 관련 데이터는 아직 일치하지 않으며 대규모 무작위 대조 연구가 진행 중이다.

신경외과 수술이 필요하지 않은 경우라면 환자는 중환자실로 배정된다. 외상성 뇌손상 환자는 신경외과나 전문 뇌손상 중환자실에서 간호받는 것이 바람직하다. 이런 시설을 제공하는 것이 예후에 좋다는 것을 입증하는 근거들이 있다(Patel et al 2002). 생명 징후와 혼수 상태에 관한 모니터링은 매일 진행한다. 중증 외상성 뇌손상과 비정상 CT 스캔을 보이는 모든 환자들은 ICP 모니터링을 실시하는 것이 권장된다(Bratton et al 2007c). 이는 머리뼈내 고혈압을 조기에 판별하고(Frost 1987) 이차적 뇌손상을 예방하는 데 도움이 된다(Frost 1985, Shapiro 1975). 손상 시점부터 진행 상황을 관찰하는 것이 관리에서 매우 중요하다. 의식 수준이 좋지 않은 모든 환자는 혈종이 있을 가능성을 고려해야 하며(Mendelow 1993a), 검진이 즉각 필요하다.

호흡기능

외상성 뇌손상 환자 관리는 문제의 중증도에 따라 다양하다. 혼수 상태인 외상성 뇌손상 환자의 호흡기능 관리는 복잡하다. 폐, 심혈관 및 신경계 기능 간의 관계를 이해해야 하며, 호흡 기법의 역학적 효과와 생리적 효과를 이해해야 한다. 부적절한 중재는 저산소증과 고탄산혈증 문제를 악화시킬 수 있기 때문이다. 초기 단계에서 기관 내 삽관을 통해 기도와 환기를 확보하는 것은 저산소증, 저탄산혈증 또는 고탄산혈증의 가능성을 줄이고, 구토물에 의한 기도 흡인으로부터 기도를 보호하며, ICP를 낮추는 데 매우 중요하다(Helm et al 2002).

호흡 조절은 여러 메커니즘의 복잡한 상호작용을 통해 이루어진다. 뇌 조직은 기능을 수행하기 위해 충분한 산소 공급이 필요하며, 호흡 시스템은 뇌로부터 자극을 받아 환기를 조절한다. 외상성 뇌손상 환자는 충분한 산소 공급과 환기와 관련된 모든 메커니즘이 손상되거나 그중 일부에 이상이 생기거나 기능부전이 발생할 수 있다(Mackay et al 1997). 예를 들어, 폐 타박상이나 갈비뼈 골절로 인한 흉벽 손상, 또는 뇌 호흡중추 손상으로 폐기능에 문제가 생길 수 있다. 또한 호흡계 손상으로 인해 손상된 뇌 조직으로 전달되는 동맥혈의 산소 및 이산화탄소 농도가 변화될 경우에도 뇌 기능이 손상될 수 있다. 이러한 변화는 뇌 자가조절에 영향을 미치고, 뇌 관류압을 변화시키며, 잠재적으로 허혈을 유발할 수 있다(Baigelman & O'Brien 1981).

GCS 점수 8점 미만인 경도 또는 중등도이고 동맥혈 가스가 충분하고 호흡기능부전이나 악화 징후가 없으면 일반적으로 인공호흡을 시행하지 않지만, 손상된 뇌는 손상되지 않은 뇌보다 산소 요구량이 더 크므로 흡입 산소 농도가 올라간다(Mackay et al 1997). GCS 8점 이상인 중증 뇌손상 환자의 경우, 저환기hypoventilation 또는 무호흡apnoea이 나타날 수 있으며, 이는 고탄산혈증($PaCO_2$ > 45mmHg)과 심각한 저산소혈증(PaO_2 < 60mmHg)으로 이어질 수있다. 이러한 상황이라면 즉각적인 삽관, 산소 공급, 인공호흡 지원이 필요하다(Mackay et al 1997). 마비paralysed 절차와 진정sedated 절차가 필요한 경우도 있다. 환기와 환기와 관련된 마비와 진정 절차는 뇌 혈류량을 감소시키고 유해한 잠재적 자극과 불충분한 호흡에 의한 추가적 뇌손상을 방지한다. 일반적으로 마비와 진정 절차는 3일 후 중단하며 환자가 충분한 혈액 가스를 유지할 수 있을 때 삽관을 제거한다. 장기간의 인공호흡이 필요한 경우 조기 기관절개가 권장된다(Rozet & Domino 2007).

폐렴, 무기폐atelectasis, 성인 호흡곤란증후군 등의 폐 합병증은 외상성 뇌손상에서 가장 빈번하게 동반되는 합병증으로, 사망률을 극적으로 올리는 질환이다(Rozet & Domino 2007). 따라서 호흡 치료는 외상성 뇌손상 환자 관리에서 필수다. 외상성 뇌손상 환자의 초기 관리에 참여하는 물리치료의 주요 목표는 다음과 같다.

- 호흡기능 개선
- 호흡 합병증과 이차적 뇌손상 예방

물리치료사는 환기 기능을 적절하게 만들어주고 과도한 분비물을 제거하여 이 목표를 달성한다. 중재 대상이 되는 호흡관련 문제들은 저환기, 손상된 점액mucociliary 제거, 과환기 및 환기/관류 불일치 상태다(Cook 2003).

자세 취하기, 타진percussion, 도수 과팽창manual hyperinflation, 흡인suctioning과 같은 물리치료 중재는 ICP 및 평균 동맥혈압 같은 머리뼈내 변수들에 영향을 줄 수 있다. 치료 시작 전에 이러한 변수가 정상 수준을 벗어나 있을 때는 역효과가 발생할 가능성이 크다(Zeppos et al 2007). 중재의 이점과 위험성을 신중히 고려해야 하며, ICP와 뇌관류압 같은 머리뼈내 변수들을 면밀히 모니터링하고, 필요에 따라 개입을 수정하거나 단축해야 한다(Imle et al 1997). 예를 들어 ICP가 증가할 위험이 있는 경우 머리를 아래로 두는 자세는 금하고 체위 배액 방법도 수정할 필요가 있다.

급성기 동안 환자가 혼수 상태로 인해 움직이지 못할 때 물리치료의 또 다른 주요 목표는 근육뼈대계 상태보존을 위해 근육과 물렁조직 구축을 예방하는 것이다.

근육뼈대계 상태보존

외상성 뇌손상 후에는 운동조절 손상과 혼수 상태로 인해 효율적으로 움직이지 못한다. 침상 안정, 신체활동 감소, 무사용으로 인해 근육뼈대 및 심폐계에 변화가 쉽게 일어난다. 물렁조직 변화가 일어나고 심폐기능이 감소하면 운동 수행력을 향상하기 위해 고안된 능동적이고 집중적인 훈련이 어려워져 결국 재활을 방해할 가능성이 있다.

뼈대 근육이 고정 상태에 있게 되면 근위축이 발생하고 수축 능력이 손상된다. 근육 조직은 가해지는 요구에 따라 선택적으로 그리고 다르게 반응하며 그 달라진 조건에 반응하여 길이, 부피, 단면적이 변화된다(Tabary et al 1981, Tabary et al 1976). 근육 힘 생성과 신체활동 수준은 힘줄, 인대, 뼈 같은 근육뼈대계의 다른 구성 요소들과 중요한 관계를 가진다. 근육이 뼈대에 가하는 역학적 스트레스가 없어지면 뼈의 탈무기질화demineralization—또는 탈광화—가 일어난다(McLellan 1993). 또한, 뼈와 관절에 가해지는 부하는 뼈 질량과 밀도를 보존하고 건강한 관절 물렁뼈를 유지하는 데 중요하다(Akeson et al 1980).

외상성 뇌손상 후 물렁조직 구축 발생률은 11~81%로, 흔하게 일어난다(Fergusson et al 2007, Moseley et al

2008). 자세나 위치의 영향 그리고 고정으로 인해 단축되기 쉬운 근육은 엉덩관절 굽힘군, 무릎 굽힘근, 발목 발바닥굽힘근 및 뒤침근, 어깨 모음근 및 안쪽돌림근, 팔꿈치 굽힘근, 아래팔 엎침근, 손목 및 손가락 굽힘근, 엄지 굽힘근 및 모음근 등이다. 동물 연구에 따르면 근육이 어떤 길이로 강제로 고정되거나 유지되면 해부학적, 생화학적, 생리학적 변화가 일어난다(Gossman et al 1982). 이러한 길이 관련 변화는 고정, 근육 불균형, 자세 정렬 불량 또는 이 요인들의 결합으로 유발될 수 있다. 더욱이, 이런 변화는 고정 후 몇 시간 내에 시작되며 운동 수행에 심각한 영향을 미칠 수 있다.

강제적 근육 길이 변화가 근육에 미치는 영향을 연구하는 데 사용되는 전형적인 동물 모델은 관절을 석고 붕대로 고정하는 형태다(Herbert 2005). 관절을 단축 위치로 고정하면 근육은 근육원섬유마디[sarcomere]를 잃고, 반면 연장 범위에 고정하면 근육원섬유마디가 추가된다(Coutinho et al 2004). 근육원섬유마디가 소실되면 남은 근육원섬유마디들이 당겨져서 긴장을 만드는 근육의 능력에 영향이 미치며, 최대 긴장력이 고정되었던 길이에서 발생하게 된다(Tabary et al 1972, Williams 1990, Williams & Goldspink 1973). 단축 위치에 고정된 근육내 결합 조직은 정렬—결합조직 방향과 주름 패턴—이 변화하고 근육 조직에 비해 농도가 증가한다(Jarvinen et al 2002). 이 때문에 근육이 더 짧고 더 단단해진다. 기능적 관점에서 보면, 움직이는 동안 근육을 능동적으로 길게 하려면 더 많은 힘이 필요하기 때문에 근육의 뻣뻣함이 증가하면 운동기능에 부정적 영향이 생긴다. 결합조직 재형성[remodelling]은 움직임 부족, 즉 스트레칭 부족과 근육 활동 감소와 관련이 있다고 생각되며(Akeson et al 1987), 근육섬유 적응을 일으키는 자극은 강제된 근육 길이에서 비롯된다. 그래서 근육섬유 단축과 근육 순응성[compliance]이 소실되어 관절 움직임 범위가 감소한다. 고정 후에는 근육 순응성 손상 외에도 힘줄(Herbert & Crosbie 1997)과 인대와 관절주머니(Akeson et al 1987, Akeson et al 1980)의 신장력도 떨어진다.

전기로 단축 범위에서 근수축을 지속적으로 유지하면 근육섬유마디가 소실되는 속도와 양이 더 과장되어 나타나는 것으로 보인다(Tabary et al 1981). 따라서 심각한 외상성 뇌손상 후 발생하는 강직과 근긴장이상 자세가 구축 발생을 더 빠르게 진행시킬 수도 있다.

근력 약화와 근위축은 흔히 무사용에 대한 적응으로 잘 알려져 있다. 흥미롭게도, 운동을 하지 않는 일반인들에서도 매우 활동적이며 느린 연축 근육인 가자미근과 넙다리네갈래근 같은 항중력근에서 무사용성 영향이 가장 두드러지게 나타난다(White & Davies 1984). 예를 들어, 고정 3일만에 넙다리네갈래근 위축이 발생하였다(Lindboe & Platou 1984). 근육이 단축 범위에 고정되었을 때 발생하는 근력 감소는 단순히 근육 크기 감소로 인한 것보다 더 큰 것으로 보인다.

외상성 뇌손상 환자들의 근육뼈대계 상태를 보존하는 데 있어 주요 목표는 물렁조직의 적응 변화를 예방 또는 최소화하는 것이다. 특히 근육 단축과 뻣뻣함 증가를 방지하는 것이다. 다음과 같은 절차를 통해 진행된다.

- 뻣뻣해지고 단축될 위험이 있는 근육과 물렁조직에 수동 스트레칭을 적용한다.
- 뼈와 물렁뼈에 부하를 적용한다.
- 과제지향적 훈련을 하면서 동작의 연장 범위에서 능동 스트레칭을 시행한다.

임상적으로 수동 스트레칭은 구축 예방이나 치료를 위해 사용한다. 권장되는 수동 스트레칭 적용 기간은, 치료사의 손으로 짧게 적용하는 수동 관절운동(Harvey et al 2009; Light et al 1984)에서부터 장비를 사용하여 보다 긴 시간동안 방법, 연속 석고붕대법serial casting을 이용하여 장기간 스트레칭(Moseley 1997)하는 방법까지 다양하다.

재활 문헌에서 권장하는 방법인 수동적 관절운동PROM 운동과 짧은 스트레칭은 구축 발생을 예방하거나 치료하는 데 거의 효과가 없다. 척수 손상 환자를 대상으로 한 임상연구에서는 6개월간 규칙적으로 적용한 수동 발목관절 운동이 발목 가동성에 미치는 영향은 중재를 하지 않은 군에 비해 매우 적은 차이만을 보였다(Harvey et al 2009).

또한 PROM 운동은 물렁조직에 해로운 영향을 줄 수 있다. 강한 수동 움직임으로 발생한 외상과 신경성 이소성 골화heterotopic ossification 사이의 연관성은 오래 전 보고되었고(Silver 1969), 실험 동물에서 간헐적으로 강한 조작을 가하면 이소성 골화를 유도할 수 있다(Vanden Bossche et al 2008). 너무 강하게 큰 범위로 PROM 운동을 하면 근육내 미세 파열을 일으킬 수 있다. 이러한 파열은 근육 내 출혈을 초래하여 골화나 골화성 근염myositis ossificans을 유발하고, 더 나아가 가동성 소실을 야기한다. 골화성 근염의 초기 징후는 운동 범위 감소, 통증 증가 및 부종이다. 가장 흔하게 발생하는 부위는 팔꿈치, 어깨, 엉덩관절 주변이다(Horn & Garland 1990).

강직은 속도 의존성이기 때문에(8장 참조) PROM을 너무 빠르게 수행하면 반사과다hyperreflexia가 항진될 수 있다. 반대로 근력 약화나 마비가 있는 경우, PROM을 관절가동범위 끝에서 수행하면 관절 주위 결합조직을 과도하게 신장시켜 손상시킬 우려가 있다. 이는 특히 근육의 제동 활동에 의존하는 관절, 예를 들어 어깨관절에서 발생할 가능성이 크다.

만약 외상성 뇌손상 환자가 심각한 근력 약화나 마비가 있거나 의식에 변화가 생긴 상태라서 관절을 움직일 수 있는 유일한 방법이 수동 운동뿐이라면, 운동은 천천히 수행해야 하며 범위 끝에서 비정상적인 스트레스를 주지 않도록 주의한다. 이 경우, 팔다리 수동 운동을 하면서 환자에게 지금 하고 있는 움직임을 설명하면서 소통할 기회도 얻을 수 있다.

수동 스트레칭은 자세 취하기나 장비를 사용해 더 오랜 시간 적용할 수 있다. 예를 들어, 경사침대에서 발 아래에 쐐기 모양 발 받침대를 놓고 종아리 근육을 최대한 늘려 30~60분 동안 서 있을 수도 있다(Ben et al 2005)(그림 12-1). 이 자세는 다리 뼈와 물렁뼈에 체중부하를 가해 골밀도를 유지하는 데 필요한 자극을 제공한다. 스프린트를 사용하여 더 긴 시간 동안—8시간 또는 밤새—스트레칭을 적용할 수도 있다(Harvey et al 2006). 장시간의 낮은 부하 스트레칭의 효과를 알아본 임상연구에서는 결과가 일관되지 않는다. 장시간 스트레칭이 단기간 스트레칭보다 효과가 더 좋다는 연구가 있는 반면(Light et al 1984), 다른 연구에서는 차이가 거의 없다고 보고된 경우도 있다(Ben et al 2005, Harvey et al 2006).

부상 후 초기 며칠 동안 혼수 상태에 있는 환자는 구축 예방을 위해 옆으로 누운자세나 반엎드린 자세로 있게 한다. 다리를 약간 굽히고 그 사이에 베개를 두어 엉덩관절 모음 동작을 방지하고, 팔은 어깨를 앞으로 내밀고 팔꿈치를 펴서 베개 위에 올려놓을 수 있다. 공기로 부풀리는 플라스틱 스프린트나 폼foam 스프린트가 자세를 유지하는 데 유용할 수 있다.

생명 징후가 안정되면 특히 혈압과 뇌압이 안정되면, 필요시 외부 장치를 사용해서라도 앉거나 선자세를 시작한다(그림 12-2). 선자세는 뼈에 부하를 가하고 구축이 발생하기 쉬운 물렁 조직을, 예를 들어 다리 굽힘근들을 스트레칭하는 데 효과적이다. 경사침대를 사용하여 똑바로 선자세로 만들 수도 있다(그림 12-1). 이 방법은 자연스러운 서기 동작에서 발생하는 것과 같은 방식으로 뼈에 동적으로 분산된 압박력을 주지는 않는다. 하지만 혈압 변화를 조절하기 위해 환자를 천천히 세워야 할 필요가 있는 경우 경사침대가 필수다. 또한 경사침대 사용은 환자를 서 있는 자세로 유지하고, 단축될 위험이 있는 물렁조직을 충분히 오래 스트레칭할 수 있는 유일한 방법이기도 하다.

선자세는 신체의 여러 장기의 적절한 기능에 필수이므로 환자가 하루 중 일정 시간 동안 선자세를 취하면 추가적인 이득이 있다. 잠재적 이점은 다음과 같다.

- 장bowel 운동과 방광 비우기처럼 내장기관 기능을 자극한다.
- 환기를 향상한다. 내장 기관들이 아래로 이동하여 폐 확장에 필요한 공간을 더 많이 확보할 수 있으며 공기를 폐 바닥엽 쪽으로 재분배할 수 있으며 관류/환기 비율을 변화시킨다.
- 자동조절기능autoregulation이 온전한 경우라면, 뇌정맥 환류가 증가하여 뇌내압을 떨어뜨린다.
- 각성, 주의력, 타인 및 환경과의 상호작용을 향상한다.

자동조절기능에 문제가 있는 경우라면 선자세로 인해 뇌 혈류가 급격히 감소할 수 있으므로 처음 서기를 할 때 혈압과 ICP를 모니터링해야 한다.

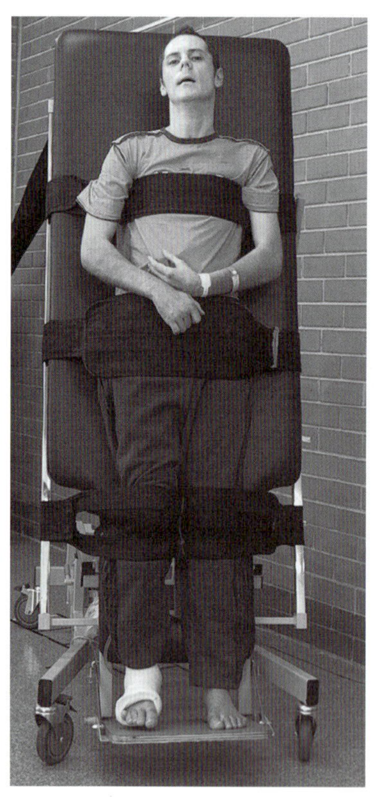

[그림 12-1] 경사침대 이용하여 서기. 발판이 위로 기울어져 있고 오른쪽 발목에는 종아리 근육을 신장하기 위해 연속 석고붕대가 적용되어 있는 것에 주목하라. 경사대 앞에 높은 테이블을 배치하면 수직 자세를 유지하는 동안 인지적 활동, 물건 잡기 및 조작 활동에 참여할 수 있다.

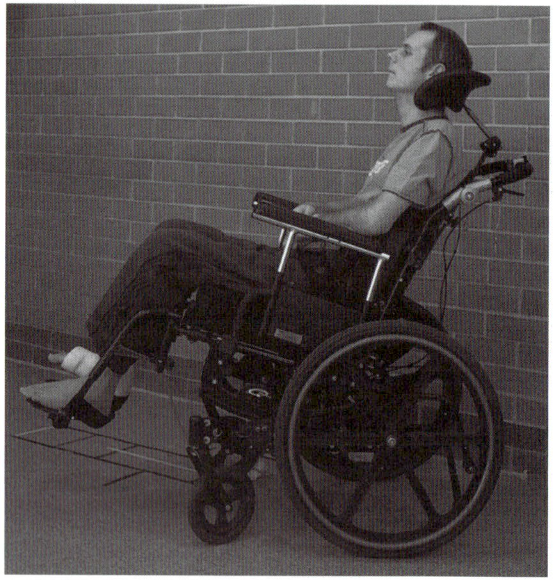

[그림 12-2] Quickie IRIS Tilt Wheelchair처럼 기울임 기능이 있는 휠체어를 쓰면 환자가 똑바로 앉아 치료에 참여하고 자세를 조절할 수 있다. 의자를 뒤로 기울여서 압력 분포를 바꿀 수도 있고 휴식을 취할 수도 있다. 목 폄근 강화를 위해 머리 지지대는 제거할 수 있으며, 발판은 발목을 발바닥쪽으로 유지하도록 조정할 수 있다.

연속 석고붕대는 외상성 뇌손상 환자의 구축을 예방(Sullivan et al 1988)하거나 교정(Moseley 1997, Moseley et al 2008)하는 데 효과적인 것으로 알려져 있다. 근육을 길어진 상태 또는 중립 위치에 석고붕대로 고정하면 결합조직을 늘릴 수 있으며, 동물 연구에서 보고된 바와 같이 근섬유에 근육원섬유마디가 추가되는 데 필요한 자극을 줄 수 있다(Tabary et al 1972). 석고 붕대는 구축 발생을 기다리기보다는 구축 발생의 위험이 있는 경우에 즉시 적용한 경우에 더 성공적이었다(Sullivan et al 1988).

석고붕대 적용과 관련된 중요한 요소는 문헌에 잘 설명되어 있다(Sullivan et al 1988; Moseley 1997). 석고붕대는 움직임을 방지하고 지속적인 스트레칭이 가능하도록 패드[pad]를 최소로 사용한다(그림 12-3a). 두 관절 근육을 석고붕대로 고정하는 경우, 해당 근육이 다른 관절을 지나 늘어나지 않는 위치에서 적용하면 연장 범위를 쉽게 확보할 수 있다(그림 12-3b). 석고붕대를 적용한 즉시 순환이 잘 이루어지는지를 모니터링 해야 하며, 피부 상태를 확인하며 정기적으로 석고붕대를 교체해야 한다. 정기적으로 교체해야하는 또 다른 이유는 근육 구축이 실제로 방지되고 있는지 혹은 교정되고 있는지를 확인하기 위해 관절 범위를 측정해야하기 때문이다(그림 12-4). 합병증을 예방하기 위해서라도 치료사는 숙련되어 있어야 한다. 환자가 깨어 있는 상태에서 근육을 길게 유지하기 위해 근육 이완제나 진정제를 사용할 수도 있다. 그러나 이러한 약물은 뇌 기능을 억제하는 경향이 있으므로 가능하면 사용하지 않는게 좋다.

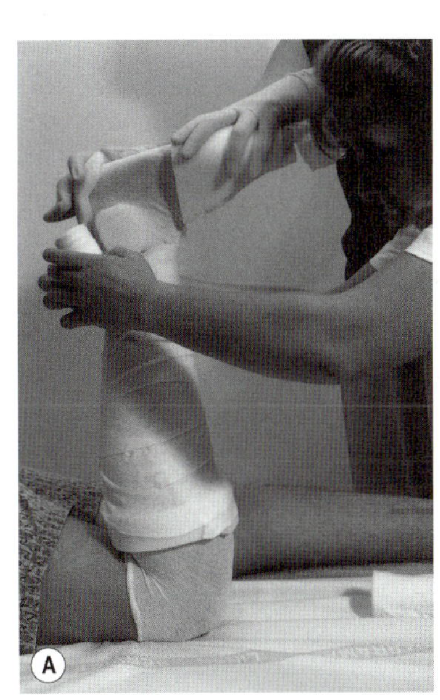

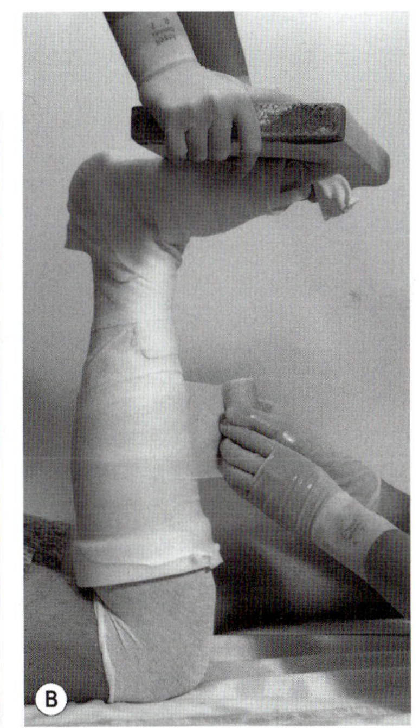

[그림 12-3] 석고붕대 적용. (A) 석고붕대를 감기 전에 뼈 돌출 부위에 탄력 붕대와 패딩을 적용하는 모습. (B) 석고붕대를 감는 동안 발바닥에 보드를 대어 가자미근을 최대한 발등굽힘쪽으로 스트레칭하는 모습. 무릎이 굽혀진 상태에서는 장딴지근이 두 관절에 걸쳐 길어지지 않는다는 점에 주목하라. (Moseley, A. 1997. Physical Therapy, 77, 240-259의 허가를 받아 인용함)

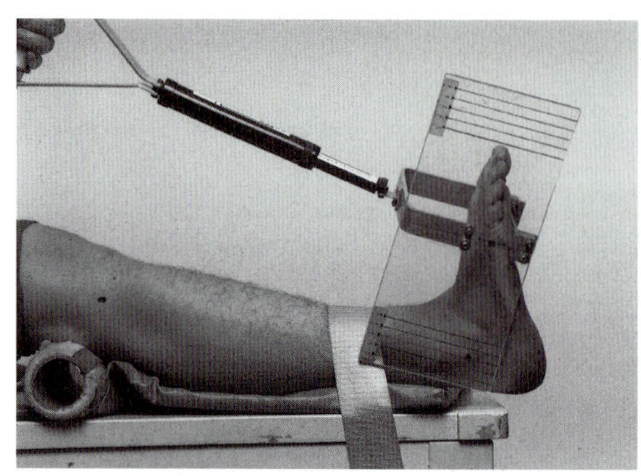

[그림 12-4] 토크 제어 측정 방법. 표준 검사 위치에서 발목관절 수동 발등쪽굽힘을 만들기 위해 정해진 토크를 적용한다. 발목 각도는 피부에 그림 표시점과 사진을 이용하여 측정한다. (Moseley, A. 1997. Physical Therapy, 77, 240-259의 허가를 받아 인용함)

기능적 근육 길이를 유지하는 일은 능동적이고 자발적으로 기능적 움직임을 다시 할 수 있게 만드는 데 중요한 일이다. 운동 훈련이 효과적이려면, 근육이 기능적 길이에 있어야 한다. 그래야 필요한 움직임 범위를 수행할 수 있고 필요한 움직임 범위 내에서 근육이 긴장력을 생성할 수 있다. 근육이 길어져야만 근육이 능동적으로 긴장력을 만들 있는 범위가 증가할 수 있다는 점을 유념해야 한다. 운동과 훈련만으로 근육을 충분히 길게 만들 수 없을 경우에는 석고붕대 적용이 필요하다.

의식 수준의 변화

외상성 뇌손상 이후 나타나는 의식 장애는 크게 세 가지로 나뉜다. 혼수coma는 각성과 인식이 모두 없는 무의식 상태를 말한다(Plum & Posner 1980). 눈은 감겨 있고 수면-각성 주기가 없다. 정의에서 알 수 있듯이, 지시에 대한 운동 반응도 없고 언어 반응도 없다. 혼수 상태는 보통 손상 후 초기 단계에서 나타나며, 대개 3~4주 이상 지속되지 않는다. 몇 주 이상 의식이 돌아오지 않으면 식물 상태vegetative state로 발전할 수 있는데, 이 상태는 자발적 수면-각성 주기는 있지만 대뇌겉질 활동이 없는 상태를 의미한다(Jennett & Plum 1972). 식물 상태는 환자가 인지적 반응을 보이지 않지만 말에 반응해 눈을 뜨고 깨어난 상태를 보여주는 경우다. 수면-각성 주기와 혈압, 호흡은 정상 상태로 유지되지만, 환자는 언어적 상호작용을 하거나 조직적이고 구체적인 운동 반응을 보이지 못한다(Garner & Valadka 1994). 이 상태를 두고 '깨어 있으나 인식은 불가능한' 상태라고 표현하기도 한다. 의식이 있다는 근거가 불규칙적으로 나타나는 환자는 최소 의식 상태minimally conscious state로 분류된다(Giacino et al 2002). 최소 의식 상태의 정의는 '의식이 심각하게 손상된 상태로, 자신이나 환경에 대한 인식이 행동으로 아주 드물게, 하지만 명확하게 나오는 상태'다(Giacino et al 2002, pp 350-1).

의식 변화의 유형과 다른 의식 장애 상태, 그리고 잠금증후군locked-in syndrom을 구분하는 것은 재활 프로그램을 계획하고 환자의 가족을 지원하는 데 중요한 역할을 한다(관련 내용 Giacino et al 2002). 이를 위해 자기공명영상과 자기공명분광법 같은 새로운 기술들이 개발되고 있으나 아직까지 정확성이 충분하지 않다(Weiss et al 2007). 이러한 진단 도구들이 완전히 검증되기 전까지는 외상성 뇌손상 환자의 상태를 신중하고 체계적으로 임상적으로 관찰하여 분류해야 한다. 최소 의식 상태를 모니터링하기 위해 개발된 여러 가지 임상 사정 도구들이 있다(Giacino & Whyte 2005). 예를 들어, 웨스턴 신경 감각 자극 프로파일Western Neuro Sensory Stimulation Profile은 각성과 주의력, 청각과 시각 그리고 촉각 반응, 표현 의사소통 영역을 체계적으로 사정하며(Ansell & Keenan 1989), 최소 의식 상태에서의 회복 과정을 추적하는 데 사용된다(Taylor et al 2007).

의식 변화가 있는 외상성 뇌손상 환자를 둘러싼 환경도 고려해야 한다. 환경적 요인을 고려하지 않으면 무의식 상태의 환자는 정상적인 감각 입력이 부족할 뿐 아니라, 24시간 동안 여러 과정—체위 변경, 기관 자극, 위생 처리, 영양 공급 과정—에서 자극적이고 고통스러운 감각 입력을 받을 수 있다. 중재의 시점을 결정하는 것도 물리치료사의 역할이다.

가족의 참여, 교육, 상담도 중요한 고려사항이다. 가족과 의료팀 구성원은 환자에게 말을 거는 것이 중요하다는 점, 침대 주변에서 대화할 때 환자의 감정을 고려해야 한다는 점, 환자의 존엄성을 유지하기 위해 신체를 덮어줘야 한다는 점, 환자로부터 일부 능동적인 반응을 유도하는 구체적인 자극을 제공해야 한다는 점을 이해해야 한다. 가족들은 환자가 선호하는 이름, 관심사, 좋아하는 것과 싫어하는 것에 대한 중요한 정보를 제공할 수 있다.

혼수상태로부터 회복

혼수 상태에서의 회복은 눈을 뜨는 기간으로 결정짓는다. 눈을 뜬다는 것은 각성 상태와 관련된 기전이 회복되고 있음을 나타낸다. 혼수 상태 이후에는 최소 의식 상태로 발전할 수 있다. 이 단계에서는 외상성 뇌손상 환자가 자기 자신 또는 주변 환경에 대해 의식적으로 인식한다는 것을 불규칙하게 보여주기 시작한다. 아스펜 신경행동 위원회Aspen Neurobehavioral Conference Workgroup는 최소 의식 상태로 진입하는 기준 4가지를 제안하였다. 이중 적어도 하나의 기준이 관찰되어야 한다(Giacino et al 2002).

- 간단한 지시에 따름
- 몸짓 또는 구두로 예/아니오 반응
- 이해할 수 있는 언어적 발화
- 관련 환경 자극에 따라 보이는 목적있는 움직임이나 감정적 행동들. 예를 들어 적합한 미소 짓기나 사물 잡기 위해 팔을 뻗는 동작 등

아스펜 위원회에 따르면 최소 의식 상태에서 깨어나는 것을 확인하기 위한 조건은 일관되고 신뢰할만한 기능적인 의사소통이 가능해야 하고 또는 두가지 다른 물체를 기능적으로 사용하는 것이다(Giacino et al 2002). 기능적 의사소통은 두 번의 연속적인 사정에서 여섯 가지 상황 관련 질문에 100% 정확한 예 또는 아니오 대답을 한 경우에 확정한다. 상황적 지남력 질문은 "당신은 앉아 있습니까?"와 같은 질문이다. 기능적 물체 사용은 두 번의 연속적 사정에서 적어도 두 개의 서로 다른 물체를 적절하게 사용—예를 들어 빗을 머리에 대는 행동—할 때 확정한다. 최소 의식 상태에서 벗어났다는 것은 보다 집중적인 재활에 참여할 준비가 되었음을 의미한다.

의식 회복을 촉진하기 위해 약물 치료와 감각 자극 프로그램 같은 몇가지 중재법들이 연구되었지만 효과가 입증된 것은 없다(Giacino & Whyte 2005). 현재 최선의 치료 방법은 합병증—구축, 욕창, 호흡기 감염 등—을 예방하고 환자가 의식을 회복하는 동안 영양상태를 유지해주는 것이다. 혼수 상태, 식물 상태 또는 최소 의식 상태에서 깨어나는 과정을 모니터링하기 위해 정기적인 검사를 실시하는 것이 재활 팀과 가족에게 필요한 일이다.

환자가 더 정상적인 기능을 회복하려면 삼킴(연하), 자발적 호흡, 효율적인 기침, 얼굴 표정, 제스처 및 언어를 통한 의사소통 능력을 다시 확립하는 것이 필수다. 혼수 상태에서 회복될 때, 명확하고 쉽게 예/아니오 대답을 할 수 있는 방법을 마련하는 것이 의사소통을 재구축하는 데 매우 중요하다. 의사소통을 돕기 위한 옵션으로는 눈짓, 얼굴 표정, 제스처, 문자, 기호 또는 그림이 포함된 의사소통 보드 등이 있다(그림 12-5).

환자가 몇 분 동안 자발적으로 호흡할 수 있게 되면 일시적으로 인공호흡기에서 분리한다. 호흡곤란을 유발할 수 있는 긴장과 불안이 생성되지 않게 해주고 자발적인 호흡 시간을 점차 늘린다. 발음, 발성, 식사는 호흡 조절에 달려 있다. 코위관[nasogastric tube]과 기관절개관을 모두 사용하는 환자는 이 관들이 제거된 후에 이런 기능들을 향상하기 위한 훈련이 필요하다. 몸통과 머리를 세운 자세가 삼킴, 폐 확장, 기침, 방향 감각 회복, 눈 맞춤, 의사소통을 촉진하는 데 중요하다. 만약 환자가 혼자 앉을 수 없거나 머리를 세울 수 없는 경우 외부 고정 장치가 필요하다(그림 12-2).

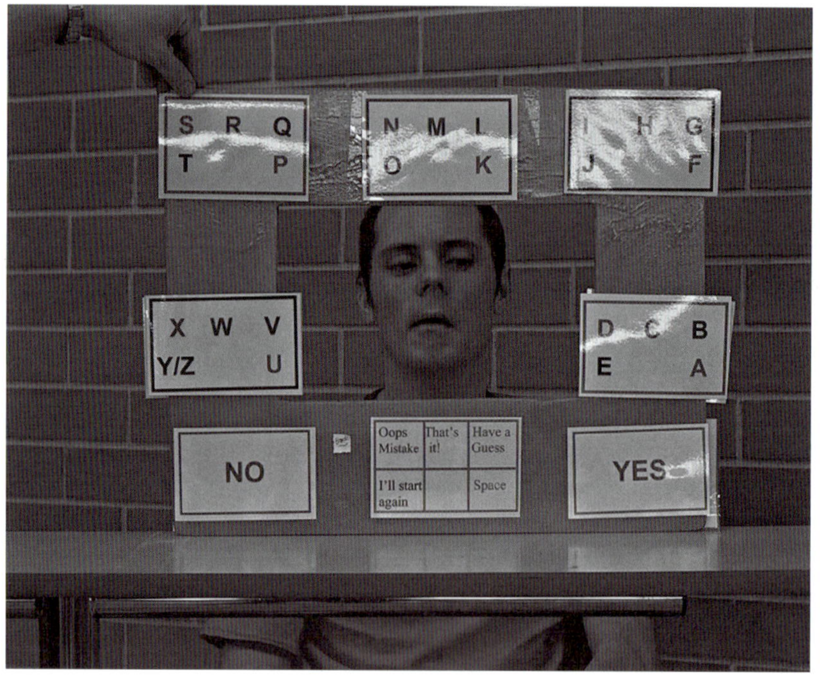

[그림 12-5] 조기 재활에서 중요한 것은 환자와 의미 있는 의사소통이 가능하게 만드는 일이다. 이 젊은 남자 환자는 양쪽면으로 되어 있는 의사소통 보드를 사용하여 눈짓으로 간단한 질문에 대답한다.

다리뇌, 중간뇌, 숨뇌에 걸쳐 형성되어 있는 그물체reticular formation가 각성과 관련된 것들을 조절하는 것으로 보인다(Kelly & Dodd 1991). 따라서 머리와 목의 방향을 바꿀 수 있는 선자세가 각성을 촉진할 가능성이 높다. 또한 선자세는 배변 및 배뇨 조절 기능 회복을 포함하여 여러 신체 기관의 정상적인 기능을 위해 필수다.

의식에서 깨어난 후 외상성 뇌손상 환자는 보통 기억상실 상태에 있으며 혼란스러운 행동을 보인다(Jennett & Teasdale 1981). PTA 기간에는 심각한 선행성 기억장애—외상후 사건에 대한 기억상실—와 함께 지남력 상실, 불안, 피로, 혼란스러운 말투와 같은 문제들이 동반되어 나타난다(Ahmed et al 2000). 전체 환자의 약 20% 환자들에서 나타나는, PTA 초기 기간 동안 흔히 관찰되는 행동은 집중력 저하, 자기 모니터링 상실, 배회, 불안, 비논리적 말투, 공격성이다(Weir et al 2006).

PTA가 선행성 기억상실을 동반하기 때문에 이 기간 동안에는 새로운 학습이 불가능하다고 여기는 경우가 많다. 그 결과 기능적 사정과 집중적인 재활은 PTA 상태에서 벗어난 후에 진행된다(Tate et al 2000). 그러나 운동기술 학습과 같은 절차적 학습은 PTA 동안에도 가능하다(Ewert et al 1989, Weir et al 2006). 외상성 뇌손상 이후 PTA 상태인 소수의 환자들을 대상으로 한 연구에서 이런 내용이 입증되었다(Ewert et al 1989). 환자들은 거울 읽기에 사용된 단어를 인식하는 것과 이전 검사 세션에 대한 세부사항을 묻는 설문지 조사 같은 서술적declarative 과제에서는 기억이 손상된 상태였지만, 거울 읽기 과제, 미로 과제, 주시 추적과제 같은 절차적procedural 과제에서는 향상을 보였다. 이는 외상성 뇌손상 환자들이 운동기술을 학습할 수 있는 능력이 있으며 PTA 동안에도 과제지향적 훈련에서 이점을 얻을 수 있음을 시사한다.

PTA 단계의 환자가 에 적극적으로 참여하도록 하기 위해서는 적절한 행동 전력과 환경적 전략이 필요하다. 환자의 참여를 촉진할 수 있는 접근법은 다음과 같다.

- 환자와 연관된 과제들을 부분이 아닌 전체로 연습하기
- 과제를 쉽게 수행하도록 환경 구조화하기
- 구체적인 목표 사용하기
- 시범을 보여주고 환자와 함께 운동하기
- 도수 보조와 지시의 양을 최소화하기
- 반복 수를 많이 올려 연습하기
- 연습은 짧고 빈번하게 시행하기
- 공격적 행동을 유발하는 자극을 훈련 환경으로부터 제거하기

PTA 단계는 가족과 의료진 모두에게 힘든 상황이지만, 환자의 자연스러운 회복이 지나친 진정제 등의 사용으로 방해받지 않도록 하는 것이 중요하다. 가족들은 환자의 생명에 대한 걱정이 사라지면 이제 미래에 대한 걱정을 고민하기 때문에 안심시켜줄 필요가 있다. 가족들은 환자의 변화된 행동에 대처하고, 발생할 가능성 있는 어려움에 대비하고, 단기적인 목표와 함께 예상되는 최종 회복 정도에 대한 어느 정도의 정보를 제공받기 위해 조기 상담이 필요하다. 이제는 PTA 예상기간을 비교적 정확하게 추정할 수 있기 때문에, PTA 상태에서 벗어나는 과정을 모니터링하기 위해 매일 검사를 실시하는 것이 재활팀과 가족에게 유용하다(Tate et al 2001).

PTA가 종료되는 시점은 회복 과정에서 중요한 단계이며 다른 정신 기능의 회복과 관련이 있다. PTA가

종료되는 과정은 환자마다 다르게 진행되며 점진적으로 이루어진다. 기억상실은 지남력 혼란이 해소되기 전에 먼저 해결되는 경향이 있다(Tate et al 2000). 지남력 혼란은 일반적으로 먼저 사람에 대한 지남력이 회복하고 그다음 장소에 대한 지남력, 마지막으로 시간에 대한 지남력 순으로 회복한다(Tate et al 2000, Weir et al 2006). 또 PTA 단계의 전형적인 행동들도 서서히 사라지는데, 비논리적 발화incoherent verbalization와 공격성은 초기에 사라지고, 그 후에 배회와 불안이 해소되며, 마지막으로 집중력 부족과 자기 모니터링 부재가 해소된다(Weir et al 2006).

방광 및 대장 기능

외상성 뇌손상 후 요실금(Chua et al 2003, Leary et al 2006)과 대변 실금(Leary et al 2006)은 비교적 흔하지만, 방광과 대장 관리는 다학제적 치료에서 잘 다뤄지지 않는 경우가 많다(Leary et al 2006). 실금에 기여하는 요인으로는 근육 약화, 인지장애, 신경인성 방광 및 대장 기능부전이 있다. 이동 능력이 느려져 있고, 의사소통이 원활하지 않으며 움직임을 시작하는 능력의 손상되어 있는 것도 실금에 기여하는 요인들이다. 신경인성 방광 기능부전은 배뇨 후 잔뇨량을 측정하여 평가한다(Chua et al 2003). 철저한 평가 후, 중재는 외부 수집 장치 사용, 골반바닥근 운동, 이동 능력 및 의사소통 훈련, 또는 방광 훈련 프로그램 등으로 진행한다.

5 재활: 전반적 관점

외상성 뇌손상 환자의 재활은 물리치료사, 작업치료사, 사회복지사, 언어치료사, 신경심리학자, 임상심리학자, 의사, 간호사, 레크리에이션 전문가, 직업 재활 상담사 등 다양한 전문 인력이 참여하는 종합적인 재활 서비스가 제공되어야 한다. 재활은 응급 수술실이나 중환자실에서 시작하여 재활 센터에서 이어지거나 환자 집 또는 전환기 생활 센터에서 재활 센터로 방문하는 방식으로 진행될 수 있다. 전환기 생활 센터의 경우 병원 기반의 시설에서 지역사회로 재진입하는 데 도움이 된다. 환자와 가족에게 바뀐 신체적, 정신적, 사회적 능력을 이해하고 받아들일 수 있도록 정기적으로 도움을 제공해야 한다. 심각한 뇌손상을 입은 환자의 재활은 수년에 걸쳐 지속되며, 일부 환자는 장기적인 돌봄이 필요할 수 있다.

재활 결과를 예측하고 회복의 시간 경과와 회복 정도를 예측하는 문제는 복잡하며 여러 요인에 영향을 받는다. 외상성 뇌손상 재활의 결과를 조사하는 연구가 어려운 이유는 회복 과정이나 최종적으로 도달할 회복 정도를 측정하는 방법이 일치되지 않았으며, 대상자에 다양한 환자군이 포함되기 때문이다. 전향적 코호트 연구에 관한 체계적 고찰에 따르면, 장기간 장애에 대한 강한 예측 요인은 고령, 사고 전 실업, 사고 전 약물 남용, 퇴원 시 장애 수준이었으며, 비생산적 상태에 대한 강력한 예측 요인은 사고 전 실업, PTA 지속기간, 재활 입원 시 장애 수준, 사고 전 약물 남용이었다(Willemse-van Son et al 2007).

외상성 뇌손상은 본질적으로 미만성 및 다병소multifocal 손상을 동반한다. 그래서 손상 양상, 범위, 심각도에 따라 감각운동, 인지, 행동, 성격의 장애가 크게 다를 수 있다. 치료사는 신체적, 인지적, 행동적 장애 간의 복잡한 상호작용을 이해하고 있어야 한다.

인지 손상과 행동 변화

인지기능 손상과 성격 및 행동 변화가 재활과 사회 재통합에 가장 큰 영향을 미친다는 점은 오래전부터 알려져 있다(Jennett & Teasdale 1981, Marsh et al 2002, Wood & Rutterford 2006). 이러한 결함이 환자와 가족에게 미치는 영향을 연구한 문헌에 따르면, 외상성 뇌손상을 경험하는 것은 설령 간단한 뇌진탕이라할지라도 누구에게나 중대한 사건이다(Jennett & Teasdale 1981). 심각한 손상을 입은 사람은 며칠, 때로는 몇 주 동안 아무것도 기억하지 못하는 상태로 깨어난다. 환자는 모르는 상황에서 가족들은 생명을 염려하다가 나중에는 정신 상태에 대한 걱정을 하게 된다. 그러나 몇 달이 지나면 실제 상황을 이해하고 장래 겪게될 일들을 인식하고 이해하게 된다. 환자가 집으로 돌아갔을 때서야 비로소 그 상해가 본인과 가족에게 미친 영향의 진정한 규모를 깨닫게 되는 경우가 많다.

인지

외상성 뇌손상 후에는 다양한 인지 손상이 보고되며, 그중 가장 흔한 것은 학습과 기억, 정보 처리 속도, 주의력, 실행기능 부전이다(Draper & Ponsford 2008, Mathias & Wheaton 2007, Millis et al 2001, Tate et al 1991). 이러한 손상은 중등도에서 매우 심각한 외상성 뇌손상에서 초기부터 나타나며(Tate et al 1991), 손상 후 5~10년 후에도 여전히 존재한다(Draper & Ponsford 2008, Millis et al 2001). 외상성 뇌손상 후 이러한 인지 손상이 비교적 흔하게 나타나지만, 각 환자가 보이는 손상 조합은 매우 다양하다(Tate et al 1991). 외상성 뇌손상 이후 인지 손상에 대한 개요는 다음을 참고하라; Lezak(1995).

환자와 가족들이 빈번하게 인식하는 손상은 기억과 학습 손상이다. 기억은 작업기억, 언어적 및 시각적 즉시기억, 학습 속도, 의미론적semantic 지식 활용, 망각 속도, 간섭에 대한 민감성, 역행적 기억상실, 전향적 기억 등의 여러 구성 요소로 이루어져 있다(Vakil 2005). 신경심리학적 검사를 통해 기억과 학습 손상의 정확한 특성을 밝히는 것은 어렵지만, 기억 손상이 있는 사람이 운동 과제를 다시 학습할 때는 많은 반복 연습이 필요할 듯 하다. 워크시트, 사진, 비디오 등을 사용하여 연습해야 할 과제와 치료 목표를 기록하면 과제지향적 훈련에 도움이 된다.

기억 보조 기구와 전략들도 외상성 뇌손상 환자가 일상생활을 영위하는 데 도움이 될 수 있다. 후천적 뇌손상 후 기억 손상이 있다고 자가보고한 사람 101명—그중 69명은 외상성 뇌손상 환자—을 대상으로 한 설문 조사에서, 대상자 중 40% 이상이 성공적으로 사용했던 기억 전략은 벽에 달린 달력 또는 차트, 노트북, 리스트, 약속 다이어리, 다른 사람에게 상기시켜 달라고 요청하기, 물건을 찾기 위해 정신적으로 되짚어 보기, 알람 시계 등이었다(Evans et al 2003). 독립성과 6가지 이상의 기억 보조 도구나 전략 사용 사이에는 유의한 관련성이 있었다. 기억 보조 기구의 성공적인 사용 여부는 네 가지 변수로 예측할 수 있었다. 예측 변수는 (1) 현재 연령이 낮은 경우 (2) 손상 후 경과된 시간이 짧은 경우 (3) 이전에 더 많은 기억 보조 도구를 사용한 경험이 있는 경우 (4) 뚜렷한 주의력 손상이 경미한 경우였다(Evans et al 2003). 알람 기기나 휴대전화 알림 같은 기억보조 전자기구도 자기관리 작업, 약 복용, 약속 참석과 같은 일상생활 활동의 성공률을 높이는 데 효과적인 것으로 나타났다(Culley & Evans 2009, Wilson et al 2001).

주의력 손상에는 특정 과제에 집중하는 데 어려움, 여러 과제 사이에서 주의력을 분배하는 데 어려움, 오랜 시간 동안 주의를 유지하는 데 어려움, 전반적인 주의력 용량의 저하 등의 문제가 포함될 수 있다(Mathias & Wheaton 2007). 정보 처리 속도는 인지기능, 특히 주의력에 큰 영향을 미칠 수 있다(Mathias & Wheaton 2007). 주의력 결핍이 있고 처리 속도가 늦을 때도 과제지향적 훈련은 가능하다. 주의를 집중하고 지속하는 데 도움이 되는 전략으로는 환자에게 관련이 있는 흥미로운 과제를 이용하여 훈련하기, 명확한 시각 또는 청각 신호와 되먹임 제공하기, 주의가 산만해지지 않도록 환경 조정하기 등이 있다. 어떤 과제를 반복할 때 걸리는 시간, 가령 블록 위로 10번 오르내리는 데 걸리는 시간을 되먹임으로 제공하면 속도를 증가하는 데 도움이 된다.

두 개 이상의 과제에 주의를 분배하는 능력은 공공교통 이용이나 붐비는 복도를 걷는 것처럼 열린 과제^open task^의 숙련된 수행을 위한 필수 능력이다(Gentile 2000). 그러나 외상성 뇌손상을 포함한 후천적 뇌손상을 입은 사람들은 이중과제 조건에서 즉 두 가지 과제를 동시에 수행할 때가 단일 과제를 수행할 때보다 속도가 느려지거나 오류가 증가하는 경향이 있으며, 이런 경향은 건강한 대조군에서는 관찰되지 않는다(Haggard et al 2000). 이중과제 조건에서의 연습이 외상성 뇌손상 환자의 수행 능력을 향상시키는 것으로 나타났다(Evans et al 2009).

신경심리학적 사정을 통해 환자의 인지적 강점과 약점을 파악할 수 있다(Lezak 1995). 외상성 뇌손상 후 인지 손상을 위한 재활 중재는 크게 특정 인지기능을 회복하기 위한 중재—예, 특정 기술 연습과 컴퓨터 과제 같은—와 만성적인 인지 결손에 대처하기 위한 보상 전략을 학습하는 데 중점을 둔 중재로 나눌 수 있다. 세 가지 대규모 체계적 고찰 연구에서 인지 재활의 효과를 평가하였다(Cicerone et al 2000, Cicerone et al 2005, Rohling et al 2009). 이중 가장 나중에 발표된 연구에서는 주의력 재활이 주의력 관련 결과를 향상하는 데 효과가 있다는 강한 근거를 제공하였으나, 기억 재활은 중간 정도의 효과크기를 보였다고 하였다(Rohling et al 2009).

실행기능 부전은 계획, 의사결정, 자기 모니터링, 문제 해결, 억제, 주의력과 같은 고차원적 구성 능력이 손상된 경우다. 이러한 능력들을 통해 우리는 목적 지향적이고 자기 중심적 활동에 참여할 수 있다(Lezak 1995). 이 특성들이 손상되면 의사소통, 사회적 상호작용 및 행동에 광범위한 영향이 생긴다. 실행기능 부전에 대한 치료는 다단계 과제, 전략적 사고, 다중 과제 수행을 훈련하는 것에 중점을 둔다. 이런 치료는 개별 또는 그룹 세션으로 시행할 수 있으며, 인지 관련 손상, 활동, 참여 수준에서 즉시적인 효과와 지속적인 효과를 낼 수 있다(Kennedy et al 2008). 실행기능 부전이 있을 때 과제지향적 훈련을 촉진하기 위한 전략으로는 수행할 운동을 기록하는 워크시트, 사진, 비디오 사용, 그리고 명확한 신호와 지침, 되먹임, 목표 제공 등의 방법이 있다.

행동 변화

외상성 뇌손상 후에는 기분과 행동조절 문제가 분명히 나타나며, 이마엽 손상으로 나타나는 통제되지 않은 행동이 인지적 손상과 관련이 있다는 사실이 분명해지고 있다(Lezak 1995, Ylvisaker et al 2003). 행동 관련 문제는 주로 욕동^drive^ 감소와 통제 불능 문제 두 가지 유형으로 나눌 수 있다(Ylvisaker et al 2003). 욕동 감소와 각성 문제와 함께 일어나는 행동 문제는 활동 시작이 느리고, 무기력하며, 흥미를 잃고, 둔감하고, 자발성이 부족하며, 감정적 반응이 없고, 주의가 산만하며, 전반적으로 반응이 느려지는 식으로 나타난다. 반면 통제 불능과 관련된 행동은 억제 상실, 충동적 행동, 감정 기복, 분노 조절 문제, 공격성, 성적 부적절 행동, 집착, 그리고 전반적인 사회적 판단력 부족 등이 있다.

이러한 신경행동적 후유증의 유병률과 중증도를 추정하는 것은 어렵다. 한 연구에서는 외상성 뇌손상으로 병원에 입원한 성인 164명의 집단 중 약 2/3가 1년 후 신경행동적 증상을 보였으며, 약 40%가 3개 이상의 증상을 나타냈다(Deb et al 1999). 집단의 10% 이상에서 중등도에서 중증의 문제를 일으킨 행동으로는 수면 문제(17%), 조급함(15%), 짜증(14%), 기분 변화(14%), 사회화 문제(13%), 피로(13%) 등이었다(Deb et al 1999). 이에 반해, 중등도에서 중증의 외상성 뇌손상 환자 62명의 보호자들이 1년 후에 평가한 문제 행동 항목은 다음과 같은 행동이었다. 조급함(73%), 충동성(63%), 과민함(61%), 유아적 행동(60%), 논쟁적 태도(58%), 분노(55%), 흥미 부족(53%), 동기 부족(53%), 우울(52%), 불안(52%), 통찰력 부족(50%) (Marsh & Kersel 2006). 도발적 행동으로 전문 재활 시설에 입원한 79명의 외상성 뇌손상 환자 중 언어적 공격성이 가장 흔한 행동이었으며(89%), 그다음으로는 부적절한 사회적 행동(81%), 타인에 대한 신체적 공격(48%), 행동 개시 부족(41%) 등이었다(Kelly et al 2008).

도발적 행동을 보이는 외상성 뇌손상 환자의 재활은 단순히 타인에 의해 '부적절하다'고 여겨지는 행동을 부분적으로 줄이는 것이 아니라, 개인의 의미 있는 역할을 형성하는 것을 포함하여 종합적인 생활 방식의 변화를 목표로 해야 한다(Ylvisaker et al 2003, p.16). 중재의 틀은 응용 행동분석Applied Behaviour Analysis에 기반하며, 의미 있는 역할을 형성하기 위해 필요한 행동을 계발하는 치료를 제공한다(Ylvisaker et al 2003). 응용 행동분석은 행동의 선행 조건과 결과에 관한 조사를 포함한다. 선행 조건은 행동이 발생하기 전에 일어나는 사건이나 상황으로, 행동을 '유발'하는 조건을 설정하는 것을 말한다. 예를 들어, 활동 간 전환하는 것, 일상적 반복에 변화를 주는 것, 선택의 여지 없이 요청하는 것, 환자의 요구에 '아니요'나 '하지만' 같은 특정 언어 사용하는 것이 외상성 뇌손상이 있는 아이에게서 신체적 공격성을 유발하는 선행 조건임이 신중한 관찰을 통해 밝혀졌다(Pace et al 2005). 외상성 뇌손상 재활에서 성공적이었던 선행 조건 중점 전략은 환경 단순화, 일관성과 통제, 신중하게 계획된 의사소통 방법, 명확하게 설정되고 동의된 치료 목표와 일정, 표지판이나 알림판 같은 도구 사용이었다(Ylvisaker et al 2003). 응용 행동분석의 행동 구성 요소는 적절한 행동의 사례를 강화하고 부적절한 행동의 사례를 무시하는 것을 포함한다. 외상성 뇌손상 재활에서 사용된 보상으로는 칭찬, 관심, 사회적 상호작용 같은 사회적 보상, 음식, 돈, 포인트 또는 토큰 획득이 있다(Ylvisaker et al, 2003).

소수의 외상성 뇌손상 환자들은 심각한 도발 행동을 보여 재활 및 지역사회 복귀가 어려워지는 경우가 있다. 이런 부류의 환자들의 경우, 행동 수정 병동 같은 고도로 구조화된 환경에서 행동 수정이 필요하다. 이 프로그램에서는 모든 적절한 행동에 대해서는 긍정적인 강화물—쿠폰이나 특권, 관심, 주의 및 칭찬—을 제공하고, 부적절하거나 사회적으로 용납되지 않는 행동에 대해서는 이런 강화물을 엄격히 차단하는 방식으로 진행한다(Eames & Wood 1985, Wood 1987). 이 프로그램에서는 다음과 같은 내용을 목표로 한다(Eames et al 1990).

- 적절한 행동이 나타날 때마다 보상한다.
- 부적응 행동을 유지하는 보상은 중단한다.

- 부적응 행동이 발생할 때마다 짧은 기간 동안 모든 긍정적 강화물을 차단한다.
- 부적응 행동이 발생하면 사전에 고지한 벌칙을 적용한다.
- 매우 심각하거나 저항적인 부적응 행동에 대해 환자가 꺼려하는 벌을 적용한다.

의사소통

의사소통 문제는 외상성 뇌손상에서 흔하게 나타나는 문제다(Sarno 1980, 1984). 왼쪽 대뇌반구에 국한된 손상을 제외하고 외상성 뇌손상 후 언어 기능부전는 뇌졸중 후 나타나는 실어증과 상당히 다르다. 일반적인 언어 검사에서는 적절한 결과를 보여도 실제 대화 수준에서는 언어가 비효율적인 경우가 많다(Togher 2000). 실어증 환자들은 흔히 말하는 것보다 의사소통을 더 잘한다. 반면 외상성 뇌손상 환자들은 말은 잘하지만 의사소통 능력은 떨어지는 경향이 있다(Milton & Wertz 1986). 이러한 인지적 의사소통의 어려움은 외상성 뇌손상 환자가 경험하는 인지적 및 행동적 손상, 예를 들어 기억과 자기조절 문제, 주의력 분산 등의 문제에서 비롯된다. 외상성 뇌손상 환자의 의사소통을 최적화하기 위한 새로운 전략으로 외상성 뇌손상 환자의 의사소통 파트너를 훈련하는 방법(Togher et al 2004)과 환자를 위한 사회성 기술 훈련(McDonald et al 2008)이 개발되고 있다.

혼란과 일반적으로 부적절한 행동이 특징적으로 일어나는 회복 과정에서는 다음과 같은 의사소통 관리가 필요하다. 느리고 답답한 말에 인내심을 가지고 기다려 주기, 지남력과 관련된 적절한 단서를 제공하기 그리고 환자의 이름을 부르며 대화를 한다든지, 눈을 마주보며 기다려 준다든지, 유도어 등을 사용하는 식의 주의집중을 위한 전략 사용하기, 긍정적 상호작용 지향하기 등의 방법이다. 의사소통을 촉진하는 다른 방법으로는 다음과 같은 방법들이 있다(Ylvisaker & Urbanczyk 1994), Togher et al 2004).

- 형태와 내용 면에서 단순한 언어 사용하기
- 의사소통이 성공할 가능성이 있는 환경 조성하기
- 성공적인 의사소통을 위해 다양한 의사소통 상호작용의 특성 이해하기
- 특정 유형의 의사소통 상호작용에 맞는 단서 사용하기
- 대상자를 존중하며 소통하기
- 보호자나 감시자처럼 대하지 않기
- 흥분하거나 집착하는 행동 다른 방향으로 유도하기

과제지향적 훈련

외상성 뇌손상은 미만성 특성 즉, 광범위하게 영향을 미치기 때문에, 주요 감각운동 손상이 다양하고 복잡하게 나타나며, 근약화나 협응 상실, 과반사증, 강직, 소뇌성 조화운동못함증, 떨림, 운동이상증, 기본 감각 또는 감각 지각 처리과정 손상 같은 감각 이상이나 이런 증상들이 결합된 손상이 나올 수 있다. 이러한 신경학적 손상 외에도 일부 환자는 골절, 척수 손상, 뇌신경 손상 등의 다른 외상을 동반할 수 있다. 많은 대상자들이 근육뼈대계, 심폐계, 대사계통의 이차적 합병증을 가지고 재활에 참여하며, 때로는 이러한 모든

요인이 복합적으로 작용하여 일상생활 활동과 기술 수행에 방해를 받게 된다. 유산소 능력이 떨어지고 쉽게 피로해지는 특성 때문에 운동 훈련 참여에 제한을 받는다. 물리치료의 주요 목표는 대상자가 수행할 수 없거나 어렵게 수행하는 기능적 동작을 효과적이고 효율적으로 할 수 있도록 훈련하는 것이다.

물리치료사는 주요 감각운동 손상의 병태생리학(8~10장에서 설명)을 이해하고 환자가 일상생활 동작을 수행할 때 나타나는 적응이나 보상에 대해 잘 알고 있어야 한다. 물리치료사의 주요 역할은 앉고 설 때의 균형, 물건에 손을 뻗고 조작하는 과제, 걷기, 계단 오르기, 달리기 같은 일상생활 동작을 더 효과적으로 수행할 수 있도록 훈련하는 것이다. 운동기술 훈련은 2장과 4장~7장에서 설명하였다. 외상성 뇌손상 재활과 관련된 물리치료 중재에서 중요한 몇 가지 세부사항은 여기에서 다룬다.

물리치료 평가에는 주로 감각운동 손상의 영향에 대한 관찰과 분석이 포함된다. 평가에서는 대상자의 의사소통, 인지, 행동 관련 손상에 대한 정보와 복시나 청력 손상 같은 다른 관련 정보들도 수집된다. 이런 손상들은 운동기술 훈련에 적극적으로 참여하는 능력에 영향을 미친다. 초기 사정 시에는 환자가 실어증을 보일 수도 있고, 주의집중 시간이 짧거나, 부적절하고 반사회적인 행동을 하고, 단기 기억 손상이 있을 수도 있기 때문에 사정이 어려울 수도 있다. 물리치료사는 과제 수행이 어느 부분에서 어려운지를 명확하게 파악하기 위해, 과제에 관한 신체적, 인지적, 사회적 요구 사항을 고려할 필요가 있다. 달리 말하자면 기능적 수행 문제는 주요 감각운동 손상으로 인해 발생할 뿐만 아니라, 짜증이나 단기 기억상실, 주의집중 시간 부족, 무기력 또는 동기 부족 같은 다른 손상에 의해서도 발생할 수 있기 때문이다.

측정은 실제 생활에서의 기능 수행, 즉 기능 척도로 측정되는 일상생활 동작 수행에 초점을 둬야한다(3장 참조). MAS(운동사정척도, Carr et al 1985), 리버미드 운동 사정(Lincoln & Leadbitter 1979), 고급 이동능력 사정 도구(High-level Mobility Assessment Tool, HiMAT, Williams et al 2005) 등을 사용할 수 있다. 감각검사나 걷기 또는 달리기 속도 측정(3장), 운동 체력 검사(Hassett et al 2007, Rossi & Sullivan 1996, Vitale et al 1997) 같은 특수 목적 검사도 운동 수행력 저하의 주요 원인을 파악하거나 기초 자료를 수집하는 데 사용된다. 근육 구축이 있는 경우, 표준 검사 절차에 따른 관절가동범위 측정(Ada & Herbert 1988)이 뻣뻣함을 줄이고 근육 신장성을 증가하기 위한 중재 효과를 모니터링하는 데 필요하다. 근력 측정이 필요할 수도 있다. 하지만 개별 근육 측정으로 그 근육이 다관절 움직임에서 어떻게 작용하는지, 다시 말해 근육의 수축 유지 능력이나 특정 목표를 달성하기위해 시너지 내에서 그 근육이 수축하는 시간 등을 나타내지는 않는다.

외상성 뇌손상 환자의 운동기술 훈련에서는 다음과 같은 사항이 중요하다.

- 동작의 중요한 생체역학적 특징에 대상자의 주의를 집중시킨다.
- 성공할 수 있도록 과제를 수정한다.
- 사용과 참여를 끌어낼 수 있는 환경을 구성한다.
- 동일한 언어 신호나 비언어적 신호를 사용하여 루틴을 연습한다.
- 추상적인 목표보다는 구체적인 목표를 제공한다.
- 수행이 향상되면 신호를 줄인다.
- 하루 종일 수행을 모니터링한다.
- 강화물을 제공한다.
- 각 세션에 대한 목표를 설정한다.

- 구체적이고 정확한 되먹임을 제공한다.
- 대상자 진행 상황을 그래프로 시각화한다.
- 그림 또는 글로 된 지침을 제공한다.
- 훈련의 효과를 평가한다.

물리치료는 구체적인 과제를 기능적으로 수행하는 것에 중점을 두어야 하며(그림 12-6~12-8), 기능적 과제 수행은 즐거운 활동(그림 12-9, 12-10)과 반복적인 운동(그림 12-11, 12-12)을 통해 이루어져야 한다. 그룹 운동은, 예를 들어 순환 운동교실 같은 형태는 동기를 자극하는 환경에서 운동 과제를 추가로 연습할 수 있는 효과적인 방법이 될 수 있다(그림 12-13).

환자가 과제 연습에 집중하게 하려면 연습하는 활동이 대상자의 필요에 맞고 적절하다고 느끼도록 물리치료사가 창의적이고 기발한 방법으로 운동을 구성해야 한다. 분주한 복도를 걷거나, 에스컬레이터에 타고 내리기나, 복잡한 도로를 건너는 것처럼 자연스럽고 도전적인 환경이어야 환자는 비로소 자신들의 장애와 연습의 필요성을 자각할 수 있다. 이는 치료 센터의 인위적 환경에서는 얻기 어려운 경험이다.

일부 외상성 뇌손상 대상자는 광범위한 신호를 제공하지 않거나 강제적 상황 또는 환경이 마련되지 않으면 운동에 참여하는 데 실패한다. 외상성 뇌손상 후에는 인지 손상과 행동 손상이 두드러지기 때문에 훈련에 적극적으로 참여하고 성과를 향상하기 위해서는 매우 체계적이고 일관된 환경과 강화가 필요하다. 치료 세션 동안 행동 변화를 위해 환경을 구성하는 단계에는 체계적인 관찰과 평가, 재활 센터 전반에 걸친 포괄적인 구조적 연속성 제공, 그리고 모든 직원과 가족에 의한 강화가 포함된다. 진전이 보이면 제약 상황을 줄인다.

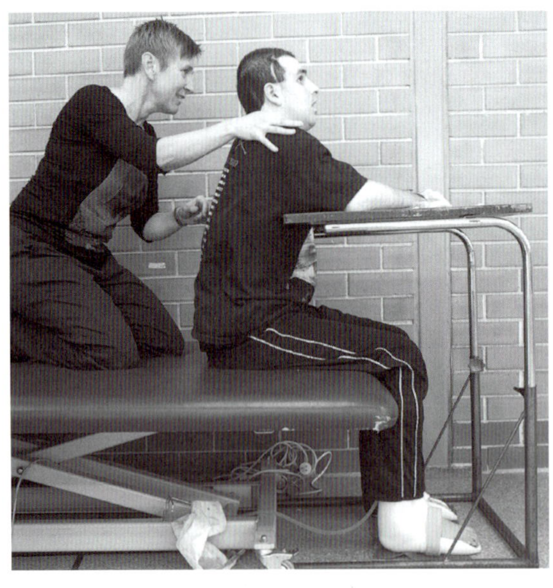

[그림 12-6] 이 젊은 남성은 앉은자세에서 균형을 유지하기 위해 허벅지를 완전히 지지하고 팔을 지지할 테이블이 필요하다. 치료사는 환자에게 바로 앞에 놓인 그림들을 보도록 격려하고 있다.

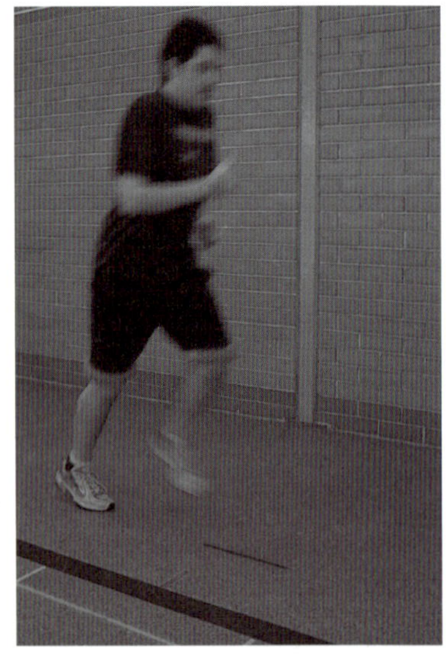

[그림 12-7] 조깅은 많은 사람들이 부상 전의 일상 및 여가 활동으로 복귀할 수 있도록 훈련해야 할 중요한 운동 과제다. 조깅에는 큰 근육들의 반복적이고 빠른 활동이 필요하다. 지시에 따라 멈추고, 다시 출발하는 식으로 또는 게임 형식으로 연습할 수 있다.

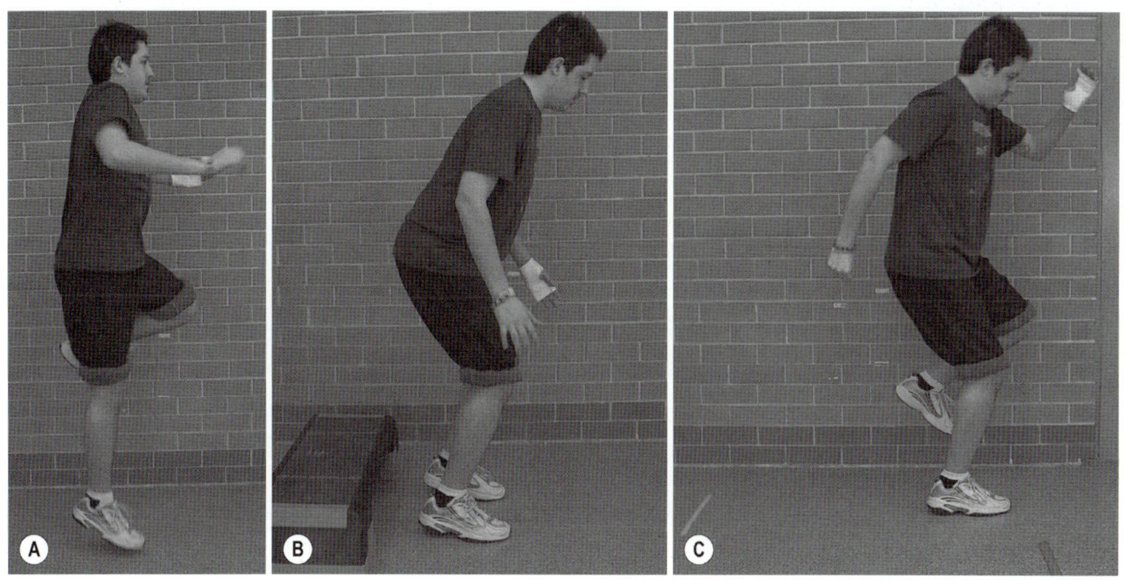

[그림 12-8] (A) 깡충뛰기, (B) 발판에서 뛰어내리기, (C) 도약하기. 이 세 가지 동작은 모두 반대 굽힘 동작에서 몸을 위쪽으로(A, B) 또는 앞으로(C) 추진하기 위해 폄근들의 빠른 활동이 필요하다. 굽힘 단계와 폄 단계가 휴식 없이 전환되도록 한다.

- 다양한 환경과 다양한 사람들과 함께 있는 상황에서 대상자의 행동을 관찰한다.
- 대상자의 행동에 긍정적 또는 부정적으로 영향을 미치는 환경적 변수를 분석한다.
- 원치 않는 행동이나 부적응적 행동을 유발하거나 강화하는 변수를 제거하고, 원하는 행동을 강화할 수 있는 변수로 대체한다.
- 환경 수정의 영향을 평가한다.
- 추가적인 개선을 촉진하기 위해 중재를 진행하고 수정한다.

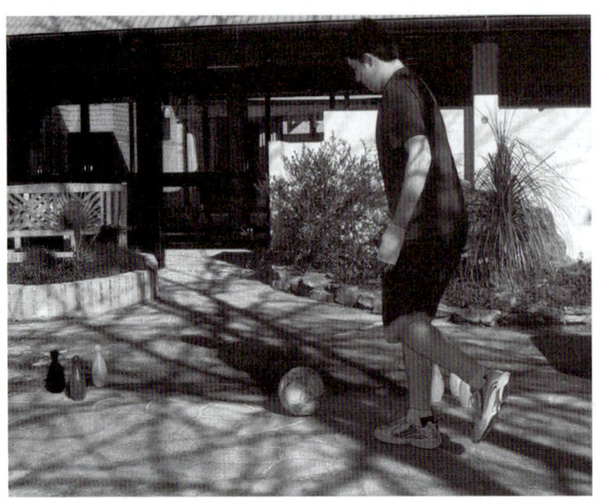

[그림 12-9] 축구 기술을 연습하면 균형과 협응력은 물론 눈-손 협응, 눈-발 협응이 향상되며 접촉 시간 예측을 향상시킬 수 있다. 이 과제는 공을 8자 경로를 드리블하는 것이다. 벽에 공을 차거나 두 사람이 서로 공을 차거나 공을 막는 식으로도 시행할 수 있다.

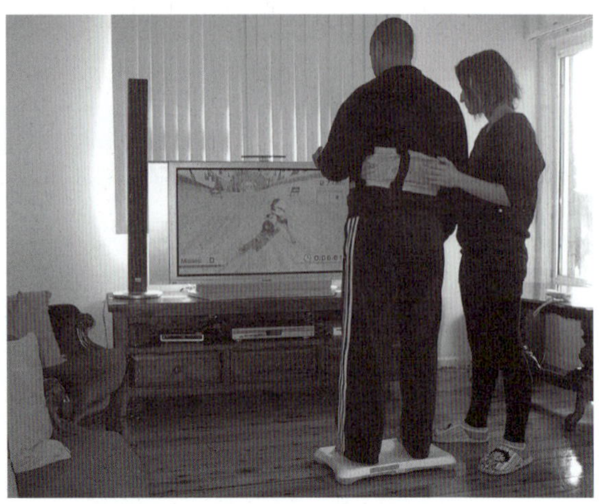

[그림 12-10] 컴퓨터 게임을 이용한 훈련. 이 환자는 균형과 협응 향상을 위해 닌텐도 Wii Fit에서 스키 게임을 하고 있다.

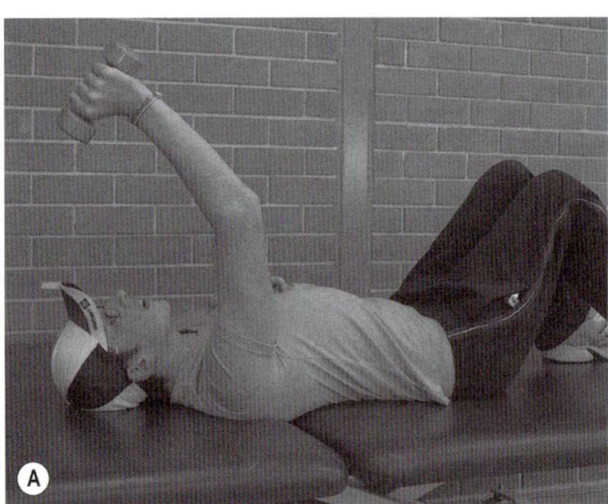

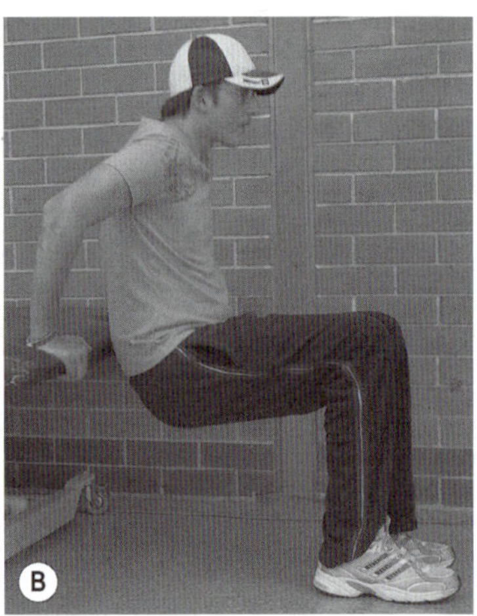

[그림 12-11] 점진적 근력강화력 훈련. 처음에는 (A) 누운 자세에서 무게를 가지고 위팔세갈래근 강화 운동을 하고, 강해지면 (B) 위팔세갈래근 딥스[dips] 운동으로 진행한다.

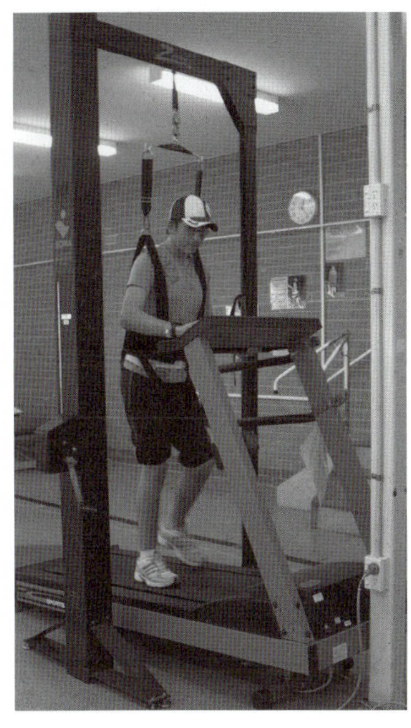

[그림 12-12] 체중 지지 장치를 사용하거나 사용하지 않고 트레드밀 걷기를 하면 걷기를 위한 과제특이적 연습이 된다. 뿐만 아니라 속도와 경사도를 조절하여 운동 강도를 올리고 기간을 늘리면 심폐 체력을 위한 운동이 된다. 심박수 모니터를 사용하면 환자의 심박수가 훈련 심박수 범위 내에 있는지를 확인할 수 있다.

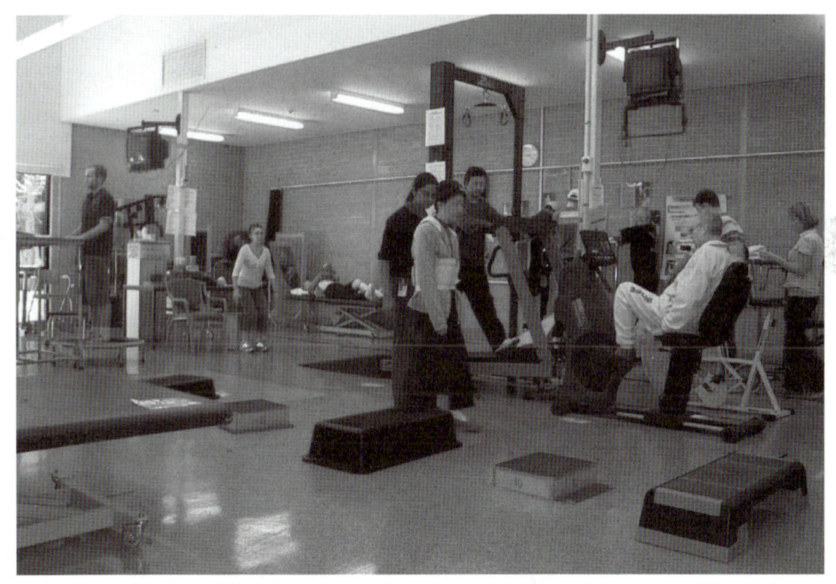

[그림 12-13] 순환훈련 교실. 순환훈련 교실은 과제지향적 훈련을 위한 구역과 심폐 체력을 위한 구역을 조합하여 구성할 수 있다.

심폐 컨디셔닝

외상성 뇌손상 후 심폐기능 저하의 원인은 다요인적이며, 초기 뇌손상, 외상, 장기간에 걸친 격렬한 신체활동 부족으로 인해 중추성으로 그리고 말초성으로 적응이 발생한다. 많은 환자들이 능동적으로 재활을 시작할 때 이미 심하게 컨디셔닝이 저하되어 있을 뿐만 아니라 일부는 상해 후 몇 년이 지나도 여전히 이러한 상태가 유지된다. 상해 후 1년이 지난 외상성 뇌손상 환자들은 같은 연령대 예측값의 65%에서 74%까지 유산소 능력이 떨어진다(Bhambhani et al 2003; Hunter et al 1990). 컨디셔닝 저하와 신체활동이 부족하면 신체 피로 증가(Jankowski & Sullivan 1990), 손상 전 일상 및 여가 활동 참여 제약(Jankowski & Sullivan 1990, Rossi & Sullivan 1996), 신체 구성 변화(Bhambhani et al 2005), 당뇨병과 심장병 같은 동반 질환 위험성 증가(Booth et al 2000)가 일어날 수 있다.

컨디셔닝 프로그램은 신체적 활동을 증진하고 심호흡계 디컨디셔닝[deconditioning]이 심화되는 것을 방지하기 위해 처방된다(Sullivan et al 1990). ACSM은 뇌손상 후 컨디셔닝 프로그램을 실행하기 위한 구체적인 지침을 만들어 발표했지만 아직 타당성이 입증되지는 않았다(Palmer-McLean & Harbst 2003). 이 지침에 따르면, 유산소 운동은 주 35회, VO_2 최대치의 40~70% 강도 또는 RPE 13/20 수준에서 20~60분 동안, 걷기, 수영, 자전기 타기 등의 적절한 운동 형태를 개인의 신체 능력에 맞추어 수행하도록 권장하고 있다. 또한, 컨디셔닝 프로그램에 근력, 유연성, 신경근육 훈련도 포함할 것을 권장하고 있다.

외상성 뇌손상 환자들을 대상으로 연구된 컨디셔닝 프로그램은 순환운동 교실(Bhambhani et al 2005, Jankowski & Sullivan 1990, Sullivan et al 1990)(그림 12-13), 체육관 장비를 활용한 개별 운동(Bateman et al 2001, Hunter et al 1990, Mossberg et al 2002, Wolman et al 1994)(그림 12-12), 수중 운동 수업(Driver et al 2004, Driver et al 2006), 기능적 재훈련(Canning et al 2003)(그림 12-12), 가정 기반 운동 또는 피트니스 센터 기반 운동 프로그램(Hassett et al 2009) 등이 있다. 컨디셔닝 프로그램을 시행하는 환경도 고려해야 한다. 예를 들어, 가상현실 기술(Grealy et al 1999)을 사용하거나 피트니스 센터와 유사한 분위기의 운동 수업(Sullivan et al 1990)은 주의력이나 욕동이 저하된 사람들에게 도움이 될 수 있다. 반면, 행동 장애가 있는 사람들은 조용한 환경에서 일대일 지도를 받는 것이 더 적합하다. 신체 컨디셔닝 프로그램의 잠재적 이득은 다음과 같다.

- 심폐 건강 향상(Hunter et al 1990)
- 심혈관 질환과 같은 동반 질환 예방(Booth et al 2000)
- 신체 피로에 대한 저항성 증가(Jankowski & Sullivan 1990)
- 재활 프로그램의 다른 부분에 참여할 수 있는 능력 향상(Sullivan et al 1990)
- 심리적 기능과 인지기능 향상(Moran 1976, Grealy et al 1999)
- 전반적으로 건강한 행동 정립(Driver et al 2006)
- 정상 수면 패턴 회복(Sullivan et al 1990)
- 지역사회 통합 향상(Sullivan et al 1990)

외상성 뇌손상 환자들을 대상으로 피트니스 훈련의 효과에 대한 코크란 체계적 고찰에서는 피트니스 훈련이 심폐기능 디컨디셔닝 상태를 바꾸거나 외상성 뇌손상 환자들의 심리적 기능 향상 같은 다른 건강 측면에 유익한 효과를 준다는 것을 확인하지 못했다고 보고하였다(Hassett et al 2008). 하지만 피트니스 훈련이 이 집단에게 안전하고 잘 적용할 수 있는 중재라는 점은 확인할 수 있었다.

외상성 뇌손상 환자들이 운동 세션 중에 목표 심박수에 도달하는 데 오랜 시간이 걸리거나 일부는 운동 세션 내내 목표 심박수에 도달하지 않는다는 보고가 있다(Jankowski & Sullivan 1990, Wolman et al 1994). 따라서 목표 심박수에 도달할 수 있도록 운동 시간을 충분히 배정하거나, 보다 더 낮은 강도로 운동하는 경우에는 운동 세션을 더 길게 설정해야 한다. 적절한 운동량을 위해 임상 전문가들이 컨디셔닝 운동 프로그램의 강도와 시간을 신중히 처방할 필요가 있다. 심박수 모니터를 사용해 운동 강도를 모니터링하면 실제 운동 강도를 확인할 수 있다.

성인 외상성 뇌손상 환자들을 위한 몇 가지 체력 검사는 신뢰도와 타당도가 입증되었다. 증상-제약symptom-limited 자전거 에르고미터 검사(Bhambhani et al 2003), 단계적 트레드밀 검사(Mossberg & Greene 2005), 시간 내 걷기 검사(Mossberg 2003), 수정된 20m 셔틀 검사(Hassett et al 2007, Vitale et al 1997) 등이다. 또한, 8~17세 아동 및 청소년을 대상으로 운동 수행력 검사 및 체력 검사의 신뢰도를 알아본 연구도 있다(Rossi & Sullivan 1996). 검사 항목들은 유연성, 근력, 심폐 지구력, 민첩성, 파워, 균형, 속력, 협응 능력과 관련된 것들이다. 구체적인 검사 항목은 민첩성 달리기agility run, 수직 점프, 악력, 수직 점프, 50m 달리기, 소프트볼 던지기, 축구 드리블 검사, 철봉 매달리기 등이다. 외상성 뇌손상 이후 스포츠나 신체활동에 성공적으로 재참여하는 것은 건강을 위해서든, 아니면 여가나 경기를 위해서든 간에 아동 및 청소년들에게 성취감을 제공한다(Haley et al 1990). 성인들에게도 비슷한 효과를 가져다 줄 가능성이 높다.

지역사회 재통합

지역사회 재통합은 지역사회 환경에서 자신의 역할을 효과적으로 수행하는 것을 의미하며(Burleigh et al 1998), 사회적 네트워크, 가정, 생산적 활동 세 가지 영역에서의 재통합을 포함한다고 볼 수 있다(Willer et al 1993). 재활센터에서 퇴원한 후 2~5년이 지난 외상성 뇌손상 환자들을 대상으로 한 연구에서는 환자 중 40%가 여전히 이 세 가지 재통합 영역에서 어려움을 겪고 있는 것으로 나타났다(Doig et al 2001).

기억 문제, 처리 속도 감소, 문제 해결 및 조직화 능력 저하와 같은 인지 손상은 환자와 가족이 가장 자주 호소하는 문제들이다. 이런 손상으로 인해 환자는 노동 시장이나 교육과 직업 시스템에 재진입하는 것이 방해를 받게 되고, 독립적 생활이 어려워져서 기본 생활 유지에 재정적 지원이 필요해진다. 또한, 사회성 기술 부족 역시 외상성 뇌손상 환자들이 자주 겪는 문제로, 손상 전 친구들과의 관계 유지가 어려워지고 새로운 친구를 사귀는 데에도 어려움을 겪는다. 이러한 사회성 기술 부족은 고용 기회를 제한하고 삶의 질을 떨어뜨리며 사회적 고립으로 이어질 수 있다(McDonald et al 2008). 외상후 간질 역시 가족과 사회적 수용, 그리고 고용 기회에 영향을 주는 중요한 요인으로 작용할 수 있다.

직장 복귀는 재활의 핵심 목표이며, 외상성 뇌손상 환자에게는 치료적, 사회적, 경제적 측면에서 필요한 목표다(Wehman et al 2005). 문헌 상으로는 외상성 뇌손상 이후 직장 복귀율이 12%에서 70%까지 다양하게 보고된다(Shames et al 2007). 성공적인 직장 복귀에 영향을 미치는 것들은 발병 전의 개인적 특성들, 상해 정도 그리고 개인적·환경적 요인이다. 충분하고 적절하게 노력하면 중증 손상을 포함한 상당수의 외상성 뇌손상 환자들이 어떤 형태로든 고용에 복귀할 수 있다는 인식이 확산되고 있다(Shames et al 2007). 그러나 복귀가 어려운 이들은 다년간의 사회적 고립과 어려움을 겪을 가능성이 크다.

많은 환자와 가족들이 지속적인 도움을 필요로 한다. 교육, 지원, 자조 모임, 장애인 스포츠 등이 이러한 요구를 충족하는 데 도움이 될 수 있다. 지속적 재활이 필요한 환자는 외래 방문 또는 지역사회 기반 재활을 받을 수 있어야 한다(Turner-Stokes et al 2005). 언어와 인지기능 향상, 기분 변화와 좌절감을 완화하기 위한 의학적·행동적 지원 등이 외상성 뇌손상 환자와 가족이 필요로 하는 지속적인 지원 항목들이다. 신체적·인지적·행동적 이유로 지역사회에서의 이동에 제약을 받을 수 있으며 건강, 여가 또는 경기를 위한 충분한 여가 시설이 부족한 환경은 성공적인 재통합에 주요 장애물이 된다(Rimmer et al 2004).

성 문제는 환자에게 큰 고통을 줄 수 있는 문제임에도 외상성 뇌손상 이후 성생활에 관한 연구는 상대적으로 적다(Ponsford 2003). 성 기능부전는 신체적 또는 행동적 문제일 수 있으며, 여기에는 과도한 성적 충동, 성적 무기력, 성적 매력 상실, 친밀한 대인 관계 형성 능력 부족 등의 문제가 포함된다(Griffith et al 1990). 재활 전문가들이 이러한 성 문제를 무시하지 않고 사정, 지도, 교육하고 지원을 제공하는 것이 중요하다(Ponsford 2003).

과거에는 뇌 외상후 발생하는 대사적 문제와 혈역학적 문제, 기타 합병증으로 생명을 잃을 수 있는 환자들이 응급 치료의 발전, 전문 병원으로의 신속하고 안전한 이송체계 발달, 급성 의료 관리 발전으로 인해 생존할 수 있게 되었다(National Institute of Health, USA 1998). 그 결과, 주로 어린이와 청년들인 중증 부상 생존자 수가 증가하고 있어서, 신체적으로 건강하지만 뇌손상이 있는 젊은이들의 비극적 상황을 점점 더 많이 접하게 되었다(Lezak 1995). 구축과 이소성 골화증 같은 일부 신체적 후유증 발생률은 줄어들었지만, 많은 환자에서는 인지 및 행동적 손상이 여전히 지역사회 재통합에 가장 큰 방해물로 작용한다. 재정적 문제와 법적 문제도 재활 과정을 복잡하게 만들 수 있으며, 최소 의식 상태나 지속적 식물인간 상태에 있는 환자를 치료하는 것과 관련된 복잡한 윤리적 문제들도 있다. 혼수 상태에서 깨어난 환자들에게는 성공적인 지역사회 재통합이 모든 재활 중재의 목표가 되어야 한다.

참고문헌

Abelson-Mitchell, N: Epidemiology and prevention of head injuries: literature review. J Clin Nurs. 17, 2008, 46 - 57.

Ada, L, Herbert, R: Measurement of joint range of motion. Aust J Physiother. 34, 1988, 260 - 262.

Ahmed, S, Bierley, R, Sheikh, JI, et al.: Post-traumatic amnesia after closed head injury: a review of the literature and some suggestions for further research. Brain Inj. 14, 2000, 765 - 780.

Akeson, WH, Amiel, D, Abel, MF, et al.: Effects of immobilization on joints. Clin Orthop Relat Res. 219, 1987, 28 - 37.

Akeson, WH, Amiel, D, Woo, SL-Y: Immobility effects on synovial joints. The pathomechanics of joint contracture. Biorheology. 17, 1980, 95 - 110.

Andrews, PJ, Sleeman, DH, Statham, PF, et al.: Predicting recovery in patients suffering from traumatic brain injury by using admission variables and physiological data: a comparison between decision tree analysis and logistic regression. J Neurosurg. 97, 2002, 326 - 336.

Ansell, BJ, Keenan, JE: The Western Neuro Sensory Stimulation Profile: a tool for assessing slow-to-recover head-injured patients. Arch Phys Med Rehabil. 70, 1989, 104 - 108.

Arango-Lasprilla, JC, Ketchum, JM, Williams, K, et al.: Racial differences in employment outcomes after traumatic brain injury. Arch Phys Med Rehabil. 89, 2008, 988 - 995.

Baigelman, W, O'Brien, JC: Pulmonary effects of head trauma. Neurosurgery. 9, 1981, 729 - 740.

Bateman, A, Culpan, FJ, Pickering, AD, et al.: The effect of aerobic training on rehabilitation outcomes after recent severe brain injury: a randomized controlled evaluation. Arch Phys Med Rehabil. 82, 2001, 174 - 182.

Bazarian, JJ, Eirich, MA, Salhanick, SD: The relationship between pre-hospital and emergency department Glasgow coma scale scores. Brain Inj. 17, 2003, 553 - 560.

Ben, M, Harvey, L, Denis, S, et al.: Does 12 weeks of regular standing prevent loss of ankle mobility and bone mineral density in people with recent spinal cord injuries?. Aust J Physiother. 51, 2005, 251 - 256.

Bhambhani, Y, Rowland, G, Farag, M: Reliability of peak cardiorespiratory responses in patients with moderate to severe traumatic brain injury. Arch Phys Med Rehabil. 84, 2003, 1629 - 1636.

Bhambhani, Y, Rowland, G, Farag, M: Effects of circuit training on body composition and peak cardiorespiratory responses in patients with moderate to severe traumatic brain injury. Arch Phys Med Rehabil. 86, 2005, 268 - 276.

Bond, MR: Neurobehavioural sequelae of closed head injury. In Grant, I, Adams, KM (Eds.): Neuropsychological Assessment of Neuropsychiatric Disorders. 1986, Oxford University Press, New York, 347 - 373.

Booth, FW, Gordon, SE, Carlson, CJ, et al.: Waging war on modern chronic diseases: primary prevention through exercise biology. J Appl Physiol. 88, 2000, 774 - 787.

Bratton, SL, Chestnut, RM, Ghajar, J, et al.: Guidelines for the management of severe traumatic brain injury. I. Blood pressure and oxygenation. J Neurotrauma. 24, 2007, S7 - S13.

Bratton, SL, Chestnut, RM, Ghajar, J, et al.: Guidelines for the management of severe traumatic brain injury. II. Hyperosmolar therapy. J Neurotrauma. 24, 2007, S14 - S20.

Bratton, SL, Chestnut, RM, Ghajar, J, et al.: Guidelines for the management of severe traumatic brain injury. VI. Indications for intracranial pressure monitoring. J Neurotrauma. 24, 2007, S37 - S44.

Bratton, SL, Chestnut, RM, Ghajar, J, et al.: Guidelines for the management of severe traumatic brain injury. VIII. Intracranial pressure thresholds. J Neurotrauma. 24, 2007, S55 - S58.

Bratton, SL, Chestnut, RM, Ghajar, J, et al.: Guidelines for the management of severe traumatic brain injury. X. Brain oxygen monitoring and thresholds. J Neurotrauma. 24, 2007, S65 - S70.

Burleigh, SA, Farber, RS, Gillard, M: Community integration and life satisfaction after traumatic brain injury: long-term findings. Am J Occup Ther. 52, 1998, 45 - 52.

Canning, CG, Shepherd, RB, Carr, JH, et al.: A randomized controlled trial of the effects of intensive sit-to-stand training after recent traumatic brain injury on sit-to-stand performance. Clin Rehabil. 17, 2003, 355 - 362.

Carney, NA, Ghajar, J: Guidelines for the management of severe traumatic brain injury. Introduction. J Neurotrauma. 24, 2007, S1 - S2.

Carr, JH, Shepherd, RB, Nordholm, L, et al.: Investigation of a New Motor Assessment Scale for stroke patients. Phys Ther. 68, 1985, 175 - 180.

Chua, K, Chuo, A, Kong, KH: Urinary incontinence after traumatic brain injury: incidence, outcomes and correlates. Brain Inj. 17, 2003, 469 - 478.

Cicerone, KD, Dahlberg, C, Kalmar, K, et al.: Evidence-based cognitive rehabilitation: recommendations for clinical practice. Arch Phys Med Rehabil. 81, 2000, 1596 - 1615.

Cicerone, KD, Dahlberg, C, Malec, JF, et al.: Evidence-based cognitive rehabilitation: updated review of the literature from 1998 through 2002. Arch Phys Med Rehabil. 86, 2005, 1681 - 1692.

Cook, N: Respiratory care in spinal cord injury with associated traumatic brain injury: bridging the gap in critical care nursing interventions. Intensive Crit Care Nurs. 19, 2003, 143 - 153.

Coutinho, EL, Gomes, AR, Franca, CN, et al.: Effect of passive stretching on the immobilized soleus muscle fiber morphology. Braz J Med Biol Res. 37, 2004, 1853 - 1861.

Culley, C, Evans, JJ: SMS text messaging as a means of increasing recall of therapy goals in brain injury rehabilitation: A single-blind within-subjects trial. Neuropsychol Rehabil. 2009, 1 - 17.

Deb, S, Lyons, I, Koutzoukis, C: Neurobehavioural symptoms one year after a head injury. British Journal of Psychiatry. 174, 1999, 360 - 365.

Deb, S, Lyons, I, Koutzoukis, C: Neurobehavioural symptoms one year after a head injury. British Journal of Psychiatry. 174, 1999, 360 - 365.

Doig, E, Fleming, J, Tooth, L: Patterns of community integration 2 - 5 years post-discharge from brain injury rehabilitation. Brain Inj. 15, 2001, 747 - 762.

Draper, K, Ponsford, J: Cognitive functioning ten years following traumatic brain injury and rehabilitation. Neuropsychology. 22, 2008, 618 - 625.

Driver, S, O'Connor, J, Lox, C, et al.: Evaluation of an aquatics programme on fitness parameters of individuals with a brain injury. Brain Inj. 18, 2004, 847 - 859.

Driver, S, Rees, K, O'Connor, J, et al.: Aquatics, health-promoting self-care behaviours and adults with brain injuries. Brain Inj. 20, 2006, 133 - 141.

Eames, P, Haffey, WJ, Cope, N: Treatment of behavioural disorders. In Rosenthal, M, Bond, MR, Griffith, ER, et al. (Eds.): Rehabilitation of the Adult and Child with Traumatic Brain Injury. 2nd edn, 1990, F.A. Davis, Philadelphia, 410 - 432.

Eames, P, Wood, RL: Rehabilitation after severe brain injury: a follow-up study of a behaviour modification approach. J Neurol Neurosurg Psychiatry. 48, 1985, 613 - 619.

Evans, JJ, Greenfield, E, Wilson, BA, et al.: Walking and talking therapy: improving cognitive-motor dual-tasking in neurological illness. J Int Neuropsychol Soc. 15, 2009, 112 - 120.

Evans, JJ, Wilson, BA, Needham, P, et al.: Who makes good use of memory aids? Results of a survey of people with acquired brain injury. J Int Neuropsychol Soc. 9, 2003, 925 - 935.

Ewert, J, Levin, HS, Watson, MG, et al.: Procedural memory during posttraumatic amnesia in survivors of severe closed head injury. Implications for rehabilitation. Arch Neurol. 46, 1989, 911 - 916.

Fergusson, D, Hutton, B, Drodge, A: The epidemiology of major joint contractures: a systematic review of the literature. Clin Orthop Relat Res. 456, 2007, 22 - 29.

Fortuny, LA, Briggs, M, Newcombe, F, et al.: Measuring the duration of post traumatic amnesia. J Neurol Neurosurg Psychiatry. 43, 1980, 377 - 379.

Frost, EAM: Management of head injury. Can Anaesth Soc J. 32, 1985, S32 - S39.

Frost, EAM: Central nervous system trauma. Anesthesiol Clin North America. 5, 1987, 565 - 585.

Garner, SH, Valadka, AB: Medical management and principles of head injury rehabilitation. In Finlayson, MAJ, Garner, SH (Eds.): Brain Injury Rehabilitation: Clinical Considerations. 1994, Williams and Wilkins, Baltimore, MD, 83 - 101.

Gentile, AM: Skill acquisition: action, movement, and neuromotor processes. In Carr, JH, Shepherd, RB (Eds.): Movement Science: Foundations for Physical Therapy in Rehabilitation. 2nd, 2000, Aspen Publishers, Rockville, MD, 111 - 187.

Giacino, J, Whyte, J: The vegetative and minimally conscious states: current knowledge and remaining questions. J Head Trauma Rehabil. 20, 2005, 30 - 50.

Giacino, JT, Ashwal, S, Childs, N, et al.: The minimally conscious state: definition and diagnostic criteria. Neurology. 58, 2002, 349 - 353.

Gossman, MR, Sahrmann, SA, Rose, SJ: Review of length-associated changes in muscle. Phys Ther. 62, 1982, 1799 - 1808.

Grealy, MA, Johnson, DA, Rushton, SK: Improving cognitive function after brain injury: the use of exercise and virtual reality. Arch Phys Med Rehabil. 80, 1999, 661 - 667.

Griffith, ER, Cole, S, Cole, TM: Sexuality and sexual dysfunction. In Rosenthal, M, Bond, MR, Griffith, ER, et al. (Eds.): Rehabilitation of the Adult and Child with Traumatic Brain Injury. 2nd edn, 1990, F.A. Davis, Philadelphia, 206 - 224.

Haggard, P, Cockburn, J, Cock, J, et al.: Interference between gait and cognitive tasks in a rehabilitating neurological population. J Neurol Neurosurg Psychiatry. 69, 2000, 479 - 486.

Haley, SM, Cioffi, MI, Lewin, JE, et al.: Motor dysfunction in children and adolescents after traumatic brain injury. J Head Trauma Rehabil. 5, 1990, 77 - 90.

Harrison-Felix, C, Whiteneck, G, DeVivo, M, et al.: Mortality following rehabilitation in the Traumatic Brain Injury Model Systems of Care. NeuroRehabilitation. 19, 2004, 45 - 54.

Harvey, L, de Jong, I, Goehl, G, et al.: Twelve weeks of nightly stretch does not reduce thumb web-space contractures in people with a neurological condition: a randomised controlled trial. Aust J Physiother. 52, 2006, 251 - 258.

Harvey, LA, Herbert, RD, Glinsky, J, et al.: Effects of 6 months of regular passive movements on ankle joint mobility in people with spinal cord injury: a randomized controlled trial. Spinal Cord. 47, 2009, 62 - 66.

Hassett, LM, Harmer, AR, Moseley, AM, et al.: Validity of the modified 20-metre shuttle test: assessment of cardiorespiratory fitness in people who have sustained a traumatic brain injury.

Brain Inj. 21, 2007, 1069 - 1077.

Hassett LM, Moseley AM, Tate R et al 2008 Fitness training for cardiorespiratory conditioning after traumatic brain injury. Cochrane Database Syst Rev, (2), CD006123.

Hassett, LM, Moseley, AM, Tate, RL, et al.: Efficacy of a fitness centre-based exercise programme compared with a home-based exercise programme in traumatic brain injury: a randomized controlled trial. J Rehabil Med. 41, 2009, 247 - 255.

Helm, M, Hauke, J, Lampl, L: A prospective study of the quality of pre-hospital emergency ventilation in patients with severe head injury. Br J Anaesth. 88, 2002, 345 - 349.

Herbert, R: How muscles respond to stretch. In Refshauge, K, Ada, L, Ellis, E (Eds.): Science-based Rehabilitation: Theories into Practice. 2005, Butterworth Heinemann, London, 107 - 130.

Herbert, RD, Crosbie, J: Rest length and compliance of non-immobilised and immobilised rabbit soleus muscle and tendon. Eur J Appl Physiol Occup Physiol. 76, 1997, 472 - 479.

Summary of emergency care of head and multiple injury. In Hitchcock, ER (Ed.): Head Injuries. Proceedings of an International Symposium. 1971, Churchill Livingstone, Edinburgh and London, 201 - 203.

Horn, LJ, Garland, DE: Medical and orthopaedic complications associated with traumatic brain injury. In Rosenthal, M, Bond, MR, Griffith, ER, et al. (Eds.): Rehabilitation of the Adult and Child with Traumatic Brain Injury. 2nd edn, 1990, F.A. Davis, Philadelphia, 107 - 126.

Hou, DJ, Tong, KA, Ashwal, S, et al.: Diffusion-weighted magnetic resonance imaging improves outcome prediction in adult traumatic brain injury. J Neurotrauma. 24, 2007, 1558 - 1569.

Hunter, M, Tomberlin, JA, Kirkikis, C, et al.: Progressive exercise testing in closed headinjury subjects: comparison of exercise apparatus in assessment of a physical conditioning program. Phys Ther. 70, 1990, 363 - 371.

Imle, P, Mars, M, Ciesla, N, et al.: The effect of chest physical therapy on intracranial pressure and cerebral perfusion pressure. Physiother Can. 49, 1997, 48 - 55.

Jakola, AS, Muller, K, Larsen, M, et al.: Five-year outcome after mild head injury: a prospective controlled study. Acta Neurol Scand. 115, 2007, 398 - 402.

Jankowski, LW, Sullivan, SJ: Aerobic and neuromuscular training: effect on the capacity, efficiency and fatiguability of patients with traumatic brain injuries. Arch Phys Med Rehabil. 71, 1990, 500 - 504.

Jarvinen, TA, Jozsa, L, Kannus, P, et al.: Organization and distribution of intramuscular connective tissue in normal and immobilized skeletal muscles. An immunohistochemical, polarization and scanning electron microscopic study. J Muscle Res Cell Motil. 23, 2002, 245 - 254.

Javouhey, E, Guerin, A-C, Chiron, M: Incidence and risk factors of severe traumatic brain injury resulting from road accidents: a population-based study. Accid Anal Prev. 38, 2006, 225 - 233.

Jennett, B, Plum, F: Persistent vegetative state after brain damage: a syndrome in search of a name. Lancet. 299, 1972, 734 - 747.

Jennett, B, Teasdale, G: Management of Head Injuries. 1981, F.A. Davis, Philadelphia.

Kelly, G, Brown, S, Todd, J, et al.: Challenging behaviour profiles of people with acquired brain injury living in community settings. Brain Inj. 22, 2008, 457 - 470.

Kelly, JP, Dodd, J: Anatomical organization of the nervous system. In Kandel, ER, Schwartz, JH, Jessell, TM (Eds.): Principles of Neuroscience. 3rd edn, 1991, Appleton and Lange, Norwalk, CT, 273 - 282.

Kennedy, MR, Coelho, C, Turkstra, L, et al.: Intervention for executive functions after traumatic brain injury: a systematic review, meta-analysis and clinical recommendations. Neuropsychol Rehabil. 18, 2008, 257 - 299.

Langlois, JA, Rutland-Brown, W, Thomas, KE: Traumatic Brain Injury in the United States: Emergency Department Visits, Hospitalizations, and Deaths. 2006, Centers for Disease Control and Prevention, National Center for Injury Prevention and Control, Atlanta(GA).

Leary, SM, Liu, C, Cheesman, AL, et al.: Incontinence after brain injury: prevalence, outcome and multidisciplinary management on a neurological rehabilitation unit. Clin Rehabil. 20, 2006, 1094 - 1099.

Levin, HS, Benton, AL, Grossman, RG: Neurobehavioural Consequences of Closed Head Injury. 1982, Oxford University Press, New York.

Levin, HS, O'Donnell, VM, Grossman, RG: The Galveston Orientation and Amnesia Test. A practical scale to assess cognition after head injury. J Nerv Ment Dis. 167, 1979, 675 - 684.

Lezak, MD: Neurophysiological Assessment. 3rd edn, 1995, Oxford University Press, New York.

Light, KE, Nuzik, S, Personius, W, et al.: Low-load prolonged stretch vs. high-load brief stretch in treating knee contractures. Phys Ther. 64, 1984, 330 - 333.

Lincoln, N, Leadbitter, D: Assessment of motor function in stroke patients. Physiotherapy. 65, 1979, 48 - 51.

Lindboe, CF, Platou, CS: Effect of immobilization of short duration on the muscle fibre size. Clin Physiol. 4, 1984, 183 - 188.

Ling, GS, Marshall, SA: Management of traumatic brain injury in the intensive care unit. Neurol Clin. 26, 2008, 409 - 426.

Lu, J, Marmarou, A, Choi, S, et al.: Mortality from traumatic brain injury. Acta Neurochir (Wien). 95, 2005, 281 - 285.

Respiratory management of the brain-injured patient. In Mackay, LE, Chapman, PE, Morgan, AS (Eds.): Maximising Brain Injury Recovery: Integrating Critical Care and Early

Rehabilitation. 1997, Aspen, Gaithersburg, 331 - 395.

Marsh, NV, Kersel, DA: Frequency of behavioural problems at one year following traumatic brain injury: correspondence between patient and caregiver reports. Neuropsychol Rehabil. 16, 2006, 684 - 694.

Marsh, NV, Kersel, DA, Havill, JA, et al.: Caregiver burden during the year following severe traumatic brain injury. J Clin Exp Neuropsychol. 24, 2002, 434 - 447.

Mathias, JL, Wheaton, P: Changes in attention and information-processing speed following severe traumatic brain injury: a meta-analytic review. Neuropsychology. 21, 2007, 212 - 223.

Matthews, DS, Matthews, JN, Aynsley-Green, A, et al.: Changes in cerebral oxygen consumption are independent of changes in body oxygen consumption after severe head injury in childhood. J Neurol Neurosurg Psychiatry. 59, 1995, 359 - 367.

McDonald, S, Tate, R, Togher, L, et al.: Social skills treatment for people with severe, chronic acquired brain injuries: a multicenter trial. Arch Phys Med Rehabil. 89, 2008, 1648 - 1659.

McKinlay, A, Grace, RC, Horwood, LJ, et al.: Prevalence of traumatic brain injury among children, adolescents and young adults: prospective evidence from a birth cohort. Brain Inj. 22, 2008, 175 - 181.

McKinlay, WW, Brooks, DN, Bond, MR, et al.: The short-term outcome of severe blunt head injury as reported by relatives of the injured persons. J Neurol Neurosurg Psychiatry. 44, 1981, 527 - 533.

McLellan, DL: Rehabilitation in neurology. In Walton, J (Ed.): Brain's Diseases of the Nervous System. 10th edn, 1993, Oxford University Press, Oxford, 768 - 783.

Mendelow, AD: Head injury. In Walton, J (Ed.): Brain's Diseases of the Nervous System. 10th edn, 1993, Oxford University Press, Oxford, 184 - 196.

Mendelow, AD: Raised intracranial pressure, cerebral oedema, hydrocephalus, and intracranial tumours. In Walton, J (Ed.): Brain's Diseases of the Nervous System. 10th edn, 1993, Oxford University Press, Oxford, 144 - 183.

Mendelow, AD, Teasdale, GM: Pathophysiology of head injuries. Br J Surg. 70, 1983, 641 - 650.

Meythaler, JM, Peduzzi, JD, Eleftheriou, E, et al.: Current concepts: diffuse axonal injuryassociated traumatic brain injury. Arch Phys Med Rehabil. 82, 2001, 1461 - 1471.

Millis, SR, Rosenthal, M, Novack, TA, et al.: Long-term neuropsychological outcome after traumatic brain injury. J Head Trauma Rehabil. 16, 2001, 343 - 355.

Milton, SB, Wertz, RT: Management of persistent communication deficits in patients with traumatic brain injury. In Uzzell, BB, Gross, Y (Eds.): Clinical Neuropsychology of Intervention. 1986, Martinus Nijhoff Publishing, Boston, 223 - 256.

Moran, AJ: Six cases of severe head injury treated by exercise in addition to other therapies. Med J Aust. 1976, 396 - 397.

Morton, MV, Wehman, P: Psychosocial and emotional sequelae of individuals with traumatic brain injury: a literature review and recommendations. Brain Inj. 9, 1995, 81 - 92.

Moseley, AM: The effect of casting combined with stretching on passive ankle dorsiflexion in adults with traumatic head injury. Phys Ther. 77, 1997, 240 - 247.

Moseley, AM, Hassett, LM, Leung, J, et al.: Serial casting versus positioning for the treatment of elbow contractures in adults with traumatic brain injury: a randomized controlled trial. Clin Rehabil. 22, 2008, 406 - 417.

Mossberg, KA: Reliability of a timed walk test in persons with acquired brain injury. Am J Phys Med Rehabil. 82, 2003, 385 - 390.

Mossberg, KA, Greene, BP: Reliability of graded exercise testing after traumatic brain injury: submaximal and peak responses. Am J Phys Med Rehabil. 84, 2005, 492 - 500.

Mossberg, KA, Kuna, S, Masel, B: Ambulatory efficiency in persons with acquired brain injury after a rehabilitation intervention. Brain Inj. 16, 2002, 789 - 797.

Myburgh, JA, Cooper, DJ, Finfer, SR, et al.: Epidemiology and 12-month outcomes from traumatic brain injury in Australia and New Zealand. J Trauma. 64, 2008, 854 - 862.

National Institute of Health (USA): Rehabilitation of persons with traumatic brain injury. NIH Consens Statement. 16, 1998, 47 - 57.

Pace, GM, Dunn, EK, Luiselli, JK, et al.: Antecedent interventions in the management of maladaptive behaviours in a child with brain injury. Brain Inj. 19, 2005, 365 - 369.

Palmer-McLean, K, Harbst, K: Stroke and brain injury. In Durstine, JL, Moore, GE (Eds.): ACSM's Exercise Management for Persons with Chronic Diseases and Disabilities. 2nd edn, 2003, Human Kinetics, Champaign, IL, 238 - 246.

Patel, HC, Menon, DK, Tebbs, S, et al.: Specialist neurocritical care and outcome from head injury. Intensive Care Med. 28, 2002, 547 - 553.

Plum, F, Posner, JB: The Diagnosis of Stupor and Coma. 3rd edn, 1980, Blackwell, Oxford.

Ponsford, J: Sexual changes associated with traumatic brain injury. Neuropsychol Rehabil. 13, 2003, 275 - 289.

Provenzale, J: CT and MR imaging of acute cranial trauma. Emerg Radiol. 14, 2007, 1 - 12.

Puljula, J, Savola, O, Tuomivaara, V, et al.: Weekday distribution of head traumas in patients admitted to the emergency department of a city hospital: effects of age, gender and drinking pattern. Alcohol Alcohol. 42, 2007, 474 - 479.

Rimmer, JH, Riley, B, Wang, E, et al.: Physical activity participation among persons with disabilities: barriers and facilitators. Am J Prev Med. 26, 2004, 419 - 425.

Rohling, ML, Faust, ME, Beverly, B, et al.: Effectiveness of cognitive rehabilitation following acquired brain injury: a meta-analytic re-examination of Cicerone et al.'s (2000, 2005) systematic reviews. Neuropsychology. 23, 2009, 20 - 39.

Rossi, C, Sullivan, SJ: Motor fitness in children and adolescents with traumatic brain injury. Arch Phys Med Rehabil. 77, 1996, 1062 - 1065.

Rowland, LP, Fink, ME, Rubin, L: Cerebrospinal fluid: blood-brain edema and hydrocephalus. In Kandell, JH, Schwartz, JH, Jessell, TM (Eds.): Principles of Neuroscience. 1991, Appleton and Lange, Norwalk, CT, 1050 - 1060.

Rozet, I, Domino, KB: Respiratory care. Best Pract Res Clin Anaesthesiol. 21, 2007, 465 - 482.

Russell, WR: Cerebral involvement in head injury. Brain. 35, 1932, 549 - 603.

Sarno, MT: The nature of verbal impairment after closed head injury. J Nerv Ment Dis. 168, 1980, 685 - 692.

Sarno, MT: Verbal impairment after closed head injury: report of a replication study. J Nerv Ment Dis. 172, 1984, 475 - 479.

Shames, J, Treger, I, Ring, H, et al.: Return to work following traumatic brain injury: trends and challenges. Disabil Rehabil. 29, 2007, 1387 - 1395.

Shapiro, HM: Intracranial hypertension: therapeutic and anesthetic considerations. Anesthesiology. 43, 1975, 445 - 471.

Sherer, M, Struchen, MA, Yablon, SA, et al.: Comparison of indices of traumatic brain injury severity: Glasgow Coma Scale, length of coma and post-traumatic amnesia. J Neurol Neurosurg Psychiatry. 79, 2008, 678 - 685.

Shores, EA, Marosszeky, JE, Sandanam, J, et al.: Preliminary validation of a clinical scale for measuring the duration of post-traumatic amnesia. Med J Aust. 144, 1986, 569 - 572.

Silver, JR: Heterotopic ossification: a clinical study of its possible relationship to trauma. Paraplegia. 7, 1969, 220.

Slewa-Younan, S, Green, AM, Baguley, IJ, et al.: Sex differences in injury severity and outcome measures after traumatic brain injury. Arch Phys Med Rehabil. 85, 2004, 376 - 379.

Stocchetti, N, Pagan, F, Calappi, E, et al.: Inaccurate early assessment of neurological severity in head injury. J Neurotrauma. 21, 2004, 1131 - 1140.

Sullivan, SJ, Richer, E, Laurents, F: The role of and possibilities for physical conditioning programmes in the rehabilitation of traumatically brain-injured persons. Brain Inj. 4, 1990, 407 - 414.

Sullivan, T, Conine, TA, Goodman, M, et al.: Serial casting to prevent equinis in acute traumatic head injury. Physiother Can. 40, 1988, 346 - 350.

Tabary, J, Tardieu, C, Tardieu, G, et al.: Experimental rapid sarcomere loss with concomitant hypoextensibility. Muscle Nerve. 4, 1981, 198 - 203.

Tabary, JC, Tabary, C, Tardieu, C, et al.: Physiological and structural changes in the cat's soleus muscle due to immobilization at different lengths by plaster cast. J Physiol. 224, 1972, 231 - 244.

Tabary, JC, Tardieu, C, Tardieu, G, et al.: Functional adaptation of sarcomere number of normal cat muscle. J Physiol (Paris). 72, 1976, 277 - 291.

Tate, RL, Fenelon, B, Manning, ML, et al.: Patterns of neuropsychological impairment after severe blunt head injury. J Nerv Ment Dis. 179, 1991, 117 - 126.

Tate, RL, Perdices, M, Pfaff, A, et al.: Predicting duration of posttraumatic amnesia (PTA) from early PTA measurements. J Head Trauma Rehabil. 16, 2001, 525 - 542.

Tate, RL, Pfaff, A, Jurjevic, L: Resolution of disorientation and amnesia during posttraumatic amnesia. J Neurol Neurosurg Psychiatry. 68, 2000, 178 - 185.

Taylor, CM, Aird, VH, Tate, RL, et al.: Sequence of recovery during the course of emergence from the minimally conscious state. Arch Phys Med Rehabil. 88, 2007, 521 - 525.

Teasdale, G, Jennett, B: Assessment of coma and impaired consciousness. Lancet. 304, 1974, 81 - 84.

Togher, L: Giving information: the importance of context on communicative opportunity for people with traumatic brain injury. Aphasiology. 14, 2000, 365 - 390.

Togher, L, McDonald, S, Code, C, et al.: Training communication partners of people with traumatic brain injury: a randomised controlled trial. Aphasiology. 18, 2004, 313 - 335.

Topal, NB, Hakyemez, B, Erdogan, C, et al.: MR imaging in the detection of diffuse axonal injury with mild traumatic brain injury. Neurol Res. 30, 2008, 974 - 978.

Turner-Stokes, L, Disler, PB, Nair, A, et al.: Multi-disciplinary rehabilitation for acquired brain injury in adults of working age. Cochrane Database Syst Rev. 3:CD004170, 2005.

Vakil, E: The effect of moderate to severe traumatic brain injury (TBI) on different aspects of memory: a selective review. J Clin Exp Neuropsychol. 27, 2005, 977 - 1021.

Vanden Bossche, L, Van Maele, G, Rimbaut, S, et al.: Free radical scavengers have a preventive effect on heterotopic bone formation following manipulation of immobilized rabbit legs. Eur J Phys Rehabil Med. 44, 2008, 423 - 428.

Vincent, JL, Berre, J: Primer on medical management of severe brain injury. Crit Care Med. 33, 2005, 1392 - 1399.

Vitale, AE, Jankowski, LW, Sullivan, SJ: Reliability of a walk/run test to estimate aerobic capacity in a brain-injured population. Brain Inj. 11, 1997, 67 - 76.

Wade, DT: Measurement in Neurological Rehabilitation. 1992, Oxford University Press, Oxford.

Wade, DT, Langton Hewer, R: Epidemiology of some neurological diseases with special reference to work load on the NHS. Int Rehabil Med. 8, 1987, 129 - 137.

Wehman, P, Targett, P, West, M, et al.: Productive work and employment for persons with traumatic brain injury: what have we learned after 20 years?. J Head Trauma Rehabil. 20, 2005,

115 - 127.

Weir, N, Doig, EJ, Fleming, JM, et al.: Objective and behavioural assessment of the emergence from post-traumatic amnesia (PTA). Brain Inj. 20, 2006, 927 - 935.

Weiss, N, Galanaud, D, Carpentier, A, et al.: Clinical review: Prognostic value of magnetic resonance imaging in acute brain injury and coma. Crit Care. 11, 2007, 230.

Werner, C, Engelhard, K: Pathophysiology of traumatic brain injury. Br J Anaesth. 99, 2007, 4 - 9.

White, MJ, Davies, TM: The effects of immobilization after lower leg fractures on the contractile properties of human triceps surae. Clin Sci. 66, 1984, 277 - 282.

Whyte, J, Rosenthal, M: Rehabilitation of the patient with traumatic brain injury. In DeLisa, JA (Ed.): Rehabilitation Medicine: Principles and Practice. 2nd edn, 1993, J.B. Lippincott Company, Philadelphia, 825 - 860.

Willemse-van Son, AH, Ribbers, GM, Verhagen, AP, et al.: Prognostic factors of long-term functioning and productivity after traumatic brain injury: a systematic review of prospective cohort studies. Clin Rehabil. 21, 2007, 1024 - 1037.

Willer, B, Rosenthal, M, Kreutzer, J, et al.: Assessment of community integration following rehabilitation for traumatic brain injury. J Head Trauma Rehabil. 8, 1993, 75 - 87.

Williams, G, Robertson, V, Greenwood, K, et al.: The high-level mobility assessment tool (HiMAT) for traumatic brain injury. Part 1: item generation. Brain Inj. 19, 2005, 925 - 932.

Williams, PE: Use of intermittent stretch in the prevention of serial sarcomere loss in immobilized muscles. Ann Rheum Dis. 47, 1990, 316 - 317.

Williams, PE, Goldspink, G: The effect of immobilization on the longitudinal growth of striated muscle fibres. J Anat. 116, 1973, 45 - 55.

Wilson, BA, Emslie, HC, Quirk, K, et al.: Reducing everyday memory and planning problems by means of a paging system: a randomised control crossover study. J Neurol Neurosurg Psychiatry. 70, 2001, 477 - 482.

Wilson, JT, Pettigrew, LE, Teasdale, GM: Structured interviews for the Glasgow Outcome Scale and the extended Glasgow Outcome Scale: guidelines for their use. J Neurotrauma. 15, 1998, 573 - 585.

Wolman, RL, Cornall, C, Fulcher, K, et al.: Aerobic training in brain-injured patients. Clin Rehabil. 8, 1994, 253 - 257.

Wood, RL: Brain Injury Rehabilitation: A Neurobehavioural Approach. 1987, Croom Helm, London.

Wood, RL, Rutterford, NA: Demographic and cognitive predictors of long-term psychosocial outcome following traumatic brain injury. J Int Neuropsychol Soc. 12, 2006, 350 - 358.

Ylvisaker, M, Jacobs, HE, Feeney, T: Positive supports for people who experience behavioral and cognitive disability after brain injury: a review. J Head Trauma Rehabil. 18, 2003, 7 - 32.

Ylvisaker, M, Urbanczyk, B: Assessment and treatment of speech, swallowing and communication disorders following traumatic brain injury. In Finlayson, MAJ, Garner, SH (Eds.): Brain Injury Rehabilitation: Clinical Considerations. 1994, Williams and Wilkins, Baltimore, MD, 157 - 186.

Zeppos, L, Patman, S, Berney, S, et al.: Physiotherapy in intensive care is safe: an observational study. Aust J Physiother. 53, 2007, 279 - 283.

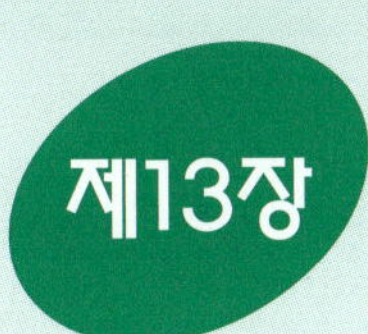

파킨슨병

PARKINSON'S DISEASE

저자 Colleen Canning

학습내용

1 개요
2 병태생리
3 병인론
- 임상 징후
- 분류

4 운동조절과 운동수행 결손
- 반응 시간과 움직임 시간
- 순차적 움직임 실행
- 동시 과제 실행
- 걷기
- 균형
- 뻗기와 조작하기
- 호흡기능
- 구강운동기능
- 적응적 운동 행동

5 비운동성 결손
- 기분 장애
- 인지 결손

6 약물과 수술적 중재
7 물리치료 중재
- 활동 수준을 증진하기 위한 과제 관련 연습과 상황 관련 연습
- 큐잉 전략과 주의집중 전략
- 인지 전략
- 신체활동 증진 운동
- 유연성 유지 운동
- 근력 및 근파워 유지 운동
- 평가와 측정

1 개요

바닥핵은 움직임 조절과 다른 여러 기능에 참여하는 네 개의 핵으로 구성된다. 네 개의 핵은 꼬리핵caudate, 조가비핵putamen, 앞쪽줄무늬체ventral striatum로 구성된 줄무늬체striatum, 창백핵globus pallidus, 그물부분과 치밀부분으로 나눠져 있는 흑색질substantia nigra, 그리고 시상하핵subthalami이다. 바닥핵은 척수와 직접 정보 교환을 하지 않으며 주요한 입력은 대뇌겉질과 시상으로부터 받고 출력은 뇌줄기와 시상을 거쳐 이마앞prefrontal겉질, 앞운동premotor영역, 일차운동겉질로 내보낸다. 바닥핵이 영향을 받는 질환에서는 특징적으로 떨림과 다양한 불수의적 움직임, 마비 없이 움직임이 느리거나 결여된 상태, 근육 긴장도와 자세의 변화 같은 특징적인 움직임 장애를 나타낸다. 움직임 장애 이외에도 바닥핵 질환은 행위, 인지, 감정과 관련된 비운동성 측면에도 영향을 미친다.

대뇌겉질, 시상, 뇌줄기에서 오는 입력은 줄무늬체로 전달된다. 줄무늬체는 창백핵과 흑색질로 투사하여 바닥핵의 주요 출력부를 형성한다(DeLong 2000). 바닥핵은 시상과 대뇌겉질을 연결하는 여러 회로들을 통합하여 바닥핵과 시상의 여러 부분들에 관여하고 여러 기능을 조절한다. 이 회로들은 뼈대운동skeletomotor 회로, 눈운동oculomotor 회로, 앞이마prefrontal 회로, 둘레limbic 회로를 포함한다. 해부학적으로 보면 이 회로의 일부가 흑색질로도 가지만, 이 회로들은 비교적 독립적으로 작동한다(DeLong 2000).

운동조절에서 바닥핵의 역할에 대해서는 해부학 연구(Parent 1990), 대뇌혈류 연구(Seitz & Roland 1992), 의식 있는 동물 대상 단일세포 활성화 기록 연구(Brotchie et al 1991a, b), 여러 임상연구(Schwab et al 1954; Talland & Schwab 1964)가 있었지만, 그 역할은 여전히 분명하게 밝혀지지 않았다. 해부학 연구들은 바닥핵의 운동 요소가 운동감각겉질에서 시작해 보완운동영역과 앞운동영역에서 끝나는 회로에 참여한다고 밝히고 있다. 바닥핵은 운동조절의 높은 차원, 즉 복잡한 운동 수행을 계획하고 실행하는 데 관여하는 것으로 생각된다. 또한 보완운동영역과 함께 작용하여 학습된 움직임을, 순서를 예측할 수 있는 형태로 조정하는 것으로 보인다. 대뇌겉질의 거의 모든 영역에서 바닥핵으로 수많은 입력이 가는 것을 감안하면 바닥핵은 운동조절 외에도 여러 기능에 관여하는 것으로 추정된다.

바닥핵 질환에서 발생하는 운동장애는 움직임 과다 증세 혹은 움직임 감소 형태로 나타난다(Wichmann & DeLong 1993). 바닥핵 기능부전이 어떻게 헌팅톤병Huntington에서 나타나는 과도한 움직임을 초래하는 지, 또는 파킨슨병에서 나타나는 운동감소증akinesia을 어떻게 일으키는 지가 밝혀졌다. 줄무늬체의 활동을 조정하여 시상겉질 신경세포들의 활동에 영향을 미치는 두 개의 전달로, 즉 직접전달로direct pathways와 간접전달로indirect pathways와 관련이 있음이 밝혀졌다. 직접전달로는 현재 진행 중인 움직임을 촉진하는 반면, 간접전달로는 운동 활동을 억제하는 역할을 한다(Goldman-Rakic & Selemon 1990). 과도한 불수의적 움직임은 율동적이고 진동하는 형태의 떨림tremor, 뒤틀리는 듯한 움직임인 무정위움직임증athetosis, 팔다리와 얼굴근육에서 갑작스런 움직임이 일어나는 무도증chorea, 몸을 격렬하게 흔드는 도리깨질증ballismus 등의 특징을 보인다. 감소된 움직임은 마비 없이 느리게 움직이거나 움직임이 결핍되는 특징을 보이며, 몸 정렬이 지속적으로 변형되어 자세가 지속적으로 변하는 근육긴장이상dystonia 등의 특징을 보인다.

파킨슨병 또는 떨림마비paralysis agitans는 바닥핵에 영향을 미치는 가장 흔한 질환으로 이 장의 주요 주제다. 바닥핵의 다른 질환, 예를 들어 헌팅톤병이나 윌슨병Wilson's disease과 같은 질환의 임상적 특징은 다른 신경학 교재를 참고하라(예, Goetz 2007).

파킨슨증Parkinsonism은 떨림, 경직rigidity, 움직임이 느려지는 운동느림증bradykinesia, 움직임이 감소하는 운동감소증hypokinesia, 움직임 시작이 지연되고 자동적 움직임이 소실되는 운동불능증akinesia, 비정상적인 자세로 구성되는 여러가지 움직임 장애를 포함하는 임상 증후군이다(Marsden 1994). 파킨슨병은 이러한 파킨슨증에 특이적 병리적 소견이 결합된 임상 증상들로 구성된다. 이 질병은 1817년 제임스 파킨슨James Parkinson이 '떨림마비shaking palsy'라는 이름으로 발표한 이후로, 파킨슨병을 일으키는 신경 퇴행 부위가 밝혀졌지만 병의 원인은 아직 밝혀지지 않았다. 이를 특발성 파킨슨병이라고 한다. 파킨슨증의 임상적 특징을 보이는 여러 다른 질환들이 있다. 진행성핵상마비progressive supranuclear palsy, 다발성계통위축multiple system atrophy, 약물유발성 파킨슨증후근, 혈관성 파킨슨증후근 등이다(Goetz 2007).

파킨슨병은 점진적으로 진행되는 퇴행성 질환으로, 일반 인구 1000명당 약 3명, 60세 이상 인구 100명당 1명에게 영향을 미친다(Rajput 1992; De Rijk et al 2000). 평균 발병 연령은 60대 초중반이고 남성이 여성보다 약간 더 많이 영향을 받으며 모든 인종에서 발생한다. 5~10%의 사례는 젊은 나이에 발병하는 파킨슨병으로 분류되며 초기 증상이 20세에 나타나는 경우도 있다. 청소년기에 발병하는 파킨슨병은 드물며 20세 이전에는 거의 발생하지 않는다(Samii et al 2004).

파킨슨병은 분자 수준에서 규명된 첫 번째 질환이었다(DeLong 2000). 1950년대 후반 뇌 도파민 80%가 바닥핵에 집중되어 있으며 이는 뇌 전체 무게의 0.5% 미만을 차지하는 영역이다는 사실이 밝혀졌다(Carlsson 1959). 이후 사후 검사를 통해 파킨슨병 환자의 뇌에서는 도파민이 현저하게 감소되어 있다는 것이 밝혀졌으며, 신경전달물질 대사에서 특정 결함이 질병의 원인이다는 사실이 밝혀졌다(Hornykiewicz 1966). 이러한 연구결과에 따라 레보도파levodopa 치료가 개발되었다. 이 치료법이 개발되기 전까지 파킨슨병은 진행성 질병이었으며 심각한 장애를 유발하는 질환이었다(Hoehn & Yahr 1967).

2 병태생리

흑색질에서 줄무늬체로 이어지는 중추 도파민성 경로의 이상이 파킨슨병의 주요 특징이다(Agid et al 1990). 도파민 감소 외에도 병리학적 소견으로는 흑색질의 탈색소화와 신경세포 손실이 나타나고, 루이소체—호산성 포함체—와 창백소체—공포과립vacuolar granules 섞인 신경잔섬유—가 존재한다. 또한 흑색질-줄무늬체 경로의 신경 전도가 변한다. 루이소체Lewy bodies 병변은 바닥핵뿐 아니라 뇌줄기, 척수, 대뇌겉질에서도 발견되는데, 파킨슨병에만 특이적으로 나타나는 소견은 아니다(Goetz 2007). 줄무늬체로 가는 도파민성 신경세포의 약 80%가 손실되기 전까지는 증상이 눈에 띄지 않는다(Korman & James 1993). 파킨슨병의 병리적 과정이 흑색질에서 시작된다는 기존의 관점을 반박하는 연구도 있다(Braak et al 2004). 해당 연구에서는 루이소체의 분포를 기반으로 6단계 병리적 과정을 제안하였다. 1단계와 2단계는 임상전 단계로, 1단계에서 후각망울과 앞쪽후각핵의 퇴화가 발생한다. 2단계에서 하부 뇌줄기의 퇴화가 나타난다. 3단계와 4단계에서는 바닥핵과 앞뇌까지 침범되며, 5단계와 6단계에서는 대뇌겉질까지 확장된다. 줄무늬체의 도파민 손실로 떨림, 운동느림증, 강직, 자세 불안정 같은 파킨슨병의 주요 증상 대부분을 설명할 수 있지만, 레보도파에 잘 반응하지 않는 기타 운동 손상과 비운동 손상의 경우에는 하부 뇌줄기 핵, 청색핵, 등쪽솔기핵의 퇴화로 인한 다른 신경전달물질 체계—노르에피네프린, 세로토닌, 콜린성—의 결함으로 발생할 가능성이 있다(Goetz 2007).

3 병인론

대부분의 사례에서 파킨슨병의 원인은 불명하지 않다. 알려진 상염색체 우성 및 열성 유전형 파킨슨병은 전체 사례의 5%를 차지하며 주로 젊은 연령에서 나타나는 파킨슨증이다. 나머지 95%의 사례에서는 원인이 알려져 있지 않다. 파킨슨병은 유전적 요인과 환경적 요인의 복잡한 상호작용으로 인해 발생할 가능성이 있으며, 위험 요인에는 가족력, 남성 성별, 머리 외상, 살충제 노출, 우물물 섭취, 농촌 거주 등이 포함된다(DeLong & Juncos 2008).

진단은 주로 임상적으로 이루어진다. 병력과 신체검진 그리고 도파민성 치료에 따른 증상과 징후 개선을 기반으로 이뤄진다(Samii et al 2004). 환자들의 임상전 기간pre-clinical period은 주로 긴 양상을 보인다(Korman & James 1993).

임상 징후

휴식 시 떨림resting tremor, 경직, 운동느림증—또는 운동불능증—그리고 자세 불안정성이 파킨슨병의 전형적인 네 가지 주요 특징이다(Jankovic 2008).

떨림은 신체 일부의 약간 율동적이고 비자발적인 거친 사인파sinusoidal 형태의 움직임이라고 규정한다(Sethi 2003). 일반적으로 떨림은 기저 기전과 관계없이 발생하는 행동적 상황에 따라 분류한다(Findley 1988). 휴식 시 떨림은 파킨슨병의 주요 징후이며 종종 질환의 첫 징후로 나타난다(Marsden 1994). 주로 4~6Hz 빈도로 한쪽에서 발생하며, 주로 말단 부위에서 더 두드러진다. 휴식 시 떨림이 흔히 발생하는 신체 부위는 손, 발, 입술, 턱, 턱뼈 등이다. 휴식 시 떨림은 자발적인 활동, 수면 및 완전한 이완 상태에서 대개 억제된다. 자세성 떨림은 중력에 대항하여 자세를 유지할 때 나타나는 것으로 휴식 시 떨림과 비슷하게 4~6Hz 빈도로 나타나며, 운동성 떨림은 수의적 움직임 중에 나타나며 8~12Hz의 빈도로 나타나기도 한다(Jankovic 2008).

휴식 시 떨림의 원인은 아직 논쟁 중이지만, 말초 들신경원—주로 1A 들신경—으로부터 입력을 받는, 시상 수준의 내인성 메커니즘에 의해 유발되는 긴 반사회로 전달로가 과활성화되어 생기는 진동으로 보인다(Delwaide & Gonce 1988). 연구에 따르면 떨림 빈도는 여러 신체 부위에서 일관되게 나오지 않는데, 이는 각 신체부위에서 나타나는 파킨슨증 떨림이 서로 다른 진동원oscillators을 가진다는 것을 시사한다(Bergman

& Deuschl 2002).

경직은 수동 관절 움직임 범위 전반에 걸쳐 뻣뻣함이 증가되는 것이 특징이다. 이 뻣뻣함은 폄근과 굽힘근 모두에서 같은 강도로 나타나며, 떨림이 중첩되어 나타나거나 혹은 떨림의 방해를 받아 톱니바퀴 현상으로 4~6Hz 빈도로 규칙적으로 끊길 수 있다. 경직의 정도는 신장 속도에 비교적 독립적이다. 그러나 일부 경우에는 신장에 대한 저항이 속도와 반비례하여, 움직임이 느릴 때 저항이 가장 크게 나타난다. 경직의 정도는 반드시 일정하지 않으며, 스트레스, 불안, 반대쪽 팔다리의 움직임, 또는 앉은 자세보다는 선 자세에서 뻣뻣함이 강화될 수 있다. 파킨슨병 경직의 주요 원인은 아마도 대뇌겉질에서 긴 반사회로 전달로가 과활성화되어 발생하는 것으로 추정된다(Delwaide et al 1991).

근육의 역학적 변화도 수동 움직임에 대한 저항이 증가하는 것에 영향을 주며, 특히 질환이 중증인 경우에는 더 두드러지게 나타난다고 밝혀졌다(Dietz et al 1981 1988; Watts et al 1986). 경직이 자세 불안정에 대한 적응 행동의 일부로 발생할 수 있다는 주장도 있다(Horak et al 1992; Broussolle et al 2007). 한 연구에서는 서 있는 상태에서 몸통 및 엉덩관절 회전 동작을 느리게 수행할 때 몸통과 엉덩관절에서 비정상적인 축성 axial 경직이 측정되었으며, 이 경직은 레보도파에 반응하지 않았다(Wright et al 2007). 그러나 경직이 이동 능력 감소와 삶의 질 저하에 미치는 영향은 운동느림증만큼 크지 않다(Dural et al 2003).

운동느림증 bradykinesia 은 느린 움직임 또는 움직임 부재를 설명하는 포괄적 용어로, 장애 발생에 가장 많은 영향을 주는 증상이다(Berardelli et al 2001). 운동느림증은 종종 운동불능증과 운동감소증 hypokinesia 이라는 용어와 혼용되어 쓰인다. 엄밀히 말하면, 운동느림증은 느려진 움직임을 의미하고 운동감소증은 움직임의 크기 감소를 의미한다. 운동불능증은 얼굴표정 같은 자동적 움직임이나 걸을 때의 팔 흔들림 같은 연합 움직임 associated movement 이 감소한 것을 의미하며, 움직임 시작이 느린 상태와 움직임 중에 멈추는 것도 포함한다. 단일관절 움직임 시에 명백하게 나타나는 운동느림증(Hallett & Khoshbin 1980)은 동시에 여러 과제를 수행할 때(Talland & Schwab 1964) 또는 연속적 움직임을 수행할 때 더욱 과장되어 나타난다. 예를 들어, 걷기 같은 연속 움직임을 수행할 때 걷는 속도와 보폭 크기가 점차 줄어들어 멈추거나 앞으로 나아가지 못할 수도 있다. 운동느림증의 다양한 양상들은 서로 관련이 있지만, 개별적으로 발생할 수 있으며 반드시 상관관계가 있는 것은 아니다(Evarts et al 1981). 운동느림증은 모든 운동 동작 수행과 그와 관련된 자세조절—뻗기와 조작, 일어서기 같은 동작—을 할 때 그리고 발음과 발성 수행에 영향을 미친다.

운동느림증 기전은 여전히 명확하게 밝혀지지 않았다. 현재 이론들은 운동느림증이 운동 명령을 준비하고 실행하는 대뇌겉질의 메커니즘을 바닥핵이 제대로 강화하지 못하기 때문에 발생하는 것이라고 설명한다(Berardelli et al 2001). 근전도 발생이 정상적이다하더라도 근전도 크기가 감소하며, 움직임 시작이 지연되고, 움직임 크기와 속도가 감소한다(Berardelli et al 2001). 움직임에 대한 단서를 제공하거나 움직임 크기나 속도에 주의집중하면 많은 움직임을 정상화할 수 있다(Berardelli et al 2001; Morris et al 2006). 이는 앞운동영역의 가쪽 영역 같은 대체 구조들이 바닥핵의 결손을 보상하여 가능한 것으로 추정된다. 하지만 이 보상은 무한하지 않으며 여러 과제를 동시에 수행하면 운동느림증이 다시 나타나는 것으로 보아 한계가 있다는 것을 알 수 있다.

동결현상 freezing 은 파킨슨병에서 나타나는 잘 알려진 증상으로, 말하기나 글쓰기, 걷기처럼 율동적이고 반복적인 움직임을 시작하거나 지속하기 어려운 상태를 말한다. 동결현상을 일으키는 신경 기전은 아직 명확하지 않지만, 운동느림증과 운동감소증과는 별개로 일어나는 독립적 임상 징후로 생각해야 한다. 보행

동결freezing of gait; FOG은 일시적 보행 장애로, 좁은 공간을 통과하거나 방향을 바꿀 때 주로 발생한다(Bloem et al 2004). 동결 직전에는 흔히 걸음 길이가 점진적으로 보폭이 짧아지고 발디딤이 증가하는 가속 보행 현상festination이 나타난다. 동결현상이 일어나면 발이 바닥에 붙어 있는데 모멘텀이 몸의 중심을 계속 앞으로 가져가려 하는 것처럼 보인다. 환자는 발이 '땅에 붙어 있다'고 느끼며 낙상 위험이 높아진다. 보행 동결은 복잡한 환경, 스트레스가 많은 상황, 또는 주의가 분산될 때 더 자주 발생하지만, 주의를 집중하거나 큐잉을 제공하면 개선된다(Giladi & Nieuwboer 2008).

분류

파킨슨병에서 운동 결손과 비운동 결손의 특성을 명확하고 일관되게 파악하기 어려운 몇 가지 이유가 있다. 첫째, 여러 하위 유형이 존재한다. 많은 형태의 병 즉 여러 파킨슨병 형태가 있다(Lewis et al 2005; Halliday et al 2008; Weiner 2008). 둘째, 같은 대상자라도 하루 중 다른 시간대에 검사하면 결과가 다를 수 있고 또는 검사 전에 약물을 일정 기간 복용하지 않으면 결과에 뚜렷한 차이를 보일 수 있다(Evarts et al 1981). 환자 간 변동과 환자 내 변동이 있긴 하지만 파킨슨병의 임상적 장애 정도와 범위를 분류하는 것은 유용하다. 가장 일반적으로 사용되는 척도는 호엔과 야르 척도(Hoehn & Yahr 1967)와 통합 파킨슨병 평가 척도UPDRS(Fahn et al 1987)다(3장 참조).

4 운동조절과 운동수행 결손

파킨슨병 진단이 내려지기 전에도 기능 저하가 발생할 수 있다. 초기 증상들은 설명하기 어려운 피로감, 쉽게 지치는 듯한 느낌, 가벼운 근육통과 경련처럼 모호하고 특정하기 어려운 형태로 나온다. 이런 증상들이 점차 무능력을 증가시키는 요인이 될 수 있다(Stern & Lees 1991). 막 진단을 받은 환자의 25% 이상에서 인지 손상, 특히 실행기능과 기억에 영향을 미치는 문제가 나타났다(Muslimovic et al 2005). 지나치게 높은 수준의 신체 및 정신적 피로가 흔하게 나타나며, 삶의 질 저하에 직접 영향을 미친다(Havlikova et al 2008). 우울증은 상황을 악화시킬 수 있고 개인의 활동 참여에 영향을 미친다. 병이 진행됨에 따라 떨림으로 인해 음료나 음식을 흘리는 일, 발음 문제, 표정 감소, 침 흘림 가능성 등의 임상 징후 또는 증상들이 발생하여 당황스럽고 불쾌한 상황을 초래한다. 이런 상황 때문에 환자는 사회적으로 수용되지 못하고 고립된 느낌을 받는다. 어떤 움직임을 시작하는 것, 가령 보행을 시작하기 어렵거나 사회 활동 중 발생할 수 있는 동결 증상은 독립성과 자신감을 저하시킨다.

파킨슨병 환자들을 대상으로 운동조절에서 바닥핵이 하는 역할을 알아보기 위해 의미 있는 과제를 이용하는 연구들이 진행되고 있다. 이러한 연구들은 운동조절 결손은 물론 운동수행 결손도 설명해주기 때문에, 임상에 있는 물리치료사들이 과학적 근거에 기반한 중재 전략을 개발하고 검증하는 데 도움이 될 것이다. 이런 연구들은 보통 순차적 움직임 수행이나 동시 수행 움직임을 이용하며, 반응 시간reaction time; RT이나 움직임 시간movement time; MT을 측정한다.

반응 시간과 움직임 시간

파킨슨병 환자는 움직임을 시작하는 데 분명한 어려움을 겪는다. 몸 한쪽에 파킨슨 증상이 있는 환자가 누운 자세에서 일어나는 동안 넙다리곧은근의 수축을 기록하기 위해 힘 측정기를 사용한 연구에서는 해당 근육의 RT가 지연된 것을 보고했다(Wilson 1925). 단순한 엎침과 뒤침 팔 움직임을 이용한 연구에서는 환자 간 RT와 환자내 각기 다른 시점 간 RT에 변동이 크다고 보고하였다(Evarts et al 1981). 이 연구의 저자들은 파킨슨병에서는 일반적으로 RT와 MT 모두 지연되는 것으로 나왔지만, 전체적으로는 MT가 RT보다 더 심하게 영향받았다고 설명했다. 그러나 단순한 움직임의 느려짐 정도는 임상적으로 운동느림증의 정도와는 관련성이 없다(Benecke et al 1986; Berardelli et al 1986).

순차적 움직임 실행

파킨슨병에서 나타나는 전반적인 느린 움직임은 임상적으로는 효과적이지 못한 단일관절의 탄도성ballistic 움직임이 느려지는 것(Hallett & Khoshbin 1980)과 움직임 순서(Benecke et al 1987)가 느려지는 것이 특징이다. 자동적으로 수행되는 순차적 움직임sequential movement에서 움직임 느림이 더 두드러진다는 의견도 있다(Schwab et al 1954).

파킨슨병 환자들이 수행에 어려움을 겪는 중요한 일상 움직임은, 예를 들어 앉았다 일어나기(그림 13-1)와 걷기는 순차적 움직임들로 구성된다. 파킨슨병 환자들은 정상 대상자들에 비해 움직임 순서가 더 느리다(Benecke et al 1987). 환자들이 순차적 움직임을 수행하는 경우 개별 움직임들이 느려질 뿐만 아니라 두 움직임 순서를 전환할 때의 시간 간격도 길었다. 개별 동작에 비해 연속 동작에서 결손이 더 심한 이유는 연속 동작의 후반부로 갈수록 각 동작 구성 요소의 크기와 속도가 감소하기 때문이다는 주장이 있다(Georgiou et al 1993).

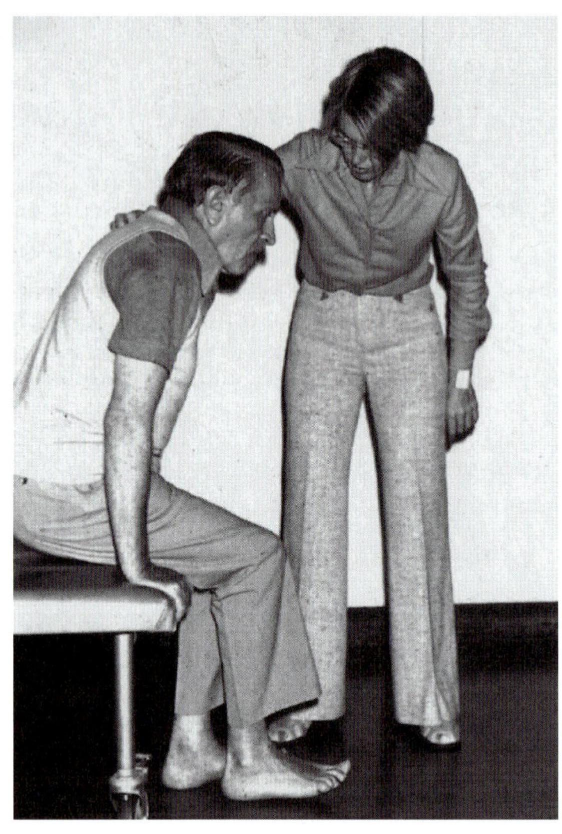

[그림 13-1] 앉은자세에서 일어나려는 시도. 엉덩관절에서의 몸통 굽힘 크기가 감소하였으며 발목의 발등굽힘이 감소했다는 것을 볼 수 있다. 환자는 수평 모멘텀을 일으켜 수직 방향으로 전환하는 데 어려움이 있다. 또한 오른발을 뒤로 움직이지 않는다는 점에 주목하라.

동시 과제 실행

파킨슨병 환자들은 순차적 움직임이 포함된 운동 과제를 수행하는 데 어려움이 있을 뿐만 아니라, 동시 과제simultaneous task를 수행하는 데도 어려움을 겪는다. 파킨슨병의 두드러진 임상 특징 중 하나가 두 가지 운동 과제를 동시에 수행하려 할 때 경험하는 어려움이다. 한 오랜 연구에서는 환자들에게 삼각형의 각 변 중간 지점에 수직선을 그리는 과제를 우세 손으로 수행하면서 다른 손으로는 에르고미터의 손잡이를 쥐게 하는 과제를 하도록 하였다(Schwab et al 1954). 건강한 대상자들은 이 두 가지 움직임을 쉽게 동시에 수행했으나, 환자들은 이 능력을 상실하거나 손상되어 한 과제를 먼저 한 후 다른 과제를 하는 식의 경향을 보였다.

한 연구에서는 동시 움직임 수행 결손을 더 명확히 하기 위해 파킨슨병 환자들에게 가능한 한 빨리 여러 단순한 움직임을 수행한 후 다시 이를 결합하여 수행하게 하였다(Benecke et al 1986). 예를 들어, 등척성 힘 변환기를 쥐고 팔꿈치를 구부리는 과제를 수행하게 했다. 각 단순 움직임 수행 시간은 건강한 참가자들보다 느렸다. 두 움직임을 결합했을 때는 움직임 시간이 더 길어지면서 더욱 느려졌다. 순차적 움직임과 동시 움직임 모두에서 나타나는 추가적인 느려짐은 임상적으로 평가된 운동느림증의 정도 및 전통적인 신경학적 검사와 밀접하게 관련이 있는 것으로 보고되었다(Benecke et al 1986). 이 연구에서는 페그보드 과제를 완료하는 데 걸리는 시간과 정해진 시간 동안 엄지와 검지를 맞대는 횟수로 운동느림증을 평가하였다.

파킨슨병에서 학습된 자동적 움직임 순서를 수행하는 능력이 결손된 것을 설명하는 기전은 아직 명확하지 않다. 이와 관련된 기전들은 운동 계획 결손 또는 운동 세트[motor set] 결손, 두 가지 범주로 구분해볼 수 있다. 운동 계획 결손은 대뇌에서 선택한 움직임 계획의 크기를 맞추고 유지하는 능력이 손상된 것이고, 운동 세트 결손은 내부 단서[internal cue] 생성이 손상되어 움직임 순서가 점진적으로 느려지는 것을 말한다. 이 두 결손이 동시에 발생하거나 하나가 심하게 결손된 경우에는 가속[fastination]이나 동결현상이 나타날 수 있다(Iansek et al 2006). 학습된 활동이나 움직임 순서를 실행할 때 필요한 내적 단서를 제공하는 것이 바닥핵 기능 중 하나라고 추정된다(Phillips et al 1993; Morris et al 1995).

파킨슨병의 수행 결손은 걷기, 자세조절, 팔뻗기 및 잡기는 물론 호흡 및 구강운동기능처럼 독립성에 중요한 여러 동작들을 통해 연구되었다.

걷기

파킨슨병에서 가장 자주 관찰되는 걷기관련 문제점은 움직임이 느려진 것과 움직임 시작이 어려운 것이다. 환자들은 짧고 끌리는 걸음, 불규칙한 보폭, 전형적인 구부정한 자세(그림 13-2), 팔 움직임 감소, 다리 관절의 각변위 감소 등을 보인다(Murray et al 1978; Blin et al 1990). 이러한 문제들은 병이 진행됨에 따라 더 심해지는 경향이 있으며, 독립성 상실과 낙상 빈도 증가와 연관이 있다. 또한, 걷기를 시작할 때 또는 걷기 중 동결현상이 자주 관찰되며, 특히 회전하거나 좁은 공간에서 더 두드러지게 나타나는 상황 의존적 특성을 보인다(Giladi et al 1992). 끌리는 걸음과 걷기 중 동결 증상 외에도 일부 환자에서는 보폭이 점점 줄어들고 분당걸음수가 빨라지는 가속보행이 관찰되기도 한다.

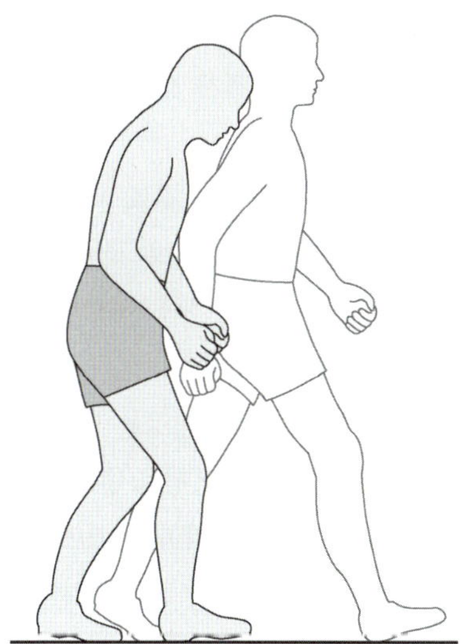

[그림 13-2] 오른쪽 다리 뒤꿈치 닿기 순간. 비교적 구부정한 자세의 파킨슨병 환자와 일반인의 모습을 비교한 그림(Murray et al 1978에서 발췌)

일반적으로 파킨슨병 환자의 보행에 대한 연구는 건강한 참가자들과 비교하여 결손을 설명하거나, 약물 투여 전후의 결손 변화를 살펴보거나, 시각적 큐잉의 유무에 따라 달라지는 점을 알아보기 위해 진행되었다. 파킨슨병 보행 결손을 정량화한 연구에서는 느린 보행이 보폭 감소, 분당걸음수 감소, 이중지지 단계의 시간 비율 증가와 관련이 있음이 밝혀졌다(Knutsson 1972; Blin et al 1990).

파킨슨병 환자와 연령을 맞춘 대조군을 대상으로 한 일련의 연구에서는 보행 속도, 분당걸음수, 보폭 간의 관계를 조사했다(Morris et al 1994a,b). 연구 결과, 환자들은 대조군과 유사하게 보행 속도를 다양하게 조절할 수 있었으나, 보행 속도를 일정하게 통제했을 때는 대조군에 비해 환자들의 보폭이 더 짧고 분당걸음수가 더 높았다. 공간적 시각 큐잉이 주어졌을 때는 보폭이 증가하였는데, 이는 보폭 조절이 어려운 것을 보상하기 위해 주어진 속도에 맞춰 분당걸음수를 증가한 것으로 보인다. 또한 환자군과 연령을 맞춘 대조군 모두가 젊은 참가자에 비해 이중지지 단계에서 더 많은 시간을 보낸다는 것을 발견했다(Morris et al 1994a,b). 그러나 보행 속도가 같은 경우 환자군과 연령 맞춤 대조군 간의 이중지지 단계 지속 시간은 유의미하게 다르지 않았다. 이중지지 단계는 보행 주기 중 가장 안정적인 단계이므로 이 연구 결과는 균형 결손과 활력이 감소한 연령이 높은 참가자들이 '보다 안전한' 이중지지 단계에서 더 오래 머무는 경향이 있다는 것을 말해준다.

연구들은 이제 복잡한 상황에서의 보행, 즉 회전, 뒤로 걷기, 이중과제 수행하면서 걷기 등을 분석하고 연구한다. 한 연구에서는 파킨슨병 환자들을 대상으로 직선 걷기뿐만 아니라 걸으면서 60°와 120° 회전하는 동작을 분석하였다(Huxham et al 2008a, b). 머리와 몸통 회전이 감소하면 보행 중 회전 움직임이 방해를 받을 것이라는 일반적인 임상적 가정과 달리, 보폭 감소가 비효율적인 회전과 관련된 더 중요한 요인이다는 것이 밝혀졌다(Huxham et al 2008a). 더 큰 각도의 회전에서 보폭 감소가 더욱 두드러졌다(Huxham et al 2008b). 이와 유사하게, 뒤로 걸을 때 속도 감소와 보폭 감소는 앞으로 걸을 때보다 더 심각하게 나타났다(Hackney & Earhart 2008a). 게다가, 보행 중 하나 이상의 추가 과제가 결합했을 때는 환자군이 대조군보다 속도와 보폭이 더 크게 감소하였다(Bloem et al 2006). 이런 경향은 중추 처리 능력이 제한되어 있고 다른 과제보다 균형 조절을 우선적으로 처리하지 못해 비롯된 것으로 보이며, 이 때문에 낙상 위험이 증가한다(Bloem et al 2006). 걷기와 관련된 인지적 요구와 신체적 요구가 복잡할수록 속도와 보폭 감소가 두드러지고 낙상 위험이 더 커진다.

보행 변동성[variability]에 관한 연구들을 통해 파킨슨병이 보행 능력에 미치는 영향을 더 잘 이해할 수 있게 되었다. 발병 초기 단계에서도 걸음의 시간적 변동성이 나타나는데(Hausdorff et al 1998; Ebersbach et al 1999; Yogev et al 2005), 이는 병이 진행되면서 동결현상이 나타날 전조가 될 수 있다. 항파킨슨증 약물 치료를 아직 시작하지 않은, 막 진단 받은 환자들에서도 보행 시간의 비대칭성이 나타난다(Baltadjieva et al 2006). 그래서 흔히 병이 진행되고 있음을 의미하는 변화들이 실제로는 병 초기부터 존재하며, 이 특징들은 약물의 영향이나 적응으로 인한 것이기보다는 질병의 직접적 영향을 반영하는 특징일 가능성이 크다. 병이 진행됨에 따라 보행의 양측 협응이 영향을 받는데, 특히 이중과제 조건에서 크게 영향을 받는다. 이는 보행을 일관적으로 하기 위해서는 인지적 자원이 필요하다는 것을 말해준다(Plotnik et al 2009).

균형

자세 불안정은 파킨슨병 관련 장애의 주요 요인으로 여겨진다(Boonstra et al 2008). 임상적으로 파킨슨병 환자는 쉽게 균형을 잃고 낙상할 빈도가 높으며(Bloem et al 2001; Wood et al 2002; Ashburn et al 2007; Latt et al 2009), 분명 낙상에 대한 두려움이 건강한 사람들보다 크다(Adkin et al 2003). 그러나 이런 자세 불안정의 근본적인 기전은 명확하지 않다. 다양한 조건에서 선자세 균형을 알아본 연구들은 과제 차이, 약물 복용 시점, 질병 단계, 나타나는 손상, 그리고 개인의 적응 행동 차이로 인해 일관되지 않은 결과를 보인다.

자세 불안정 기전에 관한 가설은 크게 원심성 결손과 구심성 결손 두 가지로 나눌 수 있다(Boonstra et al 2008). 원심성 결손은 운동느림증이나 운동불능증으로 인해 빠르고 정확하게 조절된 자세 반응을 만드는 능력이 감소하는 것(Berardelli et al 1984, 2001)이며, 구심성 결손은 감각 입력 처리 능력이 감소하여 다양한 환경에서 유연하게 적응하지 못하는 것을 말한다(Bronstein et al 1990; Schieppati & Nardone 1991). 예기치 않은 동요에 반응하는 데 어려움이 있어 불안정성이 발생하며, 그 결과 시각이나 다른 주의집중 과정에 더 많이 의존하게 된다. 그러나 근육 특성 변화와 개인적인 적응 행동 패턴이 건강한 사람을 비교할 때 관찰되는 자세 조정의 차이에 더 중요한 영향을 미칠 수도 있다. 예를 들어, 장딴지근의 뻣뻣함 변화는 보행 이상과 관련이 있을 수 있으며(Dietz et al 1981), 지지면 동요 연구에 따르면 장딴지근 뻣뻣함은 발목관절에서 비교적 느린 관절 변위와 속도에 영향을 미친다.

분명한 것은 적절하게 자세 조정을 하지 못하는 것, 다시 말해 몸의 균형을 유지하는 것과 관련된 근육들을 과제나 상황에 맞게 활성화하지 못하는 것은 기본으로 운동조절 문제가 있는 모든 사람에게 나타난다는 점이다. 불안정성은 뇌 손상으로 인한 비정상적인 협응과 이차적 적응—행동적 적응과 물렁조직 적응—둘 모두가 원인이다.

자세 조정은 지지면의 움직임, 미끄러짐, 걸림과 같은 외부 동요에 반응하여 발생하거나, 자발적인 움직임 전이나 움직임 동안에 그 동작의 일부분으로 일어난다(7장 참조). 파킨슨병 환자의 자세 불안정에 대한 초기 연구 대부분은 이동 가능한 지지면 위에 서 있는 참가자들을 대상으로 하거나 서 있는 상태에서 팔을 빠르게 들어 올리는 식의 실험을 진행하였다. 동요 연구는 다양한 임상 단계에서 환자들의 반응 능력과 관련된 정보를 제공한다. 빠른 팔 들어 올리기 연구는 준비성 자세 조정이 나타나는지와 그 타이밍에 관한 정보를 제공한다. 근래에는 일상생활 과제를 다룬 연구들이 진행되고 있다. 이런 유형의 연구는 자연스러운 속도로 복잡한 동작을 수행할 때 자발적인 움직임과 자세 조정이 통합되는가에 대한 정보를 제공한다.

선자세에서 자발적 움직임과 반응적 움직임을 수행할 때, 발바닥 압력 중심center of foot pressure; CFP 위치가 자세성 근육 활성에 영향을 미친다. 파킨슨병 환자들의 특유의 구부정한 자세를 감안하면 경증 환자에서는 CFP가 뒤로, 중증 환자에서는 앞으로 이동한 것으로 나온 연구 결과는 흥미로운 결과다(Schieppati & Nardone 1991). 저자들은 몸의 무게중심을 정상보다 더 뒤로 유지하는 것이 잠재적으로 불안정성을 초래해 뒤로 넘어질 위험이 있기 때문에 엉덩관절과 몸통을 굽혀 CFP를 앞으로 이동하는 것이 균형 유지를 위한 적응 반응이 될 수 있다고 설명하였다.

가만히 서 있는 자세의 흔들림에 관한 연구에서는 건강한 대상자들처럼 파킨슨병 환자군에서도 상충된 결과를 보였으며, 이 결과는 질병 단계, 검사 프로토콜, 흔들림을 정량화하는 데 사용된 변수의 가변성이 있었음을 의미한다. 또한, 약물 ON 또는 OFF 상태도 자세 흔들림에 영향을 미칠 수 있다. ON 상태는 약물이 이동성, 느림, 뻣뻣함과 관련하여 효과를 발휘하고 있을 때를 의미하며, OFF 상태는 약물 효과가 사라져 더 이상 이동성, 느림, 뻣뻣함에 이득을 주지 않을 때를 의미한다. 대부분의 연구에서는 자세 흔들림이 증가하는 경향이 있으며, 특히 안쪽-바깥쪽 방향에서 두드러진다고 보고하였다(Viitasalo et al 2002; Rocchi et al 2006a; Blaszczyk et al 2007). 또한, 눈을 감은 상태가 눈을 뜬 상태보다 자세 흔들림이 증가한다고 보고하였으며, 파킨슨병 환자군이 대조군에 비해 흔들림 증가가 더 컸다(Blaszczyk et al 2007). 환자들 중에서도 낙상 경험이 있는 더 중증인 환자들이 낙상 경험이 없는 환자보다 자세 흔들림이 더 큰것으로 나왔다(Matinolli et al 2007). 환자들은 자신의 안정성 한계를 과대평가하는 경향이 있고(Kamata et al 2007), 환경 변화에 따라 자세 조정을 적절히 조절하지 못하기 때문에(De Nunzio et al 2007) 낙상 위험이 더욱 커진다.

서 있는 상태에서 균형이 나쁜 이유 중 하나는 적절한 시점에 적절한 준비성 또는 선행적[anticipatory] 자세 조정을 하지 못하기 때문이다. 다양한 과제와 관련하여 파킨슨병 환자의 예측성 자세 조정이 연구되었다. 까치발로 서는 과제를 이용한 연구에서는 환자군과 연령을 맞춘 건강한 참가자들을 대상자에 포함하였다(Diener et al 1990). 두 군 모두에서 몸을 앞으로 이동하기 위해 앞정강근이 활성화되고 그 다음 무릎을 안정화하기 위해 넙다리네갈래근이 작용하고, 그에 이어 장딴지근 순으로 활성화 되었다. 앞정강근과 넙다리네갈래근은 목표 움직임 전에 예측성 자세 조정으로 활성화되었다. 환자군도 동일한 근육 활성화 패턴을 보였지만, 동작 수행이 더 느렸고 근육 긴장 형성이 더 느리게 증가하는 것으로 나타났다.

일부 연구에서는 파킨슨병 환자들이 건강한 사람과 유사한 준비성 근육 지연[latency]을 보인다고 보고했다. 반면, 근육 활동 시작이 지연된다고 보고한 연구도 있다(Rogers et al 1987; Burleigh-Jacobs et al 1997; Rocchi et al 2006b). 또 다른 연구들에서는 파킨슨병 환자들이 사전에 준비할 수 있는, 가능한 한 빠르게 하는 움직임에서 지연 시간이 감소한다는 결과를 보여준다(Frank et al 2000; Bleuse et al 2008). 준비성 자세 조정을 연구할 때 어려움 중 하나는 파킨슨병 환자의 특징적인 증상, 즉 느린 움직임이다. 건강한 사람의 경우, 팔을 위로 올리는 움직임 같은 움직임을 시행할 때 선행적 자세 조정이 움직임이 나오기 전에 두드러지게 나타나지만, 움직임이 느릴 때는 그렇지 않다. 따라서 파킨슨병 환자를 대상으로 한 연구에서 준비성 근육 활성화가 없거나 건강한 사람과 다르게 나타났다고 보고되었지만, 이러한 결과는 팔 움직임이 건강한 사람에 비해 상대적으로 느리기 때문일 가능성이 있다(Bazalgette et al 1986; Rogers et al 1987).

서 있는 상태에서 자발적으로 발을 내딛는 과제와 관련해서도 자세 조정이 연구되었다(Burleigh-Jacobs et al 1997; Tonolli et al 2000; Rocchi et al 2006b). 이 연구들에서는 파킨슨병 환자들의 선행적 자세 조정이 비정상적으로 작고 느린 것으로 나왔고, 그 때문에 대조군에 비해 발디딤 길이가 더 짧았다. 예를 들어, 옆으로 발을 내딛는 과제를 이용한 연구에서는 발을 내딛기 전에 선행적으로 지지 다리 쪽으로 무게를 옮기는 속도와 움직임 크기가 감소한 것으로 나타났다(Tonolli et al 2000).

선행적 자세 조정의 지연 시간, 크기, 속도는 도파민성 약물로 개선이 되지만 완전히 정상화되지는 않는다(Burleigh-Jacobs et al 1997; Rocchi et al 2006b). 게다가, 질병이 진행됨에 따라 도파민성 약물에 대한 반응은 점점 감소하는 경향이 있다. 또한, 자세 불안정의 또 다른 원인으로서 아직 충분히 주목받지 못하고 있는 요인이 바로 레보도파로 인한 이상운동증이다. 이와 관련된 한 연구에서는 ON 상태이면서 이상운동증이 있는 경우가 OFF 상태에 있는 경우에 비해 선자세에서 측정한 압력중심 변위가 125% 증가했다고 밝혔다(Armand et al 2009). 이러한 변위 증가가 전후 방향과 안쪽-바깥쪽 방향 모두에서 나타났으며, 특히 좌우 방향이 더 큰 영향을 받았다.

여러 연구에서 파킨슨병 환자들이 이동 가능한 플랫폼 위에 서 있을 때 예상치 못한 외부 동요에 어떻게 반응하는지를 조사했다. 대부분의 연구는 플랫폼 움직임에 반응하여 동원되는 근육의 활성화가 지연되는 패턴이 건강한 참가자들과 유사하다는 것을 보여준다(Schieppati & Nardone 1991; Horak et al 1996; Carpenter et al 2004; Jacobs & Horak 2006). 그러나 이러한 반응은 정상보다 더 가변적이었다(Schieppati & Nardone 1991).

일부 연구에서는 자세성 '반사들'을 알아보기 위해 발끝이 위로 향하게 만드는 플랫폼 동요를 사용했다(Scholz et al 1987; Beckley et al 1991). 한 연구에서는 건강한 참가자들이 발목 전략을 사용하여 앞정강근을 넓은넙다리근보다 먼저 활성화해 자세를 성공적으로 회복한 반면, 파킨슨병 환자들은 이 순서를 반대로 하여 무릎을 뻣뻣하게 만들었다(Beckley et al 1991). 연구자들은 이러한 뻣뻣함이 자세 불안정에 기여할 수 있음을 지적하면서도, 참가자들의 시작 자세가 각기 다른 운동 반응을 요구함으로써 결과에 영향을 미쳤을 가능성이 있다고 언급했다. 허벅지와 정강이를 연결하는 보다 몸쪽의 근육들과 측정되지 않은 몸통과 허벅지를 연결하는 다른 근육들의 조기 활성화는 동요에 대응하기 위해 팔다리가 적응적으로 뻣뻣해져 발생한 것일 수도 있다.

수평 방향으로 다양하게 움직이는 플랫폼을 이용하여 동요가 자세 반응에 미치는 영향을 분석한 연구들도 있었다. 파킨슨병 환자를 대상으로 한 연구에서는 뒤쪽과 앞쪽으로의 평면 이동에 반응하여 각각 장딴지근과 앞정강근이 동원되었으며, 지연시간은 정상 수준으로 나왔다(Horak et al 1992). 하지만 과도한 대항근 활동이 관찰되었으며, 이는 운동조절 능력이 부족하거나 기술이 부족하다는 것을 의미한다. 레보도파 복용 중에도 환자들은 서 있는 동안 지지면 조건의 변화에 유연하게 적응하지 못하는 것으로 보였다(Horak et al 1992). 따라서 균형 문제가 몸의 흔들림을 억제하기 위한 근육의 내재적 뻣뻣함이 증가하여 나오는 것인지(Woollacott et al 1988), 아니면 동요에 대응하거나 다가오는 동요를 예상해 충분한 힘이나 속도로 근육을 활성화하는 능력이 부족해서 발생하는 것인지는 명확하지 않다. 또한 환자들이 근육을 충분히 빠르게 활성화할 수 없는 문제에 적응하기 위해 스스로 몸을 뻣뻣하게 만들거나, 또는 아주 천천히 움직여 불안정성을 줄이는 행동을 했을 수도 있다. 예를 들면, 서 있을 때 몸통과 다리 관절을 굽힌다든지 걸을 때 보폭이 짧고 끌리는 듯한 걸음을 걷는 행동들이 그 예다.

지지면 밖으로 몸 무게중심이 벗어나는 경우 낙상을 방지하기 위한 보상 발디딤compensatory steps의 역할에 대한 연구들도 진행되었다(Jacobs & Horak 2006; King & Horak 2008). 한 연구에서는 참가자들이 덜 침범된 몸쪽으로 플랫폼 동요를 일으키고 그에 대응해 균형을 유지하도록 요구하였다(King & Horak 2008). 안전을 위해 머리 위에 고정한 하네스를 착용했으며 보조자가 대기하고 있었다. 건강한 대조군은 동요 반대 방향의 반대쪽 다리를 사용하여 측면 발디딤을 하거나, 다른 다리를 사용해 교차 발디딤하는 전략을 사용했다. 발을 내딛기 전에 필요한 선행적 측면 체중 이동은 파킨슨병 환자군 절반에서 나타나지 않았고, 그로 인해 낙상이 발생했다. 환자의 14%는 어떤 발디딤 전략도 사용하지 못하고 나무처럼 그대로 넘어졌다. 나머지 환자들은 두 가지 발디딤 전략을 모두 사용했지만, 교차 발디딤 전략을 사용할 때는 시도 중 75%에서 다리 충돌과 낙상이 발생하였다. 측면 발디딤을 시도할 때는 17%에서 낙상이 발생하였다. 성공한 시도에서도, 외부 동요에 대한 발걸음 시작의 지연 시간이 증가하여 자세 반응을 형성하는 속도가 일관되게 느린 것으로 나와, 자세 반응이 비효과적인 것으로 나타났다. 레보도파 약물이 선행적 자세 조성에 선반석으로 긍정적 효과가 있다는 것과는 대조적으로, 반응적 자세 조정에는 거의 영향을 미치지 않으며(Carpenter et al 2004; Jacobs & Horak 2006; King & Horak 2008), 경우에 따라서는 부정적 영향을 미칠 수도 있다(Horak et al 1996).

척추 회전 움직임 감소—어깨 너머로 고개를 돌리는 각도로 측정한 기능적 축 회전—가 균형 능력—기능적 팔뻗기로 측정—저하를 만들 수 있다는 주장이 있다(Schenkman et al 2000). 척추 회전 움직임 감소가 운동감소증, 경직, 근육긴장이상 또는 이들의 결합으로 인한 이차적 결과인지는 여전히 불분명하지만, 이러한 결과는 척추 유연성을 유지하는 것이 균형 결손을 줄이는 데 도움이 될 수 있음을 시사한다. 또한, 구부정한 자세는 낙상의 독립적인 위험 요인으로 여겨진다(Latt et al 2009).

파킨슨병 환자들이 적절한 자세 근육 활성화 패턴을 만들 수 있으며, 시각 정보나 다른 외부 큐잉을 활용해 의식적인 노력에 의존하여 균형 조절 능력을 개선할 수 있다는 견해가 일반적이다(Waterston et al 1993). 환자들은 균형에 큰 위협이 되지 않는 한, 움직임을 준비하는 데 집중하는 식의 인지 전략을 사용해 균형 관련 문제들을 극복할 수 있다.

뻗기와 조작하기

잡기-뻗기 움직임에 관한 수많은 정상기준 연구normative study에 따르면, 이 움직임은 운반 요소—또는 뻗기 요소—와 조작 요소—또는 쥐기 요소—로 구성되며, 이 두 요소는 동시에 일어난다. 파킨슨병 환자의 경우, 운동느림증의 영향은 멈춰 있는 공에 최대한 빠르게 팔을 뻗을 때처럼 시간 조절이 필요한 뻗기-잡기 과제에서 더 명확해진다. 반면, 움직이는 공을 잡기 위해 손을 뻗을 때는 뻗기 움직임 속도가 정상 범위 내에 있었다(Majsak et al 1998). 하지만, 움직이는 공에 손을 뻗을 때는 대조군에 비해 더 자주 실패했다. 동작에 대한 시각적 큐잉이나 외부 시간 제약이 있는 조건에서도 환자들은 손을 여닫는 속도가 더 느리고, 최대 손 벌림 크기가 더 작았으며, 최대 벌림에 도달하는 시간도 더 오래 걸렸다(Majsak et al 2008).

한 연구에서는 파킨슨병 환자와 대조군의 뻗기-잡기 움직임을 연구했다(Castiello et al 1993). 뻗기 거리 조건은 15cm, 27.5cm, 또는 40cm 중 하나였으며, 잡는 물체의 크기 조건은 0.7cm 정도의 작은 막대, 또는 8cm 크기의 큰 막대였다. 파킨슨병(PD) 참가자의 움직임 분석 결과, 움직임 시간(MT)이 느려졌지만, 건강한 대조군과 마찬가지로 물체의 거리나 크기 변화에 따른 움직임의 시공간적 특성을 조절하는 데는 어려움이 없었다. 그러나 환자군은 두 요소의 협응에서 이상을 보였는데, 운반 요소에 비해 쥐기 요소의 시작이 지연된 것으로 나타났다. 또 다른 연구에서는 물이 담긴 유리잔을 잡아 입술로 가져가 마시는 동작을 조사했는데, 대조군은 두 움직임 사이에 전환 단계transitional phase가 나타나지 않았다(Castiello et al 1994). 반면, 환자들은 38%의 시도에서 평균 337ms—또는 총 동작 시간의 7%에 해당하는—정도의 전환 단계가 나타났다. 다른 연구에서도 이 전환 단계와 관련된 어려움을 보고하였다(Muller & Abbs 1990). 따라서, 뻗기-잡기 과제에서는 운동느림증과 운동불능증의 영향으로 기민성 상실과 과제 수행 속도 감소가 나타나는 것으로 보인다.

호흡기능

호흡 기능부전는 파킨슨병 환자에게 흔한 문제로(Vincken et al 1984), 폐 기능부전 증상 없이도 나타날 수 있다(Pal et al 2007). 이러한 기능부전는 파킨슨병과 관련된 운동조절 결손 때문에 생기는 것으로 생각된다.

구부정한 자세와 운동 부족도 호흡 장애와 심폐기능 저하에 기여할 수 있다. 중등도에서 중증의 파킨슨병 환자들은 나이와 성별이 비슷한 건강한 사람들과 비교했을 때, 한쪽 다리로 운동을 수행할 경우 외부 부하가 동일함에도 불구하고 작업 능력과 운동 효율이 모두 감소한 것으로 나타났다(Saltin & Landin 1975). 연구자들은 신경학적 장애로 인해 이차적으로 발생하는 전신 근육 약화가 이러한 결과를 초래했을 것이라고 결론지었다. 신체활동 부족도 이러한 결과에 영향을 미칠 수 있다.

한 연구에서는 경증에서 중등도의 파킨슨병 환자들의 운동 능력을 조사하여 호흡 기능부전과 보행 장애가 운동 능력에 영향을 미치는지를 조사하였다(Canning et al 1997). 연구 결과는 규칙적인 유산소 운동을 통해 환자들이 비슷한 연령대의 정상 범위 내에서 운동 능력을 유지할 가능성이 있음을 보여주었다. 더 나아가, 흡기 근육 훈련은 경도에서 중등도 파킨슨병 환자에게 효과적인 중재로 나타났으며, 이를 통해 흡기 근육의 강도와 지구력이 증가하고 호흡곤란에 대한 인식이 감소한 것으로 보고되었다(Inzelberg et al 2005).

구강운동기능

파킨슨병 환자의 최대 92%에서 말하기 장애가 있는 것으로 관찰되었으며(Martin et al 1973), 여기에는 쉰 목소리, 음량 감소, 단조로운 어조를 포함하는 비정상적인 음성 조절, 즉 발성장애dysphonia가 포함된다(Robbins et al 1986). 낮은 음량 즉 저음성hyphonia은 말의 명료도를 떨어뜨려 의사소통에 방해가 된다(Sadagopan & Huber 2007). 성량을 목표로 한 집중적인 음성 치료(Lee Silverman Voice Treatment)가 말하기 장애에 효과적인 중재라는 근거가 점점 증가하고 있다(자세한 내용은 Ramig et al 2008 리뷰 참조).

삼킴장애—연하곤란—는 바륨 삼킴barium swallow 검사를 받은 환자의 최대 50%에서 보고되었다(Lieberman et al 1980). 방사선 촬영(Silbiger et al 1967)과 비디오 투시검사(Robbins et al 1986)에서는 삼킴 초기 단계 또는 수의적 삼킴 단계는 물론 인두pharyngeal 단계 모두에서 구강인두 운동 패턴과 타이밍이 비정상적으로 일어난다는 것을 보여주었다. 문제점으로는 혀 떨림, 삼킴 시작이 느린 문제, 삼킴의 인두 단계 자극을 위해 음식 덩어리—볼루스bolus—를 만들어 이를 혀 뒤쪽 3분의 1 지점으로 밀어 보내는 것이 어려운 문제, 인두 운동성 장애 등이 있다. 한 연구에서는 호흡과 삼킴 협응이 떨어져 흡인aspiration 위험이 증가한다고 보고하였다(Gross et al 2008). 다른 연구에서는 흥미롭게도 대상자의 33%에서 흡인이 문제가 된다고 보고하였지만(Robbins et al 1986), 설문에 응한 대상자들이 흡인이 무엇인지 잘 몰랐을 수도 있다. 흡인은 왜 기관지폐렴이 파킨슨병 환자의 주요 사망 원인인지를 설명해주는 잠재적 요인이 될 수 있다(Hoehn & Yahr 1967). 삼킴곤란을 조기에 감지하는 데 타당도가 있다고 알려진 삼킴장애 설문지가 있다(Manor et al 2007).

적응적 운동 행동

인간의 신체 시스템은 매우 적응력이 뛰어나며, 여러 분절로 이루어진 근육뼈대계는 특정 목표를 달성하기 위해 다양한 대체 움직임 패턴을 만들 수 있는 잠재력을 가지고 있다. 일반적으로, 움직임 패턴은 근육뼈대계의 유연성, 과제 목표, 그리고 과제가 수행될 환경적 맥락에 따라 형성된다(Shepherd & Carr 1991). 우리는 내부 및 외부 상황에 따라 움직이는 방식을 적응시킨다. 예를 들어, 어깨를 움직일 때 아프면 영향을 받지 않은 쪽 팔을 더 사용하거나, 균형이 위협받을 때는 속도를 늦추고 손잡이를 찾는 식으로 적응한다.

파킨슨병 환자들이 천천히 움직이는 것은 부분적으로 근육을 충분히 빠르게 활성화하기 어려운 상황에 대한 적응일 수 있다. 동결 현상과 외부에서 가해지는 움직임에 대한 저항은 대처하기 어려운 동요를 피하기 위한 방법일 수 있다. 따라서 최적의 운동 수행이 아닐지라도 이런 움직임들은 과제 수행 실패를 피하기 위한 적응적 시도로 볼 수 있다.

파킨슨병에서 보이는 변화된 운동 패턴은 일차적 장애가 아닌 적응으로 인해 나오는 것일 수도 있다는 견해가 있다(Latash & Anson 1996). 운동느림증은 근육에서 힘을 내지 못하는 문제(Hallett & Khoshbin 1980)가 아니라, 정확한 움직임에 필요한 힘을 적절한 속도로 생성하지 못하는 문제일 수 있다(Phillips et al 1993). 목표 지향적인 팔다리 움직임에 대한 연구에서는 느린 동작이 더 큰 변동성을 허용하였으며, 느린 움직임이 수용 가능한 정확도를 확보하려는 하나의 수단, 즉 적응의 수단으로 사용되었다고 지적하였다(Sheridan & Flowers 1990). 추후 연구들에서 이 문제가 더 명확히 밝혀질 수 있을 것이다. 그때까지 물리치료는 파킨슨병 환자에게 신체적으로 그리고 정신적으로 활동할 수 있는 기회를 제공하고 유연성과 민첩성을 최대한 유지할 수 있도록 격려하는 데 중점을 두어야 한다.

5 비운동성 결손

제임스 파킨슨[James Parkinson]이 처음으로 파킨슨병을 기술할 때는 감각과 지능에는 손상이 없다고 보고하였다. 그러나 연구에 따르면 비운동성 증상들이 병 진행 과정에서 나타나며, 일부는 진단 이전에도 나타날 수 있다. 또한 도파민성 흑색질-줄무늬체 경로 외에도 뇌줄기, 시상하부, 둘레계통, 새겉질 등 여러 뇌 영역이 영향 받을 수 있음이 밝혀졌다(Poewe 2008). 흔한 신경정신적 비운동성 결손으로는 우울증, 불안, 이마엽 실행기능 부전, 치매, 정신병, 수면장애, 하지불안증후군, 주간과다졸음증이 있다. 자율신경계 비운동성 증상으로는 기립성 저혈압, 비뇨생식기 기능부전, 변비가 있으며, 통증 및 이상 감각 같은 감각 증상도 흔히 발생한다(Chaudhuri et al 2006; Poewe 2008). 또한 피로감은 흔한 증상이며, 모든 증상 중에서도 가장 힘든 증상으로 여겨진다(Friedman et al 2007). 피로는 우울증과 수면장애와도 관련이 있을 수도 있지만, 우울증이 없는 환자나 수면장애가 없는 환자에게도 발생한다. 피로 기전은 잘 알려져 있지 않으며 효과적으로 관리할 수 있는 치료법도 아직 알려지지 않았다.

기분 장애

우울증은 파킨슨병 환자들에서 흔하게 나타나며 약 40%의 환자가 우울증(Weintraub 2005)이나 불안(Menza & Dobkin 2005), 혹은 둘 모두를 경험한다. 불안은 종종 감지되지 않아 진단되지 않기도 하며 질병 진단 이전에 나타날 수도 있다(York & Alvarez 2008). 그러나 우울증 증상 중 표정 변화 부족, 느린 움직임,

느린 생각, 음성 변화 부족 등은 파킨슨 증상과 유사하기 때문에 파킨슨병 환자에게 우울증이 발생해도 의사가 이를 인지하지 못할 수도 있다. 이렇게 운동 증상과 우울증 증상이 겹치기 때문에, 우울증 진단은 주로 주관적으로 경험하는 증상, 즉 공허함과 절망감, 감정 자극에 대한 반응 감소, 즐거움과 쾌락을 느끼는 능력 상실—쾌락상실증anhedonia—에 기반하여 이루어진다. 우울증은 항우울제와 함께 대처 전략을 훈련하고 개선을 위한 교육을 통해 치료될 수 있다(Lemke 2008). 또한, 프라미펙솔pramipexole과 같은 도파민 작용제가 운동 증상뿐 아니라 항우울증 효과가 있다는 것이 밝혀졌다(Lemke et al 2005). 경미한 우울 증상을 관리하는 데 있어 운동의 잠재적 역할은 아직 연구가 필요하다.

인지 결손

인지 결손은 진단 이전에 나타날 수 있으며, 새로 진단된 환자의 25%에서 발생한다고 알려져 있다(Muslimovic et al 2005). 주의력이나 실행기능, 기억에 관한 경미한 인지 결손은 치매가 없어도 병 초기부터 뚜렷하게 나타나며(Zgaljardic et al 2003), 삶의 질에 큰 영향을 미친다(Schrag et al 2000). 최대 40% 환자에서 임상적으로 정의된 치매가 발병하며, 치매가 진행되면 장애도 빠르게 심화된다(Findley et al 2003).

파킨슨병 환자는 정신운동 속도psychomotor speed, 언어, 기억, 주의력, 실행기능, 시공간 기술 등에 관한 다양한 신경심리학적 검사에서 수행력에 문제가 있다고 나올 수 있지만, 주의력 및 실행기능 결손 그리고 기억 결손이 가장 흔하다(Muslimovic et al 2005). 주의력과 실행기능 결손에는 세트 전환set shift(Lees & Smith 1983)과 순서화sequencing(Cahn et al 1998)의 어려움, 선택적 주의력 손상, 산만한 자극에 대한 주의 억제 문제가 포함된다(Deijen et al 2006). 기억 결손으로는 단기기억 내 정보를 유지하고 조작하는 작업기억 저하(Muslimovic et al 2005)와 미래에 해야 할 일을 기억하지 못하는 전향적 기억prospective memory 손상이 있다(Katai et al 2003). 시공간 과제 수행 능력 손상도 뚜렷하게 나타나며, 이는 주의 자원을 할당하는 능력이 감소하고 특정 시공간을 지각하는 능력이 감소했음을 의미한다(Kemps et al 2005).

주의집중 능력 저하와 반응 시간 변동량 증가는 파킨슨병 환자의 낙상 빈도 증가와 관련이 있는 것으로 나타났다(Allcock et al 2009). 이런 인지 결손은 왜 환자들이 다중 작업을 수행할 때 균형과 보행 능력이 악화되고, 균형을 잃었을 때 사용하는 수정 전략이 부족한가를 부분적으로 설명해준다. 두 연구에서 인지 훈련이 파킨슨병 환자의 인지기능을 향상시켰다는 결과가 나왔다(Sinforiani et al 2004; Sammer et al 2006). 다른 연구에서는 두 가지 실행기능 검사에서 향상되었다고 나왔으나(Sammer et al 2006), 이러한 향상이 일상생활 활동 수행 능력에 일반화되는지는 밝혀지지 않았다.

파킨슨병 환자의 기억 결손이 훈련을 통해 개선될 수 있는지는 불확실하다. 그러나 메모장, 할 일 목록, 전자 알림 시스템 같은 장치를 이용해 기억 결손을 보완하는 방법들이 제안되고 있다(York & Alvarez 2008). 이러한 장치는 물리치료 중재 프로그램의 일환으로 활용될 수 있다. 예를 들어, 환자들이 연습해야 할 과제의 핵심 사항을 기억하거나 운동 세션 수행을 촉진하기 위한 방법으로 사용할 수 있다.

6 약물과 수술적 중재

1960년대 후반부터 1970년대 초반 무렵에 뇌내 도파민 수치를 정상화하면 파킨슨병 증상을 완화할 수 있다는 가설이 제기되었다. 이후 도파민 대체 치료로 경구용 레보도파가 파킨슨병에 가장 효과적인 치료법이 되었으며(Marsden & Parkes 1977; Agid et al 1987), 이 질병 치료 분야가 획기적으로 발전하였다. 특히 기존 항콜린제 약물 치료나 정위적 수술stereotaxic surgery로는 뚜렷한 개선이 없었던 가장 심각한 증상인 운동느림증이 레보도파에 매우 잘 반응하였다(Marsden 1990). 레보도파 또는 도파민 작용제는 이제 파킨슨병의 일차 치료제로 사용된다(Strecker & Schwarz 2008).

운동 증상, 특히 운동느림증은 레보도파 치료에 잘 반응하며 초기 5~7년 동안 효과가 두드러진다. 그러나 시간이 지나면서 ON 기간과 OFF 기간 양상 그리고 이상운동증을 특징으로 하는 운동성 불안정motor fluctuation이 발생하며 보행 장애와 동결현상, 자세 불안정성처럼 레보도파에 잘 반응하지 않는 다른 운동 증상들이 나타난다. 이 단계에서 레보도파의 유효성을 높이기 위해 카테콜아민-O-메틸트랜스퍼레이스(COMT) 억제제를 통해 레보도파 혈중 농도를 더 오래 유지함으로써 OFF 시간을 줄이는 방법이 쓰인다. 또한, 모노아민 산화효소(MAO) 억제제를 사용하여 도파민을 분해하는 MAO-B 효소 작용을 억제함으로써 도파민의 작용을 연장할 수도 있다. 항바이러스제인 아만타딘amantadine은 글루타메이트glutamate 수용체를 차단하여 주요 증상인 안정 시 떨림, 운동느림증, 경직에 중간 정도의 효과를 보이며, 레보도파로 인한 이상운동증을 줄여준다. 도파민 작용제인 아포모르핀apomorphine은 피하주사 또는 지속 주입식으로 투여되며, 반감기가 짧아—약 10분—갑작스럽고 예측 불가능한 OFF 기간을 치료하는 데 효과적인 중재다. 한편 경피위루percutaneous enteral gastrostomy를 통해 십이지장에 레보도파를 주입하는 방식도 운동성 불안정을 크게 줄이는 것으로 보고되었다(Strecker & Schwarz 2008).

파킨슨병 관리에 사용되는 많은 약물은 메스꺼움과 구토 같은 위장 장애, 기립성 저혈압, 혼란과 섬망, 행동 변화, 이상운동증, 근육긴장이상 등의 부작용이 나타난다. 주요 약물과 흔히 발생하는 부작용에 대한 자료를 참고할 필요가 있다(Keus et al 2004; 파킨슨병 재단 웹사이트*). 운동성 증상에 대한 약물 치료는 복잡하므로 대부분의 경우 움직임 장애 전문 신경과 의사의 관리를 받는 것이 가장 좋다. 의학적 관점에서 보면 여기에 비운동 증상에 대한 관리가 더해지면 상황은 더욱 복잡해진다. 비운동 증상에 대한 의료 관리에 대한 내용은 관련 문헌을 참고하라(Chaudhuri et al 2006).

병이 진행되어 중증 단계에 접어들면, OFF 기간이 길어지고, ON 기간 동안에는 기능을 제한하는 이상운동증이 특징적으로 나타나나 삶의 질을 크게 저하시킨다. 이 단계에서는 신중하게 선별된 환자를 대상으로 수술이나 뇌심부자극술deep brain stimulation; DBS이 고려된다(Goetz et al 2005; Schapira 2007). 특히, 운동 합병증으로 인해 장애가 주로 나타나고 레보도파에 대한 좋은 반응 이력이 있으며 인지기능이 온전한 환자의 경우, 시상밑핵이나 안쪽창백핵에 DBS를 시행하면 주요 운동 증상을 개선되고 이상운동증이 줄어든다(Limousin et al 1998; Deuschl et al 2006). DBS의 장기간 이점은 5년 추적 연구에서 보고되었지만, 장애는 계속 진행되며 특히 보행과 자세 불안정에서 두드러진다(Ferraye et al 2008; Lozano & Snyder 2008).

---

* http://www.pdf.org/en/meds_treatments

7 물리치료 중재

파킨슨병 환자에 대한 효과적인 물리치료는 무엇보다도 운동 손상과 비운동 손상에 대한 이해, 이러한 손상이 일어서기나 걷기 같은 활동 제한에 미치는 영향 분석, 그리고 물리치료 중재 효과에 대한 최신 근거에 달려 있다. 운동과학이 중재의 과학적 근거를 제공할 수 있다는 기대가 높아지고 있다(Carr & Shepherd 1987). 더불어 바닥핵 문제에 대한 의학적 이해가 깊어지고, 신체 건강과 유연성의 중요성에 대한 관심이 커지면서 새로운 치료 접근법들이 개발되고 검증이 이뤄지고 있다.

물리치료가 약물 요법의 효과를 보조하는 데 필요하다는 사실은 일반적으로 인식되고 있으며, 파킨슨병에 대한 물리치료의 이론적 틀이 개발되어(Morris 2000; Morris et al 2009) 널리 적용되고 있다(Keus et al 2004 2009)(그림 13-3). 지난 10년 간 다양한 물리치료 중재의 효능을 보고하는 체계적 고찰 연구와 무작위 대조 연구의 수가 급격히 증가했다(Keus et al 2009). 파킨슨병 환자를 위한 물리치료 가이드라인도 마련되어(Plant et al 2001; Keus et al 2004) 널리 배포되었다. 물리치료사가 해야할 일은 이런 정보를 비판적으로 평가하고, 환자의 개인적 목표, 고유한 손상과 활동 제한, 그리고 환자의 환경을 고려하여 개별 환자에게 적용하는 것이다. 병의 단계는 호엔과 야르 분류법(Hoehn & Yahr 1967)에 따라 정해지며 초기, 중기, 말기로 분류된다(Keus et al 2004).

질병 초기단계에서 물리치료사들의 주된 역할은 능동적인 생활방식을 유지하고, 유연한 신경근육뼈대계통, 심호흡계 건강, 근력과 균형을 유지하는 수단으로서 신체활동을 증진하는 것이다. 중간 단계에서는 일상적인 과제 수행 능력을 증진하기 위해 큐잉 전략과 인지 전략을 활용한다. 중간단계에서 말기단계로 진행되면 환자에게 필요한 도움 방법들을 시의 적절하게 처방하는 것을 고려해야 한다. 물리치료사는 환자가 환경에서 활동 프로그램을 잘 수행할 수 있도록 함께 연습하고, 전화나 정기 방문을 통해 상담과 조언을 제공하는 등의 가장 큰 도움을 제공할 수 있다. 질병 말기단계에서는 간병하는 사람이 일상생활 과제를 수행 동안 사용할 수 있는 큐잉 전략과 인지전략을 제공하고, 압박으로 인한 욕창이나 활동 제한으로 인한 구축을 최소화하는 전략을 제공해야 한다.

초기 물리치료의 필요성은 의학 문헌에서는 여전히 논란의 여지가 있는데, 이는 물리치료의 잠재적 역할에 대한 이해가 부족해서 그럴 것이다. 하지만 진단 후에는 특정 운동 손상과 비운동성 손상 그리고 노화 자체로 인해 활동이 감소하여, 기능, 웰빙, 전반적 건강 측면에 부정적 영향을 미칠 수 있다. 파킨슨병 환자가 조기에 물리치료에 참여해야하는 두 가지 명백한 이유는 흉곽 확장을 포함한 근육뼈대계의 유연성을 유지하고, 활동적인 생활방식을 유지하여 신체활동과 정신 활동 감소로 인한 탈조건화와 정신적 쇠퇴가 일어나는 것을 최소화하기 위함이다.

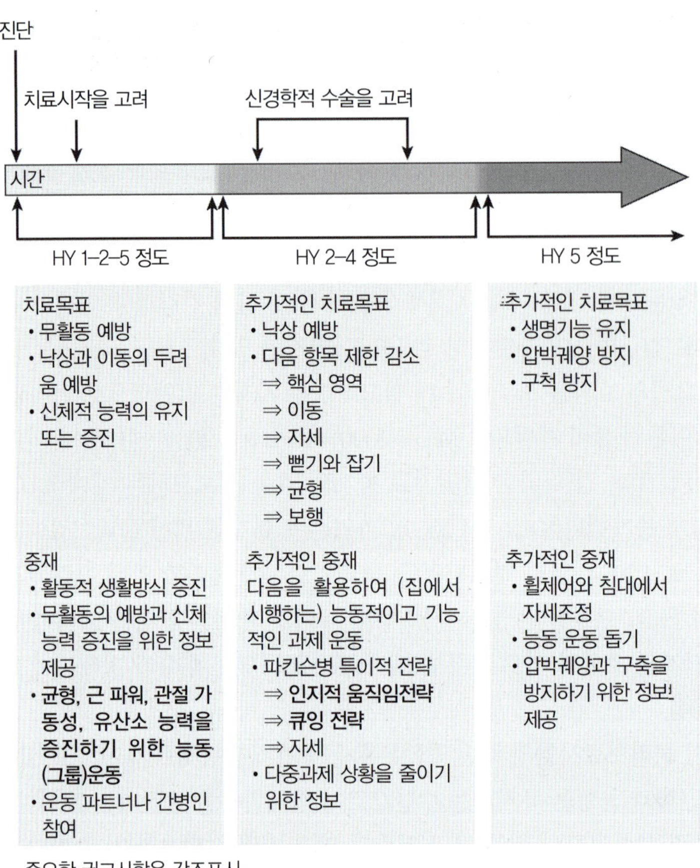

[그림 13-3] 파킨슨병에 대한 물리치료. 단계에 따라 치료 목표와 적용할 중재를 나타낸다. (Keus et al 2007의 허가를 받아 재인용)

현재까지 운동이 신경 보호나 신경 회복에 어떠한 역할을 한다는 것을 입증하는 인간 대상 연구는 없다. 그러나 동물 연구 결과들은 이 가능성을 시사한다. 운동은 이차적 운동 손상과 비운동성 손상을 예방하는 것 외에도 병의 진행을 늦출 가능성이 있다. 실험용 쥐를 이용한 연구에서 신경 보호 측면에서 운동의 역할을 알아보았다. 운동을 제공하고 사회적 상호작용과 학습을 촉진하는 풍부한 자극 환경에 노출된 쥐는 MPTP(메틸-4-페닐-1,2,3,6-테트라히드로피리딘)로 유도되는 파킨슨증이 발생하지 않았다(Faherty et al 2005). 이 자극에서 운동은 중요한 요소로 작용한 것으로 보인다. 파킨슨병이 유발된 동물 모델을 대상으로 여러 운동 프로토콜을 적용한 여러 연구에서는 운동이 운동 수행력을 향상시켰다고 보고했다(Fisher et al 2004; Poulton & Muir 2005; Yoon et al 2007). 더욱이 운동량과 운동 강도가 이런 효과를 매개하는 중요한 요인인 것으로 나타났다. 이러한 결과는 질병 초기에 운동이 잠재적 역할을 할 수 있다는 주장을 지지하는 것이다.

운동 후 파킨슨병 환자의 운동 행동이 개선된다는 상당한 근거가 있긴해도 인간 연구에서 신경 회복을 증명하는 일은 매우 어려운 일이다. 한 연구에서는 초기 파킨슨병 환자들을 트레드밀 걷기와 달리기를 이용한 고강도 훈련군, 저강도 훈련군, 교육만 제공하는 대조군으로 무작위 배정하여 연구를 진행하였다(Fisher et al 2008). 결과 측정으로 일어서기와 걷기를 측정하였으며, 또한 단일펄스 경두개자기자극에 반응하는 겉질침묵기간cortical silent period; CSP을 조사하여 겉질운동 흥분성을 알아보았다. 고강도 훈련군 - 45분 동안 최대 4.5MET 강도로, 주 3회, 8주간 24회 세션 시행 - 은 다른 군에 비해 걷기와 일어서기에서 더 큰 향상을 보였다. 또한, 고강도훈련군은 운동 능력 향상과 함께 활동 의존성 신경가역성을 반영하는 CSP 기간이 일관되게 연장되는 것으로 나왔다. 이 결과는 몇 가지 중요한 점을 시사한다. 첫째, 이 연구는 파킨슨병 환자에서 겉질 운동 흥분성이 개선된 것을 입증한 첫 번째 연구라는 점이다. 둘째, 이러한 효과를 내려면 고강도 운동이 필요하다는 점이다. 셋째, 고강도 운동에서 부작용이 보고되지 않았다는 점이다.

활동 수준을 증진하기 위한 과제 관련 연습과 상황 관련 연습

일상생활 동작 수행력을 향상시키기 위한 중재는 해당 과제를 실제 수행되는 환경에서 연습하는 것에 중점을 둬야 한다. 또한 운동능력과 공간능력 향상과 물리치료사가 제공하는 정보와 되먹임에 중점을 둔다. 운동학습, 즉 기술 습득은 주의력 조절이 필요한 과정—Fitts의 인지단계—에서, 보다 자동화되고 주의력이 덜 요구되는 과정—자동화 단계—으로 가는 변화다. 파킨슨병 환자들은 어떤 문제를 해결할 전략을 개발하는 데 목표를 두고 그와 관련된 움직임을 이해하는 것, 즉 인지 단계를 강조하면서 어려운 과제를 연습할 필요가 있다. 여러 연구에 따르면 파킨슨병 환자도 과제 요구에 맞춰 운동 수행을 조정하거나 새로운 과제를 학습할 수 있는 능력이 있다(Soliveri et al 1992; Wu & Hallett 2005). 분명한 것은 건강한 사람들이 특정 행동을 능숙하게 만들기 위해서 하는 것처럼 파킨슨병 환자들도 적절한 상황에서 매우 구체적인 연습이 필요하다는 점이다.

걷기와 균형

파킨슨병 환자 관리에서 걷기 연습의 중요성은 아무리 강조해도 지나치지 않다. 걷기 연습의 목표는 보폭을 늘려 속도를 높이는 것이다(Morris 2006). 이는 보폭 증가 없이 분당걸음수만 늘리는 방식이 아니라, 보폭을 증가시켜 속도를 높이는 것을 의미한다. 중요한 일은 가장 적합한 걷기 연습 방식, 환경, 감독 수준을 결정하는 것이다. 실내외 환경에서 근력, 유연성, 균형 관련 중재와 함께 3주 동안(Nieuwboer et al 2007) 또는 6주 동안(Ellis et al 2005) 큐잉 전략과 함께 혹은 큐잉 전략 없이 지면 위 걷기를 시행한 연구에서는 보행 속도와 보폭이 증가하였다고 보고하였다. 병 초기 단계와 중간 단계에서는 중등도에서 고강도의 걷기 연습이 근육 길이와 심폐 건강을 유지하는 데에도 도움이 된다. 보행 속도와 걸음 길이는 복잡한 보행 조건에서 더 감소한다는 점을 고려하여, 이중과제나 뒤로 걷기 또는 다양한 각도의 회전을 요구하는 장애물 통과 등이 포함된 걷기 훈련을 하는 것이 좋다(Morris 2006; Nieuwboer et al 2007, 2008).

파킨슨병 환자를 위한 규칙적인 운동 프로그램에서 지면 걷기가 필수다는 의견에는 의심의 여지가 없지만, 연구들은 파킨슨병에서의 운동 손상을 다루기 위해 트레드밀 훈련의 가치를 살펴보고 있다. 이전에 트레드밀 훈련은 안전성에 대한 우려, 과제 특이성 부족, 동결현상과 낙상을 유발할 가능성이 있다는 점 때문에 기피해왔다. 그러나 트레드밀 걷기는 하반신에 리드미컬한 움직임을 유도하여 보행 매개변수의 타이밍을 개선할 수 있으며, 동결현상 발현을 지연시킬 가능성이 있다. 트레드밀 걷기는 지면 걷기보다 일관된 보행을 촉진하는 데 즉시적 효과가 있는 것으로 나타났다(Frenkel-Toledo et al 2005; Bello et al 2008). 또한, 6주간의 트레드밀 걷기 프로그램이 걷기 일관성을 개선하는 효과가 있다는 연구도 있다(Herman et al 2007). 한편, 단 한번의 트레드밀 걷기 훈련 세션으로도 경증에서 중등도의 파킨슨병 환자(Pohl et al 2003)와 더 진행된 파킨슨병 환자(Bello et al 2008) 모두에서 보행 속도와 보폭이 증가하는 즉시적 효과가 나타났다.

트레드밀 걷기 프로그램 완료 후에는 더 빠르고 멀리 걸을 수 있는 능력이 향상된다는 것이 여러 무작위 대조 연구에서 입증되었다(Miyai et al 2000 2002; Protas et al 2005; Cakit et al 2007; Canning et al 2008a). 이 연구들은 4주에서 12주에 이르는 중재 기간 동안 수행되었으며, 균형 개선(Cakit et al 2007), 삶의 질 향상(Canning et al 2008a), 피로 감소(Canning et al 2008a) 등의 다른 효과도 확인되었다. 지금까지 대부분의 연구는 안전을 위해 머리 위 하네스를 사용하는 완전 감독 상황에 트레드밀 걷기를 시행했으며(Miyai et al 2000 2002; Protas et al 2005; Cakit et al 2007), 일부 연구에서는 초기 단계에서 부분 체중지지 장치를 사용했다(Miyai et al 2000, 2002). 그러나 대부분의 파킨슨병 환자들은 부분 체중지지가 필요할 만큼 허약하지 않으므로 그냥 트레드밀 걷기를 해도 효과가 있을 것이다(Toole et al 2005). 또한, 트레드밀 걷기를 실용적인 중재로 사용하려면 재활 환경 밖에서 사용할 수 있고 완전한 감독이 필요하지 않은 프로토콜을 개발하고 검증해야 한다. 경증에서 중등도 파킨슨병 환자를 대상으로 한 연구에서는 가정 기반 트레드밀 걷기 프로그램이 실용적이고 안전하게 적용될 수 있다는 것을 증명하였다(Canning et al 2008a)(그림 13-4).

흔히 균형에 문제가 있으면 걷기 능력 향상에 제한이 생긴다고 생각한다. 그러나 전통적인 견해와는 달리, 적어도 일부 파킨슨병 환자는 과제지향적 훈련을 통해 효과적으로 자세를 조정하는 능력을 향상할 수 있다고 보고되었다(Toole et al 2005; Ashburn et al 2007; Cakit et al 2007; Hackney et al 2007; Nieuwboer et al 2007; Hackney & Earhart 2008b). 기본적으로 균형 개선을 위한 훈련은 시기적절하고 효과적으로 자세를 조정하는 능력을 위해 안전하고 도전적인 방식으로 진행한다. 도전적인 방식은 여러 방법으로 수행될 수 있다. 선행적 자세 조정과 실시간 자세 조정 능력을 향상하기 위해 다양한 형태의 지지면에서 몸의 움직임이 요구되는 운동 과제를 연습하게 한다. 이러한 동작들은 지지면을 유지하면서 또는 변경하면서 자세를 조정해야하는 능력이 필요하다. 지지면을 줄여 환자에게 더 도전적인 균형 연습 상황을 제시할 수도 있다. 더 중증인 환자라면 팔로 지지하는 형태와 지지 정도를 바꾸거나 줄여 더 도전적인 상황을 만들 수 있다. 훈련 후 균형 향상이 있었다고 보고한 무작위 대조 연구들에서는 다양한 방법들을 사용하여 도전적인 상황을 만들었다. 이러한 방법은 걸려 넘어지지 않는 사람들을 대상으로 완전 감독 하에 하네스 없이 최고 속도에서 점진적으로 트레드밀 걷기(Cakit et al 2007), 집에서 시행하는 균형 및 근력강화 운동(Ashburn et al 2007), 기능적 과제에 대한 큐잉(Nieuwboer et al 2007), 그룹 태극권 수업(Hackney & Earhart 2008b), 그룹 탱고 수업(Hackney et al 2007), 다양한 방향과 힘을 사용한 반응성 자세 조정 훈련(Toole et al 2005) 등이다.

최적의 균형 훈련 방식과 강도가 있는 것은 아니다. 또 환자가 어떤 균형 훈련을 수행하는 것이 중요한 것도 아니다. 반응성[reactive] 자세 조정능력 손상은 파킨슨병 환자에게 특히 문제가 되며 약물 치료에 잘 반응하지 않기 때문에(Carpenter et al 2004; Jacobs & Horak 2006; King & Horak 2008), 반응성 자세 조정 훈련에 특이적인 훈련이 권장된다. 이런 유형의 훈련은 안전성 문제로 시행하기 어렵지만, 낙상 방지를 목적으로 한 프로그램에서는 필수 항목이 될 수 있다. 연구방법론 측면에서 질이 낮은 두 개의 무작위 대조 연구에서 선행적 조정과 실시간 조정과 함께 반응성 자세 조정 훈련을 시행하였다(Protas et al 2005; Toole et al 2005). 한 연구에서는 10주 동안 주 3회로 근력훈련과 균형 훈련을 병행 시행하였다(Toole et al 2005). 훈련에는 치료사가 다양한 방향에서 어깨를 당기는 훈련을, 눈을 뜨거나 감은 상태에서 그리고 다양한 바닥 조건에서 시행하였다. 다른 연구에서는 네 가지 방향—앞, 뒤, 좌, 우—으로 지면 걷기 속도보다 빠르게 트레드밀 위를 걷도록 하고 안전을 위해 머리 위 하네스를 사용했다(Protas et al 2005). 이 프로그램은 외부 동요를 모사하였는데, 갑작스럽게 트레드밀을 시작하거나 멈추고, 그에 반응하여 네 방향으로 발을 내딛게 하는 훈련을 8주 동안 주 3회 시행하였다. 대조군은 훈련을 받지 않았다. 소수의 환자를 대상으로 완전 감독 조건에서 적용된 이 훈련 프로토콜은 보상적 걸음 길이나 낙상 측면에서 군 간 유의한 차이를 보이지 않았다. 하지만 훈련군에서 긍정적인 경향이 있었으므로, 이 훈련 전략은 추가로 연구해볼 가치가 있을 것으로 생각한다.

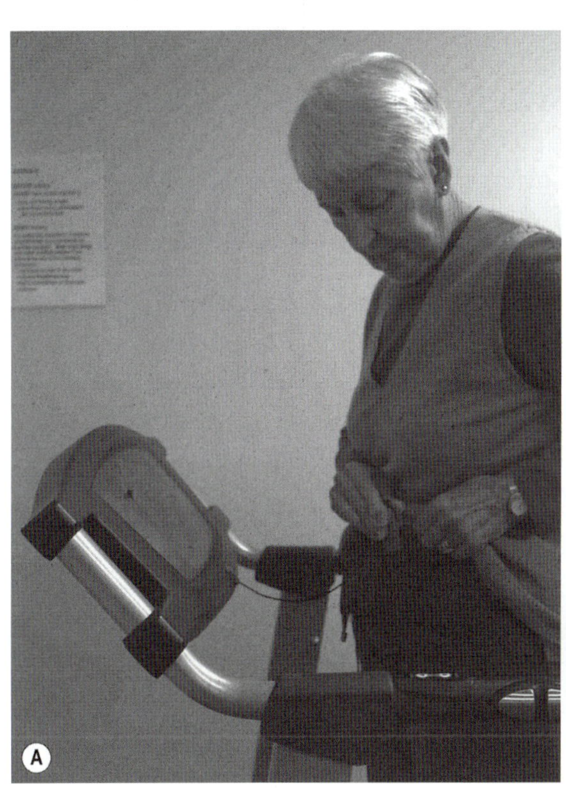

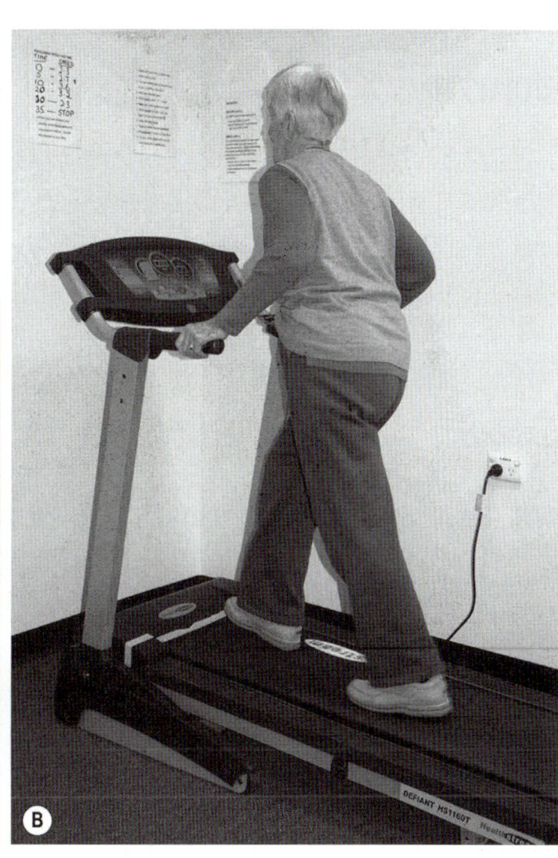

[그림 13-4] 트레드밀 걷기. 환자는 트레드밀에서 독립적으로 걷기 전에 물리치료사 감독 하에 트레드밀 시작/정지, 속도 변경, 갑작스러운 정지 연습을 먼저 한다. (A) 트레드밀 응급 멈춤 클립은 환자의 벨트에 부착하고 줄을 약간 짧게 하여 환자가 걸을 때 뒤쪽으로 너무 멀리 이동하면 트레드밀이 자동으로 멈추도록 한다. (B) 물리치료사가 제공한 지침과 안전 지침이 벽에 부착되어 있다. 환자는 손잡이를 가볍게 잡고 큰 걸음을 내딛으며 매 걸음마다 발끝을 흰색 시각 큐잉에 맞추는 데 집중한다. 주의 사항: (i) 환자가 OFF 상태일 때는 독립적 트레드밀 걷기를 하면 안되며, (ii) 인지 손상 및 자세 불안정 또는 동결현상이 있는 환자는 머리 위 하네스 장치를 비롯하여 완전 감독이 필요하다.

운동을 통해 균형의 일부 요소가 개선될 수 있다는 근거가 있긴 하지만, 운동이 낙상을 줄인다는 명확한 근거는 없다. 낙상 결과를 보고한 무작위 대조 연구는 몇 개 존재하지만(Protas et al 2005; Ashburn et al 2007; Nieuwboer et al 2007), 어느 연구도 낙상에 대한 효과를 감지할 만큼 충분한 표본 수를 확보하지 못했다. 그렇지만 낙상 증가가 나타난 운동도 없었다. 따라서 이 연구들에서 시행한 가정 기반 운동과 완전 감독 조건 하 운동은 안전하게 시행될 수 있다. 물리치료 분야가 할 일은 두 가지다. 먼저, 파킨슨병 환자의 낙상을 줄일 수 있는 운동 유형이 무엇인지, 그리고 운동이 낙상을 줄일 수 있는지를 충분한 표본 규모를 갖춘 무작위 대조 연구를 통해 규명해야 한다. 또한 그렇게 찾아낸 효과적인 중재를 지속할 수 있도록 실행 가능성, 생존 가능성, 비용 효과성도 평가해야 한다. 완전 감독 하에 이루어지는 운동 중재는 장기간 지속될 가능성이 낮다. 따라서 두 번째 해야할 일은 개인의 필요에 맞춰 조정 가능하고 반 감독semi-supervised 형태로 안전하게 시행할 수 있는 운동 프로그램을 개발하고 검증하는 것이다. 이를 위해 진행되고 있는 연구도 있다(Canning et al 2009).

일어서기와 앉기

파킨슨병 환자들은 앉은자세에서 일어설 때 느리게 일어난다. 이는 엉덩관절 굽힘근 근력이 최대치에 미치지 못하고 동작 준비 단계—폄 전단계—에서 폄 단계로 전환하는 것이 어려워서 일 수 있다(Mak & Hui-Chan 2002; Mak et al 2003). 물리치료사는 그 동작에 중요한 생체역학적 특징을 가르쳐 줌으로써 환자가 인지적 전략이나 큐잉을 활용해 더 효과적인 운동 패턴을 훈련할 수 있도록 돕는다. 예를 들어, 일어설 때 환자가 학습해야 할 핵심 정보는 발을 뒤쪽으로 위치시키고 엉덩관절에서 상체를 앞으로 기울여 몸을 위쪽으로 일으키는 것이다. 독립적으로 일어서지 못하는 사람은 준비 움직임—폄 전단계—을 하지 않고 다리를 펴려고 시도하곤 하는데, 이 시도가 일어서기 동작을 방해한다(4장 참조). 필요한 동작을 시각으로 이해시키기 위해 막대 그림stick figure을 사용해 시각 이미지를 제공할 수 있다. 한 무작위 대조 연구에서는 주 3회 20분씩 4주간 시각 큐잉을 이용한 일어서기 훈련이 효과적이라는 근거를 제시했다(Mak & Hui-Chan 2008). 이 훈련에서는 Equitest-Balance Master®를 사용해 환자의 무게중심을 시각적으로 제시하고, 물리치료사가 일어서기 동작의 시작 부분을 부분적으로 연습하기 위해 '앞으로 움직이세요'라는 언어 큐잉을, 허벅지 떼기를 위해 '엉덩이를 들어 올리세요'라는 큐잉을, 동작 전체를 연습하기 위해 '일어서세요'라는 큐잉을 제공하였다. 훈련 후 큐잉 전략을 사용한 군은 일반 운동군이나 운동을 하지 않은 군에 비해 일어서기 시간, 최고 수평 속도와 최고 수직 속도에서 면에서 향상을 보였다.

침대에서 돌아눕기와 벗어나기

파킨슨병 환자들은 밤에 침대에서 돌아눕지 못해 큰 불편을 겪는다고 보고되었다. 환자 5명 중 1명은 혼자서 돌아누울 수 없으며, 5명 중 4명이 돌아눕기에 어려움이 있다고 보고되었다(Stack & Ashburn 2006). 또한, 돌아눕기 어려움은 수면장애와 관련이 있으며 효과적인 전략이 없어서 다양한 전략을 시도하는 환자들은 수면의 질이 낮다. 그래서 이 동작을 특이적으로 훈련하는 것이 중요하다. 이 동작을 훈련할 때는 침대에서 '구르기'와 '돌아눕기' 동작의 차이를 이해하는 것이 중요하다. 돌아눕기는 왼쪽 또는 오른쪽으로 몸을 돌려 아래쪽 어깨와 발 사이에서 몸을 충분히 들어 올려 엉덩관절을 뒤로 움직여 안정적인 옆으로 누운 자세를 만드는 동작이다. 침대에서 돌아눕기 어려운 환자에게 인지적으로 움직임 전략을 가르치는 것이 필요하다(Kamsma et al 1994). 이 전략은 팔을 몸 양옆으로 옮기고, 무릎을 하나씩 당겨 올려서 엉덩이를 돌고자 하는 방향의 반대쪽으로 들어 올려 이동시키고, 다리를 회전하려는 방향으로 옆으로 내린 후, 팔을 가져가 몸을 구르는 방식이다. 침구류를 사용해 이 동작을 단계적으로 연습해야하고 그 다음에는 각 단계들을 통합하여 연습한다(Kamsma et al 1995). 침대에서 벗어나기는 우선 옆으로 돌아누운 자세를 취하는 단계에서 시작한다. 그런 다음 옆으로 누운 자세에서 다리를 침대 밖으로 휘둘러, 그것을 반동으로 이용하여 사용할 수 있는 팔로 밀어내어 침대 가장자리에 앉는 자세를 취하는 방식이다. 연구자들은 각 단계를 의식적으로 연습할 것을 강조하였다(Kamsma et al 1995). 이런 식의 움직임 전략을 사용한 경우와 비특정 그룹 운동 프로그램을 비교한 연구에서는 움직임 전략을 사용한 대상자들에서 더 큰 향상을 보였다(Kamsma et al 1995). 그렇지만 이런 훈련 방식이 돌아눕기나 벗어나기 동작을 더 정상적인 방식으로 다시 수행할 수 있게 해주는 것이 가능한지는 여전히 불분명하다.

이중과제 수행

이중과제 수행 능력은 효과적인 일상 기능에 중요하다. 파킨슨병 환자가 동시에 두 가지 과제를 수행할 수 있는 능력에 대해서는 많은 논쟁이 있다. 병이 진행됨에 따라 이중과제 능력이 명백히 손상되며, 그래서 일부 연구자들이 권고하듯이(Bloem et al 2006; Morris 2006) 이중과제 상황을 피하는 것이 바람직할 수도 있다. 그렇지만 경증에서 중등도의 환자들이 다중과제 수행능력을 향상할 수 있다는 근거가 있기 때문에, 이중과제와 다중과제 훈련은 필요하다. 한 연구에서는 환자군과 연령을 맞춘 대조군을 대상으로 단추 끼우기 같은 숙련된 '기술이 필요한' 과제를 수행하면서 동시에 두 가지 속도로 발을 두드리는 과제를 하게 하여 과제 수행능력을 평가했다(Soliveri et al 1992). 단추 끼우기 과제는 파킨슨병 환자에게 어려운 과제로 알려져 있다. 환자군은 대조군보다 느렸지만, 두 그룹 모두 연습을 거듭할수록 수행 시간이 단축되었다. 발을 두드리는 과제를 추가했을 때 두 군 모두 단추 끼우기 능력이 떨어졌으며, 이런 경향은 환자군에서 더 두드러졌다. 하지만 연습이 진행될수록 간섭 효과가 감소하였으며, 느린 속도로 발 두드리기 과제의 경우 대조군과 유사한 능력을 보였다. 환자군의 단추 끼우기 속도와 발 두드리기 속도는 모두 증가했다. 연구자들은 연습이 끝날 무렵 두 군 간의 '학습' 정도와 자동화 수준은 비슷했다고 보고하였다. 기능적 자기공명영상 연구는 파킨슨병 환자들이 연습을 통해 손가락 움직임이 자동화 수준에 도달하는 데 보상적 신경생리학적 메커니즘이 작용한다는 것을 보여준다(Wu & Hallett 2005).

더 의미있는 과제 결합 훈련에 관한 연구도 진행되었다(e.g., Rochester et al 2005; Canning et al 2008b). 단일 훈련 세션에서 큐잉을 통한 이중과제 걷기를 네 번 연습한 후, 초기 단일과제 수행 속도가 0.70ms^{-1}였던 참가자들의 이중과제 걷기 속도가 즉각적으로 0.07ms^{-1}로 빨라졌다(Rochester et al 2005). 또 다른 연구에서는 기초선 통제 설계를 통해 경증에서 중등도 환자에게 다중과제 걷기 훈련이 실현 가능하고 효과적인지를 조사하였다(Canning et al 2008b). 호엔과 야르 단계 II단계와 III단계인 5명의 환자들을 대상으로 3주 동안 주 1회 30분씩 감독 하에 이중과제 조건과 삼중과제 조건에서 걷기 훈련을 시행했다. 걷기 훈련은 가능한 빠른 속도로 진행하였으며 추가 과제의 복잡성을 체계적으로 증가시키면서 환자들이 걷기 속도와 보폭을 유지하도록 요구하였다(Paul et al 2005, 추가 과제 예시는 관련 연구를 참고하라). 기초선과 훈련 기간 사이에 다중과제 걷기 속도가 0.09 ms^{-1} 빨라졌으며 이 증가는 보유 기간retention phase에도 지속되었다. 또한 참가자들은 다중 과제 훈련과 관련하여 정신적 피로, 신체적 피로, 난이도, 불안감이 낮은 수준이라고 평가했으며, 자신감은 높았다고 보고했다. 보고된 부작용은 없었다. 이 연구는 경증에서 중등도의 파킨슨병 환자에게 다중과제 훈련이 안전하고 효과적으로 시행될 수 있다는 근거가 된다. 이 훈련 전략은 대규모 무작위 대조 연구를 통해 추가 검증을 해볼 가치가 있다.

일상생활 동작에 관한 중요한 생체역학적 특성과 더 효과적인 수행에 필요한 방식에 관한 더 자세한 정보는 4~7장을 참고하라. 파킨슨병 환자들에게 나타나는 특정 운동조절 결손과 적응적 운동 행동과 관련하여, 속도나 정확성, 움직임 시작을 개선하기 위한 외적 큐잉 전략과 운동 및 활동 프로그램 개발 방법에 관한 내용은 아래에서 설명한다.

큐잉 전략과 주의집중 전략

파킨슨병 환자의 과제 수행력을 향상하기 위해 과제의 시간적 또는 공간적 요소에 주의를 집중시키는 다양한 전략이 제안되고 검증되었다. 이러한 전략들을 분류하는 것은 유용한데, 다음 분류 체계를 사용할 것을 권장한다(Nieuwboer et al 2008)(표 13-1). 기본적으로 신호나 시각 단서 같은 큐잉은 유형에 따라 시각, 청각, 몸감각 큐잉으로, 매개변수에 따라 시간 큐잉과 공간 큐잉으로 분류된다. 또는 매개변수의 측정 단위에 따라, 예를 들면 특정 보폭을 cm 단위로 지정하거나 분당걸음수를 bpm으로 지정하는 식의 단위에 따라 분류하기도 한다. 큐잉은 일반적으로 바닥에 고정된 시각 큐잉이나 메트로놈으로 제공되는 청각적 큐잉처럼 외적으로 제공된다. 반면, 주의집중 전략은 걸음을 크게 딛는 데 주의집중할 때처럼 환자가 내적으로 생성하는 형태다. 파킨슨병 환자에서 큐잉과 주의집중 전략은 모두 운동 수행을 개선한다는 근거가 있으나, 장기적인 효과와 더 복잡한 활동으로의 일반화 여부는 아직 확인되지 않았다.

[표 13-1] 큐잉 전략, 변수, 양식을 분류하기 위한 틀

큐잉 전략	큐잉 양식	큐잉 변수	큐잉 예시	보행관련 변수
외부 발생	시각적 큐잉	걸음 폭	바닥 위의 선 카펫이나 타일의 패턴 레이저 빔을 내장한 지팡이	걸음 크기 증가
외부 발생	청각적 큐잉	걸음 빈도	메트로놈의 리듬 음악 리듬	걸음 비율 수정
외부 발생	시각적 큐잉	걸음 빈도	율동적으로 반짝이는 빛	걸음 비율 수정
외부 발생	몸감각 큐잉	걸음 빈도	율동적인 진동 전기 자극 촉각 트레드밀	걸음 비율 수정
외부/내부 발생 연합	청각적 큐잉과 주의	걸음 빈도와 폭	메트로놈 리듬 리듬에 맞추어 동시에 걸음을 크게 하는 것에 집중	걸음 비율 수정과 걸음 크기 증가
내부 발생	큐잉 없이 집중만	걸음 폭	걸음을 크게 하는 것에 집중	걸음 크기 증가

(Nieuwboer et al 2008, 허락 하 재생성)

체계적 고찰(Rubinstein et al 2002; Lim et al 2005)에 따르면 큐잉는 파킨슨병 환자에게 보행 속도와 걸음 길이, 분당걸음수에서 즉각적인 향상을 만들었다. 하지만 이 결과는 주로 실험실 환경에서 단 한번의 훈련 후 얻은 결과였다. 큐잉으로 인한 이득이 장기간 유지되고 보유되는지에 대해서는 불명확하다. 만일 그렇다면 가장 효과적인 방법은 무엇일까? 큐잉에 대한 가장 높은 질의 연구인 RESCUE 실험(Nieuwboer et al 2007)은 무작위 교체[crossover] 설계로 153명을 대상으로 가정 기반 큐잉 프로그램을 시행하였다. 참가자들은 세 개의 율동적인 큐잉 양상, 이어폰을 통해 전달되는 청각 큐잉, 손목 진동으로 전달되는 몸감각 큐잉, 안경에 부착된 발광 다이오드를 통해 깜빡이는 빛 형태로 제공되는 시각 큐잉 중 하나를 선택하였다. 참가자 대부분은 청각 큐잉을 선택하였고 시각 큐잉은 아무도 선택하지 않았다. 감독 하에서 진행된 훈련은 3주 동안 주당 3회, 30분씩 시행하였으며, 집 안과 바깥에서 걷기 관련 큐잉과 집 안 활동에 관한 큐잉을 통합하여 제공하였다. 연구 결과, 걷기 자신감과 동결현상, 균형, 보행속도, 보폭 면에서 향상이 있었다. 하지만 일상생활 동작이나 참여 면에서의 향상은 보고되지 않았다. 이 연구는 추가적으로 연구를 진행해볼만한 가치가 있다. 특히 큐잉의 유형—시각, 청각, 몸감각—과 매개변수—시간적 또는 공간적 요소—에 대한 추가 연구가 필요하다. 또한 운동성 손상과 비운동 손상이 있는 환자들에게 큐잉을 어떻게 제공할 것인지에 관한 상세 조건을 밝히는 연구도 더 진행해볼 가치가 있다(Nieuwboer et al 2008). 예를 들어, 처음에는 운동느림증 환자에게 분당 100번—상세 조건—정도의 발디딤 빈도—매개변수—를 향상하기 위해 청각 큐잉—큐잉 양상—을 사용하다가, 나중에는 환자의 요구에 맞춰 수정하여 사용할 수 있다. 일반적인 지침에 따르면, 동결현상이 없는 환자를 위해 큐잉 빈도를 결정할 때, 기초선 빈도보다 10% 높은 빈도로 시작한다. 동결현상이 있는 사람의 경우 기초선 빈도보다 10% 더 낮은 빈도로 시작하는 것을 제안한다(Willems et al 2006). 두 개의 관련 연구(Thaut et al 1996; Nieuwboer et al 2007)에서 큐잉 전략은 6주간의 추적 관찰 결과 장기간 효과가 나오지 않았다고 밝혔다. 큐잉의 이점이 유지되는가를 알아보기 위한 검사 프로토콜을 개발하고 검증하기 위한 추가 연구가 필요하다(Nieuwboer et al 2007).

큐잉 사용과 관련하여 현재 연구되고 있는 주요 쟁점은 결합 큐잉의 역할(Baker et al 2007)과 인지 손상 환자에게 큐잉이 미치는 영향(Rochester et al 2009)이다. 메트로놈 박자에 맞춰 큰 걸음을 걷는 결합 큐잉은 보행 속도와 보폭을 증가시키는 데 효과적이며, 주의력이 떨어지거나 실행기능이 손상된 상황에서 유용하다고 제안된다(Baker et al 2007). 예를 들어, '박자에 맞춰 큰 걸음으로 걸으세요'라는 식의 결합 큐잉은 경미한 인지 손상 환자의 단일과제 및 이중과제 걷기 속도와 보폭을 즉각적으로 증가시키는 효과가 있었다(Rochester et al 2009).

RESCUE 연구의 관심 변수는 큐잉 빈도였다. 운동느림증과 동결현상을 감소하기 위해 큐잉 빈도를 이용하였다. 이 연구에서는 시공간[visual spatial] 큐잉을 조사하지는 않았다. 임상에서 시공간 큐잉은 오랫동안 권장되어 왔지만, 그 효과가 엄격하게 검증된 적은 없다. 한 연구에서는 동결현상이 있는 환자를 위해 지면에 그려진 평행선을 시각 큐잉으로 사용하였다(Martin 1967). 연구자는 선의 최적 위치가 참가자 앞쪽, 즉 시야에 완전히 들어오는 위치에 있어야 참가자들이 선을 '넘어서' 걸을 수 있다는 것을 발견하였다. 선이 걷는 경로와 나란하게 놓이거나 환자 측면에 있을 때는 효과가 없었다. 시각 큐잉이 동결현상 완화에 도움을 줄 수 있는 일종의 보조 도구로 유용할 수는 있지만, 동결현상 감소를 위한 시각 큐잉의 치료적 잠재력은 아직 검증되지 않았다(Nieuwboer 2008).

동결현상 극복을 돕기 위한 시각 큐잉에 대해 기술한 문헌도 있다(Dietz et al 1990). 기대만큼 효과적이지 않은 방법도 있는데, 예를 들어, 환자가 뒤집은 지팡이의 곡선 부분을 넘게 하여 동결을 멈추게 하는 방법은 기대했던 것만큼 효과적이지 않은 것으로 나타났다(Dunne et al 1987). 8명의 참가자를 대상으로 한 기술[descriptive] 연구에서는 지팡이를 넘는 방법, 일반적인 방식으로 지팡이를 사용하는 방법, 선을 넘는 방식을 비교하였다(Dietz et al 1990). 결과는 움직임 시간과 동결된 횟수로 측정하였는데, 평행선을 이용한 방법(Martin 1967)만 긍정적 효과를 보였다. 지팡이를 뒤집든 아니든 간에 지팡이를 사용한 방법은 오히려 수행을 저하하는 것으로 나타났다. 이 결과는 파킨슨병 환자들은 발을 내딛는 것과 직접 관련된 시각 자극에 주의를 기울일 때 움직임을 더 잘 수행한다는 주장과 일치한다. 지팡이를 사용하면 걷는 동시에 지팡이를 조작해야 하는 이중과제 상황이 되어, 걷기 수행을 저하시킨 것으로 생각된다.

시각 큐잉은 걸을 때 보폭이 줄어드는 운동느림증이나 운동감소증을 극복하기 위해서도 사용되는데, 바닥에 시각적 단서를 원하는 보폭 간격으로 배치하는 식으로 사용한다(Bagley et al 1991; Morris et al 1994a, b). 투명 보행로에 원하는 간격으로 배치한 삼각형 모양의 색깔 카드가 한 걸음 거리와 온걸음 거리 같은 공간적 걷기 매개변수와 이중지지 시간 같은 시간적 매개변수를 개선했으며, 시각 큐잉을 제거한 후에도 그 효과가 유지되었다(Bagley et al 1991).

한 연구에 따르면, 파킨슨병 환자들은 시각 큐잉이 제공될 때에도, 그 단서를 제거한 직후에도 비교적 정상적인 보폭을 유지할 수 있는 것으로 나타났다(Morris et al 1996). 그러나 시각 큐잉이 제거된 직후에 몰래 관찰하거나 추가 과제를 수행하면서 걷도록 하면 보폭이 다시 줄어들었다. 이 결과는 파킨슨병 환자가 주의를 기울일 때 적절한 보행을 스스로 조절할 수 있다는 것을 시사한다. 이러한 연구들은 훈련 세션을 넘어 실제 생활에까지 지속될 수 있는 훈련 프로그램을 계획하는 것이 중요하다는 것을 보여준다. 한편 다른 연구에 따르면 경증에서 중등도의 환자는 큰 걸음을 유지하는 데 주의를 기울이면 이중과제를 수행하면서도 정상적인 보폭을 유지할 수 있었다(Canning 2005). 따라서 이들 환자들의 일상적 이중과제 수행력을 향상하려는 목적에서 특이적 지시를 사용하여 주의력을 조절할 수 있다. 걷기에 집중하게 하는 것은 '안전 우선' 전략(Bloem et al 2001)에 유용하다. 이를 위해 이중과제의 복잡성을 줄여 두 과제를 안전하게 수행할 수 있게 하는 방법도 고려한다(Canning 2005).

인지 전략

걸음을 크게 내딛는 것에 주의를 기울이는 식의 인지 전략이 운동느림증이나 운동감소증을 극복하는 데 즉각적인 긍정적 효과가 있다는 것은 명확하다(Morris et al 1994b 1996). 또한, 복잡한 동작을 단순한 구성요소로 나누고 각각의 요소를 수행하는 것에 집중하는 인지 운동 전략이 과제 수행을 개선한다는 근거도 있다(Kamsma et al 1995). 이러한 전략은 결함이 있는 바닥핵을 우회하여 다른 신경 경로를 통해 운동조절을 향상하는 방식으로 작동한다(Morris 2000). 그러나 이러한 효과가 그 전략들이 중단된 후에도 지속되는지는 불확실하다. 한 무작위 대조 연구에서는 모리스[Morris] 움직임 전략(Morris 2006)과 가동범위에 대한 운동치료(Schenkman et al 1998)와 근력강화 운동(Scandalis et al 2001; Dibble et al 2006)을 통합한 운동치료를 비교했다(Morris et al 2009). 모리스 움직임 전략에는 시각, 청각, 몸감각 큐잉뿐아니라, 시각화와 정신 리허설, 긴 복잡한 동작을 구성 요소로 나누고 각 요소에 집중하는 주의 전략이 포함되었다. 이 움직임 전략은 실내외 걷기, 회전하기, 일어서기와 앉기, 장애물 넘기와 같은 기능적 과제 상황에서 수행되었다. 운동치료군은 누운 자세, 엎드린 자세, 옆으로 누운 자세, 서기 및 걷기에서 운동을 수행했다. 두 군간의 유의한 차이는 균형에서만 나타났다. 균형은 어깨 당기기 검사—예기치 않은 뒤쪽 방향 동요에 반응하여 균형을 잡는 능력을 측정—로 측정하였다. 움직임 전략군이 운동치료군보다 균형이 더 개선된 것으로 나왔다. 두 군 모두 2주간의 집중 입원 프로그램에서 얻은 향상 효과가 추적 관찰에서 잘 유지되지 않았다는 점도 중요하다.

이 연구와 관련 문헌에서 두 가지 주요 결론을 도출할 수 있다. 첫째, 움직임 전략과 운동은 모두 파킨슨병 환자를 위한 물리치료 중재의 핵심이다. 둘째, 중재 모델은 효과의 지속성 문제를 반드시 해결해야 한다.

신체활동 증진 운동

한 구조화된 인터뷰 연구에 따르면, 파킨슨병 환자의 신체활동 감소는 건강한 노인보다 더 큰 것으로 나타났다(Fertl et al 1993). 연구에 따르면 두 군의 신체활동 양상은 비슷하지만, 파킨슨병 환자는 증상이 나타난 후 신체활동이 상당히 감소했다. 다만 수영, 하이킹, 체조같은 스포츠에 참여한 환자의 경우 여전히 건강한 그룹과 신체활동이 비슷하였다. 운동이 파킨슨병 환자의 신체 상태를 악화시킬 수 있다는 가정이 종종 제기되지만, 이는 입증되지 않았다(Stern 1982). 또한, 규칙적인 유산소 운동을 수행한 경증에서 중등도 파킨슨병 환자가 좌식 생활을 하는 환자보다 심폐 건강이 더 우수하다는 연구도 있다(Canning et al 1997). 이런 연구는 적어도 초기 단계에서는 규칙적인 운동을 통해 정상적인 운동 능력을 유지할 가능성이 있다는 것을 말해준다. 신체활동은 운동 능력을 향상시킬 뿐만 아니라(Bergen et al 2002; Bridgewater et al 1996; Burini et al 2006), 파킨슨병과 관련하여 여러 이점을 제공할 가능성이 있다. 파킨슨병에서 아직 충분히 검증되지는 않았지만, 규칙적인 중강도-고강도 체중부하 운동이 골밀도 감소, 수면장애, 인지 저하 및 우울증을 줄이는 데 도움이 될 수 있다. 더불어, 규칙적인 운동이 심혈관 질환 및 제2형 당뇨병 위험을 줄이는 것과 같은 일반적인 건강상의 이점 역시 무시할 수 없다. 일상생활에서 신체 운동을 수행하는 것이 파킨슨병 환자의 생존율에 긍정적 영향을 미칠 수 있다는 견해도 있다(Kuroda et al 1992).

세 개의 무작위 연구(Bergen et al 2002; Bridgewater et al 1996; Burini et al 2006)와 한 비무작위 연구(van Eijkeren et al 2009)에서는 심폐 건강에 대한 운동의 긍정적 효과를 입증했다. 지금까지 검증된 운동 방식으로는 그룹 형태로 진행되는 지면 보행과 발디딤 운동(Bridgewater et al 1996), 완전 감독 하의 트레드밀 걷기와 고정식 자전거(Bergen et al 2002), 그룹 고정식 자전거(Burini et al 2006), 노르딕 워킹(van Eijkeren et al 2009)이 있다.

파킨슨병 환자들은 운동 및 비운동 손상의 한계 내에서 즐겁게 지속적으로 수행할 수 있는 운동 방식을 선택하는 것이 좋다. 대부분의 환자에게 완전 감독 하의 운동은 비용 측면에서 효율적이지 않으며 필요하지도 않다. 그러나 진단 이전에 운동 습관이 확립되지 않은 사람들은 운동에 대한 적절한 환경적 지원과 사회적 지원을 찾는 데 도움과 지도가 필요할 수 있다. 물리치료사에 의한 지속적인 모니터링이 질병 진행에 따른 위험을 최소화하고, 운동으로 인한 이득을 극대화하고, 운동 방식을 적절히 수정하기 위해 필요하다.

유연성 유지 운동

근육뼈대계의 유연성을 유지하는 가장 효과적인 방법은 활동적인 생활방식이며, 여기에는 주 3회 이상 걷기나 다른 유산소 활동과 전신 운동이 포함된다. 이러한 운동은 심폐 건강과 전반적인 웰빙뿐만 아니라 근육뼈대계의 유연성과 근력을 최적화하는 데 도움이 된다. 파킨슨병과 그로 인해 흔히 발생하는 신체활동 저하, 그리고 나이가 들면서 함께 나타나는 특정 문제들이 있다. 아래에서 간략히 설명한다.

파킨슨병 환자에게 흔한 문제 중 하나는 구부정한 자세로 발전하는 것인데, 원인은 명확하지 않다. 이 구부정한 자세는 추가적인 문제를 일으키기 쉽다. 이러한 자세를 완화하는 데는 간단한 스트레칭 프로그램이 도움이 된다. 단단한 바닥에 누워 팔을 능동적으로 들어 올렸다가 내리며 상체와 팔 굽힘근을 신장한다. 가슴등뼈 척추부분을 더 펴기 위해 가슴등뼈 부분에 작은 롤[roll]을 두고 할 수도 있다(그림 13-5). 이와 같은 운동은 가슴 확장을 유지하는 데도 도움이 될 수 있다. 일부 환자의 경우 서 있을 때 나타나는 구부정한 자세는 뒤로 넘어지지 않기 위한 적응일 수 있으므로, 몸을 앞쪽으로 움직여 체중이 발목 앞쪽으로 부하되게 하고 엉덩이를 편 채로 활동을 하게 하면 선자세에 대한 효과적인 대안 전략이 될 수 있다(그림 13-6). 척추 회전 감소와 구부정한 자세 간의 관계를 고려하여 척추 회전을 중점으로 한 유연성 운동도 고려해야 한다(그림 13-7).

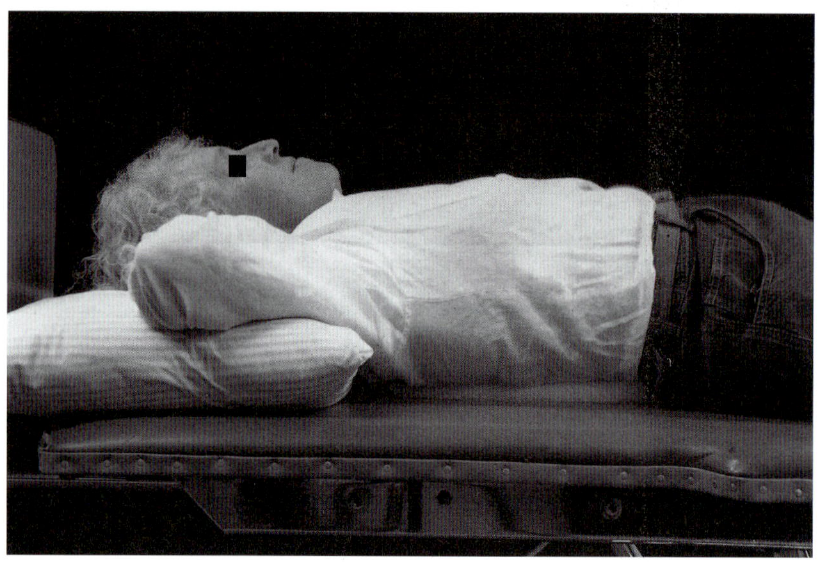

[그림 13-5] 등척추 아래에 수건을 받치고 단단한 바닥 위에 누운 자세. 뻣뻣하고 단축된 물렁조직을 신장하기 위해 양 팔은 벌림하고 가쪽돌림한다. 허리척추가 매우 뻣뻣하다면 허리뼈의 과도한 폄을 방지하기 위해 무릎 아래에 작은 베개를 받친다.

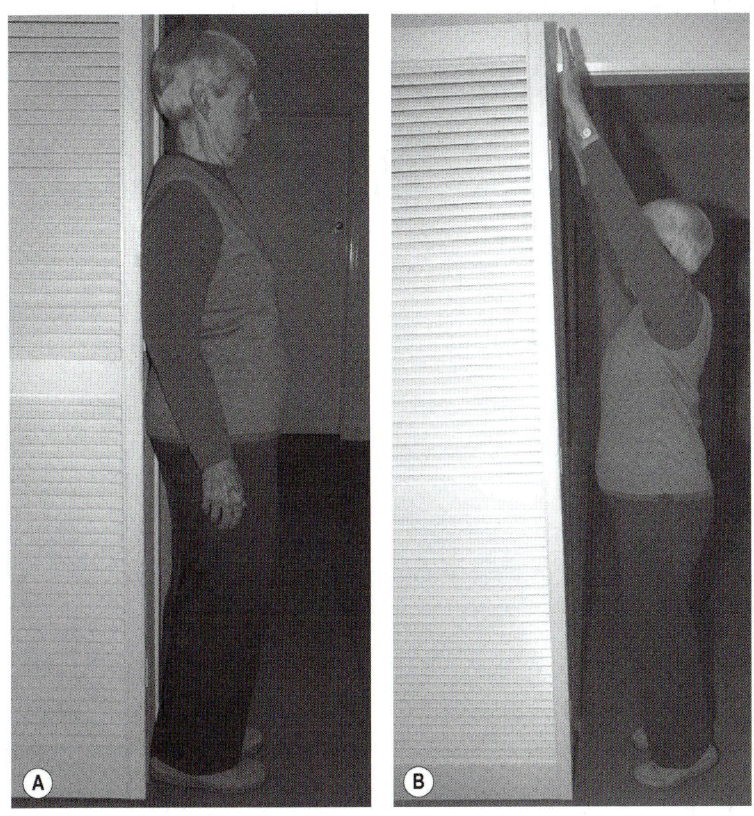

[그림 13-6] 똑바로 선자세 유지하기. (A) 환자는 등을 벽에 대고 엉덩관절 근육을 수축시키며 엉덩이를 앞으로 움직이는 데 집중한다. 머리와 목을 벽 쪽으로 당겨 과도한 목 굽힘을 방지한다. (B) 척추와 엉덩이를 편 상태를 유지하며 발뒤꿈치를 들었다 내렸다 한다. 이 운동은 벽 근처에 손을 대고 있지만 균형을 잃었을 때만 벽에 손을 짚게 하여 균형도 함께 훈련되게 한다.

근력 및 근파워 유지 운동

파킨슨병 환자의 운동 프로그램에 근력(힘)과 근파워(힘×속도)를 유지하는 운동이 포함되어야 하는 것을 뒷받침하는 강한 근거가 있다. 연구에 따르면, 중등도 이하의 파킨슨병 환자에서도 다리 폄근 근력 약화가 약물 복용 시기—ON 상태—에 나타났다(Allen et al 2009). 또한, 낮은 부하에서의 근파워 감소는 근력 약화와 운동느림증 때문일 수도 있다(Allen et al 2009). 근력(Latt et al 2009)과 근파워(Allen 2010) 모두는 파킨슨병 환자에서 낙상에 대한 독립적 요인이다. 점진적 저항운동이 근력 향상에 효과적이라는 근거도 보고되었다(Hirsch et al 2003; Dibble et al 2006). 근파워 향상을 위한 훈련 프로그램이 근력 훈련 프로그램에 비해 어떤 장점이 있는지를 확인하기 위한 추가 연구가 필요하다.

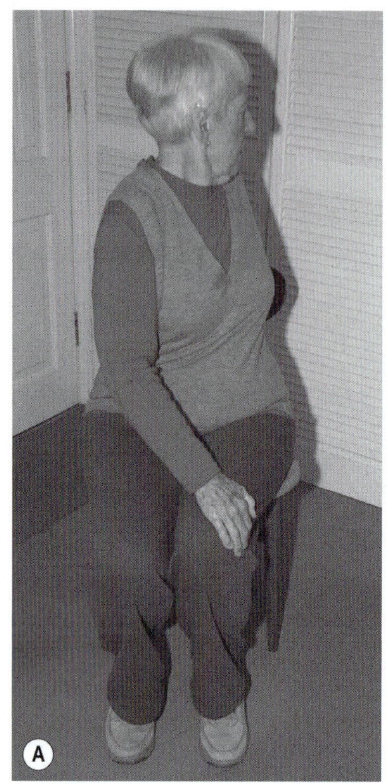

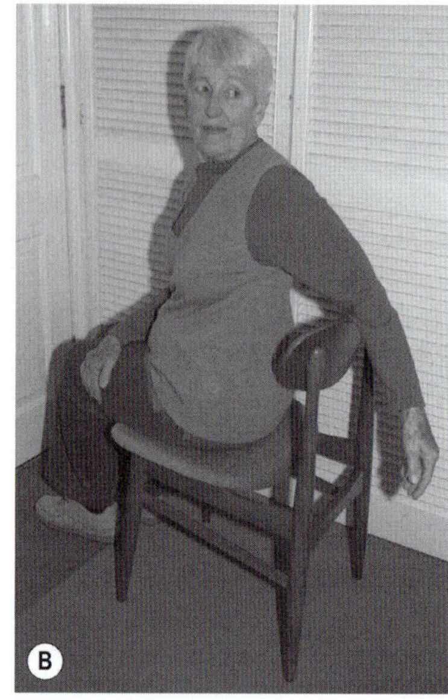

[그림 13-7] 척추 회전 유지 운동. 오른손을 사용해 다리와 골반을 고정하고 몸통과 목을 회전해 어깨 너머를 바라보게 한다. 회전하는 동안 엉덩관절 굽힘과 척추 폄을 유지하는 데 집중하며, 양쪽 방향 모두 연습한다.

평가와 측정

물리치료사가 시행하는 평가에는 환자의 전반적 건강 상태와 손상 수준을 결정하기 위한 임상 등급 체계에 관한 의무 기록을 검토하는 일도 포함된다. 가장 일반적인 임상 평가 척도는 통합 파킨슨병 평가 척도 UPDRS(Fahn et al 1987)이며, 이 척도는 움직임장애학회 Movement Disorders Society 통합 파킨슨병 평가 척도(MDS-UPDRS)** (Goetz et al 2008)로 개정되었다. 이 척도는 운동 손상 및 비운동 손상뿐만 아니라, 환자가 경험하는 활동 제한의 유무와 영향을 종합적으로 파악할 수 있다.

또한 일상생활 동작에서의 운동 수행과 관련된 정보, 특히 겪고 있는 어려움에 대한 자세한 정보를 수집한다. 평가는 환자가 어려움을 겪고 있는 환경에서 이루어져야 한다. 운동 및 훈련 프로그램 개발을 위한 지침 정보를 얻기 위해 물리치료사는 해당 운동 동작에 대한 환자 수행능력을 평가한다. 약물 안정성 및 검사 시간과 약물 투약 시간의 관계를 고려하여, 사전 및 사후 검사가 이루어져야 하다. 운동 증상 변동이 있는 환자의 경우 ON 상태와 OFF 상태에서의 검사를 고려해야 한다.

움직임 관련 훈련, 운동, 체력 증진 또는 스트레칭 프로그램 중에 발생하는 변화를 모니터링하기 위해서 특정 훈련이나 운동 목표에 맞는 정량적 측정 방법을 활용해야 한다. 다시 말해, 측정 방법은 중재 목표

** http://www.movementdisorders.org/publications/rating_scales

를 반영해야 하며 관련성과 의미를 가져야 한다. 여러 가지 일반적인 측정 방법들, 예를 들면 TUG검사(3장 참고)를 사용할 수도 있다. 낙상 경험이 있거나 낙상 위험이 있는 환자의 경우 낙상 효능감 척도-국제판(FES-I)(Yardley et al 2005)으로 균형 자신감을 사정하는 것이 적당하며, 낙상 일지(Keus et al 2004)를 제공할 수도 있다. 때론 치료 효과를 자가 평가하는 것이 유용한데, 환자특이적 호소 설문지Patient-Specific Complaints Questionnaire(Keus et al 2004) 같은 설문지로 환자가 질병으로 인해 수행하기 어려운 활동을 인식하고 시각적 아날로그 척도를 통해 난이도를 사정하게 한다. 추가로 파킨슨병에 특이적인 평가 도구로는 동결현상의 심각도를 평가하는 FOG 설문지(FOG-Q)(Giladi et al 2000 2009)와 파킨슨병 환자 삶의 질을 측정하는 PDQ-39(Peto et al 1995)가 있다.

결론적으로, 파킨슨병 환자 관리를 위해 물리치료 분야가 해야할 두 가지 중요한 역할은 다음과 같다. 첫 번째 역할은 근육뼈대계 유연성을 최적화하고 신체활동 및 체력을 유지하는 것이다. 즉 신체활동에 대한 조언과 규칙적인 운동—스트레칭—활동 프로그램을 제공하는 것이다. 두 번째 역할은 보다 복잡한 것으로, 다양한 상황에서 앉고 일어서기, 다양한 환경과 지면에서 걷기, 물체를 잡고 조작하기와 같은 특정 일상생활 동작 수행 중 발생할 수 있는 운동 결핍에 대처하기 위해 주의집중 신호 등의 전략을 제공하는 것이다. 물리치료는 짧은 시간 동안 치료사가 집중적으로 중재한 후 환자가 꾸준히 정기적으로 연습하고 그 과정을 모니터링하는 방식이 가장 효과적이다. 또한, 일정한 주기로 추가 점검 세션을 통해 상태를 확인하는 것이 현실적인 접근으로 보인다. 전반적으로, 재활은 환자가 가능한 한 신체적, 정신적으로 활발히 활동하고 유연성과 민첩성을 유지할 수 있도록 기회를 제공하고 격려하는 데 중점을 두어야 한다.

참고문헌

Adkin, AL, Frank, JS, Jog, MS: Fear of falling and postural control in Parkinson's disease. Mov Disord. 18, 2003, 496-502.

Agid, Y, Javoy-Agid, F, Ruberg, M: Biochemistry of neurotransmitters in Parkinson's disease. In Marsden, CD, Fahn, S (Eds.): Movement disorders 2. 1987, Butterworth Heinemann, Oxford, 166-230.

Agid, Y, Ruberg, M, Raisman, R, et al.: The biochemistry of Parkinson's disease. In Stern, G (Ed.): Parkinson's disease. 1990, Chapman and Hall Medical, London, 99-125.

Allcock, LM, Rowan, EN, Steen, IN, et al.: Impaired attention predicts falling in Parkinson's disease. Parkinsonism Relat Disord. 15, 2009, 110-115.

Allen, NE, Sherrington, C, Canning, CG, et al.: Reduced muscle power is associated with slower walking velocity and falls in people with Parkinson's disease. Parkinsonism Relat Disord. 2010, In press.

Allen, NE, Canning, CG, Sherrington, C, et al.: Bradykinesia, muscle weakness and reduced muscle power in Parkinson's disease. Mov Disord. 24, 2009, 1344-1351.

Armand, S, Landis, T, Sztajzel, R, et al.: Dyskinesia-induced postural instability in Parkinson's disease. Parkinsomism Relat Disord. 15, 2009, 359-364.

Ashburn, A, Fazakarley, L, Ballinger, C, et al.: A randomised controlled trial of a homebased exercise program to reduce the risk of falling among people with Parkinson's disease. J Neurol Neurosurg Psychiatry. 78, 2007, 678-684.

Bagley, S, Kelly, B, Tunnicliffe, N, et al.: The effect of visual cues on the gait of independently mobile Parkinson's disease patients. Physiotherapy. 77, 1991, 415-420.

Baker, K, Rochester, L, Nieuwboer, A: The immediate effect of attentional, auditory and a combined cue strategy on gait during single and dual tasks in Parkinson's disease. Arch Phys Med Rehabil. 88, 2007, 1593-1600.

Baltadjieva, R, Giladi, N, Gruendlinger, L, et al.: Marked alterations in the gait timing and rhythmicity of patients with de novo Parkinson's disease. Eur J Neurosci. 24, 2006, 1815-1820.

Bazalgette, D, Zattara, M, Bathien, N, et al.: Postural adjustments associated with rapid voluntary arm movements in patients with Parkinson's disease. In Yahr, MD, Bergmann, KJ (Eds.): Advances in neurology, 45. 1986, Raven Press, New York, 371-374.

Beckley, DJ, Bloem, BR, van Dijk, JG, et al.: Electrophysiological correlates of postural instability in Parkinson's disease. Electroencephalogr Clin Neurophysiol. 81, 1991, 263-268.

Bello, O, Sanchez, JA, Fernandez-del-Olmo, M: Treadmill walking in Parkinson's disease patients: adaptation and generalization effect. Mov Disord. 23, 2008, 1243-1249.

Benecke, R, Rothwell, JC, Dick, JPR, et al.: Performance of simultaneous movements in patients with Parkinson's disease. Brain. 109, 1986, 739-757.

Benecke, R, Rothwell, JC, Dick, JPR, et al.: Disturbance of sequential movements in patients with Parkinson's disease. Brain. 110, 1987, 361-379.

Berardelli, A, Rothwell, JC, Day, BL, et al.: Movements not involved in posture are abnormal in Parkinson's disease. Neurosci Lett. 47, 1984, 47-50.

Berardelli, A, Dick, JPR, Rothwell, JC, et al.: Scaling of the size of the first agonist EMG burst during rapid wrist movements in patients with Parkinson's disease. J Neurol Neurosurg Psychiatry. 49, 1986, 1273-1279.

Berardelli, A, Rothwell, JC, Thompson, PD, et al.: Pathophysiology of bradykinesia in Parkinson's disease. Brain. 124, 2001, 2132-2146.

Bergen, JL, Toole, T, Elliott, RG, et al.: Aerobic exercise intervention improves aerobic capacity and movement initiation in Parkinson's disease patients. Neurorehab. 17, 2002, 161-168.

Bergman, H, Deuschl, G: Pathophysiology of Parkinson's disease: from clinical neurology to basic neuroscience and back. Mov Disord. 17, 2002, S28-S40.

Blaszczyk, JW, Orawiec, R, Duda-Klodowska, D, et al.: Assessment of postural instability in patients with Parkinson's disease. Exp Brain Res. 183, 2007, 107-114.

Bleuse, S, Cassim, F, Blatt, J-L, et al.: Anticipatory postural adjustments associated with arm movement in Parkinson's disease: a biomechanical analysis. J Neurol Neurosurg Psychiatry. 79, 2008, 881-887.

Blin, O, Ferrandez, AM, Serratrice, G: Quantitive analysis of gait in Parkinson patients: increased variability of stride length. J Neurol Sci. 98, 1990, 91-97.

Bloem, BR, Grimbergen, YAM, Cramer, M: Prospective assessment of falls in Parkinson's disease. J Neurol. 248, 2001, 950-958.

Bloem, BR, Hausdorff, JM, Visser, JE, et al.: Falls and freezing of gait in Parkinson's disease: a review of two interconnected, episodic phenomena. Mov Disord. 19, 2004, 871-874.

Bloem, BR, Grimbergen, YA, van Dijk, JG, et al.: The 'posture second' strategy: a review of wrong priorties in Parkinson's disease. J Neurol Sci. 248, 2006, 196-204.

Boonstra, TA, van der Kooij, H, Munneke, M, et al.: Gait disorders and balance disturbances in Parkinson's disease:

clinical update and pathophysiology. Curr Opin Neurol. 21, 2008, 461-471.

Braak, H, Ghebremedhin, E, Rub, U, et al.: Stages in the development of Parkinson's disease-related pathology. Cell Tissue Res. 318, 2004, 121-134.

Bridgewater, KJ, Sharpe, MH: Aerobic exercise and early Parkinson's disease. J Neurol Rehabil. 10, 1996, 233-241.

Bronstein, AM, Hood, JD, Gresty, MA, et al.: Visual control of balance in cerebellar and parkinsonian syndrome. Brain. 113, 1990, 767-779.

Brotchie, P, Iansek, R, Horne, MK: Motor function of the globus pallidus: 1. Neuronal discharge and parameters of movement. Brain. 114, 1991, 1667-1683.

Brotchie, P, Iansek, R, Horne, MK: Motor function of the globus pallidus: 2. Cognitive aspects of movement and phasic neuronal activity. Brain. 114, 1991, 1685-1702.

Broussolle, E, Drack, P, Thobois, S, et al.: Contribution of Jules Froment to the study of parkinsonian rigidity. Mov Disord. 22, 2007, 909-914.

Burini, D, Farabollini, B, Iacucci, S, et al.: A randomised controlled cross-over trial of aerobic training versus Qigong in advanced Parkinson's disease. Eur Medicophys. 42, 2006, 231-238.

Burleigh-Jacobs, A, Horak, FB, Nutt, JG, et al.: Step initiation in parkinson's disease: influence of levodopa and external sensory triggers. Mov Disord. 12, 1997, 206-215.

Cahn, DA, Sullivan, EV, Shear, PD, et al.: Differential contributions of cognitive and motor component processes to physical and instrumental activities of daily living in Parkinson's disease. Arch Clin Neuropsych. 13, 1998, 575-583.

Cakit, BD, Saracoglu, M, Genc, H, et al.: The effects of incremental speed-dependent treadmill training on postural instability and fear of falling in Parkinson's disease. Clin Rehabil. 21, 2007, 698-705.

Canning, CG: The effect of directing attention during walking under dual-task conditions in Parkinson's disease. Parkinsonism Relat Disord. 11, 2005, 95-99.

Canning, CG, Alison, J, Allen, N, et al.: Parkinson's disease: an investigation of exercise, respiratory function and gait. Arch Phys Med Rehabil. 78, 1997, 199-206.

Canning, CG, Allen, NE, Fung, V, et al.: Home-based treadmill walking for individuals with Parkinson's disease: a pilot randomized controlled trial. Mov Disord. 23, 2008, 210.

Canning, CG, Ada, L, Woodhouse, E: Multiple-task walking training in people with mild to moderate Parkinson's disease: a pilot study. Clin Rehabil. 22, 2008, 226-233.

Canning, CG, Sherrington, C, Lord, SR, et al.: Exercise therapy for prevention of falls in people with Parkinson's disease: a protocol for a randomized controlled trial and economic evaluation. BMC Neurol. 9, 2009, 4.

Carlsson, A: The occurrence, distribution and physiological role of catecholamines in the nervous system. Pharmacol Rev. 11, 1959, 490-493.

Carpenter, MG, Allum, JHJ, Honegger, F, et al.: Postural abnormalitites to multidirectional stance perturbations in Parkinson's disease. J Neurol Neurosurg Psychiatry. 75, 2004, 1245-1254.

Carr, JH, Shepherd, RB: A motor learning model for rehabilitation. In Carr, JH, Shepherd, RB (Eds.): Movement science. Foundations for physical therapy in rehabilitation. 1987, Aspen, Rockville, MD, 31-91.

Castiello, U, Stelmach, GE, Lieberman, AN: Temporal dissociation of the prehension pattern in Parkinson's disease. Neuropsychologia. 31, 1993, 395-402.

Castiello, U, Bennett, KMB, Scarpa, M: The reach to grasp movement of Parkinson's disease participants. In Bennett, KMB, Castiello, U (Eds.): Insights into the reach to grasp movement. 1994, Elsevier Science, New York, 215-237.

Chaudhuri, KR, Healy, DG, Schapira, AHV: Non-motor symptoms of Parkinson's disease: diagnosis and management. Lancet Neurol. 5, 2006, 235-245.

Deijen, JB, Stoffers, D, Berendse, HW, et al.: Abnormal susceptibility to distracters hinders perception in early stage Parkinson's disease: a controlled study. BMC Neurol. 6, 2006, 43.

DeLong, MR: The basal ganglia. In Kandel, ER, Schwartz, JH, Jessell, TM (Eds.): Principles of neural science. 4th edn, 2000, McGraw-Hill, New York, 854-867.

DeLong, MR, Juncos, JL: Parkinson's disease and other extrapyramidal movement disorders. In Fauci, AS, Braunwald, E, Kasper, DL (Eds.): Harrison's principles of internal medicine. 17th edn, 2008, McGraw-Hill, New York.

Delwaide, PJ, Gonce, M: Pathophysiology of Parkinson's signs. In Jankovic, J, Tolosa, E (Eds.): Parkinson's disease and movement disorders. 1988, Urban and Schwarzenberg, Baltimore/Munich, 59-73.

Delwaide, PJ, Pepin, JL, Maertens de Noordhout, A: Short-latency autogenic inhibition in patients with parkinsonian rigidity. Ann Neurol. 30, 1991, 83-89.

De Nunzio, AM, Nardone, A, Schieppati, M: The control of equilibrium in Parkinson's disease patients: delayed adaptation of balancing strategy to shifts in sensory set during a dynamic task. Brain Res Bull. 74, 2007, 258-270.

De Rijk, MC, Launer, LJ, Berger, K, et al.: Prevalence of Parkinson's disease in Europe: a collaborative study of population-based cohorts. Neurology. 54, 2000, S21-S23.

Deuschl, G, Schade-Brittinger, C, Krack, P, et al.: German Parkinson Study Group, neurostimulation section. A randomized trial of deep-brain stimulation for Parkinson's disease. N Eng J Med. 355, 2006, 896-908.

Dibble, LE, Hale, TF, Marcus, RL, et al.: High-intensity resistance training amplifies muscle hypertrophy and functional gains in persons with Parkinson's disease. Mov Disord. 21, 2006, 1444-1452.

Diener, H-C, Dichgans, B, Guschlbauer, M, et al.: Associated postural adjustments with body movement in normal participants and patients with parkinsonism and cerebellar ataxia. Revue de Neurologie (Paris). 146, 1990, 555-563.

Dietz, V, Quintern, J, Berger, W: Electrophysiological studies of gait in spasticity and rigidity: evidence that mechanical properties of muscles contribute to hypertonia. Brain. 104, 1981, 431-449.

Dietz, V, Berger, W, Horstmann, GA: Posture in Parkinson's disease: impairment of reflexes and programming. Ann Neurol. 24, 1988, 660-669.

Dietz, M, Goetz, CG, Stebbins, GT: Evaluation of a modified inverted walking stick as a treatment for Parkinsonian freezing episodes. Mov Disord. 5, 1990, 243-247.

Dunne, JW, Hankey, GJ, Edis, RH: Parkinsonism: upturned walking stick as an aid to locomotion. Arch Phys Med Rehabil. 68, 1987, 380-381.

Dural, A, Atay, MB, Akbostanci, C, et al.: Impairment, disability and life satisfaction in Parkinson's disease. Dis Rehab. 7, 2003, 318-323.

Ebersbach, G, Heijmengerg, M, Kindermann, L, et al.: Interference of rhythmic constraints

on gait in healthy participants and patients with early Parkinson's disease: evidence for impaired locomotor pattern generation in early Parkinson's disease. Mov Disord. 14, 1999, 619-625.

Ellis, T, de Goede, CJ, Feldman, RG, et al.: Efficacy of a physical therapy program in patients with Parkinson's disease: a randomized controlled trial. Arch Phys Med Rehabil. 86, 2005, 626-632.

Evarts, EV, Teravainen, H, Calne, DB: Reaction time in Parkinson's disease. Brain. 104, 1981, 167-186.

Faherty, CJ, Shepherd, KR, Herasimtschuk, A, et al.: Environmental enrichment in adulthood eliminates neuronal death in experimental Parkinsonism. Mol Brain Res. 134, 2005, 170-179.

Fahn, S, Elton, RL, UPDRS Program Members: Unified Parkinson's disease rating scale. In

Fahn, S, Marsden, CD, Goldstein, M, et al. (Eds.): Recent developments in Parkinson's disease. Vol. 2, 1987, Macmillan Healthcare Information, Florham Park, NJ, 153-163, 293-304.

Ferraye, MU, Debu, B, Fraix, V, et al.: Effects of subthalamic nucleus stimulation and levodopa on freezing of gait in Parkinson's disease. Neurology. 70, 2008, 1431-1437.

Fertl, E, Doppelbauer, A, Auff, E: Physical activity and sports in patients suffering from Parkinson's disease in comparison with healthy seniors. J Neural Transm. 5, 1993, 157-161.

Findley, LJ: Tremors: differential diagnosis and pharmacology. In Jankovic, J, Tolosa, E (Eds.): Parkinson's disease and movement disorders. 1988, Urban and Schwarzenberg, Baltimore/Munich, 243-261.

Findley, L, Aujla, M, Bain, PG, et al.: Direct economic impact of Parkinson's disease: a research survey in the United Kingdom. Mov Disord. 18, 2003, 1139-1145.

Fisher, BE, Petzinger, GM, Nixon, K, et al.: Exercise-induced behavioural recovery and neuroplasticity in the 1-methyl-4-phenyl-1,2,3,6-tetrahydropyridine-lesioned mouse basal ganglia. J Neurosci Res. 77, 2004, 378-390.

Fisher, BE, Wu, AD, Salem, GJ, et al.: The effect of exercise training in improving motor performance and corticomotor excitability in people with early Parkinson's disease. Arch Phys Med Rehabil. 89, 2008, 1221-1229.

Frank, JS, Horak, FB, Nutt, JG: Centrally initiated postural adjustments in Parkinsonian patients on and off levodopa. J Neurophysiol. 84, 2000, 2440-2448.

Frenkel-Toledo, S, Giladi, N, Peretz, C, et al.: Treadmill walking as an external pacemaker to improve gait rhythm and stability in Parkinson's disease. Mov Disord. 20, 2005, 1109-1114.

Friedman, JH, Brown, RG, Comella, C, et al.: Fatigue in Parkinson's disease: a review. Mov Disord. 22, 2007, 297-308.

Georgiou, N, Iansek, R, Bradshaw, JL, et al.: An evaluation of the role of internal cues in the pathogenesis of parkinsonian hypokinesia. Brain. 116, 1993, 1575-1587.

Giladi, N, Nieuwboer, A: Understanding and treating freezing of gait in Parkinsonism, proposed working definition, and setting the stage. Mov Disord. 23, 2008, S423-S425.

Giladi, N, McMahon, D, Przedborski, S, et al.: Motor blocks in Parkinson's disease. Neurology. 42, 1992, 333-339.

Giladi, N, Shabtai, H, Simon, ES, et al.: Construction of freezing of gait questionnaire for patients with parkinsonism. Parkinsonism Relat Disord. 6, 2000, 165-170.

Giladi, N, Tal, J, Azulay, T, et al.: Validation of the freezing of gait questionnaire in patients with Parkinson's disease. Mov Disord. 24, 2009, 655-661.

Goetz, CG: Textbook of clinical neurology. 3rd edn, 2007, WB Saunders, St Louis.

Goetz, CG, Poewe, W, Rascol, O, et al.: Evidence-based medical review update: pharmacological and surgical treatments of Parkinson's disease: 2001-2004. Mov Disord. 20, 2005, 533-539.

Goetz, CG, Tilley, BC, Shaftman, SR, et al.: Movement Disorder Society-sponsored revision of the Unified Parkinson's Disease Rating Scale (MDS-UPDRS): scale presentation and clinimetric testing results. Mov Disord. 23, 2008, 2129-2170.

Goldman-Rakic, PS, Selemon, LD: New frontiers in basal ganglia research. Trends Neurosci. 13, 1990, 241-244.

Gross, RD, Atwood, CW Jr., Ross, SB, et al.: The coordination of breathing and swallowing in Parkinson's disease. Dysphagia. 23, 2008, 136-145.

Hackney, ME, Earhart, GM: Backward walking in Parkinson's disease. Mov Disord. 24, 2008, 218-233.

Hackney, ME, Earhart, GM: Tai Chi improves balance and mobility in people with Parkinson's disease. Gait Posture. 28, 2008, 456-460.

Hackney, ME, Kantorovich, S, Levin, R, et al.: Effects of tango on functional mobility in Parkinson's disease: a preliminary study. J Neurol Phys Ther. 31, 2007, 173-179.

Hallett, M, Khoshbin, S: A physiological mechanism of bradykinesia. Brain. 103, 1980, 301-314.

Halliday, G, Hely, M, Reid, W, et al.: The progression of pathology in longitudinally followed patients with Parkinson's disease. Acta Neuropathol. 115, 2008, 409-415.

Hausdorff, JM, Cudkowicz, ME, Firtion, R, et al.: Gait variability and basal ganglia disorders: stride-to-stride variations of gait cycle timing in Parkinson's disease and Huntington's disease. Mov Disord. 13, 1998, 428-437.

Havlikova, E, Rosenberger, J, Nagyova, I, et al.: Impact of fatigue on quality of life in patients with Parkinson's disease. Eur J Neurol. 15, 2008, 475-480.

Herman, T, Giladi, N, Gruendlinger, L, et al.: Six weeks of intensive treadmill training improves gait and quality of life in patients with Parkinson's disease: a pilot study. Arch Phys Med Rehabil. 88, 2007, 1154-1158.

Hirsch, MA, Toole, T, Maitland, CG, et al.: The effects of balance training and highintensity resistance training on persons with idiopathic Parkinson's disease. Arch Phys Med Rehabil. 84, 2003, 1109-1117.

Hoehn, MM, Yahr, MD: Parkinsonism: onset, progression and mortality. Neurology. 17, 1967, 427-442.

Horak, FB, Nutt, JG, Nashner, LM: Postural inflexibility in parkinsonian participants. J Neurol Sci. 111, 1992, 46-58.

Horak, FB, Frank, J, Nutt, J: Effects of dopamine on postural control in Parkinsonian participants: scaling, set and tone. J Neurophyiol. 75, 1996, 2380-2396.

Hornykiewicz, O: Metabolism of brain dopamine in human parkinsonism: neurochemical and clinical aspects. In Costa, E, Côté, LJ, Yahr, MD (Eds.): Biochemistry and pharmacology of the basal ganglia. 1966, Raven Press, New York, 171-185.

Huxham, F, Baker, R, Morris, ME, et al.: Head and trunk rotation during walking turns in Parkinson's disease. Mov Disord. 23, 2008, 1391-1397.

Huxham, F, Baker, R, Morris, ME, et al.: Footsteps used to turn during walking in Parkinson's disease. Mov Disord. 23, 2008, 817-823.

Iansek, R, Huxham, F, McGinley, J: The sequence effect and gait festination in Parkinson's disease: contributors to freezing of gait?. Mov Disord. 21, 2006, 1419-1424.

Inzelberg, R, Peleg, N, Nisipeanu, P, et al.: Inspiratory muscle training and the perception of dyspnea in Parkinson's disease. Can J Neurol Sci. 32, 2005, 213-217.

Jacobs, JV, Horak, FB: Abnormal proprioceptive-motor integration contributes to hypometric postural responses of participants with Parkinson's disease. Neuroscience. 141, 2006, 999-1009.

Jankovic, J: Parkinson's disease: clinical features and diagnosis. J Neurol Neurosurg Psychiatry. 79, 2008, 368-376.

Kamata, N, Matsuo, Y, Yoneda, T, et al.: Overestimation of stability limits leads to a high frequency of falls in patients with Parkinson's disease. Clin Rehab. 21, 2007, 357-361.

Kamsma, YPT, Brouwer, WH, Lakke, JPWF: Prevention of early immobility in patients with Parkinson's disease: a cognitive strategy training for turning in bed and rising from a chair. In Riddoch, MJ, Humphreys, GW (Eds.): Cognitive neuropsychology and cognitive rehabilitation. 1994, LEA, Hove, UK.

Kamsma, YPT, Brouwer, WH, Lakke, JPWF: Training of compensational strategies for impaired gross motor skills in Parkinson's disease. Physiother Theory Pract. 11, 1995, 209-229.

Katai, S, Maruyama, T, Hashimotot, T, et al.: Event based and time based prospective memory in Parkinson's disease. J Neurol Neurosurg Psychiatry. 74, 2003, 704-709.

Kemps, E, Szmalec, A, Vandierendonck, A, et al.: Visuo-spatial processing in Parkinson's disease: evidence for diminished visuo-spatial sketch pad and central executive resources. Parkinsonism Relat Disord. 11, 2005, 181-186.

Keus, SHJ, Hendriks, HJM, Bloem, BR, et al.: KNGF Guidelines for physical therapy in Parkinson's disease. Dutch Journal of Physiotherapy. 114, 2004, S13,(Translated to English 2006). Available at http://www.cebp.nl.

Keus, SHJ, Bloem, BR, Hendriks, EJM, et al.: Evidence-based analysis of physical therapy in Parkinson's disease with recommendations for practice and research. Mov Disord. 22, 2007, 451-460.

Keus, SHJ, Munneke, M, Nijkrake, MJ, et al.: Physical therapy in Parkinson's disease: evolution and future challenges. Mov Disord. 24, 2009, 1-14.

King, LA, Horak, FB: Lateral stepping for postural correction in Parkinson's disease. Arch Phys Med Rehabil. 89, 2008, 492-499.

Knutsson, E: An analysis of parkinsonian gait. Brain. 95, 1972, 475-486.

Korman, LB, James, JA: Medical management of Parkinson's disease in the elderly. Top Ger Rehab. 8, 1993, 1-13.

Kuroda, K, Tatara, K, Takatorige, T, et al.: Effect of physical exercise on mortality in patients with Parkinson's disease. Acta Neurol Scand. 86, 1992, 55-59.

Latt, M, Lord, SR, Morris, JGL, et al.: Clinical and physiological assessments for elucidating falls risk in Parkinson's disease. Mov Disord. 24, 2009, 1280-1289.

Latash, ML, Anson, JG: What are 'normal movements' in atypical populations?. Behav Brain Sci. 19, 1996, 55-106.

Lees, AJ, Smith, E: Cognitive deficits in the early stages of

Parkinson's disease. Brain. 106, 1983, 257-270.

Lemke, MR: Depressive symptoms in Parkinson's disease. Eur J Neurol. 15, 2008, 21-25.

Lemke, MR, Brecht, HM, Koester, J, et al.: Anhedonia, depression and motor functioning in Parkinson's disease during treatment with paramipexole. J Neuropsychiatry Clin Neurosci. 17, 2005, 214-220.

Lewis, SJG, Foltynie, T, Blackwell, AD, et al.: Heterogeneity of Parkinson's disease in the early clinical stages using a data driven approach. J Neurol Neurosurg Psychiatry. 76, 2005, 343-348.

Lieberman, AN, Hirowitz, L, Redmond, P: Dysphagia in Parkinson's disease. Am J Gastroenterol. 74, 1980, 157-160.

Lim, I, van Wegen, E, de Goede, C, et al.: Effects of external rhythmical cueing on gait in patients with Parkinson's disease: a systematic review. Clin Rehabil. 19, 2005, 695-713.

Limousin, P, Drack, P, Pollak, P, et al.: Electrical stimulation of the subthalamic nucleus in advanced Parkinson's disease. N Eng J Med. 339, 1998, 1105-1111.

Lozano, AM, Snyder, BJ: Deep brain stimulation for parkinsonian gait disorders. J Neurol. 255, 2008, 30-31.

Matinolli, M, Korpelainen, JT, Korpelainen, R, et al.: Postural sway and falls in Parkinson's disease: a regression approach. Mov Disord. 22, 2007, 1927-1935.

Majsak, MJ, Kaminski, T, Gentile, AM, et al.: The reaching movements of patients with Parkinson's disease under self-determined maximal speed and visually cued conditions. Brain. 121, 1998, 755-766.

Majsak, MJ, Kaminski, T, Gentile, AM, et al.: Effects of a moving target versus temporal constraint on reach and grasp in patients with Parkinson's disease. Exp Neurol. 210, 2008, 479-488.

Mak, MKY, Hui-Chan, CWY: Switching of movement direction is central to parkinsonian bradykinesia in sit-to-stand. Mov Disord. 17, 2002, 1188-1195.

Mak, MKY, Hui-Chan, CWY: Cued task-specific training is better than exercise in improving sit-to-stand in patients with Parkinson's disease. Mov Disord. 23, 2008, 501-509.

Mak, MKY, Levin, O, Mizrahi, J, et al.: Joint torques during sit-to-stand in healthy participants and people with Parkinson's disease. Clin Biomech. 18, 2003, 197-206.

Manor, Y, Giladi, N, Cohen, A, et al.: Validation of a swallowing disturbance questionnaire for detecting dysphagia in patients with Parkinson's disease. Mov Disord. 22, 2007, 1917-1921.

Marsden, CD: Parkinson's disease. Lancet. 335, 1990, 948-952.

Marsden, CD: Parkinson's disease. J Neurol Neurosurg Psychiatry. 57, 1994, 672-681.

Marsden, CD, Parkes, JD: Success and problems of long-term levodopa therapy in Parkinson's disease. Lancet. 1(1807), 1977, 345-349.

Martin, JP: The basal ganglia and posture. 1967, Pitman, London.

Martin, WE, Loewenson, RB, Resch, JA, et al.: Parkinson's disease: clinical analysis of 100 patients. Neurology (Minneapolis). 23, 1973, 783-790.

Menza, M, Dobkin, RD: Anxiety and Parkinson's disease. Prim Psychiatry. 12, 2005, 63-68.

Miyai, I, Fujimoto, Y, Ueda, Y, et al.: Treadmill training with body weight support: its effect on Parkinson's disease. Arch Phys Med Rehabil. 81, 2000, 849-852.

Miyai, I, Fujimoto, Y, Ueda, Y, et al.: Long-term effect of body weight supported treadmill training in Parkinson's disease: a randomised controlled trial. Arch Phys Med Rehabil. 83, 2002, 1370-1373.

Morris, ME: Movement disorders in people with Parkinson's disease: a model for physical therapy. Phys Ther. 80, 2000, 578-597.

Morris, M: Locomotor training in people with Parkinson's disease. Phys Ther. 86, 2006, 1426-1435.

Morris, ME, Iansek, R, Matyas, TA, et al.: Ability to modulate walking cadence remains intact in Parkinson's disease. J Neurol Neurosurg Psychiatry. 57, 1994, 1532-1534.

Morris, ME, Iansek, R, Matyas, TA, et al.: The pathogenesis of gait hypokinesia in Parkinson's disease. Brain. 117, 1994, 1169-1181.

Morris, ME, Iansek, R, Summers, JJ, et al.: Motor control considerations for the rehabilitation of gait in Parkinson's disease. In Glencross, D, Piek, J (Eds.): Motor control and sensory motor integration. 1995, Elsevier, Amsterdam, 61-93.

Morris, ME, Iansek, R, Matyas, TA, et al.: Stride length regulation in Parkinson's disease. Normalization strategies and underlying mechanisms. Brain. 119, 1996, 551-568.

Morris, ME, Iansek, R, Kirkwood, B: A randomised controlled trial of movement strategies compared with exercise for people with Parkinson's disease. Mov Disord. 24, 2009, 64-71.

Muller, F, Abbs, JA: Precision grip in Parkinsonian patients. In Streifler, MB, Korczyn, AD, Melamed, E, et al. (Eds.): Advances in neurology 53: Parkinson's disease: anatomy, pathology and therapy. 1990, Raven Press, New York, 191-195.

Murray, MP, Sepic, SB, Gardiner, GM, et al.: Walking patterns of men with parkinsonism. Am J Phys Med. 57, 1978, 278-294.

Muslimovic, D, Post, B, Speelman, JC, et al.: Cognitive profile of patients with newly diagnosed Parkinson disease. Neurology. 65, 2005, 1239-1245.

Nieuwboer, A: Cueing for freezing of gait in patients with Parkinson's disease: a rehabilitation perspective. Mov Disord. 23, 2008, S475-481.

Nieuwboer, A, Kwakkel, G, Rochester, L, et al.: Cueing training in the home improves gaitrelated mobility in Parkinson's disease: the RESCUE trial. J Neurol Neurosurg Psychiatry. 78, 2007, 134-140.

Nieuwboer, A, Rochester, L, Jones, D: Cueing gait and gaitrelated mobility in patients with Parkinson's disease. Developing a therapeutic method based on the international classification of functioning, disability and health. Top Geriatr Rehabil. 24, 2008, 151-165.

Pal, PK, Sathyaprabha, TN, Tuhina, P, et al.: Pattern of subclinical pulmonary dysfunctions in Parkinson's disease and the effect of levodopa. Mov Disord. 22, 2007, 420-424.

Parent, A: Extrinsic connections of the basal ganglia. Trends Neurosci. 13, 1990, 254-258.

Parkinson, J: An essay on the shaking palsy. 1817, Sherwood, Neely and Jones, London.

Paul, SS, Ada, L, Canning, CG: Automaticity of walking - implications for physiotherapy practice. Phys Ther Rev. 10, 2005, 15-23.

Peto, V, Jenkinson, C, Fitzpatrick, R, et al.: The development and validation of a short measure of functioning and well being for individuals with Parkinson's disease. Qual Life Res. 4, 1995, 241-248.

Phillips, JG, Bradshaw, JL, Iansek, R, et al.: Motor functions of the basal ganglia. Psychol Res. 55, 1993, 175-181.

Plant, R, Walton, G, Ashburn, A, et al.: Guidelines for physiotherapy practice in Pakinson's disease. 2001, University of Northumbria, Institute of Rehabilitation, Newcastle, UK.

Plotnik, M, Giladi, N, Hausdorff, JM: Bilateral coordination of gait and Parkinson's disease: the effects of dual tasking. J Neurol Neurosurg Psychiatry. 80, 2009, 347-350.

Poewe, W: Non-motor symptoms in Parkinson's disease. Eur J Neurol. 15, 2008, 14-20.

Pohl, M, Rockstroh, G, Rückriem, S, et al.: Immediate effects of speed-dependent treadmill training on gait parameters in early Parkinson's disease. Arch Phys Med Rehabil. 84, 2003, 1760-1766.

Poulton, NP, Muir, GC: Treadmill training ameliorates dopamine loss but not behavioural deficits in hemi-Parkinsonian rats. Exp Neurol. 193, 2005, 181-197.

Protas, EJ, Mitchell, K, Williams, A, et al.: Gait and step training to reduce falls in Parkinson's disease. NeuroRehabilitation. 20, 2005, 183-190.

Rajput, AH: Frequency and cause of Parkinson's disease. Can J Neurol Sci. 19, 1992, 103-107.

Ramig, LO, Fox, C, Sapir, S: Speech treatment for Parkinson's disease. Expert Rev Neurother. 8, 2008, 297-309.

Robbins, JA, Logemann, JA, Kirshner, HS: Swallowing and speech production in Parkinson's disease. Ann Neurol. 19, 1986, 283-287.

Rocchi, L, Chiari, L, Capello, A, et al.: Identification of distinct characteristics of postural sway in Parkinson's disease: a feature selection procedure based on principal component analysis. Neurosci Lett. 394, 2006, 140-145.

Rocchi, L, Chiari, L, Mancini, M, et al.: Step initiation in Parkinson's disease: influence of initial stance conditions. Neurosci Lett. 406, 2006, 128-132.

Rochester, L, Hetherington, V, Jones, D, et al.: The effect of external rhythmic cues (auditory and visual) on walking during a functional task in homes of people with Parkinson's disease. Arch Phys Med Rehabil. 86, 2005, 999-1006.

Rochester, L, Burn, D, Woods, G, et al.: Does auditory rhythmical cueing improve gait in people with Parkinson's disease and cognitive impairment?. Mov Disord. 24, 2009, 839-845.

Rogers, MW, Kukulka, CG, Soderberg, GL: Postural adjustments preceding rapid arm movements in parkinsonian participants. Neurosci Lett. 75, 1987, 246-251.

Rubinstein, T, Giladi, N, Hausdorff, J: The power of cueing to circumvent dopamine deficits: a review of physical theapy treatment of gait disturbances in Parkinson's disease. Mov Disord. 17, 2002, 1148-1160.

Sadagopan, N, Huber, JE: Effects of loudness cues on respiration in individuals with Parkinson's disease. Mov Disord. 22, 2007, 651-659.

Saltin, B, Landin, S: Work capacity, muscle strength and SDH activity in both legs of hemiparetic patients and patients with Parkinson's disease. Scand J Clin Lab Invest. 35, 1975, 531-538.

Samii, A, Nutt, JG, Ransom, BR: Parkinson's disease. Lancet. 363, 2004, 1783-1793.

Sammer, G, Reuter, I, Hullmann, K: Training of executive functions in Parkinson's disease. J Neurol Sci. 25, 2006, 115-119.

Scandalis, TA, Bosak, A, Berliner, JC, et al.: Resistance training and gait function in patients with Parkinson's disease. Am J Phys Med Rehabil. 80, 2001, 38-43.

Schapira, AHV: Treatment options in the modern management of Parkinson's disease. Arch Neurol. 64, 2007, 1083-1088.

Schenkman, M, Cutson, TM, Kuchibhatla, M, et al.: Exercise to improve spinal flexibility and function for people with Parkinson's disease: a randomized, controlled trial. J Am Geriatr Soc. 46, 1998, 1207-1216.

Schenkman, M, Morey, M, Kuchibhatla, M: Spinal flexibility and balance control among community-dwelling adults with and without Parkinson's disease. J Gerontol A Biol Sci Med Sci. 55, 2000, M441-445.

Schieppati, M, Nardone, A: Free and supported stance in Parkinson's disease. Brain. 114, 1991, 1227-1244.

Scholz, E, Diener, HC, Noth, J, et al.: Medium and long latency EMG responses in leg muscles: Parkinson's disease. J Neurol Neurosurg Psychiatry. 50, 1987, 66-70.

Schrag, A, Jahanshahi, M, Quinn, N: What contributes to quality of life in patients with Parkinson's disease. J Neurol Neurosurg Psychiatry. 69, 2000, 308-312.

Schwab, RS, Chafetz, ME, Walker, S: Control of two simultaneous voluntary motor acts in normals and parkinsonism. Arch Neurol Psychiatry. 72, 1954, 591-598.

Seitz, RJ, Roland, PE: Learning of sequential movements in man: a combined kinematic and positron emission tomography (PET) study. Eur J Neurosci. 4, 1992, 154-165.

Sethi, KD: Tremor. Curr Opin Neurol. 16, 2003, 481-485.

Shepherd, RB, Carr, JH: An emergent or dynamical systems view of movement dysfunction. Aust J Physiother. 37, 1991, 4-5.

Sheridan, MR, Flowers, KA: Movement variability and bradykinesia in Parkinson's disease. Brain. 113, 1990, 1149-1161.

Silbiger, MC, Pikielney, R, Donner, MW: Neuromuscular disorders affecting the pharynx: cineradiographic analysis. Invest Radiol. 2, 1967, 442-448.

Sinforiani, E, Banchieri, L, Zucchella, C, et al.: Cognitive rehabilitation in Parkinson's disease. Arch Gerontol Geriatr Suppl. 9, 2004, 387-391.

Soliveri, P, Brown, RG, Jahanshahi, M: Effect of practice on performance of a skilled motor task in patients with Parkinson's disease. J Neurol Neurosurg Psychiatry. 55, 1992, 461-465.

Stack, EL, Ashburn, AM: Impaired bed mobility and disordered sleep in Parkinson's disease. Mov Disord. 21, 2006, 1340-1342.

Stern, GLA: Parkinson's disease. 1982, Oxford University Press, Oxford, 52-57.

Stern, G, Lees, A: Parkinson's disease: the facts. 1991, Oxford University Press, Oxford.

Strecker, K, Schwarz, J: Parkinson's disease: emerging pharmacotherapy. Expert Opin Emerg Drugs. 13, 2008, 573-591.

Talland, GA, Schwab, RS: Performance with multiple sets in Parkinson's disease. Neuropsychologia. 2, 1964, 45-53.

Thaut, MH, McIntosh, GC, Rice, RR, et al.: Rhythmic auditory stimulation in gait training for Parkinson's disease patients. Mov Disord. 11, 1996, 193-200.

Tonolli, I, Aurenty, R, Lee, RG, et al.: Lateral leg raising in patients with Parkinson's disease: influence of equilibrium constraint. Mov Disord. 15, 2000, 850-861.

Toole, T, Maitland, CG, Warren, E, et al.: The effects of loading and unloading treadmill walking on balance, gait, fall risk and daily function in parkinsonism. Neurorehabil. 20, 2005, 307-322.

van Eijkeren, FJ, Reijmers, RS, Kleinveld, MJ, et al.: Nordic walking improves mobility in Parkinson's disease. Mov Disord. 23, 2009, 2239-2243.

Viitasalo, MK, Kampman, V, Sotaniemi, KA, et al.: Analysis of sway in Parkinson's disease using a new inclinometry-based method. Mov Disord. 17, 2002, 663-669.

Vincken, WG, Gauthier, MD, Dollfuss, RE, et al.: Involvement of upper-airway muscles in extrapyramidal disorders. A cause of airflow limitation. N Eng J Med. 311, 1984, 438-442.

Waterston, JA, Hawken, MB, Tanyeri, S, et al.: Influence of sensory manipulation on postural control in Parkinson's disease. J Neurol Neurosurg Psychiatry. 56, 1993, 1276-1281.

Watts, RL, Wiegner, AW, Young, RR: Elastic properties of muscles measured at the elbow in man: II. Patients with parkinsonian rigidity. J Neurol Neurosurg Psychiatry. 49, 1986, 1177-1181.

Weiner, WJ: There is no Parkinson's disease. Arch Neurol. 65, 2008, 705-708.

Weintraub, D: Depression in Parkinson's disease. Prim Psychiatry. 12, 2005, 45-49.

Wichmann, T, DeLong, MR: Pathophysiology of Parkinsonian motor abnormalities. Adv Neurol. 60, 1993, 53-61.

Willems, AM, Nieuwboer, A, Chavret, F, et al.: The use of rhythmic auditory cues to influence gait in patients with Parkinson's disease, the differential effect for freezers and non-freezers, an explorative study. Disabil Rehabil. 28, 2006, 721-728.

Wilson, SAK: Disorders of motility and muscle tone, with special reference to the striatum. Lancet. 2, 1925, 1-53.

Wood, BF, Bilclough, JA, Bowron, A, et al.: Incidence and prediction of falls in Parkinson's disease: a prospective multidisciplinary study. J Neurol Neurosurg Psychiatry. 72, 2002, 721-725.

Woollacott, MH, von Hosten, C, Rosblad, B: Relation between muscle response onset and body segmental movements during postural perturbations in humans. Exp Brain Res. 72, 1988, 593-604.

Wright, WG, Gurkinkel, VS, Nutt, J, et al.: Axial hypertonicity in Parkinson's disease: direct measurements of trunk and hip torque. Exp Neurol. 208, 2007, 38-46.

Wu, T, Hallett, M: A functional MRI study of automatic movements in patients with Parkinson's disease. Brain. 128, 2005, 2250-2259.

Yardley, L, Beyer, N, Hauer, K, et al.: Development and initial validation of the Falls Efficacy Scale-International (FES-I). Age Ageing. 34, 2005, 614-619.

Yogev, G, Giladi, N, Peretz, C, et al.: Dual tasking rhythmicity, and Parkinson's disease: which aspects of gait are attention demanding?. Eur J Neurosci. 22, 2005, 1248-1256.

Yoon, M-C, Shin, M-S, Kim, T-S, et al.: Treadmill exercise suppresses nigrostriatal dopaminergic neuronal loss in 6-hydroxydopamine-induced Parkinson's rats. Neurosci Lett. 423, 2007, 12-17.

York, MK, Alvarez, JA: Cognitive impairments associated with Parkinson's disease. In Trail, M, Protas, ET, Lai, EC (Eds.): Neurorehabilitation in Parkinson's disease: an evidence-based treatment model. 2008, SLACK Incorporated, Thorofare, NJ, 72-100.

Zgaljardic, DJ, Borod, JC, Foldi, N, et al.: A review of the cognitive and behavioural sequelae of Parkinson's disease: relationship to frontostriatal circuitry. Cogn Behav Neurol. 16, 2003, 193-210.

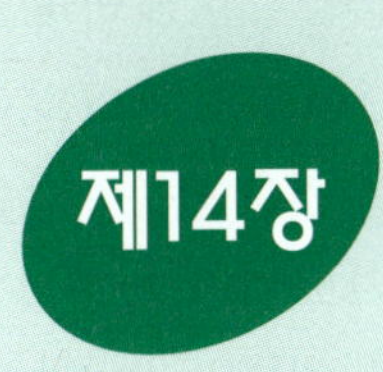

다발성 경화증

MULTIPLE SCLEROSIS

저자 Phu Hoang

학습내용

1 역학과 병인론
2 병태생리
3 질병 경과
4 임상 증상학
- 감각운동 손상
- 인지적 증상과 정서적 증상
- 성격과 심리사회적 행동
- 특수감각
- 피로
- 자율신경계 관련 증상
- 뇌줄기 관련 기타 증상

5 의학적 관리
6 물리치료: 전반적 관점
- 근력강화 운동
- 유산소 운동
- 근육뼈대계 상태보존
- 피로 관리
- 활동과 참여 감소에 대처하기
- 측정

다발성 경화증Multiple Sclerosis; MS은 중추신경계의 말이집myelin이 점진적으로 손상되어 나중에는 심각한 신경학적 손상들을 일으키는 신경퇴행성 질환이다. 다발성 경화증은 보통 젊은 성인기에 나타나 가족, 직업, 사회생활에 큰 영향을 미친다. 신경보호막인 말이집이 소실되면 활동전위의 전도가 늦어지기 때문에 수행력이 심각하게 저하되며, 이로 인해 행동에 심각한 영향을 미친다. 일반적으로 신경학적 증상과 행동 결손이 점진적으로 진행되는 양상을 보인다. 하지만 많은 연구에도 불구하고 이 질병의 정확한 원인과 발병 기전은 아직 명확하지 않다. 다발성 경화증은 재발기relapses와 완화기remissions를 반복하며, 예측할 수 없는 시기에 급성으로 증상이 발현되는 특징이 있다. 재발기는 스트레스 사건과 관련이 있다는 것을 입증하는 근거들이 많다. 매 재발기마다 뇌 백색질의 동일한 영역이 혹은 전혀 다른 부위가 침범되기도 한다. 완화기는 완전히 증상이 사라지지 않는 경우가 많고 그 지속 기간도 길거나 짧게 나타날 수 있다. 질병의 원인과 과정이 명확하지 않기 때문에 현재로서는 질병 자체를 근본적으로 치료하는 효과적인 방법이 없다. 그러나 병태생리에 대해 새롭게 밝혀진 것들이 많아지면서 새로운 치료 전략들이 제안되고 있다. 이러한 전략 중에는 질병의 진행을 다소 늦추고 재발의 심각성을 줄이는 효과가 입증된, 질병완화disease-modifying 약물들이 있다. 다발성 경화증 환자를 관리하는 전문가들은 환자의 삶의 질을 향상하기 위해 질병으로 인해 발생하는 문제 중에서 예방 또는 개선할 수 있는 사안에 중점을 두어야 한다.

1 역학과 병인론

다발성 경화증은 유전적 요인과 환경적 요인이 상호 작용하여 중추신경계에서 면역학적으로 매개되는 염증 반응으로 발생하는 것으로 생각된다. 면역학적 이상은 지속적으로 보고되고 있으나, 조직 손상을 일으키는 면역 반응 요소들의 관련 역할과 그 영향이 말이집 손상의 원인인지 아니면 말이집 손상의 결과로 인해 발생하는 것인지는 아직 명확하게 밝혀지지 않았다(Compston 1993a). 유전적 감수성이 다발성 경화증에 영향을 미친다는 강력한 증거가 있으며(Compston 1990), 지리적 위치에 따른 발병률과 유병률 차이로 미루어 볼 때 환경적 요인도 중요한 역할을 하는 것으로 보인다(Weinshenker 1996).

다발성 경화증의 유병률은 위도에 따라 뚜렷한 패턴을 보인다. 역학 연구에 따르면, 북유럽, 북미, 오세아니아 지역과 그 주변 지역 젊은 성인들 사이에서는 유병률이 인구 10만 명당 30명 이상으로 높게 나타나며, 남유럽, 남부 미국, 북부 호주에서는 인구 10만 명당 5~30명 정도로 중간 수준으로 나타나며, 동양과 아프리카, 남아메리카, 인도에서는 유병률이 낮게 나타난다(Weinshenker 1996; Marrie 2004; Cristiano et al 2008). 미국, 영국, 호주, 뉴질랜드에서 수행된 역학 연구에 따르면 위도와 다발성 경화증의 유병률 간에는 강한 상관성이 있음이 확인되었다(Richards et al 2002).

다발성 경화증은 주로 백인에게서 발생하지만, 유럽과 북미에 거주하는 흑인 이주민들에게도 나타난다고 알려져 있다. 호주와 뉴질랜드의 경우 원주민인 애버리지널족Aborininal과 마오리족Maori에게서는 거의 보고되지 않지만, 백인들 사이에서 발생한다. 남아프리카에서는 주로 영어를 사용하는 백인들이 아프리카너—네델란드계 백인 후손들—보다 발병률이 높으며, 원주민 아프리카인에게는 거의 나타나지 않는다. 북유럽 조상을 둔 사람들 사이에서는 열대 지역에 가까워질수록 발병률이 감소하는 경향을 보이는것으로 보아 특정 환경이 다발성 경화증 발생을 억제할 수 있음을 알 수 있다. 예를 들어, 북유럽 계열의 호주인이나 영어를 사용하는 남아프리카 백인들 사이에서 다발성 경화증 빈도는 북유럽의 절반 수준에 불과하다. 또한, 이주자 집단에서는 연령도 중요한 요인으로 작용한다. 남아프리카 백인 중 성인이 된 후 이주한 사람들보다 어린 시절에 이주한 사람들에서 다발성 경화증 발병 위험이 더 높다(Dean 1967).

유전적 감수성을 뒷받침하는 추가적인 근거는 민족 집단 내 및 민족 간 역학 연구에서 확인된다. 1973년 이스라엘에서 실시한 다발성 경화증 환자 조사 결과, 이 질환은 유럽 출신 이주민에게 흔하게 나타났지만 아프리카 및 아시아 출신 이주민에게는 드물었다(Leibowitz et al 1973). 비슷하게, 다발성 경화증 위험이 낮은 지역 출신 이주민들이 위험이 높은 지역—예를 들어 영국—으로 이동한 경우에도 원래 거주지의 낮은 발병 위험을 유지했다(Dean et al 1976). 가족 내 집단 발생에 대한 연구에서는 약 15%의 다발성 경화증 환자가 영향을 받은 친척이 있는 것으로 나타났으며, 환자의 자녀는 1:50, 형제자매는 1:20의 발병 위험을 보였다(Sadovnick et al 1988). 다발성 경화증은 1차 직계 친족에서 일반 인구보다 20~40배 더 흔하며, 혈연 관계가 멀어질수록 발병률은 급격히 낮아진다(Kantarci & Wingerchuk 2006). 대규모 국제 협력 연구에서는 다발성 경화증 발병에 최소 두 가지 사이토카인cytokine 수용체 유전자가 관여한다는 강력한 증거를 제시했는데, 바로 염색체 5p13에 위치한 인터루킨interleukin 7 수용체 알파 사슬 유전자(IL7RA)와 인터루킨 2 수용체 알파 사슬 유전자(IL2RA)이다(Svejgaard 2008).

다발성 경화증의 잠재적 환경 위험 요인은 감염, 예방 접종, 스트레스, 기후, 식습관 등이다. 이중 감염, 특히 어린 시절의 바이러스 감염이 원인으로 거론되는 경우가 많다(Marrie 2004). 다발성 경화증이 비교적 드문 국가에서는 병원체, 아마도 바이러스와의 조기 접촉이 면역을 형성하여 질병 발병을 예방할 수 있다는 주장도 있다(Dean 1972). 반면, 어린 시절 늦게 홍역, 볼거리, 풍진 같은 바이러스 질환에 노출되는 것이 다발성 경화증 발병 위험 요인이 될 수 있다는 근거도 일부 존재한다. 지난 10년간 몇몇 연구에서는 개인이 스트레스로 인식하는 환경적 요인—예를 들면, 관계 단절, 직장 상실—이 다발성 경화증 재발과 관련이 있다는 초기 자료를 제시했다(Mohr et al 2004). 기후와 식습관 같은 다른 위험 요인에 대한 증거는 설득력이 덜하다.

따라서 다발성 경화증은 단일 원인을 가진 질환이 아닌 것으로 보인다. 말이집탈락demyelination 또는 탈수초화는 바이러스 감염이나 스트레스가 큰 사건 이후에 발생할 가능성이 높지만, 특정 병원체나 특정 스트레스 요인이 주요 원인으로 밝혀지지는 않았다. 유전적 감수성, 환경적 요인, 면역 체계의 발화priming 관점에서 보자면, 말이집탈락은 다양한 병원체에 대한 생리적 반응일 수도 있다(Compston 1993a). 요약하자면, 역학적 근거에 따르면 유전적 감수성 또는 저항성을 바탕으로 어린 시절의 환경적 요인, 특히 심리적 스트레스 요인이 면역 반응성을 변화시키면서 다발성 경화증 발병에 기여하는 것으로 보인다(Compston 1993a).

2 병태생리

말이집탈락은 염증과 파괴 과정으로 인해 말이집이 분해되면서 발생하며, 이로 인해 축삭이 부분적 혹은 완전히 노출된다. 말이집 손상은 정상적인 신경신호 전달을 방해하여 다양한 신경학적 징후와 증상을 초래한다. 초기에는 축삭 자체는 보존되지만, 커다란 만성 플라크plaques가 있는 경우에는 일부 축삭이 소실될 수도 있다.

다발성 경화증 병변은 혈관 주위의 염증 이후 말이집 소실, 희소돌기아교세포 소실, 별아교세포 증식으로 이어지는 것이 특징이며, 이러한 과정과 함께 말이집 재형성remyelination이 제한적으로 일어나며 플라크가 형성된다. 전통적인 관점에서는 국소 염증이 네 단계로 진행한다고 설명한다(Compston 1993b). 초기 단계는 중추신경계의 세정맥 주위에 염증 세포, 림프구, 단핵구가 축적되는 것이 특징이다. 염증은 말이집이 있는 축삭을 통한 전도가 기능적으로 차단될 정도로 강하다. 다음 단계에서는 포식세포와 미세아교세포가 접촉되어 희소돌기아교세포와 그 말이집이 활발히 파괴된다. 이어서 희소돌기아교세포가 고갈되며, 이 과정에서 드러난 축삭이 병변 부위 내에서 관찰된다. 마지막으로, 별아교세포의 반응성에 의해 흉터 조직이 형성되어 단단한 반점 또는 플라크가 만들어지는데, 이런 유래로 다발성 경화증이라는 이름이 만들어졌다.

새로운 플라크 형성 기전에 관한 이런 전통적 관점과는 다른 의견들이 나오고 있다. 급성 다발성 경화증의 초기 변화에 대한 병리학적 연구에 기초하여, 다발성 경화증은 염증과 말이집탈락에 앞서 희소돌기아교세포의 세포 자멸사가 일어난다는 주장이 있다(Barnett & Prineas 2004; Barnett & Sutton 2006). 다발성 경화증이 희소돌기아교세포의 사멸과 말이집 내의 변화로 시작되며, 이로 인해 국소 대식세포의 청소 활동이 시작되고, 염증 반응이 증폭되어 발생한다는 주장이다. 수개월에서 수년에 걸쳐 다발성 경화증의 병리학적 변화가 진행되며, 질병의 후기 단계에서 동반되는 변화는 염증 반응이 점차적으로 '구획화'되어 시간이 지나면서 계통적인 영향을 거의 받지 않게 된다(Barnett & Sutton, 2006). 그러나 희소돌기아교세포 사멸 원인은 아직 밝혀지지 않았다. 요약하자면, 질병 병태생리학에서 '면역 매개' 과정과 '신경퇴행성' 과정의 상대적 기여에 대한 것은 아직 밝혀지지 않았다.

다발성 경화증이 가장 흔히 발생하는 부위는 대뇌 회색질과 백색질 경계, 뇌실 주위 영역, 소뇌 백색질, 시각신경, 목척수와 뇌줄기지만, 중추신경계 어느 부위에서도 발생할 수 있다(그림 14-1). 그동안 다발성 경화증은 중추신경계 '백색질' 질환으로 널리 알려져 있었다. 새로운 영상 기법과 사후 연구에 따르면, 다발성 경화증 병변은 뇌 겉질의 회색질에서도 발견되며, 특히 질병이 진행형으로 나타나는 경우에는 발생률이 매우 높은 것으로 밝혀졌다(Stadelmann & Bruck 2008). 말이집이 탈락된 부위에서는 신경 전도 속도가 느려지는 반면(Reder & Antel 1983), 영향을 받지 않은 양쪽 축삭 끝부분에서는 정상적으로 전도가 이루어진다(Smith & McDonald 1999). 부분적으로 말이집이 탈락된 축삭에서 전도 차단이 일어나면 근력 약화와 무감각 같은 부적negative 증상이 나타나며, 환자들이 호소하는 피로감은 이 때문인 것으로 생각된다. 또한, 이러한 축삭이 자발적으로 발화하여 많은 환자가 호소하는 감각 왜곡을 일으킬 수 있다(Compston 1993a). 많은 환자들이 운동 후 또는 뜨거운 물에 담근 후에 느끼는 온도 민감성 증가를 호소하는데, 이 역시 부분적으로는 말이집이 탈락된 축삭으로 설명될 수 있다(Compston 1993a).

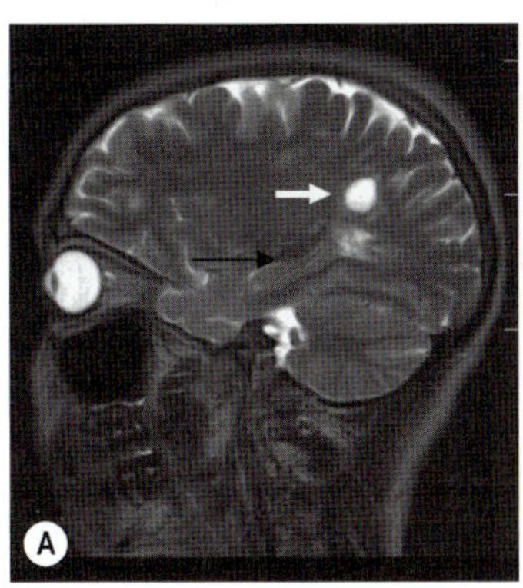
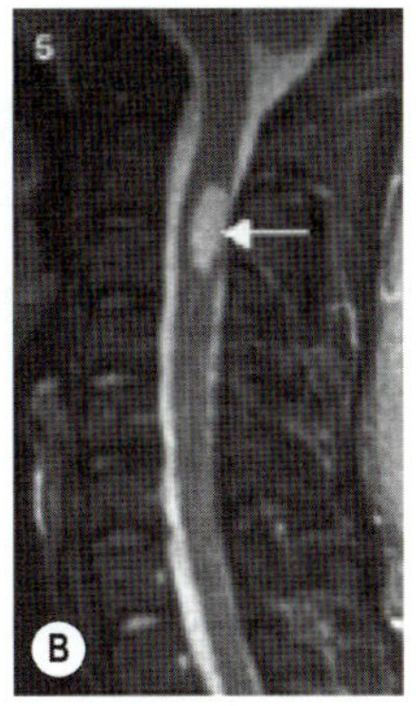

[그림 14-1] 뇌(A)와 척수(B)에 나타난 다발성 경화증 병변을 보여주는 MRI 영상

말이집 재형성은 말이집이 탈락된 축삭에 새로운 말이집이 다시 씌워지는 과정으로, '병변 복구'의 중요한 과정이다. 예상과 달리, 이 과정은 백색질과 회색질 병변 모두에서 병변 초기에 발생한다(Stadelmann & Bruck 2008). 반면, 염증 활동이 거의 없는 오래된 병변에서는 말이집 재형성이 잘 일어나지 않는다. 오래된 병변에는 희소돌기아교세포가 존재하지만, 이들은 말이집 재형성에 활발히 관여하지 않으며 새로운 말이집을 생성할 수 없는 것으로 보인다(Stadelmann & Bruck 2008). 말이집 재형성 정도는 환자마다 매우 다양하다. 일반적으로 나이에 따라 다르며 병변 내의 희소돌기아교세포와 대식세포 수와 상관관계를 보인다(Lucchinetti et al 1999). 동물 연구는 말이집 재형성 실패의 핵심 원인이 대식세포가 말이집 잔해를 제거하는 능력이 저하된 데 있다는 점을 말해준다(Zhao et al 2006). 이 잔해에는 강력한 인자들이 포함되어 있는데, 이 인자들이 성인의 중추신경계에 널리 분포해 있는 희소돌기아교세포 전구세포가 희소돌기아교세포로 분화되는 과정을 방해한다. 따라서 다발성 경화증의 염증 반응은 말이집탈락을 유발하는 파괴적인 효과와 말이집 재형성을 촉진하는 유익한 효과를 모두 가지고 있다. 말이집 재형성과 그 과정이 왜 실패하는지를 이해하는 것이 앞으로의 연구 과제이며, 새로운 치료 전략을 개발할 수 있는 가능성을 열어줄 것이다(Stadelmann & Bruck 2008).

3 질병 경과

다발성 경화증 환자의 대규모 자료를 살펴보면 이 질병의 자연 경과에 대한 중요한 정보를 얻을 수 있다. 다발성 경화증의 임상 징후와 증상은 다양하며, 양성형benign, 재발-완화형relapsing-remitting; RR, 이차 진행형secondary progressive; SP, 일차 진행형primary progressive; PP으로 나눌 수 있다. 다발성 경화증 환자의 80~85%는 초기 발병 시 뚜렷하지 않은 신경학적 증상을 경험한다. 다발성으로 나타나든 해부학적으로 특정할 수 있게 나타나든 간에, 초기에는 증상들이 완전히 회복되기도 한다. 이러한 초기 발병 형태를 임상 단독 증후군clinically isolated syndrome; CIS이라고 한다. CIS가 있는 환자 중 약 20%는 시신경 병변, 45%는 긴 신경경로long tract

관련 증상, 10%는 뇌줄기 증후군, 25%는 다병소적 이상이 나타난다(Confavreux et al 2000). 국소성으로 나타나든 다발성으로 나타나든 질병 예후를 예측하는 데 있어 큰 차이는 없지만, 시신경염으로 발병한 경우에는 뇌줄기나 척수에서 발병한 경우보다 증상들이 다시 나타나는 두 번째 에피소드까지 걸리는 시간이 더 긴 것으로 보인다(Confavreux et al 2003). CIS이 발생한 후, 환자의 약 70%는 증상이 악화되는 추가적인 에피소드를 경험한다. 그런 다음, 증상이 다소 완화되다가 다시 악화되는 패턴을 보이며, 이 시기를 재발-완화 단계, 또는 RR 단계라고 한다. 이 RR 단계에서는 에피소드가 일정하지 않은 간격으로 발생하며, 같은 중추신경계 부위나 다른 부위를 침범할 수 있다. 다만, 매번 재발 후에도 증상이 완전히 회복되지 않을 수 있다. 시간이 지나면서 증상과 장애가 점차 심화된다. RR 단계는 평균적으로 약 20년 동안 지속되며, 남성이나 나이가 많은 환자일수록 이 단계가 짧다(Tremlett et al 2008). 이 단계 동안 질병 진행 속도와 심각성은 환자마다 크게 다르다. 일부 환자의 경우에는 질병 발병 후 20~25년 동안 최소한의 인지적 손상만 발생하며, 그래서 일상생활이나 업무를 지속할 수 있는 경우도 있다(Filley et al 1990). 그러나 재발이 잦아지면 질병이 만성적이고 점진적으로 진행되는 형태로 전환될 수 있다. 이 시기를 이차 진행형, 즉 SP단계라고 하며, SP 단계에 진입하는 시기는 초기 질병 경과와는 무관하다(Koch et al 2007).

다발성 경화증 환자 중 약 10%는 CIS 이후 양성 경과를 보인다. 다시 말해 다음 발작들이 5~10년 동안 지연되고 각 발작에서 나타나는 징후와 증상이 최소로 일어나는 경우를 말한다. 양성 경과는 여성, 어린 연령, 초기 발병 시 운동 증상이 없는 것와 유의한 연관성이 있다(Costelloe et al 2008). 반면, 약 10%의 환자는 일차 진행형, 즉 PP단계의 임상 경과를 겪는데, 이 단계는 재발이나 완화 없이 발병 초기부터 신경학적 결손이 점진적으로 축적되는 것이 특징이다(Dujmovic et al 2004). 이 환자 유형은 일반적인 다발성 경화증 환자보다 발병 연령이 비교적 높고, 여성 환자의 비율이 상대적으로 낮다.

인구집단 연구에 따르면, 특정 시점에서 전체 환자의 약 3분의 1은 잠복기에 있으며 장애가 심하지 않은 상태다. 또 다른 3분의 1은 서서히 악화되며, 나머지는 질병에 오랜 기간 영향을 받았으나 안정적인 장애를 가진 상태다(Swingler & Compston 1992). 다발성 경화증은 기대 수명보다는 삶의 질에 더 큰 영향을 미치는 경향이 있으며, 다발성 경화증 환자의 기대 수명은 일반 인구에 비해 약간 줄어든 정도다. 그러나 심각한 장애가 있는 경우 사망 위험은 일반 인구보다 4배 이상 높아진다.

4 임상 증상학

다발성 경화증 증상 패턴은 복잡하고 다양하며 예측하기 어렵다.

감각운동 손상

다발성 경화증 환자는 한쪽 또는 양쪽 팔다리에서 점진적으로 힘이 약해지는 증상을 경험한다. 움직임이 많아질수록 악화되며, 무겁고 둔한 느낌으로 표현되기도 한다. 병소 위치에 따라 위운동신경원 징후가 나타날 수 있고(8장 참고), 소뇌와 그 연결부위가 손상되면 조화운동못함증이 발생하며(9장 참고), 이 증상들은 일반적으로 겉질척수로corticospinal tract 손상과 함께 나타난다. 척수 말이집탈락은 양쪽 다리의 점진적 근 약화를 초래하며, 만약 척수 등쪽뿌리 진입부의 광범위한 말이집탈락이 있으면 아래운동신경원 징후가 나타날 수도 있다.

근육 활성화와 조절 능력을 상실한 환자들은 일상생활 및 여가 활동에 어려움을 겪는 경우가 많다. 이는 점차적으로 신체활동 감소로 이어진다. 연구에 따르면, 신체적 제한은 다발성 경화증 환자들에게서 관찰되는 생리적 변화와 양적 상관관계를 보인다. 이러한 생리적 변화는 오랜 기간 신체활동을 하지 않은 건강한 사람들에게서 나타나는 변화와 유사하다.

강직은 피로와 근력 약화와 함께 다발성 경화증 환자들이 가장 흔히 경험하는 세 가지 신체적 증상 중 하나다. 역학 연구에 따르면 약 60~80%의 환자가 강직을 겪으며(Rizzo et al 2004), 이는 장애를 유발하는 주요 요인으로 작용한다(Beard et al 2003). 널리 인용되는 강직에 대한 정의는 "위운동신경원 증후군의 한 구성 요소인 신장반사 과흥분성에서 비롯되는, 속도 의존적으로 증가하는 긴장성 신장반사(근 긴장 증가)와 과도한 힘줄 반사"다(Lance 1980). 최근에는 수동적 움직임에 대한 저항을 반사 과활성과 관련된 경우와 역학적 뻣뻣함 증가로 인한 경우를 구분하려는 시도가 늘어나고 있다. 강직을 측정하는 데 일반적으로 사용되는 척도는 애쉬워스 척도Ashworth Scale인데(Ashworth 1964), 이 척도는 내재적 근육 뻣뻣함과 반사 과활성을 구분하지 못한다. 8장에서 논의한 것처럼, 수동 움직임에 대한 저항 증가는 물렁조직의 수동적 뻣뻣함 증가로, 신장반사와 관련된 뻣뻣함 증가로, 또는 동원된 근육의 교차결합crossbridge의 수축성 특성과 관련된 근육의 내재적 뻣뻣함으로도 일어날 수 있다.

한 연구에서는 다발성 경화증 환자와 건강한 사람들의 발목 폄근과 굽힘근에서 신장에 대한 수동적 반응, 내재적 반응, 반사에 의해 매개된 반응을 측정하였다(Sinkjaer et al 1993). 연구 결과, 다발성 경화증 환자의 강직 근육에서 비반사성 뻣뻣함, 즉 수동적 반응과 내재적 반응이 증가했으며, 지속적으로 수의적 수축을 하는 동안 발목 폄근의 반사에 의한 뻣뻣함은 건강한 사람들과 유의한 차이를 보이지 않았다. 그러나 연구자들은 근육의 수동적 특성은 직접 측정하지 않고 근육을 전기로 자극한 상태에서 다시 말해 근육이 이완되지 않은 상태에서 뻣뻣함을 측정하였다. 또한, 이 연구는 발목관절 뻣뻣함만 조사했는데, 발목 뻣뻣함은 근육뿐만 아니라 인대나 관절을 가로지르는 다른 구조물의 뻣뻣함으로도 영향을 받을 수 있다. 이완된 인간의 장딴지근의 수동적 특성을 직접 측정할 수 있는 방법이 있다(Hoang et al 2007). 이 방법을 사용한 연구에서는 걷기가 가능하고 강직이 있는 다발성 경화증 환자의 장딴지근 수동적 특성이 건강한 사람들과 차이가 없다는 것을 보여주었다(Hoang et al 2009).

다발성 경화증 환자 대부분은 어느 시점에 감각 변화 증상을 경험한다. 팔다리나 얼굴에 나타나는 저린감, 무감각, 찌릿하거나 타는 듯한 감각 같은 감각 증상은 이 질환의 초기 증상이기도 하다. 다발성 경화증의 예측 불가능한 특성 때문에 감각 손상은 한쪽 팔다리, 몸의 한쪽, 혹은 양쪽 팔다리에 모두 영향을 미칠 수 있다. 척수 뒤기둥posterior column이 침범될 경우, 위치감각, 움직임 감각, 진동 감각, 촉각 손상이 발생할 수 있다. 온도 감각 역시 영향을 받을 수 있어, 다발성 경화증 환자에게 흔히 나타나는 열 감각 또는 차가움에 대한 민감증을 유발하기도 한다.

통증도 다발성 경화증 환자에게 흔히 나타나는 증상 중 하나다. 통증은 말이집탈락과 축삭 손실로 직접 발생하는 신경병성 통증일 수도 있고 다른 증상으로 인한 이차적으로 발생하는 유해성 통증일 수도 있다. 여러 연구에서 한 달 동안 통증이 발생한 경우가 다발성 경화증 환자의 60~80%에 이른다고 보고했다. 3개월 이상 지속되는 만성 통증은 65~70%에서 나타났으며, 이중 60%는 만성 이상감각성 통증을, 70%는 간헐적 통증을 경험했다고 보고하였다. 통증 유병률은 나이가 들수록, 질병이 시작된 지 오래될수록 증가하는 경향을 보인다. 일부 연구에서는 여성 다발성 경화증 환자가 통증을 경험할 가능성이 더 높고(Hadjimichael et al 2007), 장애상태척도 확장판Expanded Disability Status Scale; EDSS에서 중등도에서 중증 이동 제한이 있는 사람은 통증 유병률이 더 높다고 보고했다(Ehde et al 2006). 그러나 중요한 것은 새로 진단받은 환자를 포함하여 질병의 모든 단계에 있는 다발성 경화증 환자들이 통증을 경험할 수 있다는 점이다.

인지적 증상과 정서적 증상

다발성 경화증 환자에서 인지 손상에 대한 이해는 최근 몇 년간 상당히 발전했다. 관련 연구에 따르면 최대 65% 환자에서 인지 손상이 발생한다고 추정된다(Winkelmann et al 2007). 인지 기능부전은 환자의 직업 활동, 사회적 관계, 삶의 질에 큰 영향을 미친다. 250명의 다발성 경화증 환자를 대상으로 한 단면 연구에서는 인지 손상이 신체적 장애와 밀접하게 연관되어 있으며, 이러한 관계는 질병 진행 기간 동안 안정적으로 유지되는 것으로 나타났다(Lynch et al 2005).

분석 종설 연구에 따르면 다발성 경화증이 인지기능에 미치는 영향은 모든 인지 영역이 영향을 받는다는 점에서 전반적이고, 기분과 운동기능, 기억 및 학습 영역에서 더 큰 영향을 받는다는 점에서 특이적이다(Prakash et al 2008). 환자의 40~60%가 기억 및 학습능력 결핍을 보이며, 이는 질병 초기 단계에서도 관찰된다(Grafman et al 1990). 한 임상 관찰 연구에 따르면 정신 처리 속도가 느려지면 주의력 결핍이 있는 환자는 복잡하고 길고 빠르게 전달되는 구두 메시지의 모든 내용을 이해하기 어렵다고 한다(Lezak 1995). 환자가 무슨 말을 들었는지 또는 주변에서 무슨 일이 일어나는지 기억하지 못하면, 환자와 가족들은 이를 정보처리 속도 저하가 아닌 기억 문제로 인식한다. 그러나 환자, 가족, 의료 전문가들이 문제의 본질을 이해한다면, 정보나 메시지가 전달되는 방식, 시기, 장소에 주의를 기울이고 활동을 체계적으로 구성함으로서 환자의 '기억'을 크게 개선할 수 있다.

성격과 심리사회적 행동

인지적 증상과 정서적 증상 외에도, 다발성 경화증은 다양한 행동 변화와도 관련이 있다. 예를 들어, 성격, 선호도 및 태도 변화가 주의집중 손상과 쉽게 산만해지는 경향과 함께 나타나는 경우가 많다. 환자들은 정신적으로 막힌 듯한 느낌, 자신에 대한 불만, 행동의 자발성이 줄어든 느낌을 호소한다(Lezak 1995). 환자들은 '다행감euphoria'을 겪는다고 묘사하기도 한다. 다행감은 환자가 심각한 신체적 장애가 있음에도 불구하고 모든 것이 잘되고 있으며 자신이 건강하다고 확신하는 고정된 상태를 말한다. 그러나 용기 있게 미래에 대처하려는 환자들에게 이 용어를 적용하는 것은 부적절하다(Compston 1993a). 진정한 다행감true euphoria은 비교적 드문 현상으로, 주로 이마엽이 포함된 진행성 질환과 관련이 있다.

다발성 경화증 환자의 우울증은 의학적으로 비슷한 상태에 있는 환자들보다 더 흔히 관찰된다고 알려져 있다(Minden & Schiffer 1990). 다발성 경화증 환자의 평생 우울증 발병 위험은 약 50%로 추정되며(Patten & Metz 1997), 일반 인구의 10~15% 수준과 비교하면 매우 높다. 이러한 높은 발생률은 이 질환이 가져올 수 있는 파괴적인 영향력을 고려하면 놀랄 일은 아니다. 하지만 우울증 발생은 질병의 심각도와 직접적인 관련이 없어 보인다. 연구에 따르면 우울증은 질병 발병 후 나타나며, 시간이 지나도 비교적 안정적으로 유지된다. 다발성 경화증 환자의 우울증은 치료 없이 자연적으로 호전되지 않을 가능성이 높기 때문에, 일상적 기능수행에 장기적으로 파괴적인 영향을 미칠 수 있다(Arnett et al 2008). 연구에 따르면 불안 장애도 흔히 발생하지만 종종 간과되거나 제대로 치료받지 못하는 상황이라고 알려졌다. 불안 장애의 위험 요인은 여성, 우울증 동반 진단, 사회적 지원 제한 등이다(Korostil & Feinstein 2007). 다행히 불안 장애는 다발성 경화증에서 치료 가능한 장애 원인으로 간주된다.

한편, 스트레스는 다발성 경화증 증상을 악화시키거나 발병을 촉진할 수 있다. 스트레스가 많은 삶의 사건과 다발성 경화증 악화 사이에 상관관계가 있다는 근거가 점점 증가하고 있다(Gold et al 2005). 14건의 전향적 연구를 체계적으로 메타분석한 결과, 스트레스가 많은 삶의 사건과 이후의 질병 악화 사이에 일관된 연관성이 발견되었지만, 특정 스트레스 요인과 악화 사이의 직접적인 연결 고리는 발견되지 않았다(Mohr et al 2004). 임상연구와 동물 모델 연구는 스트레스가 글루코코르티코이드와 β-아드레날린 조절에 대한 민감성을 감소시켜 염증 반응을 과도하게 유발할 수 있다고 제안한다. 스트레스 반응의 주요 시스템인 시상하부-뇌하수체-부신 축과 자율신경계의 역할은 스트레스와 다발성 경화증에 관한 연구에서 중요한 관심 주제다.

특수감각

시각 전도로 침범이 매우 흔하게 나타난다. 초기 단계에서 환자들이 흔히 간헐적으로 시야가 흐려지는 증상을 호소하는데, 보통 질병이 진행되면서 더욱 악화된다. 일부 환자는 한쪽 눈 시력을 잃거나, 겹쳐보이는 복시double vision를 경험하기도 한다. 청력 관련 증상은 주로 질병이 상당히 진행된 환자에서 나타나는 경향이 있다. 심한 자세성 현훈vertigo—즉 환경과 자신의 관계에서 움직임이 느껴지는 착각—과 구토, 또는 조화운동못함증, 두통 같은 안뜰계통 관련 급성 증상들은 일반적으로 급성 뇌줄기 말이집탈락에서 관찰된다. 이외에도 미각과 후각 같은 다른 감각도 영향을 받을 수 있다.

피로

피로는 다발성 경화증에서 가장 흔히 보고되지만, 가장 이해가 부족한 증상 중 하나다(Krupp 2003). 피로는 경미한 다른 증상들보다 훨씬 더 장애를 초래하기 쉬우며, 효능감과 전반적인 웰빙에 큰 영향을 미친다(Lezak 1995). 다발성 경화증 환자들은 대개 매일 피로가 발생하며, 신체적·사회적 기능을 방해하고 열에 의해 악화된다고 보고되고 있다. 환자와 가족 및 친구들은 종종 피로의 영향을 게으름으로 오해하기도 한다. 직장에 다니는 환자들은 주말 동안 쉬어야 하기 때문에 여가 활동을 할 에너지가 없다고 불평한다. 더욱이 피로는 실업의 주요 원인 중 하나다(Edgley et al 1991). 3,000명 이상의 환자를 대상으로 호주 다발성경화증 협회(1990)*가 진행한 종적연구에 따르면, 피로와 이동성 손상이 직업 상실에 대한 주요 이유인 것으로 나타났다. 많은 환자들이 몇 시간 이상 활동을 지속하면 피로를 느껴 적극적인 활동을 할 수 없으며, 피로와 과열을 피하기 위해 활동을 제한하는 경향이 있다. 이로 인해 신체적·사회적 활동이 감소하는 악순환이 발생해 추가적인 부정적 영향이 발생하게 된다.

다발성 경화증에서 발생하는 피로는 네 가지로 분류된다(Schapiro et al 1987). 첫 번째는 신체활동 후 피로다. 이런 형태의 피로는 일반 인구군에서도 나타나며 휴식 후 회복된다. 두 번째는 신경 자극 피로로, 극단적인 활동 후 발생하며 이 역시 휴식으로 회복된다. 세 번째는 우울증 관련 피로로 수면장애나 낮은 자존감, 기분 변동과 관련이 있다. 네 번째는 권태감lassitude 또는 원인을 알 수 없는 비정상적인 피로감이다. 이 네 가지 유형은 모두 다발성 경화증 환자에게서 나타날 수 있다. 특히 권태감은 아직 많이 연구되지 않아 이해가 부족하며, 특히 다발성 경화증 환자들에서 취약한 것으로 보인다. 말이집이 부분적으로 손상된 축삭을 따라 전달되는 신경 자극의 속도가 느려지는 것도 피로를 일으키는 추가적 원인이다.

피로중증도척도Fatigue Severity Scale; FSS는 9개의 문항으로 구성된 설문지로, 다발성 경화증 환자들의 피로 형태와 건강한 사람들의 것을 구별하기 위해 만들어진 문장들을 가지고 환자 자신의 피로를 평가하는 설문지다(Krupp et al 1988). 이 척도는 내적 일치도와 시간 경과에 따른 안정성이 입증되었으며, 피로가 일상생활 기능에 미치는 영향을 잘 반영한다고 알려져 있다. 흥미롭게도 다발성 경화증 환자의 피로 중증도와 우울증은 유의한 상관관계가 없다고 나왔다(Krupp et al 1989). 이 결과는 피로와 우울증이 별개의 개념임을 말해주며 두 개념이 겹치는 부분이 있음을 말해준다. 또 흔히 쓰이는 다른 피로 측정 도구는 수정된 피로영향척도(Modified Fatigue Impact Scale, MFIS)이다. 미국 다발성 경화증 협회에서 개발한 이 척도는 본래 40문항으로 구성된 척도를 21문항으로 간소화한 것이다. MFIS는 다차원 척도로 분류되며, 피로가 신체적, 인지적, 사회심리적 기능에 미치는 영향을 분석하는 것이 목적이다(Tellez et al 2006).

더운 날씨나 과열된 방, 뜨거운 물에 몸 담그기로 발생하는 열heat과 격렬한 신체활동 후 중심 체온 상승은 다발성 경화증 환자의 피로와 다른 증상을 악화하며, 체력을 떨어뜨리는 경향이 있다(Lezak 1995). 체온 민감성이 높아지면 말이집이 부분 손상된 축삭에서 신경 전도의 안정성 요인이 감소하여, 운동 후나 뜨거운 목욕 후 증상이 일시적으로 악화될 수 있다(Honan et al 1987). 다발성 경화증 환자는 운동 직후 감각 증상이 일시적으로 악화되는 것을 경험할 수 있지만(Smith et al 2006), 피로나 기능에 장기적으로 부정적 영향을 주지는 않는 것으로 보인다. 반대로, 냉cold은 증상을 완화하고 수행력을 향상시키는 데 도움이 될 수 있다. 실험실 기반 연구와 일부 소규모 연구에 따르면, 신경 섬유를 냉각하면 신경 전달 속도가 개선되어 증상이 완화되는 것으로 나타났다. 증상이 악화되는 것을 방지하기 위해 체온을 낮추거나 일정하게 유지할 수 있도록 돕는 냉각 제품도 있다(그림 14-2).

---

* http://msaustralia.org.au/msra/research/ms-life-study.php

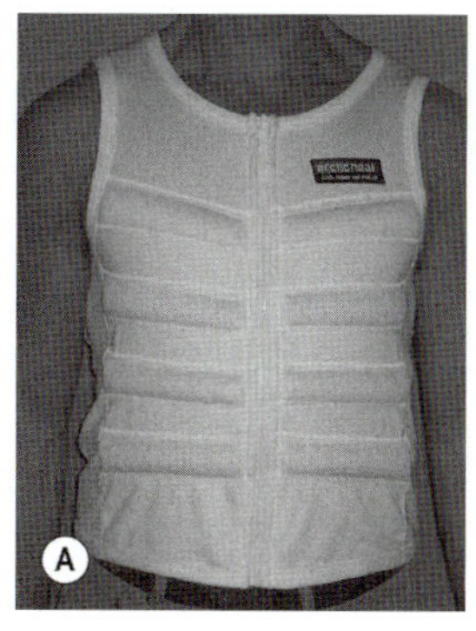
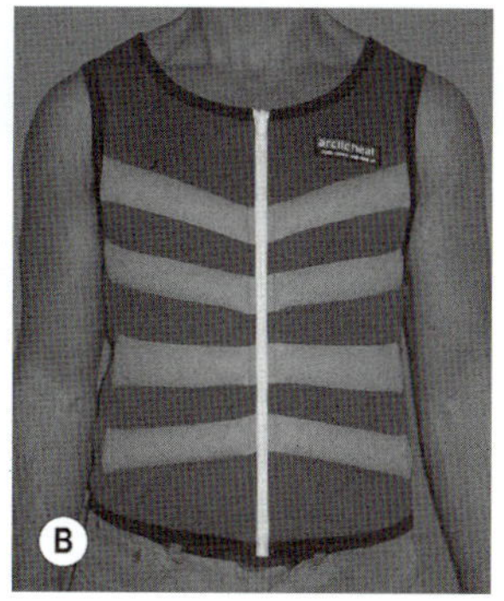

[그림 14-2] 다발성 경화증 환자 중 열에 대한 내성이 약한 사람에게 유용한 냉각 조끼(호주 Burleigh Heads 소재 Arctic Heat Pty Ltd의 허가를 받아 사용)

자율신경계 관련 증상

대부분의 다발성 경화증 환자에서 자율신경계 관련 증상이 발생한다. 방광 증상은 남성보다 여성에게 더 흔하며, 남성에서는 발기부전이 자주 나타난다. 괄약근 조절 능력이 손상되거나 상실될 수도 있다. 억제되지 않은 방광 활동으로 인해 급뇨와 빈뇨가 발생하며, 요실금으로 이어질 수 있다. 대변 실금도 나타날 수 있다. 심혈관 관련 자율신경계 이상은 일반적으로 임상적으로 큰 문제가 되지 않지만, 약 50%의 환자에게서 기립성 조절장애orthostatic intolerance가 나타난다(Flachenecker 2007). 안정 상태와 기립 상태에서의 심박수와 혈압을 측정하는 간단한 검사를 통해 쉽게 감지할 수 있다.

뇌줄기 관련 기타 증상

뇌줄기 말이집탈락으로 인한 여러 증상을 보고한 문헌이 있다(Compston 1993a). 눈 움직임 이상은 다발성 경화증에서 흔히 나타나는 증상이다. 얼굴마비facial palsy는 다발성 경화증이 진행된 환자에게서 관찰된다. 광범위한 뇌줄기 말이집탈락은 의식 장애 또는 중추성 호흡 부전을 유발할 수 있다. 또한, 팔다리가 최대 1~2분까지 통증성 경직 상태로 유지되는 간헐적 발작이 나타날 수도 있다. 483명의 환자를 대상으로 진행된 한 연구에서는 뇌신경 이상이 환자의 10%에서 발견되었다고 보고하였다(Zadro et al 2008). 가장 흔히 영향을 받는 신경은 삼차신경이었으며, 그다음으로 얼굴신경, 갓돌림신경, 눈돌림신경, 달팽이신경이었다. 그러나 이들 중 자기공명영상에서 증상과 관련된 병변이 확인된 경우는 환자의 54% 정도였다.

5 의학적 관리

아직까지 다발성 경화증을 정확히 진단할 수 있는 실험실 연구기반의 단일 검사법은 없다. 대신 진단에는 임상적 기준과 임상 관련 보조 기준이 함께 사용된다. 보조 기준은 자기공명영상, 운동유발전위, 뇌척수액 분석에서 얻은 정보 등이다. 자기공명영상과 뇌척수액 분석은 병변의 위치와 범위를 확인하고, 뇌척수 내 염증의 존재를 입증하며, 말이집탈락 질환과 유사한 다른 상태를 배제하기 위해 사용된다. 자기공명영상은 다발성 경화증 진단 정확도를 60%에서 90%까지 향상시킨 것으로 평가되며(Ebers 1994), 임상 병력이나 신경학적 검사보다 질병 활동성을 더 민감하게 나타내는 지표로 보인다(Polman & Hartung 1995).

자기공명영상 사정과 함께 임상적 방법과 기타 보조 방법들을 통합한 다발성 경화증 진단 기준—맥도널드McDonald 기준—은 2001년에 도입되었다(McDonald et al 2001). 이후 이 기준은 광범위하게 사용되었다. 2005년에 개정된 맥도널드 진단 기준은 적정 수준의 민감도와 특이도를 갖추었으며, 진단 과정이 간소화되어 진단 속도가 빨라졌다. 이 기준은 현재 신경학 분야에서 널리 쓰이고 있다.

다발성 경화증 약물 치료는 몇 가지 범주로 나눌 수 있다. 첫 번째는 질병 자체에 영향을 미치는 약물로, 염증 과정을 억제하여 재발 예방을 목표로 한다. 두 번째는 스테로이드 같은 약물로, 재발의 중증도와 지속 기간을 줄이기 위해 염증을 억제하는 것을 목표로 한다. 세 번째는 피로, 강직, 통증 등 다발성 경화증과 관련된 다양한 증상을 완화하는 데 도움을 주는 약물이다.

다양한 실험 근거들을 통해 면역 매개 과정이 다발성 경화증 발생과 진행에 중요한 역할을 한다는 사실이 밝혀지면서, 급성 재발을 억제하고 질병 진행을 완화할 수 있는 면역치료법 개발에 대한 연구가 활발히 진행되고 있다. 그 결과, 다발성 경화증을 위한 다양한 질병 수정 약물disease-modifying drugs; DMD이나 면역조절 치료제가 개발되어 대규모 임상시험이 진행되었다. 현재까지 축적된 실험 자료에 따르면 널리 사용되는 DMD가 시간이 지남에 따라 장애가 악화되는 속도를 늦추는 데 효과가 있다고 여겨진다. 이러한 약물로는 인터페론 베타-1a(Avonex® 또는 Rebif®), 인터페론 베타-1b(Betaseron®), 글라티라머 아세테이트(Copaxone®), 나탈리주맙(Tysabri®) 등이 있다. 이 약물들은 각각 서로 다른 염증 경로를 차단하며, 비교 연구에서는 이들 중 어느 것도 다른 약물보다 더 효과적이지 않다는 것이 밝혀졌다. 다만, 모든 다발성 경화증 환자가 이러한 치료를 받을 수 있는 것은 아니다. DMD는 재발-완화형(RR형) 환자에게 가장 효과적이며, 1차 진행형(PP형) 환자를 위한 치료법은 현재 없다. 또한, DMD를 장기간 사용할 경우 약물에 대한 내성이 생길 수 있다는 점도 중요한 문제로 지적된다.

다발성 경화증의 재발 치료에는 종종 메틸프레드니솔론methylprednisolone 정맥주사를 이용한 단기 요법이 사용된다. 그러나 이러한 치료가 질병의 최종 경과에 영향을 미친다는 근거는 아직 없다. 다만, 급성 재발 시 투여하면 완화가 시작되는 시점을 앞당길 수 있는 것으로 알려져 있다. 많은 경우, 메틸프레드니솔론 정맥 주사 치료 후 구강용 프레드니손을 처방하며, 이를 점차 감량하여 중단한다. 한 관찰 연구에 따르면, 재발 치료 후 정맥 주사 메틸프레드니솔론에 이어 구강 프레드니손을 투여해도, 정맥 주사 메틸프레드니솔론 단독 치료와 비교했을 때 12개월 후 신경학적 결과가 개선되지 않는 것으로 나타났다(Perumal et al 2008).

바클로펜baclofen이나 디아제팜diazepam 같은 약물은 과도한 반사 활동 즉 강직을 줄이는 데 유용하다. 척수 병변으로 인한 심한 굽힘근 경련 또는 모음근 경련이 있는 환자에게 투여하면 과흥분성 반사를 완화하여 환자가 보다 편안하게 앉거나 서게 하고 간호를 용이하게 하는 데 도움이 된다. 그러나 이러한 약물을 경구로 고용량 투여할 경우, 심한 근육 약화 같은 부작용이 발생할 수 있다. 모음근 경련 완화를 위해 보툴리눔 독소를 사용한 연구에서는 다리 강직을 완화하고 관절의 수동운동범위를 유의미하게 증가시켜 간호와 재활을 보다 쉽게 할 수 있었으며, 독소로 인한 심각한 부작용은 없었다고 보고하였다(Snow et al 1990; Sobolewski 2007).

다발성 경화증의 경과를 기록하고, 예후를 사정하고, 중재 효과를 검증하려면 표준화된 장애 측정 도구가 필요하다. 현재까지 가장 널리 사용된 척도는 장애상태척도Disability Status Scale(Kurtzke 1983)인 것으로 보인다. 그러나 이 척도는 이론적 근거가 부족하다는 점, 변화 감지에 둔감하다는 점, 보행 능력에 치우쳐 있고 다른 중요한 기능을 간과하고 있다는 점, 객관성과 신뢰도가 부족하다는 점이 지적되고 있다(Goodkin et al 1988; Polman & Hartung 1995; Kragt et al 2008). 한 연구에서는 다른 연구와 결과를 비교할 때만 장애상태척도 사용을 고려해야 한다고 제안하였다(Wade 1992). 또한 특정 손상과 운동 수행력 변화를 측정할 때는 타당도와 신뢰도가 입증된 도구를 사용하는 것이 바람직하다고 제안하였다(3장 참조).

6 물리치료: 전반적 관점

다발성 경화증은 진행성 신경질환에서 나타나는 여러 문제를 잘 보여주는 대표적인 사례다. 진행성 질환은 개인과 가족, 의료 전문가들의 삶의 질에 영향을 미치는 다양한 어려움과 부담을 초래한다. 기능 제한, 불확실한 미래, 신체기능 소실과 가족 내 역할 상실 가능성에 직면하는 것은 삶의 질, 사회적 교류, 직업 및 여가 활동에 부정적인 영향을 미치며, 큰 스트레스를 유발한다.

다발성 경화증 환자에게는 거의 모든 형태의 신경 손상 증상이 나타날 수 있다(8~10장 참조). 기능적 운동 수행에서 나타나는 손상과 결함은 환자마다 다를 뿐만 아니라 동일한 환자에서도 시간에 따라 크게 다르다. 이러한 다양성과 예측 불가능성은 매우 광범위하고 가변적이다. 물리치료사는 다발성 경화증 환자와 함께 일하는 팀의 일원으로서 환자의 존엄성과 삶의 방식을 유지할 수 있도록 개별 환자의 요구를 존중하며 전략을 마련해야 한다. 물리치료사는 다양한 문제를 다룰 수 있는 충분한 지식과 전문성을 갖추고, 질환의 예측 불가능한 특성에 유연하게 대응할 수 있어야 한다. 효과적인 물리치료를 위해서는 치료가 목표 지향적이어야 하며, 환자에게 치료 중재의 이점을 명확히 보여줄 필요가 있다.

다학제적 팀의 일원으로 물리치료사의 전반적인 목표는 다음과 같다:

- 일상활동과 기술 수행력을 최적화한다.
- 기능적 능력을 최대화한다.
- 불필요한 장애와 장해를 예방한다.
- 개인의 삶의 질을 향상한다.

과제지향적 훈련에 대한 자세한 내용은 2장 및 4~7장을 참조하기 바란다.

과제-관련 훈련을 위해 2장과 4~7장을 참조하라.

개별 환자를 위한 보다 구체적인 목표는 다음과 같다.

- 근력 유지와 개선
- 유산소 능력 유지와 개선
- 근육뼈대계통 상태보존
- 피로 관리
- 환자의 요구와 바람에 부합하는 중재를 위해 환자와 협력
- 목표를 설정하고 기대치를 규정하기 위해 환자와 협력
- 생활에 필요한 보조 도구 제공

근력강화 운동

무사용으로 인한 이차적 적응을 예방하는 일은 일상생활 동작 수행을 유지하고 사회 및 직업 활동에 지속적으로 참여하기 위해 매우 중요하다. 다발성 경화증의 장기 예후를 변화시키는 효과적인 중재는 아직 없지만, 운동은 다발성 경화증 환자의 증상 완화 치료에서 중요한 부분으로 자리 잡고 있다(Rietberg et al 2005). 얼마 전까지지도 다발성 경화증 환자들은 과도한 신체활동이나 운동을 피하라는 조언을 받았다. 운동이 다발성 경화증의 징후와 증상을 악화시키고 병의 진행을 가속화할 수 있다는 우려 때문이었다. 그러나 그동안 축적된 근거들은 운동이 다발성 경화증 환자에게 단순히 손상 수준에서만이 아니라 기능 및 참여 수준에서도 유익하다는 점을 보여주었다. 근력운동과 심폐운동은 일상생활 활동 수행과 여가 활동 참여에 어려움을 겪는 다발성 경화증 환자들에게 자주 권장된다. 여러 연구 결과에 따르면 환자들이 겪는 어려움들은 근육 활성화와 조절 능력 상실, 피로, 강직과 같은 다발성 경화증의 1차적 영향뿐만 아니라 장기간의 비활동으로 인한 근육상태 악화와 체력 저하 같은 이차적 영향 때문에 일어난다.

다발성 경화증 환자들에게 강도 높은 신체 운동을 권장하는 것이 안전한지, 적절한지에 대해 역사적으로 많은 논란이 있었다. 주요 우려는 피로나 근육 약화처럼 다발성 경화증 증상을 악화시켜 일상적인 증상 관리를 방해할 가능성이 있는 증상들이었다. 그러나 운동이 다발성 경화증 증상을 장기적으로 또는 영구적으로 악화시키지 않는다는 강력한 근거가 있으며(Smith et al 2006), 오히려 운동이 다양한 다발성 경화증 증상을 개선하는 데 기여한다는 증거가 많다(Gallien et al 2007). 근력 운동이 다발성 경화증 환자에게 부정적인 영향을 미쳤다는 문헌 보고는 없다.

근력강화 운동이 다발성 경화증 환자의 근육 힘 생성 능력을 향상시킨다는 강력한 증거가 있다(DeBolt & McCubbin 2004; Taylor et al 2006). 근력강화 운동의 다른 효과는 걷기 속도와 지구력 향상(Taylor et al 2006), 걷기 운동역학 개선, 피로 감소 및 신체적·사회적 장애 감소(White et al 2004) 등이었다.

일부 다발성 경화증 환자들은 운동 후 증상이 악화되었다고 보고하지만, 연구에서는 운동이 증상 악화의 원인임을 입증하지 못했다. 운동이 기존 증상을 일시적으로 악화시키거나 이전에 없었던 새로운 증상을 만들수도 있다(Smith et al 2006). 이는 아마도 열로 인해 신경 전달 속도가 저하되어 나타날 가능성이 높다. 하지만 이러한 증상은 보통 30분 정도의 휴식 후에 사라진다.

유산소 운동

비장애인과 장애인 모두에게 규칙적인 운동이 가져다주는 이점은 잘 알려져 있다. 운동으로 인한 이점에는 전반적인 웰빙과 정신 상태의 개선, 심폐 건강 증진, 우울증과 불안 감소, 체지방 감소 등이 포함된다.

지난 수십년 동안 많은 연구에서 다발성 경화증 환자에게 심폐 운동이나 지구력 운동이 주는 이점을 알아보았다. 한 종설 연구에 따르면, 다발성 경화증 환자를 대상으로 지구력 훈련의 효과를 알아본 연구는 최소 14편이었다(Dalgas et al 2008). 연구 방법론적 한계가 있기는 하지만 이 연구들에서 임상적으로 중요한 정보들을 얻을 수 있다. 다발성 경화증 환자들은 저강도에서 중간 강도의 지구력 운동에 잘 견디며, 생리적·심리적 이점이 있는 것으로 나타났다. 그러나 이 연구들은 주로 신체 장애가 경미하거나 중등도인, EDSS(expanded disability status scale) 점수가 7 미만인 대상자를 중심으로 이루어졌다. 한 사례 연구에서는 EDSS 7.5점인 휠체어를 사용하는 참가자를 대상으로 팔 크랭크 유산소 훈련에 대한 반응을 조사했다(Smith & Hale 2007). 이 대상자는 3주간의 운동 후 심폐 건강이 개선되는 경향을 보였지만, 어깨 통증이 발생하여 연구가 조기에 종료되었다.

한편, 장기간 운동을 하지 않았던 고령자나 여러 위험 요인을 가진 집단에서 심폐기능 검사와 체력훈련을 안전하게 수행하는 것에 대한 우려가 제기되었다. 이러한 문제를 인식한 미국스포츠의학회는 심폐 건강 검사 및 운동 처방을 위해 참가자를 두 가지 위험군으로 분류할 것을 권고하였다(ACSM 2006).

- 고위험군: 심혈관계 질환의 위험 요인이 두 개 이상인 사람들은 실제 최대산소섭취량($VO_{2\,max}$)을 달성하기 위한 작업 심박수working heart rate를 확인하기 위해 공식적인 검사를 받아야 한다. 이를 통해 심박수 반응 저하, 수축기 혈압 상승 부진, 심장 위험 요인과 관련된 안전 문제를 제거할 수 있다. 운동 처방은 이 검사를 통해 얻은 측정치를 기반으로 시행한다.
- 저위험군~중위험군: 심혈관계 질환 위험 요인이 두 개 이하인 사람들은 심박수와 보그 운동자각도 척도(Borg RPE)(Borg 1970)와 혈압 모니터링 같은 보조적 운동강도 측정을 사용하여 운동을 처방한다.

임상전문가는 운동을 하지 않는 다발성 경화증 환자를 대상으로 운동 검사를 하고 운동을 처방할 때 이러한 가이드라인을 사용해야 한다. 고위험군 환자는 담당 의사의 의학적 승인을 받아야하며, 낮은 강도로 시작해야 한다.

심폐 훈련이 다발성 경화증 환자에게 주는 이점은 여러 연구에서 확인되었다. 이 주제와 관련해 중요한 선구적 연구는 다발성 경화증 환자의 심혈관 반응과 웰빙 측면에서 긍정적인 영향이 있었다고 보고하였다(Petajan et al 1996). 연구 결과, 최대 산소섭취량이 유의미하게 증가했으며, 이는 건강한 운동 부족 성인 대상 연구결과와 유사한 수준이었다. 이러한 향상은 신경학적 손상 정도와 관련이 없는 것으로 보였다. 훈련에 특정 근력강화 운동이 포함되지 않았음에도 불구하고, 대부분의 팔 근육과 무릎 폄근의 근력이 증가한 것으로 보고되었다. 이는 말이집탈락 질환에서도 근력이 향상될 수 있음을 말해준다. 유사한 결과가 다른 연구에서도 확인되었다(Mostert & Kesselring 2002). 심폐 운동의 다른 이점으로는 폐 기능 개선, 활동 수준 향상, 유산소 역치 증가 등이 있다(Mostert & Kesselring 2002).

현재까지, 다발성 경화증 환자에게서 심폐 건강 검사나 운동 참여로 인해 심장과 관련된 부정적인 증상이 보고된 적은 없다. 이것은 관련 연구들이 주로 경증에서 중등도의 신체 장애 - EDSS 0점에서 6점 정도 - 가 있는 환자를 대상으로 했기 때문일 수도 있다. 또는 대부분의 연구가 예상 최대 심박수의 50~60% 범위에서 심폐 훈련을 시작하고, 훈련 기간 동안 강도를 점진적으로 증가시켰기 때문일 가능성도 있다.

다발성 경화증 환자가 유산소 운동을 시작하지 못하게 만드는 주요 증상으로는 피로, 열에 대한 내성 감소, 강직 등이다. 이러한 증상들은 어느 정도 관리가 가능하며, 이를 통해 환자의 운동 참여와 운동 지속성을 최적화할 수 있다.

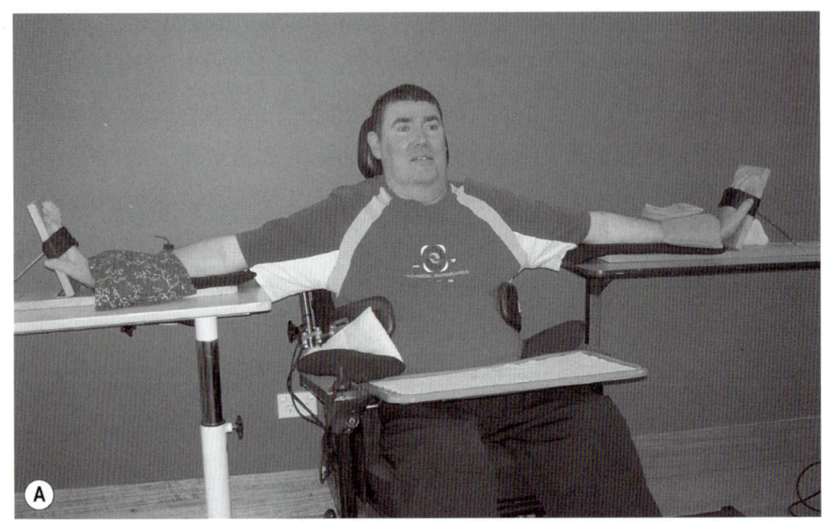

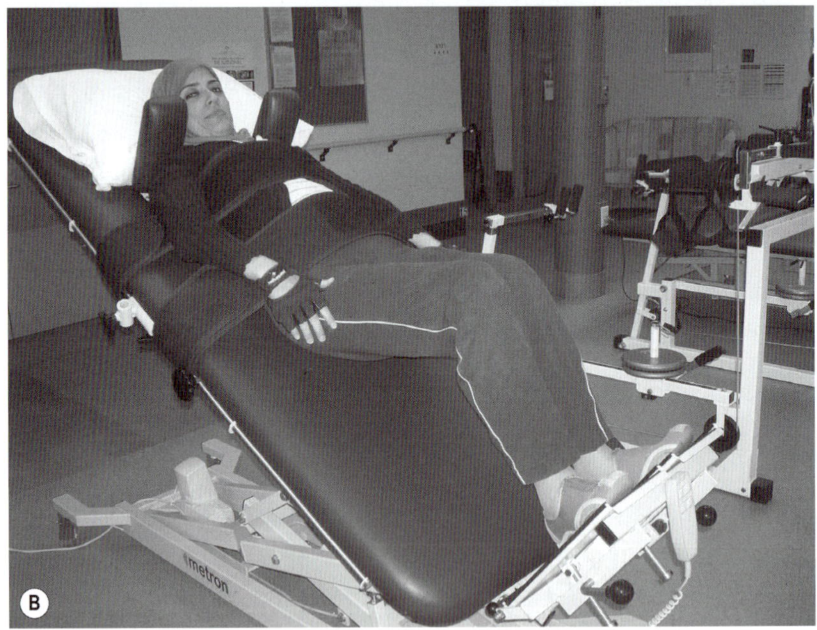

[그림 14-3] (A) 자세 취하기를 통해 다발성 경화증이 심한 환자의 관절구축을 예방할 수 있다. (B)앉은 자리에서 일어서기 연습을 하기에는 다리가 너무 약한 환자의 경우 경사침대를 사용하여 무릎 폄근을 강화할 수 있다. 또한 발목관절 구축을 예방하거나 진행 속도를 늦추는 데 도움을 줄 수 있다.

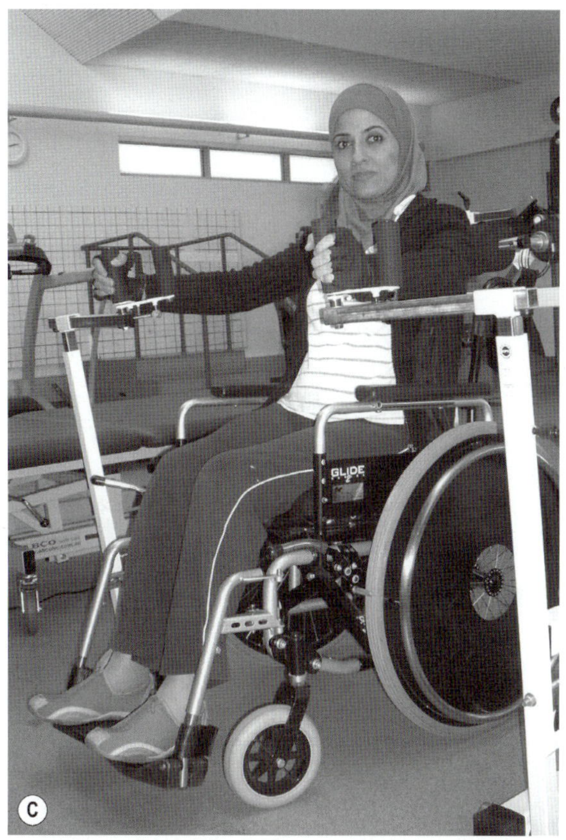

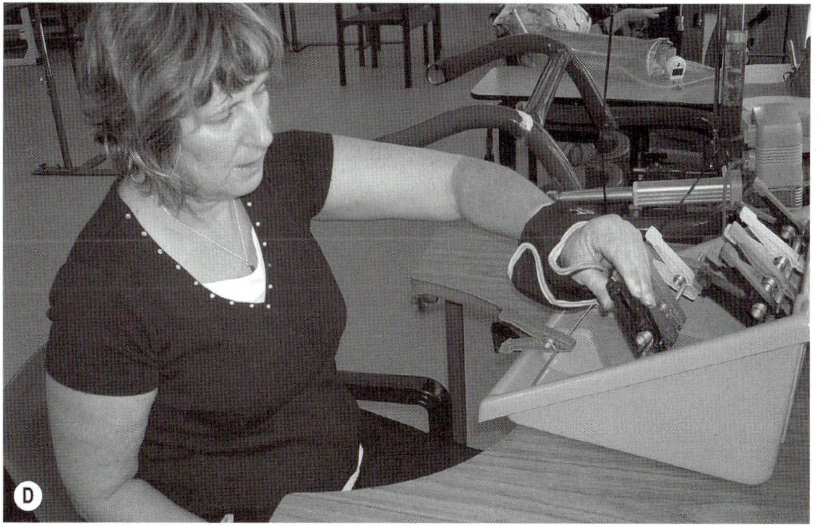

[그림 14-3] (계속) (C) 휠체어를 사용하는 환자의 팔 근력 운동을 위해 사용되는 특수 장비(UpperTone, GPK Inc, El Cajon, CA, USA). (D) 팔의 기능적 운동을 하는 동안 떨림과 조화운동못함증을 줄이기 위해 중량을 사용한다.

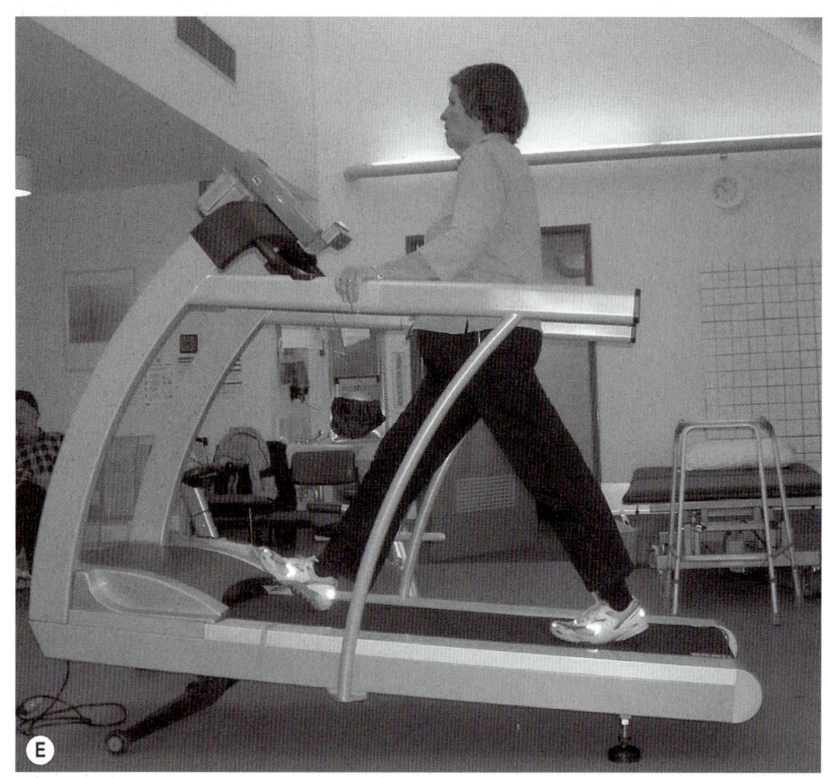

[그림 14-3] (계속) (E) 트레드밀에서 뒤로 걷거나 내리막 경사를 걷는 방식으로 진행하는 원심성 운동은 발등굽힘을 개선하고, 아직 다리를 사용할 수 있는 다발성 경화증 환자의 종아리 근육을 수동적으로 스트레칭하는 데 도움을 줄 수 있다. (Scifit AC5000M Treadmill, LifeTec Inc, Wheeling, IL, USA)

근육뼈대계 상태보존

환자들은 어떤 근육과 물렁조직이 짧아지거나 뻣뻣해질 위험이 있는지, 어떻게 스트레칭을 해야 하고 얼마나 자주 해야 하는지에 대한 조언과 지도가 필요하다. 심각한 장애가 있는 경우에는 장비가 필요할 수도 있다(그림 14-3A, B, E). 흥미로운 점은 바클로펜[baclofen] 약물 시험에 참여한 환자들이 스트레칭을 통해 뻣뻣함을 스스로 조절할 수 있다는 주관적 느낌을 보고했다는 것이다(Brar et al 1991). 그러나 이 스트레칭은 활동성이 없는 사람들에서 구축을 예방하기에는 충분치 않아 보이는 시간(Williams 1990) 동안만 수행되었다. 휠체어를 사용하는 사람들은 매일 최소 30분 동안 엉덩관절 굽힘근, 무릎 굽힘근, 발목 발바닥굽힘근을 스트레칭해야 한다. 심각한 구축을 예방하려면 경사침대를 필수로 이용해야할 수도 있다(그림 14-3B).

피로 관리

피로를 관리하려면 환자와 충분히 논의하고, 피로의 특성, 정도, 유발 요인에 대한 정보를 수집해야 한다. 따라서 다발성 경화증의 피로 관리는 다학제적 접근이 요구된다. 일반적으로 적용할 수 있는 전략은 에너지 절약, 운동, 장비 사용 및 환경 변화 등이다.

에너지 절약을 위해 다발성 경화증 환자, 가족 및 간병인에게 휴식과 활동의 균형을 유지하는 방법을 교육해야 한다. 우선순위를 정하고, 작업을 분배하며, 활동을 나눠서 진행하고, 규칙적으로 짧은 휴식을 취하는 방식을 도입할 수 있다. 환자는 생활 방식 중 피로를 악화시키는 요소를 파악하고 시간 경과에 따라 변화하는 피로 정도와 활동 변화에 맞춰 이러한 전략을 적용하는 법을 배울 수 있다.

다발성 경화증 환자가 피로를 겪을 때 운동과 치료를 제공하기 위한 실용적 전략은 다음과 같다. 운동시간이나 치료 시간을 하루 중 이른 시간에 계획하고, 환자가 자신의 페이스에 맞게 진행하며 규칙적으로 휴식을 취할 수 있도록 격려한다. 처음에는 20분 미만의 짧은 기간으로 시작하고, 환자가 견딜 수 있는 만큼 점차 기간을 늘리는 방식이 권장된다. 마찬가지로, 운동은 적은 횟수와 낮은 강도로 시작한 뒤, 환자가 더 많은 반복이나 강도를 감당할 수 있을 때 점진적으로 증가시키는 것이 효과적이다. 격렬한 운동과 가벼운 운동을 혼합하여 고강도 심박 상태가 장시간 유지되지 않도록 하고, 근육 그룹을 번갈아 사용하여 한 근육 그룹이 쉴 수 있도록 한다. 또한 체온을 최대한 낮게 유지하는 것도 피로를 관리하는 데 도움이 된다. 일상생활 활동에서 에너지 소비를 줄이기 위해 이동성, 자가 돌봄, 착석을 위한 보조 기구를 사용하는 것이 유용하다. 환경적 요인을 개선하는 것도 피로를 줄이는 데 도움이 된다. 예를 들어, 에어컨 설치, 승강기 설치, 계단 난간 추가, 인체공학적 사무용 장비 설치 등이 이에 해당한다.

피로를 줄이는 데 도움이 되는 약물 치료법도 있다. 이러한 약물 요법들은 세계 다른 지역에 비해 호주에서는 피로 관리 목적으로 널리 사용되지 않는다.

활동과 참여 감소에 대처하기

다발성 경화증 환자들이 지역사회에서 겪는 참여 제약은 환경 수정의 범위, 지속적인 운동 시설, 사회적, 직업적, 여가적 기회 등 여러 요인에 따라 다르며, 이는 어느 정도는 국가 보건 정책에도 달려 있다. 환자에게 적절한 기관을 추천하고 연결하는 것도 건강전문가가 해야할 중요한 역할이다. 이러한 기관에는 다발성경화증협회, 독립 생활센터, 장애인을 위한 보조기기 제공기관, 접근 가능한 여가센터, 단기 보호시설, 장애인 스포츠 단체, 자조 모임, 간병인 지원 단체, 직업 재활 서비스 등이 포함된다. 이 기관들을 통해 환자와 가족은 유용한 정보를 얻을 수 있다.

건강 전문가는 또한 환자와 가족의 삶의 질을 개선하기 위해 환경적 상호작용을 증진하기 위한 기술 발전을 지속적으로 파악하고 있어야 한다. 예를 들어, 호주의 다발성경화증협회는 새로 진단받은 환자를 위한 소책자를 발간했으며, 건강 전문가들이 다발성 경화증과 관련된 특정 문제를 더 잘 이해하고 이를 관리하기 위한 지침을 제공할 수 있도록 돕는 일련의 자료를 배포한 바 있다.

다발성 경화증 환자를 돌보는 가족이 받는 스트레스는 매우 높다. 영국의 한 조사에 따르면, 간병을 하는 사람의 15%가 우울증을 겪고 있으며, 24%는 임상적 불안을 겪는다고 보고했다(University of Southampton 1989). 가족 스트레스를 줄이기 위해 해결해야 할 중요한 요소로는 서비스 이용 가능성에 대한 정보 제공, 가정 내 실질적 지원, 단기 보호시설 이용 등이 있다. 예를 들어, 환자를 이동시키는 데 사용할 수 있는 리프트(그림 14-4)는 가족의 신체적 부담을 덜어줄 수 있다.

측정

운동 수행력을 평가하는 도구는 신뢰도와 타당도를 갖추어야 하며, 환자의 중요한 변화에 민감해야 한다(3장 참조). 관련 연구에 따르면, 다발성 경화증 환자의 문제에 가장 잘 반응하는 측정들은 자가보고 기반의 자기관리, 이동성 및 가정생활 항목의 점수, 6분 보행 검사 동안 걷는 거리와 심박수 변화, 10m 걷기 검사 시 속도와 보폭과 발디딤수, 반복적인 스쿼트, 상자-블록 검사(BBT) 점수였다(Paltamaa et al 2008). 다발성 경화증 환자에 특화된 측정 도구도 개발되었다. 예를 들어, MSSS-88(다발성 경화증 강직 척도, Multiple Sclerosis Spasticity Scale-88)은 환자 관점에서 강직 정도를 평가하는 도구다(Hobart et al 2006). 또한, MFIS(피로영향척도-수정판, Modified form of the Fatigue Impact Scale)는 피로가 환자 삶에 미치는 영향을 측정하기 위해 개발된 도구로(Fisk et al 1994), 피로가 신체적, 인지적, 심리사회적 기능에 미치는 영향을 사정한다. 21문항으로 구성된 원래 버전과 시간 제약이 있는 경우 사용하는 5문항의 요약 버전이 있다. 요약 버전은 시간 효율적이지만, 원래 버전은 세부 척도를 만들 수 있다는 장점이 있다. 이 측정 도구들은 타당도와 임상적 관련성이 입증되었지만, 신뢰도 입증을 위한 추가 연구가 필요하다.

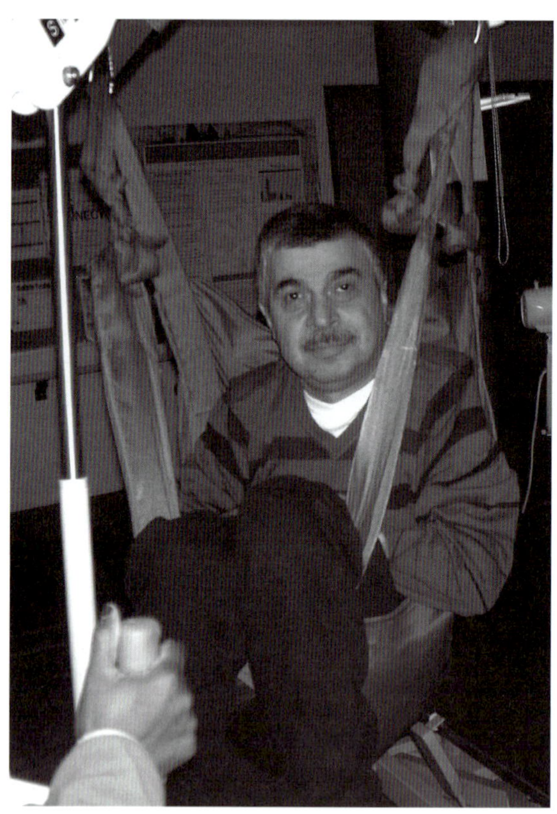

[그림 14-4] 리프트는 간병하는 사람의 신체적 부담을 줄이고, 환자에게는 한 장소에서 다른 장소로 이동할 때 더 나은 편안함을 제공한다.

만성 질환과 불확실성에 대처하는 일은 스트레스가 매우 큰 일이다. 다발성 경화증에 특화된 자기효능감척도가 있다(Schwartz et al 1996). 자기효능감은 특정 상황이나 상태에 대처할 수 있다는 개인의 자신감을 의미한다. 이 척도는 높은 내적일치도와 검사-재검사 신뢰도를 보여주었으며, 환자의 웰빙과 자신감을 향상시키는 중재의 효과를 측정하는 데 유용하다. 이전 연구에 따르면, 다발성 경화증 환자에서 높은 자기효능감은 더 나은 적응과 낮은 심리적 기능부전와 연관이 있었다(Schnek et al 1995).

통합 관리지침Integrated Care Pathways; ICP을 사용하면 중재 결과에 영향을 미치는 핵심 요소를 파악하는 데 유용하다. ICP는 특정 임상적 중재 동안 예상되는 중재 내용을 세부적으로 명시한 문서다(Rossiter & Thompson 1995). ICP와 관련된 검토 보고서에서는 입원 환경에서 ICP를 도입하면 입원 기간이 단축되고, 목표 달성 여부 및 달성하지 못한 이유를 확인할 수 있는 체계적인 틀을 마련할 수 있으며, 기록 관리 측면에서 개선 효과가 있다고 보고하였다(Rossiter & Thompson 1996).

요약하자면, 다발성 경화증의 지리적 및 해부학적 확산을 결정짓는 역학적 요인과 생물학적 요인이 더 분명해지면 이 질환에 대한 보다 많은 해결책을 얻을 수 있다(Compston 1990). 다발성 경화증 환자를 위한 재활 분야에서 가장 주목할 만한 진전은 체온 조절을 적절히 관리하면서 진행하는 근력강화와 유산소 운동이 환자의 근력과 체력뿐만 아니라 삶의 질과 관련된 다양한 요인에 긍정적인 영향을 미친다는 점이다. 치료사는 근력강화 운동과 유산소 운동에 관한 문헌을 숙지하여 효과적인 운동 프로그램을 처방할 수 있어야 한다. 이 외에도 활동 및 참여 면에서 불필요한 제한과 제약 사항을 방지하고, 일상생활 활동과 사회적·직업적 활동에서 불필요한 피로를 줄이기 위한 조언을 제공하는 것도 중요한 중재다.

참고문헌

American College of Sports Medicine: ACSM's guidelines for exercise testing and prescription. 7th edn, 2006, Lippincott Williams & Wilkins, New York.

Arnett, PA, Barwick, FH, Beeney, JE: Depression in multiple sclerosis: review and theoretical proposal. J Int Neuropsychol Soc. 14, 2008, 691-724.

Ashworth, B: Preliminary trial of carisoprodol in multiple sclerosis. Practitioner. 192, 1964, 540-542.

Barnett, MH, Prineas, JW: Relapsing and remitting multiple sclerosis: pathology of the newly forming lesion. Ann Neurol. 55, 2004, 458-468.

Barnett, MH, Sutton, I: The pathology of multiple sclerosis: a paradigm shift. Curr Opin Neurol. 19, 2006, 242-247.

Beard, S, Hunn, A, Wight, J: Treatments for spasticity and pain in multiple sclerosis: a systematic review. Health Technol Assess. 7, 2003, ix-x.

Borg, G: Perceived exertion as an indicator of somatic stress. Scand J Rehabil Med. 2-3, 1970, 92-98.

Brar, P, Smith, MB, Nelson, LM, et al.: Evaluation of treatment protocols on minimal to moderate spasticity in multiple sclerosis. Arch Phys Med Rehabil. 72, 1991, 186-189.

Compston, DAS: The dissemination of multiple sclerosis. The Lanfdon-Brown Lecture (1989). J R Coll Physicians Lond. 24, 1990, 207-218.

Compston, A: Multiple sclerosis. In Walton, J (Ed.): Brain's diseases of the nervous system. 1993, Oxford University Press, Oxford, 366-382.

Compston, A: Limiting and repairing the damage in multiple sclerosis. Schweiz Med Wochenschr. 123, 1993, 1145-1152.

Confavreux, C, Vukusic, S, Moreau, T, et al.: Relapses and progression of disability in multiple sclerosis. N Engl J Med. 343, 2000, 1430-1438.

Confavreux, C, Vukusic, S, Adeleine, P: Early clinical predictors and progression of irreversible disability in multiple sclerosis: an amnesic process. Brain. 126, 2003, 770-782.

Costelloe, L, Thompson, A, Walsh, C, et al.: Long-term clinical relevance of criteria for designating multiple sclerosis as benign after 10 years of disease. J Neurol Neurosurg Psychiatry. 79, 2008, 1245-1248.

Cristiano, E, Patrucco, L, Rojas, JI: A systematic review of the epidemiology of multiple sclerosis in South America. Eur J Neurol. 15, 2008, 1273-1278.

Dalgas, U, Stenager, E, Ingemann-Hansen, T: Multiple sclerosis and physical exercise: recommendations for the application of resistance-, endurance- and combined training. Mult Scler. 14, 2008, 35-53.

Dean, G: Anual incidence, prevalence and mortality of multiple sclerosis in white South African-born and in white immigrants to South Africa. Br Med J. 2, 1967, 724.

Dean, G: On the risk of multiple sclerosis according to age at immigration. In Field, EJ, Bell, TM, Carnegie, PR (Eds.): Multiple sclerosis progress in research. 1972, North-Holland, Amsterdam and London, 197-207.

Dean, G, McLoughlin, H, Brady, R, et al.: Multiple sclerosis among immigrants in Greater London. Br Med J. 1, 1976, 861-864.

DeBolt, LS, McCubbin, JA: The effects of home-based resistance exercise on balance, power, and mobility in adults with multiple sclerosis. Arch Phys Med Rehabil. 85, 2004, 290-297.

Dujmovic, I, Mesaros, S, Pekmezovic, T, et al.: Primary progressive multiple sclerosis: clinical and paraclinical characteristics with application of the new diagnostic criteria. Eur J Neurol. 11, 2004, 439-444.

Ebers, GC: Treatment of multiple sclerosis. Lancet. 343, 1994, 275-279.

Edgley, K, Sullivan, M, Dehoux, E: A survey of multiple sclerosis: 11. Determinants of employment status. Can J Rehabil. 4, 1991, 127-132.

Ehde, DM, Osborne, TL, Hanley, MA, et al.: The scope and nature of pain in persons with multiple sclerosis. Mult Scler. 12, 2006, 629-638.

Filley, CM, Heaton, RK, Thompson, LL, et al.: Effects of disease course on neuropsychological functioning. In Rao, SM (Ed.): Neurohehavioural aspects of multiple sclerosis. 1990, Oxford University Press, New York, 136-148.

Fisk, JD, Pontefract, A, Ritvo, PG, et al.: The impact of fatigue on patients with multiple sclerosis. Can J Neurol Sci. 21, 1994, 9-14.

Flachenecker, P: Autonomic dysfunction in Guillain-Barré syndrome and multiple sclerosis. J Neurol. 254(Suppl 2), 2007, II96-101.

Gallien, P, Nicolas, B, Robineau, S, et al.: Physical training and multiple sclerosis. Ann Readapt Med Phys. 50, 2007, 373-376, 369-372.

Gold, SM, Mohr, DC, Huitinga, I, et al.: The role of stress-response systems for the pathogenesis and progression of MS. Trends Immunol. 26, 2005, 644-652.

Goodkin, DE, Hertsgaard, D, Seminary, J: Upper extremity function in multiple sclerosis: improving assessment sensitivity with box-and-block and nine-hole peg tests. Arch Phys Med Rehabil. 69, 1988, 850-854.

Grafman, J, Rao, S, Litvan, I: Disorders of memory. In Rao, SM (Ed.): Neurobehavioural aspects of multiple sclerosis. 1990, Oxford University Press, New York, 102-117.

Hadjimichael, O, Kerns, RD, Rizzo, MA, et al.: Persistent pain and uncomfortable sensations in persons with multiple sclerosis. Pain. 127, 2007, 35-41.

Hoang, PD, Herbert, RD, Todd, G, et al.: Passive mechanical properties of human gastrocnemius muscle tendon units, muscle fascicles and tendons in vivo. J Exp Biol. 210, 2007, 4159-4168.

Hoang, P, Saboisky, JP, Gandevia, SC, et al.: Passive mechanical properties of gastrocnemius in people with multiple sclerosis. Clin Biomech. 24, 2009, 291-298.

Hobart, JC, Riazi, A, Thompson, AJ, et al.: Getting the measure of spasticity in multiple sclerosis: the Multiple Sclerosis Spasticity Scale (MSSS-88). Brain. 129, 2006, 224-234.

Honan, WP, Heron, JR, Foster, DH, et al.: Paradoxical effects of temperature in multiple sclerosis. J Neurol Neurosurg Psychiatry. 50, 1987, 1160-1164.

Kantarci, O, Wingerchuk, D: Epidemiology and natural history of multiple sclerosis: new insights. Curr Opin Neurol. 19, 2006, 248-254.

Koch, M, Mostert, J, Heersema, D, et al.: Progression in multiple sclerosis: further evidence of an age-dependent process. J Neurol Sci. 255, 2007, 35-41.

Korostil, M, Feinstein, A: Anxiety disorders and their clinical correlates in multiple sclerosis patients. Mult Scler. 13, 2007, 67-72.

Kragt, JJ, Thompson, AJ, Montalban, X, et al.: Responsiveness and predictive value of EDSS and MSFC in primary progressive MS. Neurology. 70, 2008, 1084-1091.

Krupp, LB: Fatigue in multiple sclerosis: definition, pathophysiology and treatment. CNS Drugs. 17, 2003, 225-234.

Krupp, LB, Alvarez, LA, LaRocca, NG, et al.: Fatigue in multiple sclerosis. Arch Neurol. 45, 1988, 435-437.

Krupp, LB, LaRocca, NG, Muir-Nash, J, et al.: The fatigue severity scale. Application to patients with multiple sclerosis and systemic lupus erythematosus. Arch Neurol. 46, 1989, 1121-1123.

Kurtzke, JF: Rating neurologic impairment in multiple sclerosis: an expanded disability status scale (EDSS). Neurology. 33, 1983, 1444-1452.

Lance, JW: The control of muscle tone, reflexes, and movement: Robert Wartenberg Lecture. Neurology. 30, 1980, 1303-1313.

Lezak, MD: Neuropsychological assessment. 3rd edn, 1995, Oxford University Press, New York.

Leibowitz, S, Kahana, E, Alter, M: The changing frequency of multiple sclerosis in Israel. Arch Neurol. 29, 1973, 107.

Lucchinetti, C, Bruck, W, Parisi, J, et al.: A quantitative analysis of oligodendrocytes in multiple sclerosis lesions. A study of 113 cases. Brain. 122, 1999, 2279-2295.

Lynch, SG, Parmenter, BA, Denney, DR: The association between cognitive impairment and physical disability in multiple sclerosis. Mult Scler. 11, 2005, 469-476.

McDonald, WI, Compston, A, Edan, G, et al.: Recommended diagnostic criteria for multiple sclerosis: guidelines from the International Panel on the Diagnosis of Multiple Sclerosis. Ann Neurol. 50, 2001, 121-127.

Marrie, RA: Environmental risk factors in multiple sclerosis aetiology. Lancet Neurol. 3, 2004, 709-718.

Minden, SL, Schiffer, RB: Affective disorders in multiple sclerosis. Arch Neurol. 47, 1990, 98-104.

Mohr, DC, Hart, SL, Julian, L, et al.: Association between stressful life events and exacerbation in multiple sclerosis: a meta-analysis. Br Med J. 328, 2004, 731.

Mostert, S, Kesselring, J: Effects of a short-term exercise training program on aerobic fitness, fatigue, health perception and activity level of subjects with multiple sclerosis. Mult Scler. 8, 2002, 161-168.

Multiple Sclerosis Society of Australia: Living with multiple sclerosis - a book for the newly diagnosed. 1990, Multiple Sclerosis Society of Australia, Sydney, Australia.

Paltamaa, J, Sarasoja, T, Leskinen, E, et al.: Measuring deterioration in international classification of functioning domains of people with multiple sclerosis who are ambulatory. Phys Ther. 88, 2008, 176-190.

Patten, SB, Metz, M: Depression in multiple sclerosis. Psychother Psychosom. 66, 1997, 286-292.

Perumal, JS, Caon, C, Hreha, S, et al.: Oral prednisone taper following intravenous steroids fails to improve disability or recovery from relapses in multiple sclerosis. Eur J Neurol. 15, 2008, 677-680.

Petajan, JH, Gappmaier, E, White, AT, et al.: Impact of aerobic training on fitness and quality of life in multiple sclerosis. Ann Neurol. 39, 1996, 432-441.

Polman, CH, Hartung, H: The treatment of multiple sclerosis: current and future. Curr Opin Neurol. 8, 1995, 200-209.

Prakash, RS, Snook, EM, Lewis, JM, et al.: Cognitive impairments in relapsing-remitting multiple sclerosis: a meta-analysis. Mult Scler. 14, 2008, 1250-1261.

Reder, AT, Antel, JP: Clinical spectrum of multiple sclerosis. In Antel, JP (Ed.): Neurologic clinics: symposium on multiple sclerosis. 1983, WB Saunders, Philadelphia.

Richards, RG, Sampson, FC, Beard, SM, et al.: A review of the natural history and epidemiology of multiple sclerosis: implications for resource allocation and health economic models. Health Technol Assess. 6, 2002, 1-73.

Rietberg MB, Brooks D, Uitdehaag BM et al 2005 Exercise therapy for multiple sclerosis. Cochrane Database Syst Rev Issue 3. Art. No.: CD003980. DOI: 10.1002/14651858.CD003980.pub2.

Rizzo, MA, Hadjimichael, OC, Preiningerova, J, et al.:

Prevalence and treatment of spasticity reported by multiple sclerosis patients. Mult Scler. 10, 2004, 589-595.

Rossiter, D, Thompson, AJ: Introduction of integrated care pathways for patients with multiple sclerosis in an inpatient neurorehabilitation setting. Disabil Rehabil. 17, 1995, 443-448.

Rossiter, D, Thompson, AJ: Integrated care pathways (ICPs) in multiple sclerosis management: a three series audit review. Eur J Neurol. 3, 1996, 49.

Sadovnick, AD, Baird, PA, Ward, RH: Multiple sclerosis: updated risks for relatives. Am J Med Genet. 29, 1988, 533-541.

Schapiro, RT, Harris, L, Lenling, M, et al.: Fatigue. In Schapiro, RT (Ed.): Symptom management in multiple sclerosis. 1987, Demos, New York, 23-28.

Schnek, ZM, Foley, FW, LaRocca, NG, et al.: Psychological predictors of depression in multiple sclerosis. J Neurol Rehabil. 9, 1995, 15-23.

Schwartz, C, Coulthard-Morris, L, Zeng, Q: Psychosocial correlates of fatigue in multiple sclerosis. Arch Phys Med Rehabil. 77, 1996, 165-170.

Sinkjaer, T, Toft, E, Larsen, K, et al.: Non-reflex and reflex mediated ankle joint stiffness in multiple sclerosis patients with spasticity. Muscle Nerve. 16, 1993, 69-76.

Smith, C, Hale, L: Arm cranking: an exercise intervention for a severely disabled adult with multiple sclerosis. N Z J Physiother. 34, 2007, 172-178.

Smith, KJ, McDonald, WI: The pathophysiology of multiple sclerosis: the mechanisms underlying the production of symptoms and the natural history of the disease. Philos Trans R Soc Lond B Biol Sci. 354, 1999, 1649-1673.

Smith, RM, Adeney-Steel, M, Fulcher, G, et al.: Symptom change with exercise is a temporary phenomenon for people with multiple sclerosis. Arch Phys Med Rehabil. 87, 2006, 723-727.

Snow, BJ, Tsui, JKC, Bhatt, MH, et al.: Treatment of spasticity with botulinum toxin: a double blind study. Ann Neurol. 28, 1990, 512-515.

Sobolewski, P: The application of botulinum toxin type A in the treatment of spastic paraparesis. Przegl Lek. 64(Suppl 2), 2007, 3-7.

Stadelmann, C, Bruck, W: Interplay between mechanisms of damage and repair in multiple sclerosis. J Neurol. 255(Suppl 1), 2008, 12-18.

Svejgaard, A: The immunogenetics of multiple sclerosis. Immunogenetics. 60, 2008, 275-286.

Swingler, RJ, Compston, DAS: The morbidity of multiple sclerosis in south east Wales. Q J Med. 83, 1992, 325-337.

Taylor, NF, Dodd, KJ, Prasad, D, et al.: Progressive resistance exercise for people with multiple sclerosis. Disabil Rehabil. 28, 2006, 1119-1126.

Tellez, N, Rio, J, Tintore, M, et al.: Fatigue in multiple sclerosis persists over time: a longitudinal study. J Neurol. 253, 2006, 1466-1470.

Tremlett, H, Yinshan, Z, Devonshire, V: Natural history of secondary-progressive multiple sclerosis. Mult Scler. 14, 2008, 314-324.

University of Southampton: Multiple sclerosis in the Southampton district. Rehabilitation Unit and Department of Sociology and Social Policy. 1989, University of Southampton, UK.

Wade, DT: Measurement in neurological rehabilitation. 1992, Oxford University Press, New York.

Weinshenker, BG: Epidemiology of multiple sclerosis. Neurol Clin. 14, 1996, 291-308.

White, LJ, McCoy, SC, Castellano, V, et al.: Resistance training improves strength and functional capacity in persons with multiple sclerosis. Mult Scler. 10, 2004, 668-674.

Williams, PE: Use of intermittent stretch in the prevention of serial sarcomere loss in immobilised muscles. Ann Rheum Dis. 47, 1990, 316-317.

Winkelmann, A, Engel, C, Apel, A, et al.: Cognitive impairment in multiple sclerosis. J Neurol. 254(Suppl 2), 2007, II35-42.

Zadro, I, Barun, B, Habek, M, et al.: Isolated cranial nerve palsies in multiple sclerosis. Clin Neurol Neurosurg. 110, 2008, 886-888.

Zhao, C, Li, WW, Franklin, RJ: Differences in the early inflammatory responses to toxininduced demyelination are associated with the age-related decline in CNS remyelination. Neurobiol Aging. 27, 2006, 1298-1307.

● 찾아보기

▶ 한글

ㄱ

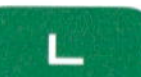
ㄴ

ㅁ

ㅂ

ㅇ

ㅈ

▶ 영어

A

B

C

D

E

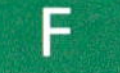

G

H

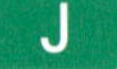

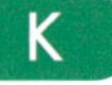

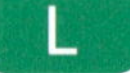

M

N

O

P

R

S

T

U

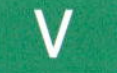

V

W

▶ 기타

Notices

신경계 재활

– 과제지향치료접근법 실기편

| 발행일 2025년 9월 1일 초판 1쇄 발행
| 지은이 Janet Carr · Roberta Shepherd
| 옮긴이 이문규 · 김종만 · 오덕원 · 최경욱
| 발행인 박 종 성
| 발행처 사이플러스 Science plus
| 주 소 (우) 07202 서울특별시 영등포구 양평로 30길 14 세종앤까뮤스퀘어 1106호
| 전 화 02-332-6171
| 팩 스 02-332-6185
| 등 록 2005.10.20. 제2022-000100호

| ISBN 979-11-88731-88-6 93510 값 45,000원